U0308831

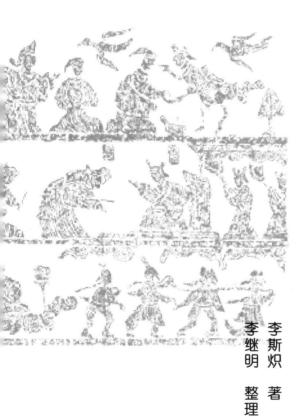

李斯炽医集

李斯炽 著

李继明 整理

中国中医药出版社

·北京·

图书在版编目(CIP)数据

李斯炽医集/李斯炽著;李继明整理.—北京:中国中医药出版社,2016.7

ISBN 978-7-5132-3316-3

Ⅰ.①李… Ⅱ.①李… ②李… Ⅲ.①中医学－临床医学－经验－中国－现代 Ⅳ.①R249.7

中国版本图书馆 CIP 数据核字(2016)第 092486 号

中国中医药出版社出版

北京市朝阳区北三环东路 28 号易亨大厦 16 层

邮政编码 100013

传真 010 64405750

三河市宏达印刷有限公司印刷

各地新华书店经销

*

开本 880×1230 1/32 印张 32.5 字数 723 千字

2016 年 7 月第 1 版 2016 年 7 月第 1 次印刷

书 号 ISBN 978-7-5132-3316-3

*

定价 128.00 元

网址 www.cptcm.com

本书收录了著名中医教育家、中医临床家李斯炽先生的医学著述,分为上中下三编。上编为中医基本理论著述,包括对《内经》《金匮要略》等经典著作的阐释。中编收录李斯炽先生的医案及其对内科杂病的专题论述。下编为陈修园《医学三字经》注释、自编的医学歌括及一些医论。本书全面反映了李斯炽先生的学术思想和治疗经验,适合中医临床工作者和中医院校广大师生使用。

作者简介

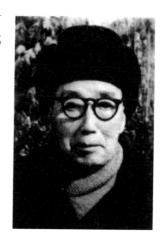

　　李斯炽（1892—1978），名煐，四川成都市人。自幼师事成都名士董稚庵学习国文及中医，中学毕业后考入四川师范学校（今四川大学）理化专业，毕业后留校任理化助教。早在1936年其就致力于中医人才培养，联合四川省国医馆和成都中医界同仁，创办了四川国医学院。除主持教务工作外，还亲自编写教材，讲授内经、金匮、中医内科等课程。曾担任四川医学会主席，四川国医学院教务主任、副院长、院长等职。新中国成立后，历任成都市卫生工作者协会宣教部长，成都中医进修学校一、二、三、四班班主任，四川医学院（今四川大学华西医学院）中医教研组主任，农工民主党成都市委员会副主任委员等职。1958年，被国务院任命为成都中医学院（现成都中医药大学）首任院长。

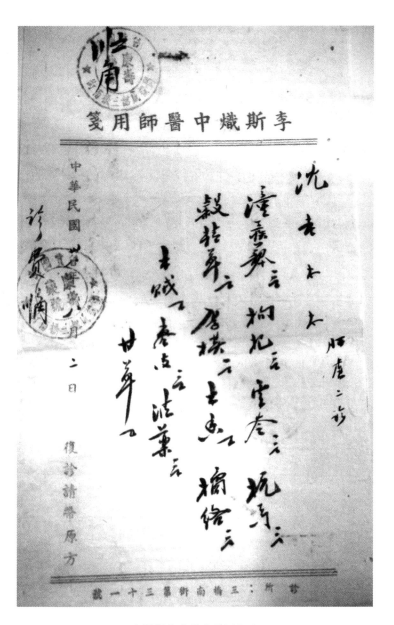

李斯炽先生处方手记（一）

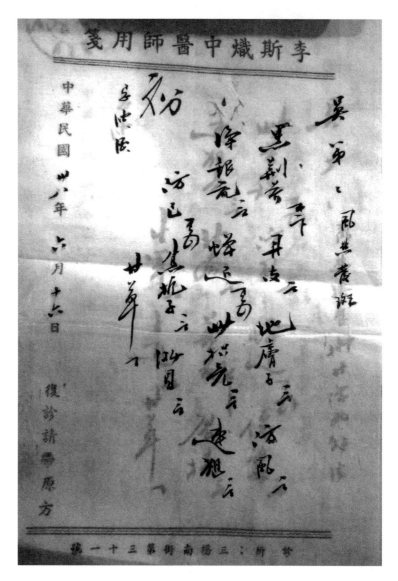

李斯炽先生处方手记(二)

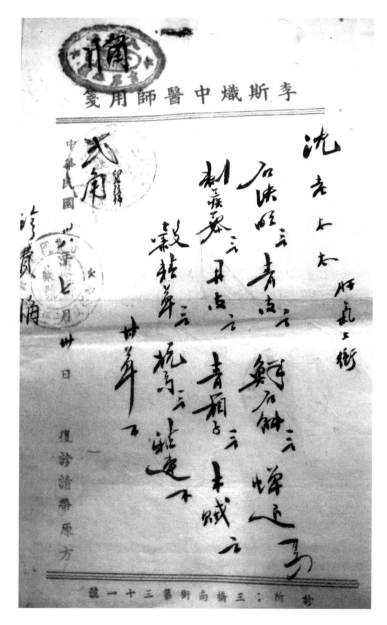

李斯炽先生处方手记（三）

前言

先祖父李斯炽（1892—1978），名熀，字斯炽，四川成都市人，祖籍河南阌乡（今河南省灵宝县）。自幼师事成都名士董稚菴学习国文及中医，中学毕业后考入四川师范学校（今四川大学）理化专业，毕业后留校任理化助教。他生活的年代，正值我国文化急剧变革和社会激烈动荡的时期。青少年时，受西方科学思潮影响，他同当时的许多仁人志士一样，怀揣着科学救国的美好愿望，认真学习和钻研西方的现代自然科学知识。在四川大学任理化教员期间，他又广泛学习了西医学知识，诸如解剖学、生理学、病理学、细菌学等。较为全面地了解了西方现代科学知识以后，他仍然服膺于我国传统学术的完整、博大与精深，更是对中医学术情有独钟。上世纪20年代末，在中医处于关乎危亡的时候，他毅然辞去了大学教职，投身于反对废止中医的行列，为争取中医的合法地位而奔走呼号，向政府上书请愿，参与创办中医学术团体、学术刊物，开办中医学校，创办中医医院，以极大的热情和旺盛的精力捍卫中医。新中国成立以后，历任成都中医进修学校1～4期班主任、四川医学院（今四川大学华西医学院）中医教研室主任、成都中医学院院长等职。1958年2月，因发扬中医学工作积极，成绩卓著，在全国中医中药评奖大会上，被授予金质一等奖章。1978年被授予我国第一批中医教授职称。有关先祖父的

1

详细生平及医事活动,可参阅拙著《中国中医昆仑·李斯炽卷》(中国中医药出版社,2010年)。

先祖父毕生致力于中医学术的传承与发展,亦从未间断过临床诊疗工作,其著述大多是为教授学生而作,除《医学三字经简释》及《李斯炽医案》外,大多数著述均未正式出版,只在当地有传抄流传。此次幸蒙中国中医药出版社周艳杰老师发心,欲鼎力编辑出版《李斯炽医集》一书,裨使一代蜀中名医之学术不至湮没。愚虽不敏,敢不勉力僭任纂辑之职?经广为哀集,不意竟成完帙,书成之时,略叙各种著作之原委于下。

1.《实用内经选释义》 先祖父对《黄帝内经》的研究最为精深,早年创办四川国医学院时,即编有《内经类要》一书作为教材,1946年由成都杉明印刷社印行。就任成都中医学院院长之后,他一直坚持给学生上《内经》课,讲解时总能旁通曲证,深入浅出,大受学生的欢迎,所以地方领导及学校同行都希望他能将这些内容编为专著,以便能让更多的人看到。虽然他认为"与其语译古籍,何如提高文化",但还是耗费了大量的心血来编写这本很有特色的《内经》注本。至1966年初,终于脱稿,将其定名为《实用内经选释义》。书稿由李斯炽的助手郭仲夫用稿笺誊正,准备交由四川人民出版社出版。正值此时暴发"文革",全国的正常工作都陷于停顿,他的这部书稿也在之后被"抄家"时大部散失。所幸于"抄家"前,家父出于学习的目的抄写了一个副本。此次整理即以此副本为底本,将其与残存的原稿互校,基本恢复了原著的旧貌。

2.《金匮要略新诠》二卷 先祖父在原四川国医学院教授学生时著,1939年由成都杉明印刷社印行。全书仅有两卷,综合了历代注家的认识,并结合西医知识,详细诠释了《金匮要略》"脏腑经络先后病篇"和"痉湿暍病篇"的内容和临床实用价值。

3.《素问玄机原病式的探讨》和《运气学说的管窥》 1959 年《成都中医学院学报》创刊,他特意撰写了两万多字的论文《素问玄机原病式的探讨》,连载于创刊当年所出的两期学报上。探讨了中医认识疾病的理论渊源和思维方法,阐述了中医学术争鸣基本动因和实践意义。《运气学说的管窥》一文,载于《成都中医学院学报》1960 年第一期上,意在引起人们对运气学说的重视,了解人与自然息息相关,掌握中医认识问题的基本理念和方式。在上述两篇论文的撰写过程中,伯父李克光协助做了资料搜集和撰写的工作。

4.《中医内科杂病讲义》 1950 年成都解放后,原四川国医学院由政府接管,改组为成都中医进修学校,先祖父为学生讲授中医内科学。其所写讲义,在伯父李克光的协助下整理成书,径用《中医内科杂病讲义》之名,分为上下两册,于 1955 年由成都中医进修学校铅印。

5.《李斯炽医案》 1978 年 1 月,四川人民出版社出版了《李斯炽医案》第一辑,作者署为"成都中医学院主编",在原书前言中有"李斯炽医案第一辑,是由我院内科主任李克光、教师李克淦两位同志协助李老整理而成",全书记录了 18 种疾病的病案共 102 个。该书出版后的当年 4 月,先祖父不幸去世,享年 87 岁。稍后,先叔父李克淦又搜集整理了先祖父的治病验案共 105 个,编为《李斯炽医案》第二辑,1980 年由四川人民出版社出版。

6.《治疗肺脓肿的初步报告》 先祖父在四川医学院工作期间,提倡采用中西医结合的方法治疗患者,他坚持每天查房,为病人制订中药处方,并进行了一些病种的临床研究。如此数年,积累了较丰富的临床资料。他与四川医学院西医张澍慧共同署名,在

《中医杂志》1957年第三期上发表了《治疗肺脓肿初步报告》,用亲身实践所获,在全国率先报道了中医药治疗肺脓肿这一急重症的疗效,其研究方法严谨,被此后的中医研究者普遍接受和采用。

7.《治疗瘟疫(钩端螺旋体病)的初步总结》 1958年7月中旬,四川温江地区突发一种瘟疫,后被证实为钩端螺旋体病。病人症状表现为发冷,发热,头痛,身痛,腿软无力,部分病例咳嗽气紧,胸背作痛,或呕吐腹泻,少数病例咳吐血痰,衄血,还有部分病例鼠蹊部肿大,有压痛。可在发病两三日后,出现鼻翼扇动,心慌烦乱,面色苍白,嘴唇、指甲发绀,呼吸迫促而致死亡。先祖父得到省卫生厅指令,立即组织中医防治组前往病区救治患者。中医防治组共收治24例患者,采用纯中药治疗,均痊愈出院。这次防治疫病的治疗经验,由先祖父与卓雨农、宋鹭冰等整理成《治疗瘟疫(钩端螺旋体病)的初步报告》一文,发表于《成都中医学院学报》创刊号上,成为全国中医治疗此病的首次报道。

8.《医学三字经简释》 1954年,先祖父进入四川医学院工作,组建中医教研室,开办西医学习中医进修班,但苦于没有适宜的教材,针对这些学员的特点,为了让他们能在较短时间内了解中医,故选择了陈修园所著《医学三字经》进行讲解,收到了良好的效果。稍后,在伯父李克光的协助下,对所写讲义进行了整理,定名为《医学三字经简释》,1958年由四川人民出版社出版。

9.《五脏辨证论治歌括》和《杂病论治歌括》 "文革"开始以后,先祖父被指为"反动学术权威",赋闲在家,每日接诊前来求诊的病人。除了求诊者之外,还有一些前来求学的人,他们中有学生,有工人,有干部,都是一些中医爱好者,文化程度参差不齐,加之那个时期图书缺乏,怎样教授这些人,确实是一个难题。他根据这群人文化程度不高的实际情况,将深奥难懂的中医知识编成通俗易懂的歌括。这些歌括读起来朗朗上口,便于记忆,让这群学习者深感兴趣。当时他年事渐高,精力日衰,视力极差,写字困难,平时诊病处方或写作都由先叔父李克淦代笔。他每日与儿子斟酌字句,编写了《五脏辨证论治歌括》,大受中医爱好者欢迎,被广为传抄。之后,又编写了《杂病论治歌括》。上世纪 70 年代中,两种歌括被多次油印和铅印,流传较广的有 1977 年成都中医学院铅印本和成都军区卫生部铅印本。先祖父去世之后,先叔父李克淦又续编了《时病论歌括》,并将三种歌括合为《中医临证实用歌诀》,对原歌括进行了一些修订,于 1992 年由成都中医学院函授部铅印。此次整理,为尊重历史,保留原歌括所反映的时代特征,仍用 1977 年成都中医学院铅印本做底本,参考《中医临证实用歌诀》,只针对错讹进行校正。

10. 医论 这部分内容主要来自于先祖父的笔记,其中部分内容已编入拙著《百年百名中医临床家丛书·李斯炽》"诊余漫话"中,此书于 2000 年由中国中医药出版社出版。此次增入的"内经琐谈""谈虚损"两篇,乃是先祖父的入室弟子梁文骥先生据笔记整理的内容,"略谈疏肝法"一篇短文,曾刊载于《浙江中医药》1977年第 2 期。

本书所收内容,均为先祖父在世时所著,或已发表,或未发表,仅有《李斯炽医案》第二辑和医论中少量内容,是在先祖父去世后经其后人或门人整理而成。但这部分内容都是在先祖父谢世不久,其遗留的文字资料尚未散失之时整理的,故可信度高。之后,其后人及学生还发表有大量经验整理、学术思想、治病心得等文章,其所据之来源难以考证,故均未收录。

在本书的纂辑过程中，得到了众多同事及学生的大力支持，周新颖、杨惠霞、张建伟、蒋雁、王一童等均为此书的校勘整理做了许多工作，在此一并表示感谢。

李继明

2016 年 4 月

总目录

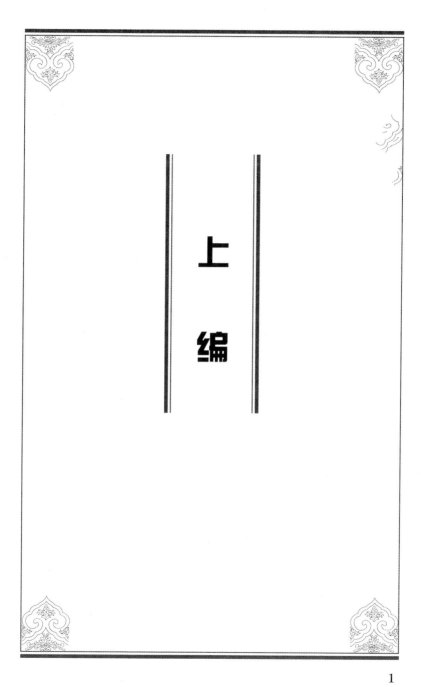

上编

分 目 录

上 编

编者按：《实用内经选释义》一书，写成于1966年，书稿由李斯炽教授的两位助手郭仲夫、蒲志中用稿笺誊写，准备交由四川人民出版社出版。正值"文革"开始，时任成都中医学院院长的李斯炽被斥为"反动学术权威"，放置于办公室的书稿已有部分散失。李斯炽后将书稿带回家中，其子李克琛用笔记本抄写了一副本，以备自己阅读学习。1969年，学校军代表带领学生到李斯炽家"清查罪证"（抄家），致使原书稿损失殆尽。此次即依据李克琛抄本排印，虽非完帙，所幸缺失不多。据抄本记载，原稿共散失28页。

《实用内经选》释义

藏　　象

说明：藏象这个术语，首见于《素问·六节藏象论》。脏，是泛指人体的内脏，如五脏六腑和其他的内部组织等。象，则不仅指脏腑的形态，更主要是包括整个人体各脏器和组织有关生理和病理的现象。因此，在概念上与现代形态学的含义有所不同，其范围包括较为广泛。

本章重点选辑《灵枢》《素问》各篇中有关藏象的阐述中切合实用的部分，逐一介绍，包括五脏六腑、奇恒之腑、营卫、气血、精神、津液等的生理、病理、机能活动。至于形象方面，则现代科学较为详晰，故不采入。

【原文】《素问·灵兰秘典论》：心者，君主之官，神明出焉。肺者，相傅之官，治节出焉。肝者，将军之官，谋虑出焉。胆者，中正之官，决断出焉。膻中者，臣使之官，喜乐出焉。脾胃者，仓廪之官，五味出焉。大肠者，传导之官，变化出焉。小肠者，受盛之官，化物出焉。肾者，作强之官，伎巧出焉。三焦者，决渎之官，水道出焉。膀胱者，州都之官，津液藏焉，气化则能出矣。

【释义】心为人体精神活动的主宰，是领导五脏六腑进行生理活动的最高级器官，所有精神智慧的产生，都属于心功能的表现，有如过去封建时代的君主一样，借它来作一个比喻，以下各脏皆如是。肺是司呼吸的，有调节全身气机运行的作用，和心的关系至为密切，心生血，气为血之帅，气行则血行，气血得到调和，则生理上的一切功能皆得趋于正常，像封建时期的宰相辅佐君主治国一样，所以古人用相傅的职能来比喻肺脏。肝为刚脏，在情志方面，主急躁易怒，与武夫的性格相类似，故以将军的职位相比拟，但同时又关系到人的思想活动，当人们心情平和的时候，考虑问题也属于肝的职司，故谓之为谋虑所出的器官。胆与肝有密切关系，作用亦有相同的地方，在人的精神和思维活动方面同样占有一定的重要地位，凡是人们对待事物的正确性与果断性，都是由胆来决定的。例如勇怯的表现，即是胆气虚实的反映，胆虚则怯，遇事优柔寡断；胆实则勇，凡事当机立断，守正不偏，故称为中正之官。膻中所指的位置，是在膈肌上部，当胸腔两侧乳部之间，膈肌同周围脊肋等组织所形成的一个容纳心脏的处所，也包括心包在内，心的颤动可以由这里观察出来，所以把它称为心主的宫城。由于颤动的关系，又称为宗气会积的上气海，直接传达心主的部分精神作用，为心的臣使之官，表现喜乐情志。脾和胃都是属于消化系统，但工作不同，脾主运化，胃主受纳，饮食入胃后，即贮存于胃，脾帮助胃来运化泌取水谷的精气，把食物的精华输送到全身去营养各脏腑组织，因此脾胃通称为仓廪之官。饮食经过消化后，其所含物质多有不同，总而言之，不出辛、甘、苦、酸、咸五味，而五味又各入五脏以发挥其营养作用，两者的功能是不可分割的，所以脾胃只属于一个官能。大肠主要是司转输运送的器官，食物经过一系列的消化以后，所剩余下来的糟粕，由大肠将它变为粪便排出体外。小肠居胃的下端，接受来自胃中的一切食物，并将这些食物进行一次细微加工，将食物中所含的水分、营养物质与剩余的残渣分化出来，是司变化过程的器官（小肠大肠的先后次序应该有所纠正）。肾主骨，又主藏精气，充填骨髓。骨髓坚实，则人体健壮，同时精气有余，则上注于脑，充实脑髓，脑力充足，故使人智力发达，发挥各种技巧。三焦把它作为一个官能来看，是统率全身水分的，如同地面河流一样，通调全身水道，使人体的水分流畅无阻，既可资灌溉，兼能排除废水，如果把它分别开来看，则上中下三部作用各别（详见后文）。膀胱居于少腹部位，是众水所归，贮存津液的器官。但是尿液的排除，必须通过三焦的气化作用，才能排出体外，否则来源断绝，便成癃闭之候了。

【原文】凡此十二官者，不得相失也。故主明则下安，以此养身则寿，殁世不殆。主不明则十二官危，使道闭塞而不通，形乃大伤，以此养身则殃。

【按】十二官各有所司，缺一不可，但是都在心的领导之下，才能起到正常的作用，膻中的臣使职务，也必须听命于心主，心主不明，则使道闭塞。

【释义】以上十二官各自具有不同的功用，在心的主导下，相互密切联系，分工合作，这样才能保持整个机体的正常生理活动，因此必须心脏功能正常，其余器官才能各安其位，各尽其用，如果明确这个道理，并将之作为养身之法，可延长寿命，终身康泰。相反，心主不能行使正常的职能，则其他器官也就必然会受到影响，内部的精神气血发生障碍，同时伤损了外面的形体，用这样的方法来养身，身体必然受到很大危害。

本节说明人身脏腑的主要功用，使学者先有一个概念。

【原文】《素问·六节藏象论》：心者，生之本，神之变也，其华在面，其充在血脉，为阳中之太阳，通于夏气。肺者，气之本，魄之处也，其华在毛，其充在皮，为阳中之太阴，通于秋气。肾者，主蛰，封藏之本，精之处也，其华在发，其充在骨，为阴中之少阴，通于冬气。肝者，罢极之本，魂之居也，其华在爪，其充在筋，以生血气，其味酸，其色苍，为阳中之少阳，通于春气。脾胃、大肠、小肠、三焦、膀胱者，仓廪之本，营之居也，名曰器，能化糟粕，转味而入出者也。其华在唇之白，其充在肌，其味甘，其色黄，此至阴之类，通于土气。

【提示】本节在上述的基础上，进一步指出五脏六腑虽在体内不可得见，但它的精华之气是表现在外表的。而且同四时的气候也是相通的。本节的少、太，是上下脏器的区别词，与三阴三阳的意义不同，心肺在上为太，但心为阳，肺为阴。肝肾居下为少，但肝为阳，肾为阴。脾居中央，静而守位，故叫至阴。

【释义】心为人身最重要的器官，人之生死，必验之于心，故为生命之根本。不特此也，人身的一切思维活动，皆属之于心，所以称心藏神，神就是灵动活泼、机智莫测的体现。在实质上，心又主血脉，为全身血液运行的枢机。它的精华充分显示在颜面部位，血气流通，则面目华泽；血气凝滞，则面目晦暗。心属火，火气炎上，与四时气候中阳热极的夏季气候相通。

肺司呼吸，人身诸气的来源，都是属于肺，故为诸气的根本。在精神作用方面，人身之强弱，专视其气魄之充盈与否，气足则表现为刚毅坚强，故为气魄所在之处。肺又主皮毛，肺的精气充足与否，关系皮毛的憔悴和润泽。肺属金，为阴脏，但其位至高，居于阳位，以阴脏而居阳位，故为阳中之太阴。金气肃杀，与四时气候中的秋凉肃杀之气相通。

肾主蛰，即潜伏的意思。为贮存阴精的器官，必须严密封藏，精液始乃充足，故称为藏精的处所。发为血之余，精足则血足，其精气显出在须发方面，精气有余，更能充填骨髓，使身体健壮有力。肾属水为阴脏，其位至下，以阴脏而居阴位，故为阴中之少阴。水性寒，与四时冬季寒冷的气候相通。

肝主筋，筋即是人体的韧带和肌腱之类，是支持人身一切运动的组织，运动得过烈或过久，必然引起筋力的疲劳，所以称肝为罢极之本。肝为将军之官，谋虑出焉。魂是指人身精神的运用，表现为思维意识活动范围，故称肝为魂所居的处所。爪为筋之余，其精气显示在爪，肝气充实，则爪甲滑润，同时肌腱灵活。肝又为相火寄藏之脏，有生发的作用，故能资生血气。肝在五行属木，木之味酸色苍，苍即是青色。木性条达，故为阳脏，但其位置比较居下，阳气不盛，故为阳中之少阳，与四时气候中春天的阳气始生相通。

脾、胃、大肠、小肠、三焦、膀胱，六者通主水谷，像贮存粮食的仓廪一样。营气为水谷的精气所化，六腑即是营气来源之处，从六腑的实质以及整个功能来看，是一整套对饮食物消化运输的器官。从容纳水谷开始，直至将食物消化吸收、传送糟粕、转输营养物质，总之都属于脾。脾的精气，显示在口唇周围的白肉，即两腮及下上唇的丰满，更多的充实于全身肌肉。脾在五行属土，土生长一切谷类，以供给人类，凡谷类皆可制糖，故土主甘味。土之色为黄。脾居五脏之中，其精气灌溉四旁。不迁其位，故为至阴之脏。万物皆不能离土而生长，与人不能离开脾胃一样，故与土气相通。

【原文】凡十一脏，皆取决于胆也。

【释义】以上五脏六腑，共为十一个脏器，每个脏器各有它的功能和作用，联系起来，便成为整个活体，而具备了思维认识，但思维认识是否正确，则必须取决于胆，胆为中正之官，决断出焉，有胆然后方能有识，否则就失去刚毅果断之能动力了。

【原文】《灵枢·本输》：肺合大肠，大肠者，传导之腑。心合小肠，小肠者，受盛之腑。肝合胆，胆者，中精之腑。脾合胃，胃者，五谷之腑。肾合膀胱，膀胱者，津液之腑也。少阳属肾，肾上连肺，故将两脏。三焦者，中渎之腑也，水道出焉，属膀胱，是孤之腑也，是六腑之所与合者。

【释义】人体的脏与腑不是孤立的，而是相互有联系的，每一脏必合一腑，特别是通过经脉的联系，更进一步把这种脏腑之间的联系固定下来。腑为阳主表，脏为阴主里，成为一表一里、一阴一阳相配合。相合的脏与腑，无论在生理还是病理方面，皆相互影响和作用。肺与大肠相合，手太阴肺之经脉下络大肠，手阳明大肠经脉上络于肺，肺司治节，大肠司传导，制约之效更为显著。心与小肠相合，手少阴心之经脉下膈络小肠，手太阳小肠经脉络心，心主血，小肠受盛之水谷精华，即血之资源，更收依存之效。肝与胆相合，足厥阴肝之经脉属肝络胆，足少阳胆之经脉络肝。肝主谋虑，胆主决断，二者相合，可收当机立断之效。胆虽属腑，但与他腑不同，他腑所藏者皆浊汁，而胆独藏清液，故称中精之腑。脾与胃相合，足太阴脾之经脉络胃，足阳明胃之经脉络脾，胃主容纳食物，脾主运化水谷的精气以传达于全身，以成其营养的功效，故称胃为五谷之府。肾与膀胱相合，足少阴肾之经脉络膀胱，足太阳膀胱之经脉络肾。而膀胱是贮存尿液的处所，称为津液之府。又少阳三焦之下俞并太阳脉并属于膀胱，膀胱既与肾相合，因此三焦亦并隶属于肾。肾之经脉上连于肺，受肺的治节，三焦与膀胱均是主管人体水分的器官，而肾为水脏，更有专责，三焦与膀胱都是在肾的统率下进行工作，故称肾将两脏。三焦是决渎之官，职司通行水道。在人体好像河流一样，人体的水分除了灌溉滋润周身之外，所有剩余，大部分是通过三焦的气化作用到膀胱，再由膀胱排出体外。经络方面三焦下腧，出于委阳并太阳之正入络膀胱，故属膀胱，协同起化气行水的作用。但以前五腑，每腑皆有一脏与之相合，惟三焦则无相合之脏，故称之为孤之腑。以上便是五脏与六腑相合的理论依据。

【原文】《素问·阴阳应象大论》：东方生风，风生木，木生酸，酸生肝，肝生筋，筋生心。肝主目，其在天为玄，在人为道，在地为化，化生五味。道生智，玄生神，神在天为风，在地为木，在体为筋，在脏为肝，在色为苍，在音为角，在声为呼，在变动为握，在窍为目，在味为酸，在志为怒。怒伤肝，悲胜

11

怒。风伤筋，燥胜风。酸伤筋，辛胜酸。

【释义】本章所说，是将整个人体与外界事物的相应，归纳起来成为一个系统，总归入五行学说的范畴。宇宙万物都是由五行所生，金、木、水、火、土为化生万物的物质基础，但万物秉气，各得其偏，而人则独秉五气之全，以生五脏，故人之五脏与四时阴阳内外是互相适应的。先从东方开始，由于东方是天最先明的一方，是日出的方位，春天的暖气都自东方来，风向也是东风。东风解冻，草木开始生发，草木的果实多含酸味，而酸味又合于肝脏的需要。肝为罢极之本，其气在筋，肝藏血，心主血。以脏器的属性而言，肝属木，心属火，木生火，故肝生心。人体内有五脏，外有七窍，肝开窍于目，故肝主目。玄是生化无穷的意思，春气为生发之始，出自天气，故称在天为玄。人本天地之气以生，有一定的生长发育的过程和途径，故称在人为道，道即是过程和途径的意思。地为万物所凭依，凡有形之物，莫不依附于地，生化成长皆从地起，故称在地为化。由于五行的生化，具备了酸苦甘辛咸五味，由于人的生长和发育而逐渐具备了智慧思维，由于天气之变化无穷，而具备了寒暑燥湿的气候，但都必须以风为首。因此在言五行配五方之初，首先提出了"在天为玄，在人为道，在地为化，化生五味，道生智，玄生神"六句来说明东方为生物之始，以概括其他四气。由无形之风而生有形之木，结合到身体的内部为筋为肝。苍为木之色，即青色的意思，青与苍本属一义，故青天亦称苍天，青苔亦称苍苔。角为木之音，五行各有其音色的不同，过去用角、徵、宫、商、羽来表示，成为五音。呼是怒叫之意，怒极无以发泄，便发为呼叫而泄胸中之忿。人体之筋，必须柔和舒畅，方为正常，如有变动则失其本性，屈而不伸，病为搐搦，或怒极则握拳透爪，皆是此类。在窍为目，在味为酸，在志为怒，又俱见怒本出于肝，但过怒则气逆而不降，失去其柔和谋虑之性，而反伤其本脏。悲忧为肺之志，五行为金，能胜肝木之怒，故怒极则悲，悲则不怒矣。风为木之气，筋为木之体，同气相求，故风伤筋。燥为金气，故能胜肝木。酸味本为肝之所喜，但酸性收敛，如过于食酸，则可使筋屈伸不利，惟辛味可以胜之，因辛为金之味的缘故。以上从怒伤肝起，至辛胜酸六句，皆是根据五行相克的道理来相互调节。无论在情志方面、六气方面，或五味方面，都足以表明中医五行学说的独特性。

【原文】 南方生热，热生火，火生苦，苦生心。心生血，血生脾。心主舌，在天为热，在地为火，在体为脉，在脏为心，在色为赤，在音为徵，在声为笑，在变动为忧，在窍为舌，在味为苦，在志为喜。喜伤心，恐胜喜。热伤气，寒胜热。苦伤气，咸胜苦。

【释义】 南方的气候比较炎热，尤其夏季更甚，热极则生火。食物经过火的焙灼，都成为焦苦之味，因此，一般称苦为火之味。苦味适合于心的需要，故苦先入心。心是生血之脏，而血的来源完全依赖于脾为之转输水谷之精气，脾转输能力之强弱，又必须依赖心火的培养，即所谓火生土也。舌为言语的机关，言为心声，心的意志必借言语作为表达，故心主舌。在天则为无形之热气，在地则为有形之火，在人体则为运输血液的脉道，在脏器则为阳中之阳的心脏。赤为火之色，徵为火之音，心之志为喜，喜则发笑，故笑为心之声。喜的反面便是忧，如心气不足则表现为忧。在窍为舌，在味为苦，在志为喜，义见前。喜当然因为心情快乐，但狂欢暴喜则使心气散而不收，故喜伤心。恐惧可以胜喜，恐为肾之志，肾为水脏，可以胜火，故恐则不喜，事实上亦是如此。热则扩散，人身真气以敛为主，热则气散，故热伤气。寒为水之性，水能胜火，苦为火之味，苦从火化，伤及肺金，肺主气，伤肺即是伤气，得咸则足以制之，因咸为水之味也。

【原文】中央生湿，湿生土，土生甘，甘生脾，脾生肉，肉生肺。脾主口，其在天为湿，在地为土，在体为肉，在脏为脾，在色为黄，在音为宫，在声为歌，在变动为哕，在窍为口，在味为甘，在志为思。思伤脾，怒胜思。湿伤肉，风胜湿。甘伤肉，酸胜甘。

【释义】中央为我国平原地带，河流纵横，湖泊遍地，故称中央。生湿，地面万物大部分由于湿气的浸润，化为土壤，宜于稼穑。稼穑即是种粮食，粮食都可以制糖，糖之味甜，故称土生甘。甘味入脾以营养身体，由于脾土的健旺而肌肉丰盈。肺主皮毛，皮毛即覆被于肌肉之上，肌肉丰盈，皮毛自然润泽，肺之本脏亦更得健全，故云肉生肺。一切食物，皆从口入于胃达于脾，故口为脾之窍，而脾为口之主。土气上蒸于天则为湿气，凝聚于地则为土壤。在体为肉，在脏为脾，义同上。土色大半皆黄，故黄为土之色。五音之中，宫音为土器之音。脾主思，思到得意处自然发而为歌。万一脾气被阻，不得舒畅，便郁而为哕，哕即是呃逆。在窍为口，在味为甘，义见前。在志为思，思即是考虑和思想，都是属于脾的意识作用。但过于思虑则影响本脏的运输功能，而不得布达水谷之精气，以营养全身，足以使人日渐委顿。但怒能胜思，当思虑不决之时一遇触怒，则思虑必将暂时搁置，因怒为肝木之志，足以胜脾土也。脾之性喜燥而恶湿，湿胜则伤及所主之肌肉，但风之性则足以胜湿，凡湿气遇风则自然干燥。甘入脾，但过于甘反阻碍脾之运化，影响肌肉。酸味收涩，足以中和甘味，故云酸胜甘。

【原文】西方生燥，燥生金，金生辛，辛生肺，肺生皮毛，皮毛生肾。肺主鼻，其在天为燥，在地为金，在体为皮毛，在脏为肺，在色为白，在音为商，在声为哭，在变动为咳，在窍为鼻，在味为辛，在志为忧。忧伤肺，喜胜忧。热伤皮毛，寒胜热。辛伤皮毛，苦胜辛。

【释义】我国西方为高原地带，气候比较干燥，山岭重叠，矿藏丰富。金之性刚坚，燥胜则地坚，与金相类，故云燥生金。凡物燥烈，其气必辛，辛味之性善于走窜，易达皮毛。肺司呼吸，与全身之皮毛相应，故辛先入肺。皮毛之呼吸通利，则可使全身水津四布，五液并行。肾为水脏，有所受藏，故肺肾相生。鼻为呼吸之门户，直通于肺，故鼻为肺之窍。在天之气为燥，在地之形为金，与人体相应则为皮毛，而合于肺脏。白为金属之光泽，商为金属之音响。肺主气，气不得畅，则发为哭泣。气道为痰水所阻，或为火气所迫，俱易引起咳逆。在窍为鼻，在味为辛，义同前。气郁则忧，故忧为肺的情志表现。由于忧思郁结，将更使肺气不畅而直接伤及脏器。喜乐则胸心开畅，故喜则不忧。阳盛则热，阳盛则阴虚，阴虚则液耗，无以滋润皮毛，故热伤皮毛。寒为水气，既可滋润，又能制热。辛味发散，使人出汗，汗出过多，则皮毛枯槁，苦味降气，可以抑制发散，故苦胜辛。

【原文】北方生寒，寒生水，水生咸，咸生肾，肾生骨髓，髓生肝。肾主耳，其在天为寒，在地为水，在体为骨，在脏为肾，在色为黑，在音为羽，在声为呻，在变动为栗，在窍为耳，在味为咸，在志为恐。恐伤肾，思胜恐。寒伤血，燥胜寒。咸伤血，甘胜咸。

【释义】我国北方，接近寒带，天气较冷。寒则水气凝结，水能溶解地面上的一切盐类。盐类味咸，故云水生咸。咸先入肾，肾者受五脏之精而藏之，精有余则化为髓，贮藏于骨，使骨质坚强。骨和筋是不可分离的，有了坚强的骨质，其连结骨质之筋亦必坚韧，筋属肝，故云水生肝。耳司听，其中心亦有贮存的津液，凡液皆属于肾，肾髓枯则耳无所闻，故耳为肾之窍。在天为无形之寒气，在地则发为有形之木，在人体则为骨质的资源。肾为水脏，诸水皆属于肾，黑为北方水色，羽为水之音。肾为作强之官，职司动作，动作过劳，则腰脊不适，发而为伸以舒其气。耳为肾之窍，已如上述。但在《金匮真言论》中又指出："北方黑色，开窍于二阴。"是以肾脏之窍，上下俱备，不止一窍也。栗是战栗之状。肾在志为恐，在性为寒，恐甚及寒冷皆可使人战栗，是为肾虚的表现，故云恐伤肾。但思可以胜恐，因为通过思考，即可得出真理，不作无谓之恐怖矣。寒气凝涩，阻碍血气的流通，故寒伤血。燥为火热之气，燥万物者莫熯于火，故可以胜寒。咸为盐之味，过于食咸，可使血液浓稠，运行不利，甚至发生水肿。甘为糖之味，甘味入脾，培土可以制水，故甘胜咸。

本节说明人身内有五脏，外合五方、五色、五音、五味、五志、五声、五行，并阐明其依存制约的关系，是中医学整体观念的基本。

【原文】《素问·五脏生成》：心之合脉也，其荣色也，其主肾也。肺之合皮也，其荣毛也，其主心也。肝之合筋也，其荣爪也，其主肺也。脾之合肉也，其荣唇也，其主肝也。肾之合骨也，其荣发也，其主脾也。是故多食咸则脉凝泣而变色，多食苦则皮槁而毛拔，多食辛则筋急而爪枯，多食酸则肉胝胎而唇揭，多食甘则骨痛而发落，此五味之所伤也。

【释义】本节系统指出五脏所合所荣所主，及五味所宜所伤之病。心脏配合血脉，而其表现在于容貌的颜色。心属火，火性炎上，但受水之制，故以肾为主。肺与皮肤相配合，肺主气，肺气充沛则皮肤润泽，表现于周身毫毛的光润。但肺气之盈虚则依赖心火之煦育，如心火过甚，可使毛瘁色夭，心火不足，则为水冷金寒，故以心为之主宰。肝与筋相配合，其表现于手足指爪。筋主人体之运动，但必须水气之濡养。肺主气，在上焦如雾露之溉，能濡润全体关节肌肉、所有之筋，使之活动。若肺气不足，则筋失所养，发为拘挛瘫痪等病，故以肺为主。脾主消化，故与肌肉相配合，其表现在口唇的周围。凡肌肉充实之人，必大颐方口。但肌肉不单求充实，而更须求其坚强，肝主筋，与肌肉有紧密联系，肌肉的紧张弛缓，其作用全在于肝，故以肝为主。肾与骨相配合，肾生髓，髓能生骨，髓有余则上贮于脑。发为精血之余，精髓充满，其发必荣，故其表现在发。但精水之来源，在后天则赖饮食之资生，脾司饮食，故以脾为主。

五脏于五味各有所宜，但必须有一定的限度，不足可以引起营养不良，有余会影响他脏。如咸为肾所宜，但咸从水化，水能克火，故多食则影响心所合之脉色，使血脉凝固而变色。苦味为心所宜，但苦从火化，火能克金，故多食则影响肺所合的皮毛，使皮肤枯槁而毫毛脱落。辛为肺所宜，但辛从金化，金能克木，故多食则影响肝所合的筋爪，使筋挛急而爪甲枯干。酸味为肝所宜，但酸从木化，木能克土，故多食则影响脾所合的肌肉，使肌肉粗糙而口唇皱裂。甘味为脾所宜，但甘从土化，土能克水，故多食则影响肾所合之骨与发，发为骨痛发落。以上说明，五味对于人体各有益处，万一过量，也有它的害处。学者于五脏的关系、五行的生克，在饮食药物方面，均宜细心体察。

【原文】《素问·太阴阳明论》：脾者土也，治中央，常以四时长四脏，各十八日寄治，不得独主于时也。脾脏者，常著胃土之精也，土者生万物而法天地，故上下至头足，不得主时也。

【释义】脾在五行属土，位居中央，万物在任何时间均不能离开土壤而独自生长，脾在人体的生理上也具有同样的作用。脾的唯一职能，是不断向四旁的各个脏器和组织输送水谷精微之气，以营养全身，有如自然界资生万物的土壤一样。所以在一年的四季中，没有任何时刻没有土气的存在，占其他各脏主时的五分之一，在每一个季度内各寄治十八日，这不过是为便于得出各脏平均时间的数字而言，决非把脾土寄治的日数绝对地孤立起来，与他脏所主决不相关。所以经文再次说明，脾是为胃运行精微以营养全身的，像大自然的土壤一样。就人体而言，从头至足，无时无处不受脾气的营养，故脾不单独主管某个季节。

【原文】《灵枢·本神》：天之在我者德也，地之在我者气也，德流气薄而生者也。故生之来谓之精，两精相搏谓之神，随神往来者谓之魂，并精而出入者谓之魄，所以任物者谓之心，心有所忆谓之意，意之所存谓之志，因志而存变谓之思，因思而远慕谓之虑，因虑而处物谓之智。

【释义】自然界的一切物质作用和精神作用，都是生命来源不可缺少的主要条件。天有好生之德，地有成长之气，故称德流气薄，始有生机。构成生命的基本物质谓之精，通过天地阴阳精的结合，产生活泼的生机，谓之为神。神的活动，接近于阳的称为魂，接近于阴的称为魄。魂与魄均属精神活动范围的两种作用和表现，魂是富于思想性的，魄是富于决断性的，两者相合，便成为生命的主宰。有了魂魄，对于一切事物便有了认识，称这种能够识别事物的作用为心。心有所向往，但是还未决定，这种思维称作意。意已决定而必须达到目的称作志。根据这种意志而反复计度称作思。由于深思远顾，必生忧疑，称作虑。考虑周密，适当处理一切事物称作智。以上说明，人们思维意识活动的起源，都是由于心对客观事物的反映过程，不断接受这种反映去支配自己的行动，中间必须经过一定的阶段，最终才会发生智慧。

【原文】是故怵惕思虑者则伤神，神伤则恐惧，流淫而不止。因悲哀动中者，竭绝而失生。喜乐者，神惮散而不藏。愁忧者，气闭塞而不行。盛怒者，迷惑而不治。恐惧者，神荡惮而不收。

心怵惕思虑则伤神，神伤则恐惧自失，破䐃脱肉，毛悴色夭，死于冬。脾忧愁而不解则伤意，意伤则悗乱，四肢不举，毛悴色夭，死于春。肝悲哀动中则伤魂，魂伤则狂妄不精，不精则不正，当人阴缩而挛筋，两胁骨不举，毛悴色夭，死于秋。肺喜乐无极则伤魄，魄伤则狂，狂者意不存人，皮革焦，毛悴色夭，死于夏。肾盛怒而不止则伤志，志伤则喜忘其前言，腰脊不可以俯仰屈伸，毛悴色夭，死于季夏。

恐惧而不解则伤精，精伤则骨酸痿厥，精时自下。是故五脏主藏精者也，不可伤，伤则失守而阴虚，阴虚则无气，无气则死矣。

【按】外感疾病可按六经分证治疗，而内伤疾患则要求医者善于体贴，其辨证方法必须根据经旨，意志性情各有所属，必以脏腑为本，彻底治疗此无形之疾殊为困难也。

【释义】惊恐思虑等情志刺激，均伤害人体的心神，神伤则发生恐惧的心理状态，使心气不能下达于肾，以致肾精失于收摄，流泄不止。若过于悲哀，则使肺气消沉，以致心力不振，失去生活乐趣。或过于喜乐，则神气涣散，不能自守。或忧愁苦闷，则使气机不舒，经脉流行不畅。或忿怒过甚，则精神紊乱，思想言行失去正常。恐惧则神志惊散，故荡惮不能自收持。

心藏神，惊恐思虑过度，则神伤心怯，恐惧不能自主。心气虚则火衰，营气不能生土，腘，是筋肉结聚之处，腘肉失其营养而发生萎缩，皮毛憔悴，面色枯槁。火衰则畏水，冬日寒水当令，所以死期应于冬天。

脾藏意，愁忧不能自解，意志不乐，必然伤及于脾。脾气不舒则苦闷心乱。脾不能为胃行气于四肢，则四肢无力而不能举。皮毛色泽均依赖血气的营养，故脾伤则皮毛憔悴，面色枯槁。脾为土脏，土畏木克，春天木旺，所以死期应于春天。

肝藏魂，悲哀过甚则伤魂，魂伤则狂妄无知，精神失常。肝主筋，肝脉循阴器，分布在两胁，肝脏精神衰败，故阴器萎缩，筋脉拘急，两侧肋骨不能扩张，皮毛憔悴，面色枯槁。肝为木脏，木畏金克，秋天金旺，所以死期应于秋天。

肺藏魄，喜乐过甚则伤魄，魄伤则使人发狂，目中无人。皮毛与肺相合，肺脏精气衰败，则皮毛失于濡养，较之他脏更甚，故皮革焦枯，面色枯夭不泽。肺为金脏，金畏火克，夏天火旺，所以死期应于夏天。

肾藏志，大怒过甚则伤志，志伤则记忆力减退。腰为肾之府，肾脏精气衰败，故腰脊不能俯仰展伸，皮毛憔悴，面色枯槁。肾为水脏，水畏土克，季夏土旺，所以死期应于季夏。

肾又藏精，恐惧过久，不能自解，则伤肾之精气，精气不能贮藏而为髓，以致骨节酸痛，四肢软弱无力，手足发冷。肾气不固，精液往往自行流泄。

以上说明，五脏均各自保存自己的精气，不使之遭受任何损害。万一受伤，将失其应有的作用而导致阴虚，阴虚则无以产生阳气，使整个生命停止活动而死亡。

【原文】肝藏血，血舍魂。肝气虚则恐，实则怒。脾藏营，营舍意。脾气虚则四肢不用，五脏不安；实则腹胀，经溲不利。心藏脉，脉舍神。心气虚则悲，实则笑不休。肺藏气，气舍魄，肺气虚则鼻塞不利，少气；实则喘喝，胸盈仰息。肾藏精，精舍志，肾气虚则厥，实则胀，五脏不安。必审五脏之病形，以知其气之虚实，谨而调之也。

【释义】肝是藏血之脏，肝之魂是依赖血液发挥其作用的，故血为魂之馆舍。肝合胆，肝气虚则胆气怯，故恐。肝在志为怒，肝气实则气上逆而多怒。

营气生成于后天水谷之精气，故脾藏营，营之充足与否，表现为记忆思维的强弱，故脾志为意而依附于营。脾主四肢，脾气虚则四肢不能随人意志以运动。诸脏皆禀气于脾，脾气虚则五脏不安。脾脉入腹络胃，脾气实则气滞，故腹胀满、小便不利。

心主血脉，血脉的活动，必须受到精神的支配，所以脉为神之馆舍。心气虚则神不足而发生悲哀，心气实则神有余而喜笑不止，这都是不正常的表现。

肺司呼吸，为诸气之源，气足则体魄健壮，故称气为魄之馆舍。肺气虚则呼吸无力，鼻塞不利少气，实则气壅滞而上逆，故发为喘息气粗、胸部胀满、仰面喘息等病状。

肾藏五脏之精，精气充满则志气壮，故称精为志之馆舍。肾气虚则阳气不能达于四肢，而发生四肢厥冷，肾气实则寒水之气过盛，使气化不行而作肿胀。

五脏中如果某一脏发生病变，医者必须体察其病情与症状，从而了解脏气的虚实，谨慎调整。

【原文】《素问·五脏别论》：气口何以独为五脏主？岐伯曰：胃者，水谷之海，六腑之大源也。五味入口，藏于胃，以养五脏气。气口亦太阴也，是以五脏六腑之气味，皆出于胃，变见于气口。故五气入鼻，藏于心肺，心肺有病，而鼻为之不利也。

凡治病必察其上下，适其脉候，观其志意与其病也。

【释义】气口，指上肢腕及桡动脉的诊脉部位。气口为什么能反映五脏的情况呢？由于胃是水谷汇聚的最大处所，是供给六腑的营养源泉。饮食物进入胃肠以后，经过消化吸收的精微物质，由脾转输到肺，再由肺分布到全身，以营养各脏。所以气口是手太阴肺的脉位，但手太阴肺、足太阴脾，实际上是两太阴，分不开的，故气口亦属于足太阴脾。五脏六腑的营养虽来自胃，但中间必须通过肺的作用，始能得到应有的供给，所以五脏六腑发生病变，可以从气口反映出来。当呼吸时，天之五气经过鼻道而藏于心肺，肺虽主要开窍于鼻，但心与肺又有气血相依的关系，心肺一旦有了病变，往往表现为鼻道的呼吸不利。

凡治疗疾病，必须全面了解情况，最主要是患者的二便，在妇女必须注意月经，适其脉象，观其情绪及其他一切病情病状，然后将各方面的情况综合起来分析研究，做出正确的诊断。

【原文】《素问·经脉别论》：食气入胃，散精于肝，淫气于筋。食气入胃，浊气归心，淫精于脉。脉气流经，经气归于肺。肺朝百脉，输精于皮毛。毛脉合精，行气于府，府精神明，留于四脏，气归于权衡。权衡以平，气口成寸，以决死生。饮入于胃，游溢精气，上输于脾；脾气散精，上归于肺；通调水道，下输膀胱。水精四布，五经并行，合于四时五脏阴阳，揆度以为常也。

【释义】一切饮食物质，经摄取进入人体以后，凡属有用部分，均须通过一定的途径，分别输送到各脏器组织，以发挥其应有的作用。本节也是为了说明这一问题，同时对于某些方面有关的生理活动，也做了必要的阐述。原文指出，食物入胃，经过消化以后，其中一部分精微物质散布到肝脏，濡养肝所属的筋。营养物质中的浓稠部分，输入心脏，进入血脉，由血脉分布到全身的经脉，然后再达到肺脏。肺是全身脉气会合之处，而皮毛为肺之合，故肺脏再将精气输送到全身的皮毛。皮毛和经脉的精气汇合后，成为较大的血脉，称之为府，即脉为血之府之意。神舍于脉，故府之精为神明。血脉循行而留于肝、脾、肺、肾四脏，使各个脏器之间都得到应有的支配权衡，从而使各脏之气以及全身经脉之气均趋于平衡。经脉之气又交会于太阴肺的气口脉位，成为脉诊的寸部。如果各脏发生病变，必然影响脉气的平衡，故能在两侧上肢腕后的尺、寸脉位上，测知患者的吉凶生死。

水饮，是指液体的一切食物。水饮入胃以后，所散布的精气，必先输送给脾，由脾再转输到肺。肺具有通调水道的作用，水分随肺气的运转而下注于膀胱。其中一部分比较精纯的液体，由肺分布入五脏经脉以灌溉全身。饮食精气的转输和经脉的运行会合，必须与四时自然气候变化和五脏的生理活动的一般规律相适应，才能掌握度量人生的正常规律。

【原文】《素问·上古天真论》：女子七岁，肾气盛，齿更发长。二七，而天癸至，任脉通，太冲脉盛，月事以时下，故有子。三七，肾气平均，故真牙生而长极。四七，筋骨坚，发长极，身体盛壮。五七，阳明脉衰，面始焦，发始堕。六七，三阳脉衰于上，面皆焦，发始白。七七，任脉虚，太冲脉衰少，天癸竭，地道不通，故形坏而无子也。丈夫八岁，肾气实，发长齿更。二八，肾气盛，天癸至，精气溢泻，阴阳和，故能有子。三八，肾气平均，筋骨劲强，故真牙生而长极。四八，筋骨隆盛，肌肉满壮。五八，肾气衰，发堕齿槁。六八，阳气衰竭于上，面焦，发鬓颁白。七八，肝气衰，筋不能动。八八，天癸竭，精少，肾脏衰，形体皆极，则齿发去。肾者主水，受五脏六腑之精而藏之，故五脏盛乃能泻。今五脏皆衰，筋骨解堕，天癸尽矣，故发鬓白，身体重，行步不正，而无子耳。

【释义】人体生长发育过程中的各个阶段，是随着年龄的增长规律而有不同的。女子至七岁，肾气便逐渐旺盛，七为阳之始，女体属阴，由于阳气发生之年开始发育成长。肾主骨，齿为骨之余，所以肾气盛便促成恒齿的生长，代替了原来的乳齿。发为血之余，肾气盛则血气渐充，上荣于发，故发长。至十四岁，阴精充盛，发育成熟，任脉通，太冲脉盛，任脉主胞胎，冲脉为血海，故月经按期而至，可能受孕。至二十一岁，肾气已达到平衡时期，故生长了真牙，而全部牙齿至此齐全了。至二十八岁，肾气最为旺盛，全身的筋骨坚强，头发生长达到极限，身体健壮，这时是人体发育的极盛阶段。至三十五岁，阳明经脉的气血开始衰退，面颜减去润泽，头发逐渐脱落。至四十二岁，分布在头面部的三阳经脉气血，均有很大的衰减，颜面失去润泽，头发开始变白。至四十九岁，任脉的气血空虚，太冲脉衰少，天癸枯竭，月经停止，所以形体衰老，不能再生育了。

男子至八岁，肾气逐渐充实，头发生长，恒齿也生出。八为阴数之始，男体属阳，必待阴气发动之年，开始发育成长。至十六岁，肾气旺盛，发育成熟，天癸已通，精气充满有余，可传胎种子。至二十四岁，肾气十分充满，筋骨坚强有力，长出了智齿，全部牙齿已发育齐全。至三十二岁，精气最为旺盛，全身筋骨更加隆盛，肌肉丰满有力，这时是人体发育的极盛阶段。至四十岁，肾气开始衰退，头发逐渐脱落。至四十八岁，三阳经脉之气衰减，不足以营养颜面部分，因而失润泽，发鬓变得半白。至五十六岁，由于肾水枯竭，肝木失养，故肝气衰退，不能养筋，劳动能力减退，同时天癸枯竭，精气虚少，肾脏虚衰，整个形体都疲惫乏力。至六十四岁，肾气更加衰竭，齿发脱落。

肾为"先天之本"，整个人体的生长发育都由肾气的盛衰来决定，肾气的盛衰，又视阴精的消长，阴精充足，肾气雄厚，始能发挥应有的作用。而五脏六腑之精，又源源不断地输入于肾，故肾变五脏之精而藏之，必须五脏内精气旺盛，肾始有所藏，有所藏而后有所泻。现在五脏俱已衰退，筋骨松弛无力，天癸枯竭，无以滋养五脏，所以发鬓发白，身体感到沉重不灵活，行步偏倒，完全失去生育子女的能力。

【原文】《灵枢·天年》：人生十岁，五脏始定，血气已通，其气在下，故好走。二十岁，血气始盛，肌肉方长，故好趋。三十岁，五脏大定，肌肉坚固，血脉盛满，故好步。四十岁，五脏六腑、十二经脉皆大盛以平定，腠理始疏，荣华颓落，发颇斑白，平盛不摇，故好坐。五十岁，肝气始衰，肝叶始薄，胆汁始减，目始不明。六十岁，心气始衰，苦忧悲，血气懈惰，故好卧。七十岁，脾气虚，皮肤枯。八十岁，肺气衰，魄离，故言善误。九十岁，肾气焦，四肢经脉空虚。百岁，五脏皆虚，神气皆去，形骸独居而终矣。

【释义】 本节与《上古天真论》女尽七七、男尽八八互相发明，彼以七八言者，言阴阳之限数，此以十言者，言人生之全数。足见一般人的寿数，都可以达到百岁，而长短不齐者，有出于禀受，有因于人为，要在反求诸己而已。人生十岁，五脏生成渐有定形，血气已通，初生之阳由下而上，故好走。二十岁血气盛，肌肉长，行动轻捷，故好趋。三十岁五脏的发育和全身的肌肉、血脉均极盛满，盛满则不轻捷，故好步。四十岁五脏六腑、十二经脉达到极限时期，阳气不再上升，逐渐下降，腠理疏松，色泽不荣，鬓发斑白，由于阴阳二气平定而不动摇，故好坐，是衰象初期的表现。五十岁，肝气开始衰减。肝叶开始萎缩，胆附于肝，胆汁亦因而减少，目为肝窍，肝虚故目不明。六十岁心气始衰，心在志为喜，心气虚故表现为相反的忧恐情绪。心主血，血气少，故懈惰。心藏神，神不足，故好卧。七十岁脾衰，脾主肌肉，肌肉瘦削，故皮肤枯槁。八十岁，肺虚，肺藏魄，主治节，亦主人身之魄力。肺虚不单是表现在魄力不雄厚，而言语亦每每颠倒。九十岁肾衰，肾藏精，由于其他四脏经脉先虚，精之来源绝矣。至百岁则全身脏器俱虚，心神肺气皆绝，只余形骸，此所谓终其天年也。

　　本节说明人之生长，自阴而生，从下而上。人之衰老，从上而下，自阳而阴。故始衰由肝，肝而心，心而脾，脾而肺，肺而肾。盖人之生长由先天之五行，先本于肾脏之精气，从水火而生木金土。人之衰老，则由于后天之五行，从肝木而及于火土金水也。

　　【按】病历记载必写年龄，有它的重大意义。有一些症状是正常的而不是病，如出现在当时年龄上不应有的症状，那便是病态。

　　【原文】《素问·五脏别论》：脑、髓、骨、脉、胆、女子胞，此六者，地气之所生也，皆藏于阴而象于地，故藏而不泻，名曰奇恒之腑。夫胃、大肠、小肠、三焦、膀胱，此五者，天气之所生也，其气象天，故泻而不藏，此受五脏浊气，名曰传化之腑，此不能久留，输泻者也。

　　【释义】这里说明，人身的脏器比较复杂，除了以上所讲的五脏六腑之外，还有其他奇特的而又是永久的几个脏器，如脑、髓、骨、脉、胆、女子胞，称为奇恒之腑。这六样东西，都位于人身内部，所以说它属阴，由地气所生。脑是指头骨的脑腔，髓是指全身的骨髓，骨是指全身的骨空，脉是指全身的脉道，胆是指胆囊，女子胞是指子宫。这些脏器都贮藏有人身的精气，而不直接向外输泻。与大肠、小肠、胃、三焦、膀胱的作用不同，这五腑是动而不静的，所以说它属阳，由天气所生，承受五脏的浊气，职司排泄，而不贮藏，名为传化之腑。

　　【原文】魄门亦为五脏使，水谷不得久藏。

　　【释义】魄门即肛门，为大肠之末端。肺与大肠相表里，肺藏魄，而主气，故称魄门。六腑接受五脏浊气，由魄门排泄，使水谷不得久藏。是魄门虽未接近五脏，但须接受五脏的使命。

【原文】所谓五脏者，藏精气而不泻也，故满而不能实。六腑者，传化物而不藏，故实而不满也。所以然者，水谷入口，则胃实而肠虚；食下，则肠实而胃虚。故曰实而不满，满而不实也。

【释义】脏与腑的区分，是五脏所藏者为水谷之精气，精气质清而无形，只能充满在脏器体质以内，且其容量无一定限度，多多益善，所以尽管充满而不能充实。六腑则不然，是司传化的脏器，当时虽然充实，但不能贮藏，随即消化，故虽实而不能满。其原因是水谷自口而入，最初胃部暂时充实，而大小肠却是空虚的。食物经过胃的蠕动，而下入于肠，则肠部充实，而胃又空虚了。经过一定时间，再由魄门排出，则肠胃完全空虚了。因此他们的区别是腑者实而不满，脏者满而不实。换句话说，即是五脏主藏精气，六腑主传化物。

【原文】《素问·玉机真脏论》：五脏受气于其所生，传之于其所胜，气舍于其所生，死于其所不胜。病之且死，必先传行，至其所不胜，病乃死。此言气之逆行也，故死。

【注】气，指病气。逆行，不按照正常的途径。

【释义】凡五脏病气，皆各有所受，有所传，有所留，有所死。由于人是一个整体，一脏有病，必影响于其他四脏。中医的五行生克学说，正所以说明五行之间的关系。五脏受病的来源，是受自它所生之脏，而病气的传变，则传于其所克之脏。故病到临危，必表现出它所不胜的脏器应有的症状，乃不免于死亡。这是说病气的逆行，故有死亡的危险。

【原文】肝受气于心，传之于脾，气舍于肾，至肺而死。

【释义】这里具体说明一脏之气，皆能遍及于其他各脏。若先从肝脏开始，肝属木，木何以旺？由于心火的影响。心为肝之子，肝生心，是变气于所生之脏也。肝病传脾，木旺克土，是传于所克之脏也。土又克水，故病气留止于肾。水生木，对肝来说，是留于生肝之脏也。肺属金，为土之子，子来救母，肝病无所复传，故死。

【原文】心受气于脾，传之于肺，气舍于肝，至肾而死。

【释义】心属火，脾属土，火生土，故脾为心子，是受气于所生之脏也。肺属金，火克金，是传于所克之脏也。肝属木，木为火之母，是气留于生我之脏也。肾属水，水克火，心病无所复传，故死。

【原文】脾受气于肺，传之于肾，气舍于心，至肺而死。肺受气于肾，传之于肝，气舍于脾，至心而死。肾受气于肝，传之于心，气舍于肺，至脾而死。此皆逆死也，一日一夜五分之，此所以占死生之早暮也。

【释义】以上各脏，其所受、所传、所舍、所死，均与上之脏相同，无须一一解释。这一系列的传变都是由于病气逆行所致，至于各脏病的死期之占候也是随着一天中五行的顺序，大致可以决定。即将一日一夜分为五分，按木火土金水的次序配合五脏，平旦为甲乙——木属肝，日中为丙丁——火属心，午后为戊己——土属脾，薄暮为庚辛——金属肺，夜半为壬癸——水属肾，就可以推出死亡的时候。

【原文】五脏相通，移皆有次，五脏有病，则各传其所胜。不治，法三月若六月，若三日若六日，传五脏而当死，是顺传所胜之次。故曰：别于阳者，知病之从来。别于阴者，知死生之期，言知至其所困而死。

【释义】以上一段说明病气的逆行，这里说明病气的顺传。逆行，传于其所自生之脏。顺传，传于其所胜之脏。五脏是互相贯通的，但是依据五行的相克，有一定的顺序，病的传变，就按照所克的顺序进行，各传其所胜之脏。万一不治，则逐步发展，慢性的则三个月或六个月，急性的三天或六天，病邪传遍了五脏，便要死亡。医者对于病的情况应当有所识别，凡邪中于身，必症形于外，察其外症，可以得到病的来源。再从脉象候其脏气，根据上述的传变规律，可以预卜其生死之期，即是到达被克而无所复传的地步，便当死亡了。

【原文】《灵枢·决气》：两神相搏，合而成形，常先身生，是谓精。何谓气？岐伯曰：上焦开发，宣五谷味，熏肤、充身、泽毛，若雾露之溉，是谓气。何谓津？岐伯曰：腠理发泄，汗出溱溱，是谓津。何谓液？岐伯曰：谷入气满，淖泽注于骨，骨属屈伸，泄泽，补益脑髓，皮肤润泽，是谓液。何谓血？岐伯曰：中焦受气取汁，变化而赤，是谓血。何谓脉？岐伯曰：壅遏营气，令无所避，是谓脉。

【释义】精、气、津液、血、脉是濡养人身最重要的物质基础，虽分为六个名称，而实际皆一气所化，但以其形不同，故其名亦异，兹分述如后。先言精，人本天地之气以生，由无形而生有形，无形之气，即天地之神也。前面说过：天之在我者德也，地之在我者气也，德流气薄而生者也。天地阴阳两神相合，在尚未化生形体之前，便先有此精气，故说常先人身而生。次言气，中医的"气"字，包含极广，但此处所指，系指气体。气质清轻，故由上焦开发，而气之来源，则为水谷所化。人受气于谷，谷入于胃，以传于肺，五脏六腑，皆以受气，故能熏蒸皮肤，充满全身，润泽毫毛，如天地间的雾露一般。再言津，津是指人体外的水分，故有津为阳之液的说法。腠理是指躯壳肌肉组织，由此发泄，外达皮肤，即是人身之汗。溱溱是形容汗出润湿之状。再言液，液是指身体内部的水分，它来源于水谷。食物入胃，接受呼吸天气的作用，即变化为水与气。气充满全身，故云谷入气满。而水则流行于内部，注于骨为髓，柔滑关节，使全身骨节能够屈伸活动，髓有余则上注于脑而为脑髓，蒸于外则润泽皮肤，皆谓之液。再言血，血的来源，也是水谷精气所化。水谷入胃，经消化后其精气便被中焦吸取，经过心脏的作用，变为赤色，即是血。再言脉，脉是指全身的血管，它的作用是规范血液，使之有条不紊地循环，灌溉全身。其推动血行的力量，称为营气，要使营气有一定规律地运行，必须完全纳入于营道，令其无所回避。叫它作脉，而实际所指的是营气，与上面所说的气相配合，一行脉中，一行脉外，完成了营卫协调的作用。

【原文】 精脱者，耳聋。气脱者，目不明。津脱者腠理开，汗大泄。液脱者，骨属屈伸不利，色夭，脑髓消，胫酸，耳数鸣。血脱者色白，夭然不泽，其脉空虚，此其候也。

【释义】 此言六气不足所发生的病变。精藏于肾，肾为精之府。肾开窍于耳，精足则耳聪，精脱则耳聋矣。气指五脏六腑精阳之气，皆上注于目而为睛，阳气衰脱，故视物不明。津是人身水分清阳之气，行于躯壳而为汗。若卫外之阳不固，则腠理不密，汗孔空虚，汗大出而亡阳。液是人身水分重浊之质，行于筋骨、脏腑之内而司濡润。骨属者，全身骨节之属也，由筋连系。液枯筋失所养，故骨属屈伸不利，皮色不得润泽，故色夭。液有余则上注于脑，不足则脑髓消，液注于骨则为骨髓。胫骨者，贮髓最多之处，液枯髓少，骨气不坚，故胫酸。耳为肾之窍，中藏精液，液足然后能听，液虚故耳随时作响。血者色之华也，荣于面，血不足，故面色白而无光泽，即白而枯槁无神，且脉象亦不充实。以上所言，皆不足之候。

【原文】《灵枢·本脏》：人之血气精神者，所以奉生而周于性命者也。经脉者，所以行血气而营阴阳，濡筋骨，利关节者也。卫气者，所以温分肉，充皮肤，肥腠理，司开阖者也。志意者，所以御精神，收魂魄，适寒温，和喜怒者也。是故血和则经脉流行，营复阴阳，筋骨劲强，关节清利矣。卫气和则分肉解利，皮肤调柔，腠理致密矣。志意和则精神专直，魂魄不散，悔怒不起，五脏不受邪矣。寒温和则六腑化谷，风痹不作，经脉通利，肢节得安矣。此人之常事也。五脏者，所以藏精神、血气、魂魄者也。六腑者，所以化水谷而行津液者也。此人之所以具受于天也。无愚智贤不肖，无以相倚也。然有其独尽天寿，而无邪僻之病，百年不衰，虽犯风雨、卒寒、大暑，犹弗能害也。有其不离屏蔽室内，无怵惕之恐，然犹不免于病，何也？

【释义】本节提出问题来说明人的生活起居尽管一样，但仍难免于疾病发生的道理。问题说，一个人的血气精神是用来奉养周全人的生命的。经脉是用来行血气、营阴阳、濡筋骨、利关节的，卫气是用来温肌肉、充皮肤、肥腠理、司开阖的，志意是用来驾驭精神、收敛魂魄、调节冷热、缓和喜怒的。因此，只要血气调和，经脉的流行就必然畅利，也就可以灌溉五脏六腑，使筋骨坚强，关节活动。只要卫气调和，全身的肌肉自然得到充实，皮肤得到柔和，组织也就紧密。只要志意调和，精神也就能够专一，思想也就不乱，也就不会有不如意的感觉，五脏就不会受到外邪的侵扰。冷热能够调节，六腑就能很好地消化，也不会受到风寒外感，就不会有身疼腰痛、关节疼痛的症状，而肢节安适，这是一般常人都能做到的。五脏是藏精神血气魂魄的地方，六腑是化水谷行津液的工具，这都是天生的，无论任何人都是一样的。然而有的人能够尽其天年，没有什么疾病，百年不衰，虽是遇见了风雨或大寒大暑，对他都不能伤害。有的人却没有离开很温暖的住室，也没有受到什么忧思和惊恐，但是却不能免于疾病，这是什么缘故？

【原文】 五脏者，所以参天地，副阴阳，而连四时，化五节者也。五脏者，固有小大、高下、坚脆、端正、偏倾者，六腑亦有大小、长短、厚薄、结直、缓急。凡此二十五者各不同，或善或恶，或吉或凶，请言其方。

【释义】 回答说：五脏是参与天地配合阴阳而连通春夏秋冬四时，化分风火湿燥寒五个节令。而五脏每一脏又各有大小、高下、坚脆、端正、偏倾的不同。六腑也有大小、长短、厚薄、曲直、缓急的分别。由于每脏腑都有五种不同的情况，五五二十五，便表现出善恶吉凶，兹分别说明如下。

【原文】 心小而安，邪弗能伤，易伤以忧；心大则忧不能伤，易伤于邪。心高则满于肺中，悗而善忘，难开以言；心大则脏外，易伤于寒，易恐以言。心坚则脏安守固；心脆则善病消瘅热中。心端正则和利难伤；心偏倾则操持不一，无守司也。

【释义】 心小则组织致密，外邪不能损伤，但由于小心翼翼，容易为忧思所伤。心大则心胸宽阔，无甚爱虑，但防范不严，又易为外邪所伤。肺为心之盖，心高则满于肺中，心主言，肺主声，满则心肺之窍闭塞，不但慌闷而善忘，且难于开言。心大则脏器外露，易为外邪所伤，大则不密，易受惊恐，心气不敛，故善言。心坚则紧密，故脏安神固。心脆则火邪易动，故善病消渴、瘅疟、热中诸病。心端正则外邪不敢侵扰，心偏倾则失去主宰，故操持不一，不能尽到职守。

【原文】肺小则少饮，不病喘喝；肺大则多饮，善病胸痹、喉痹、逆气。肺高则上气，肩息，咳；肺下则居贲迫肺，善胁下痛。肺坚则不病咳上气；肺脆则善病消瘅易伤。肺端正则和利难伤；肺偏倾则胸偏痛也。

【释义】肺主通调水道，故小则少饮；肺中无水饮停蓄，故不病喘喝。肺大则多饮，肺居胸中，开窍于喉，以司呼吸，肺大则易病胸痹、喉痹、气上逆等病。肺主气，肺高则呼吸压迫不利，须抬肩帮助呼吸，且易咳嗽；肺下则迫近胃之上口贲门，胃脘迫肺，血脉不通，故胁下痛。肺坚则其气清肃，不病咳逆上气；肺属金，性坚刚而气燥，肺脆则失去其坚刚之性，而燥气当令，故善病消瘅，且易为火邪所伤。肺藏气，气舍魄，肺端正则体魄健壮，和利难伤，肺偏倾则胸部气胀而偏痛。

【原文】肝小则脏安，无胁下之痛；肝大则逼胃迫咽，迫咽则苦膈中，且胁下痛。肝高则上支贲切，胁悗，为息贲；肝下则逼胃，胁下空，胁下空则易受邪。肝坚则脏安难伤；肝脆则善病消瘅易伤。肝端正则和利难伤；肝偏倾则胁下痛也。

【释义】肝居胁内，小则脏安而无胁下痛；肝与胃相邻，肝大逼胃，咽为胃之上部，胃受压迫，则上迫咽道，使中宫隔满，肝脉布胁肋，故胁下痛。肝脉贯膈，上注于肺，肝高则气上贲，使胸胁满闷而为息贲，息贲即呼吸迫促之症；肝居胃旁，故下则逼胃而胁下空，空则容易感受外邪。肝坚固则脏安难伤；肝柔脆则病消瘅，容易损伤。肝藏血，血舍魂，端正则神志和利，难伤。肝偏倾则胁痛。

【原文】脾小则脏安，难伤于邪也；脾大则苦凑䏖而痛，不能疾行。脾高则䏖引季胁而痛；脾下则下加于大肠，下加于大肠则脏苦受邪。脾坚则脏安难伤；脾脆则善病消瘅易伤。脾端正则和利难伤，脾偏倾则善满善胀也。

【释义】脾为中土，而主于四旁，故脾小则脏安，难伤于邪也；脾居于腹，在肋骨之䏖，䏖，音秒，胁下软肉处也，大则挤凑于胁下而作痛。腹中痛，故不能急行。脾高则䏖牵引软胁作痛；脾下则压迫大肠，下加于大肠则其本脏地位空虚，故易受邪。脾坚固则脏安难伤；脾脆弱则善病消瘅而易伤。脾藏意，端正则意志和利，胸膈宽舒，故难伤；偏倾则食气不得运化，故善病胀满。

【原文】肾小则脏安难伤；肾大则善病腰痛，不可以俯仰，易伤以邪。肾高则苦背膂痛，不可以俯仰；肾下则腰尻痛，不可以俯仰，为狐疝。肾坚则不病腰背痛；肾脆则善病消瘅易伤。肾端正则和利难伤；肾偏倾则苦腰尻痛也。凡此二十五变者，人之所苦常病也。

【释义】肾主藏精，故小则脏安难伤；腰为肾之府，肾大则易病腰痛，不可以俯仰。大则不密，故易为寒湿之邪所伤。背膂在腰之上，肾高则背膂痛，不可以俯仰；尻在腰之下，肾下则腰尻痛，亦不可以俯仰。腰脊是身之大关节，又是肾之所在，故肾病必影响腰痛。狐疝，偏有大小，时上时下。狐乃阴兽，狡猾善藏，睾丸上下，如狐之出入无时，此肾脏之疝也。肾坚则不病腰脊痛；肾脆弱亦善病消渴、瘅热，容易伤损。肾藏精，精舍志，肾体端正则神志和利而难伤；偏倾则易发生腰尻痛。人有五脏，脏有五变，凡这些病变都是为人们最常苦的疾病。

脉　　色

【原文】《素问·脉要精微论》：诊法常以平旦，阴气未动，阳气未散，饮食未进，经脉未盛，络脉调匀，气血未乱，故乃可诊有过之脉。切脉动静而视精明，察五色，观五脏有余不足，六腑强弱，形之盛衰，以此参伍，决死生之分。

【释义】人体尽管有形态上的构造，如果离开精神气血的活动，则整个生命无以体现。精神气血通过血脉的运行以灌溉全身，从而形成机体内外环境保持密切联系的统一机制。机体任何情况的改变，无不以精神气血为先驱，诊脉的作用即是从精神气血活动的变化中，探索机体各部的病变反映。本节即是中医学平脉辨证的原始论述，专门论述切脉的意义及其有关辨证方法。本节第一段，首先指出了诊病的时间，以早上为最适宜，因为身体经过一整夜的休息，精神气血均处于极端平静的状态，同时未进饮食，经络气血的运行也很调匀，没有受到扰动。在这种情况下进行脉诊，就更容易正确掌握和了解人体正常或异常的情况，从而诊察出有病的脉象。

整个人体的生理活动是建立在以阴阳为代表的对立与统一的基础之上。阳主动，阴主静，切脉的动静，即可测知人体阴阳变化，从而为治疗提供有力的佐证。但是疾病往往是错综复杂的，仅仅局限在脉的一方面诊断，很难得出全面的正确的结论。切脉必须同时结合望诊，即是一面用手指按脉，一面用眼观察患者的眼神、面部气色，以及五脏六腑表现的虚实症状、形体的肥瘦强弱，然后把色脉内外等情况综合起来，进行对比分析，从而辨清阴阳表里虚实寒热，掌握生理与病理的关键，对疾病生或死做出决定性的判断。

【原文】尺内两旁则季胁也，尺外以候肾，尺里以候腹。中附上，左外以候肝，内以候膈；右外以候胃，内以候脾。上附上，右外以候肺，内以候胸中；左外以候心，内以候膻中。前以候前，后以候后。上竟上者，胸喉中事也；下竟下者，少腹腰股膝胫足中事也。

【释义】切脉的部位，一般都在手腕的寸口，上部曰寸，下部曰尺，寸尺之间曰关，故分寸、关、尺三部，各部有其所属的脏器与部位，尺部是脉的根本，故以尺为起点。尺脉的两侧都是候季胁的部位，季胁是指肋骨以下。尺脉再分前后两部分，前半部为尺里，用以候腹部的疾患，所谓腹者，包括大小肠、膀胱命门。后半部为尺外，用以候肾脏的疾患，左右两肾皆在其中。中附上即是左右尺寸之间腕上一部分，这里是脉的中点，是尺寸交关之处，同样各划分为内外两部分。左手的前半部分靠近寸脉为左内，用以候胸膈的疾患；后半部分靠近尺脉为左外，用以候肝脏的疾患。右手的前半部分靠近寸脉为右内，用以候脾脏的疾患；后半部分靠近尺脉为右外，用以候胃的疾患。上附上即是寸脉靠上的一部分，右寸的前半部分为右外，用以候肺的疾患；右寸的后半部分为右内，用以候胸中的疾患。左寸的前半部为左外，用以候心的疾患；左寸的后半部分为左内，用以候膻中的疾患。

总的说来，部位候病的分配方法是寸为前、尺为后，上半部为前、下半部为后。前部脉位候身体前部的疾患，后部脉位候身体后部的疾患。不仅如此，即尺寸以外，亦可按此类推。如寸脉以上至鱼际部分，可以候胸喉部位的疾患；尺脉以下至尽于尺部，可以候少腹、腰、股、膝、胫、足部等疾患。

【原文】《素问·平人气象论》：人一呼，脉再动，一吸，脉亦再动，呼吸定息，脉五动，闰以太息，命曰平人。平人者，不病也。常以不病调患者，医不病，故为患者平息以调之为法。人一呼脉一动，一吸脉一动，曰少气。人一呼脉三动，一吸脉三动而躁，尺热，曰病温。尺不热，脉滑曰病风，脉涩曰痹。人一呼脉四动以上曰死，脉绝不至曰死，乍疏乍数曰死。

【释义】脉的运行有赖于气的推动，而气来源于呼吸，故呼吸与脉动的关系非常密切。当人呼气时，脉跳动二次，吸气时脉亦跳动二次，一呼一吸为一息，加以呼吸过程中有时时间稍长一点，一息的脉动可以达到五次，这都是符合正常无病的脉象。古时诊脉，利用平常人与患者的呼吸和脉象两相对比，来计算脉跳动的次数。没有病的医生，调匀自己的呼吸作为诊病时测知患者脉动的标准。如果呼气和吸气时，脉搏跳动仅各有一次，是由于正气衰，无力鼓动血脉的运行，而出现脉动少于常人之一半，故称为少气。与此相反，一呼一吸，脉跳动各得三次，并且发现有躁急的现象，再兼之尺部以下的肌肤发热，这就证明患者的内热较盛，这是属于温病脉症的表现。如果尺肤不发热，而脉来滑利者，属于风邪为病。因风为阳邪，善行数变，故脉象流行，因系外感，无内热相并，所以尺肤不热。如脉象往来艰涩，这是属于痹病，气滞血少，营气不得畅行的脉象。一呼脉跳动四次以上，即一息脉已八至有余。这是属于心阴虚竭到了极度，阳气无所依存，故断定必死。如果脉搏停止跳动，不能扪及，是心气已绝，

38

当无生理，但见于暴病的闭脉不在此例。至于脉来忽快忽慢，是人身的气血循行已经失去了规律，生机将要断绝，故主死亡。

【原文】《灵枢·根结》：一日一夜五十营，以营五脏之精。不应数者，名曰狂生。所谓五十营者，五脏皆受气，持其脉口，数其至也。五十动而不一代者，五脏皆受气；四十动一代者，一脏无气；三十动一代者，二脏无气；二十动一代者，三脏无气；十动一代者，四脏无气；不满十动一代者，五脏无气。予之短期，要在终始。所谓五十动而不一代者，以为常也。以知五脏之期，予之短期者，乍数乍疏也。

【释义】本节是对于人身经脉运行的一种揣度，认为分布在整个人体周身上下左右前后，凡二十八脉，共长十六丈二尺。人之宗气积于胸中，主呼吸而行经隧，一呼脉身三寸，一息共得六寸，一昼夜凡一万三千五百息，脉行八百一十丈，计循环全身五十周。这是当时估计的数字，与实际情况是否相合，还有待于现代科学的证明。血流运行全身一周的时间，不难用现代科学方法测知的。古人限于历史条件，不可能得出精确的数字，这也是可以理解的。

经脉运行一日一夜，凡五十周，它的作用是为了营养五脏精气。如果脉行失去常规，与上数不相符合，系脏气亏损，营养不能持续的表现，这叫作狂生。狂是乱妄的意思。就是说发现此种脉象，尽管目前还能勉强维持生命，但都不是正常的。

经脉为什么一昼夜必须循行全身五十周呢？主要是使五脏受到应有的精气，然后才能分别产生功能，以维持人体的整个生命活动，故按患者的寸口，计算脉动的次数，可以体会脏气的盛衰。如果脉来五十至而中间不见一次间歇，这说明五脏正常受气。如果脉来四十至而中见一次间歇，是一脏不能受气。按此类推，直至脉不满十至即出现一次间歇，为五脏无气。所谓无气，意味着五脏的生机已将断绝。经脉与脏腑仅有本末之分，因之脉搏间歇次数的多少，可以诊断脏气亏损程度，它对于正确判断疾病的预后有很大的帮助。根据《难经·十一难》的记载："经言不满五十动而一止，一脏无气，何脏也？然，人吸者随阴入，呼者随阳出。今吸不能至肾至肝而返，故知一脏无气者，肾气先尽也。"依次类推，方知以下所说二三四五时，当从这运而应，属肝脾心肺无疑。

脉来五十至而不见一次间歇，系属正常脉象，根据脉动的至数可察五脏之气，至于在出现歇止脉的同时，兼之脉来忽迟忽数，可知死亡的时间当不远了。

【原文】《素问·脉要精微论》：万物之外，六合之内，天地之变，阴阳之应，彼春之暖，为夏之暑，彼秋之忿，为冬之怒。四变之动，脉与之上下，以春应中规，夏应中矩，秋应中衡，冬应中权。是故冬至四十五日，阳气微上，阴气微下；夏至四十五日，阴气微上，阳气微下。阴阳有时，与脉为期，期而相失，知脉所分，分之有期，故知死时。

【释义】宇宙之内，天地之气有了或阴或阳的变化，万物亦必与之相应。如春季之温暖，即为夏季暑热的开端；秋季之清凉，即为冬季寒冷之先兆。而人身血气之运行，在此阴阳变化之中，亦将随之而有所升降，以规矩权衡来作为比喻。规是为圆之器，形容春日阳气发生圆动活泼，而人之脉象亦比较流畅；矩是为方之器，形容夏日阳气极盛，方正难折，而人之脉象亦比较洪大壮实；衡是持平之器，形容秋季阳极阴生，而人之脉象亦由洪实而转向平和；权是下坠之势，形容冬季阴气较盛，而人之脉象由平和而转为下沉。这都是按照阴阳升降之理，合于脉象四时之变。因此冬至节之后，经过小寒、大寒两个节气四十五天，到了立春，天地的阳气渐渐向上升发，而阴气便渐渐下降；到了夏至节以后，过小暑、大暑两个节气四十五天，以至立秋，阳气达到极限，天地的阴气渐渐上升，而阳气便渐渐下降。这就是天地的阴阳升降有一定的时令为期。由天地阴阳的盈虚消长，人的脉象也就随之而变迁，表现出春规夏矩、秋衡冬权的不同情况。万一到了一定的节气而脉象不与四时相合，甚至有时出现相乘或相克的脉象，这就可以诊断出病在何脏，且可据此以判断疾病的死期。

【原文】微妙在脉，不可不察，察之有纪，从阴阳始，始之有经，从五行生，生之有度，四时为宜。补泻勿失，与天地如一，得一之情，以知死生。

【释义】在四诊中，切脉是一项极细微的工作，必须潜心体察始能得出疾病的真实情况。疾病虽然变化万端，总不能出乎阴阳两途，而阴阳的消长与四时的衔接，又必须运用五行学说来加以分析。冬至阴极而阳生，夏至阳极而阴生，木旺于春，火旺于夏，金旺于秋，水旺于冬，土居中央灌溉四旁，为脉中之胃气。五行相生则吉，相克则凶，脉象必须与时令相应，这是主要条件之一。掌握了脉象，印证了时令，然后不足当补，有余当泻，不失机宜，与天地之气不相悖谬，则用之于临床，方可能决人之死生。

【原文】是故声合五音，色合五行，脉合阴阳……是故持脉有道，虚静为保。春日浮，如鱼之游在波；夏日在肤，泛泛乎万物有余。秋日下肤，蛰虫将去；冬日在骨，蛰虫周密，君子居室。故曰：知内者按而纪之，知外者终而始之。此六者，持脉之大法。

【释义】因此在诊断的时候，听取患者发音的高低清浊，辨识出为宫、商、角、徵、羽；观察患者气色的鲜明晦暗，辨出青、黄、赤、白、黑。结合肝、心、脾、肺、肾五脏，总的说来，归纳于金、木、水、火、土五行。而辨识虚实寒热，则必须取决于脉，然后决定阴阳……所以，脉诊在四诊中为最重要的一环。但是持脉有一个更重要的条件，就是"虚"和"静"两个字。"虚"是医者方面，必须做到心中毫无杂念，精诚专一；"静"是病者方面，必须做到清静，毫无扰乱。二者互相结合，长期保持，对于诊脉有很大的帮助。由于自然界的环境一年之中有四季寒暖的不同，人身脉象各有一定的表现。春日阳气渐升，脉得春气逐渐浮动，但是未能全出，以"鱼在波"形容灵动活泼之状，与上面所言"春应中规"可以对照理解。到了夏日，阳气大盛，脉得夏气，洪盛于外，如水之泛涨，表示出宇宙一切生物都是有余之象，与上面所言"夏应中矩"可以对照理解。到了秋日，阴气微升，阳气微敛，脉得秋气，洪盛之象渐减，一部分需要蛰伏的昆虫受到了气候的影响，都纷纷准备潜藏，与上面所言"秋应中衡"可以对照理解。到了冬日，阴寒大盛，阳气内伏，脉得冬气，亦沉伏在骨，所有蛰伏的昆虫，也都蛰藏得分外周密，这段时期田野工作较少，大多致力于室内工作，既可以避免严寒的侵袭，又可使工作不致松懈，与上面所言"冬应中权"可以对照理解。总的说来，要知道脉在人身内部的阴阳，就必须细心寻按；要知道外面环境对于脉象所引起的影响，就必须按照一年四季气候的变化，周而复始，细心体会。此六者是持脉之大法，必须首先明确，然后对于四季应有的常脉，以及脉的病变在内在外，都可以分析得比较清楚。

【原文】《素问·玉机真脏论》：黄帝问曰：春脉如弦，何如而弦？岐伯对曰：春脉者肝也，东方木也，万物之所以始生也，故其气来软弱轻虚而滑，端直以长，故曰弦，反此者病。帝曰：何如而反？岐伯曰：其气来实而强，此谓大过，病在外；其气来不实而微，此谓不及，病在中。帝曰：春脉太过与不及，其病皆何如？岐伯曰：太过则令人善怒，忽忽眩冒而颠疾；其不及则令人胸痛引背，下则两胁胠满。

【释义】四时气候的不同，影响到人体脉象产生相应的变化。我们必须首先明确四时正常的脉象，才能在不同的季节内确切地鉴别其他的病脉。本节及以下四节，即对于四季中五脏的正常脉象与病脉做了详细论述。

春天的脉象称之为弦，这是人体肝气活跃的一种表现，因为春季是阳气升发，草木向荣，一切生物的升发能力都特别旺盛，而人体气血的活动也像新生树枝一样条达舒畅，所以脉来的形象是端直而长，状如弓弦。但因此时阳气初生，还没有达到壮实，故弦脉之中带有软弱轻虚流利的气象。万一脉来的力量过甚，这是与初生之阳不相符合的，是为太过，属肝气有余的表现，病变多在阳分。脉来无力而微，是为不及，为肝气不足的表现，病变多在阴分。所谓病在中或在外，即阴主内、阳主外的意思。春脉太过所主的病变，是使人善怒，因怒为肝之志，《气交变大论》云："木太过，甚则忽忽善怒，眩冒颠疾"，原文作"善忘"，疑有错误。神思恍惚，头昏目眩，以及一切颠顶之病，皆为肝太过的表现。不及则使人胸痛并牵引背部，或两侧季肋作胀。因肝脉贯膈布肋，肝气不足，则气血郁滞不舒，发为痛胀的疾患。

【原文】 夏脉如钩，何如而钩？岐伯曰：夏脉者心也，南方火也，万物之所以盛长也，故其气来盛去衰，故曰钩，反此者病。帝曰：何如而反？岐伯曰：其气来盛去亦盛，此谓太过，病在外；其气来不盛去反盛，此谓不及，病在中。帝曰：夏脉太过与不及，其病皆何如？岐伯曰：太过则令人身热而肤痛，为浸淫；其不及则令人烦心，上见咳唾，下为气泄。

【释义】 夏天的脉象称之为钩，这是人体心气旺盛的表现，因为夏天气候炎热，万物盛长，人体内部受到外界气温影响，气血的活动更加趋向肤表，反映在脉象上，也形成了来势盛大去势稍衰、形如带钩的脉象。如与这样的脉象相反，便是病脉。如果脉来盛去时亦盛是为太过，主心气有余，病变多见于体外；脉来时不盛，去时反盛，是为不及，主心气不足，病变多见于体内。夏脉太过，使人全身发热，肌肤疼痛，遍体出现浸淫疮疖。这是由于心火太盛，血分受热，热邪浸入经脉所致；其不及则使人烦扰不安，在上则见咳嗽，唾涎沫，在下则为矢气下泄。这是由于心阳衰微，神不能安，故虚烦时见。又因心为君火，火衰则不能温养五脏，故上见肺寒而水气不化的咳唾，下见肾气不能收纳的气泄。

【原文】 秋脉如浮，何如而浮？岐伯曰：秋脉者肺也，西方金也，万物之所以收成也。故其气来轻虚以浮，来急去散，故曰浮，反此者病。帝曰：何如而反？岐伯曰：其气来毛而中央坚，两旁虚，此谓太过，病在外；其气来毛而微，此谓不及，病在中。帝曰：秋脉太过与不及，其病皆何如？岐伯曰：太过则令人逆气而背痛，愠愠然；其不及则令人喘，呼吸少气而咳，上气见血，下闻病音。

【释义】 秋天的脉象称之为浮，这是人体肺气清肃的表现。因为秋天阳气渐衰，谷物收获，人体的气血活动也逐渐向内部收敛，所以秋日的脉象反映在肤表部分是轻虚以浮、来急去散的。如果脉来虽是浮在皮毛，但中央坚实，两旁无力，这是肺气有余，谓之太过，主病见于体外；如脉来浮而微细无力，这是肺气虚，谓之不及，主病变见于体内。太过则肺气壅滞不行，气向上逆，肺的腧穴在肩背，故背部疼痛，肺在志为怒，故有抑郁不快的情绪出现；肺脉不及，则使人喘息，呼吸气短，咳嗽。由于肺气不能下达于肾，肾阴无以上承，以致火气浮游，痰涎上泛，故气逆咳血，喉下可以听到喘鸣的声音。

【原文】 冬脉如营，何如而营？岐伯曰：冬脉者肾也，北方水也，万物之所以合藏也。故其气来沉以搏，故曰营，反此者病。帝曰：何如而反？岐伯曰：其气来如弹石者，此谓太过，病在外；其去如数者，此谓不及，病在中。帝曰：冬脉太过与不及，其病皆何如？岐伯曰：太过则令人解㑊，脊脉痛而少气不欲言；其不及则令人心悬如病饥，䏚中清，脊中痛，少腹满，小便变。

【释义】 冬天的脉象称之为营，这是肾气闭藏的一种表现。因为冬时气候寒冷，万物闭藏，人体的气血活动也更加收敛，所以脉来沉而搏聚不散，有如营垒一样。如果脉来如弹石，坚硬搏指，为阴气过盛，寒水不化，谓之太过，主病变见于体外；如脉来虚数，为肾阴枯涸，此谓不及，主病变见于体内。太过则阴气盛，阳气衰微，作强无力，四肢懈怠，举动不灵，这种情况叫作解㑊，呼吸气短，懒于言语，肾脉行于脊，虚则寒气乘之使脊脉作痛，其不及则阴精阳气同时俱虚，阴精虚则火动于中，故心悬为饥，小便清黄混浊不定，阳气虚则肾旁之胁中部位自觉清冷，脊中痛，气化不行，则尿液潴留于膀胱，故少腹胀满。

【原文】帝曰：四时之序，逆从之变异也，然脾脉独何主？岐伯曰：脾脉者土也，孤脏以灌四旁者也。帝曰：然则脾善恶可得见之乎？岐伯曰：善者不可得见，恶者可见。帝曰：恶者何如可见？岐伯曰：其来如水之流者，此谓太过，病在外；如鸟之喙者，此谓不及，病在中。帝曰：夫子言脾为孤脏，中央土以灌四旁，其太过与不及，其病皆何如？岐伯曰：太过则令人四肢不举；其不及则令人九窍不通，名曰重强。

【释义】以上四节说明，肝、心、肺、肾均分别主应四时，所以它的脉象循春夏秋冬的时序而有不同的变化。惟脾脉在五行属土，独居中央，主运化水谷精微，以营养四旁的脏器，所以脾主旺于四季，与其他脏器有所不同。脾脏的善恶，也不同于其他四脏。正常的脾脉，不可能看到独特的表现，这是因为脾的正常功能只能从各脏去体现，各脏无病，即证实脾的运化正常。万一脾有病时，其他脏器因失去应有的后天精气的供给，亦从而发现病象，所以恶候便发现了。脾的病表现在两个方面，一是脉来状如流水，盛大鼓指，此谓太过，属于脾湿过盛。湿盛则清阳不能运行于四肢，使四肢重着不举，病变见于体外。一是脉来锐利，硬而短小如鸟喙，此谓不及，主脾气虚弱，不能运化水谷精微以濡养各脏。各脏之精微气虚，则九窍都不得通利，完全失去脾所应有的和缓之象，称之为重强。这是脾气不能灌溉四旁，使整个机体都沉重而拘强的病态。

【原文】《素问·平人气象论》：平人之常气禀于胃，胃者，平人之常气也。人无胃气曰逆，逆者死。

春胃微弦曰平，弦多胃少曰肝病，但弦无胃曰死。胃而有毛曰秋病，毛甚曰今病。脏真散于肝，肝藏筋膜之气也。夏胃微钩曰平，钩多胃少曰心病，但钩无胃曰死，胃而有石曰冬病，石甚曰今病。脏真通于心，心藏血脉之气也。长夏胃微软弱曰平，弱多胃少曰脾病，但代无胃曰死。软弱有石曰冬病，弱甚曰今病。脏真濡于脾，脾藏肌肉之气也。秋胃微毛曰平，毛多胃少曰肺病，但毛无胃曰死，毛而有弦曰春病，弦甚曰今病。脏真高于肺，以行荣卫阴阳也。冬胃微石曰平，石多胃少曰肾病，但石无胃曰死，石而有钩曰夏病，钩甚曰今病。脏真下于肾，肾藏骨髓之气也。

【释义】胃主受纳水谷，源源不断地供给所有脏器组织营养物质，以维持整个生命活动，所以胃气为人身的根本，又称为常气，一刻也不可缺少。胃气体现在脉象上，为具有一种从容和缓之象，常见于健康无病的人。假如人病至胃气败绝的阶段，不能受纳水谷，脉象上也不从容和缓，即为大逆之症，难于救药，故曰："逆者死。"

四时五脏的脉象表现，有平脉、病脉、死脉的差异，其中均以胃气的多少有无为主要关键。如春为木旺，其应在肝，肝脉当弦，但是宜从容和缓之中微见弦象，始为无病的平脉。假如脉过于弦硬而少冲和之象，是肝气太强，胃气损伤的证候，故断为肝病。如脉来弦而急躁，完全没有冲和的胃气存乎其间，这是胃气已绝的表现，故断为死症。若脉来有胃气，而兼见毛脉，毛脉主肺，肺属金，应见于秋，春得秋脉，是金来克木，但时当木旺，且胃气尚盛，木虽受克，犹能暂时维持正常的生理状态而不即发病，待到秋季，则金气当令，木气愈受克，即不免于病。若在春季已有显著的毛脉出现，而又缺少胃气，这说明肝气不足，肝虚则肺金乘之，故当即发病，不会等到秋季。春天阳气升发，肝木当令，故脏真汇聚布于肝，肝主筋，肝之精气充养筋膜，故肝藏筋膜之气。

夏是火旺的季节，其应在心，心脉当见钩象，但只宜从容和缓之中微见钩象，始为无病的平脉。假如脉过于盛大而少冲和之象，是心火偏旺，胃气偏衰的证候，故断为心病。如脉来但见钩象，完全没有冲和的胃气，此属胃气已绝，故为死症。若脉来有胃气，而兼见沉下如石之脉，石脉主肾，肾属水，应见于冬，夏得肾脉是水来克火，但时值火旺，且胃气尚在，火虽受克，犹能暂时维持正常的生理状态而不即发病。待到冬季水气当令，火愈受克，即不免发病。若在夏季已有显著的石脉出现，而又缺少胃气，这说明心火不足，心虚则肾水乘之，故不会等到冬季，便即时发病。夏天阳气旺盛，心火主令，故脏真汇聚散布于心，心主血脉，心之精气充养于血脉，故心藏血脉之气。

长夏为土旺的季节，其应在脾，脉当应微见软弱，但只宜从容和缓中微见软弱，始为无病的平脉。假如脉过弱而少冲和之象，是脾湿太盛，胃气不足的证候，故断为脾病。若见四时互相更代的弦、钩、毛、石之脉，完全没有冲和的胃气，此属胃气已绝，故为死症。若脉来有胃气，但软弱中兼见石象，石脉主肾，肾属水，长夏得肾脉，是水来侮土，但时值土旺，且胃气尚在，土虽受侮，犹能暂时维持正常的生理状态而不即发病，待到冬季水气当令，土虚不能制水，而反愈受其侮，即不免发病。若在长夏已有显著的石脉出现，而又缺少胃气，这说明脾气太衰，脾虚则水气泛滥，故不会等到冬季即发病。长夏脾土主令，故脏真俱散布于脾，脾主肌肉，脾之精气充养肌肉，故脾藏肌肉之气。

秋为金旺的季节，其应在肺，肺脉当见毛象，但只宜于从容和缓之中微见毛象，始为无病的平脉。假如脉来过于轻浮而少冲和之象是肺金偏旺，胃气偏弱的证候，故断为肺病。如但见毛脉，完全没有冲和的胃气，此属胃气已绝，故为死症。若毛脉兼见弦脉，弦脉主肝，肝属木，应见于春，秋得肝脉，是金气偏衰，不能制木，木反乘肺的现象。但时值秋季，金虽受侮，犹能暂时维持其正常的生理功能而不即病。待到春季木气当令，肺金便不能制约了，即不免发病。如果秋脉弦甚，是金气无权，木横无畏的表现，则不会等到春季便即病。秋天肺金主令，因肺位于上焦，故脏真高于肺，肺司呼吸，主调节全身之气，故能运行营卫阴阳。

冬为水旺的季节，其应在肾，肾脉当见沉石之象，但只宜于从容和缓之中微见石象，始为无病之平脉。假如脉来过于沉石，而少冲和之象，是水气偏盛，胃气偏虚，故断为肾病。若但见石脉，完全没有冲和的胃气，便是胃气已绝，故为死症。若石脉中兼见钩脉，钩脉主心，心属火，应见于夏，冬得夏脉，是水气偏衰，不能制火的征象，但时值冬季，水虽受侮，犹能暂时维持其正常之生理功能而不即发病。待到夏天火气当令，则火气愈盛而水气愈衰，即不免于病。若冬季有显著的钩脉出现，而缺少胃气，是水气无权，火无所制的表现，故不会等到夏季便即时发病。冬天肾水主令，因肾位于下焦，故脏真下于肾，肾主骨髓，肾之精气充养骨髓，故肾藏骨髓之气。

本节说明平人四时的脉象虽有不同，总以胃气为本。

【原文】胃之大络，名曰虚里，贯膈络肺，出于左乳下，其动应衣，脉宗气也。盛喘数绝者，则病在中；结而横，有积矣；绝不至日死。乳之下，其动应衣，宗气泄也。

【词解】虚里：穴名。位于乳下心尖搏动处。

宗气：为水谷所生之精气，积于胸中，为十二经脉之宗。

盛喘数绝：指虚里跳动过甚，如喘息而有断绝之象。

结而横：结块横滞于左胁之下。

【释义】胃脉之大络，称为虚里，从胃贯膈上络于肺，而出于左乳之下。其脉搏动的情况，隔着内衣可以看到。脉中之气，为胃中水谷精微物质所生，常积于胸中，上出喉咙，循肺系，贯心脉以营养全身，为全身十二经脉动气之根本来源，所以称之为诸脉的宗气。脉的搏动也就是宗气在搏动，因此说脉就是宗气。换句话说，就是人身脉之所以动是因心动的影响，故脉搏与心的搏动是一致的。

若患者张口喘息，虚里部位到有数急跳动，且中有断绝之象，这是因为宗气虚衰，气机不能调畅，以致胸中空虚的表现，故称病在中。若在左胁部位，有结块横阻，便是肝胃之气积滞，而不属于心。若虚里部位停止跳动，不能恢复，是宗气断绝，心脏已停止搏动，故曰死。若左乳下部的跳动较快较显，是为宗气不固，向外漏泄的表现。

【原文】脉从阴阳病易已，脉逆阴阳病难已，脉得四时之顺，曰病无他。脉反四时及不间脏曰难已。

脉有逆从四时，未有脏形。春夏而脉瘦，秋冬而脉浮大，命曰逆四时也。风热而脉静，泄而脱血脉实，病在中脉虚，病在外脉涩坚者，皆难治，命曰反四时也。

人以水谷为本，故人绝水谷则死，脉无胃气亦死。所谓无胃气者，但得真脏脉，不得胃气也。所谓脉不得胃气者，肝不弦、肾不石也。

【词解】间脏：张志聪："间脏者，相生而传也，不间脏者，相克而传也。"

未有脏形：不见本脏之脉象，而反见他脏之脉。

真脏脉：凡但见弦、钩、毛、石之象，全无胃气者为真脏脉。

【释义】病与脉相合的谓之从，如阴病脉细微，是阴病见阴脉，阳病脉洪大，是阳病见阳脉。病与脉相反的谓之逆，如阴病见阳脉，阳病见阴脉之属。脉病相从的，易于痊愈，脉病相逆的，治疗比较困难。人的脉象随四时气候的变化而不相同，如春为弦脉，夏为钩脉，秋为毛脉，冬为石脉，均为脉得四时之顺，这是人身精神气血处于正常生理状态，内外环境相互协调和统一的表现，即使有病也无甚大害。如果脉与四时相反，如春应弦而得毛脉，夏应钩而得石脉，即说明病势严重，难于治疗。又如疾病的转变，不是相间的传其所生的脏器，而是直接传其所克的脏器，如肝病传脾、脾病传肾之类，医治起来是相当棘手的。

脉象有与四时不相顺应的，即到了一定的季节不呈现本脏的脉象，而反见他脏之脉。如像春夏得瘦小脉，秋冬得浮大脉，均为与四时相逆之脉。因春夏阳气发泄，气血活动趋向于表，脉不应过于瘦小，秋冬阳气收藏，气血活动趋向于里，脉不应过于浮大。再推而言之，凡病与脉相反的也是逆象。如患风热，本属阳邪为病，脉宜浮大，今反见平静；患泄利失血，系伤阴耗液，脉宜虚细，今反见浮大；内有积滞，症属中实，脉当见沉实，今反见虚象；病在肤表，症属外症，当见浮滑，反见涩坚。凡此都属于脉症不合与脉反四时，基本上是相同的道理。

水谷是营养人体、维持生命的基本物质，人若断绝了水谷，便会死去。而胃气更是生成于水谷，故水谷是胃气的本源。胃气通过经脉的环流以营养脏腑，故各脏器必以胃气为本。如果但见本脏所独具的脉象，而全无冲和之气，这叫作无胃气的真脏脉。脉无胃气，说明脏腑已失去后天的物质营养，不能继续维持生命活动。如肝脉但弦、肾脉但石之类，即为不得胃气的真脏脉。另外，还有一种是完全失去本脏应有的脉象，如很明显的肝病而不见弦脉，很明显的肾病而不见石之类，这也是由于胃气不能灌溉各脏，致使本脏无气，与真脏脉不得胃气的道理是相同的。

【原文】《素问·玉机真脏论》：凡治病，察其形气色泽，脉之盛衰，病之新故，乃治之，无后其时。形气相得，谓之可治。色泽以浮，谓之易已。脉从四时，谓之可治。脉弱以滑，是有胃气，命曰易治，取之以时。形气相失，谓之难治。色夭不泽，谓之难已。脉实以坚，谓之益甚。脉逆四时，为不可治。必察四难，而明告之。

所谓逆四时者，春得肺脉，夏得肾脉，秋得心脉，冬得脾脉，其至皆悬绝沉涩者，命曰逆四时。未有脏形，于春夏而脉沉涩，秋冬而脉浮大，名曰逆四时也。病热脉静，泄而脉大，脱血而脉实，病在中脉实坚，病在外脉不实坚者，皆难治。

【释义】诊治疾病，必须事先进行全面的观察，对患者的形体、神色、面容做详细诊视，并仔细辨别脉象的盛衰，探问得病的新久，也就是通过望闻问切四诊，力求做到全面了解病情，得出正确的诊断，然后才可能针对病情，抓住时机，及时治疗，始不至于延误病情。

凡是患者的形体壮盛，而神气亦壮盛，或形体衰弱，而神气亦见衰弱，这都是神与气相称，是容易治疗的。患者颜色润泽而明朗，为精气未败，易于治疗。脉象与四时气候相合，如春弦、夏钩、秋毛、冬石等脉，顺四时的也易于治疗。脉来软弱而滑，为有胃气，胃气存则脏气有所资养，故虽病亦易治，应当适时进行治疗。

若患者的形体与神气不相一致，表现此盛彼衰，或彼盛此衰，这种情况是比较难治的。患者颜色晦暗焦枯，失去润泽，为精气衰败，也属难治。若脉初来缓和，以后逐渐有力而坚硬，是邪盛正虚，主病情恶化。若脉与四时相逆，是身体脏气与自然气候失去协调作用，故也难治。在临床上必须留心观察形气色脉四方面不能相应的情况，有所发现即将之告诉患者家属，使之了解预后的良否，便于做适当的安排。

所谓脉与四时相逆，即根据五脏与四时的生克关系，在某一季节出现所不胜之脏的脉象，如春属木，脉应弦，但得肺脉。夏属火，脉应钩，但得肾脉。秋属金，脉应毛，但得心脉。冬属水，脉应石，但得脾脉。再加之脉来重按无根，沉涩而不流利，证明肾气已败，各脏无所，因之呈现出与四时相反的脉象，称为逆四时。

"未有脏形"以下一段，内容与《平人气象论》所述大体相同，不再详释。惟"病在中脉坚实，病在外脉不坚实"与前述"病在中脉虚，病在外脉涩坚"之义似觉相反，据张隐庵解释："在中脉实，邪实于里，在外不实，脉虚于外也。此言风寒之邪自外而内，上章论尺脉之气从内而外，故二句相反。"

【原文】《素问·平人气象论》：夫平心脉来，累累如连珠，如循琅玕，曰心平，夏以胃气为本。病心脉来，喘喘连属，其中微曲，曰心病。死心脉来，前曲后居，如操带钩，曰心死。

【释义】正常人的心脉，脉来如连续的珠，柔和滑利，这是充满胃气的平脉。心属火，旺于夏，故在夏季更应以胃气为本。若心脉来时，急促不安，但中见微曲而不呈钩象，则是心的病脉。若心脉在浮取时，有微曲之象，而重按又牢实坚强，像摸着带钩一样，全无冲和之气，这是心的死脉。

【原文】平肺脉来，厌厌聂聂，如落榆荚，曰肺平，秋以胃气为本。病肺脉来，不上不下，如循鸡羽，曰肺病。死肺脉来，如物之浮，如风吹毛，曰肺死。

【释义】正常人的肺脉，按之如榆树上飘落下来的榆荚，轻浮和缓，这是充满胃气而有微毛之象的平脉。肺属金，应于秋，故在秋季更应以胃气为本。若肺脉来时，不上不下而中，往来俱见弦硬，而无轻浮的现象，如按鸡的羽毛一样，是肺的病脉。若肺脉来如水面上浮之物，浪荡无根，或如风吹着鸟兽之毛，散乱无绪，这是肺的死脉。

【原文】平肝脉来，软弱招招，如揭长竿末梢，曰肝平，春以胃气为本。病肝脉来，盈实而滑，如循长竿，曰肝病。死肝脉来，急益劲，如新张弓弦，曰肝死。

【释义】正常人的肝脉，按之如长竿末梢，和缓弦长，柔和应指，这是充满胃气而有微弦之象的平脉。肝属木，旺于春，但春脉不得过弦，仍应以胃气为本。若肝脉来时，显得十分有力而圆滑，像摸着长竿一样，毫无柔和，与上面所说的长竿末梢显然两样，是弦而过甚，为肝的病脉。若脉来急弦搏指，如新张弹弓之弦，毫无冲和的胃气，这是肝的死脉。

【原文】 平脾脉来，和柔相离，如鸡践地，曰脾平，长夏以胃气为本。病脾脉来，实而盈数，如鸡举足，曰脾病。死脾脉来，锐坚如鸟之喙，如鸟之距，如屋之漏，如水之流，曰脾死。

【释义】 正常人的脾脉，按之起伏分明，和缓柔软，像鸡足缓行从容落地一样，这是充满胃气而微软弱的平脉。脾属土，旺于长夏，虽时令夹暑未尽，但脉应柔和。若脾脉来时，强急不和，如鸡举足一样地疾急，是缺少冲和之气，为脾的病脉。若脉来坚锐太过，像鸟嘴之前锐后钝，鸟爪之硬而不柔，或如屋上漏水点滴无伦，或像流水一样去而不返，以上均为脾绝，而经脉亦见脾病的死脉。

【原文】 平肾脉来，喘喘累累如钩，按之而坚，曰肾平，冬以胃气为本。病肾脉来，如引葛，按之益坚，曰肾病。死肾脉来，发如夺索，辟辟如弹石，曰肾死。

【释义】 正常人的肾脉，与心的钩脉，流利不绝，大体相似，按之比较坚实有力，这是充满胃气而有微石的平脉。肾属水，应于冬季的寒冷气候，脉虽沉但要滑利。若脉来时，像牵引葛藤之状，脉象不清，重按之坚硬搏指，是肾的病脉。若脉来较硬，如双方争夺绳索一样，或如弹石一样坚硬，毫无冲和的胃气，这是肾的死脉。

【原文】《素问·平人气象论》：欲知寸口太过与不及，寸口之脉中手短者，曰头痛。寸口脉中手长者，曰足胫痛。寸口脉中手促上击者，曰肩背痛。寸口脉沉而坚者，曰病在中。寸口脉浮而盛者，曰病在外。寸口脉沉而弱，曰寒热及疝瘕少腹痛。寸口脉沉而横，曰胁下有积，腹中有横积痛。寸口脉沉而喘，曰寒热。脉盛滑坚者，曰病在外。脉小实而坚者，病在内。脉小弱以涩，谓之久病。脉滑浮而疾者，谓之新病。脉急者，曰疝瘕少腹痛。脉滑曰风，脉涩曰痹，缓而滑曰热中，盛而紧曰胀……臂多青脉曰脱血，尺脉缓涩谓之解㑊，安卧脉盛谓之脱血，尺涩脉滑谓之多汗，尺寒脉细谓之后泄，脉尺粗常热者谓之热中。

【释义】 不论内因或外因引起的疾病，都影响人身气血的正常活动，因此脉象随之发生变异，有太过或不及的表现，临床上即可据此来帮助诊断疾病。如寸口脉来应指而短，短是脉下不及尺，根据以上候上的原理，故为头痛。如寸口脉来应指而长的，长是过于尺部，根据以下候下的原理，故为足胫痛。如寸口脉来急促，浮而鼓指有力，是为气上或郁滞不解的表现，故主肩背痛。若寸口脉来沉而坚硬，沉为在里，坚为邪实，故主病在内部。若脉来浮大有力，是感受外邪的表现，故病在外部。若寸口脉来沉弱，脉沉而弱是正气虚而外邪深入于里，故主发寒热或疝气，或为癥瘕，或少腹疼痛的疾患。寸口脉沉而横，横是兼见急数的现象，属肝胃有积，肝积则胁胀，胃有积则腹中痛。寸口脉沉，但见急促，是阴虚火热内郁，不能外达，故主有寒热症状。总的说来，凡脉往来流利，按之有力者，为阳盛于表，故病变见于体外。脉小实而坚，比较踏实，为病变见于体内。脉小弱而兼见涩滞，属于气虚血少，常见于久病。脉浮滑而兼见急数，是邪气外盛，常见于新病。脉来弦急，为阴邪积滞，主疝瘕少腹痛的疾患。滑为阳脉，风性善动，亦为阳邪，故脉滑为风病。涩为阴象，主血不足，故脉涩为痹病。脉缓而滑利，缓为胃气的体现，滑为阳盛的微候，故病热中。脉盛而紧，盛为气有余，紧为邪气盛，故中气阻滞而病胀满。若臂部的血脉多见青色，是血液凝滞的表现，常见于气虚血少的患者，故当有肢体极度困倦的症状出现，叫作解㑊。患者能安于睡卧，是没有神气的表现，但是脉见盛大，阴证而得阳脉，这种脉与证彼此矛盾现象是阴虚阳无所附，常见于大出血的患者。尺肤不润泽而涩滞但脉却滑利，尺涩为津液不足，脉滑是阳盛于表而不内潜，为汗多伤津之候。尺肤冷而脉来细弱，是脾肾阳虚，故主泻下的疾患。尺脉粗而尺肤常觉热的，是真阴不足，津液枯不能润泽，内热有余，故为之热中。

【原文】《灵枢·论疾诊尺》：视人之目窠上微肿，如新卧起状，其颈脉动，时咳，按其手足上，窅而不起者，风水肤胀也。

尺肤滑，其淖泽者，风也。尺肉弱者，解㑊，安卧。脱肉者，寒热，不治。尺肤滑而泽脂者，风也。尺肤涩者，风痹也。尺肤粗如枯鱼之鳞者，水泆饮也。尺肤热甚，脉盛躁者，病温也。其脉盛而滑者，病且出也。尺肤寒，其脉小者，泄，少气。尺肤炬然，先热后寒者，寒热也。尺肤先寒，久持之而热者，亦寒热也。

肘所独热者，腰以上热。手所以独热者，腰以下热。肘前独热者，膺前热。肘后独热者，肩背热。臂中独热者，腰腹热。肘后粗以下三四寸热者，肠中有虫。掌中热者，腹中热。掌中寒者，腹中寒。鱼上白肉有青血脉者，胃中有寒。尺炬然热，人迎大者，当夺血。尺坚大，脉小甚，少气；悗有加，立死。

【释义】本节所述内容系单就患者的手腕皮肤的表现，来判断病情，亦属于望诊的一部分。目窠上为外眼睑下方部位，系脾脏所主。该处发生轻度水肿，如新卧起之状，乃是土不制水的一种表现。由于水气上来，颈部的人迎脉搏动更加显著，影响及肺，故时而作咳。水浸渍于四肢的皮肤之下，故压之有凹陷，不能放手即起，以上均属风水肤胀的征候。尺肤光滑润泽为病风，因风为阳邪，善于开发肤腠，故尺肤的表现光滑而淖泽。上面所说过的解㑊安卧的病者，万一日见瘦弱，并发现恶寒发热的症状，是阴阳俱虚、寒热错杂的表现，故为不治之病。风与痹的区别，是以尺肤滑而润泽者，属于风病。尺肤涩滞不滑者是血气虚少，不足以营养肤表，属于痹病。尺肤粗糙像干枯的鱼鳞一样，是脾虚不能营养肌肤，脾土既衰，水便得浸淫其间，此种症状多见于溢饮的患者。尺肤热甚而脉象又见盛大急数，是热邪充斥体内的表现，故知病温。如果尺肤虽热而脉不急躁，仅见盛大滑利，是邪气渐退，正气将近恢复的现象，病当不久即愈。尺肤冷而脉又细小，为中气衰微，脾阳不振，故当病泄下，由于中气不足，故言语行动均少气无力。尺肤灼热如火，全身症状先热而后寒，这是少阳病的寒热往来之候。又或尺肤先冷，久持之逐渐转为高热，亦属于寒热往来之类。肘在上，手在下，故肘部应腰以上，手部应腰以下，故肘部发热者，为腰部以上有热。手部发热者，为腰部以下有热。肘部内侧为三阴经脉所循行之处，故肘内独热为胸膺部位有热。肘部外侧为三阳经脉循行之处，后者属背，故肘外独热，属肩背部位有热，自肩至腕为臂。臂中独热者，内侧属阴，主热在腹，外侧属阳，主热在腰。肘后皮肤粗糙涩，其下三四寸处，位于三里之下，属于阳明大肠经脉，此处发热，故主肠中有热，发冷是肠中有寒。手部鱼上白肉有青色血脉出现，是血脉凝滞，胃中有寒的征象。尺肤灼热，颈部人迎脉大的是血热沸腾，故当主失血。尺肤坚实粗大而脉象极为细小，是形有余而气不足的表现。再加上有烦悗欲绝的现象，是阴阳离绝的象征，故主立死。

【原文】《素问·脉要精微论》：夫脉者，血之府也。长则气治，短则气病。数则烦心，大则病进。上盛则气高，下盛则气胀。代则气衰，细则气少，涩则心痛。浑浑革至如涌泉，病进而色弊，绵绵其去如弦绝，死。

【释义】脉是全身容纳血液的管道，循行不息，营养各脏器组织，故称它为血之府。脉之虚实与血液之充足与否有很大关系，而血之所以能够循行，又必须依赖宗气的鼓动，故云气为血之帅。气和血是紧密配合而不能相离的，气有病必定影响及于血脉，所以脉长是元气充足的征象，元气充足则健康无病，故称气治。脉短是元气不充足的表现，故称气病。脉数是火气内盛，故当见心中烦乱的症状。脉大为病邪旺盛，故主病势向前进展。寸部脉大而有力，是病邪壅塞于上，使肺气不降，故当见喘息胸满等症。尺部脉大而有力，是病邪积于下，正气不行，故当见腹部胀满等症。脉动而中止不能自还的为代，是正气衰弱的表现，故主气衰。脉来微细无力，亦属正气不足，故主气少。脉涩滞而不流利，为血少气滞，推动困难，故主心痛。脉来弹指，硬如鼓皮，毫不柔软，来时如泉水涌出一样的沸腾无序，是病邪很重的现象，故主病在进展。若面色更加憔悴，是血色已经败坏，脉来虽急劲，去则绵软无根，按之若失，像琴弦断绝一样，有来无去，故主死亡的征候。

【原文】粗大者，阴不足阳有余，为热中也。来疾去徐，上实下虚，为厥巅疾。来徐去疾，上虚下实，为恶风也。故中恶风者，阳气受也。有脉俱沉细数者，少阴厥也。沉细数散者，寒热也。浮而散者为眴仆。诸浮不躁者，皆在阳，则为热。其有躁者在手。诸细而下沉者，皆在阴，则为骨痛。其有静者在足。数动一代者，病在阳之脉也，泄及便脓血。诸过者切之，涩者阳气有余也，滑者阴气有余也。阳气有余为身热无汗，阴气有余为多汗身寒，阴阳有余则无汗而寒。推而外之，内而不外，有心腹积也。推而内之，外而不内，身有热也。推而上之，上而不下，腰足清也。推而下之，下而不上，头项痛也。按之至骨，脉气少者，腰脊痛而身有痹也。

【释义】脉粗大，是浮洪的情况，属阳有余阴不足，故云内热。脉自骨肉之分而出于皮肤之际为来，从皮肤之际而还于骨肉之分为去。若脉来时较快是气之升多降少，同时脉象寸部较盛，尺部较弱，属阳气上盛。人身之气以下行为顺，上盛为逆，气上而不下，故主阳厥，痛在颠顶。如果脉来时较慢，去时较快，同时寸部较弱，尺部较盛，均是阴气下盛阳气不足的表现。阳气不足则腠理空虚，卫外力弱，故恶风。因此伤风患者，具有恶风症状，均系阳气受病的缘故。脉来沉细而兼数，沉细为阴，数为有热，故主少阴热厥。若沉细数，按之散乱无序者，又当属少阴寒热错杂之症。脉浮而散是阴气竭而阳气上脱的征象。若兼急躁是阳热较盛，是邪盛于手三阳经的表现，故曰在手。凡是脉细而沉，系属阴脉，病在阴分，当为骨痛。若沉细而静，为阴寒较盛的表现，故病当在足三阴经。脉数动而中见一次间歇，数动是阳邪为病的脉象，间隙系血气被伤，热邪伤其气血，故有下泄及便脓血的症状。凡是发现病状，都可以通过脉诊去了解它的情况。脉象呈现涩滞，是阳气过盛的象征，由于阳气偏盛，则阴血相应地不足，血少气滞故脉涩。脉象呈现滑利，是阴气有余的象征，阴有余则血旺而流速，故脉见滑象。阳气有余则表实，故气不外泄，而为身热无汗。阴气有余则阳不足，故表虚，为多汗身寒。若阴阳均有余则阳外实而无汗，阴内盛而身寒。

　　脉象的表现，与疾病的症状表现有时并不完全一致，甚或脉症相反，因为症状的表现是它觉的或自觉的，不像脉象反映是由气血的循环通畅或涩滞所表现，因此在诊断上觉难辨时，必须取决于脉。譬如发病情况有如在表，而脉反沉迟，不见外浮，这是病者的心脏内部患有积聚，所以表症不见表脉。若发病情况有如在里，脉反浮数，这是病者全身有发热的表病而不是里病。若病情有如在上部，但是上部脉实，下部脉弱，则仍属病在下焦。由于肾阳虚衰，故有腰足清冷的症状。若病情有如在下，但是下部脉实，上部脉弱，则仍属病在上焦。由于卫外的阳气不足，寒邪得以乘袭，故有头项强痛的症状。重按至骨脉气不足的，为沉弱之脉，沉为气虚，弱为血少，气血俱虚，则筋骨失去煦濡，故见腰脊痛和全身疼痛或麻木不仁的症状。

　　【原文】人迎一盛，病在少阳，二盛病在太阳，三盛病在阳明，四盛以上为格阳。寸口一盛，病在厥阴，二盛病在少阴，三盛病在太阴，四盛以上为关阴。人迎与寸口俱盛四倍以上为关格。关格之脉赢，不能极于天地之精气，则死矣。

　　【释义】人迎为阳明胃脉，如果人迎脉大一倍，则主病在少阳；若大于气口两倍，则主病在太阳；若大于寸口三倍，则主病在阳明。阳明主表，行气于三阳，阳邪甚，则阳明脉体大于寻常。脉大倍数之多少，与赋有阳气多少之经脉相应，故根据脉体之大小，可能识别病邪之阴阳及六经的层次。若人迎大于气口四倍以上，是阳热极盛，与内部阴精完全脱离，有格格不入的情况，称为格阳。

寸口为手太阴肺脉，用以候知人体阴气盛衰的脉位。如果寸口脉大于平常之脉体一倍，则主病在厥阴；大于平常之脉两倍，则主病在少阴；大于平常之脉三倍，则主病在太阴。因太阴主里，行气于三阴，故以寸口脉的大小与其平常脉体相比较而测知病变部位，亦与人迎脉候阳气相同。若寸口脉大于平常脉体四倍以上，是阴寒到达极盛阶段，不能与阳气相互联系，闭拒阳气于外，故称为关阴。

（此下原稿有脱漏）

【原文】反四时者，有余为精，不足为消，应太过不足为精，应不足有余为消，阴阳不相应，病名曰关格。

【释义】关格的涵义除上所说的关阴格阳而外，还有脉象与时令不相符合的表现。如人体阴阳的偏盛或偏衰，亦称之为关格。如人迎为阳脉，主春夏；寸口为阴脉，主秋冬。故春夏人迎微大，这是脉之阴阳与四时的阴阳相一致的正常现象。如果四时上的脉象恰恰相反，就会产生有余或不足的病态。由于邪气过盛而引起正气不足的，应以邪气有余为主要病因；若因正气不足，而邪气太过的，即当以正气衰退为主要病因，这样在诊断和治疗上，才不致舍本逐末。若整个人体的阴阳某一方面偏盛到了极点，将使另一方面分崩离析，格格不入，这种情况称为关格。

【原文】《素问·平人气象论》：妇人手少阴脉动甚者，妊子也。

【释义】手少阴脉即心脉，心主血脉，妇女以血为主，若诊得心脉流利滑动，是血液充沛的表现。当妇女受孕后，胎在腹中，需要有足够的血量供给，因此生血的脏器及其所主的血脉，都较平时活跃，故心脉搏动较甚，为妇人怀孕的征象。

【原文】《素问·阴阳别论》：阴搏阳别，谓之有子。

【释义】阴脉主血，应于左手的脉位；阳脉主气，应于右手的脉位。如果诊得阴脉鼓动滑利，搏击指下，而阳脉都正常不变，与之有别，这是血液充沛，而非病脉。主妇人有孕的征象，与上面手少阴脉动甚者妊子也，是相符合的。

【原文】《素问·大奇论》：脉至浮和，浮合如数，一息十至以上，是经气予不足也，微见九十日死。脉至如火薪然，是心精之予夺也，草干而死。脉至如散叶，是肝气予虚也，木叶落而死。脉至如省客，省客者，脉塞而鼓，是肾气予不足也，悬去枣华而死。脉至如丸泥，是胃精予不足也，榆荚落而死。脉至如横格，是胆气予不足也，禾熟而死。脉至如弦缕，是胞精予不足也，病善言，下霜而死，不言可治。

脉至如交漆，交漆者，左右旁至也，微见三十日死。脉至如涌泉，浮鼓肌中，太阳气予不足也，少气味，韭英而死。脉至如颓土之状，按之不得，是肌气予不足也，五色先见黑，白垒发死。脉至如悬雍，悬雍者，浮揣切之益大，是十二俞之予不足也，水凝而死。脉至如偃刀，偃刀者，浮之小急，按之坚大急，五脏菀热，寒热独并于肾也，如此其人不得坐，立春而死。脉至如丸，滑不直手，不直手者，按之不可得也，是大肠气予不足也，枣叶生而死。脉至如华者，令人善恐，不欲坐卧，行立常听，是小肠气予不足也，季秋而死。

【释义】本节就不正常的脉象详细分析，以决定其死亡的日期。脉来如流水上面的波浪相逐，浮泛相合，极无根气，乃至一息十至以上，此非真有热象的数脉，而是精气衰竭，供不应求的表现，如果有此现象而不甚显著的时候，生命还有暂时延缓，但死亡的时间，也不过在三个月以内，由于季节的变更，衰弱的精气将难以支持也。

若脉来如柴薪燃烧时的火焰，恍惚不定，忽起忽落，这是心之精气耗散的表现。心为火脏，火气衰败，最畏水气，至冬季寒水之气旺盛，野草干黄的时候，即不免于死亡。

脉来如飘散的树叶，虚缓轻浮，这是肝精大虚的表现。肝属木脏，木气衰败，最畏金克，至秋季金气旺盛，木叶凋落的时候，即不免于死亡。

脉来如省亲问安的客人，忽来忽去，中间非常匆促短暂，即是形容脉搏有时阻塞不见，有时鼓动搏指，这是肾气不足的表现。肾为水脏，水气衰败，最畏土克，至长夏土气旺盛，枣花开落的时候，即不免于死亡。

脉来如泥弹之状，坚强短涩，全无冲和之象，这是胃气不足的表现。胃与脾同为土脏，土气衰败，最畏木克，至春季木气旺盛，榆树荚落的时候即不免于死亡。

脉来如横木格拒，长而且坚，按之不能上下，这是胆气不足的表现。胆属木，同于肝，木气衰败，最畏金克，至秋季金气旺盛，稻谷成熟的时候，即不免于死亡。

脉来如弦之直，如缕之细，这是真元亏损，胞精气不足的表现。胞脉系于肾，肾脉系舌本，胞气虚，当沉静寡言，今反而善言，是阴气不藏，虚阳外泄的现象，至秋季下霜的时候，虚阳消散，即不免于死亡。如果患者无言或少言，是肾气尚能内藏，未致外泄，故尚可治。

脉来如漆之绞合，左右旁至，缠绵不清，这是阴精阳气双方衰败的表现。阴阳并衰，当不免于死亡。如果虽有此现象而尚不甚显著者，死亡时间还可延至三十日。

脉来如泉水涌出，有升有降，只是浮鼓于肌肉之中，这是太阳之气不足的表现。太阳之气升泄，则阴精更加枯竭，故见呼吸乏力，若至冬尽春初，当能食到韭菜新苗的时候，寒水之气愈涸而阳气将愈加发泄，故不免于死亡。

（此处原稿有脱漏）

脉来有如喉间下垂的悬雍，浮短孤悬，有上无下，这是十二经腧气不足的表现。十二经腧穴分布，在背为三阴三阳转输气化之所，俞气衰败，至冬令严寒，河水结冰的时候，阴气盛而孤阳绝，各经脏气闭阻，故即死亡。

脉来有如仰卧之刀，刀刃向上，刀背向下，浮取若刀口之锐，按之则似刀背，坚大而钝，这是肾阴亏损。肾主藏五脏之精，五脏内郁热邪，独并于肾，故初发为寒热，久之肾精愈涸，腰脊部位之经脉愈虚，其人不能起坐，至立春时，阳渐盛而阴更亏，故当死亡。

脉来如丸，圆能流利，但无根气，按之不与手相值，这是大肠气不足的表现。大肠属阳明燥金，最畏火克，故至初夏火旺，枣叶生发的时候，即不免于死亡。

脉来如草木花叶，轻浮柔弱，不任下按，这是小肠气不足的表现。小肠与心为表里，小肠气虚，即心气不足，心气怯，故善恐，恐惧多疑，故坐卧不宁，或行或立，都注意于听取外来的声音，也是多疑的表现。小肠属火，火气衰败，最畏寒凉，故至深秋，清气大来的时候，即不免于死亡。

【原文】《素问·三部九候论》：形盛脉细，少气不足以息者危；形瘦脉大，胸中多气者死。形气相得者生，参伍不调者病。

三部九候皆相失者死；上下左右之脉相应如参春者病甚；上下右相失不可数者死。中部之候虽独调，与众脏相失者死；中部之候相减者死；目内陷者死。

以左手足上，上去踝五寸按之，庶右手足当踝而弹之，其应过五寸以上蠕蠕然者不病；其应疾，中手浑浑然者病；中手徐徐然者病。其应上不能至五寸，弹之不应者死。是以脱肉身不去者死。中部乍疏乍数者死。其脉代而钩者，病在络脉。九候之相应也，上下若一，不得相失。一候后则病，二候后则病甚，三候后则病危。所谓后者，应不俱也。察其腑脏，以知死生之期。必先知经脉，然后知病脉。真脏脉见者胜死。足太阳气绝者，其足不可屈伸，死必戴眼。

【释义】本节对病者的形证脉息综合观察分析，而预测其死生。形体外盛，而脉象却细弱，并有气短、呼吸迫促的症状，这是外貌有余而内部空虚的表现。形体与脉症不相符合，正气败坏，故不免于危殆。若形体消瘦，而脉象反大，症见胸满喘息，是阴精消亡，阳无所附而上脱的征象，故为死症。总的说来，形体与脉气相称，显示出人身阴精阳气能够保持平衡，这是整个生命赖以维系的基础，故虽病并不随至于死。若脉来大小缓急互不调和，这是失去正常规律的病脉，若三部九候所见脉象都不相应，这是阴阳的统一机制已濒临崩溃，气血不能维持正常活动的表现，故不免于死。若在左右上下部位的脉象，虽与病情相合，但脉来鼓指有力，状如春杵，这是阳热极盛的表现，主病势严重。若上下左右的脉象不与病情相应，而脉搏的至数时快时缓，不可能根据正常的呼吸来计算，这是心气衰竭的表现，故为死证。上中下三部，分别在头手足部候脉，若只是手部的脉象调和，而头足部所属的脉却失去正常，这是阴阳离乱的表现。上下之脉，根于中气，中气既虚，而上下之脉却不相应，无疑是各脏已失去中气的维系，为阴阳离绝的先兆，所以亦为死证。五脏六腑精气皆上注于目，若目睛内陷，则为精脱，主于死证。有取手足部位的络脉以验病情的方法，即用左手在患者足踝上五寸按之，用右手在患者的踝部弹之，以上所选择的两个部位均是肌肉较少、最易观察络脉动态之处，若在弹动之后，其动应手超过五寸以上，犹如虫行，从容和缓，这是气血冲和、阴阳协调的象征，故当无病。若脉动过速，中手如波涛滚滚，这是邪气太甚的表现，故主有病患。若脉动中手甚缓，迟迟不前，这是正气不足的表现，亦当主病。若脉之动，应手不满五寸，或弹之不相应的，是气血大衰，脉气已绝的表现，故死。凡是肌肉极度消瘦，肢体无力，不能支持动作的，是脾胃败竭，肝肾衰惫，脾主肌肉，肝肾主筋骨，肉脱身重，故死。中部，指两手气口，脉来忽快忽慢，无有常度，为心气衰败之征，故主于死。若脉搏的至数有间歇，又兼来盛去衰的钩象，主病在络脉，因为代脉主不足，而钩脉是心之常脉，心脉既然正常则代脉不病在心，而病变在于代心用事之心包络。三部九候之脉，其部位虽有上中下部的区分，但气血的贯注是完全一致的，所以大小迟速均应一致，上下相等。若脉息有一候不一致，是人体阴阳不相协调，气血循行失去常度，故当发病。若脉息有两候不一致，为病情比较严重。若发展至三候均不一致，是人体气血循行已完全错乱，故当危及生命。因之要知道患者死生，必须根据脉象去分析和了解脏腑的情况，从而掌握整个人体的生理与病理情况，做出正确的判断。更必须首先知道正常的脉象，然后才有可能辨别有病的脉象。如见真脏脉，必死于它所不胜的季节。又如足太阳经脉，起于目内眦，下行足之外侧，如果是太阳气绝，其病当见下肢不可屈伸，死时目睛上视。这都说明脉诊对于判断疾病的预后有着重要的意义。

【原文】《素问·玉机真脏论》：大骨枯槁，大肉陷下，胸中气满，喘息不便，其气动形，期六月死。真脏脉见，乃予之期日。大骨枯槁，大肉陷下，胸中气满，喘息不便，内痛引肩颈，期一月死。真脏见，乃予之期日。大骨枯槁，大肉陷下，胸中气满，喘息不便，内痛引肩项，身热，脱肉破䐃，真脏见，十日之内死。大骨枯槁，大肉陷下，肩髓内消，动作益衰，真脏未见，期一岁死。见其真脏，乃予之期日。大骨枯槁，大肉陷下，胸中气满，腹内痛，心中不便，肩项身热，破䐃脱肉，目眶陷，真脏见，目不见人，主死。其见人者，至其所不胜之时则死。

急虚，身中卒至，五脏绝闭，脉道不通，气不往来，譬于堕溺，不可为期。其脉绝不来，若人一息五六至，其形肉不脱，真脏虽不见，犹死也。

【释义】大骨，指人体肩脊腰膝等部位的较大的骨骼。大肉，指人体肱臂腿臑臀等部位的较大肌肉。如果这些大骨失去应有的支持作用，致使肩垂项倾，腰重膝软，为大骨枯槁，是肾脏精气衰败无以营养骨骼。大肉陷下，肌肉惟脾所主，脾气衰竭，无以营养肌肉。肺主气司呼吸，若肺气衰败，则气机之升降失职，故觉胸中气满，喘息不能自持，故于呼吸时肩背胸胁均有明显的振动，病情发展至此，预计死亡的时间，将不会超出半载。若某脏的真脏脉已见，便更可以预期将死于其所不胜之日。加之胸中痛，牵引肩项，是病已及心经，较前为甚，故预计死期，将在一个月左右。再加真脏脉已见，则照样可以预期将死于其所不胜之日。前症再加身热，肌肉消失，这是阴气耗散殆尽，如果再加真脏脉出现，当在十日之内死。骨枯肉陷，脾肾已亏，肩部下垂倾斜，这是骨髓内消的表现。因肾主骨，骨髓生成于肾，肾之精气衰败，则髓不足，而骨失所养，失去平衡状态，所以在行动上感到缺乏力气。如果真脏脉未见，尚可支持至一年的时间。万一真脏脉出现，就可以预期它死于其所不胜之日。

症见骨枯肉陷，胸中气满，再兼之肝气败，以致腹内作痛，心气败，以致神识不能自主，阴气消亡，阳气不敛，引起肩项背部发热，气血俱败，全身肌肉消瘦，五脏精气皆上注于目，五脏败症俱见，所以目眶下陷，出现真脏脉，精败神去，目不见人，故死亡在即。若视力犹在，当可见人辨物，为神气未脱，有暂时延迟生命的余地，但待至其所不胜的时候，亦不免于死。此外，有因元气暴伤而发生虚脱，和猝然受到邪气侵袭而致病的患者，症见五脏之气闭绝，五官不用，神志丧失，脉搏不动，呼吸停止，譬如堕伤和溺死的人一样。这种情况不能与以上为例，生死在于顷刻，死期是不能预断的。如果患者的脉搏终于停止不至，或往来一呼五六至，尽管他的形体和肌肉毫未衰败，真脏脉也未出现，仍然是属于死证之例。

【原文】真肝脉至，中外急，如循刀刃责责然，如按琴瑟弦，色青白不泽，毛折，乃死。真心脉至，坚而搏，如循薏苡子累累然，色赤黑不泽，毛折，乃死。真肺脉至，大而虚，如以毛羽中人肤，色白赤不泽，毛折，乃死。真肾脉至，搏而绝，如指弹石辟辟然，色黑黄不泽，毛折，乃死。真脾脉至，弱而乍数乍疏，色黄青不泽，毛折，乃死。诸真脏脉见者，皆死不治也。

黄帝曰：见真脏曰死，何也？岐伯曰：五脏者，皆禀气于胃，胃者，五脏之本也。脏气者不能自致于手太阴，必因于胃气，乃至于手太阴也。故五脏各以其时，自为而至于手太阴也。故邪气盛者，精气衰也。故病甚者，胃气不能与之俱至于手太阴，故真脏之气独见。独见者，病胜脏也，故曰死。

【释义】 肝之真脏脉来，浮沉均见劲急，如按刀刃和琴弦一样，细急坚硬，端直而长，全无冲和之象，面色青白憔悴，皮毛焦枯断绝。这是肝脏精气败绝，金来克木的表现，故属于死证。心之真脏脉来，坚硬搏指，如按薏苡子一样，短小坚实，连续不断，至数不清，全无冲和之象，面色赤黑憔悴，皮毛焦枯断折。这是心脏精气败绝，水来克火的表现，故属于死证。肺之真脏脉来，大而轻虚，如以毛羽触及人之皮肤一样，极其轻浮无力，这是全无根气的表现，面色白两颧兼赤，憔悴不润，皮毛断折。这是肺脏精气败坏，火来克金的象征，属于死证。肾之真脏脉来，按之极度搏指，像弹石一样，沉而坚硬，全无冲和之象，面色黑黄憔悴，皮毛断折。这是土来克水，肾脏精气败坏的表现，属于死证。脾之真脏脉来，不仅软弱无力，更兼忽快忽慢，全无规律，面色黄中带青，干涩不润，皮毛憔悴断折。这是木来克土，脾脏精气败绝的表现，属于死证。以上任何一脏的真脏脉出现，均是属于死证。其原因是真脏脉纯属无胃气之脉，胃气来源于水谷，灌溉于各脏，故五脏皆受气于胃，而胃实为五脏之本源，胃气之所以体现在各脏脉象上，是因为脏气不可能独自出现于气口，必须借助于胃气，始能上达于手太阴肺，如果胃气先绝，五脏之气不因胃气，而独自见于气口，这仅是借助于外界气候的作用，各脏按其旺时而反映的真脏脉，如春之但弦、夏之但钩、秋之但毛、冬之但石等，无胃气之类的脉象。而胃气之所以断绝，则是因为邪气侵袭人体以后，精气与邪气不能并存，邪气过盛则精气必衰，精气衰竭到了极度，则胃气败绝，不能与各脏之气同至于手太阴，因此气口便有各脏的真脏脉出现。这是病邪独胜，精气败绝所致，故属于死候。

【原文】《素问·脉要精微论》：夫精明五色者，气之华也。赤欲如帛裹朱，不欲如赭；白欲如鹅羽，不欲如盐；青欲如苍璧之泽，不欲如蓝；黄欲如罗裹雄黄，不欲如黄土；黑欲如重漆色，不欲如地苍。五色精微象见矣，其寿不久也。夫精明者，所以视万物，别白黑，审短长。以长为短，以白为黑，如是则精衰矣。

【释义】精明是指人的眼目。五脏六腑的精气，皆上贯注于目，上荣于颜面，所以目精之有神光，颜面之有光泽，都是五脏精气的表现。如果五脏之精气衰败，则面目部精神光泽亦随之消失，这是望诊方面最重要的一环。下面提出审视色泽的标准。如面见赤色，应像绸帛裹着朱砂一样，红而润泽有光，又不可过于显露，不要像赭石之暗而无泽。白色应像鹅的羽毛一样，白而润泽有光，不要像海盐之白而枯槁。青色应像苍色的璧玉一样，青而明润有光，不要像兰靛之青而沉暗。黄色应像以丝罗裹着雄黄一样，黄而鲜明有光，不要如黄土之沉滞。黑色应像漆重二次以上，黑而润泽有光，不要像黑土之晦暗。万一面部呈现的五色枯暗无光，这是内脏精气败绝的表现，其寿命一定不能维持长久。

眼是五脏六腑之精气荟萃的地方，因之能够观察事物，分辨黑白，审别长短。如果视觉错乱，以长为短，以白为黑，这就显示内脏精气衰败而神明散失了。

【原文】《灵枢·五阅五使》：鼻者肺之官也，目者肝之官也，口唇者脾之官也，舌者心之官也，耳者肾之官也。黄帝曰：以官何候？岐伯曰：以候五脏。故肺病者，喘息鼻张；肝病者，眦青；脾病者，唇黄；心病者，舌卷短，颧赤；肾病者，颧与颜黑。

【释义】人体外部器官与内脏相互之间各有密切联系。耳目口舌鼻，为五脏之外候，称之为五官。五脏受病，疾征可呈现于五官。鼻为肺之官，以司呼吸。目为肝之官，以辨颜色。口唇为脾之官，以纳水谷。舌为心之官，以别滋味。耳为肾之官，以闻声音。均各自具有独特的功能。审视五官所表现的病色及病态，即可测知五脏的病变。如肺有病，往往出现呼吸促迫，鼻孔扇动；肝有病，眼角现青色；脾有病，口唇周围出现黄色；心有病，舌体卷缩，两颧发赤；肾有病，颧与颜面多呈黑色。

【原文】《灵枢·五色》：黄赤为风，青黑为痛，白为寒，黄而膏润为脓，赤甚者为血，痛甚为挛，寒甚为皮不仁。五色各见其部，察其浮沉，以知浅深。察其泽夭，以观成败；察其散抟，以知远近；视色上下，以知病处。

【释义】风为阳邪，易从热化，故为风邪所伤者，面色多见黄赤。疼痛多系经脉气血郁滞所致，故面色多呈青黑。寒是指身体虚寒，虚寒则血弱，故面色多呈现白薄不泽。热伤血败，则溃而为脓，积滞于皮肤之下，表面往往呈现色黄而润的现象。若发现赤色较深者，病已入于营分，故属于血。疼痛过甚者，不但面色青黑，且因痛久伤络，关节屈伸不利，所以手足发生拘挛。虚寒过甚者，不单是面色白薄，由于气血太少，往往引起营卫的运行障碍，肌肤得不到营养，发现麻木不仁的症状。

五色主病，各有不同，应根据它所出现的部位，结合不同的情况，进行诊断。如脉色外浮的，知其病在浅表。脉色沉伏的，知其病在深远。色明润者无妨，色枯晦者必败。病色散开的，愈期较近。病色团聚的，愈期尚远。色见于上部，疾病的所在部位也在体上部；色见于下部，则疾病的所在部位也在体下部。

【原文】《素问·五脏生成》：夫脉之大小、滑涩、浮沉，可以指别。五脏之象，可以类推。五脏相音，可以意识。五色微诊，可以目察。能合脉色，可以万全。赤脉之至也喘而坚，诊曰有积气在中，时害于食，名曰心痹。得之外疾，思虑而心虚，故邪从之。白脉之至也喘而浮，上虚下实，惊，有积气在胸中，喘而虚，名曰肺痹寒热，得之醉而使内也。青脉之至也长而左右弹，有积气在心下支胠，名曰肝痹，得之寒湿，与疝同法，腰痛足清头痛。黄脉之至也大而虚，有积气在腹中，有厥气，名曰厥疝，女子同法，得之使四肢汗出当风。黑脉之至也上坚而大，有积气在小腹与阴，名曰肾痹，得之沐浴清水而卧。

凡相五色之奇脉，面黄目青，面黄目赤，面黄目白，面黄目黑者，皆不死也。面青目赤，面赤目白，面黑目白，面赤目青，皆死也。

【释义】在临床诊断方面，脉象的小大滑涩浮沉，均可用手指进行区分。心、肝、脾、肺、肾五脏的脉象，可以根据钩、弦、洪、毛、石之不同，用取类比象的方法而推演出来。五脏所表现在外面的五形五音，可以通过人的视觉、听觉去分析认识，青、黄、赤、白、黑五色比较细微的望诊，也可以凭藉目力进行视察。凡是诊断疾病，能细心地结合色诊脉诊，进行详细分析，调查了解，就会更加确切地掌握病情，然后处理治疗，可能不致发生差错。以下举出合脉色的病例。

赤为心之色，若心脉来时急盛如喘，坚强有力，这是积气聚在胸中，胸中为心肺所居之地，脉喘主心气不足，脉坚主邪气有余，气积于胸，故随时妨害饮食，名曰心痹。本病是由外邪引起的，但外因必须通过内因，归根到底，还是由于思虑过度，劳伤心气，因此外邪得以乘虚侵袭，而酿成此症。

白为肺之色，肺脉本浮，若肺脉来时急盛如喘，浮而无力，喘为气不足，浮为肺阴虚，肺主金，肺阴虚则气不行，肺藏魄，肺虚则魄弱，故惊，即惊有积气在胸中也。又肺合皮毛，主表，气积于中，不能外达，故发而为寒热。病多由于醉后入房，以致肾阴亏损，心火炽盛，金受火克，而肺之正气虚，肾阴过耗，而下元邪气实，名曰肺痹。

青为肝之色，肝脉本弦长，若肝脉来时长而左右弹动，是不得舒畅条达的表现，故诊为有积气，由于寒湿之邪，侵入厥阴，以致气血凝滞，经脉不通。肝脉起于足大趾，布于腰胁，与督脉会于颠顶，故有胁间胀满、足冷、腰痛、头痛症状。其病因与疝气大体相同。但疝气积于少腹前阴，而此则积于支肤，故名曰肝痹。

黄为脾之色，脾脉本缓，若脾脉来时大而无力，大是邪气盛，无力是中气虚，中虚则脾不能运，故气积聚在腹中，脾土虚弱，肾水无所营，故厥气上逆，名为厥疝，男女俱有是病。病因由于劳动过度，使四肢过度出汗，四肢皆禀气于脾，汗出脾气虚，风邪乘虚侵入，故为是病。按：此病的原发在脾，但病变是由于厥气上逆，故称为厥病，而不称为脾痹。

黑为肾之色，肾脉应沉，若肾脉来时不沉而浮，且坚硬而大，这是积气聚结在小腹与下阴部位，脉坚为阴盛，脉大为阳虚，阴气聚积，故病在小腹与阴上。病多由于沐浴冷水，且久卧水中，致使寒湿内侵，肾与膀胱俱属于水脏，聚水而从其类，故称为肾痹。

凡是观察五色与脉不相符合的叫作奇脉，必须以黄色作为判断患者吉凶的依据，因为黄色属土，是脾气的表现。面黄目青，肝虽旺但未伤脾土；面黄目赤，火能生土；面黄目白，金土相生；面黄目黑，土能胜水，虽病不至于死。若面青目赤、面赤目白、面青目黑、面黑目白、面赤目青，五色中皆无黄色者，是胃气先绝，属于死候。

【原文】《素问·五脏生成》：故色见青如草兹者死，黄如枳实者死，黑如炲者死，赤如衃血者死，白如枯骨者死，此五色之见死也。青如翠羽者生，赤如鸡冠者生，黄如蟹腹者生，白如豕膏者生，黑如乌羽者生，此五色之见生也。生于心，如以缟裹朱；生于肺，如以缟裹红；生于肝，如以缟裹绀；生于脾，如以缟裹瓜蒌实；生于肾，如以缟裹紫，此五脏所生之外荣也。

【释义】凡临床观察面色，均以黄润光泽为贵，如肝病面色纯青而色深，有如草兹；或脾病色黄而晦暗，有如枳实；或肾病黑而无泽，有如烟煤；或心病赤紫而暗，有如死血；或肺病白而不泽，有如枯骨，均属脏气败绝，精气不能外荣的死证。若青如翠羽，赤如鸡冠，黄如蟹腹，白如猪脂，黑如乌羽，俱为内脏精气充沛，虽久患重病，见之者俱有生机。凡五脏所生之色，皆隐约可见而不完全暴露于外，如以素帛裹物。故生在心之色，如以缟裹朱；生在肺之色，如以缟裹红；生在肝之色，如以缟裹绀；生在脾之色，如以缟裹瓜蒌实；生在肾之色，如以缟裹紫。此为五脏精微外荣之象，所谓气足于中，而后色荣于外也。

经　　络

（本节原稿散失十页）

【原文】《素问·五脏生成》：诸脉者皆属于目，诸髓者皆属于脑，诸筋者皆属于节，诸血者皆属于心，诸气者皆属于肺，此四支八谿之朝夕也。故人卧血归于肝，肝受血而能视，足受血而能步，掌受血而能握，指受血而能摄。卧出而风吹之，血凝于肤者为痹，凝于脉者为泣，凝于足者为厥。此三者，血行而不得反其空，故为痹厥也。

【释义】人体诸脉、髓、筋、血、气皆各有所属，无论在生理或病理方面，均可体现出这种关系，眼目为宗脉聚会之处，凡五脏六腑之精气，皆循经脉上注于目，故诸脉皆属于目。人身骨髓有余，皆上注于脑，脑为髓海，故诸髓皆属于脑。筋能联系全身关节，维持人体活动，故诸筋皆属于节。心为生血之脏，又为全身血液运行的枢纽，故诸血皆属于心。肺司呼吸，为气之本，故诸气皆属于肺。人身两手两足，称为四支，手之肘与腋、足之胯与腘和为八谿，八谿当手足四支较大的关节部位，为诸脉、髓、筋、血、气朝夕由此往来出入的处所。上述诸脉、髓、筋、血、气在人体均占有极重要地位，其中以血为最重要，因为血是人身的神气，当人卧时，血的活动趋向于里，肝为藏血之脏，故血归于肝，肝开窍于目，目得血之神而能视，足得血之神而能步，掌得血之神而能握，指得血之神而能摄，这样看来，任何脏器组织，都必须得到血的濡养，而后发挥其活动作用。万一不慎，突然遭受某种不良刺激，使血气一时不能适应，将会由此而产生各种病变，所以当卧时，人体外表气血较弱，若骤然起而外出，最易为风寒所伤，使血气凝滞于肤表，而为麻木不仁的痹病；若伤及血脉，则使脉道滞涩不通；若凝滞在于足部，则阳气不能下达，而为足冷厥逆。以上三病，均属血液不能畅利运行，往通于四支八谿的空隙所引起的痹或厥的症状。

【原文】《灵枢·脉度》：五脏常内阅于上七窍也，肺气通于鼻，肺和则鼻能知臭香矣。心气通于舌，心和则舌能知五味矣。肝气通于目，肝和则目能辨五色矣。脾气通于口，脾和则口能知五谷矣。肾气通于耳，肾和则耳能闻五音矣。五脏不和则七窍不通，六腑不和则留为痈。故邪在腑，则阳脉不和，阳脉不和则气留之，气留之则阳气盛矣。阳气太盛则阴不利，阴脉不利则血留之，血留之则阴气盛矣。阴气太盛则阳气不能荣也，故曰关。阳气太盛则阴气弗能荣也，故曰格，阴阳俱盛，不得相荣，故曰关格。关格者，不得尽期而死也。

【释义】人身内有五脏，外具七窍，五脏真气，不断地上达七窍，内部若有病变，则必影响及于所关联的上窍。鼻为肺之窍，故肺气通于鼻，肺之功能正常，则鼻能辨知香臭。舌为心之窍，故心气通于舌，心之功能正常，则舌能辨知五味。目为肝之窍，故肝气通于目，肝之功能正常，则目能辨知五色。口为脾之窍，故脾气通于口，脾之功能正常，则口能辨知五谷。耳为肾之窍，故肾气通于耳，肾之功能正常，则耳能辨听五音。如果五脏功能失常，其气机上达之道路被阻，则七窍不通，诸感觉器官即有所减退。至于六腑，虽在人体之内，然六腑为阳脏，主人体之表，若六腑之气不和，则阳气滞而不宣，使气血稽留于肌腠，发为痈疡。

整个人体，均不离乎阴阳气血，两者相互协调，保持平衡，万一遭受邪气侵袭，病在腑，则影响所属的阳脉不和，阳主气，气稽留而不行，则阳偏盛，阳偏盛势必影响于阴，以致阴脉不和；阴主血，故血液阻滞而阴气盛，阴气太盛，又阻滞阳气的运行。阳气不能入于阴，病曰关；万一阳气太盛，则阴气衰微，阴气又不能入于阳，病曰格；若阴阳同时俱胜，彼此格拒不入，此为关格。关格病是阴阳气血互相不相荣，为难治之症，所以关格病患者，大多不能尽其天年。

【原文】《灵枢·营卫生会》：人受气于谷，谷入于胃，以传与肺，五脏六腑，皆以受气，其清者为营，浊者为卫。营在脉中，卫在脉外，营周不休，五十而复大会，阴阳相贯，如环无端。卫气行于阴二十五度，行于阳二十五度，分为昼夜，故气至阳而起，至阴而止。故曰：日中而阳陇为重阳，夜半而阴陇为重阴。故太阴主内，太阳主外，各行二十五度，分为昼夜。夜中为阴陇，夜半后而为阴衰，平旦阴尽而阳受气矣。日中为阳陇，日西而阳衰，日入阳尽而阴受气矣。夜半而大会，万民皆卧，命曰合阴。平旦阴尽而阳受气，如是无已，与天地同纪。

【释义】人之所以能有生命，总的说来，是由于有生气的作用。而生气的来源，一方面是吸入天空之气，另一方面是要依靠饮食水谷变化的气。故云人受气于谷。水谷入胃之后，脾即将其中有用的营养物质转输于肺，再由肺散布到五脏六腑，以营养全身，水谷经过充分消化后分为两部分，其中较清的部分，系水谷之精气，其性柔和，化生血气注入脉内以周行全身，为人体输送营养，称为营气。其中较浊部分，系水谷之悍气，其性慓悍流利，不循经络，直达于皮肤分肉之间，有温养肌肤、捍卫体表的作用，称为卫气。营气行于脉中，卫气行于脉外，营气运行于全身经脉，一日一夜共计五十周次以后，又在手太阴肺与全身十一经脉相会合，阴经接连阳经，分布表里，互相贯通，营气运行于脉内，终而复始，如环无端，卫气行于脉外，常与营气相互并行，昼则出行阳分二十五度，夜则又行阴分二十五度，一日一夜，共周行全身五十周次，但是卫气出入于阴阳之分，是有一定规律的，随之昼夜的更易而循行于身体的内外，白天行于阳分，夜则行于阴分。所谓阳分，是指体表和六腑而言；所谓阴分，是指体内和五脏而言。

　　人体营卫之气，昼则趋向于表，夜则趋向于里。随着昼夜阴阳转变，故经文中列举昼夜阴阳的转变，以佐证说明人体营卫运行的情况。日为阳，夜为阴，日当中午，是阳气最盛的时候，为日中之阳，叫作重阳。夜半为阴气最盛的时候，为阴中之阴，叫作重阴。人体内属阴，为营气所在，外属阳，为卫气所在，营气始于手太阴肺，最后复会合于手太阴，故太阴主内。卫气始于足太阳，最后复会于手太阳，故太阳主外。营气循行经脉，昼夜各行二十五度，卫气昼行于阳，夜行于阴，亦各行二十五度，营卫各为五十度。在一日一夜之间，阴阳消长，人体营卫气血，也相应趋于一致，夜半是阴气最盛的时候；夜半之后阳气初生，阴气渐衰；至天明，则阴气完全消退，阳气用事；到了日中，阳气最盛；下午日西落，阴气又渐生；至日入则阳气完全消退，阴气用事。当每日夜半时，为营卫阴阳之总会，因为此时营气在阴，卫气亦直行于阴分，阴盛则静，所以人们尽皆入睡，称为合阴，至天明，则阴气尽而阳气又复用事，像这样循环往复而无止境，与天地的阴阳消长规律是完全一致的。

【原文】 营出于中焦，卫出于下焦……上焦出于胃上口，并咽以上，贯膈而布胸中。走腋，循太阴之分而行，还至阳明，上至舌，下足阳明，常与营俱行于阳二十五度，行于阴亦二十五度，一周也，故五十度而复大会于手太阴矣……中焦亦并胃中，出上焦之后，此所受气者，泌糟粕，蒸津液，化其精微，上注于肺脉，乃化而为血，以奉生身，莫贵于此，故独得行于经髓，命曰营气……营卫者精气也，血者神气也。故血之与气，异名同类焉。故夺血者无汗，夺汗者无血，故人生有两死，而无两生……下焦者，别回肠，注于膀胱而渗入焉。故水谷者，常并居于胃中，成糟粕而俱下于大肠，而成下焦，渗而俱下，济泌别汁，循下焦而渗入膀胱焉……上焦如雾，中焦如沤，下焦如渎，此之谓也。

【释义】 营气为水谷之精气，生成源于脾胃，故言营气出于中焦。卫气为水谷之悍气，其所以出自下焦，是因卫气慓悍滑疾，不入脉，先行于皮肤分肉之间，循头项下行，由足太阳膀胱统率，夜则入于足少阴肾而温养脏腑，外而充实肌肤，二经皆居于下，其气自下而上，故云卫出下焦。其实营卫资源皆来自中焦也。

三焦若以部位言，则有上中下的区分。其区分是：从胃之上口，上至舌下，这一胸脘部分，均属于上焦的范围，包括了心与肺两个脏器。上焦之气，与出自中焦随着宗气循行的营气一起运行于全身，昼行阳分二十五度，夜行阴分二十五度，一日一夜共行五十度，再会合于手太阴肺经，是为一周。中焦是指上自胃之上口，下至胃之下口部分，主要是脾胃，故具有腐熟水谷的功能。水谷腐熟以后，运化精微上注于肺脉，以生血气，然后营养全身，这是人身最宝贵的物质，因此它能独行于经髓之中，叫作营气，即上文所称营出于中焦之意。营卫气血，皆水谷之精华转化，故血和气，是同类而不同名，但营卫是气借助于下焦以运行于全身。下焦属肾，肾为藏精之脏，故营卫为人身之精气，而血是借助于心以循环于经髓，心为藏神之脏，故血为人身之神气。气血既属一体，故亡则俱亡，存则俱存，征诸临床所见，凡大量失血患者，津液随之消失，汗源断绝；过量发汗的患者，血量也很少。血属阴，汗属阳，无论亡阴或亡阳，均能致人于死，因为人体气血阴阳是不可分离的一个统一整体，任何方面都不能单独存在，死则俱死，生则俱生，故云人有两死而无两生。

下焦的范围，从胃之下口，下至二阴部分，包括肾、大小肠和膀胱等脏器，综合起来，其功能为接受来自胃的水谷，经过消化吸收，分别把糟粕传送大肠，剩余的水分渗入膀胱，再排出体外。从上述情况可以清楚地看到，上中下三焦的功能，是根据划分的范围、所在的脏器之功能而区分的。上焦主敷布卫气，若雾露之溉；中焦主生化营血，如水中沤物；下焦主排泄尿液，如江河下注。此为对三焦生理作用的分工。

【原文】《灵枢·营气》：营气之道，内谷为宝。谷入于胃，气传之肺。流溢于中，布散于外。精专者行于经髓，常营无已，终而复始，是谓天地之纪。

故气从太阴出，注手阳明，上行至面，注足阳明，下行至跗上，注大指间，与太阴合，上行抵脾，从脾注心中，循手少阴出腋下臂，注小指，合手太阳，上行乘腋出颇内，注目内眦，上颠下项，合足太阳，循脊下尻，下行注小指之端，循足心，注足少阴，上行注肾，从肾注心，外散于胸中，循心主脉出腋下臂，出两筋之间，入掌中，出中指之端，还注小指次指之端，合手少阳，上行注膻中，散于三焦，从三焦注胆，出胁，注足少阳，下行至跗上，复从跗注大指间，合足厥阴，上行至肝，从肝上注肺，上循喉咙，入颃颡之窍，究于畜门。其支别者，上颈循颠下项中，循脊入骶，是督脉也，络阴器，上过毛中，入脐中，上循腹里，入缺盆，下注肺中，复出太阴。此营气之所行也，逆顺之常也。

【释义】 营气生成于水谷转化的精微物质，因之营气的运行，必须依靠摄取外来的水谷不断地补充，始能维持其营养全身的作用，当水谷入胃以后，经过腐熟，脾即将它所化生的精气输送于肺，再经肺的作用，注于血脉，散布全身。这种来自水谷的精气，从手太阴肺开始通过手阳明大肠、足阳明胃、足太阴脾、手少阴心、手太阳小肠、足太阳膀胱、足少阴肾、手厥阴心包、手少阳三焦、足少阳胆、足厥阴肝，复入于手太阴，运行全身而不休止，每当行尽十二经脉的时候，都必须回入手太阴肺经，它在运行中，无论出表入里，均有一定的常规，符合于天地之间阴阳消长的自然规律。

【原文】《素问·骨空论》：任脉者，起于中极之下，以上毛际，循腹中，上关元，至咽喉，上颐，循面入目。冲脉者，起于气街，并少阴之经，夹脐上行，至胸中而散。任脉为病，男子内结七疝，女子带下瘕聚。冲脉为病，逆气里急。督脉为病，脊强反折。督脉者，起于少腹以下骨中央，女子入系廷孔。其孔溺孔之端也。其络循阴器，合篡间，绕篡后，别绕臀，至少阴与巨阳中络者，合少阴上股内后廉，贯脊属肾，与太阳起于目内眦，上额交颠上，入络脑，还出别下项，循肩髆内，夹脊抵腰中，入循膂，络肾，其男子循茎下至篡，与女子等；其少腹直上者，贯脐中央，上贯心，入喉，上颐环唇，上系两目之下中央。此生病，从少腹上冲心而痛，不得前后，为冲疝；其女子不孕，癃痔遗溺嗌干。

【释义】任督冲三脉，皆属奇脉，而三脉皆起于胞宫，出于会阴之间，此前分述其所循行的道路和发生的病变。任脉总领一身阴脉，行于身前，直上直下，循行胸腹部的正中面，起于中极穴之下，即由胞宫出会阴，上行至毛际，沿腹正中线上至关元，经过腹部和胸部，直达咽喉，上颐循承浆穴入于下牙龈，再沿面部到达目下络于承浆穴。

冲脉起于胞宫，出于下腹部毛际两旁之气街穴，并足少阴肾经之脉，夹脐两旁上行，至胸中然后分散，冲脉为血海，是六脉所归之处，故能接受十二经脉的气血，以之输灌全身。

任脉发生的病变，主要在前阴和少腹部位，但男女有所不同，在男子则为腹部之七种疝病（评疾病部），在女子则为带下或癥瘕积聚。

冲脉在任脉两旁，从腹上行胸中，当其发生病变时，主要为逆气上冲胸膈或由气滞不行而引起腹中急痛，不得便。

督脉行于身后脊中，故病时表现为脊柱强直，角弓反张，屈伸不利。督脉总督一身之阳脉，起于少腹下耻骨内中央，女子则在少腹下正中之溺孔。督脉之别络，沿着阴器循行于前后二阴之间，名为篡，即会阴穴。再绕行会阴之后，分别环绕臀部，至腹内后侧少阴经脉之部分，与足太阳中络均会于少阴之脉，并上股内后廉，贯至脊中，属于肾系。其别络又与足太阳经脉并起于目

83

内眦，直上前额，上交于颠顶，入络于脑，由脑还出后，再分出支络到项部，沿着肩膊内侧，夹脊下行，直抵腰中，沿脊骨内面下络肾。在男子则循阴茎，下至会阴，也同女子一样。另一支脉是从少腹端直上行，通过腰脐中央贯心，经过喉部上颐，环绕口唇，上系于两目之下中央的部位。这样看来，是督脉不单是行身之后，而其另一支脉，则循行于任脉所行的道路，循行于胸腹的部位，故当循行腰部的督脉支络发生病变时，往往从少腹冲心作痛，并由于督脉绕行两阴之间的会阴部位，致发生里急不得大小便、为上冲而痛的疝病。冲任督脉并起于胞宫，一源三岐，故病在女子，可引起妇科病，如不孕，或病在前后二阴之间，偏前则为癃闭，偏后则为痔核，或遗溺，或咽喉发干。

【原文】《灵枢·海论》：胃者为水谷之海，其腧上在气街，下至三里。冲脉者为十二经之海，其腧上在于大杼，下出于巨虚之上下廉。膻中者为气之海，其腧上在于柱骨之上下，前在于人迎。脑为髓之海，其腧上在于其盖，下在风府。

【释义】本节说明人身有四海，四海有余或不足，俱有不同的病理表现，知所养则顺，不知所养则逆。胃是水谷聚合的处所，当水谷下咽以后，在胃中停留一段时间，逐渐被消化吸收，以资养五脏之气，故称胃为水谷之海，至于胃气运行的腧穴，上者在气街，下者至膝下三里，故此二穴均为主治阳明疾患的重要穴位。

冲脉为十二经脉之海，冲脉起自胞宫，受纳来自各经的血液，故冲脉亦称为血海，不断把血液分布到其他经脉，以营养全身，分布最广，前行者夹脐上行至胸中而散，后行者上循脊里，其穴上在足太阳之大杼，下在足阳明之巨虚上下廉（巨虚之上廉即上巨虚穴，巨虚之下廉即下巨虚穴）。

膻中为气之海，膻中位于胸腔之中，为饮食之精气与自肺吸入的气所组成的宗气所在的处所，亦即是全身之气所结合之地。气海运行的腧穴，一在柱骨的上下，即督脉之喑门、大椎。一在颃颡之前，即足阳明之人迎。

脑为髓之海，脑位于颅腔内，是藏髓最大的处所。全身诸髓与脑相通，统属于脑。其腧穴上在脑之盖骨，即督脉之顶会，下在风府穴，交脊髓的上端部位。此四海各有其顺逆，分别叙述如下：

【原文】气海有余者，气满胸中，悗息面赤；气海不足，则气少不足以言。血海有余，则常想其身大，怫然不知其所病；血海不足，亦常想其身小，狭然不知其所病。水谷之海有余，则腹满；水谷之海不足，则饥不受谷食。髓海有余，则轻劲多力，自过其度；髓海不足，则脑转耳鸣，胫酸眩冒，目无所见，懈怠安卧。

【释义】气海在胸中部位，有余者言邪气实也，若邪气实，则气机受阻，内热上迫，故症见气满、胸中悗闷、喘息、面热而赤；气海之气不足，不足者言正气虚也，症见呼吸无力、言语难以支持。

血海为病亦有虚实之不同。若血有余，则有一种幻觉，自觉其身长大，全身有重滞不舒的感觉，说不出自己有什么痛苦；若血不足，则幻觉其身缩小，同样说不出自己有什么痛苦，此皆血海不调之病，病在血者多缓慢而不显著，故皆茫然不觉其所病。

邪气盛则水谷留滞于中，胃中水谷留滞不能消化，故为胀满；如果不足，则脾气不濡，胃不能纳，故虽饥不受谷食。

脑为髓海，髓海有余，则精力充沛，故身体活动敏捷而又很健壮，在工作量上，往往超越别人；如果髓海不足，则精力衰退，故有头旋耳鸣、胫酸，或突然昏去、目无所见、四肢倦怠、喜睡卧等症状出现。

【原文】《素问·至真要大论》：帝曰：六气标本所从不同，奈何？岐伯曰：气有从本者，有从标本者，有不从标本者也。帝曰：愿卒闻之。岐伯曰：少阳太阴从本，少阴太阳从本从标，阳明厥阴不从标本，从乎中也。故从本者，化生于本，从标本者，有标本之化，从中者，以中气为化也。

【释义】六气标本，是前人运用三阴三阳的理论，来演绎和说明自然气候变化，对于人体发生疾病脉症表现的一种规律。掌握了这一规律，就可以更加深刻地去认识外在致病因素作用于内在发病因素所引起的变化，在临床提供正确的治疗步骤。其论详见于《素问·六微首大论》。即少阳之上，火气治之，中见厥阴……。即是以风寒暑湿燥火，天之六气为病之本，少阳、太阳、阳明、少阴、太阴、厥阴，三阴三阳为病之标。标气与脏腑相为表里之气为中气。本气在上，本气之下即是中气，中气之下即是标气。说明六气或有过及不及，皆足以使人致病。而病变的发生，又是外在因素与内在因素相互影响的结果。因之病气与受病的脏腑经络，既有标本中气之不同，又有互相从化的关系。故气有从本者，有从标者，有从标本者，有不从标本而从中气者。如少阳为相火，是少阳从火而化，故以火病为本，少阳经为标。太阴为湿土，是太阴从湿而化，故以湿病为本，太阴经为标。盖少阳本火而标阳，太阴本湿而标阴，二者标本同气，故少阳太阴皆从本也。又如少阴为君火，从热而化，故以热病为本，少阴经为标，是阴从阳化也。太阳为寒水，从寒而化，故以寒病为本，太阳经为标，是阳从阴化也。二气之标本不相同，所以病情或从标化，或从本化。少阴本为君火，而标则属阴经，太阳本为寒水，而标则属阳经，二者标本之气不相同，故当根据病情的变化，或从标，或从本。又如阳明为燥金，从燥而化，故以燥病为本，阳明经为标。厥阴为风木，从风而化，故以风病为本，厥阴经为标。阳明虽本燥而标阳，但与太阴湿土为表里，燥从湿化，故不从标本而从中气，厥阴虽本风而标阴，但与少阳相火为表里，风从火化，所以也从中见之气。总的来说：从本的是因病气生于本气，从标本的是因病气有生于本气或生于标气者。至于不从标本而从中气的，则是因病气基于中气的变化之故。

【原文】《素问·至真要大论》：是故百病之起，有生于本者，有生于标者，有生于中气者。有取本而得者，有取标而得者，有取中气而得者，有取标本而得者，有逆取而得者，有从取而得者。逆，正顺也。若顺，逆也。故曰：知标与本，用之不殆，明知逆顺，正行无问，此之谓也。不知是者，不足以言诊，足以乱经。

【释义】疾病的发生，外因不外六气，而六气在人体所引起的病变，往往因脏气之有虚有实，或偏阴偏阳，故病有生于本、生于标、生于中气的不同。因之在治法上，也应辨识标本中气的病变所在，而采取相应的治疗措施。如此始能切中病情。由于病变有虚实真伪之本，用药也就有逆治和顺治的两种不同的治法。什么叫逆治？逆治是药之性能与病之性质两相对立的治法。对病的性质来说是逆的，但于治疗方面却是顺的。如以寒药治热病、以热药治寒病之类。这种治法，在药与病看来是相反的，而其实正是顺的。如果药之性能与病之性质相从属的治法，于病似顺，而于治则为逆，如以寒药治寒病、以热药治热病之类。正治用于真寒真热之证，顺治则用于假寒假热之证。临床应用，应有严格的区别，所以治病能知标本则正确而无问题，不知标本顺逆，动手便错，由于经常惑乱也。

【原文】病反其本，得标之病，治反其本，得标之方。

【释义】本节主要说明治病处方都应反求其本。病之先受者为本，病之后受者为标，能求得治的原因，便能认识其现有的标病；能求得本病的性质，便能得出治标的方法。总的说来，诊治疾病的关键，首先在于找出受病的基本因素。

【原文】《素问·标本病传论》：先病而后逆者，治其本。先逆而后病者，治其本。先寒而后生病者，治其本。先病而后生寒者，治其本，先热而后生本者，治其本。先热而后生中满者，治其标。先病而后泄者治其本；先泄而后生他病者，治其本。必且调之，乃治其他病。先病而后生中满者治其标，先中满而后烦心者治其本。

【释义】先病为本，后病为标。治疗上分别先后，也就是分别标本。例如先病而导致血气逆行者，其病为本，血气逆行为标。应先治其本病。若先因气血逆行而后发生其他病变者，则血气逆行为本，其他病变为标，应先调理气血。若先感受寒邪而后发生其他病者，或先有病而后发生寒象者，均应治其先有的本病。本病去，则后发生之标病不治自愈。先受热邪而后发生其他病变者，其热为本，应治其热。若先受热邪而后发生胸腹胀满者，是邪实内阻，气道不通，病势甚为迫急，则应先采取急则治标的方法，平其胀满。先病而后引起腹泻者，其病为本，应先治其所因之病，而腹泻自止。如果先腹泻而后发生其他疾患者，应先治其腹泻，因腹泻系脾胃病，脾胃病则运化无权，饮食减少，而人身精气无法维持，所以应先治其本，然后再治他病，治疗上应当采取调和脾胃的方法。如果先病而后引起中满者，是实邪阻滞肠胃，致使气道不通，故应采用急则治标之法，先去其中满，中满消后，再治其本病，如果因中满而发生心烦者，多系燥实结于肠胃，热邪内郁所致，故治宜从本，通其闭阻，使邪热下行，则心烦不治自止。

【原文】病发而有余，本而标之，先治其本，后治其标；病发而不足，标而本之，先治其标，后治其本。

【释义】病发生于邪气太甚的，应以邪气为本，正气为标。这是根据病情的缓急调整其主次地位的说法。故治法要先治其邪气，然后再调其正气。若病发生于正气不足的，虽是正气为标，邪气为本，在治疗上，应先扶其正气，然后再治其病邪。本节的标本意义与前论似有差别，而实际上是示人以灵活运用，不必死守于句下也。

疾　病

【原文】《素问·至真要大论》：帝曰：夫百病之生也，皆生于风寒暑湿燥火，以之化之变也。经言盛者泻之，虚者补之。余锡以方士，而方士用之尚未能十全，余欲令要道必行，桴鼓相应，犹拔刺雪污，工巧神圣，可得闻乎？岐伯曰：审察病机，无失气宜，此之谓也。

【释义】 疾病的发生，总的说来，不外风寒暑湿燥火天之六气的变化所引起。人们置身在气交中，无时无地不受客观环境气候变化的影响。六气的太过或不及，都是因超越人体的一般适应能力而致病。一岁之中，外界某一种气候发生了变化，就影响机体发生某一类性质的疾病，也是有一定规律的。故前人追溯致病之原在于六气，而论发病的机制，则必须分属于五脏。盖五脏为人身之根本，无论外界任何邪气中人，结果都必须由外至内，经过五脏而分属于六经。治疗法则，经文指出，邪气盛用泻法、正气虚用补法，即是通过先攻邪以存正，或先扶正以除邪的途径来达到治疗疾病的目的。照理论上来说，这是完全合理的，应当收到桴鼓之效。但在临床运用起来，还不能达到十全。所以黄帝再向岐伯问，因之岐伯归纳疾病发生的机要，共得一十九条，为后世分析和认识五脏六淫疾病的范例。谆谆叮嘱，临证时必详细审察疾病机制，同时在治疗方面更要明确六气的太过或不及。

本篇讨论病机凡十九条，主要内容是根据六淫发病的临床主要见证，按其性质部位，分别归属于五脏六气上下各方面，这样对于辨证治疗，更有系统的概念，并且可以按病分脏，循求病因。即是随风寒暑湿燥火的不同致病因素，而予以适当运用方药，这是最切当的治疗法则。

各条均冠有诸字，此不过是言较为众多的意思，并非一诸字即是以概括所有一切的病因。同时，各条中虽见证相同，而发病的原因，又有差别，因此，我们对病机的学习研究，必须全面深入，反复分析，不要将自己眼光印定在十九条中，或某一字句下，必须要辨证明确，<u>丝丝入扣</u>，才能用之十全。

【原文】 诸风掉眩，皆属于肝。

【释义】风主动，善行而数变，故风又以木动为其征象。风气通于肝，肝气旺则风动，故风病属于肝脏的疾患。肝主筋，开窍于目，其经脉又与督脉会于颠顶，故风邪内扰，可见头目眩晕，摇动旋转。凡属此类疾患，总缘木气太过，或因阳旺而肝气上逆，或因阴虚而致肝阳偏亢等，病情不一，皆不离乎肝木。

【原文】诸寒收引，皆属于肾。

【释义】寒性凛冽而主凝固，水性润下而性寒冷，故以寒为水之气。肾为水脏，故寒水之气为病皆归于肾。寒证的特征表现收缩牵引，是由于血脉受寒，则血液凝滞不通，经脉因之收缩。凡寒邪为病，发为肢体拘挛者，应归于肾。

【原文】诸气膹郁，皆属于肺。

【释义】肺位于胸腔上部，主诸气而司呼吸。若气机条达，则升降自如，各脏之气，亦得趋于协调。反之，邪气犯肺，肺失却清肃的作用，则周身之气皆为之不利，因此出现喘息上逆、胸膈痞塞不舒等。故气病者皆属于肺。

【原文】诸湿肿满，皆属于脾。

【释义】湿为阴邪，最喜伤脾。湿气大盛，则易从寒化，寒凝湿滞，脾阳被困，中焦气机为之壅塞，而运化无权，邪踞腹中，遂为中满。由于脾湿太盛不能为胃行其津液，水气不得正常排除于体外，故溢于皮下而为肿。故凡肿满之属于湿者，其根源皆由于脾土受病所致。

【原文】诸热瞀瘛，皆属于火。

【释义】凡热病而出现昏闷抽掣，其原因皆由于火邪为患。由于火热上炎，灼伤神明，故神志为之昏扰而瞀乱。阴液受灼而筋脉失养，故致肝风内动，出现瘛疭的症象。

【原文】诸痛痒疮，皆属于心。

【释义】心主血脉而为火脏，心气有余，怫郁而不得散，则血分热结。脾为心子而主肌肉，母病及子，故发为疮疡，即所谓气有余便是火。而心火之盛，多源于外界客热的影响，如心气盛而客热亦重，则血流薄疾，熏肤灼肉，必多疼痛红肿。如心气弱而客热较轻者，则血流较缓，不致腐烂肌肤，虽发疮疡，亦是痒多于痛。此虽同为心火所致，其间亦有虚实轻重之不同。

【原文】诸厥固泄，皆属于下。

【释义】厥是气逆，固是二便不通，泄是二便不禁，下是指肾肝而言。厥逆固泄，寒热俱有。厥之属于寒者，由于阳衰于下，阳衰则阴盛，故阴气逼阳而上逆，有升无降，发为晌仆。属于热者，由于阴衰于下，阳气独盛于上，故下气上逆，逆则气乱，致使神明失守，昏仆不知人。肾司二便，肝主疏泄，肝肾阳虚，则阴寒内盛，下焦阳气不能运化疏泄，故水液蓄于膀胱而为癃闭，大肠失其传运而大便秘结。肝肾热则火盛水亏，阴枯液竭，故大小便均为之不利。又肾居五脏之下，为先天元阴元阳之本，与膀胱为表里。肾阳衰微，不能温暖膀胱，则膀胱不约而为小便失禁。不能熏蒸脾土，脾失健运，水谷不化，而成泄泻。总的说来，以上症状多发自下焦，但根据致病原因的不同，又当分别论治。

【原文】诸痿喘呕，皆属于上。

【释义】痿有筋痿、肉痿、脉痿、骨痿之分，故曰诸痿。肢体痿弱，多在下部，但其病机主要由于心火太盛，伤及肺金。金受火灼，不能生水，肾水枯涸，肝木燥强，木火交炽，更伤及肾，遂令筋脉遭其燔灼，发为痿躄。喘出于肺，呕出于胃。肺为金脏，位处上焦，胃属阳明燥金，而与肺相接近，炎热迫灼，火旺刑金，逆气上冲，故为喘为呕。这类痿躄喘呕等证，都是由于火旺刑金，肺失清肃之故。其为病之因，均来源于心肺，心肺俱属于上焦，故谓皆属于上。

【原文】诸禁鼓栗，如丧神守，皆属于火。

【释义】口噤及战栗，一般均发生于阴盛阳虚的患者，而此独言属于火，此乃重阳必阴、热极似寒之变证，热病中偶可见到此种情况。因心火亢盛，伤及肾水，肾主骨，齿为骨之余，肾水伤则齿髓枯，故齿为之噤。阳不内守而外越，出现战栗鼓颔的假寒症状，但由于热气内扰，神明为之不宁，同时出现谵妄、如丧神守的症状。凡此种种，均属火邪为病，必须详细加以辨识，不应误认为寒证。

【原文】诸痉项强，皆属于湿。

【释义】痉是指身体强直而不柔和。太阳经脉起于目内眦，上额交颠，上入络脑，还出别下项，循肩膊内，挟脊抵腰中，故太阳病令人头项强直。又太阳膀胱为寒水之腑，而足太阴脾为湿土之脏，太阳如伤于外湿，湿土复制其寒水，致使肝木不得其养，而为母复仇，遂出现木横强直之痉象。此为湿甚而兼风化，故称诸痉项强，皆属于湿。

【原文】诸逆冲上，皆属于火。

【释义】炎上是火的特征，设使三焦之气太盛，则相火不安其位而妄动，肾水不能制其燔灼，肺金必首当其冲。肺为热伤，子以母虚，因而涸及肾水。如此大势燎原，遍及各脏，种种火热上逆之症得以出现。以肾开窍于耳，肝开窍于目，火邪伤水，亦复燥血，肾水枯则耳不聪，肝血虚则目不明。火旺则木胜，木侮土而火上炎，胃土为肝木所乘，故上逆而呕吐。肺受火刑，则气不降，而见喘急咳逆。肝木为子所实，则木火上升而为目赤，或为颠疾。凡此等等，皆属火热上逆之症。

【原文】 诸胀腹大，皆属于热。

【释义】 由于热气内淫，刑及肺金，肺主周身之气，又是制节所出，肺气失调，则周身气机不得舒畅，郁热变为胀满。肺与大肠相表里，肺气实则大肠之气不通，故令腹满而胀大。

【原文】 诸躁狂越，皆属于火。

【释义】 躁是动扰不安，急切不宁之象。其所以为躁，是因相火太盛而水不能制约，火入于肾，肾水受其侵害。水性静而火性躁，阳邪入于阴分，故水不能静而出现躁动。《五常政大论》又说"从革之纪……其用躁切。"从革是金气不及之岁，肺金不足，无以生水而火自旺，母令子虚，更伤肾阴，故其用躁切。因之无论相火有余或金水不足，其为躁也，皆是火之为患。

狂是狂言失志，越是超越常规，都是言行失常之象。由于热邪入于阳分，人身之气为阳，血为阴，阳气太盛，则血液沸腾，脉流疾迫。心为神脏，其合血脉，阳热甚而气有余，神志受火热所熏灼，不能自主，故发为狂乱之疾。《素问·阳明脉解》说：阳明"病甚则弃衣而走，登高而歌，或至数日不食，踰垣上屋，所上之处，皆非其素所能也"。这是说明狂越之病，由于阳明胃为火热所灼，而阳明又是多血多气之腑，四肢为诸阳之本而禀气于胃，邪热聚于阳明，气并于阳而为狂，阳盛则身热，故狂乱无定，甚至弃衣而走，登高而歌。究其狂越的原因，在于君相二火太过，盛于心则谵妄，盛于阳明则发为狂越。

【原文】 诸暴强直，皆属于风。

【释义】木气条达，而风性主动。木气太过，则失其条达之性而反现刚强之象。风势太急，则失其轻飘之姿而反现劲疾之状。肝主筋，而风之变最速，故肝气横逆，最易使肢体猝然强直而不能屈伸。此种病理最易见于平素肝气偏盛的体质，偶遭其他因素的牵引，遂不能控制风火的煽动，而骤然筋劲体强，木硬不柔。因肝旺之躯，常多火盛，肝胆相为表里，而木为火母，子令母实，火旺金囚，于是木无所制，风火相煽，遂妄行其慓悍之气。然对这种猝然暴发的病，虽称之为风病，其实并非外感风邪，多因肝气自旺或血虚不能营润于筋脉，故证属于肝风内动。

【原文】诸病有声，鼓之如鼓，皆属于热。

【释义】诸病有声是指肠鸣，叩之如鼓乃腹部胀满绷急之状，是因火热太甚，阳气怫郁不得舒张。由于邪热郁结不散，气机不能调畅，故时有肠鸣之声。气阻于中，则为腹部胀满，故叩之其声如鼓。

【原文】诸病胕肿，疼酸惊骇，皆属于火。

【释义】胕肿是足胕忽然红肿，其原因多由热邪下注，熏灼肌肤所致。疼酸是指筋骨酸疼，凡阳热内盛，则阴液受灼。液者，所以溢脑髓、濡筋骨。液为火灼，则凡筋脉所到之处皆作酸痛。即《灵枢·决气》所谓"液脱者胫酸"之意。惊骇之为病，多发自肝经，因肝藏血，火热太甚，气血受伤，肝木燥强，如猝然有意外触动，即为惊骇。

【原文】诸转反戾，水液浑浊，皆属于热。

【释义】由于邪火用事，热气大行，液枯不能荣润，故肝急而筋转，出现软短拘挛、转扭乖戾之状。水液指小便，水清火浊，物性之常，故火郁在内，清化不及，则小便必短而浑浊。

【原文】诸病水液，澄澈清冷，皆属于寒。

【释义】凡吐利为水及小便皆包括在水液内。脾伤则泄，胃伤则吐，乃中阳失其健运，至脾气无权，胃气不降。故《六元正纪大论》说"太阴所出为吐下"，是太阴脾土喜燥而恶湿。太阴所至即湿气太盛之时，土气伤而寒水侮其所不胜，水气太过，土不能防堵其泛滥之势，水盛土虚，脾胃衰弱，而为吐下之病。总之无论由于土虚不能制水，或水盛而反侮土，以致为吐为利。如水液清澈而无温暖之气者，都是属于寒之为患。此因里虚，阳气不足以温化，此与小便混浊之属于热者大有差别，故由小便可以查知其为寒。

【原文】诸呕吐酸，暴注下迫，皆属于热。

【释义】由于心火盛而令母实，则肝气旺而侮土。酸为木味，火性炎上，故肝木犯胃，则气逆上冲，因而呕吐酸液。又火性疾速，乘虚而往，如肝木克脾，则突然大泻下。火盛液泻，郁热之气不化，以致气往下迫，里急后重，时欲大便而不通畅，这都是由于内有郁热而致传化失常之象。

【原文】谨守病机，各司其属，有者求之，无者求之，盛者责之，虚者责之，必先五胜，疏其血气，令其调达，而致和平。

【释义】病机是发生疾病的机制，以上所述一十九条，便是它的纲要。疾病的发生，在外总不能离开风寒暑湿燥火六气之侵袭，在内总不能离开喜怒思忧恐五志的扰动，而受病的部位，总不离乎人身的五脏六腑、上下四肢。医生必须以谨慎的态度，随时掌握疾病发生的主要机制，详细分析它所属的类型，是由五志所致，或六淫所伤，病的部位在脏或在腑，病证的性质属寒或属热、属虚或属实。无论其临床症状之明显或不明显，必须寻求其所导致的原因。有病而发生应有的症状者，有病而不发生应有症状者，必须进一步追求其何以有此症状，再进一步辨别其为虚为实，而病情的虚实，又必有它所以形成的条件。凡是有关的各个方面，都应详加考虑。在治疗上，必须本着五行相胜的理论，把外界气候的变化和人体脏气紧密结合起来，人身最重要的就是血与气，气血在人身是昼夜循行，无时无息的，万一有了阻滞，便郁结不通，而呈现出病状。某一脏器发生病变，必影响及于其所胜之脏，次第相移，遍及整体。因之必须疏通其血气，使之调畅通达，无壅滞之患，气血通调，则阴阳调达，可以保持健康无病。

【原文】《灵枢·百病始生》：风雨寒热不得虚，邪不能独伤人，卒然逢疾风暴雨而不病者，盖无虚，故邪不能独伤人。此必因虚邪之风，与其身形，两虚相得，乃客其形。

【释义】此言风雨寒热等邪气之伤人，必须正气先虚者始能受邪。如身形无虚，虽遇疾风暴雨，亦不致病。即《素问·评热病论》所谓"邪之所凑，其气必虚"之意。

【原文】《灵枢·百病始生》：是故虚邪之中人也，始于皮肤，皮肤缓则腠理开，开则邪从毛发入，入则抵深，深则毛发立，毛发立则淅然，故皮肤痛。留而不去，则传舍于络脉，在络之时，痛于肌肉，其痛之时息，大经乃代。留而不去，传舍于经，在经之时，洒淅喜惊。留而不去，传舍于输，在输之时，六经不通，四肢则肢节痛，腰脊乃强。留而不去，传舍于伏冲之脉，在伏冲之时，体重身痛。留而不去，传舍于肠胃，在肠胃之时，贲响腹胀。多寒则肠鸣飧泄，食不化，多热则溏出糜。留而不去，传舍于肠胃之外、膜原之间，留着于脉，稽留而不去，息而成积。

【词解】①淅然：皮肤怯冷之状。

②大经：经隧，五脏六腑之大络也。

③伏冲之脉：张景岳曰："伏冲之脉，即冲脉之在脊者，以其最深，故曰伏冲。"

④膜原：张隐庵曰："膜原者，肠胃外之膏膜。"

【释义】此节论邪之传变，多是由浅入深，因受病之深浅既不同，故各有其相应之见症。邪之中人，常是始于皮毛，故凡外邪之由皮毛入腠理者，必有淅然恶寒及皮肤痛之见症。如邪气传舍于络脉者，因络脉多见于皮肉之间，较皮毛稍深，故疼痛在于肌肉。若肌肉之痛渐止，则是邪已深入，经隧受病。邪气自络入经，未及脏腑，故犹有洒淅恶寒之表症存在。但因经气连脏，故又喜惊。此时如病邪留而不去，即可传舍于经腧，经腧为经气聚会之处，如邪气留止，则六经之道不通，症见肢节痛、腰脊强。邪至经腧再传，即入于伏冲，症见体重身痛。邪由伏冲再传，即入于肠胃，可见肠鸣、腹胀、腹泻等症。但应注意其寒热之分，如多寒者，则肠鸣飧泄，食不化；多热者则浊垢不清，其溏如糜。如邪气留止于肠胃外之膏膜之间者，阻滞血脉之运行，即可成为积聚。

（此处缺失 18 页）

【原文】《灵枢·邪气脏腑病形》：黄帝曰：邪之中人脏奈何？岐伯曰：愁忧恐惧则伤心，形寒饮冷则伤肺，以其两寒相感，中外皆伤，故气逆而上行。有所堕坠，恶血留内，若有所大怒，气上而不下，积于胁下，则伤肝。有所击仆，若醉入房，汗出当风，则伤脾。有所用力举重，若入房过度，汗出浴水，则伤肾。

黄帝曰：五脏之中风奈何？岐伯曰：阴阳俱感，邪乃得往。黄帝曰：善哉。

【词解】①恶血：即瘀血。

②阴阳俱感：此处阴阳指内因及外因。

【释义】邪气伤人内脏，一般说来，是人体先虚，然后邪气得以侵入发病，如愁忧恐惧等类的情志刺激，都能妨碍精神的正常活动，使心脏受到损害。皮毛内应于肺，肺与胃最相接近而关系密切，所以感寒或饮冷，都能影响肺气的敷布流通，使肺脏受到损害。肺气失去清肃下降的正常活动，则上逆而为喘咳呕逆等病。若因坠落跌伤，瘀血瘀滞，或因大怒，气上逆不能下降，郁结胁部，均是阻碍气血的流行，使肝脏受到伤害。这是因为肝藏血，所伤又在肝经经脉所分布之处的缘故。因受打击跌仆，肌肉受伤，或醉酒行房，汗出当风，均能伤及脾脏，以脾主肌肉，肌肉过伤，则其精气亦与之俱衰了，又或酒食太过，色情失制，汗出而肌肉弛缓，风气乘虚侵入，均足影响脾的正常功能，消耗其精气。至于用力举重，或色情过度，或汗出浴水，亦足以损伤肾脏，以肾主骨，藏精，寒水之邪，易伤本脏。总的说来，五脏之中于风邪，必由内外俱有感受，然后邪气始得进入内脏。

【原文】《灵枢·刺节真邪》：黄帝曰：有一脉生数十病者，或痛或痛，或热或寒，或痒或痹，或不仁，变化无穷，其故何也？岐伯曰：此皆邪气之所生也。

【释义】一脉犹言一经，经脉为气血循行的途径，又与其他经脉相贯通，故邪气进入以后，可以引起各种各样的疾患，或为痛证，或为痈肿，或为寒证，或为热证，或为疮疡，或为痹证，或肌肤麻痹不仁等各种不同的病变。

【原文】黄帝曰：余闻气者，有真气，有正气，有邪气。何谓真气？岐伯曰：真气者，所受于天，于谷气并而充身者也。正气者，正风也。从一方来，非实风，又非虚风也。邪气者，虚风之贼伤人也。其中人也深，不能自去。正风者，其中人也浅，合而自去，其气来柔弱，不能胜真气，故自去。

虚邪之中人也，洒淅动形，起毫毛而发腠理。其入深，内抟于骨，则为骨痹。抟于筋，则为筋挛。抟于脉中，则为血闭。不通则为痈。抟于肉，与卫气相抟，阳胜者则为热，阴胜者则为寒。寒则真气去，去则虚，虚则寒。抟于皮肤之间，其气外发，腠理开，毫毛摇，气往来行，则为痒；留而不去则痹；卫气不行，则为不仁。

虚邪偏客于身半，其入深，内居营卫，营卫稍衰，则真气去，邪气独留，发为偏枯。其邪气浅者，脉偏痛。

虚邪之入于身也深，寒与热相抟，久留而内着，寒胜其热，则骨疼肉枯；热胜其寒，则烂肉腐肌为脓；内伤骨，内伤骨为骨蚀。有所疾前筋，筋屈不能伸，邪气居其间而不反，发为筋瘤。有所结，气归之，卫气留之，不得反，津液久留，合而为肠瘤，久者数岁乃成，以手按之柔。已有所结，气归之，津液留之，邪气中之，凝结日以易甚，连以聚居，为昔瘤，以手按之坚。有所结，深中骨，气因于骨，骨与气并，日以益大，则为骨瘤。有所结，中于肉，宗气归之，邪留而不去，有热则化为脓，无热则为肉瘤。凡此数气者，其发无常处，而有常名也。

【释义】气之所指，各有其不同的含义（在人体或以功能言，在宇宙或以物质言）。凡是没有一定形态而能发生作用的，古人通称之为气。在人体有真气，在宇宙有正气和邪气。真气的来源是呼吸的空气和摄入的水谷精微之气组合而成的。通过脾的转输和肺的散布，使它充实全身。正气是符合季节的正风，有固定的风向，如春之东风、夏之南风等是。由于风向是正确的，气候就没有突如其来的异常变化。人体也易于适应，它不同于足以使人致病的实风或虚风。这种正常气候，即使在人体引起病变也影响不大，只是侵及皮毛，不用服药，凭人体的抵抗能力也可以使它消失。邪气则是足以贼伤人体的邪风，往往侵入肌肉筋骨等深部，不能自行消失。因它属于非正常气候的虚风，对机体的伤害力较大，所引起的病变，有如以下所述：当虚邪初袭人体，往往有恶寒战栗（皮肤收缩，汗孔开泄）的症状。假如病邪再进一步发展，侵犯入骨，则成为骨痹；侵及筋膜，则引起拘挛；侵入血脉，则血流阻塞，成为痈肿。侵害肌肉时，邪气与卫气相抗的结果是：阳气胜则为热，阴气胜则为寒，寒伤真气则虚，因而寒邪盘踞皮肤之间，阻碍营卫的运行，或为疮疡，或为痹症，或为肌肉麻痹不仁的疾患。虚邪侵害身体的半侧以后，深入到营卫部位，因而营卫气衰，不能维持正常的运行，邪气独自停留于此，成为半身不遂的偏枯症。如果邪气侵犯人体的浅表，仅是血脉有疼痛的感觉，深入后由于邪自外入属寒，气留于内为热，寒热结聚一起，长久停留体内，如果寒邪胜于热邪，则阳衰而骨痛肉枯；热邪胜于寒邪，则阴伤而肌肉溃烂化脓。进而伤骨，成为骨蚀。伤筋则筋屈不伸，如邪气日久不去，停留其内，则发为筋瘤，即结聚于筋之息肉也。邪气结聚之处，足以阻碍卫气的正常运行，津随气布，气不利则津液与之俱留，相结一起，如在肠部位发生这样的病变，日久遂成肠瘤。有经过几年后渐致形成，当起初时，按之虽柔软，但是邪气已有所结聚，气、津、邪三者结合一起，日益有所发展，后来就形成了昔瘤。有的初起按之即见坚硬，这是邪气深结于骨部，骨与邪相结在一起，日益扩大，就成为骨疽。邪气久结于肌肉，阻碍宗气的运行，宗气即大气也，指阳明之气而言，阳明之气与邪气结合一起，热则使肌肉溃腐，化而为脓。无热则血气聚而不散，成为肉疽。以上病变，发生的部位无固定，但是有一定的病名。

【原文】《素问·生气通天论》：阳气者，若天与日，失其所则折寿而不彰，故天运当以日光明。是故阳因而上，卫外者也。

因于寒，欲如运枢，起居如惊，神气乃浮。因于暑，汗，烦则喘喝，静则多言，体若燔炭，汗出而散。因于湿，首如裹，湿热不攘，大筋软短，小筋弛长，软短为拘，弛长为痿。因于气，为肿。四维相代，阳气乃竭。

阳气者，烦劳则张，精绝，辟积于夏，使人煎厥。目盲不可以视，耳闭不可以听，溃溃乎若坏都，汩汩乎不可止。

【释义】阳气在人体有如天体的太阳一样。天之光明，全赖阳光，而人身之阳气，根源于下焦，生成于中焦，出自于上焦。随经脉而运行全身。自表至里，自上至下，皆赖此阳气以维持人体正常生理活动，如果阳气衰失，将使寿命短折。所以人体能够健康无病，首先是因为阳气有卫外作用，使人体保持充分的适应和抗病能力。

如果阳气不能固密于外，四时之邪，皆得乘虚侵袭，发生疾患。如因于伤寒者，应该使阳气转运自如，始不至于深入为害。如果起居不节，多受惊恐，则神气不能内守而浮于外。如因于伤暑者，则多汗、心烦、气急喘、大声呼喝。此因热邪伤于肺胃。肺胃为热所迫，故有此。若暑邪偏重于心，则邪深入心营，引起精神内乱，故若令其安静，亦必哭多、言多，甚至语无伦次。暑邪外盛，阳气不能外泄，致使肌肤大热，此时若能得汗，则阳热之气方能透出，而热势可解散。如病因于湿者，伤于上则清阳受其蒙蔽，故头昏重，有如被物包裹之状。湿邪郁久化热，耗伤阴液，不能柔润于筋，因而出现大筋拘而不伸、小筋弛而无力的症状。

气在人体有很大的调节作用，故气虚或气滞，均能引起肿病。四肢为诸阳之本，清阳之气常得充实其间，故阳气虚四肢交替浮肿，或上或下，或偏在一侧，乃阳气虚弱之候，在肿病之虚证者，后期常有此种症状出现。

阳气宜固密而不宜于外泄，若烦劳过度，则阳气弛张，阴精耗损，阴不与阳相济，故称精绝。日积月累，日以益甚，至夏季阳热偏盛时，则既损之阴不能耐受内外之热的煎迫，因而亢阳乘虚气上逆，神机因突然受袭而停顿，故致目不得见，耳不得闻，疾势之严重，有如防水的都堤破坏后，水势汹涌而不可制止一样，称之为煎厥。

【原文】阳气者，大怒则形气绝，而血菀于上，使人薄厥。有伤于筋，纵，其若不容。汗出偏沮，使人偏枯；汗出见湿，乃生痤痱。高粱之变，足生大丁，受如持虚。劳汗当风，寒薄为皶，郁乃痤。

【释义】人体一切活动，均赖阳气为之主宰，故阳气应以冲和为贵。若大怒伤肝，则气上逆而不下，气不下行，则形气互相离决，血亦随气郁结于上，经脉阻滞，神明失守，发为薄厥（即因怒气相迫致使气往上逆的意思）。怒气甚则伤肝，肝伤则筋失所养，因筋弛缓不收，致手足无力，不能随心所欲地去支配他的动作。如因出汗偏在身体左右部位的一侧者，久之则卫气不固，营气失守，该侧之营卫俱伤，致使人发生半身不遂的偏枯疾患。如当汗出时受到湿气，此时汗孔开泄，湿邪最易侵袭，湿邪留于肌腠，郁久化热，因此发生痤痱等疾患。在饮食方面，凡是过食肥甘厚味，皆令人产生内热，热邪深入血脉，则最易发生大疔之类的毒疮。当劳动出汗之际，遇到吹风，冷气最易侵入皮肤腠理，使血液凝滞，发生粉刺或痤疮之类的疾患。

【原文】阳气者，精则养神，柔则养筋，开阖不得，寒气从之，乃生大偻；陷脉为瘘，留恋肉腠；俞气化薄，传为善畏，及为惊骇；荣气不从，逆于肉理，乃生痈肿。

【释义】阳气在人体，内以养神，外以养筋，故生机活泼，是阳气精明充足的表现，运动自如，是阳气柔和的表现。阳气在人体外表的职能，是司汗孔的开阖，以适应外界气候的变化。如因不得其气，则寒气侵入，阳气受伤，致使筋无所养，而失去柔和的作用，遂发生严重的身形佝偻。如寒邪深陷，入于脉中，留连于肌肉之间，日久不散，则发生鼠疮之类的疾患。如果俞气虚薄，寒气自脉中流入经俞，侵及脏腑，而脏所藏之神气被扰动后则表现出恐畏惊骇的症状。若营气受寒而流行不利，气血凝结于肌肉腠理之间，日久转化为热，于是形成痈肿。

【原文】魄汗未尽，形弱而气烁，穴俞以闭，发为风疟。

【释义】如汗出未止，卫气未固，又为风暑之气所烁，穴俞闭塞，邪气留止，于是形成风疟。

【原文】《素问·阴阳别论》：二阳之病发心脾，有不得隐曲，女子不月，其传为风消，其传为息贲者，死不治。曰：三阳为病发寒热，下为痈肿，及为痿厥腨痛，其传为索泽，其传为癞疝。

曰：一阳发病，少气，善咳善泄，其传为心掣，其传为隔。二阳一阴发病，主惊骇，背痛，善噫，善欠，名曰风厥。二阴一阳发病，善胀，心满善气。三阳三阴发病，为偏枯痿易，四肢不举。

【释义】 二阳，指阳明胃也，以阳明介于太阳和少阳之间，故称为二阳。二阳之病发自心脾。因心藏神，脾藏意。两脏与情志思虑活动最相关切。同时位居中焦，有受气取汁化血的作用。如果有难以告人的隐患，不得解决，终日抑郁不乐，就会使心气不舒，营气不能畅达，营气交通于心脾，脾病则运化失职，故胃中水谷失去正常的消化与吸收，而气血生成之来源渐至断绝，故引起女子月经闭止，进而肌肉失养，全身瘦消，土虚之极，则肺失所养，所以病情再进一步发展就会出现呼吸迫促。因为精气衰竭，脾肾衰败，生命无以维持，故称为不治之死症。

太阳膀胱主表，病邪初入，正气抗邪于外，故有恶寒发热之表症出现。若邪气深入血脉，壅结于肌腠之间，久郁化热，则发为痛肿，足太阳之脉，从头下背，贯臀入腘，沿腨到达足部。故邪伤其经脉，则腨部酸痛，软弱无力。若病久则液伤气败，故皮肤失去润泽，表现出干燥枯槁的情况。如因湿热下注，则易使睾丸偏肿而痛，成为癫疝。

少阳为相火寄藏之所，虚则阳气式微，故病少气，实则上乘肺金或中犯阳明，肺胃为热所伤，故善病咳与腹泻。如相火过旺，上乘于心，心为热伤，则跳动过速，若有所掣引，或木火乘土，致脾胃阴液枯竭，受纳运化失职，发生饮食不下、隔塞不通之隔症。

二阳一阴，指阳明与厥阴而言。厥阴病主惊骇，阳明热盛，亦能引起惊骇，阳明之筋夹脊，邪伤其筋，故主背痛。风邪内扰，则易发生噫气与呵欠，肝胃因风发病，引起以上气逆症状，称为风厥。

二阴一阳，指少阴与少阳而言。少阴为心与肾，心气实则外见胀满，心气虚故善太息。少阳为胆与三焦，三焦病则气化不利，故见胀满。

三阳三阴，指太阳与太阴而言。太阳统营卫，其经脉分别引于头身四肢，故太阳发病，可使营卫运行障碍，成为偏枯。太阴肺为热所伤，津液枯竭，筋脉失养，故发为痿易，太阴脾主四肢，脾病则多致四肢不举。

【原文】《素问·阴阳别论》：死阴之属，不过三日而死。生阳之属，不过四日而死。所谓生阳、死阴者，肝之心谓之生阳，心之肺谓之死阴。肺之肾谓之重阴，肾之脾谓之辟阴，死不治。

【释义】脏气相传，有死生的不同。沿五行相克而传的，谓之死阴。沿五行相生而传的，谓之生阳。死阴不过三日，以三日是脏真之气受克殆尽，始传之脏，不能得到生气相助的缘故。生阳不过四日死，死系已字之误，当从新校本作"四日而已"为是。以四日是始传之邪为所胜之脏气所胜得缘故。例如肝木传心火，谓之生阳。脏气五日一复，一日传一脏，肝木顺传至肺金，为期四日，木邪为金气所胜，故病当愈。又如心火传肺金，谓之死阴，心火传至肝木，为期三日，木气受到金伤之后，缺乏生气以助心火，故病当死。此外，肺传之肾，为二阴相并，阴不得阳之助，故病当沉重，谓之重阴。肾传至脾，为土不制水，水反侮土，这叫作辟阴无畏之阴，故死不治。

【原文】《素问·阴阳别论》：结阳者，肿四肢。结阴者，便血一升，再结二升，三结三升。阴阳结斜，多阴少阳曰石水，少腹肿。二阳结谓之消，三阳结谓之隔，三阴结谓之水，一阴一阳结谓之喉痹。

【释义】阳主气，阴主血。四肢为诸阳之本。若邪气结滞于阳经，阳气闭塞不行，则四肢发肿；邪气结于阴经，则内在之血脉被伤，血液外渗，故见便血。但血脉受伤的程度，又须视邪气的轻重而有所差别，故邪结较重者，便血二升，更重者便血三升。这是以便血的多少来判断病情的轻重。

如水邪结聚下焦，下焦当膀胱及肾之部位，故称阴阳结邪，多阴少阳是证偏于里。肾为水脏，而司开阖，开阖司职，则水邪潴留膀胱，故少腹肿而坚满。称为石水（即《金匮要略》所说的石水其脉自沉，外症腹满不喘是也）。

二阳指胃与大肠，热邪结于阳明，消烁津液。阴津伤极，则燥热愈甚，二者相互影响，于是形成消谷善饥，食入虽多而更加消瘦的消瘅病。

三阳指膀胱与小肠，膀胱为水府，小肠为火府。邪气结于三阳，则阳气不化，津液不利，上下不通，故致隔塞闭绝。

三阴指肺与脾，邪气结于脾肺，脾病则不能行水，肺病则不能通调水道，以致水液凝聚，发生水肿。

一阴是肝与心包络，一阳是胆与三焦，四经俱属木火，皆从热化。其经脉并络于喉，故热邪内结，发为喉痹。

【原文】《灵枢·经脉》：肺手太阴之脉，起于中焦，下络大肠，还循胃口，上膈属肺，从肺系横出腋下，下循臑内，行少阴、心主之前，下肘中，循臂内上骨下廉，入寸口，上鱼，循鱼际，出大指之端，其支者，从腕后直出次指内廉，出其端。是动则病肺胀满，膨膨而喘咳，缺盆中痛，甚则交两手而瞀，此为臂厥。是主肺所生病者，咳，上气喘渴，烦心，胸满，臑臂内前廉痛厥，掌中热。气盛有余，则肩背痛，风寒，汗出中风，小便数而欠。气虚则肩背痛寒，少气不足以息，溺色变。为此诸病，盛则泻之，虚则补之，热则疾之，寒则留之，陷下则灸之，不盛不虚，以经取之。盛者寸口大三倍于人迎，虚者则寸口反小于人迎也。

【释义】人体脏腑与经脉，是相互关联的。所以许多脏腑病变的产生，常由经脉传来，而脏腑发生病变以后，又通过经脉而表现出各经应有的症状。病在经脉或在脏腑，自应有所划分。但彼此的联系和影响，决不能割裂看待。经脉篇所论十二经脉，即是很好的例证。至于言"是动"，所生病者，不外就发病的主次关系而说，非别有他义。由于经脉发病，影响所发者，即为"是动"，病由脏腑先病，影响经脉者，即为"所生病"。

肺手太阴经脉发生病变时，出现肺部膨膨胀满，喘气，作咳，缺盆部疼痛，甚至因咳喘过剧，两手交叉胸部，视觉模糊，这叫作臂厥。因为肺主气，肺病则气道不利，故发生以上病症。本经肺部发生的病变，为咳嗽、气上逆而喘急、心烦不安、胸部痞闷、臑臂部内侧前缘作痛、或厥冷、或掌心发热。前症先叙肺病，后及经症。以太阴之别脉直入掌中。故见证如此。本经气盛有余的实证，为肩背疼痛，以手太阴筋结于肩，又附连于背，故邪气盛则肩背痛。肺主皮毛，风寒在表，故汗出中风。肺为水之上源，邪伤其气，故小便频数而量少。本经气虚的见证，为肩背痛、畏寒、气短、呼吸气促，因上焦阳气衰微，不能主持其气机之正常运行也。肺为诸气之本，肺气虚则下焦之阳气不举，故溺色变而黄赤，以上病症，属实用泻法，属虚用补法，属热者针刺用疾出针法，属寒者针刺用留针法。虚寒而脉现下陷者用灸法。病不因于气血的虚实，人迎与寸口大小相同者，视其某经发病，即从某经去医治。按照一般治疗常规处理。凡是本经的实证，寸口脉比人迎脉象大三倍，因寸口属手太阴肺经所主，肺气盛故脉大。虚证则寸口脉反小于人迎，人迎为足阳明之动脉，在喉结旁一寸五分，乃三阳脉气所过之处，故病型的虚实，两者可相对比较而得结论。

【原文】大肠手阳明之脉，起于大指次指之端，循指上廉，出合谷两骨之间，上入两筋之中，循臂上廉，入肘外廉，上臑外前廉，上肩，出髃骨之前廉，上出于柱骨之会上，下入缺盆，络肺，下膈，属大肠。其支者，从缺盆上颈贯颊，入下齿中，还出挟口，交人中，左之右，右之左，上夹鼻孔，是动则病齿痛颈肿。是主津液所生病者，目黄口干，鼽衄，喉痹，肩前臑痛，大指次指痛不用。气有余，则当脉所过者热肿，虚则寒栗不复。为此诸病，盛则泻之，虚则补之，热则疾之，寒则留之，陷下则灸之，不盛不虚，以经取之。盛者人迎大三倍于寸口，虚者人迎反小于寸口也。

【释义】大肠阳明经脉发生病变时，多为牙齿疼痛、颈间肿大等症。因阳明的支脉是从缺盆上颈贯颊下，入下齿中之故。大肠主传导水谷，与津液的关系至为密切，故凡本经由津液发生的病变，为目发黄、口作干、鼻酸或鼻出血、喉中肿痛闭塞、肩前与臑内作痛、大指与次指不能随意动作，其发生病变的部位，都是为本经经脉所及之处（手阳明之别络合于宗脉，故病可以目发黄）。如本经经气有余的实证，在本经经脉通过的部位，发现热与肿。本经经气不足的虚证，往往发寒战，不易转温暖，在治法上与前义相同。凡是本经实证，人迎比寸口大三倍，虚证见人迎反小于寸口。

【原文】胃足阳明之脉，起于鼻之交頞中，旁纳太阳之脉，下循鼻外，入上齿中，还出夹口环唇，下交承浆，却循颐后下廉，出大迎，循颊车，上耳前，过客主人，循发际，至额颅。其支者，从大迎前下人迎，循喉咙，入缺盆，下膈，属胃，络脾。其直者，从缺盆下乳内廉，下夹脐，入气街中。其支者，起于胃口，下循腹里，下至气街中而合，以下髀关，抵伏兔，下膝髌中，下循胫外廉，下足跗，入中指内间。其支者，下廉三寸而别，下入中指外间。其支者，别跗上，入大指间，出其端。是动则病洒洒振寒，善伸数欠，颜黑，病至则恶人与火，闻木声则惕然而惊，心欲动，独闭户塞牖而处，甚则欲上高而歌，弃衣而走，贲响腹胀，是为骭厥。是主血所生病者，狂疟，温淫汗出，鼽衄，口喎唇胗，颈肿喉痹，大腹水肿，膝髌肿痛，循膺、乳、气街、股、伏兔、骭外廉、足跗上皆痛，中指不用。气盛则身以前皆热，其有余于胃，则消谷善饥，溺色黄。气不足，则身以前皆寒栗，胃中寒则胀满。为此诸病，盛则泻之，虚则补之，热则疾之，寒则留之，陷下则灸之，不盛不虚，以经取之。盛者人迎大三倍于寸口，虚者人迎反小于寸口也。

【释义】胃足阳明经脉发生病变时，常见畏寒、呻吟、喜呵欠、额部黯黑，病发时，厌见人与火，闻木声则惊惕，心中跳动不安，因此总想关闭门窗，独居于房屋之中，从以上症状来看，大都属于阳明相属而阴欲胜阳的表现。如果阳热极盛，则患者不欲静处，常欲攀登高处歌唱，脱掉衣服乱跑，腹胀而鸣响，这叫作骭厥，骭指足胫，为阳明经脉所过之处。阳明位居中焦，受纳水谷，为血液资生之化源，故以血为主。当发生病变时，为发高热、神昏的症状和热甚的温病，自汗出，鼻塞或鼻出血，口角歪斜，口唇生疮，胫肿，喉痹，腹因水停而肿大，膝盖部肿痛，沿侧胸乳部、气街、伏兔、胫外廉、足背上等处发痛。足中指不能屈伸。本经气盛的实证，身前胸腹部都发热，胃热有余而消烁水谷，容易饥饿，小便黄色。本经气虚的虚证，身前胸腹部都觉寒战，胃中有寒则胀满。以上病症，凡是实证就用泻法，虚证就用补法。热证针刺用急出针法，寒证针刺用留针法，经气下陷的就用灸法。不实不虚的，按照一般治疗常规进行处理。凡是实证人迎的脉象比寸口的脉象大三倍，虚证人迎的脉象比寸口的脉象较小。

【原文】脾足太阴之脉，起于大指之端，循指内侧白肉际，过核骨后，上内踝前廉，上踹内，循胫骨后，交出厥阴之前，上膝股内前廉，入腹，属脾络胃，上膈，夹咽，连舌本，散舌下。其支者，复从胃别上膈，注心中。是动则病舌本强，食则呕，胃脘痛，腹胀，善噫，得后与气则快然为衰，身体皆重。是主脾所生病者，舌本痛，体不能动摇，食不下，烦心，心下急痛，溏瘕泄，水闭，黄疸，不能卧，强立，股膝内肿厥，足大指不用。为此诸病，盛则泻之，虚则补之，热则疾之，寒则留之，陷下则灸之，不盛不虚，以经取之。盛者寸口大三倍于人迎，虚者寸口反小于人迎也。

【释义】足太阴脾经发生病变，因为脾脉连舌本，故病则舌根强硬。脾主运化，脾病则运化失司，故食即作呕，胃脘疼痛，腹内作胀，嗳气，如得大便或矢气通利，则脾气可通，故暂觉轻

111

快。脾病则易为湿困，故身体常感重滞而不轻快。本经由脾所发生的病症，为舌根疼痛、身体不能动摇、饮食不化，又太阴脉支者上膈，注心中，故易见心内烦扰，心下掣引作痛，大便稀薄，或消化不好。腹满溏泻或面目一身尽黄，不能安睡，勉强站立，膝股内侧发肿，或厥冷，足大趾不能活动。以上病症治法与上述相同，脉象方面，实证是寸口脉比人迎脉大三倍，虚证时寸口脉比人迎较小。

【原文】心手少阴之脉，起于心中，出属心系，下膈，络小肠。其支者，从心系上夹咽，系目系。其直者，复从心系，却上肺，下出腋下，下循臑内后廉，行太阴、心主之后，下肘内，循臂内后廉，抵掌后锐骨之端，入掌内后廉，循小指之内出其端。是动则病咽干心痛，渴而欲饮，是为臂厥。是主心所生病者，目黄，胁痛，臑臂内后廉痛，厥，掌中热痛。为此诸病，盛则泻之，虚则补之，热则疾之，寒则留之，陷下则灸之，不盛不虚，以经取之。盛者寸口大再倍于人迎，虚者反小于人迎也。

【释义】心手少阴经脉发生病变，为咽喉食道上部干燥，心痛，口渴欲饮水，并有臂痛的现象，两手交叉于胸前。本经从心脏发生的病变，为眼目发黄、胁肋疼痛、臑臂内侧后缘疼痛或厥逆、掌心热痛。治法与前同。凡是本经的实证，寸口脉比人迎脉大两倍，虚证是寸口脉比人迎脉小。

【原文】小肠手太阳之脉，起于小指之端，循手外侧上腕，出踝中，直上循臂骨下廉，出肘内侧两筋之间，上循臑外后廉，出肩解，绕肩胛，交肩上，入缺盆，络心，循咽，下膈，抵胃，属小肠。其支者，从缺盆循颈上颊，至目锐眦，却入耳中。其支者，别颊上䪼抵鼻，至目锐眦，斜络于颧。是动则病咽痛颌肿，不可以顾，肩似拔，臑似折。是主液所生病者，耳聋，目黄，颊肿，颈、颌、肩、臑、肘、臂外后廉痛。为此诸病，盛则泻之，虚则补之，热则疾之，寒则留之，陷下则灸之，不盛不虚，以经取之。盛者人迎大再倍于寸口，虚者反小于寸口也。

【释义】小肠手太阳经脉发生病变，为咽喉痛，颌肿，头难以转侧，肩痛像被人拉拔。臑痛像被折断相似。小肠主泌别清浊，专司消化水谷，故主液所生病，其症为耳聋、眼目发黄，颊部肿、颈、下颌及肩臑肘臂等部位的外侧后缘疼痛，治法仍根据病情的虚实寒热分别进行处理。本经病脉表现，实证是人迎脉比寸口脉大两倍，虚证是人迎脉比寸口脉较小。

【原文】膀胱足太阳之脉，起于目内眦，上额交巅，其支者，从巅至耳上角，其直者，从巅入络脑，还出别下项，循肩髆内，挟脊抵腰中，入循膂，络肾属膀胱，其支者，从腰中下挟脊贯臀，入腘中，其支者，从髆内左右，别下贯胛，挟脊内，过髀枢，循髀外，从后廉下合腘中，以下贯踹内，出外踝之后，循京骨，至小指外侧。是动则病冲头痛，目似脱，项如拔，脊痛，腰似折，髀不可以曲，腘如结，踹如裂，是为踝厥。是主筋所生病者，痔疟狂癫疾，头囟项痛，目黄泪出，鼽衄，项背腰尻腘踹脚皆痛，小指不用，为此诸病，盛则泻之，虚则补之，热则疾之，寒则留之，陷下则灸之，不盛不虚，以经取之。盛者人迎大再倍于寸口，虚者人迎反小于寸口也。

【释义】膀胱足太阳经脉发生病变，为气上冲头痛，甚则目珠有如脱出的感觉，颈项像抽拔，脊柱疼痛，腰痛如折，股关节不能屈伸，膝腘部如被结扎，腓肌痛如破裂，这叫踝厥。因外踝之后为太阳经脉所出，而其筋又结于外踝，故以此命为病名。人身筋脉，惟足太阳为多为巨，故以筋为主。病时症有痔核、疟疾、癫狂，头囟项部疼痛，目黄，流泪，鼻塞或鼻出血，项背腰尻腘腨等部均疼痛，足小指不能活动。上述病症治法与前相同。脉象表现实证是人迎脉比寸口脉大二倍，虚证是人迎脉比寸口脉较小。

【原文】肾足少阴之脉，起于小指之下，邪走足心，出于然谷之下，循内踝之后，别入跟中，以上踹内，出腘内廉，上股内后廉，贯脊，属肾络膀胱。其直者，从肾上贯肝膈，入肺中，循喉咙，夹舌本。其支者，从肺出络心，注胸中。是动则病饥不欲食，面如漆柴，咳唾则有血，喝喝而喘，坐而欲起，目䀮䀮如无所见，心如悬，若饥状，气不足则善恐，心惕惕如人将捕之，是为骨厥。是主肾所生病者，口热舌干，咽肿上气，嗌干及痛，烦心，心痛，黄疸，肠澼，脊股内后廉痛，痿厥，嗜卧，足下热而痛。为此诸病，盛则泻之，虚则补之，热则疾之，寒则留之，陷下则灸之，不盛不虚，以经取之。灸则强食生肉，缓带披发，大杖重履而步。盛者寸口大再倍于人迎，虚者寸口反小于人迎也。

【释义】肾足少阴经脉发生病变，为感觉饥饿而不欲食，面色黯黑无光，咳唾带血，喘息有声，不能平卧，生而欲起，心情不能安静，目视昏花不清，心中动荡不宁，犹如饥饿的感觉。气虚的易于发生恐惧，心惕惕跳动，若有人将捕捉之的感觉。这叫作骨厥。因肾主骨，故以此代表肾病也。本经从肾脏发生的病变，为口热舌干，咽部肿，气向上逆，喉咙作干而痛，心内烦扰，心痛，黄疸，痢疾，脊股内部后缘疼痛，痿废厥冷，好睡，足心热痛，其治法与上述同。此症使用灸法可以增进食欲，促进肌肉生长，生活起居方面应当多加静养，使心情旷达，故宜松带披发，大杖重履而步。本经见症属实者，是寸口脉大于人迎脉两倍，虚则寸口脉较小于人迎。

【原文】心主手厥阴心包络之脉，起于胸中，出属心包络，下膈，历络三焦。其支者，循胸出胁，下腋三寸，上抵腋下，下循臑内，引太阴少阴之间，入肘中，下臂，行两筋之间，入掌中，循中指出其端。其支者，别掌中，循小指次指出其端。是动则病手心热，臂肘挛急，腋肿，甚则胸胁支满，心中憺憺大动，面赤目黄，喜笑不休。是主脉所生病者，烦心，心痛，掌中热。为此诸病，盛则泻之，虚则补之，热则疾之，寒则留之，陷下则灸之，不盛不虚，以经取之。盛者寸口大一倍于人迎，虚者寸口反小于人迎也。

【释义】手厥阴心包经脉发生病变，为手心发热，臂肘部拘挛，腋下肿，甚则胸胁部胀满，心中动荡不安，面色赤，目色黄，喜笑不止。心主血脉，故言脉所生病。其症为心内烦扰、心痛、掌心发热之病。治法与上述同。本经实证是寸口脉比人迎大一倍，虚证脉象是寸口小于人迎。

【原文】三焦手少阳之脉，起于小指次指之端，上出两指之间，循手表腕，出臂外两骨之间，上贯肘，循臑外上肩，而交出足少阳之后，入缺盆，布膻中，散络心包，下膈，循属三焦。其支者，从膻中上出缺盆，上项，系耳后，直上出耳上角，以屈下颊至䪼，其支者，从耳后入耳中，出走耳前，过客主人前，交颊，至目锐眦。是动则病耳聋，浑浑焞焞，嗌肿喉痹。是主气所生病者，汗出，目锐眦痛，颊痛，耳后、肩、臑、肘、臂外皆痛，小指次指不用。为此诸病，盛则泻之，虚则补之，热则疾之，寒则留之，陷下则灸之，不盛不虚，以经取之。盛者人迎大一倍于寸口，虚者人迎反小于寸口也。

【释义】手少阳三焦经脉发生病变，为听觉不聪、喉咙肿痛而闭塞，三焦主气化行水，水病必由于气病，故以气为主。三焦发病为自汗出，眼外角痛，颊痛，耳后、肩、臑、肘臂部的外缘皆痛，无名指不能活动等。治法与上述同。本经实证脉象是人迎大寸口一倍，虚证是人迎脉小于寸口。

【原文】胆足少阳之脉，起于目锐眦，上抵头角，下耳后，循颈，行手少阳之前，至肩上，却交出手少阳之后，入缺盆。其支者，从耳后入耳中，出走耳前，至目锐眦后。其支者，别锐眦，下大迎，合于手少阳，抵于䪼，下加颊车，下颈，合缺盆，以下胸中，贯膈，络肝，属胆，循胁里，出气街，绕毛际，横入髀厌中。其直者，从缺盆下腋，循胸，过季胁，下合髀厌中，以下循髀阳，出膝外廉，下外辅骨之前，直下抵绝骨之端，下出外踝之前，循足跗上，入小指次指之间。其支者，别跗上，入大指之间，循大指歧骨内出其端，还贯爪甲，出三毛。是动则病口苦，善太息，心胁痛，不能转侧，甚则面微有尘，体无膏泽，足外反热，是为阳厥。是主骨所生病者，头痛颔痛，目锐眦痛，缺盆中肿痛，腋下痛，马刀侠瘿，汗出，振寒，疟，胸、胁、肋、髀、膝外至胫、绝骨、外踝前及诸皆痛，小指次指不用。为此诸病，盛则泻之，虚则补之，热则疾之，寒则留之，陷下则灸之，不盛不虚，以经取之。盛者人迎大一倍于寸口，虚者人迎反小于寸口也。

【释义】胆足少阳经脉发生病变，为口苦，时常叹气，胸胁部作痛，身体不能转动，痛重者，面色黯如微蒙有尘土。全身肌肤失去脂润，足外侧发热，这叫作阳厥，阳是热的意思。因本病多从火化的缘故。少阳主半表半里，其气行于筋骨，故主骨所生病。其症头痛，下颌痛，眼外角痛，缺盆中肿痛，腋下肿，马刀侠瘿（疮名，即瘰疬之类），自汗出而振寒，疟疾，胸、胁、肋、髀、膝等部的外侧直至胫骨绝骨、外踝前，以及各关节皆痛。足四趾不能运用等。上述病症，治法如前述。本经实证是人迎比寸口大一倍，虚证是人迎比寸口较小。

【原文】肝足厥阴之脉，起于大指丛毛之际，上循足跗上廉，去内踝一寸，上踝八寸，交出太阴之后，上腘内廉，循股阴，入毛中，过阴器，抵小腹，夹胃，属肝络胆，上贯膈，布胁肋，循喉咙之后，上入颃颡，连目系，上出额，与督脉会于巅。其支者从目系下颊里，环唇内。其支者复从肝别贯膈，上注肺。是动则病为腰痛不可以俯仰，丈夫㿉疝，妇人少腹肿，甚则嗌干，面尘脱色。是主肝所生病者，胸满，呕逆，飧泄，狐疝，遗溺，闭癃。为此诸病，盛则泻之，虚则补之，热则疾之，寒则留之，陷下则灸之，不盛不虚，以经取之。盛者寸口大一倍于人迎，虚者反小于人迎也。

【释义】肝足厥阴经脉发生病变，为腰痛不能俯仰，男子患㿉疝，妇人小腹肿，病重的咽喉作干，面上如蒙受尘土而脱色。本经从肝发生的病变，为胸中闷，呕吐气逆，水泻完谷不化，狐疝，遗尿，或小便不通。治法仍按上述处理。本经实证是寸口大人迎一倍，虚证是寸口小于人迎。

【原文】《素问·五脏生成》：诊病之始，五决为纪，欲知其始，先建其母。所谓五决者，五脉也。是以头痛巅疾，下虚上实，过在足少阴、巨阳，甚则入肾。徇蒙招尤，目冥耳聋，下实上虚，过在足少阳、厥阴，甚则入肝。腹满膜胀，支膈胠胁，下厥上冒，过在足太阴、阳明，咳嗽上气，厥在胸中，过在手阳明、太阴。心烦头痛，病在膈中，过手巨阳、少阴。

【释义】 在开始诊病时，应先审察患者五脏之气的虚实。因为五脏之气是构成整个生命活动的最基本的因素。所以此处强调诊病当以五脏之脉为主。五脏之气，都是禀受于胃，故胃气为脉之本，如在临床时，诊得某一脏脉的胃气不足，即系某一脏病之所在（当先建立某一脏胃气，以维持其生理功能而抑制病邪的深入）。

凡属头痛一类的颠顶疾患，大多由于下部之正气虚，上部之邪气实。下虚是致病之本，上实是已病之标，故上实由于下虚。其病发在肾与膀胱二经。因肾与膀胱相为表里，足太阳膀胱之脉，上额，交颠，络脑，本经受病，故症见头痛，甚则伤肾。徇蒙招尤（目动为徇，目半合为蒙，招尤为动摇之甚），均系发生眩晕时所伴有的症状。严重的甚至影响到视觉与听觉，故目冥不能视，耳聋不能闻。此病总由肝胆之气偏盛，阴精不能上注清窍，属于上虚下实之候。因足少阳与足厥阴相为表里，足少阳之脉起于目锐眦，入耳中，足厥阴之脉连目系，上出额，与督脉会于颠顶，所以易见此类病变。腹部胀满和胸膈膨胀，以及两胁膈寒疼痛，下肢厥冷，头目昏闷，这是脾胃气逆的病变。咳嗽、呼吸迫促，均是肺气上逆的表现。肺在胸中，其经脉起自中焦，上膈属肺。手阳明大肠与手太阴相为表里，其脉下入缺盆，络肺，故二经之气均能上逆胸中，发为咳嗽喘急之病。心烦头痛的症状，病变多在膈中，膈中是手少阴心的所在部位，其经脉起于心中，出属心系，其支脉上夹咽，系目系。手太阳小肠与手少阴相为表里，其脉入缺盆络心，其支脉循颈上颊，至目锐眦。二经多

118

从火邪发病，故见证如此。

【原文】《素问·通评虚实论》：邪气盛则实，精气夺则虚。

【释义】邪气主要指六淫病因，精气是人体之阴精阳气，即正气是也。凡是邪气旺盛的病叫作实。精气受到剥夺以后叫作虚。疾病的形成，两者起着决定的因素。所以任何疾病在临床上均有或虚或实的表现，应辨证施治，亦应根据虚实的具体情况，作出相应的处理。比如邪气盛是属于实证，实则当泻；正气虚是属于虚证，虚则当补。邪气实而正气虚的，又当视病势的缓急决定补泻。病势急的，一般是采取祛邪以存正的方法；病势缓的，一般是采取扶正以除邪的方法。攻补俱不适宜于当时单独使用的，可采攻补并进，扶正祛邪。总之以适合病情为原则，不可拘泥。

【原文】《素问·脏气法时论》：肝病者，两胁下痛引少腹，令人善怒，虚则目䀮䀮无所见，耳无所闻，善恐，如人将捕之，取其经，厥阴与少阳，气逆则头痛，耳聋不聪，颊肿，取血者。

【释义】肝脉布胁肋，抵少腹，肝病则经脉之气阻滞，故症见两胁下痛引少腹。肝志为怒，肝气郁而不舒，故使人多怒。目为肝窍，肝虚则精气不能上荣，故视觉模糊而无所见。胆附于肝，相为表里，肝虚则胆亦虚，胆脉从耳后入耳中，故听觉减退而无所闻。胆气怯而善恐惧，如有人将捕之（由于肝胆两经相为表里，彼此可以相互影响，故在治疗时可以两经并取，即是采用取厥阴治肝、取少阳治胆的方法）。厥阴之脉与督脉会于颠，故肝气上逆，则见头痛。胆脉入耳中，下颊车，胆受肝病的影响，故症见耳聋颊肿（此证多属实，故治时当刺其经以泻实）。

【原文】心病者，胸中痛，胁支满，胁下痛，膺背肩胛间痛，

119

两臂内痛。虚则胸腹大，胁下与腰相引而痛，取其经，少阴太阳舌下血者，其变病刺郄中血者。

【释义】手少阴心脉起于心中，其正脉又从心系到肺，出腋下，沿臑内后侧，下行手中，从臂内后侧到小指末端。手太阳小肠经脉上手臂，上沿臑外后侧，出肩解，绕肩胛，交肩上。二经相为表里，病则经气受阻，故见胸膺肩背、肩胛两臂等处疼痛。少阴之支脉分布两胁，故病则见胁下痛满。心虚则阳气不宣，浊阴上逆，故胸腹大部营气不通，故胁下与腰部相牵引作痛。病变现在少阴和太阳两经，故可在两经之经脉进行针刺，因心主舌，故治实邪可刺舌下出血以泻其实，如病变不因于以上见证，是邪不在经络，当刺取少阴的郄中穴。

【原文】脾病者，身重，善肌肉痿，足不收，行善瘛，脚下痛；虚则腹满肠鸣，飧泄食不化，取其经，太阴阳明少阴血者。

【释义】脾主肌肉与四肢，脾病故见身重，肌肉痿弱无力，足不能正常行走。以及手足发生抽掣和脚下痛。脾虚则健运的作用减退，故气滞而见腹满，食物不可消化而出现肠鸣飧泄的症状。脾与胃相表里，故可并取太阴阳明两经进行针刺，脾主湿，肾主水，水能助湿伤脾，故可同时刺取少阴经脉以泄其实。

【原文】肺病者，喘咳逆气，肩背痛，汗出，尻阴股膝髀腨胻足皆痛，虚则少气，不能报息，耳聋嗌干，取其经，太阴足太阳之外，厥阴内血者。

【释义】肺主气，肺病则气道不利而发生喘咳气逆，肺俞在肩背，故肺病可以影响肩背作痛。肺主皮毛，肺病而使皮毛疏泄，则易出汗。尻阴股膝髀腨胻足，皆是足少阴经脉所通行之处。由于肾脉上连于肺，肺病可以及肾，而发生以上诸处皆痛。

（故下文有兼取足少阴的治法）。肺虚则气衰，故呼吸气短不能接续，手太阴之络会于耳中，循喉咙，肺气虚故见耳聋。气不能化液故见嗌干。肺病当刺取本经经脉进行治疗，同时还可以在足太阳之外侧、厥阴之内侧的少阴肾所在的部位，针刺出血，以泻其实。按：《甲乙经》在"厥阴"之后，有"少阴"二字，今从之。

【原文】肾病者，腹大胫肿，喘咳，身重，寝汗出，憎风；虚则胸中痛，大腹小腹痛，清厥，意不乐。取其经，少阴太阳血者。

【释义】足少阴之脉上腨内，夹脐上行入肺中，肾病则气上逆，故腹大胫肿而喘咳。肾阳衰微，则作强之力减退，故感身重而动作不便，阳虚则导致太阳卫外之阳气不固，故睡时汗出恶风。足少阴脉从肺出，络心，注胸中，循腹里，虚则经气不能畅行，故见胸腹痛。阳气不能达于四肢，故四肢清冷。阳衰则阴气盛，故表现意志不乐。少阴与太阳相表里，治之当在两经进行针刺。

【原文】《素问·调经论》：帝曰：余已闻虚实之形，不知其何以生？岐伯曰：气血以并，阴阳相倾，气乱于卫，血逆于经，血气离居，一实一虚。血并于阴，气并于阳，故为惊狂。血并于阳，气并于阴，乃为炅中。血并于上，气并于下，心烦惋善怒。血并于下，气并于上，乱而善忘。

【释义】发生虚实的病理主要是气血的逆乱与偏盛的结果。气为阳，血为阴，而两者必须相互协调，始能维持人体的正常活动。如果邪气侵入人体与一方面并合。于是这种协调的平衡状况就会破坏，阴阳遂互相倾轧，气不能捍卫于体表，血不能流畅于经脉。血气不能协调，于是形成某一方面的偏虚偏实的病变。血并于阴则阴盛，气并于阳则阳盛。阴盛则影响神脏则发为炅，阳盛而影响神脏，则发为狂。血并于阳就是血实于表，气并于阴就是气盛于里。血并于表则阴气在表之阳气内盛。气盛于里，则阳热内甚，故皆为热中之病。血并于上，是血液壅于膈上，故致心气内郁而发生烦悗；气并于下，是气机郁滞膈下，故肝气不舒而善怒。血并于下，则阴气下行而不上交于阳，则血液留蓄下焦。气并于上是阳气偏盛于膈上，故神明受其阻扰，症见心乱而健忘。

【原文】 帝曰：血并于阴，气并于阳，如是血气离居，何者为实？何者为虚？岐伯曰：血气者，喜温而恶寒，寒则泣不能流，温则消而去之，是故气之所并为血虚，血之所并为气虚。

【释义】 血并于阴，气并于阳，血气失去固有的协调状态，于是虚实的病理形成。岐伯就此做出以下分析和说明：血气是喜温暖而恶寒冷的，因为寒足以使血气凝滞而不畅利，温暖则血气便能消散而畅通无阻。所以气并于阳，则阳气偏盛而血虚。血并于阴，则阴偏盛而气虚。

【原文】 帝曰：人之所有者，血与气耳，今夫子乃言血并为虚，气并为虚，是无实乎？岐伯曰：有者为实，无者为虚，故气并则无血，血并则无气。今血与气相失，故为虚焉。络之与孙脉俱输于经，血与气并，则为实焉。血之与气并走于上，则为大厥，厥则暴死。气复反则生，不反则死。

【释义】 人的生命活动是依靠血和气来维持，而血气两者的性质是处在对立的方面。而作用又是统一的。所以气偏盛则血不足，血偏盛则气不足。血气不能相互维持平衡，因此就有虚的病理产生。孙脉小于络脉，络脉与孙脉都是通向经脉的，如果血与气相并，即是说血与气偏盛于人体的某一部位，就会形成实的病理改变。例如血与气偏盛于人体的上部，使上部的血气过多集中，下部的血气相对大量减少，上下不能维持这种平衡的协调状态，于是成为下厥上竭的大厥痛。大厥能使人突然死去。如果气血能够复反下行，恢复原有的协调状态，那么就可以复生，如果不能复反，便会就此死去。

【原文】帝曰：实者何道从来？虚者何道从去？虚实之要，愿闻其故。岐伯曰：夫阴与阳皆有俞会，阳注于阴，阴满之外，阴阳匀平，以充其形，九候若一，命曰平人。夫邪之生也，或生于阴，或生于阳，其生于阳者，得之风雨寒暑；其生于阴者，得之饮食居处，阴阳喜怒。

帝曰：风雨之伤人奈何？岐伯曰：风雨之伤人也，先客于皮肤，传入于孙脉，孙脉满则传入于络脉，络脉满则输于大经脉。血气与邪并客于分腠之间，其脉坚大，故曰实。实则外坚充满，不可按之，按之则痛。帝曰：寒湿之伤人奈何？岐伯曰：寒湿之中人也，皮肤收，肌肉坚紧，荣血泣，卫气去，故曰虚。虚者聂辟气不足，按之则气足以温之，故快然而不痛。

帝曰：喜，阴之生实奈何？岐伯曰：喜怒不节，则阴气上逆，上逆则下虚，下虚则阳气走之，故曰实矣。帝曰：阴之生虚奈何？岐伯曰：喜则气下，悲则气消，消则脉虚空，因寒饮食，寒气熏满，则血泣气去，故曰虚矣。

【释义】岐伯就黄帝的质问，对虚实病变的产生及临床见证，做如下的分析和阐述：人体的经脉，主要分为阴经和阳经两个部分，即三阴经和三阳经。而阴经和阳经均有输入和会合的经穴。气血循经脉运行于全身，内而脏腑，外而皮肤，无所不至。当气

123

血由体外到达内脏时，则内脏血气充满，复将血气输转到外体去。这样阴阳平衡，形体才会得到血气的充养，九候部位的脉搏也才一致。故叫作正常无病的人。凡是病邪伤人，有发生于体内或体外的不同，发生于外的，大都由于风雨寒暑的侵袭；发生于内的，大都由于饮食起居，阴阳喜怒失于调节。

风雨为外来之邪，故先侵犯皮肤，然后再传入孙脉，孙脉邪盛以后，再传入络脉，络脉邪盛以后，则邪气便进入大经脉。因此血气与病邪相并一起，停留肌肉腠理之间，其脉就变得坚硬而大，这叫作实。实证的表现，就是外部坚硬充实不可按，如按之则痛愈甚，因病邪与血气阻滞于内的缘故。

寒温为阴邪，如侵犯了人体，则使皮肤失去卫外的作用，肌肉坚硬紧张，荣血凝涩，卫气散失，所以成为虚证。虚证是因为气不足，故皮肤松弛而出现叠皱的纹理，如果用手按之以帮助气血的循行，使阳气恢复温通的作用，则阴邪不至于阻碍血脉的流行，故感到愉快而不痛了。

阳主外而阴主内，病因于内而产生实证是由于喜怒没有节制，情志的刺激，使在下之阴气逆而上行，阴气上逆则下虚，下虚则阳气相乘，故成为实证。

病因于内而产生虚证，有由于过悲、过喜所引起，因为过喜则气下陷，过悲使气消散，气消散则血脉空虚，若再加之食入生冷，便使寒气充满，阳气受伤，故血液凝涩，阳气消失而成为虚证。

【原文】帝曰：经言阳虚则外寒，阴虚则内热，阳盛则外热，阴盛则内寒，余已闻之矣，不知其所由然也。岐伯曰：阳受气于上焦，以温皮肤分肉之间，今寒气在外，则上焦不通，上焦不通，则寒气独留于外，故寒栗。帝曰：阴虚生内热奈何？岐伯曰：有所劳倦，形气衰少，谷气不盛，上焦不行，下脘不通，胃气热，热气熏胸中，故内热。帝曰：阳盛生外热奈何？岐伯曰：上焦不通利，则皮肤致密，腠理闭塞，玄府不通，卫气不得泄越，故外热。帝曰：阴盛生内寒奈何？岐伯曰：厥气上逆，寒气积于胸中而不泻，不泻则温气去，寒独留，则血凝泣，凝则脉不通，其脉盛大以涩，故中寒。

【释义】阳虚生外寒的道理，是因为阳是受三焦之气而产生的，其有温养皮肤分肉的作用，即所谓卫气是也。假如寒气侵袭肌表，则腠理闭塞，卫外之阳气不能宣发，故致上焦不通，上焦不通，卫阳便不能充分发挥它的温养作用，故寒气独留于肌肤而发生寒战的症状。

阴虚生内热的道理，是由于人体过度疲劳，伤及形气，以致饮食减少，上焦之气不利，下脘不通，胃气郁而生热。热气熏蒸胸中，于是形成内热的现象。按：此处所说阴虚，当指脾阴而言，所述病因亦是伤脾所致，与损伤肾阴所致的阴虚内热，应有所区别。

阳盛生外热的道理，是由于阳气不能宣发于外，致使上焦不通，上焦不通则皮肤致密，腠理闭塞，汗孔不开，卫气不能扩散而郁遏肤表，所以产生外热的现象。此即伤寒病热之表实证是也。

阴盛生内寒的道理，是由于某些受寒因素引起阴寒之气过盛，进而上犯中焦之阳气，故致寒气积于胸中不去，阳气不能发挥温通的作用，引起血液凝涩，脉道不通，故脉有盛大而涩滞的现象，称为中寒之证。

【原文】《素问·刺志论》：黄帝曰：愿闻虚实之要，岐伯对曰：气实形实，气虚形虚，此其常也，反此者病。谷盛气盛，谷虚气虚，此其常也，反此者病。脉实血实，脉虚血虚，此其常也，反此者病。帝曰：如何而反？岐伯曰：气盛身寒，气虚身热，此谓反也。谷入多而气少，此谓反也。谷不入而气多，此谓反也。脉盛血少，此谓反也。脉小血多，此谓反也。气盛身寒，得之伤寒。气虚身热，得之伤暑。谷入多而气少者，得之有所脱血，湿居下也。谷入少而气多者，邪在胃及与肺也。脉小血多者，饮中热也。脉大血少者，脉有风气，水浆不入，此之谓也。

【释义】形体依赖气以充实，气又必须依附于形体。形与气两者是统一的。故气实则形实，气虚则形虚，方为正常现象。如果与此相反，说明形与气在生理上已失去了统一的状态，于是形成形气偏虚偏实的反常现象。气血化生于水谷，故水谷摄入多则气实，摄入少则气虚，这是正常现象。如果与此相反，则属于反常的病态。脉为通行和容纳血液的营道，血量之多少同脉搏之虚实应当是一致的，如果与此相反，则属于反常的病态。岐伯就上述问题再做进一步的分析说，气虚则卫外之阳气不足以温养肌肤，现在反而身热，这便属于反常现象。又如饮食多则气血相应充沛，现在反而气少，这也属于反常现象。饮食少者则生气之来源减少，今反而气多，也属于反常现象。脉盛应当血多，今反而血少，以及脉小应当血少，而血反多，均属于反常现象。

寒为阴邪，伤人形体，伤寒之后，寒邪束于肌表，卫外之阳气不得宣发，所以有气盛、身热的症状。暑为阳邪，伤人气分，伤暑之后，热灼于外，气随汗泄，所以有气虚身热的见症。谷入多而气反少，大都见于脱血或水湿停留下焦的患者。因为脱血必致阴津亏损，下湿能致阳气阻遏中焦，两者均足以导致胃气偏燥，善饥消谷，但谷食摄入虽多，徒为燥气所耗，故气不能生化而反见衰少。谷入少而气反多，大都由肺胃受病，因为邪在胃则不能食，故谷入少；邪在肺则气道阻滞，故气反多。脉小血应少，今反血多，其人必因饮酒中热，血为酒之热力所激动而扩散于外所致。脉大者血应多，今反血少，是由于感受风邪，脉因风气之外感而变大，水浆不入，无以生血而血少。

【原文】《素问·玉机真脏论》：黄帝曰：余闻虚实以决死生，愿闻其情。岐伯曰：五实死，五虚死。帝曰：愿闻五实五虚。岐伯曰：脉盛、皮热、腹胀、前后不通、闷瞀，此谓五实。脉细、皮寒、气少、泄利前后、饮食不入，此谓五虚。帝曰：其时有生者何也？岐伯曰：浆粥入胃泄注止，则虚者活；身汗得后利，则实者活，此其候也。

【释义】五虚五实，系指五脏之虚实（五脏俱有如下的虚证或实证，皆属于不治之证）。实为邪气有余之证，脉盛为心实，皮热为肺实，腹胀为脾实，前后二便不通为肾实，胸闷而目无所视为肝实（此谓五脏之实证，以上发病部位均属各脏所主，而表现的症状，又都属于实证）。如果各脏实证毕具，说明邪气过盛，正气无力支持，故当死。虚为正气不足之证，脉细为心虚，皮寒为肺虚，气少为肝虚，泄利前后为肾虚，饮食不入为脾虚（此之谓五脏之虚证）。如果各脏虚证必具，说明正气衰败至极，故属于不治之证。但是其中亦有得生者，即五虚证如能渐进饮食，腹泻停止，这是脾气渐复、肾气渐固的象征。脾肾为人体先后天的根本，只要根本未尽丧失，还有生存的希望。五实证如能有汗出与大便泄下，则表里之邪气可以缓解，邪气去则正气可复，故五实证也有存活的希望。

【原文】《素问·宣明五气》曰：五味所入，酸入肝，辛入肺，苦入心，咸入肾，甘入脾，是为五入。

【释义】五味入胃以后，通过脾气的转输，分别进入各自所合之脏（这是物质同气相求的关系）。酸为木味，肝属木，故酸味入肝；辛为金味，肺属金，故辛味入肺；苦为火味，心属火，故苦味入心；咸为水味，肾属水，故咸味入肾；甘为土味，脾属土，故甘味入脾。这叫作五入。

【原文】五气所病：心为噫，肺为咳，肝为语，脾为吞，肾为欠为嚏，胃为气逆为哕，大肠小肠为泄，下焦溢为水，膀胱不利为癃，不约为遗溺，胆为怒，是为五病。

【释义】五脏之气受病后的主要表现，在心发为噫气，此因心气不舒所致也。在肺则因肺气不利而发为咳嗽。在肝则因气郁生烦而多语。在脾则气不运化，食滞以致吞酸嗳腐。在肾则因阴盛于火为呵欠，阳气扰于上而为喷嚏。在胃则气不行而上逆，故为哕。水为土所克故为恐。大肠主传送糟粕，小肠主分化水谷，病则功能失职，故发为泄泻。下焦专司化气行水，病则气不能化，而为癃闭，虚则不能约束而为遗溺。胆附于肝，相为表里，故胆病亦能影响肝气上逆而为怒。此即五脏之气失调以后所发生的病变，故称为五病。

【原文】五精所并：精气并于心则喜，并于肺则悲，并于肝则忧，并于脾则畏，并于肾则恐，是谓五并。虚而相并者也。

【释义】五脏是主藏精气之脏，故五脏各有所藏的精气。如果五脏之精气乘虚并入某一脏器，反致该脏之气过盛发而为病。故精气并入于心，则心气有余为喜；并入于肺，则肺气有余为悲；并入于肝，则肝气有余，肝有余则乘脾而发为忧；并入于脾，脾有余则克肾而为畏；气并于肾，肾气有余而为恐。喜悲忧畏恐，皆各脏所主之志也。以上谓之五并。

【原文】五脏所恶：心恶热，肺恶寒，肝恶风，脾恶湿，肾恶燥，是谓五恶。

【释义】五脏配属五行，五行各自具有特性。五脏之气又与外界气候变化息息相关。故心属火而恶热，肺属金而恶寒，肝属木而恶风，脾属土而恶湿，肾属水而恶燥。其所以恶，是因属于相同之气，最易引起本脏之气太盛，不利于发挥正常生理活动的缘故。其中肺恶寒、肾恶燥似与五行的属性配合不符，但从事实体验，前者更能与实际切合。因为肺主气而外应皮毛，过寒则病，以寒邪最易伤阳也。肾主藏精而常嫌不足，过燥则病，以燥邪最易伤精也。以上谓之五恶。

【原文】五脏化液：心为汗，肺为涕，肝为泪，脾为涎，肾为唾，是谓五液。

【释义】五脏从水谷精微之中化生的液体，在心叫作汗，因心主血，汗出于血，故汗为心液。鼻涕出于鼻，鼻为肺窍，故涕为肺液。泪出于目，目为肝窍，故泪为肝液。涎出于口，口为脾窍，故涎为脾液。唾出于舌下，肾脉上连舌本，故唾为肾液，这叫作五液。

【原文】五味所禁：辛走气，气病无多食辛。咸走血，血病无多食咸。苦走骨，骨病无多食苦。甘走肉，肉病无多食甘。酸走筋，筋病无多食酸。是谓五禁，毋令多食。

【释义】五味虽能养人，但各有偏弊。特别是人在患病期间，五味中有与病情不相适宜的，多食则更为不利（故经文指出下列禁忌，是以引人注意）。因辛味多入气分，辛能散气，故气病无多食辛。咸味多入血分，能影响血液的流行，故血病毋多食咸。苦味沉降，能坚阴入骨，故骨病毋多食苦。甘味性滞，虽能使肌肉充实，但易生腹满，故肉病毋多食甘。酸味善入筋，性多收敛，故筋病毋多食酸。这称为五禁。

【原文】五病所发：阴病发于骨，阳病发于血，阴病发于肉，阳病发于冬，阴病发于夏，是为五发。

【释义】五脏发生疾病，有它一般规律，如肾为阴脏，主骨，故阴病多发生于骨髓；心为阳脏，主血，故阳病多发生于血脉；脾为阴脏主肉，故阴病多发生于肌肉。这就是其发病部位而言。肝为阳脏主春，然肝病多发源于冬；肺为阴脏，主秋，然肺病多发源于夏，这是就其发病时令而言。总称为五发。

【原文】五邪所乱：邪入于阳则狂，邪入于阴则痹。搏阳则为颠疾，搏阴则为喑。阳入之阴则静，阴出之阳则怒，是为五乱。

【释义】病邪在人体引起的病变，由于所侵犯的部位不同临床见证也就各异。一般说来，邪气侵入阳分，则阳气盛而为热，热盛则神明受扰，故发为狂。邪气侵入阴分，则阴气盛而发为寒，寒盛则血脉凝涩，故病发为痹。如邪搏于阳，阳气被伤，则神明无所主而为颠疾。邪搏于阴，阴气被伤，则阴精不能上奉而为病喑。阳入于阴，则阳气敛藏于内，故表现为静。阴出于阳，则阴气发泄于外，故表现为怒。这是五乱（邪）所致的病理变化。

【原文】五邪所见：春得秋脉，夏得冬脉，长夏得春脉，秋得夏脉，冬得长夏脉。名曰阴出之阳，病喜怒，不治。是为五邪皆同。命死不治。

【释义】五邪指克胜脏气之邪气。脏气受到这种邪气的严重损害，因而从脉象反映出来，如春季得见秋季的毛脉，这是肝被肺克的表现。夏季得见冬季的沉脉，这是心被肾克的表现。长夏得见春季的弦脉，这是脾被肝克的表现。秋季得见夏季的洪脉，这是肺被心克的表现。冬季得见长夏的濡脉，这是肾被脾克的表现。以上五脏之真脏脉出现在胃气将绝时的表现，故叫作阴出之阳。此时阴阳近于离决，阳气有上越之势，故气逆而病善怒。属于不治之症。

【原文】五脏所藏：心藏神，肺藏魄，肝藏魂，脾藏意，肾藏志，是谓五脏所藏。

【释义】五脏又为藏神之脏，古人根据临床实际观察，将人们的精神意识活动分别配属有关的脏器，故后来有五神脏之称。心为阳气之主宰，阳气之精华为神，故神藏于心。肺为诸气之本，气具有足以产生一切活动的能力，故魄藏于肺。肝主谋虑，魂乃人之精神意识，故魂藏于肝。脾藏营，营气通于心以养神，故脾为一切思念之动机而藏意。肾主作强，使意志坚定，有所转移，故志藏于肾。这叫作五脏所藏之神。

【原文】五脏所主：心主脉，肺主皮，肝主筋，脾主肉，肾主骨，是为五主。

【释义】五脏功能与人体某一部分直接发生关系而起主导作用，如心主宰人体的阳气而推动血液循行全身，故心主血脉。肺为诸气之本而护卫皮毛，故肺主皮。肝调节气血的流行以维持关节的活动，故肝主筋。脾运化水谷之精微以营养肌肉，故脾主肉。肾为藏精之脏，其精气足以充养骨髓，故肾主骨。这叫作五脏所主。

【原文】五劳所伤：久视伤血，久卧伤气，久坐伤肉，久立伤骨，久行伤筋，是谓五劳所伤。

【释义】五脏之气过用则有所损害。久视则劳神而伤血，久卧则阳气不伸而伤气，久坐则血脉滞于四体而伤肉，久立则过度支持而伤骨，久行则过度运动而伤筋。这叫作五劳所伤。

【原文】五脉应象：肝脉弦，心脉钩，脾脉代，肺脉毛，肾脉石，是为五脏之脉。

【释义】五脏因为功能的不同，故脉也相应而有不同的体象。肝脉端直以长而象弦，心脉来盛去衰而象钩，脾脉随四时脉象而更代，肺脉上浮虚轻而象毛，肾脉下沉有力而象石。这叫作五脏之脉。

【原文】《素问·举痛论》：帝曰：善。余知百病生于气也。怒则气上，喜则气缓，悲则气消，恐则气下，寒则气收，炅则气泄，惊则气乱，劳则气耗，思则气结，九气不同，何病之生？岐伯曰：怒则气逆，甚则呕血及飧泄，故气上矣。喜则气和志达，荣卫通利，故气缓矣。悲则心系急，肺布叶举，而上焦不通，荣卫不散，热气在中，故气消矣。恐则精却，却则上焦闭，闭则气还，还则下焦胀，故气下行矣。寒则腠理闭，气不行，故气收矣。炅则腠理开，荣卫通，汗大泄，故气泄。惊则心无所倚，神无所归，虑无所定，故气乱矣。劳则喘息汗出，外内皆越，故气耗矣。思则心有所存，神有所归，正气留而不行，故气结矣。

【释义】气的意义，在这里是代表着人体各部分的生理活动。由于一切疾病的发生都需要通过某些器官或组织的生理活动而表现出来，所以说百病皆生于气。而气又受情志的支配，故不同的情志刺激，就可以引起不同的病变。怒能使肝气上逆，气逆则血亦随之上行，故甚则迫血外出而为呕血，同时又因气逆而脾可受克，影响消化，故发为飧泄。喜为心志，心藏神而主血脉，故喜则脉气调和，神志畅达，使荣卫通利无阻，如过于喜，则气因之弛缓而为病态了。悲为肺志而发生于心，过悲则使心系急，肺叶扩张，呼吸不利，影响上焦之气不通，营卫之气不得散布，热气闭郁于中，热伤气，故气渐至消损了。恐为肾志，肾为藏精之脏，故恐则精气衰退而不能上升，上下之气不相接应通调，故上焦之气闭塞，下焦之气胀满而不行，所谓恐则气下也。寒邪束于肤表，则腠理闭塞，阳气不能宣发，故致气内收而不得散也。热则使人腠理开放，营卫疏通，汗大出，故气亦随汗而外泄了。卒然受惊，甚者能致神志散失。心藏神，神乱则心气无以主持，心神无所集中，思虑也无所决定，神志为气之帅，故神乱则气亦乱矣。疲劳过度则阳气扰动过甚。阴精同时受到亏损，阴不能恋阳，故阳气上浮而为喘急，不固于外而为汗出，而气亦愈加耗损了。凡考虑事情，必然专心致志，精神集中，若过于持久，则神志不能畅达，影响气机的流行，故气因而聚结了。

【原文】《素问·金匮真言论》：黄帝问曰：天有八风，经有五风，何谓？岐伯对曰：八风发邪，以为经风，触五脏，邪气发病。所谓得四时之胜者，春胜长夏，长夏胜冬，冬胜夏，夏胜秋，秋胜春，所谓四时之胜也。

东风生于春，病在肝，俞在颈项。南风生于夏，病在心，俞在胸胁。西风生于秋，病在肺，俞在肩背。北风生于冬，病在肾，俞在腰股。中央为土，病在脾，俞在脊。故春气者病在头，夏气者病在脏，秋气者病在肩背，冬气者病在四肢。故春善病鼽衄，仲夏善病胸胁，长夏善病洞泄寒中，秋善病风疟，冬善病痹厥。故冬不按蹻，春不鼽衄，春不病颈项，仲夏不病胸胁，长夏不病洞泄寒中，秋不病风疟，冬不病痹厥，飧泄而汗出也。夫精者，身之本也。故藏于精者，春不病温，夏暑汗不出者，秋成风疟。此平人脉法也。

【释义】 八风是来自东南西北四隅的八方之风。风向是随着时令气候的转变而转变的。如果风来不符合正常的气候，就会大大影响人体的适应能力而产生疾病，成为一种外界致病因素，因此把它叫作邪气。这种邪气侵害人体，最先受在经脉。进而内犯五脏，故有五脏受风的症状出现。（按：四时之胜一段，与本文前后意义不一致，在此暂不作解释）东风来自春天，在本季的气候，对肝脏影响最大，如果肝不能适应，则邪气由俞入经，侵犯肝脏而发生疾病。肝之俞穴，在颈项部位。南风来自夏天，在本季的气候，对心脏影响很大，如果心不能适应，则邪气由俞入经，侵及心脏而发病。心之俞与本脏邻近，在胸胁部位。西风来自秋天，在本季的气候，对肺脏影响很大，如果肺不能适应，则邪气由俞入经，侵及肺脏而发生疾病。肺居上焦，其俞穴在肩背部位。北风来自冬天，冬天的气候对肾脏影响很大，如果肾不能适应，则邪气由俞入经，侵及肾而发生疾病。肾居腰下，与股接近，故俞穴在腰股部位。中央属土，主长夏多湿季节，对脾脏影响很大，如果脾不能适应，则邪气由俞入经，内侵脾脏，脾居于中，故俞穴在脊柱部位。俞邪与脏气相通，故春季的病变多应于头部。心为诸脏之主，心病势必影响多脏，故夏季的病变应于内脏。肩背系肺之俞穴所在，故秋季的病变多应于肩背。四肢为诸阳之本，冬寒之气最伤阳气，故冬季的病变应于四肢。以上是举四时发病部位而言。至于各季节的多发病，亦以各脏最受本季节气候变化影响较大者为多见。春季多风，人体阳气向外发泄，易于感冒，故病多流涕。风邪最易化热，风热伤络，故病多鼻血。仲夏多热，心火独盛，故病多见于胸胁。长夏多湿，脾胃易伤，脾阳为湿所困，故病多为洞泄寒中。秋当暑后，暑邪为寒凉之气所遏，故病多变见风疟。冬季多寒，寒邪伤阳，故血气不得温通而成痹，阳气不达四末而成厥。由于人体内脏之间的相互关系非常密切，彼此影响很大，一脏受病，往往致使另外一脏器的精气受到亏损，减低它对气候变化的适应能力，所以冬天最好不要做按摩导引去扰动阳气，阳气能闭藏于内，阴精始不致发泄被伤，这样才能适应下一季节的气候变化。不发生鼻涕和鼻血。春季病多见于头项部，春不病则仲夏不因热盛而病胸胁，长夏不因湿盛而病洞泄寒中，秋不因暑为寒束而病风疟，冬不因寒盛而病痹厥与飧泄汗出之疾。由此可见，人体的精气是极为重要的物质，所以说它是身体的根本。人们在冬天能保持足够的精气，至春季则不会因为阴虚阳盛而病湿热。夏季炎热，人多受暑，暑邪往往随汗出而解，若不汗出，则暑邪内伏，至秋凉季节发为风疟。

【原文】《素问·风论》：黄帝问曰：风之伤人也，或为寒热，或为热中，或为寒中，或为疠风，或为偏枯，或为风也。其病各异，其名不同，或内至五脏六腑，不知其解，愿闻其说。

岐伯对曰：风气藏于皮肤之间，内不得通，外不得泄。风者善行而数变，腠理开则洒然寒，闭则热而闷。其寒也则衰食饮，其热也则消肌肉，故使人怢㗜而不能食，名曰寒热。

风气与阳明入胃，循脉而上，至目内眦，其人肥则风气不得外泄，则为热中而目黄；人瘦则外泄而寒，则为寒中而泣出。风气与太阳俱入，行诸脉俞，散于分肉之间，与卫气相干，其道不利，故使肌肉愤膜而有疡，卫气有所凝而不行，故其肉有不仁也。

【释义】风邪伤人可以引起寒热、热中、寒中、疠风、偏枯等病变。由于见症不同，而名称也就各异。风邪所侵袭的部位，外在肤表经络，内至五脏六腑，以下分别讨论：风为阳邪，又往往与各气相兼为病，如为风寒，则侵入皮肤分肉之间，即腠理所在之处，使汗孔闭塞，内气不能外达，邪气不能外泄，以为外感风寒初起之病变也。风性动而引起的病变又是最多的，如果风伤于卫，则阳气不能外固，故腠理开泄，有洒洒然的寒冷感觉，若寒胜则腠理闭塞，阳气内郁不得发泄，故使人发热而烦闷，若其人患病以后，病偏于寒的，则胃阳不振而饮食衰减；病偏于热的，则阴精被伤而肌肉消瘦。若寒热均盛，则邪气交争而使人战栗不食，病名寒热。

风气侵入阳明经脉，与之并合而入于胃，风邪即沿着胃脉上达目内眦，如果患者的体质肥胖，因其腠理致密，则风邪不得外泄，内郁化热，热气循经脉上蒸于目，则引起目黄，这谓之热中。如果患者体质瘦弱，因其腠理疏松，阳气易于外泄，故风气因阳虚而化寒，寒气循经脉上行于目则引起流泪，这谓之寒中。

风邪侵入太阳经脉，与之并合而通行于各俞穴，散布在皮肤分肉之间，分肉系卫气通行之处，风邪稽留于此，同卫气互相干扰，因而引起卫气通行的道路不利，致使肌肉突然发生肿胀而成疮疡。或因卫气为风邪所阻而不能运行全身温养肌肤，故肌肉有麻痹不知痛痒的情况。

【原文】疠者，有荣气热胕，其气不清，故使其鼻柱坏而色败，皮肤溃疡，风寒客于脉而不去，名曰疠风，或名曰寒热。

【释义】疠风是由于风寒侵入血脉，日久化热，致使营血为热邪腐败，而营气不清，热为阳邪，发病部位多在上在外，热毒上乘，故鼻柱坏而颜色毁败。热毒外发，故皮肤溃烂而为疮疡，这叫作疠风，或因其起初伴发有寒热症状而叫作寒热。

【原文】以春甲乙伤于风者为肝风，以夏丙丁伤于风者为心风，以季夏戊己伤于邪者为脾风，以秋庚辛中于邪者为肺风，以冬壬癸中于邪者为肾风。

【释义】脏气活动与外界气候变化是息息相关的，所以五脏与四时相应，春为甲乙属木，与肝气相应，此时伤于风者，称作肝风。夏为丙丁属火，与心气相应，此时伤于风者，称作心风。季夏为戊己属土，与脾气相应，此时伤于风者，称作脾风。秋为庚辛属金，于肺气相应，此时伤于风者，称作肺风。冬为壬癸属水，与肾气相应，此时伤于风者，称作肾风，这是根据受病的季节推测发病部位为其病名。

【原文】风中五脏六腑之俞，亦为脏腑之风，各入其门户所中，则为偏风。风气循风府而上，则为脑风。风入头系，则为目风眼寒。饮酒中风，则为漏风。入房汗出中风，则为内风。新沐中风，则为首风。久风入中，则为肠风飧泄，外在腠理，则为泄风。故风者百病之长也，至其变化乃为他病也，无常方，然致有风气也。

【释义】风邪侵入俞穴，俞穴内通脏腑，故风邪得从俞穴而进犯内脏，发为脏腑之风。如果风邪偏中或左或右的俞穴，这叫作偏风。风府属督脉穴位，如风邪从风府而上入脑户穴，发作脑痛症状，这叫作脑风。风从脑户侵犯头部，伤及足太阳经脉，则发生或痛或痒，或眼寒而畏风羞涩的目风症状。因为足太阳经脉起于目内眦，故有此见证。酒性温散，通行营卫，易致腠理不固，所以风邪乘虚侵袭人体，汗出不止，得之酒后中风，这叫作漏风。房事过度，致使阴精伤耗，影响阳气不能外固，腠理开泄汗出，风邪乘虚内侵，这叫作内风。当沐洗头面时，皮肤得温而汗孔开泄，风邪乘虚侵袭，这叫作首风。风邪久留于经脉，必乘虚而进犯肠胃，从热化则经络伤而为肠风下血，从寒化则胃阳衰而为完谷下利。风邪在外体腠理部分，则汗孔开泄，汗出不止，故称为泄风。所以风为许多疾病最大因素，它所引起的病变是多种多样的，当其变化的时候，更没有一定的规律，但是致病的因素，主要是风气引起。

【原文】帝曰：五脏风之形状不同者何？愿闻其诊及其病能。岐伯曰：肺风之状，多汗恶风，色皏然白，时咳短气，昼日则差，暮则甚，诊在眉上，其色白。心风之状，多汗恶风，焦绝善怒，嚇赤色，病甚则言可不快，诊在口，其色赤。肝风之状，多汗恶风，善悲，色微苍，嗌干，善怒，时憎女子，诊在目下，其色青。脾风之状，多汗恶风，身体怠惰，四肢不欲动，色薄微黄，不嗜食，诊在鼻上，其色黄。肾风之状，多汗恶风，面痝然浮肿，脊痛不能正立，其色炲，隐曲不利，诊在颐上，其色黑。胃风之状，颈多汗，恶风，食饮不下，膈塞不通，腹善满，失衣则䐜胀，食寒则泄，诊形瘦而腹大。首风之状，头面多汗，恶风，当先风一日则病甚，头痛不可以出内，至其风日则病少愈。漏风之状，或多汗，常不可单衣，食则汗出，甚则身汗，喘息恶风，衣常濡，口干善渴，不能劳事。泄风之状，多汗，汗出泄衣上，口中干，上渍其风，不能劳事，身体尽痛则寒。

【释义】五脏受风，各有不同的症状表现。以下分别提示，供临床辨证参考。肺风的症状，是因风邪伤肺，伤肺即是伤卫气，卫气不固，故汗出恶风；卫阳虚故面色淡白，风邪干肺，肺气不利，故时咳短气；昼则阳气盛而有利于卫气之虚，故感觉病减轻，暮则阴气盛而不利于卫气之虚，故感觉病之加重。对于此病的诊断，以眉上有白色出现为准，因眉上乃阙庭之间，是肺的外候部位也。

心风的症状，亦为多汗恶风。风气入心，邪从火化，故致唇舌焦，燥津液枯竭；风火内扰，神志不宁，故或为喜怒，或为惊吓；风火上乘于面则呈赤色，甚则阴液耗伤，不能上荣于脉，故言本强而言不快。舌为心窍，故心之外候部位在口，心风之病，舌色多赤。

肝风的症状，是多汗恶风。肝病则肺气乘之，故善悲；风木之气偏盛，故色见微苍；肝脉循喉咙之后，故病则嗌干；怒为肝志，故病则善怒；肝脉环阴器入少腹，关系性的活动，故病则有讨厌女性的情感。肝开窍于目，故目下为肝之外候部位，病则当见青色。

脾风的症状，多汗恶风。脾主运化水谷精微以营养四肢百骸，脾病则气不足以充养，故使人身体怠惰，四肢不欲动，色泽薄而微见黄色；运化功能减退，故不嗜食。鼻为脾之外候，病则色见黄色。

肾风的症状，多汗恶风。风邪入肾，则夹水气上行，故面部庞然浮肿；肾脉贯脊属肾，肾病则脊痛不能正立，肌色如烟焰之黑。隐曲是指前后二阴，系肾之窍，肾病则二便不利；肌肉为脾所主，水气上乘于脾，故肌肉出现黑色。

胃风的症状，颈部多汗，同时有恶风的感觉。因胃脉从大迎前下人迎，循喉咙，入缺盆，风邪上侵阳明经脉，故头颈多汗。邪居于胃，故饮食不下，升降受阻，故致膈塞不通，腹多胀满；若失衣则内风为外寒所束，郁而化热，故腹部愈见胀满，饮食生冷食物则胃气更加伤，难于消化，故致发生腹泻。脾胃主肌肉，故胃病则形体消瘦而腹见胀满。

风犯头部，则为首风。首风的症状是头面多汗恶风，当其风气将发作的前一日，则症状加剧。因为风邪上攻，故头痛甚而恶风，不敢走出室内，必寻待至风气已发，病势渐缓的时候，则症状可以减轻。

饮酒中风，则为漏风。漏风的症状，有时多汗，常有恶风的感觉，故不能穿衣单薄。阳不卫外，腠理空虚，故食则汗出；风为阳邪，酒性从阳而化热，风热上迫于肺，故多汗喘息，恶风，衣常为汗所湿；汗出津伤，加之内热消灼，故口干善渴；津伤则气虚，故不耐劳动作事。

汗多津泄，名为泄风。泄风的症状是，汗出甚多，衣服皆被汗所湿；身半以上，有如水渍一样。津伤则口干，气伤则不耐劳作。津液伤竭，经脉失养，故身体尽皆酸痛，同时卫外阳衰，故又见身寒。

【原文】《素问·玉机真脏论》：是故风者百病之长也，今风寒客于人，使人毫毛毕直，皮肤闭而为热，当是之时，可汗而发也。或痹不仁，肿痛，当是之时，可汤熨及火灸刺而去之。弗治，病入舍于肺，名曰肺痹，发咳上气。弗治，肺即传而行之肝，病名曰肝痹，一名曰厥，胁痛，出食。当是之时，可按若刺耳。弗治，肝传之脾，病名曰脾风。发瘅，腹中热，烦心出黄，当此之时，可按，可药，可浴。弗治，脾传之肾，病名曰疝瘕，少腹冤热而痛，出白，一名曰蛊，当此之时，可按可药。弗治，肾传之心，病筋脉相引而急，病名曰瘛，当此之时，可灸可药。弗治，满十日，法当死。肾因传之心，心即复反传而行之肺，发寒热，法当三岁死，此病之次也。然其卒发者，不必治于传，或其传化有不以次，不以次入者，忧恐悲喜怒，令不得以其次，故令人有大病矣。因而喜大虚则肾气乘矣。怒则肝气乘矣，悲则肺气乘矣，恐则脾气乘矣，忧则心气乘矣，此其道也。故病有五，五五二十五变及其传化，传，乘之名也。

【释义】六淫之邪，皆兼风气，故风为百病之主要因素。风寒侵袭人体，开始是在肤表，致人汗孔闭塞，汗毛直立，风寒外束，阳气不能疏泄，内郁为热，此时可发其汗，使邪从外解而愈。如风寒之邪不从外解而进犯经络，致营卫不能畅行，则发生麻痹不仁或肿痛的病变，此时可用汤熨火灸的治法，温通气血，去经络之邪而愈。如果治不及时，病邪由表入里，进犯肺脏，则引起肺气阻滞，呼吸不利而发生咳嗽喘急的病变，这叫作肺痹。如果在肺治不及时，则肺金乘木，病邪传于肝，致使肝脏发生阻滞的病变，这叫作肝痹。由于肝病之后，往往引起肝气上逆，所以又叫作厥，肝脉布胁肋络胃，故气滞而发生胁痛，气逆于胃而为呕吐食物，此时可用按摩或针刺的治法以调达肝气，病即可以痊愈。如果在肝治不及时，则肝木乘土，病邪传之于脾，这叫作脾风，风邪化热，与湿相合，发为瘅症，故症见腹中热，湿热内郁，发为心烦，小便黄色，此时可用按摩、药物和洗浴的方法进行治疗。如果在脾治不及时，则土邪乘肾，邪热结于下焦，症见少腹部位有难受的热感和疼痛，以及小便白浊，由于邪热久结，肾阴亏损，相火妄动，心多惑乱，所以又叫作蛊病，此时可用按摩或药物治疗。如果治不及时，则水乘火位，病即由肾传之于心，心病则营气伤而血不足养筋，筋脉为热所伤，故发生掣引拘挛，此病名曰瘛，可用艾灸或药物治疗。如果治不及时，满十脏气已尽，必致不救。若肾邪传心，心不受邪，反传至肺，病邪由阴出阳，故发寒热，病当在三岁死去。这是病传所胜的次序。

病有突然发生的，因其病邪所犯部位较为固定，所以不必按照移传的次序来治疗。另外有的病邪虽然移传，但却没有一定次序，如像忧恐悲喜怒等情志刺激所引起的疾病就是这样，随其所伤的脏器而发病，故病势发作比较急剧。

喜为心志，过喜则气散而心虚，心虚则肾气乘之，此因不足而被乘也。怒为肝志，过怒则气逆而乘脾。悲为肺志，过悲则气下而乘肝，此以有余而乘彼也。恐为肾志，过恐则伤肾，肾虚则脾气乘之。忧为肺志，过忧则伤肺，肺虚则心气乘之，其理与肾乘心相同。总的说来，乘所不胜，就是它的规律。所以上面的五种病情，直接影响五脏，五脏病情的传变，又能遍及五脏，这样就有五五二十五种病变，或者是以此传彼，或者是倚强凌弱，因其情况的不同而异名。

【原文】《素问·评热病论》：帝曰：有病身热，汗出烦满，烦满不为汗解，此为何病？岐伯曰：汗出而身热者，风也，汗出而烦满不解者，厥也，病名曰风厥。帝曰：愿卒闻之。岐伯曰：巨阳主气，故先受邪，少阴与其为表里也。得热则上从之，从之则厥也。帝曰：治之奈何？岐伯曰：表里刺之，饮之服汤。

【释义】汗出而身热是由于风，汗出而烦满不解是由于气之逆，气逆叫作厥，故病名曰风厥。原因是由于太阳主气，阳气卫外于皮毛，故太阳先受其邪，太阳与少阴相表里，太阳受邪而热，影响少阴之气逆于心胸。故发为烦满，治法应泄太阳之热，补少阴之气，表里并治，采用针刺与服汤药的办法。

【原文】帝曰：劳风为病何如？岐伯曰：劳风法在肺下，其为病也，使人强上冥视，唾出若涕，恶风而振寒，此为劳风之病。帝曰：治之奈何？岐伯曰：以救俯仰，巨阳引精者三日，中年者五日，不精者七日，咳出青黄涕，其状如脓，大如弹丸，从口中若鼻中出，不出则伤肺，伤肺则死也。

【释义】劳风是因过劳后复感受风邪所引起的疾患。劳风指一切损伤精气的劳动，当精气骤伤，尚未恢复之际，风邪乘虚侵袭内脏，肺部首当其冲，故说劳风当在肺下。精气伤而经脉失养，复为风邪所干，故令人上部的项背强直，而目瞑视。风邪干肺，肺中津液为风阳所伤，故唾出若涕。肺主皮毛，故症见恶风而振寒。治疗的方法，首先当养液柔筋，使项背的俯仰恢复正常。太阳气盛、精气足以上济的患者，病在三日可愈。若中年患者，精气渐衰，病的愈期较前者稍迟，故应在五日，若年老而精气不足以上济的，愈期更迟，故在七日。当患者从口或鼻内排出脓样如弹丸大之青黄涕时，这是邪去而病将愈的征象。否则邪留于肺，就有伤肺致死的危险。

【原文】帝曰：有病肾风者，面胕痝然壅，害于言，可刺不？岐伯曰：虚不当刺。不当刺而刺，后五日其气必至。帝曰：其至何如？岐伯曰：至必少气时热，时热从胸背上至头，汗出手热，口干苦渴，小便黄，目下肿，腹中鸣，身重难以行，月事不来，烦而不能食，不能正偃，正偃则咳甚，病名曰风水，论在《刺法》中。

【释义】胕是指脚部，痝然是形容肿大，壅是语言重而不清。

肾脉循喉咙，夹舌本，病风则肾脉不利，故言语壅塞不清。必病由于肾之精气先虚，风邪复乘虚而伤肾，故不可因其肿而以针刺泻之。否则五日后脏气循遍五脏而到达肾时，邪气更加深入，病必加剧。发现少气时热，时热从胸背上至头部，并有汗出，手热，口甚渴，小便色黄，目下肿，腹中鸣，身重难以行动，月经不来，心烦不能食，不能正卧，正卧则咳，病名为风水。

【原文】 帝曰：愿闻其说。岐伯曰：邪之所凑，其气必虚。阴虚者，阳必凑之，故少气时热而汗出也。小便黄者，少腹中有热也。不能正偃者，胃中不和也。正偃则咳甚，上迫肺也。

【释义】 凡是邪气侵袭人体，必因人体的正气先有虚弱的内因存在。正气不能抵抗邪气，邪气始得乘虚而入。现在因伤肾而致阴虚，风为阳邪，势必乘大虚而侵扰阴分，阴受扰而愈虚，阳气无所归宿，故少气时热而汗出。小便色黄，为下焦阳盛化热之象，不能正卧，是因为胃气不和，气失下降，故正卧则水气上迫于肺而致咳甚。

【原文】 诸有水气者，微肿先见于目下也。帝曰：何以言？岐伯曰：水者阴也，目下亦阴也，腹者至阴之所居，故水在腹者，必使目下肿也。真气上逆，故口苦舌干，卧不能正偃，正偃则咳出清水也。诸水病者，故不得卧，卧则惊，惊则咳甚也。腹中鸣者，病本于胃也，薄脾则烦不能食，食不下者，胃脘隔也。身重难以行者，胃脉在足也。月事不来者，胞脉闭也，胞脉者，属心而络于胞中，今气上迫肺，心气不得下通，故月事不来也。

【释义】 凡病水气的患者，先见目下微肿，这是因为水属阴，目下亦属阴之部位，腹腔又是至阴之所在，水在腹中，阴气过盛而相互影响，故使目下浮肿也。水留于下，则阳气浮动于上，故气逆而口苦舌干。水气犯胃，则卧不能正仰，正仰则水气迫肺，咳吐清水。所以凡是病有水气的患者，大都不能仰卧，仰卧则突然阴气不安而咳甚。若水气停留于胃，胃气不和，则腹中作鸣；侵扰于脾，脾气不运，故烦满而不能食，其所以食不下，是胃脘有水气阻隔。身重难以行动，是因为胃脉循行于足，水邪蕴滞于肌肉也。在妇女则有月经不来的见症，原因是由于胞脉闭阻所引起。胞即子宫，胞脉属心而络胞中，藉心血之资养以通月事，令水气停留腹内，上迫于肺，肺气不降，亦影响心气不得下通，胞脉的资源于是断绝，故月经不来了。

【原文】《素问·奇病论》：帝曰：有病痝然，如有水状，切其脉大紧，身无痛者，形不瘦，不能食，食少，名为何病？岐伯曰：病生在肾，名为肾风。肾风而不能食，善惊，惊已心气痿者死。

【释义】症见痝然浮肿，如有水状，根据下文的意义来看，可知其为风肿，而非属实之水肿矣。脉见大紧之象，脉与症综合分析，脉大为虚象，脉紧为寒象，身无疼痛，是邪不在表。形不瘦，是由于浮肿可知，不能食或食少，总缘脾胃受伤，肾邪为病也。此痛发生在肾，亦有感受外风的因素在内，故又名肾风。肾为水脏，与心脾关系密切，肾邪乘脾，脾受侮，则不能食；肾邪犯心，则神气虚而善惊，若惊后而心气痿弱不能恢复者，为心肾皆病，水火俱困，所以主死。

【原文】《素问·病能论》：帝曰：有病身热解堕，汗出如浴，恶风少气，此为何病？岐伯曰：病名曰酒风。帝曰：治之奈何？岐伯曰：以泽泻、术各十分，麋衔五分，合以三指撮，为后饭。

【释义】此论酒后中风之见症及其治法。酒性辛热，过饮致病，故令身热。湿热伤筋故懈堕。湿热熏于肌肤，故汗出如浴。汗多则卫虚，故恶风。卫虚则气泄，故少气。因酒后为风邪所伤而病，故名酒风。亦即前篇所说之漏风也。主治酒风的处方：泽泻十分，白术十分，麋衔五分，用三指撮合以约计其数量，作煎剂饭后服用。方中之泽泻，味甘淡，性微寒，能渗利湿热，白术味甘苦气温，能健脾燥湿，固表止汗，麋衔即薇衔，味苦平微寒，主治风湿，所以对酒风有一定疗效。

【原文】《素问·厥论》：黄帝问曰：厥之寒热者何也？岐伯曰：阳气衰于下，则为寒厥；阴气衰于下，则为热厥。帝曰：热厥之为热也，必起于足下者，何也？岐伯曰：阳气起于足五指之表，阴脉者，集于足下，而聚于足心，故阳气盛则足下热也。帝曰：寒厥之为寒也，必从五指而上于膝者何也？岐伯曰：阴气起于五指之里，集于膝下，而聚于膝上，故阴气胜，则从五指至膝上寒，其寒也，不从外，皆从内也。

【释义】厥是气逆也。凡因气逆而突然眩晕倒仆，不知人事的病，叫作厥。厥病有由寒与热所引起的，如果在下的阳气衰微，则阴气偏盛，阴气起而上逆，则为寒厥。在下的阴气衰微，则阳气偏盛，阳气起而上逆，则为热厥。热为阳邪，其所以必起于足下，是因三阳经脉是终止于足五趾末端的外侧，人身之气不能有降无升，故阳气循经脉下降至足后，必返而上升，此为阳气起于足趾之义。同时足下足心又为三阴经聚合之处，阴阳经脉相互并行，故阳气盛则伤阴气，阴虚就生内热，发为热厥。由于三阴经脉集于足心，故热厥从足下始。

寒厥在发生寒时，又为什么反从阳分而上呢？因为三阴经脉起于五趾末端的内侧，从足上行交会三阴交穴。复从三阴交分别上行到膝部，故集于膝下而聚于膝上。若阴气盛，则阳气伤，阳虚则生寒，发为寒厥，故寒厥亦起于五趾而上至于膝。但是寒厥的寒，是由本身阴气过盛所致，所以不是从外侵入而是从内发生的。

【原文】帝曰：寒厥何失而然也？岐伯曰：前阴者，宗筋之所聚，太阴阳明之所合也。春夏则阳气多而阴气少，秋冬则阴气盛而阳气衰。此人者质壮，以秋冬夺于所用。下气上争不能复，精气溢下，邪气因从之而上也，气因于中，阳气衰，不能渗营其经络，阳气日损，阴气独在，故手足为之寒也。

【释义】寒厥为病，是因人体失去了怎样的正常生理而引起呢？因为前阴属肾，是宗筋所聚会的部位，如足三阴、阳明、少阳以及冲任、督、跷经脉皆聚会于此。特别是输运精气的太阴、阳明经脉也在这里会合。所以与整个人体的关系非常重要。再说人身的阴阳与自然气候的阴阳是相一致的，春夏是阳气多，阴气少；秋冬是阴气盛，阳气衰。人的生活应该使本身与自然条件相适应，但有人却违反这种养生的原则，自己仗恃体质健壮，在秋冬阳气闭藏的季节不节制情欲，过多发泄，损伤了肾中精气，精虚于下，势必夺取在上之精气以补偿其不足，故下气上争也。由于精气的耗伤太过，所生之精气不足以补偿，故所伤者不能得到恢复，因而肾气虚惫，摄纳无权，精气随之下泄，精伤则气无所归宿，气虚之甚，即是阳虚，阳虚则阴偏盛而生寒邪，寒邪上逆于脾胃，影响中焦精气的生化，故中焦之阳虚不能运化水谷之精微以渗灌经络，人体四脏，受气于肾，由于阳气日益受损削，阴气日益偏肾，所以手足不得阳气的温煦而寒冷。

【原文】帝曰：热厥何如而然也？岐伯曰：酒入于胃，则络脉满而经脉虚，脾主为胃行其津液者也。阴气虚则阳气入，阳气入则胃不和，胃不和则精气竭，精气竭则不营于四肢也。此人必数醉若饱以入房，气聚于脾中不得散，酒气与谷气相薄，热盛于中，故热偏于身，内热而溺赤也。夫酒气盛而慓悍，肾气日衰，阳气独胜，故手足为之热也。

帝曰：厥或令人腹满，或令人暴不知人，或至半日远至一日乃知人者，何也？岐伯曰：阴气盛于上则下虚，下虚则腹胀满；阳气盛于上，则下气重上而邪气逆，逆则阳气乱，阳气乱则不知人也。

【释义】热厥的病变，是因醉饱入房，以致脾肾受伤而发生。酒性悍热，入胃以后，使血液充满于体表的络脉，在内的经脉中的血液，反而空虚。同时脾的主要功能是为胃行津液的，酒性悍热伤阴，最先入于脾胃，脾胃阴伤，则阳气独盛，阳盛于胃则胃气不和，胃不和则水谷化生之精气减少，精气缺少则不能灌诸经脉以营养四肢。此均为导致阳盛阴虚的两个主要方面。若再加之生活上失去节制，在酒醉饱食后入房性交，既伤其脾，又伤其肾，故酒食之热，聚于脾中不得散，酒气与谷气相合，热盛中焦，中焦脾胃行气于四旁，故热遍全身，小便亦因内热而色赤也。再者因酒之气味刺激，能通行脏腑经络，其乘肾气之虚，而伤阴之力愈大，阴虚则阳气独盛，故手足为之发热。

厥病发作时，使人腹满，或使人骤然不知人事，失去知觉，而有的至半天或一天才恢复知觉。这是什么原因呢？因为阴气盛于上部，则下焦之气失守，下焦之气虚，则气无所归宿，故腹见胀满。若阳气盛于上，则在下之气起而上逆，与在上之气相并合，因而导致阳气内乱，神明失守，故发为猝然昏仆，不省人事。

【原文】帝曰：愿闻六经脉之厥状病能也。岐伯曰：巨阳之厥，则肿首头重，足不能行，发为眴仆。阳明之厥，则癫疾，欲走呼，腹满不得卧，面赤而热，妄见而妄言。少阳之厥，则暴聋，颊肿而热，胁痛胻不可以运。太阴之厥，则腹满䐜胀，后不利，不欲食，食则呕，不得卧。少阴之厥，则口干溺赤，腹满心痛。厥阴之厥，则少腹肿痛，腹胀，泾溲不利，好卧屈膝，阴缩肿，胻内热，盛则泻之，虚则补之，不盛不虚，以经取之。

太阴厥逆，胻急挛，心痛引腹，治主病者。少阴厥逆，虚满呕变，下泄清，治主病者。厥阴厥逆，挛，腰痛，虚满，前闭，谵语，治主病者，三阴俱逆，不得前后，使人手足寒，三日死。太阳厥逆，僵仆，呕血，善衄，治主病者。少阳厥逆，机关不利，机关不利者，腰不可以行，项不可以顾，发肠痈，不可治，惊者死。阳明厥逆，喘咳身热，善惊衄呕血。

手太阴厥逆，虚满而咳，善呕沫，治主病者。手心主少阴厥逆，心痛引喉，身热，死不可治。手太阳厥逆，耳聋泣出，项不可以顾，腰不可以俯仰，治主病者。手阳明、少阳厥逆，发喉痹，嗌肿，痓，治主病者。

【释义】六经指三阴三阳而言，凡阴阳之气不相顺接，气逆而上，均可导致各经厥病。足太阳经脉起于目内眦，上额交颠，入脑，故其气逆发病为头肿，头重，目眩乱而猝然倒仆，其下行之支脉贯腨内，故为足不能行。

足阳明本属燥热，气逆于胃，最易导致阳明邪热内结，扰乱神明，故发作癫狂为走呼的症状。其脉循腹里，气为所阻，故见腹满，胃气不和，故不能卧，其脉上行于面，邪热上乘，故面赤而热，热扰神明，故妄见妄言。

足少阳系相火用事，其经脉起于目锐眦，从耳后，入耳中，下颊车，下腋，循胃过季肋，下出膝外廉，循足跗，故病厥则耳暴聋，面颊肿而热，胁痛，足胫不能运行。

足太阴经脉，入腹属脾络胃，故病厥则气不运行而腹满䐜胀，脾病则阳明之气失其和降，故症见大便不利，不欲食，食则吐，不得卧。

足少阴经脉循喉咙，挟舌本，其直者从肾上贯肝膈，其支者，从肺出络心注胸中，故病厥症见口干、溺赤、腹满、心烦等阴虚内热之症。

足厥阴经脉抵少腹，夹胃属肝络胆，经气逆而不行，故少腹肿痛腹胀，其脉环阴器，肝失疏泄，故小便不利，阴器缩肿。肝主筋，而司运动，肝病则筋失所养，故好卧屈膝。肝脉又下行足胫内侧，肝血虚，故胻内热。

以上六经厥病，根据所见症状与病情来看，有属虚属实以及不关虚实而仅逆气在经的不同，故虽病因相同，而治法也得各异。凡是经气旺盛者，采用泻法；经气虚者，采用补法；不实不虚者，调其本经之气就行了。

【按】本节又重复提到六经的厥逆，而症状与前不同者，皆互相发明之意。

以下六经，皆系指足经发病，足太阴经脉上腨内，循胫骨之后，故经气逆则腨间之筋挛急，其脉入腹注心中，气逆于经，故心痛而牵引腹部，治之当取本经发病的主要穴位，进行针刺，故治取主病之穴。

足少阴肾为胃之关，如因寒而厥逆，则阳气衰微，水谷不化，故为虚满呕吐及下泄清冷的病变，治之当取其主病的穴位进行针刺。

足厥阴肝之经络诸筋，故经气逆则筋为之挛急，腰为肝脉影响所及，故又主腰痛，肝脉夹胃，木邪侮土，故虚满。肝脉环阴器，气逆则小便闭而不通，木火同气，病使心神受扰，故作谵语。治疗时当刺取本经主病的穴位。

如三阴同病厥逆，则脏气绝而阴气失守于下，故大小便闭结不通，阴气绝则阳无所附，故使人手足寒冷，此种情况比一般厥病较为严重，故三日死。

足太阳经脉起于目内眦，从颠入络脑，夹脊循膂，下胭中，贯腨内，为诸阳之主，故病厥则发为僵仆，血随气上逆，故呕血善衄，当取其主病之穴进行针刺。

足少阳主骨主枢，其气在筋骨间，故病厥逆则筋骨会合之处不利，腰不可以行动，项不可以转顾，少阳相火所寄，其气内通于脏，外通于腑，气逆火郁，毒结于肠，则发为肠痈，由于病情严重，故治疗不易。如伤内脏而发生惊骇者，属死证不治。

阳明经脉循喉咙，入缺盆，下肺，厥逆病热，阳邪上盛，故发生喘咳；阳明主肌肉，故身热；胃络通于心，热伤阴津，神明失养，故善惊；热伤阳络，故为鼻衄或呕血。

手太阴经脉起于中焦，循胃口，上膈属肺，故病厥逆则肺气失降，而虚满咳嗽，津液不得输布而呕沫，当取其主病之穴位进行针刺。

手厥阴经脉起于胸中，出属心包络，手少阴心脉，从心系上夹嗌，二经之气厥逆，故心痛引喉；二经属火，阳热外盛，故见身热，心为五脏六腑之大主，故病则死而不可治。

手太阳经脉之支脉，溢缺盆循颈上颊至目锐眦，却入耳中，故病厥逆则耳聋泣出，项不能转顾，手太阳之阳气受病，影响足太阳之经气不能畅行，以足太阳之脉夹脊抵腰中，故腰不能俯仰，应取主病之穴进行针刺。

手阳明大肠与手少阳三焦经脉，均从缺盆上项，故病厥逆则发为喉痹、嗌肿、项背强直等症状，治之当取主病之穴进行针刺。

【原文】《素问·奇病论》：帝曰：人有病头痛，以数岁不已，此安得之？名为何病？岐伯曰：当有所犯大寒，内至骨髓，髓者以脑为主，脑逆，故令头痛，齿亦痛，病名曰厥逆。

【释义】头痛数年不愈，足见受病之深，推其原因，系外来之大寒，内侵骨髓，骨髓上通于脑，而脑是髓之海，寒邪上逆于脑，故使头痛，齿为骨之余，髓为骨之充，故齿亦因寒邪之影响而作痛，此病名厥逆。

【原文】帝曰：有癃者，一日数十溲，此不足也。身热如炭，颈膺如格，人迎躁盛，喘息气逆，此有余也。太阴脉微细如发者，此不足也。其病安在？名为何病？岐伯曰：病在太阴，其盛在胃，颇在肺，病名曰厥，死不治。

【释义】癃是小便不利，一日小便数十次，是欲解而小便又很少的情况，这是一种正虚的现象。其病在太阴，由于太阴脾气虚弱，中运无权，影响膀胱之气化，故尿液不能正常排泄而为癃闭。身热如炭火，颈部胃膺如有所格拒而上下不通，喉结两旁的人迎脉搏动急大，呼吸急促，气上逆，这是邪实的现象。邪气盛在何部呢？根据上述症状的分析，身热如炭，是因胃主肌肉，明明热甚的见证。胃脉循喉咙，入缺盆，下膈，喉之两旁又为人迎脉所过之处，故颈膺如格，人迎躁盛，均系胃气极盛，气上而不下的表现，由于胃气上逆，肺当其冲，故又关系于肺而发生喘息气逆。太阴脾脉，细微如发，这是一种不足的虚象。以上有余的阳证有五，不足的阴证有二，可见人身之阴阳，已各有极端，不相顺接，因其阴不入阳，故阳气独盛，阳不入阴故阴气独在，病名曰厥。正是言其阴阳相逆之意。阴阳相失，故属死证不治。

【原文】《素问·腹中论》：帝曰：有病膺肿颈痛，胸满腹胀，此为何病？何以得之？岐伯曰：名厥逆。帝曰：治之奈何？岐伯曰：灸之则喑，石之则狂，须其气并，乃可治也。帝曰：何以然？岐伯曰：阳气重上，有余于上，灸之则阳气入阴，入则喑，石之则阳气虚，虚则狂，须其气并而治之，可使全也。

【释义】膺指胸部的两侧高处。病而膺肿、颈痛胸满、腹胀是在下之阴气上逆，阻碍中焦之阳气不能运行，上焦之阳气不能布化的见症，故名厥逆。此时在治疗上不能采用火灸和砭刺法。因为阳气本来位居上部，现又正值阴气上逆，使在上之阳气不能下行而壅阻于上，势已大减。若再灸之，则迫使阳热过盛而伤阴，阴伤不能注养舌本，故发生失音而为喑。如果用砭石去刺，此时因阴气下虚，而失恋之阳气就会随刺泄而大虚，阴阳两虚，神明内乱，故发为狂。此痛必须在阴阳之气交并以后再行调治，才能收到很好的效果。若果在阴阳两者快要失去相互依存的情况下去强治某一方面，必然就会产生偏绝之弊。

【原文】《素问·热论篇》：黄帝问曰：今夫热病者，皆伤寒之类也。或愈或生，其死皆以六七日之间，其愈皆以十日以上者何也？不知其解，愿闻其故。岐伯对曰：巨阳者，诸阳之属也，其脉连于风府，故为诸阳主气也。人之伤于寒也，则为病热，热虽甚不死。其两感于寒而病者，必不免于死。

【释义】热病是指因外感引起的一切，具有发热症状的疾病。一般说来，外寒侵袭人体肤表，往往使汗孔闭塞，因此在内的阳气不能宣发于外，郁遏肤表而发热，故热病多属伤寒之类（但是这里所说的伤寒，应从广义的伤寒来看，如《金匮要略》中所说的"伤寒有五"义即指此）。至于愈期与死期的推论，主要是从邪正双方胜负的转归去看，难于用日数加以固定。巨阳即是太阳，太阳为诸阳之长，统摄阳分，故诸阳皆其所属。太阳经脉上连风府穴，与督脉相通，而督脉总督全身阳气，故太阳为诸阳主气。人体伤于寒而症见发热，足见其阳气不虚，正气犹能抗邪于外，故热虽盛，不致于死。若表里脏腑两感于寒而病者，说明内脏先虚，病邪深入，正气难于抗邪，故难免于死亡。

【原文】帝曰：愿闻其状。岐伯曰：伤寒一日，巨阳受之，故头项痛，腰脊强。二日阳明受之，阳明主肉，其脉夹鼻络于目，故身热目疼而鼻干，不得卧也。三日少阳受之，少阳主胆，其脉循胁络于耳，故胸胁痛而耳聋。三阳经络皆受其病，而未入于脏者，故可汗而已。四日太阴受之，太阴脉布胃中，络于嗌，故腹满而嗌干。五日少阴受之，少阴脉贯肾络于肺，系舌本，故口燥舌干而渴。六日厥阴受之，厥阴脉循阴器而络于肝，故烦满而囊缩。三阴三阳、五脏六腑皆受病，荣卫不行，五脏不通，则死矣。

【释义】巨阳指足太阳也。太阳为三阳之表，寒邪先从表入，故先伤太阳而见太阳的表症，足太阳经脉从头项下肩膊，夹脊抵腰中，寒邪伤太阳经脉，故头项疼痛，腰脊强硬。阳明居太阳之次，太阳之邪不从外解，进而传于阳明，故二日阳明受病。阳明主肌肉，其经脉夹鼻络于目，阳明经病，故身热、目疼、鼻干，阳明热盛，故不得卧。少阳居阳明之次，阳明之邪，不从外解，进而传入少阳，故三日少阳受病，少阳经脉属胆，其经脉起于目锐眦，绕耳前后，下循胸胁，少阳经病，故为胁痛、耳聋等症。三阳为表属腑，邪在表而未入三阴之脏，皆可使邪从汗解而愈。如果在三阳的表邪，失于汗解，就会进犯三阴。三阴的太阴，居于少阳之次，故至四日，少阳之邪传于太阴，足太阴经脉布胃中，络于嗌。脾病则运化不及，升降失司，故浊阴居留而腹满，水精不能上布而嗌干。少阴居太阴之次，故至五日，邪由太阴而传入少阴，足少阴经脉，贯肾络肺，系舌本，如果其人阴分素虚，则邪从热化，而伤竭肾阴，热盛阴亏，故口燥舌干而渴。伤寒六日，病邪由少阴传入厥阴，足厥阴经脉循阴器而络肝，肝阴为邪热所伤，故烦满而囊缩。以上六经传变的先后顺序，仅是一般的规律，并非绝对如此。如三阳证只可因正气不足而直接传入三阴。三阴证亦不必从太阴开始，而有直中少阴的。或因正复邪衰而又由里达表的，疾病的传变本无固定，主要是根据病邪的轻重、正气的强弱、治疗的适当与否来决定。伤寒之邪在经不解，渐入于腑，入腑不去，又及于五脏，故三阴三阳、五脏六腑皆受病，说明这是由于邪气盛，正气虚，正不胜邪，邪气渐次深入，病邪传遍六经而不退，正气已无存在的余地。故致营卫不行于外，五脏不通于内，又怎能免于死亡呢？

【原文】其不两感于寒者，七日巨阳病衰，头痛少愈。八日阳明病衰，身热少愈。九日少阳病衰，耳聋微闻。十日太阴病衰，腹减如故，则思饮食。十一日少阴病衰，渴止不满，舌干已而嚏。十二日厥阴病衰，囊纵，少腹微下，大气皆去，病日已矣。帝曰：治之奈何？岐伯曰：治之各通其脏脉，病日衰已矣。未满三日者，可汗而已；其满三日者，可泄而已。

【释义】 若其人正气并不太虚，外而营卫，内而脏腑，不为寒邪损伤至极，一般说来，太阳病到第七日，正气渐复，邪气渐退，头痛就稍好了。阳明病到第八日，病势当衰，身热稍退。少阳病到第九日，病势当衰，听力稍有恢复。十日太阴病衰，腹满减退而思饮食。十一日少阴病衰，口渴止，腹满消，舌不干而嚏。十二日厥阴病衰，阴囊不再收缩，少腹已不拘急，邪气消退，病也渐至痊愈了。同时又指出，伤寒病的治疗原则，应根据受病的脏腑经脉，分别论治，使邪气去而正气恢复，则病可愈。总的说来，病未满三日，是邪在三阳，三阳主表，故用汗法解邪；已满三日，是邪入三阴，三阴主里，故用下法解邪。不过这是古人为我们揭示的大法，邪在三阳三阴，当以见症为据，不能拘泥日数，或汗或下，更当根据具体情况决定，仲景《伤寒论》已为我们讲得详尽了。这里不再赘述。

【原文】 帝曰：其病两感于寒者，其脉应与其病形何如？岐伯曰：两感于寒者，病一日则巨阳与少阴俱病，则头痛口干而烦满，二日则阳明与太阴俱病，则腹满身热，不欲食，谵言。三日则少阳与厥阴俱病，则耳聋囊缩而厥，水浆不入，不知人，六日死。

【释义】 表里皆病，谓之两感。两感于寒之义，应从广义理解，凡属内伤而兼外感的疾患，均应作如是看待。人体的脏与腑相为表里，特别是通过经脉的络属，彼此发生密切的联系，故腑病可以影响及脏，脏病可以影响及腑，腑病后，如果缺乏脏气的支持，病邪就会乘虚深入，造成严重的局面。按伤寒的六经辨证规律来看，伤寒的第一日，如果是太阳与少阴同病，则症见太阳伤寒的头痛、少阴热灼津伤之口干与烦满。二日见阳明与太阴同病，则症见阳明热盛之身热谵语、太阴寒盛之腹满不欲食。三日少阳与厥阴同病，则症见少阳经病之耳聋、厥阴病之囊缩与厥逆。至此三阴三阳俱病，生机已临绝天，故胃气竭而水浆不入，神识去而昏不知人，将在六日内死去。

【原文】凡病伤寒而成温者，先夏至日者为病温，后夏至日者为病暑。暑当与汗皆出，勿止。

【释义】人若在感受病邪后即时发病，这谓之新感。若受邪不即发病，到一定时间内开始发作，此后世所谓的伏邪。故说凡是先伤寒邪不即发病者，寒毒深藏体内，日久化热，迫至春令气候转温，阳气向外发的时候，发为温病。由于发病的时令季节不同，带给人体的影响也不一致，故有先夏至日者为病温、后夏至日者为病暑的区别。但春温与暑温的治法不同，暑病见于高热时间，往往使人自汗，这种自汗可以使暑邪随汗而去，故治暑不得用药止汗。

【原文】《素问·评热病论》：黄帝问曰：有病温者，汗出辄复热，而脉躁疾，不为汗衰，狂言不能食，病名为何？岐伯对曰：病名阴阳交，交者死也。帝曰：愿闻其说。岐伯曰：人所以汗出者，皆生于谷，谷生于精。今邪气交争骨肉而得汗者，是邪却而精胜也。精胜则当能食而不复热。复热者邪气也，汗者精气也，今汗出而辄复热者，是邪胜也。不能食者，精无俾也。病而留者，其寿可立而倾也。且夫《热论》曰：汗出而脉尚躁盛者死。今脉不与汗相应，此不胜其病也，其死明矣。狂言者是失志，失志者死。今见三死，不见一生，虽愈必死也。

【释义】在病温热过程中，汗出后复见身热、脉躁疾、狂言、不能食，此谓之阴阳交。交是交替之意。言战汗之后，阴精大泄而阳邪不解，阳邪深入阴分，阴气失其内守，故指为阴阳交之死症。因汗为水谷化生的精气，排汗又为邪气外解的途径之一，所以出汗的机转，就意味着邪正相争，正气借后天资源的支持，以战胜邪气，使邪从汗解，故汗后又往往出现精神困乏、呼吸微弱、暂时昏睡、脉静身凉这种邪去正衰的现象。这完全是正常的情况，如汗后又复身热，脉来疾躁，不能饮食或狂言乱语，这是属于不可救药的死候。因为汗后身热，说明汗后而邪气未解，脉躁疾是阴竭而阳气外越，狂言乃神志失常，不能食是精气已见绝于胃也。故断言必死。

【原文】《素问·刺热》：肝热病者，小便先黄，腹痛多卧，身热。热争则狂言及惊，胁满痛，手足躁，不得安卧。庚辛甚，甲乙大汗，气逆则庚辛死。刺足厥阴、少阳。其逆则头痛员员，脉引冲头也。

心热病者，先不乐，数日乃热。热争则卒心痛，烦闷善呕，头痛面赤无汗。壬癸甚，丙丁大汗，气逆则壬癸死。刺手少阴、太阳。

脾热病者，先头重颊痛，烦心，颜青，欲呕，身热，热争则腰痛不可用俯仰，腹满泄，两颌痛。甲乙甚，戊己大汗，气逆则甲乙死。刺足太阴、阳明。

肺热病者，先淅然厥，起毫毛，恶风寒，舌上黄，身热。热争则喘咳，痛走胸膺背，不得太息，头痛不堪，汗出而寒。丙丁甚，庚辛大汗，气逆则丙丁死。刺手太阴、阳明。出血如大豆，立已。

肾热病者，先腰痛胻酸，苦渴数饮，身热。热争则项痛而强，胻寒且酸，足下热，不欲言，其逆则项痛员员澹澹然。戊己甚，壬癸大汗，气逆则戊己死。刺足少阴、太阳。诸汗者，至其所胜日汗出也。

【释义】 员员是自感旋转之意。肝脉环阴器，抵少腹，肝有热，故小便色黄而腹痛；肝主筋而司运动，肝病则筋不耐劳而多卧；肝热外见，故身热；热入于脏，邪正相争，故神魂不宁而为狂言狂骇；肝脉布胁肋，病则经气不利而胁满痛；肝病热而筋失润养，故手足躁扰；血不舍魂，故不得安卧；如果肝气上逆，则头痛而晕运，因肝脉能上达颠顶也。

心志为喜，心病热，必然伤及神志，故先有不乐之感；热为阳邪，盛则势必向外，故数日后，乃见身热；热邪与蒸汽相争，血脉不利，故骤然发作心痛；心热则气郁而烦闷，上逆于胃，则善呕；手少阴之脉上出于面，热邪随经脉而上，故头痛面赤；汗为心液，液为热所伤，故无汗。

脾与胃同主水谷，相依为用，故脾病必影响及胃。阳明胃脉循颊车，上耳前，至额颅，故热病先见头痛颊赤；脾脉注心中，故烦心；脾病则肝木相乘，故颜面色青；胃气不降而上呕；太阴阳明主肌肉，故邪盛则身热。

肺主皮毛，肺热病则气伤而不卫外，故有恶风寒及皮肤收缩的现象；肺脉起自中焦，上循胃口，肺热入胃，故见舌苔黄而身热；热争于肺，则肺气不利而喘咳；胸背与肺相邻近，影响所及，故胸背部走痛，不得太息；肺气上逆而热邪上壅，故头痛不堪；热伤肺气，皮毛不固，故汗出而寒。

159

足少阴之络贯腰脊，其脉循内踝之后以上腨内，肾热病，故先腰痛，腑酸；少阴经脉之直行者，循喉咙，夹舌本，肾阴为邪热所伤，故苦渴数饮、身热；热邪与正气相争而伤及太阳，致太阳经脉失去濡养，则见项痛而强；热争于里，致少阴经脉为邪热所伤，故腑寒且酸，足下热，不欲言；若其气逆于上，则项痛而头眩晕，精神短少。

【原文】肝热病者，左颊先赤；心热病者，颜先赤；脾热病者，鼻先赤；肺热病者，右颊先赤；肾热病者，颐先赤。

【释义】热为阳邪，故见于病色为赤；左颊乃肝之外候，故肝热病而左颊先赤；颜指额部，属心之外候，故心热病者颜先赤；鼻为脾之外候，故脾热病者鼻先赤；右颊为肺之外候，故肺热病右颊先赤；两颐为肾之外候，故肾热病者颐先赤。

【原文】《素问·逆调论》：黄帝问曰：人身非常温也，非常热也，为之热而烦满者，何也？岐伯对曰：阴气少而阳气胜，故热而烦满也。帝曰：人身非衣寒也，中非有寒气也，寒从中生者何？岐伯曰：是人多痹气也，阳气少，阴气多，故身寒如从水中出。帝曰：人有四肢热，逢风寒如炙如火者，何也？岐伯曰：是人者，阴气虚，阳气盛。四肢者，阳也。两阳相得，而阴气虚少，少水不能灭盛火，而阳独治。独治者，不能生长也，独盛而止耳。逢风而如炙如火者，是人当肉烁也。

【释义】人身不是因于常受外热，也不是本身固有之热，为什么产生热而见烦满。这是由于自身的阴阳失去平衡，阴气虚少，不能制约阳气，故阳气偏胜，产生热而见烦渴。人身不是因为衣薄而受寒，或体内素有寒气的关系，但却寒从中生，其原因安在呢？岐伯指出，（此处原稿有缺漏）

【原文】《素问·气厥论》：黄帝问曰：五脏六腑寒热相移者何？岐伯曰：肾移寒于脾，痈肿少气。脾移寒于肝，痈肿筋挛。肝移寒于心，狂，膈中。心移寒于肺，肺消，肺消者，饮一溲二，死不治。肺移寒于肾，为涌水，涌水者，按腹不坚，水气客于大肠，疾行则鸣濯濯，如囊裹浆，水之病也。

脾移热于肝，则为惊衄。肝移热于心，则死。心移热于肺，传为膈消。肺移热于肾，传为柔痓。肾移热于脾，传为虚，肠澼死，不可治。胞移热于膀胱，则癃溺血。膀胱移热于小肠，膈肠不便，上为口糜。小肠移热于大肠，为虙瘕，为沉。大肠移热于胃，善食而瘦，又谓之食㑊。胃移热于胆，亦曰食㑊。胆移热于脑，则辛頞鼻渊，鼻渊者，浊涕下不止也，传为衄蔑瞑目，故得之气厥也。

【释义】本篇所论述的五脏六腑的寒热病变，主要是以气厥为它的重要致病因素。故本篇亦以气厥命名。篇末又以"故得之气厥也"句为结语。气厥即是阴阳之气不相顺接的意思。阴阳之气不相顺接，则阳气聚而为热，阴气聚而为寒，寒热随其所伤的脏腑而发病。故表现的症状，也各有不同，有病在血，有病在气，有内留于脏腑，有外发于肌肉，有彼此相互影响，或脏先病而后及腑，或腑先病而后及脏，足见寒热之邪随气机之出入升降而无所不至，此即本篇所说五脏六腑寒热相移的道理。肾病寒而移寒于脾（按：肝字诸注家皆作脾，今从之），脾主肌肉，脾之络脉得寒则气血凝聚而不行，故日久发为痈肿，肾病寒则下焦阳虚不能化气，故令人少气。脾病寒而移寒及肝，肝之经脉为寒邪所伤，气血壅阻，故日久发为痈肿，肝主筋，筋为寒气所伤而收引，故拘挛不舒。肝病寒而影响及心，心火为寒气所郁，故神志内乱而为狂，寒气客于中焦，故阳气不通而病膈塞。心病寒而移寒及肺，则为肺消而溲倍于饮，因心火衰微，不能温养肺金，肺气失温，则不能敷布津液，使津液悉归膀胱而排出体外，肺气亦因之消矣。肺主气，人以气为本，故肺气衰竭，属于难治的死候。肺病寒而影响及肾，肾阳虚不能化气行水，则水上泛而客于大肠，如囊裹浆水之状，按之腹不坚硬，其人在疾行时，可能听到肠中水动的濯濯响声，这便是此病的征候。

脾病热而移热于肝，肝藏魂，为热所扰而不安，故作惊骇。肝热则气血最易上逆，故症见鼻血。肝病热而移热于心，凡木与心火相并，为祸最烈，致使心脏受邪，故为死候。心病热而影响及肺，肺中津液为热所伤，津液愈伤则燥热愈甚，故渐致发展为膈消，膈消是膈上之病，饮水多而善消，亦即肺消也。肺病热而移热于肾，金水俱伤，气液不足以濡养筋脉，故发展为柔痉。痉与痉同，是身体强直之意。柔痉是与刚痉相对而言，根据《伤寒论》太阳病篇的条文来看，刚痉与柔痉的辨别，主要是在有汗和无汗，但是皆以强直为其特征也。肾病热而影响及脾，日久阴伤，脾肾俱败，成为下利脓血之肠澼，故死不治。胞之义有二，在男子则为精室，在女子则为血室。胞病热而移热于膀胱，热伤膀胱气分，则热气闭阻，故小便不通而为癃，热伤膀胱血分，则血内溢为精室，在女子则为血室，胞病热而移热于膀胱，热伤膀胱气分，则热气闭阻，故小便不通而为癃，热伤膀胱血分，则血内溢而为溺血。膀胱病热而移热于小肠，小肠之脉，循咽下膈，抵胃，其支者，循颈上颊，故热邪隔阻于下，则便溲不通，熏蒸于上，则口内为之糜烂，小肠病热而移热于大肠，热邪与肠间之气血涎沫结而不散，则形成深藏于腹内的瘕块，或为沉重难治之病，虑与伏同，是病邪隐伏深处之意。大肠病热而移热于胃，胃热则消谷多，但饮食之精微，亦随热邪而消损，不足以营养肌肉，故善食而瘦。所以叫作食亦病。食亦是食多而亦不能得养之意。胃病热而移热于胆，胆为少阳相火所居，故热火相并而胃益热，亦必成为善食而瘦之食亦。胆病热而移热于脑，脑与颊通，颊为鼻茎，今为热邪所伤，故颊中感觉辛辣，成为常流浊涕的鼻渊，久之热伤其络而鼻流污血，旁及于目而令目瞑，瞑即闭目也。由于羞明之故。故"得之气厥也"句，是总结全篇的意义，言以上疾患，均是由阴阳之气不相顺接所引起。

【原文】《素问·通评虚实论》：帝曰：乳子儿病热，脉悬小者，何如？岐伯曰：手足温则生，寒则死。帝曰：乳子中风病热，喘鸣肩息者，脉何如？岐伯曰：喘鸣肩息者，脉实大也，缓则生，急则死。

【释义】乳子即哺乳之婴儿也。热病属阳，脉息小乃是阴象，阳证阴脉，是一种险恶的证候，但又须察其手足是否温暖，手足为诸阳之本，若尚保持一定温度，说明阳气还未尽失，故言可生。若手足厥冷，是邪胜正败，元阳已竭的表现，故为不治的死候。婴儿伤于风热，风热皆为阳邪，故令肺气壅阻，喘息摇肩，热壮气盛，故脉来实大。若实大而兼缓象，是阴气未竭，尚不致死。相反脉实大而兼急象，是阳热极盛，阴气消亡的表现，故属死候。

【原文】《素问·疟论》：黄帝问曰：夫痎疟皆生于风，其蓄作有时者，何也？岐伯对曰：疟之始发也，先起于毫毛，伸欠乃作，寒栗鼓颔，腰脊俱痛，寒去则内外皆热，头痛如破，渴欲冷饮。帝曰：何气使然？愿闻其道。岐伯曰：阴阳上下交争，虚实更作，阴阳相移也。阳并于阴，则阴实而阳虚，阳明虚则寒栗鼓颌也；巨阳虚则腰背头项痛；三阳俱虚则阴气胜，阴气胜则骨寒而痛。寒生于内，故中外皆寒。阳盛则外热，阴虚则内热，外内皆热，则喘而渴，故欲冷饮也。此皆得之夏伤于暑，热气盛，藏于皮肤之内、肠胃之外，此荣气之所舍也。此令人汗空疏，腠理开，因得秋气，汗出遇风，及得之以浴，水气舍于皮肤之内，与卫气并居，卫气者昼日行于阳，夜行于阴，此气得阳而外出，得阴而内薄，内外相薄，是以日作。

帝曰：其间日而作者，何也？岐伯曰：其气之舍深，内薄于阴，阳气独发，阴邪内着，阴与阳争不得出，是以间日而作也。

【释义】痎疟是疟疾之通称。疟疾皆起于感受外邪，故经言疟疾皆生于风。畜是病邪潜伏之意，因为疟疾的发作，有比较固定的时间，在未发之时，症状不见于外，故邪气在这时尚处于潜伏状态。疟疾开始发作，往往先使人有恶寒的感觉，故肌肤收缩而毫毛竖立，继而伸张手足、打呵欠、发寒战、振动牙齿、腰脊疼痛，然后继之以高热、头痛如破、口渴欲饮冷水，以上都是一般患疟疾者所具有的症状。推其原因，主要是病邪引起人体阴阳发生短暂的失调，阴阳在这里是指营卫，上下指表里，虚实是正气（营卫）与邪气相对而言，邪气所在为实，相对的一面为虚。疟疾之邪，藏留人体肌腠的营分，肌腠属半表半里，为少阳所主，故当邪气由阴出阳，与卫气相并之时，则阳气盛而阴气虚，阳气盛则为热。邪气由阳入阴，与卫气相离之时，则阴气盛而阳气虚，阳气虚则为寒。由于邪气出入阴阳，故使营卫之气不和于表里，偏虚偏实，而形成阴阳相移、寒热交替的现象。

阳分之邪并入于阴，则阴气盛而阳气虚，阴盛于内，阳虚于外，故三阳俱见病矣。阳明胃气所出，外主肌肉，其经脉交于颔下，虚则阴气乘之，故寒战而鼓颔。巨阳为太阳，其脉别下项，循肩膊内，夹背，抵腰中，故太阳之气虚，则经脉不利，为腰背头项疼痛。以上仅举太阳阳明而不言少阳，因为太阳主枢，太阳阳明之气既虚，少阳也随之失去正常作用。三阳之气俱虚，则阴气必然太胜，阴盛于内，故骨寒而痛，如果阴分之邪并入于阳，则阳盛而阴虚，阳气主外，故阳盛则外热。阴气主内，故阴虚则内热。内外皆热，故喘渴而欲冷饮。

前言痎疟皆生于风，是泛指四时之风气也。这里称之得之伤暑，因暑亦概括在广义的风气中也。皮肤之内，肠胃之外，即是指的经脉，故接着说明是营气所居之处，以营行脉中，经脉又分布肌腠是也。人受暑热之邪，而不及时发病，因为暑热能使人的汗孔疏通，腠理开泄，得以分消其病势，但邪已侵入营分，延至秋凉季节，邪气更有所发展，故多发为疟疾。在发作之先，往往有汗出遇风、沐浴受凉的诱因，因为这种寒凉的气候入皮肤，引动内藏的伏邪，于是邪气由阴出阳，与卫气相合而表现出症状。由于卫气是白天运行于阳分，夜间运行于阴分，所以邪气便得随着卫气从阳而外出，从阴而内入，内外相薄，即阴阳表里之气交争相迫，故一日发作一次。如果邪气深入营分，内及五脏，不能随卫气而外出，仍然留着阴分，阴与阳争而不得出，所以间日发作一次。

【原文】帝曰：疟先寒而后热者何也？岐伯曰：夏伤于大暑，其汗大出，腠理开发，因遇夏气凄沧之水寒，藏于腠理皮肤之中，秋伤于风，则病成矣。夫寒者阴气也，风者阳气也，先伤于寒，而后伤于风，故先寒而后热也，病以时作，名曰寒疟。帝日：先热而后寒者何也？岐伯曰：此先伤于风，而后伤于寒，故先热而后寒也，亦以时作，名曰温疟。其但热而不寒者，阴气先绝，阳气独发，则少气烦冤，手足热而欲呕，名曰瘅疟。

【释义】疟有寒疟、温疟、瘅疟之分，先寒而后热者为寒疟，先热而后寒者为温疟，但热而不寒者为瘅疟，瘅是热甚之意。由于疟有偏寒偏热的不同，故表现的寒热症状也不一致，故古人推其原因，寒疟是夏伤于暑，复感寒凉之水气，至秋再伤于风，寒为阴邪，风为阳邪，所以发病也先寒而后热。温疟是先伤于风，后伤于寒，故发病便是先热而后寒，同时亦在固定的时间发作。瘅疟因其人阳热素盛，及至发病则阴气更虚而不能济阳，故阳气独自旺盛。阳热独盛于上焦，故胸中少气而烦冤，弥漫于四肢，故手足热，热气上迫，故又欲呕，此即本篇所说："瘅疟者……肺素有热，气盛于身，厥逆上冲是也。"

【原文】夫疟气者，并于阳则阳胜，并于阴则阴胜，阴胜则寒，阳胜则热。疟者，风寒之气不常也，病极则复至。病之发也，如火之热，如风雨不可当也。故经言曰：方其盛时，勿敢毁伤，因其衰也，事必大昌，此之谓也。夫疟之未发也，阴未并阳，阳未并阴，因而调之，真气得安，邪气乃亡。故工不能治其已发，为其气逆也。

【释义】疟气指疟邪也。疟气并入于阳，则阳盛而发热，并入于阴，则阴盛而为寒，这是疟疾发作的缘故，其中有偏寒偏热不相一致者，是因感受风寒的先后等情况有所不同，但是先寒者而后必热，先热者而后必寒，寒热总是到了极端而又转变为它的反面。如火之热，如风雨之不可挡者，正是形容疟疾突然发作之时，病势极为猛烈。所以当此邪气正盛、真气正衰的时刻，如果进行针刺，不但不能挫败邪气，反而对正气造成无谓的损伤，故须等待邪气衰退而后取之，才是安全有效的办法。或者在疟疾未发作前治之，因此时邪气未发，营卫阴阳未乱，更有利于扶助正气，消灭邪气，达到预期的疗效，前者是治其已衰，后者是治其未发，均为临床治疟之要术。

【原文】《素问·至真要大论》：帝曰：火热，复恶寒发热，有如疟状，或一日发，或间数日发，其故何也？岐伯曰：胜复之气，会遇之时有多少也，阴气多而阳气少，则其发日远；阳气多而阴气少，则其发日近。此胜复相薄，盛衰之节，疟亦同法。

【释义】恶寒发热，大都见于外感风寒之症，今因火热相加，症状有如疟疾发作，是阴阳胜复之气不相协调的关系。胜是偏盛，复是极复，这是六气变化的规律，例如金气太胜，则木气不足，而木之子气，必来为母复仇。人身三阴三阳，相应天之六气，故亦存在着胜复的机制。胜气复气具有相对的阴阳属性，当胜复之气相遇会时，如果阴气多而阳气少，则其行迟缓，发作的时间较远。若阳气多而阴气少，则其行疾速，发作的时间就较近，所以寒热有如疟疾的症状。

【原文】《素问·奇病论》：帝曰：人生而有病颠疾者，病名曰何？安所得之？岐伯曰：病名为胎病，此得之在母腹中时，其母有所大惊，气上而不下，精气并居，故令子发为颠疾也。

【释义】颠与癫，古皆通用。颠疾即癫疾也。颠疾又称胎病。因为得自母腹中，属于一种先天疾患。颠疾的起因，由于其母在妊娠时期受了大惊。肝主惊，故致肝气上逆而不降，精气受到逆气的干扰，必然影响其正常的活动，因此使胎儿感受了这种异常的精气，在出生后就发为颠疾。

【原文】《素问·举痛论》：帝曰：愿闻人之五脏卒痛，何气使然？岐伯对曰：经脉流行不止，环周不休，寒气入经而稽迟，泣而不行，客于脉外则血少，客于脉中则气不通，故卒然而痛。

帝曰：其痛或卒然而止者，或痛甚不休者，或痛甚不可按者，或按之而痛止者，或按之无益者，或喘动应手者，或心与背相引而痛者，或胁肋与少腹相引而痛者，或腹痛引阴股者，或痛宿昔而成积者，或卒然痛死不知人有少间而复生者，或痛而呕者，或腹痛而后泄者，或痛而闭不通者，凡此诸痛，各不同形，别之奈何？岐伯曰：寒气客于脉外则脉寒，脉寒则缩踡，缩踡则脉绌急，绌急则外引小络，故卒然而痛。得炅则痛立止。因重中于寒，则痛久矣。寒气客于经脉之中，与炅气相薄则脉满，满则痛而不可按之。寒气稽留，炅气从上，则脉充大而血气乱，故痛甚不可按也。寒气客于肠胃之间，膜原之下，血不得散，小络急引，故痛。按之则血气散，故按之痛止。寒气客于夹脊之脉则深，按之不能及，故按之无益也。寒气客于冲脉，冲脉起于关元，随腹直上，寒气客则脉不通，脉不通则气因之，故喘动应手矣。寒气客于背俞之脉则脉泣，脉泣则血虚，血虚则痛，其俞注于心，故相引而痛。按之则热气至，热气至则痛止矣。寒气客于厥阴之脉，厥阴之脉者，络阴器，系于肝，寒气客于脉中，则血泣脉急，故胁肋与少腹相引痛矣。厥气客于阴股，寒气上及少腹，血泣在下相引，故腹痛引阴股。寒气客于小肠膜原之间，络血之中，血泣不得注于大经，血气稽留不得行，故宿昔而成积矣。寒气客于五脏，厥逆上泄，阴气竭，阳气未入，故卒然痛死不知人，气复反则生矣。寒气客于肠胃，厥逆上出，故痛而呕也。寒气客于小肠，小肠不得成聚，故后泄腹痛矣。热气留于小肠，肠中痛，瘅热焦渴，则坚干不得出，故痛而闭不通矣。

【释义】卒痛，卒与猝同。是突然而至的意思。本篇所列举各卒痛证。凡十四种，其中属寒气引起的十三，热气引起者一。病变部位和症状表现均各有不同，故必须加以辨别。有因寒气客于经脉之外的，则经脉亦寒，脉受寒则缩蜷，蜷是不伸之意。由于经脉收缩不伸，进而使脉弯曲和牵引更甚，外引小脉，使卫气不得流通，故突然发作疼痛，偶得热则寒气缓解，卫气得行于外，故疼痛停止。如果一病再病，重中于寒，则经脉愈加收缩牵引，卫气更不易流通，故疼痛必然持久而不止。有因寒气客于经脉之中，外来寒气与脉中热气相争，因而使经脉之气壅阻不行，故脉满而发作疼痛，当有拒按的表现。有因寒气客于肠胃之间、膜原之下者，是因寒气使血气稽留不行，小络紧急而牵引，所以发生疼痛，按之则血气流通，络脉缓解，故痛可止。有因寒气客于夹脊之脉，夹脊是脊中督脉而行之足太阳经脉也。特别是在伏冲伏膂之脉为最深，故按之不能及而无效也。有因寒气客于冲脉，冲脉起于关元，关元穴在脐下三寸，即胞宫所在之处也。冲脉即起于此。其脉并足少阴肾经，夹脐而行，随腹直上，会于咽喉，肾脉又上连于肺，故寒气客于冲脉则脉不通而气上逆，气上逆势必影响肺气之下降，所以有喘息和应手而动的现象。有因寒气客于背俞之脉，则使脉流涩滞背俞。五脏俞穴也，背俞之脉指心俞足太阳脉，俞穴皆内通于脏，故言其俞注于心，血虚则气滞，故背与心相引而痛，按之则阳热之气流通而疼痛可止。有因寒气客于厥阴之脉，足厥阴肝脉循阴股，络阴器，抵少腹，布胁肋，寒气客于经脉，则血流滞涩而上下牵引，所以胁肋与少腹相引而痛。有因厥气客于阴股，厥气即寒逆之气，言寒气客于小肠膜原之间，络血之中，其血凝涩，不能流注大经之脉，稽留日久，于是形成积聚。有因寒气客于五脏，致使五脏之气厥逆上泄，脏气不行于下，故在下之阴气大虚，阴虚则阳气无所归宿，故阳气不能入荣于阴。而寒气骤然阻塞，发作剧烈疼痛，丧失知觉，必得脏气复反，阴气和阳气两者相得以后，便恢复生机了。有因寒气客于肠胃致使肠胃之气不下降而上逆，故发为痛为呕。有因寒气客于小肠，小肠为火府，今为寒气所伤，故受盛之水谷不能久留于小肠而充分加以消化，直趋大肠中而发生腹泻，寒盛则阳气不通，故又症见腹痛。有因热气留于小肠，而致肠中作痛，热盛津伤，故见唇焦口渴，所入之水谷为内甚之热所煎熬，故大便坚硬干燥，不易排出，燥实内结，腑气不通，故腹痛而便闭。据以上所论卒痛，皆不出寒热，而病变又不离乎气血，正因于寒热伤人，在人体引起气血失调，或为厥逆，或为闭阻，所以有卒痛的见症，但必须根据具体的病情进行具体分析，或病在经脉，或病在经脉之外，或病在脏，或病在腑，或病在脏腑之外（膜原），各有其辨别要点，临床应用时，最宜切实掌握。

【原文】《素问·痹论》：黄帝问曰：痹之安生？岐伯对曰：风寒湿三气杂至，合而为痹也。其风气胜者为行痹，寒气胜者为痛痹，湿气胜者为著痹也。

【释义】痹有闭阻的意思，痹症的产生，为风寒湿三气侵袭人体所引起，其中风气太胜者为行痹，行痹在病变上有移动的特点，如走注历节疼痛之类皆属于此。寒气太盛者为痛痹，痛痹在症状上以疼痛为特点，如痛风之属，这是因寒气太胜，阳气不行所致。湿气太胜者，为著痹，著痹有肢体重着不移，或顽木不仁的特点，因为湿邪最易伤脾，故病多发于肌肉。

【原文】帝曰：其有五者，何也？岐伯曰：以冬遇此者为骨痹，以春遇此者为筋痹，以夏遇此者为脉痹，以至阴遇此者为肌痹，以秋遇此者为皮痹。

帝曰：内舍五脏六腑，何气使然？岐伯曰：五脏皆有合，病久而不去者，内舍于其合也。故骨痹不已，复感于邪，内舍于肾。筋痹不已，复感于邪，内舍于肝。脉痹不已，复感于邪，内舍于心，肌痹不已，复感于邪，内舍于脾。皮痹不已，复感于邪，内舍于肺。所谓痹者，各以其时重感于风寒湿之气也。

【释义】前以风寒湿三气论痹，本节以春夏秋冬长夏五时论痹，前者为发病之因素，后者为发病之季节与部位，并非另有所指也。冬气通于肾，肾主骨，故冬患此为骨痹，以冬令之风寒湿气易伤肾也。春气通于肝，肝主筋，故春患此为筋痹，以春令之风寒湿气易伤肝也。夏气通于心，心主血脉，故夏患此者为脉痹，以夏令之风寒湿气易伤心也。长夏六月为至阴，至阴之气通于脾，脾主肌肉，故至阴患此者为肌痹，以六月之风寒湿气易伤肺也。皮、肉、筋、骨、脉，皆与五脏有密切关联，故久病不愈，邪气即由浅入深，进犯内脏，或复感邪气，邪盛正虚，而在皮、肉、筋、骨、脉之邪，亦有可能内入脏腑，引起一系列的病变。

【原文】凡痹之客五脏者，肺痹者，烦满喘而呕。心痹者，脉不通，烦则心下鼓，暴上气而喘，嗌干善噫，厥气上则恐。肝痹者，夜卧则惊，多饮数小便，上为引如怀。肾痹者，善胀，尻以代踵，脊以代头。脾痹者，四支解堕，发咳呕汁，上为大塞。肠痹者，数饮而出不得，中气喘急，时发飧泄。胞痹者，少腹膀胱按之内痛，若沃以汤，涩于小便，上为清涕。

阴气者，静则神藏，躁则消亡。饮食自倍，肠胃乃伤。淫气喘息，痹聚在肺；淫气忧思，痹聚在心；淫气遗溺，痹聚在肾；淫气乏竭，痹聚在肝；淫气肌绝，痹聚在脾。诸痹不已，亦益内也。其风气胜者，其人易已也。

【释义】风寒湿邪内侵脏腑，均各有其不同的症状表现。肺痹者，见烦心、胸满、喘息而呕，因肺主气而司呼吸，其脉起于中焦，下络大肠，还循胃口，上膈属肺，故痹闭则肺气不利，郁于中而为烦渴，逆于上而为喘呕。心痹者，因心主脉，故心气闭阻而血脉不通，气内扰而见烦闷，甚至引起心下鼓动。肺居心上，心脉又上迫于肺，故邪气上逆，则影响肺气之下降，突然上气而喘息、嗌干善噫，心气既逆于上，则不能下交于肾，故肾志衰而见恐惧。肝痹者，血不足以养神，故魂不安而夜卧多惊。肝气闭阻则木火郁而化热，故上则多饮，下则小便频数，上引少腹痛，有如怀孕的情况。肾痹者，肾为胃之关，关门不利，故影响及胃而为胀，脊椎尽处为尻，肾主骨，骨痿而不能行，故尻以代踵；身偻而不能直伸，故脊以代头。脾痹者，因脾主四肢，脾气不能运行于足，故四肢解堕无力，脾脉属于脾络胃，上膈夹咽，脾气痹闭不行，则升降失司，故影响及肺而为咳，影响及胃而呕汁，在上焦则清阳不司旋运，故胸膈痞塞不通。

肠痹指大小肠而言，肠病痹则下焦之气不化，故气津不升而口渴，饮水频数，津液潴留而小便不利，化物和传导之功能失职，势必使中焦升降之气失其和顺，故有喘鸣相争、时发飧泄的情况出现。胞痹，膀胱之痹病也。膀胱位于少腹，今为邪气所伤，故按之内痛；水闭不行，则蓄而为热，故若沃以汤，而小便短涩；太阳之气痹闭于下，不能循经而上，故在上之阳虚而清涕自出。五脏之痹，多得自内伤，脏气先伤，邪气得以乘其不足而为病，文中所谓之阴气，即是指脏气，五脏属阴，故其精气必须内守，精气内守，则五脏之生机旺盛而邪不能伤。若躁扰妄动，则精神耗散，便给外邪留下可乘之隙了。六腑之痹，与饮食之关系颇大，若饮食过用不节，则损伤肠胃，肠胃伤则营卫之气不足，所以风寒湿邪入侵六腑而为病。以上说明脏腑痹病的发生，皆由一定的虚弱原因所导致，此内因之所以能决定外因也。

【原文】《素问·痿论》：黄帝问曰：五脏使人痿何也？岐伯对曰：肺主身之皮毛，心主身之血脉，肝主身之筋膜，脾主身之肌肉，肾主身之骨髓。故肺热叶焦，则皮毛虚弱急薄，著则生痿躄也。心气热，则下脉厥而上，上则下脉虚，虚则生脉痿，枢折挈，胫纵而不任地也。肝气热，则胆泄口苦，筋膜干，筋膜干则筋急而挛，发为筋痿。脾气热，则胃干而渴，肌肉不仁，发为肉痿。肾气热，则腰脊不举，骨枯而髓减，发为骨痿。

帝曰：何以得之？岐伯曰：肺者，脏之长也，为心之盖也。有所失亡，所求不得，则发肺鸣，鸣则肺热叶焦，故曰：五脏因肺热叶焦，发为痿躄，此之谓也。悲哀太甚则胞络绝，胞络绝则阳气内动，发则心下崩，数溲血也。故《本病》曰：大经空虚，发为肌痹，传为脉痿。思想无穷，所愿不得，意淫于外，入房太甚，宗筋弛纵，发为筋痿，及为白淫。故《下经》曰：筋痿者，生于肝，使内也。有渐于湿，以水为事，若有所留，居处相湿，肌肉濡渍，痹而不仁，发为肉痿。故《下经》曰：肉痿者，得之湿地也。有所远行劳倦，逢大热而渴，渴则阳气内伐，内伐则热舍于肾，肾者水脏也，今水不胜火，则骨枯而髓虚，故足不任身，发为骨痿。故《下经》曰：骨痿者，生于大热也。

【释义】痿是痿弱，四肢无力运动为本病所具有的特点，故名曰痿病。凡五种，病发于五脏，五脏各有所主，故症状分别表现于筋、脉、骨、肉、皮毛，病因虽各不同，要皆不离乎热，热则阴液耗伤，筋脉失养，故全身四肢痿废不用，无力举动也。痿躄即肺痿，肺主皮毛，肺热则阴伤而肺叶焦枯，精气不能外荣，故皮毛虚弱急薄，若热气久留不去，则肺愈燥而气液愈伤。肺不能行气于脏腑，则筋脉骨肉皆失所养，因之发为痿躄。躄，足不能行动也。脉痿即心痿，心主血脉，心气热则阳气独盛于上，故在下之阴气起而上逆，于是下部之脉空虚，而发生脉痿，经脉可以行血气、营阴阳、濡筋骨、利关节，故脉痿则症见膝腕诸关节如折脱而不相提挈，足胫之筋骨纵缓而不能任地。任地即在地步立之意。筋痿即肝痿，胆附于肝，肝气热则胆亦热，故胆汁外泄而口苦，肝主筋，肝热则阴液伤，故筋膜失于润养而作挛急，发为筋痿之候。肉痿即脾痿，脾与胃以膜相连而开窍于口，故脾气热则令胃中干燥而见口渴，脾胃主肌肉，阳明之津液不生，则太阴之气不至，故肌肉不仁而发为肉痿。骨痿即肾痿，腰为肾之府，肾主骨髓，其脉贯脊，肾气热则精液燥竭，髓减骨枯而精气不至，故腰脊不举，发为骨痿。痿病的成因皆与肺有密切关系，因肺位至高，居他脏之上，故为诸脏之长，为心之盖。当情志不遂，而致肺气郁阻的时候，则发为喘息有声之疾，故谓之肺鸣。肺因气郁而火热内生，阴液受灼，肺叶焦枯，五脏不能受气，气不至则液无以养，故筋骨病而为痿躄，这是痿躄皆生于肺、诸痿总皆谓之痿躄的道理。再论脉痿的成因是由于悲哀太甚，致使心伤而营气不能下达于胞中，胞脉属心，故胞宫络脉闭阻，则心之阳气郁而不伸，阳盛则内扰营血，故心下若崩、数见溲血，溲血即前阴下血也。本病即本经第七十三篇之本病论。大经指的胞宫之大经脉也。冲脉起于胞中，为十二经脉之海，从冲脉而上行胸背之血，半行于脉中，半行于皮腠。若因血失过多，大经空虚，无以充养肌肉，灌诸血脉，故肌肉顽痹，并进而引起脉痿。

筋痿是由于思想无穷，所愿不得，故肝气为之抑郁，意淫于外，入房太甚，则欲火内迫，阴精大量耗泄，宗筋聚于前阴，足厥阴经脉所主，精气大伤，故宗筋弛纵，发为阴痿。阴亏火炽，疏泄过甚，故为白淫。白淫即带浊液。《下经》，上古之经名，今已亡失。肝主筋，故使内之筋痿皆生于肝也。

肉痿因于长期感受湿气所生，或其人以水为职业，致湿邪久留筋肉，或居处卑湿之地，长时间使肌肉与水湿接触，湿为阴邪，最易伤人阳气，卫外之阳气既伤，则卫气营血之运行闭阻，故肌肉麻痹不仁，发为肉痿。不仁即无所感觉也。

骨痿由于运行劳倦，致肾之精气先伤，加之暑暍大热伤阴，乘虚袭肾，肾水不足以制胜阳热，故真阴受灼，以致骨枯而髓虚，足痿无力，不能为身体所用，故发为骨痿。

【原文】 帝曰：何以别之？岐伯曰：肺热者，色白而毛败。心热者，色赤而络脉溢。肝热者，色苍而爪枯。脾热者，色黄而肉蠕动。肾热者，色黑而齿槁。

【释义】 此辨五痿之色证。五脏之痿，总缘热伤阴液，筋脉骨肉失于润养所致。故肺热者，色白而皮毛憔悴。心热者，色赤而络脉溢。溢是血向外渗出之意，如上文溲血是也。肝热者，色苍而爪甲不荣。脾热者，色黄而肌肉蠕动。蠕动有如虫行之微动。肾热者，色黑而齿槁。五色应于五脏，毛、脉、肌肉、爪、齿，亦属五脏所主，故脏病可以诊之于形色也。

【原文】帝曰：如夫子言可矣。论言治痿者独取阳明，何也？岐伯曰：阳明者，五脏六腑之海，主润宗筋，宗筋主束骨而利机关也。冲脉者，经脉之海也，主渗灌溪谷，与阳明合于宗筋，阴阳总宗筋之会，会于气街，而阳明为之长，皆属于带脉，而络于督脉。故阳明虚则宗筋纵，带脉不引，故足痿不用也。帝曰：治之奈何？岐伯曰：各补其荥，而通其俞，调其虚实，和其逆顺，筋脉骨肉各以其时受用，则病已矣。

【释义】阳明受纳水谷以化生气血，五脏六腑之精气皆取资于此，故为五脏六腑之海。宗筋乃诸筋会集在前阴部位之筋束，而诸筋皆连属于关节，故宗筋得主束骨而利机关，机关指骨之关节也。筋赖阳明之液以充养，故阳明虚则宗筋不能得其柔润，势必招致痿弱的形成。对于这种柔润筋节的作用，冲脉亦参与其间。因冲脉为十二经脉之海，主渗灌溪谷，溪谷即大小分肉之间也。这里亦有筋之分布，同时又与阳明相会于宗筋，故关联多密切，不过冲脉是隶属于阳明之脉，血之盛衰，仍然取决于阳明，故治痿也以治阳明为主要。又前阴部位为足之三阴、阳明、少阳及冲、任、督、跷九脉所会之处，故谓阴阳皆大会于宗筋。诸经循腹上行而复会于气街，气街在冲脉与脐左右之动脉间，乃阳明经脉所主，故阳明为之长。带脉起于季肋，环周一身，约束上下循行之经脉，而督脉起于会阴，分三岐为任、冲而上行腹背，故诸经皆络属带脉而又络于督脉。因此，如果阳明虚，气液不足以润养宗筋，则宗筋弛纵，带脉不能收引，所以足痿不用。在针刺方面，治痿又当兼取所受病之经，分别补其荥穴，以助五脏之真气，通其俞穴，以泄五脏之邪热，如筋痿则取阳明之荥穴内庭、俞穴陷谷；肝之荥穴行间、俞穴太冲。气虚则补之，热盛则泻之，故言调其虚实，补则逆取，泻则顺取，以此和其往来之气。筋脉骨肉内会五脏，五脏之气，外应四时，故当根据各脏在四时受气之月，随其浅深而取之。按《诊要经终论》曰：正月二月，人气在肝，三月四月，人气在脾，五月六月，人气在头，七月八月，人气在肺，九月十月，人气在心，十一月十二月，人气在肾，故春刺散俞，夏刺络俞，秋刺皮肤，冬刺俞窍。春夏秋冬，各有所别。

【原文】《素问·通评虚实论》：帝曰：肠澼便血何如？岐伯曰：身热则死，寒则生。帝曰：肠澼下白沫何如？岐伯曰：脉沉则生，脉浮则死。帝曰：肠澼下脓血何如？岐伯曰：脉悬绝则死，滑大则生。帝曰：肠澼之属，身不热，脉不悬绝何如？岐伯曰：滑大者曰生，悬涩者曰死，以脏期之。

【释义】肠澼即痢下也，是痢而不利之意。肠澼有便血者、有下白沫者、有下脓血者，脉证各有不同，故对预后的诊断亦未可一概论也。便血而见身热，说明营气虚极，阳气独盛，阴败而阳盛，则阴阳不至，离绝不已，故主死。若身不热而寒，说明阴血虽伤，犹能制伏胜己之阳热，阴阳相得而不相失，故主生。肠澼下白沫，病在阴也。阴证见阴脉为顺，故脉沉则生，阴证见阳脉则逆，故脉浮则死。这是从脏气与经脉的关系中得知人身阴阳的离合，故吉凶可以于此判别。肠澼下脓血，是气血兼病也。脉悬绝是脉来坚而搏指，毫无冲和之象，此属无胃气之真脏脉，故主死。右脉滑大者，是气血充盈之象，气血充则伤者易于恢复，故主生。又凡肠澼一类的病，如不见上述身热、脉悬绝情况者，总以人身血气旺盛为主要，故脉滑大者曰生，悬绝者曰死。其死者可以根据五脏生克相应的时候进行死亡日期的推测。如肝见庚辛死，心见壬癸死，肺见丙丁死，脾见甲乙死，肾见戊己死。

【原文】《素问·腹中论》：帝曰：病有少腹盛，上下左右皆有根，此为何病？可治不？岐伯曰：病名曰伏梁。帝曰：伏梁因何而得之？岐伯曰：裹大脓血，居肠胃之外，不可治，治之每切按之致死。帝曰：何以然？岐伯曰：此下则因阴，必下脓血，上则迫胃脘，出膈夹胃脘内痈，此久病也。难治。居脐上为逆，居脐下为从，勿动亟夺，论在《刺法》中。帝曰：人有身体髀股胻皆肿，环脐而痛，是为何病？岐伯曰：病名伏梁，此风根也。其气溢于大肠，而着于肓，肓之原在脐下，故环脐而痛也。不可动之，动之为水溺涩之病。

【释义】伏梁即积聚疾患之类，如本论所指，一则为内痈之属，状如裹物，内有脓血，居胃肠之外，上下左右，皆有根蒂，积在下，则脓血见于二阴；积在上，则痈留膈胃之间。又凡积在脐上者为逆，因其病势相逼也；在下为从，以其行泄较易也。治之不宜切按，恐致邪毒扩散而内攻也。勿动亟夺，是不可妄行攻下，病不去而徒伤胃气也。按：本病的刺法，现已亡失，诸注皆主以泻，亦于义不背。另为结于脐腹者，围绕脐周疼痛，使人身体髀股胻皆肿，此属于风寒邪气留于脐腹之间，充斥大肠之外，内外无从泄。故邪气留着于脐下肓原，肓原即脐下肠间之空隙处也，所以有上述症情的产生，治之亦不宜妄行攻下，致使正气受损而邪气不去，以至气壅于下，小便为之不利也。

【原文】《素问·奇病论》：帝曰：病胁下满，气逆，二三岁不已，是为何病？岐伯曰：病名曰息积，此不妨于食，不可灸刺，积为导引服药，药不能独治也。

【释义】息积是有阻碍呼吸之积也。其症见胁下满，气逆。

经二三年，病犹不去，又不影响饮食，可见病在肺而不在肝胃也。因其病在肺，故邪气结于胁下，日久不去，以致有积块形成，积踞其间，肺气受阻，故气上逆而见喘促，此当通过长期的治疗，导引与服药并重，使气机流行，积聚渐消，而病自有痊愈之日。不可专恃药力，损伤胃气，更不可用灸以助火邪，耗伤肺之津气，针刺以伤正气，使病更为加重也。

【原文】《素问·奇病论》：人有尺脉数甚，筋急而见，此为何病？岐伯曰：此所谓疹筋。是人腹必急，白色黑色见，则病甚。

【释义】尺脉数甚，而又见筋脉拘急，腹中疼痛甚剧。这是阴邪伤阴，筋脉失养所引起，病名疹筋。寓有病在筋之意。若其人形色表现白色或黑色，此阴邪之色见于阳证，与病情相反，故病更为严重也。

【原文】《素问·脉要精微论》：帝曰：病成而变，何谓？岐伯曰：风成为寒热，瘅成为消中，厥成为颠疾，久风为飧泄，脉风成为疠，病之变化，不可胜数。

【释义】成是指发病的因素，变是指引起的病变。任何疾病的发生都先具有一定的因素。当病因在人体内引起应有的反应以后，便表现出一定的证候。所以一般说来，伤于风，则病在表而症见寒热。瘅，热也。热积于内，则中焦水谷之气耗伤，故症见消中。消中，即善食易饥也。气逆曰厥，气逆于上，则为头痛眩仆。故病厥成颠顶疾患。风邪久留，则肝气过盛而侮土，土受木克，故水谷不化而为飧泄。风寒入于血脉，日久不去，则从热化，热灼血枯，故为疠风。举此足见病之变化是复杂而繁多，难以计数。

【原文】《素问·咳论》：黄帝问曰：肺之令人咳，何也？岐伯对曰：五脏六腑皆令人咳，非独肺也。帝曰：愿闻其状。岐伯曰：皮毛者，肺之合也。皮毛先受邪气，邪气以从其合也。其寒饮食入胃，从肺脉上至于肺则肺寒，肺寒则外内合邪因而客之，则为肺咳。五脏各以其时受病，非其时，各传以与之。

人与天地相参，故五脏各以治时感于寒则受病，微则为咳，甚则为泄为痛。乘秋则肺先受邪，乘春则肝先受之，乘夏则心先受之，乘至阴则脾先受之，乘冬则肾先受之。

帝曰：何以异之？岐伯曰：肺咳之状，咳而喘息有音，甚则唾血。心咳之状，咳则心痛，喉中介介如梗状，甚则咽肿喉痹。肝咳之状，咳则两胁下痛，甚则不可以转，转则两胠下满。脾咳之状，咳则右胁下痛，阴阴引肩背，甚则不可以动，动则咳剧。肾咳之状，咳则腰背相引而痛，甚则咳涎。

帝曰：六腑之咳奈何？安所受病？岐伯曰：五脏之久咳，乃移于六腑。脾咳不已，则胃受之，胃咳之状，咳而呕，呕甚则长虫出。肝咳不已，则胆受之，胆咳之状，咳呕胆汁。肺咳不已，则大肠受之，大肠咳状，咳而遗矢。心咳不已，则小肠受之，小肠咳状，咳而失气，气与咳俱失。肾咳不已，则膀胱受之，膀胱咳状，咳而遗溺。久咳不已，则三焦受之，三焦咳状，咳而腹满，不欲食饮。此皆聚于胃，关于肺，使人多涕唾而面浮肿气逆也。

帝曰：治之奈何？岐伯曰：治脏者治其俞，治腑者治其合，浮肿者治其经。

【释义】五脏六腑皆能令人咳嗽。但是咳嗽与肺的关系更大。肺主气，外应皮毛，皮毛风寒之邪气故能影响及内而致肺气不宣，这是一种风寒伤肺导致咳嗽的外因。其次是饮食生冷，致使肺胃之阳气失宣，而寒从内生，内寒与外寒相合，故使肺气不利而为咳嗽。这是饮食之伤导致咳嗽的内因。《难经·四十九难》说"形寒饮冷则伤肺"，正是此节之谓。外界气候的变化，足以影响脏气的活动，故五脏之气必须与之相适应，于是五脏各有所主的时令，如春肝、夏心、秋肺、冬肾等。如果五脏之气不能适应所主气候的变化，必然发生病变，故云五脏各以其时受病。但非其时，五脏之病亦可相互影响而发病，如春病在肝，肝病亦可传之于肺，而引起咳嗽。由于人与自然的气候变化是相适应的，故五脏各以治时受病，治时即所主的时令也。五脏感受寒邪，轻者则上乘于肺而为咳，重则下入于里而为泄泻、疼痛之症。五脏受病以恰当时令之脏为最先，故乘秋则肺先受邪，以肺气相应于秋也；乘夏则心先受邪，以心气相应于夏也。其余以此类推。

五脏之咳，怎样区别呢？岐伯做如下答复：肺咳的症状是咳而喘息有音，因肺伤于邪，故气逆不利也。甚者更伤肺络而见唾血。心病影响及肺之咳，因心脉起于心中，出属心系，其支别上夹咽喉，病则经脉之气不利，故咳则心痛，喉中介介如有梗塞之状。甚者因心火亢盛，肺阴受灼，故症见咽痛、喉痹。肝病影响及肺之咳，是咳则两胁下痛，因肝脉布胁肋，经脉被邪气所阻，并进而可以使人不能转侧，转侧则两胁下胀满。肾病影响及肺之咳，是咳则腰背相牵引而痛，因肾脉贯脊，而腰为肾之府故也。肾主五液，咳甚则涎液随之排出。五脏久咳不愈，其病又进而影响六腑，脏病传腑，往往是通过经脉关系而进行的。若脾之咳病久不愈，则移病于胃。胃咳的症状，是咳而干呕，因胃受邪，则胃气不能和降，咳呕过甚，则胃气大虚，故蛔虫不安而上出。肝之咳久不愈，则移病于胆。胆咳之状，是因气逆而咳呕胆汁。肺之咳久不愈，则移病于大肠，大肠咳之症状，是因气虚不固而使大便失禁，因肺与大肠相表里，久咳肺气受损，所以大肠之气亦因之而虚矣。心之咳久不愈，则移病于小肠，小肠咳之症状，是咳时使气下奔而为矢气，故"气与咳俱失"。肾之咳久不愈则移病于膀胱，膀胱失去其约束之力，故咳而遗溺。久咳不愈，则三焦之气俱伤，三焦气化失司，于是出纳升降皆不协调矣。故咳而腹部胀满，不欲饮食，以上诸咳，大都与胃肺有关。因为咳病的由来，往往来源于肺胃，正如前文所指出的一样，除上述见症而外，同时因为咳嗽亦使人多有涕唾而面部浮肿、呼吸不利的现象，治疗的总原则，归纳起来有三个方面：病在五脏，治其俞穴；病在六腑，治合穴；病浮肿者，治其脏腑之经穴。五脏俞穴，即肺俞太渊、脾俞太白、心俞神门、肾俞太溪、肝俞太冲是也。六腑合穴，即大肠合曲池、胃合三里、小肠合少海、膀胱合委中、三焦合天井、胆合阳陵泉是也。若脏腑之咳而症浮肿，则根据脏腑之经穴而分别治之。肺之经穴经渠、大肠之经穴阳溪、胃之经穴解溪、脾之经穴商丘、心之经穴灵道、小肠之经穴阳谷、膀胱之经穴至阴、膀胱之经穴昆仑、肾之经穴复溜、心包络之经穴间使、三焦之经穴支沟、胆之经穴阳辅、肝之经穴中封是也。

【原文】《素问·腹中论》：黄帝问曰：有病心腹满，旦食则不能暮食，此为何病？岐伯对曰：名为鼓胀。帝曰：治之奈何？岐伯曰：治之以鸡矢醴，一剂知，二剂已。帝曰：其时有复发者何也？岐伯曰：此饮食不节，故时有病也，虽然其病且已，时故当病气聚于腹也。

【释义】鼓胀是腹部膨胀如鼓的意思，胀连胸腹，故云心腹满。脾胃有所阻滞，故一日不能再食。治以鸡矢醴者，取其能消积下气、通利二便也。按：此方为鼓胀之实证而设，用于饮食失节，脾胃受伤，清浊相干，湿热壅滞而引起者，当有一定效果。鸡矢醴的制方及服法，据《医鉴》记载，用干褐鸡矢八合，炒微焦，入无灰好酒三碗，共煎至一半许，用布滤取汁，五更热饮，则腹鸣，辰巳时行二三次，皆里水液，次日觉脚面渐有皱纹，又饮一次，则渐皱至膝上而疾愈矣。胀病之所以反复发作，与饮食的关系最大，因为饮食不节，脾胃最易受伤，当病新愈，中气尚未恢复之时，若再伤之，则脾胃运化无力，升降失司，因而气机阻滞，经络壅塞，故病又重新聚留腹中了。

【原文】《灵枢·胀论》：夫心胀者，烦心短气，卧不安。肺胀者，盛满而喘咳。肝胀者，胁下满而痛引小腹。脾胀者，善哕，四肢烦悗，体重不能胜衣，卧不安。肾胀者，腹满引背央央然，腰髀痛。六腑胀：胃胀者，腹满，胃脘痛，鼻闻焦臭，妨于食，大便难。大肠胀者，肠鸣而痛濯濯。冬日重感于寒，则飧泄不化。小肠胀者，少腹䐜胀，引腰而痛。膀胱胀者，少腹满而气癃。三焦胀者，气满于皮肤中，轻轻然而不坚。胆胀者，胁下痛胀，口中苦，善太息。

【释义】胀，气病也。凡胸腹胀满，皮肤浮肿，皆谓之胀。胀病多兼见脏、腑见证。故本篇以五脏六腑症状作为辨证论治的依据。心胀见烦心短气，卧不安，是心气郁而营气不伸也。肺胀见虚满喘咳，是肺气不利而上逆也。肝胀见胁下满而痛引小腹，是肝脉之气有所阻滞也。脾胀症见善哕，四肢烦悗，体重不胜衣，卧不安者，是脾病而胃失和降，中土之气不能运达四肢与肌肉也。肾胀腹满引背，央央然腰髀痛。央央是困若貌，腹背腰髀皆足少阴之脉所引行处。经气阻滞，故有以上见症。胃之脉循腹里，又起于鼻之交频中，主纳谷化食，胃气不行，故腹满、胃痛、鼻闻焦臭、食阻、大便难。大肠传化水谷糟粕，气滞则肠鸣而痛，濯濯乃肠鸣之水声，若再受寒，则更不能维持其传化作用，故为完谷不化之飧泄。小肠受盛胃中水谷，分别清浊，使水液循下焦而渗入膀胱，糟粕归大肠而排出体外。小肠气滞，则上述功能失职，影响所及，故少腹䐜胀、牵引腰部作痛。膀胱位居下焦，为津液之府，故病胀则少腹满而小便闭阻。皮肤腠理，乃三焦之气出入之所在，三焦胀则气满于皮肤中，因其气胀，故轻轻然而不坚硬。胆脉循胁里，故气病则胁下痛胀，气郁则木从火化，故胆热而见口苦；气滞于中，升降不利，故善太息。

【原文】《灵枢·水胀》：黄帝问于岐伯曰：水与肤胀、鼓胀、肠覃、石瘕、石水，何以别之？岐伯答曰：水始起也，目窠上微肿，如新卧起之状，其颈脉动，时咳，阴股间寒，足胫肿，腹乃大，其水已成矣。以手按其腹，随手而起，如裹水之状，此其候也。

黄帝曰：肤胀何以候之？岐伯曰：肤胀者，寒气客于皮肤之间，澹澹然不坚，腹大，身尽肿，皮厚，按其腹窅而不起，腹气不变，此其候也。

鼓胀何如？岐伯曰：腹胀，身皆大，大与肤胀等也。色苍黄，腹筋起，此其候也。

肠覃何如？岐伯曰：寒气客于肠外，与卫气相抟，气不得营，因有所系，癖而内著。恶气乃起，息肉乃生。其始生也，大如鸡卵，稍以益大，至其成如怀子之状，久者离岁，按之则坚，推之则移，月事以时下，此其候也。

石瘕何如？岐伯曰：石瘕生于胞中，寒气客于子门，子门闭塞，气不得通，恶血当泻不泻，衃以留止。日以益大，状如怀子，月事不以时下，皆生于女子，可导而下。

【释义】 此论水胀、肤胀、鼓胀、肠覃、石瘕之鉴别诊法。六者皆水与寒气为病，但所伤部位及其病变各有不同，故表现的症状也各有特征。水胀初起，目窠上微有水肿，如新卧起之状。窠，目下也，乃太阳经脉所至之处，此太阳水气循经上溢为病，故目下浮肿。伤及于脉，故颈脉搏动明显，水气上乘于肺，故时咳。寒水之气下流，故阴股冷而胫肿。水泛土虚，故腹大而有水，水在皮下，故按之随手而起，如裹水之状，此为水胀的特征。肤胀是寒气侵袭皮肤之间，故阳气不行，充斥于内，扣之有声，如鼓而不坚硬，渐至腹大，身尽肿，皮厚而不泽，按其腹部而不起。窅，深也，是压之有凹陷之意。肤色不变，乃皮厚之故，此为肤胀之表现。鼓胀，全身皆见肿大，与肤胀相同。但其色苍黄，腹壁有青筋怒张为辨，此寒水为病，肝强脾弱之候，但见症如此。肠覃，覃与菌通。谓肠外所生息肉，有如菌也。肠覃由于寒气客于肠外，与循行于脏腑之卫气相抟，气相抟而不散，则血脉为之阻滞，于是形成内在有形之积块，病邪得以为依附而日益有所发展，故经言癖而内著，恶气乃起，息肉乃生。恶气指病邪也，息肉即赘生之积块也。初起大如鸡卵，及其成长，有如怀孕之状，久则经历年岁，仍留据腹中，按之则坚，推之可动，因在于肠外而不在胞中，故月经仍能按时而至，这是肠覃的症状。石瘕生于胞中，胞中即子宫也，子门即子宫口也。由于寒气侵袭，阳气不通，子宫络脉闭阻，以致月事不能按时而下，衃血凝留，衃血，即凝败之血也。血瘀于内，则寒水之气，不得宣化，日积月累，故状如怀孕。此病皆患在妇女，治疗可采用导法，以使瘀血积水从下部排出体外。导，即是生导药的意思。是直接作用于局部的一种治法，可避免药物使胃气遭受无谓的损害，较之口服为好。

【原文】《素问·奇病论》：帝曰：有病口甘者，病名为何？何以得之？岐伯曰：此五气之溢也。名曰脾瘅。夫五味入口，藏于胃，脾为之行其精气，津液在脾，故令人口甘也。此肥美之所发也。此人必数食甘美而多肥也。肥者令人内热，甘者令人中满，故其气上溢，转为消渴。治之以兰，除陈气也。

【释义】瘅，热病也。口甘属脾热也，故为脾瘅之见证。推其原因，由于食用肉食厚味太过，肉食助热，味甘缓中，热积中焦，脾胃受病，脾气上溢，故令人口甘，津液为热所伤，故日久转为消渴。治之以兰草，以其味甘寒，气清香，生津止渴，除陈久之郁热滞气也。

【原文】《素问·腹中论》：帝曰：有病胸胁支满者，妨于食，病至则先闻腥臊臭，出清液，先唾血，四肢清，目眩，时时前后血，病名为何？何以得之？岐伯曰：病名曰血枯。此得之年少时，有所大脱血，若醉入房，中气竭，肝伤，故月事衰少不来也。帝曰：治之奈何？复以何术？岐伯曰：以四乌鲗骨一藘茹，二物并合之，丸以雀卵，大如小豆，以五丸为后饭，饮以鲍鱼汁，利肠中及伤肝也。

【释义】此论血枯的见证、病因及其治法。病有胸胁支满，支，撑也，言胸胁有所扩张而为胀满之意。肝脉布于胸胁，血枯所伤在肝，故肝虚气滞而为胀满。木不荣则土不达，故妨害于食。肺臭腥，肝臭臊，血虚火动，故病至则先闻腥臊气臭。气逆于上，故流清涕而先唾血，血枯则气不能周布，故四肢清冷，肝开窍于目，血不养肝，故目眩。血愈虚则火愈易动，故血不宁而外溢，往往前阴后阴出现下血的情况。血虚致病的原因有二：一为年少时有所大脱血，如崩漏多产之类；一为醉后行房，阴精过度耗损，精伤则无以化气，故中气因之衰竭。肝肾惟精血所养，故肾伤亦必及于肝，肝伤则血不足，故月经短少而不来。恢复其血气的治法，惟用乌鲗骨四，蘆茹一，二物并合，以雀卵为丸，大如小豆，每用五丸，饭前服用，并且饮以鲍鱼汁，以利肠道，而后恢复肝之损害也。乌鲗骨亦名海螵蛸，味咸气温，主治女子赤白带下及血闭血枯之病。蘆茹又名茜草，气味甘寒，无毒，能止血治崩，活血通利经脉，雀卵气味甘温，能补益精血，主男子阴痿、女子带下、便溺不利。鲍鱼即淡干鱼，煮汁服，能协同诸药通血脉、益阴气。本方由以上四味组成，可补益肝肾，通调血脉，治女子月事断绝以及赤白带下等疾患，今在妇科中犹多常用之。

【原文】《素问·病能论》：帝曰：有病怒狂者，此病安生？岐伯曰：生于阳也。帝曰：阳何以使人狂？岐伯曰：阳气者，因暴折而难决，故善怒也，病名曰阳厥。帝曰：何以治之？岐伯曰：阳明者常动，巨阳少阳不动，不动而动大疾，此其候也。帝曰：治之奈何？岐伯曰：夺其食即已。夫食入于阴，长气于阳，故夺其食则已。使之服以生铁落为饮。夫生铁落者，下气疾也。

【释义】怒狂，多怒而狂也。怒狂发生于阳气之厥逆。因阳气突然受到挫折而不能正常流行，于是压抑的阳气起而上逆，故名曰阳厥。阳气既逆，而刚强之肝气不能不动，故又善于发怒。

关于阳厥的证候，必须从三阳经脉搏动的微甚来进行诊断。在正常情况下，阳旺之脉是动而无有休止。如冲阳、地仓、大迎、下关、人迎、气冲等处皆可扪候。而太阳和少阳之脉皆不动，不动是动而不显著的意思。如天窗、委中、昆仑、天容、悬钟、听会等处，皆不比阳明搏动明显，现在不动的经脉，反而大动且急，而常动的必然更甚，这说明人身阳气正处于一种微动状态，所以有怒狂的症状出现。治法是减少其饮食，同时使之服生铁落饮，因为饮食物质可以转化为人身之阴精，而阴精又可化生人身之阳气，所以减去其饮食，即可以衰其气，气衰则前症皆自消逝，再饮以生铁落，取其下气降逆之力较为迅速也。前者衰气以治本，后者下气以治标，故为阳厥有效之治法。

【原文】《素问·通评虚实论》：帝曰：癫疾何如？岐伯曰：脉搏大滑，久自已；脉小坚急，死不治。帝曰：癫疾之脉，虚实何如？岐伯曰：虚则可治，实则死。

【释义】脉大而滑，是正气充沛的表现，正气胜则邪气衰，衰微之邪，势必不能久持，故日久将自愈。若脉小坚而急，是邪气胜而正气已败的表现，所以全无冲和之胃气，属真脏脉之数也。故死不治。大凡癫疾之脉虚则可治，实则死。脉虚虽属正气不足，但亦足见邪气之轻微；实为邪气太盛，已濒临危境，故脉虚反而可治，而脉实则多死。

【原文】《素问·热论》：帝曰：热病已愈，时有所遗者，何也？岐伯曰：诸遗者，热甚而强食之，故有所遗也。若此者，皆病已衰，而热有所藏，因其谷气相薄，两热相合，故有所遗也。帝曰：善。治遗奈何？岐伯曰：视其虚实，调其逆从，可使必已矣。帝曰：病热当何禁之？岐伯曰：病热少愈，食肉则复，多食则遗，此其禁也。

【释义】热病愈后往往出现一定的后遗症。主要是由于饮食起居方面不善调摄，当气血尚虚，余热未净的时候，如果饮食不慎，过食热食厚味，皆足以助长热邪，使病复发，所以仲景《伤寒论》有食复劳复的记载。治疗的方法，应当根据病情的虚实来处理，或生津益气，或清热邪，或以汗法解之，或以下法夺之。总之，虚者宜正治，实者宜反治。这样去调其逆从，病即可以痊愈。同时又提出病热的患者，应禁忌肉食，因肉食多滋腻，妨碍消化，助长热邪，故足以使病复发，病邪缠绵不解。

《金匮要略》新诠

脏腑经络先后病脉证第一

【原文】问曰：上工治未病，何也？师曰：夫治未病者，见肝之病，知肝传脾，当先实脾。四季脾旺不受邪，即勿补之。中工不晓相传，见肝之病，不解实脾，惟治肝也。夫肝之病，补用酸，助用焦苦，益用甘味之药调之。酸入肝，焦苦入心，甘入脾。脾能伤肾，肾气微弱，则水不行。水不行，则心火气盛，则伤肺。肺被伤，则金气不行。金气不行，则肝气盛。故实脾，则肝自愈。此治肝补脾之要妙也。肝虚则用此法，实则不在用之。经曰：虚虚实实，补不足，损有余，是其义也。余脏准此。

【新诠】此条系仲师示人以治病宜先知传变而预防之方法。当分作四段，自"问曰"至"惟治肝也"为第一段，举例说明上工治未病之理，且示肝实之治法。自"夫肝"至"调之"为第二段，示肝虚之治法。自"酸入肝"至"要妙也"为第三段，示治病有正治、旁治、反治之法。即以肝虚而论，补必用酸，正治也。助用焦苦，苦入心，子能令母实，旁治也。更有益其有关之脏，即以衰其病能之势，以甘药入脾以调济之，此又反治法也。"肝虚"以下为第四段，总结上文，并申明虚虚实实之戒，为中医治疗之特长。学者能举一隅而三反之，则天下无难治之病矣。

时贤陆渊雷曰：于此须研究者，肝病是何种病？脾病是何种

190

病？肝病又何以必传脾？若谓肝木脾土，木能克土，则颟顸塞责，不足历学者之望也。《内经》之法，以愉悦舒畅为肝德，以忧愁郁怒为肝病。然则古医书所谓肝，乃泰半指神经，愉悦则神经舒缓，忧愁则神经刺激也。《太阴阳明论》及《厥论》皆言脾主为胃行其津液。然则古医书所谓脾，乃指胃肠之吸收作用，然细读此书，又多包括消化器官之全体而混称脾。故肝传脾者，乃谓忧愁郁怒足以阻滞消化耳。忧愁郁怒何以能阻滞消化？则其理颇奥。一言以蔽之，乃交感神经刺激也。交感神经者，不随意神经之一部，故不听意识之指挥，其分布至广，外而瞳孔汗腺毛发，内而血管脏腑，无莫非交感神经之领域。上古之人，浑浑噩噩，与惊鸟猛兽相捕食，胜负之际，生死系之，故恐惧忿怒，常所不免。恐惧则逃遁，忿怒则斗争，无论逃遁斗争，皆须剧劳其筋肉。然人体一切器官，不能同时并用，筋肉剧劳，则内脏之作用必须暂时停止，故当逃遁斗争之际，消化作用完全停止，惟心房须供给多量血液于筋肉，肺脏须为筋肉加增吸养排碳作用，大脑须量度彼吾情势以为应付，故心肺脑之作用，与筋肉同时加剧。此种情形，正如国家有敌国外患时，平日所藉以生产之农工商业，不惜一时停止，而以全力应付军事，惟兵工厂军需部参谋部，则与海陆军同时致力，以期战胜敌国。交感神经传出刺激，则肠胃停止其分泌蠕动，心脏加增其张缩，肺脏加增其呼吸，全身血压增高，动脉管或张或缩，务使血液由内脏输送于筋肉及大脑。他若瞳孔放大，毛发森立，发鬒干枯，古人乃指神经病为肝病者，亦何懵懂乃耳耶。不知神经之所以能司知觉运动者，纯恃乎血液之营养，但观失血过多之人，其知觉运动渐归消失，可见一斑矣，故《内经》曰："目得血而能视，耳得血而能听，指得血而能摄，掌得血而能握。"夫视听摄握，神经之所司也，然不得血，则失其运用矣。肝者，藏血之脏也，肝脏受病，斯血行之循环障碍，血行障碍，斯神经之作用失常。是肝也，神经也，非一病也，特相因而致耳。古人功夫，纯由体验中得来，知觉运动之所以失常，其原实由于肝脏之失司，故笼统称为肝病也。若夫脾之为病，固足以影响消化系统，其最重要之部分，为有管分泌之胰液，消化之不良，实由胰液之不充，非仅关于胃神经已也。脾之本身，与肝脏同为一大腺体，充满血液，借其收缩之力，可以调节血液循环，而其内分泌与糖质代谢更有绝大关系，此近代巴克露德（Barcroft）所发现者也。肝之与脾，左右相对，血液由门脉输入，息息相通，肝脏所储藏者为肝糖，而糖质之代谢，更须受脾脏内分泌之宰制。肝脏充血，则脾脏之收束不利，脾脏失宰制之力，则肝糖之代谢作用不全。此肝病之所以传脾，盖脾可以助肝也。至于风木淫土之说，以五行配五脏，纯为一种代名词，并无若何玄秘。不过此种代名词，是有意义的，而非无意义的，不似代数学之衰皮西底也。木火金水四气，盖用以喻升降浮沉。凡脏气之上升者，以木喻之，升之至极则散，又以火喻之矣。脏气之下降者，以金喻之，降之至极则沉，又以水喻之矣。土载万物，又为众水所归，故能无动于中，而号之为湿土焉。我国古今医籍，皆以五行立说，似未可一概抹杀，若畏其蔽锢青年脑筋而摒除之，则一般青年将望而却步，又何由窥医圣之堂奥哉！不以文害词，不以词害意，学者宜深思之也。

　　通篇数"伤"字，皆作"制"字看。脾能伤肾者，脾之生理功能足以节制肾之生理功能也。脾之糖质之代谢，前已言之矣，割去脾脏，必患糖尿病，已得实验上之证明。脾气畅旺，则肾脏自然清洁，无蓄水之患，此所谓水气不行也。肾脏既清洁，由心脏发源之大循环当然畅旺；大循环畅旺，由肺循环自必因之而流通；肺气流通，则由肝静脉输出之血自然条达。肝脏无充血变硬之虞，神经得其所养，自能遂其知觉运动之用，而肝自愈矣。于此可见承制胜复之理，古今中外，本无二致。读古人书，贵在玩索有得，不可死于字下，学者识之。

【原文】夫人禀五常，因风气而生长。风气虽能生万物，亦能害万物，如水能浮舟，亦能覆舟。若五脏元真通畅，人即安和。客气邪风，中人多死。千般疢难，不越三条。一者，经络受邪，入脏腑，为内所因也。二者，四肢九窍，血脉相传，壅塞不通，为外皮肤所中也。三者，房室、金刃、虫兽所伤。以此详之，病由都尽。

若人能养慎，不令邪风干忤经络，适中经络，未流传脏腑，即医治之；四肢才觉重滞，即导引、吐纳、针灸、膏摩，勿令九窍闭塞；更能无犯王法、禽兽灾伤；房室勿令竭乏，服食节其冷热苦酸辛甘，不遗形体有衰，病则无由入其腠理。腠者，是三焦通会元真之处，为血气所注。理者，是皮肤脏腑之纹理也。

【新诠】此条言一切疾病之所由生及卫生之道也。分四段，自"夫人禀五常"至"中人多死"为第一段，言百病之原悉由于客气邪风。若其人之五脏元真通畅者，虽得之亦不为病也。自"千般疢难"至"病由都尽"为第二段，指明内因外因及不内外因。虽百病虽有三因，而实际皆由于五脏元真失守之故。若其人正气先虚，邪气有隙可乘，则经络受邪，直接流传脏腑，是为内因。四肢九窍，显露于外，一触邪气，由血脉相传，以致壅塞不通，是为外因。究其实际，亦由于营卫不协，阴阳偏盛，五脏之元真不足，外邪始有可乘之机也。至于房室之劳损其精、金刃虫兽之伤亡其血，精损血亡，五脏之元真削丧无余矣，此病不由于客气邪风，纪关人事，是为不内外因。综合三因，皆由五脏元真失守，实只一因也。自"人能养慎"至"无由入其腠理"为第三段，示人以卫生之道。不惟须注重于饮食起居，即举止言动，亦须不越规矩。谆谆垂训，意至深远。末段解释腠理，盖腠理二字，古来医家殆都混为一谈。仲师于此明白指出，腠为三焦通会元真之处，理为皮肤脏腑之纹理。按：三焦之说，古无定论，或谓其有名无形，或谓其形质俱备。时贤陆渊雷氏之说曰："《素问·灵兰秘典论》云：'三焦者，决渎之官，水道出焉。'《灵枢·营卫生会》篇又著其出入之路。然后世所言三焦，不过将躯壳分成上中下三段而已。三焦究属何物，久为医家疑案。唐宗海以三焦为油网，著书盈车，自矜创获。信如所言，则三焦乃胸膜肋膜腹膜矣。诸膜所以衬贴躯壳脏腑，免除摩擦损伤，绝无决渎行水之用，其为病不过发炎，亦与古书所云三焦病不合，可知三焦决非油网。太炎先生及祝君味菊，并以为即淋巴管，殆得其真。盖淋巴自血浆中渗出，浸润于各组织之罅隙中，淋巴管吸收之，以回入静脉，此与决渎行水之义正合。"《金匮要略》所言"腠者三焦通会元真之处，为血气所注"，乃谓血浆渗出淋巴于组织，腠即组织之罅隙也。陆氏此说，较为近似。愚以为三焦有二意，有指功能而言者，《内经》之所谓"三焦者决渎之官"是也。有指部分而言者，则必分言上焦中焦下焦也。若混而为一，则其义不可通也矣。

五常，即五行也，以金木水火土五种物质而名之曰行，是中医气化之创说也。中西之学说不同，则在一重形质，一重气化。

夫形之与气，初非二物也，形散为气，气聚成形，亦宇宙间自然变化之现象耳。中医谓人禀五行，生理学亦谓人体由十五种元素而构成。中医之金土，包括金属元素与非金属元素也。水火，包括一切液体及气体也。木则包括一切之碳水化合物也。中西之理，本无二致。惟是构成人体之各种元素，果何自来乎？则气化之说，似又较形质之说为优。夫宇宙间之各种元素，非尽埋葬于地下者也，其成为蒸汽者，游离空间，所在皆是，随呼吸以入于人身，此固理之必然者。其埋葬地下又化合为各种烃类，为植物所吸收，随饮食以入于人身，亦理之必然者。故《内经》曰："天食人以五气，地食人以五味。"

风气，即空气也，其主要成分之氧气，为人生须臾不可缺之物质。然一岁之中，寒热不同，亦自然界气候之变迁。春风和煦，草木萌动，秋气肃杀，草木凋零。动植诸物，对于气候，适者生存，此天演之公例也。人类及其他高等动物，皮肤具有调节功能，足以适应环境，故能寒暑不侵。若气候骤变，调节功能不足应付，则生活状态起异常变化，是为疾病。是万物之所以生者，赖此风气；万物之所以病者，由此风气，故师以"水能浮舟，亦能覆舟"为喻。陆氏曰：病由三条，第一条即伤寒卒病，第二条乃拘挛瘫痪风瘅之病，第三条文意自明，不烦解释。陈无择亦言：百病不外乎三因，而以六淫所感为外因，七情所伤为内因，房室金刃虫兽之伤为不内外因。与《金匮要略》不同，而立意更为完密。

《一切经音义》云：凡人自摩自捏，伸缩手足，除劳去烦，名为引导。若使别人握搦身体，或摩或捏，即名按摩也。

吐纳，谓口吐浊气，鼻纳清气。

膏摩，即摩膏。见《千金方》。

【原文】问曰：病人有气色见于面部，愿闻其说。师曰：鼻头色青，腹中痛，苦冷者死（一云腹中冷，苦痛者死）。鼻头色微黑色，有水气。色黄者，胸上有寒。色白者，亡血也。设微赤，非时者，死。其目正圆者，痓，不治。又色青为痛，色黑为劳，色赤为风，色黄者便难，色鲜明者有留饮。

【新诠】此条乃医家之望法也。分二段，上段专论鼻头之色，下段则兼论颜面之色。论鼻头者，以鼻为始生之物，胎儿成形，先生鼻准，故有鼻祖之称。且鼻为肺窍，藏真高于肺，故古人验病，多视鼻头之色，以为判断。

色青，静脉郁滞之色也，必其人阳气衰微，血液不得畅行，以致浅层皮肤郁血。若兼见腹中痛而且苦冷，则是阴寒内盛，体温低降，生活功能行将停顿，故主死也。微黑者，水之色，盖由组织之间，血管中之水分渗出过多，排泄不及，中医称为肾水上泛，将成水肿之候也。黄者，或为胆汁侵入组织，或为皮下脂肪腺层积之色，要皆阳气不能运行之征，故曰胸上有寒。色白，为贫血症状之表现，验于眼之内睑，尤为的确。赤色，为浅层皮肤充血之表现，外界之温度愈高，血液之流行愈旺，故鼻头色赤之见于夏日者，此其常也。若非其时而见赤色，是阳不内潜而外浮，故主死也。目正圆者，由于动眼神经障碍，上下内外直肌及上下斜肌皆失其收缩能力，此为病已入脑。凡病入于脑者，多不治也。痓与痉同，详下篇。"又"字以下所言者，皆颜面之色，不单指鼻头矣。青色，亦为静脉郁滞之色，应有腹痛之症，惟不苦冷，是阴寒不若前者之盛，故不死。黑色为劳，陆渊雷氏曰：注家以为劳力伤肾，其事至确。盖古医书所谓肾，多指无管腺之内分泌，而于副肾腺关系尤切。副肾腺之分泌物，为量甚少，为效甚大，其作用与交感神经相似，能使肝脏放出肝糖，以供筋肉之需要，能使筋肉增加伸缩力，能消除筋肉疲劳时所生有害物质，能增加动脉血压，能加速血液之凝结，以防失血。凡此种种作用，大有利于筋肉之剧劳。《内经》云："肾者，作强之官，伎巧出焉。"犹言副肾分泌，能使筋肉作强，成其伎巧也。古人就生理病理之形态上推想所得，乃与西人最新发明之事，不谋而合，孰谓《内经》荒诞耶！由此推之，若筋肉剧劳不已，则副肾分泌必致竭涸，而副肾必病。副肾有病，始则衰弱倦怠，恶心便闭，骨节腰痛。继则头眩眼花，失神贫血。其人面色始则黄浊，继则暗滞如青钢、如黑铅。然则古人谓剧劳伤肾，肾病色黑，其事乃至确。特所谓肾者，不必指睾丸卵巢，亦不必指泌尿之内肾耳。色赤，为浅层皮肤充血之征。皮肤充血之原因有多种，过于运动可使充血，温度过高可使充血，外感风邪亦可使充血。盖风邪中人，首伤皮毛，神经发生放射作用，血流奔集皮肤之表，以作抵抗，此人身之自然疗能也。色黄便难者，按粪便之排出，须消化器官不生障碍，始得通行无滞。胆汁由胆管输入十二指肠，有消化液之重要成分，若胆管受病，胆汁不得直接输入十二指肠，浸入血管，流布于各组织，则皮肤呈黄色。脾脏分泌之胰液不得胆汁之混合，亦不能完成其消化作用，即所谓脾约发黄也。但黄色必枯而不泽，若其色鲜明，则是膈间有留饮。盖膈间有水，必津液不行，湿邪盛而水气浮，故患者目下有沃若，而面目鲜泽也。

【原文】师曰：患者语声寂然，喜惊呼者，骨节间病。语声喑喑然不彻者，心膈间病。语声啾啾然细而长者，头中病（一作

197

痛）。

【新诠】此为临床诊视患者，闻其语声而揣测其病发之例。寂然，不作呻吟声也。但身有痛苦，不能久耐，时而惊呼，故得逆揣其骨节间病也。暗暗然不彻者，谓声音不响亮而不了彻也。人之发音，纯由喉间声带之振动，振动声带之原动力，则为肺中呼出之气。呼气之压力足，则每秒之振动数多而音高，呼气之压力弱，则每秒之振动数少而音低。呼气压力之大小，又视乎隔膜之上举与腹肌之下迫。若患者隔间滞塞，膈膜不得上举，则语音自然不彻，故逆揣其为胸膈间病也。啾啾，声小也，细而且长，胸膈无阻可知。惟因头中痛，不敢大声言语，恐振动而益加剧也。

【原文】师曰：息摇肩者，心中坚。息引胸中上气者，咳。息张口短气者，肺痿唾沫。

【新诠】徐中可曰：此言闻法之最细者。先于呼吸出入之气，而辨其病之在上在下、为实为虚，故就一呼一吸为一息之常理，而先分别其出气之多少，以征其病在上焦也。陆洲雷曰：息摇肩，谓呼吸时肩部摇动。心中坚，谓胸部窒闷也。肺叶虽有弹力，然不能自行张缩，故呼吸动作非肺叶所自营，吸气时横膈膜下压，腹部季肋向外扩张，使胸部容积增大，则胸部气压低于外气压，于是外界空气从鼻入肺，至胸部气压与外界平衡为止。呼气时，腹部季肋收缩，膈膜上推，使胸部容积减少，而气压高，则肺中之气从肺出鼻，亦至胸部与外界气压平衡而止。若胸部窒闷，则胸膜之上下推动不利，而腹部季肋之张缩不能增减胸部之容积，胸部容积不增减，则无由呼吸，于是两肩起救济代偿，庖代腹部季肋之张缩。两肩上抬，虽膈膜不动，而胸部之容积亦增。两肩下压，虽膈膜不动，而胸部之容积亦减。肩部抬压不已，以营呼吸。故息摇肩者，知其胸中坚也。气管发炎，则喉头作痒，于是喉口收缩，以阻出气之路。肺中之气急迫涌上，冲开喉口，突然而出，是为咳嗽，其意盖欲驱除作痒之物也。试观饮食之际，若有水滴饭颗误入喉管，立即作咳，必至水滴饭颗咳出而后已。喉痒而咳嗽与鼻痒而嚏，同一作用，其事刻不容缓。故吸气未毕之际，往往急迫作咳，乃因空气通过喉管之发炎部时，惹起喉头之痒，故急于作咳也，故曰"息引胸中，上气者，咳"。

肺痿者，肺叶失其弹力。膈膜腹肋虽照常张缩，而肺气不能出入自如，则碳氧气之交换不足供身体之需要，不得已，乃张口以利气道。然肺叶既不能张缩如常，口虽张，仍不能利肺气，故呼吸时张口而气之出入仍短者，知为肺痿。肺痿唾沫，详第七篇中。

【原文】师曰：吸而微数，其病在中焦，实也，当下之即愈，虚者不治。在上焦者，其吸促；在下焦者，其吸远，此皆难治。呼吸动摇振振者，不治。

【新诠】《医宗金鉴》曰：此承上文言喘分三焦，有可治不可治之辨也。喘，肺病也。肺主气，司呼吸，故以呼吸气促谓之喘也。若呼吸气均促，是病在呼吸阻升降之气也，故知喘在中焦也。呼之气长，病在呼，呼出心与肺，故知喘在上焦也。呼之气长，吸之气短，病在吸，吸入肾与肝，故知喘在下焦也。

此条之三焦，即将人之躯干分为上中下三段之意，非《内经》所称"决渎之官"也。上焦，指心肺所在之部位而言。中焦，指脾肝胃膈所在之部位而言。下焦，指肾小肠膀胱等所在之部位而言。呼吸之作用虽在肺，而呼吸之主动实在胸膈。医者察其呼吸之形态，以判断受病之部位，再审查其脉象，以定其为虚为实，则病无遁形矣。先言中焦者，盖便于与上下二焦相比拟也。患者吸气，既微且数，是膈膜与季胁皆不能做扩大运动，其病在中焦，可得而知之矣。若其运动之阻滞，因于胃中之宿食，或膈上停水，此实邪也，当攻之则愈。若审其脉虚而不实，是其人之阳气虚微，膈膜无力上下，故直断为不治。若其吸促，是肺部已失其弹力，不能张缩，容量减少，必须频频呼吸，始足供给全体之需要，其病在上焦，又可得而知矣。若腹肌之起伏不利，虽中焦无阻，而吸气仍不能如常人之一定数，且每分钟呼吸次数必较常人为少，即所谓其吸远，其病在下焦，又可得而知矣。凡此上下二焦之病，皆为虚弱之微，故曰难治也。若呼吸动摇振振者，此虚弱已甚，故不治。

【原文】师曰：寸口脉动者，因其王时而动。假令肝旺色青，四时各随其色。肝色青而反白，非其时色脉，皆当病。

【新诠】此言医道贵因时而察其色脉也。脉色应时为无病。若色反时，病也。脉反时，亦病也。色反脉，脉反色，亦病也。推而言之，症与脉相合者顺，相生者吉。相反者，治之无不费力也。

寸口，指两手之动脉处而言，无分乎寸关尺也。平脉辨证，为中医治疗之大法，而西医则多不谓然。谓诊察脉搏，不过借其浮沉迟数，以佐证寒热虚实而已，乃中医竟强分寸关尺三部，并巧立七表、八里、九道等名目，以欺世惑俗，隐晦幽暗，玄渺难明，不合科学之甚。噫，何所见之浅也！脉搏何以须分寸关尺，何以有诸种形象之不同，其理至显。特自矜深通科学之新医，夫之思耳，夫何玄之有？脉者，腕间动脉也。所以能动者，由于脉管壁之交感神经及心房张缩时血液循行之影响，尽人而知矣。交感神经失常，故足以影响脉管，而心脏张缩之急徐强弱，尤足影响及于脉象。中医诊脉之处，即手动脉波之举也，姑以波动学之理释之。凡振动数恒久不变者，其波长亦必一定，若振动数增多或减少，则其波长亦必随之而变矣。又振幅之大小，与振动力之关系亦甚切，振动力恒定不变者，其振幅亦必一定。心脏之张缩，亦来源于交感神经，外不感于六淫，内不伤于七情，则神经畅通，脉搏脉象皆因之而起变化。中医积数千年之经验结果，确定某种症状必引起某种脉象，因症以及脉，平脉以辨证，毫毛不爽，丝丝入扣，何玄秘之有哉！非惟病症之足以影响脉搏也，即自然界之变化，与脉搏之体象亦有很大关系。盖人生气交之中，其接触最密切耳，厥为气压与气温。例如冬日气压较大，气温较低，脉管壁紧缩而下沉。夏日气压较低，气温较高，脉管壁扩张而上浮。至于春秋两季，气温气压，俱得其中，脉乃不浮不沉。不过在春日之脉，应见上浮之趋势，在秋日之脉，应见下沉之趋势。故《内经》有"春日浮，如鱼之在波，夏日在肤，秋日下肤，冬日在骨"之说，《难经》有"春弦夏洪，秋毛冬石"之谓，名曰平人之脉。寸口脉因其王时而动者，即按照时序而呈弦、洪、毛、石之象也。至于面色，亦因气候之变迁而有差异，察之于明堂，最易辨识。青、赤、白、黑诸色，纯为动静毛细管散布于浅层皮肤所表现。假令肝旺于春，其脉应弦，其色应青，今乃其色反白，其脉反毛，是时应升而其色脉反退，时与色脉不得相应，其人之生活功能失常可知，故当病也。

【原文】问曰：有未至而至，有至而不至，有至而不去，有

201

至而太过，何谓也？师曰：冬至之后，甲子夜半少阳起，少阴之时阳始生，天得温和。以未得甲子，天因温和，此为未至而至也。以得甲子，而天未温和，为至而不至也。以得甲子，而天大寒不解，此为至而不去也。以得甲子，而天温如盛夏五六月时，此为至而太过也。

【新诠】此条言自然界气候之变化，足以影响人身，虽不及医，然随时制宜之道，在其中也。

上之至，谓时至；下之至，谓气至。冬至后之甲子，谓冬至后六十日也。盖古造历者，以十一月甲子朔夜半冬至为历元，以此推之，冬至后六十日，当复得甲子，正当雨水节，气候当温和，是以少阳起。然自冬至至明岁冬至，即地球绕日一周，约为三百六十五日五小时四十七分四十八秒，而甲子之数。仅六六三百六十日，每年约相差五又四分之一日，则此后之冬至，不能常当甲子日，故已得甲子，尚未至冬至，或未得甲子，即已至冬至也。

魏念庭曰：应至而至，应去而去，气之常也。未至而至，至而太过，气之盈也。至而不至，至而不去，气之缩也。或阴胜于阳，阳胜于阴，故有盈缩之故，而与中气有渗也。天气又渗，而人之气亦乖。阳亏者，必病于天气阴独之候，阴欠者，必病于天气阳亢之时，人之气未尝不与天地之气同一气也。冬至之后甲子夜半，则为少阳之时，阳气自此始生，黄钟之律谐之以作乐，历元之纪算之以制历，此时天气必得阳和，为应至而至，气之正而中者也。若未得此甲子，天因温和，为未至而至，阳之偏胜也。已得其甲子，而天未温和，为至而不至，阴之偏胜也。已得此甲子，而天大寒不解，此为至而不去，阴之胜而太过也。已得此甲子，而天温和如盛夏五六月时，此为至而太过，阳之胜而太过也。由此推之，十二节，二十四气，七十二候，无不有气之中正、气之偏盛及胜之太过，而人之气应之，疾病生死寿夭，悉关乎是矣。

尤在泾曰：少阳起者，阳方起而出地，阳始生者，阳始盛而生物，非冬至一阳初生之谓也。夏至一阴生，而后有小暑大暑，冬至一阳生，而后有小寒大寒，非阴生而反热、阳生而反寒也。天地之道，否不极则不泰，阴阳之气，剥不极则不复。夏至六阴尽于地上，而后一阴生于地下，是阳生时，正阴极之时也。阳极而大热，阴极而大寒，自然之道也。

陆渊雷曰：夫六气者，气候变化之代名词耳。地球绕日而行，其轨道即所谓黄道，地轴与黄道面斜交成六十六度之角，故四季之旦夜有长短，日光射于地面有斜正，故气候有温凉之变。地球之绕日，与平常之日，同在变化之中，则节气与疾病，宜无何等关系。春分秋分，为旦夜平等之日，冬至夏至，为旦夜长短之极，皆气候变化之关键。谓其能转移疾病，犹可说也。若其他节气，不过以人意分黄道为二十四段，每段十五度，地球每至各个十五度交界之处，即为节气，然则节气日之气候变化，与平常之日无异，岂能影响人身？然年老之人，遇节气则骨楚无力，大病之起及其死亡，常在二分二至，而分至前后之节，如冬至前之大雪，冬至后之小寒，皆为大病死亡之期，此固历验不爽者，则又何说焉？天下事不可索解者甚多，不独医学，而医学为尤甚。

【原文】师曰：患者脉浮者在前，其病在表。浮者在后，其病在里。腰痛背强不能行，必短气而极也。

【新诠】此条示脉有尺寸之分，而主病亦有表里之异。前，谓关前，寸也。后，谓关后，尺也。《脉要精微论》之"上以候上，下以候下"。虽然，尺寸之脉，有俱浮者，有俱沉者，有此浮而彼不浮、此沉而彼不沉者，是又不可不辨，兹单举浮脉以例之。寸部得浮，上以候上，其病必在表，为天气外感之病也。尺部得浮，下以候下，其病必在里，为人事内伤之病也。再就内伤而言，内伤者，多伤及肾气，肾气伤，必腰痛背强不能行，短气而极也。极，疲也。此条之最宜注意者应为"患者"二字。盖无病者，亦有关前浮关后低弱，或关后浮而关前低弱者，要当审其有无表证可疑之象，乃能如上之判断，未可一概而论之也。

【原文】问曰：经云厥阳独行，何谓也？师曰：此为有阳无阴，故称厥阳。

【新诠】《说文解字》云：厥，气逆也。厥阳独行，经文无可校，或古医家有此术语，其意皆谓人身阳气，单独而上逆也。宇宙之间，无机物质其赋性或偏于阴，或偏于阳者，有之矣。有机物质，则阴阳互为其根，阳入于阴，阴生于阳，相互调和，生机乃具。即以植物论之，由根部吸引地下之水上行，阴出于阳也，由叶面吸收空间之碳养下行，阳入于阴也，阴阳互交，同化作用予以完成矣。植物具然，况于人乎！人生天地之中，阳化气，阴成形，营卫气血，何莫非乎阴阳也。阴阳之维系人身，亦由电磁之各具吸力者然，同性相斥，异性相引，征诸实验，固不稍爽。阴阳之量，稍有偏颇，不能恰相中和，即为炎也，况乎有阳无阴，上下相斥，有不上逆而厥者乎。经曰"阴平阳秘，精神乃治，阴阳离绝，精气乃绝"，其此之谓欤。

【原文】问曰：寸脉沉大而滑，沉则为实，滑则为气。实气相搏，血气入脏即死，入腑即愈，此为卒厥，何谓也？师曰：唇口青，身冷，为入脏即死。如身和，汗自出，为入腑即愈。

【新诠】此条之"厥"字，与上文之厥稍有差异。此条之厥，盖指病名而言，乃眩仆猝倒，状如假死之病。《大奇论》曰"暴厥者，不知与人言"是也。按厥之为病，原因不一，而病名亦因之以异。《生气通天论》曰："阳气者，烦劳则张，精绝，辟积于下，使人煎厥，目盲不可以视，耳闭不可以听，溃溃乎若坏都，汨汨乎不可止。"又《脉解》曰："少气善怒者，阳气不治，阳气不治，则阳气不得出，肝气当出而未得，故善怒，善怒者，名曰煎厥。"又《生气通天论》曰："阳气者，大怒则形气绝，而血菀于上，使人薄厥。"又《病能论》曰："有病怒狂者，此病安生？生于阳也。阳气者，阴暴折而难决，故善怒也，病名曰阳厥。"又《缪刺论》曰："邪客于手足少阴太阴足阳明之络，此五络皆会于耳中，上络左角，五络俱竭，令人身脉皆动，而形无知也，其状若尸，或曰尸厥。"又《灵枢·癫狂》曰："厥之为病也，足暴冷，胸若浆裂，肠若将以刀切之，烦而不能食，脉大小皆涩。"又《灵枢·五变》曰："人之善病风厥漉汗者……肉不坚，腠理舒，则善病风。"又《评热病论》曰："有病身热汗出烦满，烦满不为汗解，此为何病？岐伯曰：汗出而身热者，风也；汗出而烦满不解者，厥也，病名曰风厥。"综上诸论，知厥之为病，有昏仆猝倒者，有不昏仆猝倒者，本条则指猝倒而言，故曰卒厥。乎卒厥者，多为阳气怫郁在里，故脉沉大而滑。沉大，实象也。滑，气机鼓动之象也。当此阳气欲出不得之际，使人昏仆猝倒，气得外出，是为入腑。若竭其力尚不能鼓阳外出，则渐次衰微，是为入脏。是入脏入腑，乃功能亢进与功能减退之代名词，非谓五脏六腑也。能得身和汗出者，有生机者也，故愈。若唇口青，身冷者，生机将绝也，故死。

【原文】问曰：脉脱，入脏即死，入腑即愈，何谓也？师曰：非为一病，百病皆然。譬如浸淫疮，从口起流向四肢者可治，从四肢流来入口者不可治。病在外者可治，入里者即死。

【新诠】唐容川曰：上论实证，此论虚证，自是对子。脉脱二字，正与脉沉滑相反，言脉细微散涣也。修园解为脱换之脱，不知汉人解字，无此等意，脉脱意本爽直，何必故作矫强语。陆渊雷曰：脉脱，谓脉咋状也。两说俱是。盖此条乃承上条而言，唐氏之所谓虚证实证，或即现今之脑贫血、脑充血症。仲师再举浸淫疮为例，以见诊察病邪之向背，可判断预后之良否。如积湿浸淫脏腑，发为疮毒，从口得以流向四肢者，是身体之抵抗力强，能排毒外出也。如积湿浸淫四肢，渐次向内蔓延，则抵抗能力薄弱可知，故不可治也。末后更申明入脏入腑，即病势向里向外之意，非指生理上之脏腑而言，其意更明。

【原文】问曰：阳病十八，何谓也？师曰：头痛，项、腰、脊、臂、脚掣痛。阴病十八，何谓也？师曰：咳、上气、喘、哕、咽、肠鸣、胀满、心痛、拘急。五脏病各有十八，合为九十病。人又有六微，微有十八病，合为一百八病。五劳、七伤、六极、妇人三十六病，不在其中。

清邪居上，浊邪居下。大邪中表，小邪中里。䅽饪之邪，从口入者，宿食也。五邪中人，各有法度，风中于前，寒中于暮，湿伤于下，露伤于上。风令脉浮，寒令脉急，雾伤皮腠，湿流关节，食伤脾胃，极寒伤经，极热伤络。

【新诠】十八病、九十病、一百八病，古医家或有此说，今无可校，且注家纷纭，各执一词，兹录其近理者，以释本文。

徐忠可曰：此段前言病有阴阳脏腑之异，后言感有五邪中人之殊，欲人参互而求责也。谓病在阳，当从阳治，如头项居上，阳也，腰脊虽居中，督脉所主，亦阳也。四肢属阳，则臂与脚亦阳也。阳有太阳、少阳、阳明三经，合六处，岂非三六十八病乎。病在阴，当从阴治，如咳也，上气而喘也，哕也，咽也，肠鸣胀满也，心痛拘急也，皆三焦以内之病，是里也，阴也。阴有太阴、少阴、厥阴三经，合六处岂非三六十八病乎。然而阴病既有十八，则阴属脏，五脏各有十八，岂非合为九十病乎。阳病既有十八，则阳属腑，六腑各有十八，但为病稍微，岂非合一百八病乎。以上乃专为外至之邪中于阴阳脏腑者约略为言，去古甚远，不能逐病而悉数之矣。

五劳者，志劳、思劳、心劳、夏劳、疲劳也。六极者，气极、血极、筋极、骨极、肌极、精极也。七伤者，一曰阴萎，二曰阴寒，三曰里急，四曰精连连，五曰精少阴下湿，六曰精清，七曰小便苦数，临事不举。俱见《诸病源候论》。又大饱伤脾，大怒气逆伤肝，强力举重坐湿地伤肾，形寒饮冷伤肺，忧愁思虑伤心，风雨寒暑伤形，大怒恐惧不节伤志，亦称七伤。妇人三十六病：十二瘕，九痛，七害，五伤，三因也。十二瘕者，谓所下之物，一者如青泥，二者如青血，三者如紫汁，四者如赤皮，五者如脓痂，六者如豆汁，七者如葵羹，八者如凝血，九者如青血似水，十者如米汁，十一者如月浣乍前乍却，十二如经度不应期也。九痛者，一阴中痛伤，二阴中淋痛，三小便即痛，四寒冷痛，五月水来腹痛，六气满注痛，七汗出阴如虫啮痛，八胁下痛，九腰痛。七害者，一害食，二害气，三害冷，四害劳，五害房，六害娠，七害唾。五伤者，一孔痛，二中寒热痛，三小肠急牢痛，四脏不仁，五子门不正。三因者，一月水闭塞不通，二绝产乳，三羸瘦不生肌肉。见《千金》。

魏念庭曰：清邪者，本乎天气，故为病于人必居上部。浊邪者，本乎地气，故为病于人必居于下部。大邪者，风气之猛暴者也，故为病于人必中表。小邪者，风气之贼险者也，故为病于人必中里。谷食之邪，有形之物也，从口而入，宿食致病也，是谓之五邪中人。所以致一百九十八病，必穷研之，得其邪之名，方知其病之义，知其病之义，方可施其治之法也。然五邪中人，又各有法度，法度者，邪有衰旺之时，邪有经行之路，俱不外本天本地、从阴从阳之理也。所以谓之法度，如规矩准绳之一定之方圆平直也。故风邪阳邪，中人必朝，多在前半日阳盛时也。寒邪阴邪，中人必暮，多在后半日阴盛时也。湿邪中人必下，湿者本乎地，故中人于下体受之也。雾邪中人必上，雾者本乎天，故中人于上体受之也。此邪之中人法度可约略言之，而其余可以引触者也。五邪中人矣，又于何验之？仍验之于脉。风邪，阳也，故令人脉浮，浮者升散之象，本乎天，亲上也。寒邪，阴也，故令脉急，急者收涩之象，本乎地，亲下也。雾本乎天，中人上受，故皮腠病，皮腠表阳之分也。湿本乎地，中人下受，故关节病，关节里阴之分也。邪从口入者，饮食不节，伤其脾胃也。此五邪之外入而致伤，有可征信为据者也。然邪气虽五，寒热二者为病于人身之阴阳尤其甚焉。极寒之气，天地之阴气也，极则为独阴，必伤人身营卫统行之大经，经者阳也。极热之气，天地之阳气也，极则为元阳，必伤人身营卫分布之小络，络者阴也。就极寒极热而言，其所伤凡可类推。天地独胜独元，过与不及之邪，皆能中人，内外为病，三五错综，不止于一百九十八类，将不知其凡几矣。病之辨名列证不同于此，保身者可不慎与？施治者可不谨欤？

陆渊雷曰：《内经》所谓经络，意指血管，直行者为经，支分而互联者为络，然经络之经路，与解剖所见血管之经路大异，则经络究属何物，尚不可知。

按：古人所谓经络，不单指动静脉管，亦不单指神经，殆合二者而统言之也，不过较大者谓之经，纤细者谓之络。极寒之邪，中于人身，足使百脉凝泣，营气不行，故曰伤经。极热之邪，中于人身，足使腠理疏泄，汗出表虚，卫气不固，故曰伤络。

【原文】问曰，病有急当救里、救表者，何谓也？师曰：病，医下之，续得下利清谷不止，身体疼痛者，急当救里。后身体疼痛，清便自调者，急当救表也。

【新诠】徐忠可曰：此言医当知缓急先后之序也。谓表里分治，常理也，乃有表而复有里。倘因误下而来，不得谓余邪未清，双解表里。虽身疼痛，不可治表，谓稍缓而表邪将尽入内，故曰急当救里。逮清便调而身仍痛，又不得以余邪略之，谓内既曾利，稍缓而里将复受表邪，下利不止也，故又曰急当救表。

魏念庭曰：病因下之，续得下利清谷不止，而兼身体疼痛者，此内伤外感交集于一人也。内症下利清谷不止，则势将脱阳而死，故主治者必当急救其里。里得救后，但余身体疼痛之外感，而下利清谷能止，则内伤复矣。验之且阴阳分理，清便自调者，然后可救其表，以治其外感，斯内外之邪俱去，而病全疗也。

【原文】夫病痼疾，加以卒病，当先治其卒病，后乃治其痼疾也。

【新诠】赵以德曰：痼疾，谓病已沉痼，非旦夕可取效者。卒病，为卒然而来，新感而可取效于旦夕者，乘其所入未深，急去其邪，不便稽留而为患也。且痼疾之人，正气素虚，邪尤易传，设多瞻顾，致其两邪相合，为患不浅。仲景之言于此，使后之学者知所先后也。

【原文】师曰，五脏病各有得者愈，五脏病各有所恶，各随其所不喜者为病。病者素不应食，而反暴思之，必发热也。

【新诠】徐忠可曰：此言五味能愈疾，亦能转增疾，因五脏之喜好不同也，故曰"五脏各有所得者愈"。谓肺欲收，急食酸以收之，肺苦气上逆，急食苦以泄之。心欲软，急食咸以软之；心苦缓，急食酸以收之。肝欲散，急食辛以散之；肝苦急，急食甘以缓之。脾欲缓，急食甘以缓之；脾苦湿，急食苦以燥之。肾欲坚，急食苦以坚之；肾苦燥，急食辛以润之。则各得所济而愈也。然味又为各脏所恶者，如辛本肺之味，气病伤肺，则辛走气，辛即为肺所恶矣，故曰气病毋多食辛。苦本心之味，血病伤心，则苦走血，苦即为心所恶矣，故曰血病毋多食苦。酸本肝之味，筋病伤肝，则酸走筋，酸即为肝所恶矣，故曰筋病毋多食酸。甘本脾之味，肉病伤脾，则甘走肉，甘即为脾所恶矣，故曰肉病毋多食甘。咸本肾之味，骨病伤肾，则咸走骨，咸即为肾所恶也，故曰骨病毋多食咸。此因病而各有所恶，非其本然也。然有非因病而恶，原为本脏所不喜者，多食则病生。假如金畏火，苦为火之味，则肺金所不喜也，故曰多食苦则皮肤槁而毛揭。火畏水，咸为水之味，则心火所不喜矣，故曰多食咸则脉凝涩而变色。水畏土，甘为土之味，则肾水所不喜矣，故曰多甘则骨疼痛而齿落。土畏木，酸为土之味，则脾土所不喜矣，故曰多食酸则肉胝胸而唇揭。木畏金，辛为肺金之味，则肝木不喜矣，故曰多食辛则伤筋挛急而爪枯。乃各随其不喜之味所伤而为病也。然五脏喜恶虽有定体，又有因病变易之理，假如骨病本不应食咸，而忽暴思咸之类，便非病气郁热，则所好反也。

尤在泾曰：所得、所恶、所不喜，该居处服食而言。如《素问·脏气法时论》云：肝色青，宜食甘。心色赤，宜食酸。肺色白，宜食苦。肾色黑，宜食辛。脾色黄，宜食咸。又曰：心病禁温食热衣，脾病禁饱食、湿地濡衣，肺病禁寒饮食寒衣，肾病禁焠㷊热食，温炙衣。《素问·宣明五气》云：心恶热，肺恶寒，肝恶风，脾恶湿，肾恶燥。《灵枢·五味》云"肝病禁辛，心病禁咸，脾病禁酸，肺病禁苦，肾病禁甘"之属，皆是也。五脏病有所得而愈者，谓得其所宜之气之味之处，足以安脏气而却病气也。各随其所不喜而为病者，谓得其所禁所恶之气之味之处，足以忤脏气而助病邪也。病者不应食而反暴思之者，谓平素所不喜之物而反暴思之，由病邪之气变其脏气使然，食之则适以助病气而增发热也。

【原文】夫诸病在脏欲攻之，当随其所得而攻之。如渴者，与猪苓汤，余皆仿此。（《医宗金鉴》曰："如渴者"之下，当有'小便不利'四字，必是遗失，当补之）

【新诠】尤在泾曰：无形之邪，入结于脏，必有所据，水血痰食，皆邪数也。如渴者，水与热得，而热结在水，故与猪苓汤以利其水而热亦除。苦与食者，食与热得，而热结在食，则宜承气汤下其食而热亦除。若无所得，则无形之邪，岂攻法所能去哉。

按：古来注家，对于此条，多含混其词。尤氏之注虽觉近理，然未免画蛇添足，且与上条文气不相连属。或有谓"如"字以下为后人沾注者，又未免割裂经文。窃以为本条之费解处，即在一攻字，如训为攻下之攻，则于理未顺。盖脏者藏也，藏而不泻者也，即用攻下之法，病邪亦无由得其出路，适足以重伤其脏气而已。唐容川训为治，颇有见地，然谓随其所合之腑而攻治之，则仍觉牵强。本条与上条，文本一贯，五脏病各有所得者愈，则欲治五脏之病，自当随其所得而治之，盖谓得其所宜之药物，足以助长其脏气而病也自退也。例如渴者，与猪苓汤。夫渴之为病，应有阴阳虚实之分，若阳明腑热之渴，阳也，实也，非猪苓汤之所宜也。猪苓汤之所治，应为少阴之里热。少阴，肾也，脏也，其热非白虎、承气所得而去之者也。良以热之所由生，原于肾阴之不足，无力以排去水毒也，故以阿胶滋肾阴，而以滑石清热，猪苓、茯苓、泽泻利水，则肾病自愈矣。于此可见，凡治脏病者，应先顾其本脏之虚而填补之，再佐以去邪之药，斯脏气实而病邪自除矣，攻下云乎哉。

魏念庭曰：仲景将叙《金匮要略》诸病，先发论十三首，冠乎全卷，言简而意赅，词有穷而理无尽，于错综变化之中，寓提纲挈领之法，于内外本末先后始终之间，备明体达用形上形下理气一贯之道，孰谓非聪明睿智而近于圣者能继往开来如是乎。余谓仲景，其千古一人乎。

痉湿暍病脉证第二

痉病

论痉可分八节，一节言外感致痉，二节言内虚致痉，三节言误治成痉，四节言痉之脉证，五节言治痉之忌，六节言柔痉之证治，七节言刚痉之证治，八节言重痉证治。

痉病为神经燥强病，视所受病邪之轻重，以定其病之缓急。重者伤及神经中枢，则为背筋强急，角弓反张，目圆口噤，西医所称脑脊髓膜炎是也。轻者病在神经末梢，为手足拘挛，不得随意运动，西医所称痉挛状态是也。其病之原，或由风寒湿热外伤肌腠，神经失养。或由素禀阴虚，汗下伤液，神经燥灼。缘脑脊髓为神经中枢，由中脑延髓派出之神经，分布于头部五官及胸腹内脏，由脊髓派出之神经，分布于四肢及躯干。交感神经为独立之神经系统，其主干在脊柱两旁，此神经分布于胸腔腹腔及脉管。凡感受外邪，抑遏正阳，郁热灼液，及汗吐下之误施过用，损伤津液，皆足使神经枯燥强急而为痉病。其有神经中之抑制纤维全失作用，反射功能亢进，致肌肉收缩甚急者，西医名为强直性痉挛。其有抑制作用未尽全失，或病由交感互易，抑制及反射两作用不能调和适当，致肌肉忽收缩忽弛缓者，西医名为间代性痉挛。治者当审其受病之因，辨其寒热，察其虚实，攻清温补，随证而施。幸勿囿于本书，以治万变之痉病也。

【原文】太阳病，发热无汗，反恶寒者，名曰刚痉。太阳病，发热汗出，而不恶寒，名曰柔痉。

【新诠】此节于外感致痉之中，又分刚柔二症。云刚柔者，不过名词上之分别，非急性慢性之谓也。查《伤寒论》，太阳病，发热无汗恶寒为伤寒，发热汗出恶风为中风，发热汗出不恶寒反恶热为温病。然则本条所列症状，非伤寒即中风或温病，何得以痉名之？于此可以想见，名为痉者，必有痉之特征症状，故尤在泾曰：痉者强也，其病在筋。故必兼有颈项强急、头热足寒、目赤头摇、口噤背反、脉沉迟弦细等症。仲景不言者，以痉字赅之也。不过外邪中人，因其性质不同，而所显症状亦随之以异。如外受寒气侵袭，皮肤收缩粟起，神经起反射作用，血液竞奔肤表以营救济，于是肤表发热。及至用足全力，尚不能使皮肤表面展开，反使毛细管过于扩张，血液中渗出水分之量过甚，积滞于肌肉之间，不为淋巴管所吸收，又不能排出体外以为汗，中医称此种现象为中湿。寒湿相搏，造温功能渐次衰减，而体痛恶寒等症作矣。至有风邪，仍为气温之变化，不过不及寒邪之重，当其中于肤表时，浅层毛细管起反射救济，皮肤之收缩不密，血液中之渗出物得由汗腺排出体外。但反射过于亢进，则抑制作用无法遏止，而血液渐进浓稠，汗腺开口不得锁闭，内虽不恶寒，而外则发热恶风矣。中医谓寒伤营、风伤卫，其理至精，其事至确也。痉病亦有风寒感受之不同，遂有无汗恶寒与汗出不恶寒之别，人因感受风寒以致痉，则解其风寒而痉自愈。医者能识别其为刚为柔，措施自能裕如也。

【原文】太阳病，发热，脉沉细者，名曰痉，为难治。

【新诠】太阳病，表证也。发热，表证应有之象也。病既在表，脉应当浮，今乃不浮，而见沉细，且有痉病之诸种现象，是其人内禀素虚，阴阳俱感不足，不能托邪外出。此时养阳恐伤已涸之液，滋阴恐伤已衰之阳，泄热救济，又恐无益反害，故为难治。

陆渊雷曰：夫曰太阳，则病尚初起，病初起即项背劲强，脉沉而细者，乃恶性脑脊髓膜炎，致命极速，故曰难治。其常性之类，脉则大沉细，乃洪大而弦。

【原文】太阳病，发汗太多，因致痉。夫风病，下之则痉。复发汗，必拘急。疮家，虽身疼痛，不可发汗，汗出则痉。

【新诠】此三条皆言误治而成痉者。太阳病本应发汗，但发汗有一定之限制，取微汗出则止。若发汗太多，必致津液枯涸，血液黏稠，循环不利，摩擦加大，内热更增，郁热蒸灼，神经失养，枯燥强急，遂致成痉。此非误汗，乃汗之过甚之误也。风病本有自汗现象，故仲景用桂枝汤解肌以止汗。盖以汗出过多，必亡其阳也。风病在表，本当解表，不当攻里，若误下之，重耗其液，液耗必将亡其阴矣。若再复发其汗，则阴阳两伤，神经更失营养，必因而致痉。疮家，包括一切疮伤及金创而言。疮伤初起，身疼痛者，本有汗散之法。即初受金创，流血不多，间有恶寒体痛者，亦可解表。若久患疮伤，或刀剑所伤，脓血过多，身体疼痛而无恶寒发热诸症状者，必非外感，乃由精血过伤。若更发其汗，则神经无所资以濡养，虽欲不痉，不可得矣。疮家如是，凡衄家、亡血家及妇人产后发热，可类推也。

【原文】病者身热足寒，颈项强急，恶寒，时头热，面赤目赤，独头动摇，卒口噤，背反张者，痉病也。若发其汗者，寒湿相得，其表益虚，即恶寒甚。发其汗已，其脉如蛇（一云其脉浛）。

暴腹胀大者，为欲解。脉如故，反伏弦者，痉。

夫痉脉，按之紧如弦，直上下行。

【新诠】前三节言痉病之成因，或因于外感，或因于内虚，或因于内治，然未言痉病之症状及脉象也，此节乃详细言之。致痉之因虽不一，而外感为其总因。邪伤肌表，浅层毛细血管充血，故身热。经曰：因于风者，上先受之。风中于上，血液起自然疗能作用，奔集救济，故足部较寒。由延髓以至督脊，为神经主干，神经燥强，故颈项强急。头热面赤目赤，皆上部充血之象。颈部神经起间代性痉挛，故头独动摇，颊车神经紧张而口噤，督脉紧张而背反。凡具以上种种症状者，谓之痉病。痉病既为津液枯涸，神经失养，当然不能再发其汗。若误汗之，则衣被濡湿不得蒸发，必夺身体之热为其蒸发，体温被夺，故恶寒甚也。大汗之后，正气空虚，且一部分之汗以不得蒸发之故，停滞肌肤之间，浸润脉管壁，致强劲之象转为濡柔，端直之形变为屈曲，故其脉如蛇也。

痉病为邪伤经络，故项背强急。若抟聚于背脊之病邪渐次散漫，不复结于头背之神经中枢，而泄于腹膜，为暴腹涨大者，痉欲解也。若腹虽涨大，而其脉象仍不稍减，且反现弦伏者，是不惟盘踞于头背之邪不散，且蔓延以及于腹膜，又痉病之重者矣。

痉病之症状，既如上所述矣，而痉病之脉象，究当何如？夫痉既为神经强直，而脉管壁之收缩运动，又端赖神经，故脉重按之劲如弦，直上下行，非如伤寒之脉浮紧、中风之脉浮缓也。于此可见其表证虽与伤寒中风相类似，而其脉象正自有别也。

【原文】痉病，有灸疮，难治。

【新诠】有灸疮，言曾被烧灸也。痉病由伤液而起，曾经烧灸，则津液更涸，神经不易恢复原状，故治痉用灸，则所谓再逆促命期矣。

【原文】太阳病，其证备，身体强几几然，脉反沉迟，此为痉，瓜蒌桂枝汤主之。

瓜蒌桂枝汤方

瓜蒌根三两，桂枝三两（去皮），芍药三两，甘草二两，生姜三两，大枣十二枚。

上六味，以水九升，煮取三升，分温三服，取微汗。汗不出，食顷，啜热粥发之。

【新诠】太阳病，其证备，即身热头痛汗出也。考之《伤寒论》有谓：太阳病，项背强几几然，反汗出恶风者，桂枝加葛根汤主之。与此条对照，同几几然之症状，一则项背强，一则身体强。太阳中风，其脉当浮，此则不浮而反沉迟，是迷走神经及交感神经已渐呈燥强状态，故以桂枝汤以鼓舞心阳，促进血液之循环，易葛根为瓜蒌根以养阴液，而柔润神经也。

【原文】太阳病，无汗而小便反少，气上冲胸，口噤不得语，欲作刚痉，葛根汤主之。

葛根汤方

葛根四两，麻黄三两（去节），桂枝二两（去皮），芍药二两，甘草二两（炙），生姜三两，大枣十二枚。

上七味，㕮咀，以水一斗，先煮葛根、麻黄，减二升，去沫，内诸药，煮取三升，去滓，温服一升。覆取微似汗，不须啜粥。余如桂枝汤法将息及禁忌。

【新诠】太阳病，无汗，伤寒之症状也。但伤寒不言小便少，而此言小便反少，是不同于伤寒矣。夫人身水分，常保持一定之量，其有余者，不由汗出，即自便泄。故凡汗出多者，小便之量减少，汗不出者，小便之量增多。今无汗而小便反少，是不惟皮肤为寒所束，即泌尿功能亦因寒气内侵而失其气化作用，以致水毒无从发泄，聚停心下，而为气上冲胸。口因颊车神经痉挛失其开合，不得言语。据此症状，虽四肢脊背尚未强直，而欲作痉矣。则痉既为寒邪锢蔽排泄器官，使水毒无所从出而为病，治法自当以驱出水毒为急务。前之瓜蒌桂枝汤生津和营，已不适于用，故用葛根汤。君葛根以发其肌肉中之汗，臣麻黄以逐皮肤之水，不用桂枝而用桂者，盖须温其下元而化膀胱之气，使小便得以通畅也。

【原文】痉为病，胸满口噤，卧不着席，脚挛急，必齘齿，可与大承气汤。

大承气汤方

大黄四两（酒洗），厚朴半斤（炙，去皮），枳实五枚（炙），芒硝三合。

上四味，以水一斗，先煮二物，取五升，去滓，纳大黄。煮取二升，去滓，纳芒硝。更上火微一二沸，分温再服。得下，余勿服。

【新诠】前二条言痉病之初起，或因于风，或因于寒，治法皆注重解表，兼治痉病。此条则因邪郁过久，由寒化热，自表入里，由太阳转入阳明，口噤不得语，卧不着席，脚挛急，即角弓反张之象。审其胸满而体实者，可与大承气汤，一下而解。

附魏念庭论小儿妇人痉病：小儿痉病，俗谓惊风，身体柔脆，易感风邪固矣。然小儿纯阳之体，易生内热，使腠理开张，风邪乘隙而投，则又所以易感风邪之由也。世医遽投脑、麝、金石，若百服百死，竟为鸩毒，岂有尚流传其方者乎，亦必有用之收功于顷刻者，所以世医不复顾虑也。不知用之而当者，乃小儿中实热之证。用之不当者，系小儿中虚热之证。苟不察其虚实而概与之，所以同鸩毒耳。然小儿寒热，亦自有驱风散热为治之法，备于仲景痉病原文中。即风热壅盛于内，急为宣通，亦自有大承气汤可与，何必以脑、麝散其真气，以金石坠其真阳，致起他变乎。此世医言惊风传方之所以多夭折生命也乎！不明其故，而但訾议之，何以服世医之谈惊风、称传方者哉。至于妇人产后痉病，又非小儿比矣，虽有热证，总属阴虚，虚生热，热生风，此世医所以有产后惊风之名也。脑、麝、金石，此而用之，较小儿为害更甚。盖小儿内热，尚分虚实，妇人产后，有虚无实，脑、麝、金石，概不宜用。即痉病中驱风散热诸方，尚宜兼顾其虚，斟酌用之，岂世医传方可以妄与乎。

　　按：魏氏之说，谓世医一见小儿痉病，辄投脑、麝、金石，所以多夭折生命。治其驱风散热，为治之法，备于仲景原文中。愚以为《金匮要略》诸法，以之治风寒湿三者合而为痉则可，以之治风火偾张，循督脉而上犯入脑之痉则不可。且小儿痉病，除乳婴之破伤风外，尚有一种时行痉病，西医称之为流行性脑脊髓膜炎。患者以十余岁小儿为最多，据西说是一种细菌，侵蚀脑髓，以致脑膜始而发炎，继则崩溃，终至腐烂而死。治法穿脊抽髓，注射血清，极尽杀菌之能事。中医素以气化立说，与西医学说微有不同，盖以病菌之发生，必缘天时人事予以繁殖之机，只须清其本源，使病菌无酝酿而成之机会。其病已寒蕴化热，渐伏渐深，往往直入下焦，消烁真阴，一触春令升宣之气鼓风火偾张，循督脉所附之脊椎上炎犯脑，刺激神经，于是引起神经系之病理变态，而为痉病。治法始用清解，继用重剂养阴镇降，率多有效，爰附录于此，以为疗痉病者之一助焉。是病来势极猛，变幻莫测，《内经》云"风者，善行而数变"。然大别之，约分三期，即西医所称之急性慢性，亦可据此而断也。

初期，始起必先有一回或几回之形寒，郁热在里，风中于表。继则发热，热势不畅，风邪自表入里，鼓动郁热矣。头部阵痛，眩晕呕恶，风火上炎犯脑，而胃适当其冲。四肢酸楚，转侧不便，四肢皆禀气于胃，胃液受伤，无所布化以濡润经络也。脉象大都沉数而细，阴精不足，郁热在里之微。

二期，神迷嗜卧，阴津大伤，不能灌溉神经，非邪陷心包也。频呼头痛，风火较盛也。手足伸缩不已，津液将涸，不能荣筋矣。头项强直，背脊诸筋疼痛而不可按，脉象细数而弦。

三期，头痛一刻不定，手指振挛，头足背脊后弯，两目上窜，瞳人放大，或龀齿妄语，或闭口无言，泣吐白沫，风火上冲，逼肺液外出，危急之候。脉象动疾，或浮大，或弦而促数，或歇止。

疗法：此病忌表散，忌攻下，忌针灸，前已论之详矣。初期用药，宜以清泄潜降为法。若见二期病状，即须潜滋并进。及至三期，精血干涸，风火亢极，神经紧张，急以大剂养阴重降，标本同治，或能挽救一二，然而危矣。

湿病

论湿十一节。湿之为病，可分二类，曰外湿，曰内湿。外湿者，空气中水蒸气饱和，汗液不得蒸发，因不得适量排泄也。健康人之排汗量，平均一昼夜有二磅之多。劳力之人及夏日，犹不止此。然皮肤上不常见汗滴者，以其一出汗腺，即蒸发成气，飞散于空中故也。黄梅时节或潮湿之地，空气中水气蒸发常有饱和状态，则汗液之已出汗腺者，不得蒸发，未出汗腺者，阻于腺口。未蒸发之汗不能复出，则为湿病。古谓湿为六淫之一，属于外感。其实人之皮肤，无吸收水分能力，外界水分决不能透皮肤而客于体内也。内湿者，因炎症所起之炎性渗出物也。炎症初期，患部之毛细血管扩张，呈充血症状，血液之流动成分及固形成分常渗出管外，渗出管外之流动成分名炎性渗出物，其停潴于体腔内者即为饮，浸润于组织中者即为湿。甚者即为水肿，水肿与饮，固皆湿之类也。炎症之属于加答儿性者，多发于胃肠、子宫、咽头、气管等有黏膜之器官。其时，黏膜表面由毛细管渗出浆液，而黏液之分泌亦同时增加，此种病变，发于胃则为痰饮，发于子宫则为带下，发于咽头气管则为喉痒咳嗽，发于大肠则为下利，发于十二指肠则为黄疸，古人皆以湿名之也。

【原文】太阳病，关节疼痛而烦，脉沉而细者，此名湿痹。湿痹之候，小便不利，大便反快，但当利其小便。

【新诠】此言湿病之脉证也。湿气为六气之一，故其中人也亦自太阳始。既伤太阳，即有头痛发热恶寒诸症，但其脉必浮，湿痹则脉不浮而沉细。若脉沉细而项背强急者，又为痉矣。湿痹则项背不强急，但关节疼痛而烦，此湿痹之别于伤寒痉病，而便于认识也。关节，指四肢之可动关节而言。凡可动关节，外面皆包以坚韧之关节囊，囊中随时分泌定量之关节液，以濡润软骨而减少摩擦。若手足过劳，则关节发炎，炎性渗出物充满关节囊，便感关节疼痛，但不久可恢复原状。若因体内之水分不得排泄，浸润组织引起之关节炎，则病因不去，功能终难恢复，疼痛终不免也。因郁热不得外泄，故发烦。湿性沉着，抑遏正阳，故脉沉而细。此时湿邪弥漫，充满周身，卫气闭锢，营气不畅，名曰湿痹。痹者，闭也，即闭塞而不通也。湿痹之候，因循环障碍，肾脏泌尿功能失职而小便不利，肠之吸收功能失职而大便反快。湿已内浸，决非一汗所可了事，自当引而竭之，故治法但当利其小便也。

【原文】湿家之为病，一身尽疼，发热，身色如熏黄也。

【新诠】此湿家之重症也。上节但言关节疼，此节则一身尽疼。上节但言烦，此则不但烦而且发热，则湿邪较前为甚。不止浸淫肌肤，且引起十二指肠炎，致胆汁侵入血管，遍布全身，再加以水气之黑色，其色遂如熏黄矣。

【原文】湿家，其人但头汗出，背强，欲得被覆向火。若下之早则哕。或胸满，小便不利，舌上如苔者，以丹田有热，胸上有寒，渴欲得饮而不能饮，则口燥烦也。

【新诠】此条言湿家下之过早，而致变证也。湿气尚在太阳，未经入里，阳气不得外达，欲得被覆向火，盖恶寒也。背强为太阳之本病，湿气郁遏肌表，不得汗泄，愈郁愈热，热则奔腾上达，故但头汗出。此时治法，若审其为外湿，则宜发汗。若为内湿，则宜利小便。若湿热壅滞太甚，侵及肠胃者，或可攻下，否则，万无下之之理。若下之过早，徒伤胃肠，引起横膈膜痉挛而为哕。哕，呃逆也。或消化力薄弱而为胸满。因误下之故，致大便反快，小便不利。湿热上熏，非寒非热，舌面发现似苔非苔之浊腻。湿邪亲下，郁于腹肌之中不得出路而生热。胃肠为下剂所伤，不得游移津液，以致胃中停水而生寒，故谓之丹田有热，胸上有寒。水停于中，不得化气上腾，口黏膜分泌唾液之量减少，致令口渴思饮，但胃已停水，又不能饮，则口燥而心烦也。

【原文】湿家下之，额上汗出，微喘，小便利者死。若下利不止者，亦死。

【新诠】上条言湿家误下而变证，本条接言若正气素虚者，误下之必致于死，医者当知所避忌也。额上汗出，非头汗也，因真阳将脱，额上汗出如珠如油，凝而不流者是也。微喘，肺气将绝矣。肺失其制节之令，小便无所统摄而自利，虚脱之象也，故死。亦或下之而不见以上诸脱症，惟伤及肠胃，下利不止，久之真阴必竭，阴无所附，亦主死也。

【原文】风湿相搏，一身尽疼痛，法当汗出而解。值天阴雨不止，医云此可发汗。汗之病不愈者，何也？盖发其汗，汗大出者，但风气去，湿气在，是故不愈也。若治风湿者，发其汗，但微微似欲出汗者，风湿俱去也。

【新诠】风湿相搏，谓其人伤于风，闭塞毛窍，汗腺不得排泄，浸入组织而为湿。病由外感，自有外感症状，即头痛发热恶寒，更兼一身尽疼痛也。治当发汗，使浸入组织之湿，得由汗腺排出而解。但时逢天阴雨不止，空间水蒸气饱和，湿度极大，医者不察天时，云此可发汗。汗之而病不愈者，因汗虽大出，终不得尽量蒸发，其浸淫于组织之湿，终不得尽量排去，外感症状虽可由此一汗而解，而一身尽疼痛，实不能由此一汗而愈也。欲使风湿俱去者，须令其微蒸似欲汗出，风湿随即蒸发，无浸湿衣被，阻塞汗道之虞，方合治理。

【原文】湿家病身疼发热，面黄而喘，头痛，鼻塞而烦，其脉大，自能饮食，腹中和无病，病在头中寒湿，故鼻塞，纳药鼻中则愈。

【新诠】陆渊雷曰：此条即西医所谓流行性感冒。流行性感冒之证候，非常复杂，西医以类相从，分为四类，曰呼吸系统类，曰神经系统类，曰胃肠类，曰发热类。四者或交互而发，或混合而见。此条身疼痛是神经系统类，发热而烦脉大是发热类，喘与鼻塞是呼吸系统类，自能饮食腹中和无病，则无胃肠类之症状也。面黄由于虚弱，患流行性感冒者，往往病势不重即致虚弱。鼻塞时鼻黏膜发炎，其人必苦多涕，涕即炎性渗出物也。鼻黏膜发炎，谓之头中寒湿，可知古人以炎性渗出物为湿。钱氏《伤寒溯源集》云：病浅不必深求，毋庸制剂，但当以辛香开发之药，纳之鼻中，以宣泄头中之寒湿而愈。

【原文】湿家身烦疼，可与麻黄加术汤发其汗为宜。慎不可以火攻之。

麻黄加术汤方

麻黄三两（去节），桂枝二两（去皮），甘草一两（炙），杏仁七十个（去皮尖），白术四两。

上五味，以水九升，先煮麻黄，减二升，去上沫，内诸药，煮取二升半，去滓，温取八合。覆取微似汗。

【新诠】此条乃申明湿家寒湿在表，为之立散寒除湿发汗之法，并戒不得以火妄攻。为出麻黄加术汤，今就其方考之。寒湿在表，必有发热、恶寒、无汗、其脉浮紧之症，此条不言者，省文也，否则不得遽用麻黄汤矣。方中以麻黄开汗腺而散表寒，桂枝健血运以祛表湿，杏仁泽肺气以利水道，白术燥中土以驱里湿，表里兼治，邪无遁形矣。

【原文】湿家一身尽疼，发热，日晡所剧者，名风湿。此病伤于汗出当风，或久伤取冷所致也。可与麻黄杏仁薏苡甘草汤。

麻黄杏仁薏苡甘草汤方

麻黄半两（去节），杏仁十个（去皮尖），薏苡仁半两，甘草一两（炙）。

上锉麻豆大，每服四钱匕，水盏半，煮八分，去滓，温服。有微汗，避风。

【新诠】 此言风湿之病因、特征及其治法也。病者汗出当风，或久伤取冷，皮肤汗孔收缩，汗液不得尽量排泄，浸淫于肌肉骨节之间，压迫神经，以致一身尽疼。人身阳气每随时间为转移，一至午后，阳气渐衰，而湿为阴邪，阳衰阴盛，故日晡所剧也。汗孔闭塞，用麻黄开之以除表湿。水气内逆，用杏仁降肺气以通调水道。湿郁久则为热，故以薏苡之甘寒利水者主之，则湿热自去。与前条之麻黄加术汤相较，一治寒湿，一治风湿，适相对待者也。

【原文】 风湿，脉浮身重，汗出恶风者，防己黄芪汤主之。

防己黄芪汤方

防己一两，甘草半两（炒），白术七钱半，黄芪一两一分（去芦）。

上锉麻豆大，每抄五钱匕，生姜四片，大枣一枚，水盏半，煎八分，去滓温服，良久再服。喘者加麻黄半两，胃中不和者加芍药三分，气上冲者加桂枝三分，下有陈寒者加细辛三分。服后当如虫行皮中，从腰下如冰，后坐被上，又以一被绕腰以下，温令微汗，差。

【新诠】 汗出恶风、脉浮，与中风相类似，故曰风。身重，故曰湿。然中风者必有外感症状，兹不言者，知其无外感症状也。汗出由于卫外之阳不固，汗孔空虚，故见风即恶。用黄芪者，所以固表也。汗出而湿不去，一身仍重，是其湿在里，故用白术促进吸收，用防己引水下达。服药之后，湿气得以下行，故有如虫行皮肤之状。水气既集于下部，一时不能蒸发，下部体温被水所夺，是以从腰以下如冰。若周围以棉被绕之，使热量不致放散，体内循环所生之热量愈积愈多，蒸动水分，使由汗孔排出，病自疗矣。如有兼症，照加入以后各味可也。

【原文】伤寒八九日，风湿相搏，身体疼烦，不能自转侧，不呕不渴，脉浮虚而涩者，桂枝附子汤主之。若大便坚，小便自利者，去桂加白术汤主之。

桂枝附子汤方

桂枝四两（去皮），生姜三两（切），附子三枚（炮，去皮，破八片），甘草二两（炙），大枣十二枚（擘）。

上五味，以水六升，煮取二升，去滓，分温三服。

白术附子汤方

白术二两，附子一枚半（炮，去皮），甘草一两（炙），生姜一两半（切），大枣六枚。

上五味，以水三升，煮取一升，去滓，分温三服。一服觉身痹，半日许再服。三服都尽，其人如冒状，勿怪，即是术、附并走皮中逐水气，未得除故耳。

【新诠】陆氏云：桂枝附子汤，即《伤寒论》太阳篇之桂枝去芍药加附子汤，再加桂枝一两，附子二枚。彼云：太阳病，下之后，脉促胸满者，桂枝去芍药汤主之。若微恶寒者，桂枝去芍药加附子汤主之。盖因中风汗出而用桂枝，因胸满而去白芍，因阳虚恶寒而用附子。所谓阳虚者，体温低落，细胞之生活力衰减也。此条之桂枝附子汤，方药同去芍药加附汤，而桂枝、附子用量尤重。即以药测证，则知体温低落，汗出恶寒，必更甚于去芍药加附汤证。经不言者，省文也。体温低落，汗出而不得蒸发，于是，既出者流离于皮肤，则恶寒益甚；未出者停蓄于汗腺，则郁成外湿。谓之风者，以其得之发热汗出之中风也。身体疼烦是风，不能转侧是湿，不呕不渴是里和胃中无病，亦以明八九日之非少阳阳明证也。脉浮虚是表阳彻，涩是湿。重用桂枝者，治其自汗之风也。重用附子者，复其将绝之阳也。不用芍药者，无拘挛之症也。

去桂加术，尤氏《金匮要略心典》之说是。尤氏云：大便坚，小便自利，知其在表之阳虽弱，而在里之气犹治，则皮中之湿，自可驱之于里，使从水道而出，不必更发其表，以危久弱之阳矣。故于前方去桂枝之辛散，加白术之苦燥，合附子之大力健行者，于以并走皮中而逐水气，亦因势利导之发也。

按：小便利者汗必少，桂枝之性，能畅肌腠之血运，不能开皮肤之汗腺，故汗出发热之病用桂枝则热从汗解。今因小便利而汗少，且表阳已虚，若用桂枝则湿不得与汗俱出，徒伤其阳。不用桂枝则湿无去路，故加白术以吸收之，使从自利之小便出，所谓因势利导也。若然，则去桂加术证之异于桂枝附子证者，不但小便利，亦当汗出少矣。

综观上条，服药之后，或如虫行皮中，或觉身痹，或如冒状，皆药力驱逐湿邪之种种反应。每见病者服药后稍现异状，即不敢再服，病终不愈。医者应于处方时，即先说明服药后之应有现象，庶免患者惊怪也。

【原文】风湿相搏，骨节疼烦，掣痛不得伸屈，近之则痛剧，汗出短气，小便不利，恶风不欲去衣，或身微肿者，甘草附子汤主之。

甘草附子汤方

甘草二两（炙），白术二两，附子二枚（炮，去皮），桂枝四两（去皮）。

上四味，以水六升，煮取三升，去滓。温服一升，日三服。初服得微汗则解。能食，汗出复烦者，服五合。恐一升多者，取六七合为妙。

【新诠】 此条于上条相较，其阳尤虚，其邪尤盛。上条言身体烦疼，此则进而为骨节烦疼，湿流关节矣。上条言不能自转侧，此则掣痛不得屈伸，近之则痛剧矣。且因卫阳过虚而汗出，中气不足而短气。肾阳衰弱，不能尽量分泌而小便不利。体温低降，不能保持常度。恶风而不欲去衣，甚或湿气储蓄于皮下组织，而见微肿。故用甘草、白术、附子以助阳健脾除湿，顾护而防虚脱。用桂枝鼓动心阳，宣行营卫，兼去其风。乃补中有发，不去湿而湿自除矣。

暍病

暍，《说文解字》云："伤暑也。"《玉篇》云："中热也。"喻嘉言曰："暍者，中暑之称。"《左传》云："荫暍人于樾下。"后世以动而得之为中热，静而得之为中暍。然则道途中暍之人，可谓静而得之耶？动静二字，只可分内感外伤。动而得之，为外感天日之暑热。静而得之，因避天日之暑热，而反受阴湿风露瓜果生冷所伤。时令小寒大寒，而人受之者为伤寒。时令大暑小暑，而人受之者即为伤暑。劳苦之人，凌寒触暑，故多病寒暑。安养之人，非有饮食房劳为之招引寒暑，则寒暑无由入也。所以膏粱藜藿，东南西北，治不同也。体中多湿之人，最易受暑，两相感召故也。外暑蒸动内湿，二气交通，因而中暑。所以肥人湿多，夏日百计避暑，反为暑所中。不能避身之湿，即不能避天之暑也。

【原文】太阳中暍，发热恶寒，身重而疼痛，其脉弦细芤迟。小便已，洒洒然毛耸，手足逆冷。小有劳，身即热，口前开，板齿燥。若发其汗，则其恶寒甚。加温针，则发热甚。数下之，则淋甚。

【新诠】此条乃申明太阳中暍病，详叙其脉证，并列误治之禁，示人之所辨析也。太阳主表，六淫之邪必先中之，故中暍亦为太阳病。虽所受之邪不同，而所感之分则同也。一岁之中，寒来暑往，气候万殊，人类之所以能适合生存者，全赖皮肤调节功能之功用。隆冬寒冱，则调节功能之戒备严，肌腠固密，不使汗出，血运劲疾，新陈代谢奋迅，全身功能充盛，皆所以促体温之生成而速其消散也。盛夏炎熇，则调节功能之戒备懈，肌腠疏松，汗流不绝，血运弛缓，新陈代谢懈怠，全身功能皆弱，皆所以抑体温之生成而阻其消散也。猝遇六淫刺激，则功能亢盛者，因而成实热证；功能衰弱者，因而成虚寒证，是以冬日之病多湿寒，夏日之病多虚寒。古人谓夏日伏阴在内者，即此理也。伤寒病因体温不得放散而发热，因血液不达于肌表而恶寒，所谓阴盛则寒、阳盛则热也。暍病乃因津液不足而发热，因体温不足而恶寒，所谓阳虚而寒、阴虚而热也。伤暑者必兼湿，湿甚则身重而疼痛也。神经燥强，故脉弦。津液不足，血中水分少，脉管自细。元气不足，脉浮而无力，故曰芤。体温不足，心搏动弛缓，故脉迟。小便积于膀胱，与腹部有同等温度，小便一出，人体骤失多量体温，于是皮肤急起闭缩，故小便已洒然毛耸也。体温不能达于四末，手足因之逆冷。小有劳动，阳愈扰而阴益虚，故发热。津液枯竭，肾阴受烁，齿乃骨之余，肾主骨，前板齿尤督脉所注，故口闭前板齿燥也。病由阴阳俱虚，治当固阳益阴。若发其汗，则体温消散愈多，故恶寒甚。若加温针，则火热内扰，故发热甚。若下之，则下焦愈虚，膀胱不能约束，故淋甚。章虚谷曰：此证未出方治，总因书有残缺之故，若按本证，未经误治以先，宜五苓散或后世之藿香正气散皆为合法。因其为淫邪所闭也，如东垣所拟清暑益气汤，则太补而闭其邪，或拟以白虎汤，则又太凉而遏其湿，皆非所宜也。若经误治后，更当别论矣。

【原文】太阳中热者，暍是也。汗出恶寒，身热而渴，白虎加人参汤主之。

白虎加人参汤方

知母六两，石膏一斤（碎），甘草二两，粳米六合，人参三两。

上五味，以水一斗，煮米熟汤成，去滓，温服一升，日三服。

【新诠】前条为中暍之虚证，此条为中暍之实证。程扶生曰：均是太阳表证，汗出恶寒身热而不渴者为中风，汗出身热而渴不恶寒者为湿病，今汗出恶寒身热而渴则是中暍。

按：汗出身热而渴，脉洪大者，为白虎之正证。中暍者，脉多虚微之状。《素问》云："脉虚身热，得之伤暑。"加人参盖所以治其虚也。

【原文】太阳中暍，身热疼重，而脉微弱，此以夏月伤冷水，水行皮中所致也。一物瓜蒂汤主之。

一物瓜蒂汤方

瓜蒂二十枚。

上锉，以水一升，煮取五合，去渣，顿服。

【新诠】 中暍本为外感暑热致病，但亦有阴阳之分。此条之脉象，既不似首条之弦细芤迟，症状又不似次条之汗出口渴。但病于夏月，身热疼重，又确为暍病。脉微弱，是阳气被遏，不得外发之征。阳气所以被遏之故，实因于外受湿邪，或以夏月恣饮冷水，或以汗出而浴于冷水。饮冷则抑遏胃肠，浴于冷水则闭塞汗孔，胃阳被遏，下焦之水不得蒸腾，汗孔被塞，皮下之水不得外泄，水湿弥漫周身，正阳无法鼓舞，不但身热疼重，而脉亦且微弱矣。汗下温针，皆犯治之禁，故以一物瓜蒂散主之。《神农本草经》云：瓜蒂，味苦寒，主大水，身面四肢浮肿，下水，杀蛊毒，咳逆上气，及食诸果，病在胸腹中，皆吐下之。是瓜蒂不惟具涌吐下水之作用，且能治瓜果生冷所伤，一物而诸病兼治也。

喻氏曰：夏日人身之阳以汗而外泄，人身之阴以热而内耗，阴阳俱不足。仲景于中暍病禁用汗下温针，汗则伤其阳，下则伤其阴，针则引火热内攻，故禁之也。而其用药但取甘寒，生津保肺，固阴益阳为治，此等关系最大，今特掔出。《灵枢》有云：阴阳俱不足，补阳则阴竭，补阴则阳亡，盖谓阳以阴为宅，补阳须不伤其阴，阴以阳为根，泻阴须不动其阳。夫既阴阳俱不足，则补泻未可轻言。一有补泻，必造其偏，如重阴重阳之属，其初不过差之毫厘耳。所以过用甘温，恐犯补阳之戒；过用苦寒，恐犯泻阴之戒。但用一甘之寒，阴阳两无偏胜之药，清解暑热而平治之，所以为百代之宗也。

又曰，伤暑之脉，《内经》云：脉虚身热，得之伤暑。《针灸甲乙经》曰：热伤气而不伤形，所以脉虚者是也。《难经》曰：其脉浮大而散，乃心之本脉，非病脉也。仲景不言，但补其偏，曰弦细芤迟，芤即虚豁也，弦细迟，即热伤气之应也。其水行皮中之脉，则曰微弱。见脉为水湿所持，阳气不行也。统而言之曰虚，分而言之曰弦细芤迟微弱，其不以浮大之脉混入虚脉之中，称为病暑之脉，虑何周耶。

喻氏暑病诸论，俱极精当，因摘录之，以结本篇。

《素问玄机原病式》的探讨

概　说

　　中医学理论起源于岐黄，但从汉唐以来，即多偏重方剂。名家著述，如《千金方》《外台秘要》诸书，汇证列方，辄以千计。一般群众，无论家居野处，多珍藏为备急要典，医家临床，亦作为施治的准绳。利世济人，功绩昭著，故有"中古之世，医不如方"之说。但疾病感受，各有因素，或由体质之殊，或由方域之异，就不免有异病同方、同证异治之时。差之毫厘，死生反掌。最主要则端在辨证明确，处治适宜，才能使方剂得到恰当地运用。若只注重方剂，而不从理法中以求运用，自难免认证乖误，处理失当。到了北宋末年，此风尤甚，一般医者大多偏重临床方剂的研究，而少病理治法的探讨，这样就可能认病不辨标本，治病不知逆从，安能分别缓急，调其偏颇？故《褚氏遗书》说："自汉而上，有说无方，由汉而下，有方无说"，足以说明当时的情况。

　　金代刘完素出，虑世俗多出妄说，临证措施，无原则以运用方剂，乃撰《素问玄机原病式》一书，阐明理法之精要，改正世俗之谬论，继承前世医教之余绪，启迪后代学派之端倪，使中医学术得到进一步的发展。

　　从本书的内容来看，是以《素问·至真要大论》的病机十九条为主，再旁及《素问》中其他各编和唐代王冰注释，选择常见多发的病证，把它归纳起来，按病分类，配属于五脏所主，确定了内在的关系。并追溯致病之原在于六气，而六气之生，由乎五运。指出了外在环境的关系，此就说明了气运与脏气的关联。以动荡为风之象，劲急为木之性，而以掉眩、强直、里急、筋缩等病属肝。痛痒为热之征，炎上为火之性，而以冲上、瞀瘛、狂越、疮疡等病属心。濡润为湿之性，敦厚为土之体，而以肿满、痞膈、体重、吐下等病属脾。干涸为燥之象，坚涩为金之性，而以膹郁、枯燥、干痿皱揭等病属肺。凝固为寒之象，润下为水之性，而以收引、坚痞、水液清冷等病属肾。宇宙间的一切事物，随四时气运的转变，始有生长收藏的现象。人生在气交之中，自然也不能脱离宇宙间的客观环境，而有生老病死。所以刘完素说："一身之气，皆随四时五运六气兴衰，而无相反。"也正是《素问·天元纪大论》所说"天有五行御五位，以生寒暑燥湿风，人有五脏化五气，以生喜怒思忧恐"，《素问·五运行大论》所说"上下相构，寒暑相邻，气相得则和，不相则得病"的天人合一的道理。如果再征之以人体与气运的变迁，能相适应，则康强而无疢难，反之，就会发生疾病的灾害，足见气运与人体的密切。这就说明了疾病的发生，内因与外因是互相关联的，也正是中医学最主要的论点。

刘氏又举经言"亢则害，承乃制"，以阐扬五行之中如有过极，则胜己者反来制之之理，用来说明运气的胜复。也就是以依存制约的道理来讲述气运的变化、病理的机转与夫治疗的方法。例如风能胜湿而为燥，以风木过极，反兼胜己者燥金之化，木得金而削弱，自无侮土之力而土自旺。可知没有相生，就不能依存，没有相克，就不能制约，没有依存制约，也就没有发展变化。病机治法，尽在于是。故本书于"亢则害，承乃制"一语，特别着重。刘氏在本书中又以阴阳来说明人身的气血，偏虚偏实，俱能为病，两者必须平衡，方为正常。所以他说："一阴一阳之谓道，偏阴偏阳之谓疾，阴阳以平为和，以偏为疾"，以明确人之所以生病的原因，并指出调整机体方面，以阴阳来分别疾病的标本，即所谓"病气为本，受病经络脏腑为标"，就是本经言"治病必求其本"的道理。以治病必追求其根源，方能除其病因，否则不知逆从，必得到相反的结果，也正是本经言"知逆与从，正行无问，知标本者，万举万当，不知标本，是谓妄行"。故在本书全篇中，刘氏强调"医者以别阴阳虚实最为枢要，识病之法，归于五运六气之化"。刘氏这种理论，乃是将气运结合到人体致病随五脏所主而出现的各种不同症状。一面并从阴阳以阐明标本、逆从之理，来说明病理的机转和治疗的原则，而这些理论根据又皆出自《内经》。他更将所有种种复杂的症状，用提纲挈领的方法，把它综合起来加以整理，不仅对于辨证论治有了系统的概念，并且可以按病分脏，循求病因，就是随风寒湿燥热火不同的因素，而予以适当的运用方药。比之过去罗列了多种孤立证候，零乱没有系统的方书，无原则地试用成方，那就显然有天渊之别了。

刘完素生于宋金对峙的时代，正值烽烟遍野，又住在天灾连年、饥馑迭现的河间。北人平时夏则饮冷，冬则围火，加以兵荒劳役，营养失调，他发现阴虚火热所致疾患，非寒凉之品不足以泻火热，所以他主张"降心火，益肾水"为治病的规律。《素问》病机十九条，分论各种疾病的发生和机转，也多半属于火热。刘氏从当时的客观实践结合《内经》的理论根据，运用他所得出来的规律，因之便自成一派，后人称他为寒凉派。他高超的医术、深厚的医学造诣及对中医学的伟大贡献，是值得我们景仰学习的。

风

诸风掉眩，皆属肝木。

诸暴强直、支痛、软戾、里急、筋缩，皆属于风。

《素问·五运行大论》说："在天为风，在地为木，在体为筋，在气为柔，在脏为肝"，"其用为动"。从现象上说，风能动木，而风又为木动之征。再以季节更易，六气迭转，寒暑变迁，运行不息。在此气运当中，以风为木气，而以木为风运。木喜条达，风性柔和，感其煦拂，万物得以发陈，而有欣欣向荣之象。如以人体内脏与气运的联系来说，则风气通于肝，而肝主筋，肝气舒畅，则气机调和，血润筋荣，脾土不遭肝木之侮，肝木亦无肺金可乘之隙，肾水无泛滥之虞，心火亦无燎原之患。如此则没有太过不及的灾害，而有阴阳协合的变化，就可以达到阴平阳秘，维持人体正常的生理状况。

如木运太过，则风甚，风者善行而数变，故主动。《素问·至真要大论》说："诸风掉眩，皆属于肝。"以头目眩晕、摇动旋转这种现象，都属于动荡不宁，就应当归入风类，而为肝脏的疾患。在《素问·气交变大论》中就以民病眩冒颠疾，是由于岁木太过，风气流行之故。《素问·五常政大论》也以木气太过，其动掉眩颠疾，是以肝气旺则风动。其为病也，先发于本脏所主之经。《灵枢·经脉》篇谓，肝足厥阴之脉与督脉会于颠。《素问·金匮真言论》说："春气者，病在头。"春气者，肝气也，故令头目掉眩，而为颠顶之疾。但这种肝旺的原因，又有虚实之别，或由于肝气特甚，因而上逆，是为肝气实。或由于肝阴不足，阴阳不能平匀，而致肝阳偏亢，或为肝气虚。

《素问·至真要大论》说："诸暴强直，皆属于风。"木气本柔而风性主动，木气太过则失其条达之性，而反现刚强之用，风势太急，则失其飘荡之姿，而反现劲急之象。肝主筋，而风之变最速，故肝气横逆，足使肢体卒然强直而不能屈伸。这是由于平素肝气偏胜的体质，偶遭其他因素的牵引，遂使不能控制其风火的煽动，而骤然筋劲体强，木硬不柔。肝为将军之官，谋虑出焉，将军是指肝脏有刚毅果敢的功能，而谋虑是说它又有柔和协调的作用。若骤然劲切，乃表现刚强一面突出，而无柔性的调和，所以肝气独旺，就是偏之为害。因为肝旺之躯，火盛常多，肝胆相为表里，而木为火母，子令母实，火旺金囚，于是木无所制，风火相煽，妄行其剽悍之气，以致筋强体直。然这种卒然暴发之病，非风则无如此迅速，但虽属风类，又并非外感的风邪，乃血虚不能营润于筋脉，肝气因而自旺，是属于内风一类。

《素问·六元正纪大论》说："厥阴所至为里急，为支痛，为软戾。"里急是筋缩而肢体拘挛，支痛为坚持不柔而为痛，软戾是由于筋缩挛急而现乖戾之状。《灵枢·经脉》篇说："足厥阴者，肝脉也，肝者，筋之合也。"又说："脉弗营，则筋急。"从这里就可以说明厥阴风木为病，足以影响筋脉，而出现支痛、软戾、里急、筋缩种种的症状。以肝藏血，血和则经脉通畅，筋骨柔利。血液衰少则筋失其养，就会软短拘挛，而呈现出《灵枢·决气》篇所谓的"液脱者，骨属屈伸不利"的现象。

风木为病，本应有动荡之征，今反卒然发现强直里急这类症状，因为风能胜湿，而性数变，木极风生，故骤然液伤而为燥，这又是木极而反兼金化，由柔和转化而为劲急。《素问·六微旨大论》说："风位之下，金气承之。"以木亢盛而为病，金即承制以抑其极，金性不润而本燥，燥甚则干。再从《素问·经脉别论》说的"食入于胃，散精于肝，淫气于筋"的生理作用来观察病理的突变，乃由于肝气骤旺，直伤脾胃，脾气不能散精于肝，而肝亦失其淫气于筋的作用，以致血液枯竭不能润筋。所以，凡属卒然强直，以及支痛、软戾、里急、筋缩这类疾患，都应归于厥阴肝木所主之病。

再从标本方面来看，则以风木为本，厥阴为标。因厥阴之病，实起源于风木，即所谓"六气为本，三阴三阳为标"，也即"病气为本，受病经络脏腑为标"之意。以"治病必求其本"，故这类疾病在治法方面，大体俱从风治。

《素问·至真要大论》说："风淫于内，治以辛凉，佐以苦甘，以甘缓之，以辛散之。"风为阳邪，而禀木气，故以含有金气之辛凉之品为主治，以制伏其旺盛之气。木喜条达，以辛散其郁结。木旺火生，以凉制其兼化。再以苦监辛，免使金胜而愈燥。佐以甘味，复缓和风势之过急，以达到"木郁则达之"的效果。而古人又有"治风先治血，血行风自灭"之说，就更进一步指出治风应辨别虚实，分清内外，斟酌补泻，使肝气平静而不上逆，筋脉柔和而不劲急，俾得"各安其位，归其所宗"，以消遣于无形。

热　一

诸痛痒疮疡，皆属心火。

诸病喘呕吐酸，暴注下迫，转筋，小便浑浊，腹胀大，鼓之如鼓，痈疽疡疹、瘤气结核，吐下霍乱，瞀郁肿胀，鼻塞鼽衄，血溢血泄，淋闭身热，恶寒战栗，惊惑悲笑，谵妄，衄蔑血汗，皆属于热。

从五行与方位的配合来看，以南方较热，故属火，其色赤。在人则以心主血脉，其色赤，其性热，故亦以五行中的火配属于心。所以《素问·金匮真言论》说："南方赤色，入通于心。""故病在五脏""其类火""是以知病之在脉也"。《素问·五运行大论》也说："南方生热，热生火，火生苦，苦生心，心生血。""在天为热，在地为火，在体为脉""在脏为心""其性为暑"。以心主火，而热为火之气，故凡所谓热也，火也，在人体上说来，都与心有密切的关系。所以在人体内部阴阳不能平衡，而发生属热属火之病，多属于心。就是宇宙间气候之转变，属于炎热者，亦与心有亲合的作用，而容易令其感受。故《素问·阴阳应象大论》说"雷气通于心"，心"为阳中之太阳，通于夏气"。以雷象火之有声，夏气为南方之火气，而心又为阳中之阳，同气相求，故与之相通。因之又可以理解六气伤人而"暑先入心"的道理。但是，五脏六腑，心之所主，心气病，即可及于五脏之气，故《素问·金匮真言论》说"夏气者，病在脏"，以心病而各脏亦难免不受其影响也。是以《素问·至真要大论》中所举病机条文，其属于心热之病例，较其他各气为多。

《素问·至真要大论》说："诸痛痒疮，皆属于心。"这是由于火运所生的热气感受于心，则心气盛，心主血脉，心气有余，怫郁而不得散，则血分热结，脾为心子，而主肌肉，故发为疮疡，即所谓"气有余，便是火"所发生的疾患。而这种心火之盛，多源于外界客热所致的影响，如心气盛而客热亦重，则血流薄急，熏肤灼肉，所发疮疡，必多疼痛红肿。心气弱而客热亦微，则血流较缓，不致腐烂筋肉，虽发疮疡，亦必痒多于痛。此虽同为心火所致，然亦有虚实轻重之不同。

《素问·至真要大论》说："诸痿喘呕，皆属于上。"由于心火太盛伤及已所胜者的肺金，金得火而愈燥，母令子虚，肾水受其影响。子令母实，肝木无所制，因而旺盛。火木交炽，伤及肾水，而骨不得其养，燥热盛而筋遭其燔灼，故《素问·痿论》说："肺热叶焦，发为痿躄。"又说："骨痿者，生于大热也。"痿躄，是筋痿骨弱，足不能伸以行路之意。

喘出于肺，呕出于胃，肺为金脏，胃属阳明燥金，而接近上焦。炎热迫烁，为心之性，承热分化，为肺所司。今热郁于上，而承化不及，故火热刑金，逆气上冲，而为喘为呕。这类痿躄喘呕诸症，都是由于火旺制金，不能清肃之故。且为病之因，均来源于心肺，心肺俱属上焦，故属"皆属于上"（《素问玄机原病式》本条为"诸病喘呕"，《素问·至真要大论》为"诸痿喘呕"，兹依《内经》释义）。

《素问·至真要大论》说："诸呕吐酸，暴注下迫，皆属于热。"由于心火盛而令母实，则肝气旺而侮土，土为木乘，伤于胃则呕吐，伤于脾则泄泻。酸为木味，火性炎上，所以胃伤则气逆上冲而作呕吐酸。火性疾速，乘虚而往，所以脾伤则突然大泻。燥万物者，莫熯乎火，火性疾速，或以火燥液泻，或以郁热之气不化，以致气往下迫，里急后重，时欲大便而不能通畅，这都是由于中宫遭受热袭而传化失常之象。

《素问·至真要大论》说："诸转反戾，水液浑浊，皆属于火。"君火用事，热气大行，肺金受制，不能抑木，于是木火交旺，而血液受其煎烁。心生血而主火，肝藏血而主筋，液枯不能荣润，故肝急而筋转，出现软短拘挛、转扭乖戾之状。气为阳，血为阴，阳气者为人生养命之根源。火热过甚，不仅亏其阴血，同时亦损及养生之气，所以《灵枢·阴阳二十五人》说："血气皆少，则喜转筋。"水液，指小便，寒则便清，热则便浊。肺金主燥，其德为清，心火主热，其变炎烁。故在正常情况之下，五脏制约，各得其宜，无偏胜之害，而能得相互依存之利。火温金平，则肺气清肃，周身气机无郁滞之虞，故小便清白而通畅。反之，则火郁在内，清化不及，且心与小肠为表里，故凡病热，小便必先短涩而浑浊。所以《素问·评热病论》说："小便黄者，腹有热也。"

《素问·至真要大论》说："诸腹胀大，皆属于热。"热气内淫，刑及肺金，肺主周身之气，制节出焉，肺气失调，则周身气机不舒，郁热变为烦满。肺与大肠为表里，肺气实则易令腹满而胀大。本论又说："少阴司天，热淫所胜，民病腹大满，膨膨而喘咳，病本于肺。"这是由于正气与邪热相争所出现的症状，即《灵枢·胀论》所谓"真邪相攻，两气相搏，乃合而为胀"的道理。

《素问·至真要大论》说："诸病有声，鼓之如鼓，皆属于热。"有声，是指肠鸣。鼓之如鼓，是说腹部满而绷急之象，火热甚则阳气怫郁而不得舒张，胃与大肠俱属阳明燥金，燥金相兼，则中焦的阳热更盛，由于邪热郁结不散，气机欲畅而不可能，故时有肠鸣之声。故《灵枢·胀论》说："大肠胀者肠鸣。"

痈者，壅也。由于寒气客于经络，荣气壅遏，郁而化热，发生于肌肉之间，所谓"荣气不从，逆于肉理，乃生痈肿"。疽者，沮也。由于热气陷于肌肉之下，沮滞不得外发，以致烂筋伤骨，进而成为所谓"经脉败漏，熏于五脏"。故《灵枢·痈疽》说：

"营卫稽留于经脉之中，则血泣而不行，不行则卫气从之而不通。壅遏而不得行，故热。大热不止，热盛则肉腐，肉腐则为脓。然不能陷骨，髓不为焦枯，五脏不为伤，故命曰痈。""痈者，其皮上薄以泽"。又则"热气淳盛，下陷肌肤，筋髓枯，内连五脏，血气竭，当其痈下筋骨良肉皆无余，故命曰疽。疽者，上之皮夭以坚，上为牛领之皮"。从这里可以了解痈疽的深浅、形态虽各有不同，然其同属于郁热所致则一也。

疡为红肿有头的小疮，疹为皮肤上发红色而微起的小颗粒，都是属于热性的疾患。《素问·气交变大论》对于金气太甚，而火气复金，变生大热，曾这样说"复则炎暑流火，湿性燥""病寒热疮疡，痈胗（与疹同）痈痤"。又于木气复土中说："肌肉疹发。"土甚则湿重，而木火同气，肌肉为脾所主，故疹发肌肉。痤痱亦称汗疹，形如砂粒，甚则或稍有脓。痤为疡疖之小者，轻者为痱，重则为痤。即《素问·生气通天论》所谓"劳汗当风，寒薄为皶，郁乃痤"。又说："汗出见湿，乃生痤痱。"都是由于热在皮肉之间，外感风寒，或为湿气所阻，郁热而成。如病情稍重的，也有可能出现发热恶寒的症状，然总不外乎火热之为病。故《素问·六元正纪大论》说："少阴所至为疡疹。"

《素问·本病论》说："少阴不退位，即温生春冬，蛰虫早至，草木发生""民病丹瘤"。丹瘤即瘤气，又所谓赤瘤丹熛之类。赤瘤，乃因血热而结成赤色之赘疣。丹熛即赤游，发于外，而欲游于内者也。至于结核，则是由于火热之气郁聚而成，生于皮里膜外，虽坚如果核，但散热则消。这些都是由于火热太甚，郁结不散，不过一则发于血分，一则发于气分而已。

热　二

口中出物而无声为吐，腹泻而通畅为利。前人有言："邪在上焦则吐，邪在下焦则泻，邪在中焦则既吐且泻。"上焦指胃上脘，下焦指大肠部分。六腑以通为顺，胃病则气不下降而上逆。大肠为传导化物之官，脾主中土，职司运化，脾伤则转运不利，吸收失职，而发生泻利。也就是胃伤则吐，脾伤则泻。邪在中焦则脾胃俱伤，仓廪不固。所以上吐而下泻。霍乱的症状也是上吐下泻，《伤寒论》说："呕吐而利，名曰霍乱。"其症状虽大体相同，但如只是呕吐而利，则仅谓之吐利，必上吐下利而又躁扰烦乱，乃得谓之霍乱，这就是一般吐利与霍乱最大鉴别之处。以木横侮土，脾胃受制，而为吐泻。子实母旺，火生于内，木火交作，热踞中宫，故令人心烦意乱，躁扰不宁，而出现挥霍缭乱之象，故不仅呕吐下利而已。此疾在夏秋之间发作为甚，因在炎热之际，感受暑邪而作。其或发于他时，亦必内有伏暑，兼有其他因素，因而诱发。由热郁于中，一时阴阳错乱，升降失宜，火性疾速，才能卒然暴发，所以病虽发于脾胃，实则来源于心火。故《素问·六元正纪大论》说："热至则身热，吐下霍乱。"

瞀，为昏闷。郁，是怫郁。心藏神而主火，火甚则神志不宁。火性炎上，宜散而不宜遏，遏则张闭不通。热气上冲，神志受其熏灼而为昏闷。所以《素问·六元正纪大论》谓"热甚则瞀闷"。而这种瞀闷的出现，乃由于"火郁之发"。因火郁于中，则胸中气机不能舒畅，而有烦躁之象，是之谓郁。至若《素问·至真要大论》所谓"少阴之复，燠热内作……郁冒不知人"这种情况，又为督郁之更甚者。

热为阳，气亦为阳，故热甚则气亦盛，所谓"阳胜则热"。但邪热过甚，莫不耗伤其真气，是又为"热则气散"。气喜宣通，热宜发越，气伤而热不得发越，则邪热壅滞，稽留而不散，遂由气病而伤及于形，以致熏肤灼肉而为肿。正是《素问·六元正纪大论》所说"火甚则肿"，《素问·生气通天论》所说"因于气为肿"和《素问·阴阳应象大论》所说"形伤肿"意思。

《素问·至真要大论》说"少阴司天，热淫所胜，怫热至，火行其政""甚则胕肿""腹大满膨膨""病本于肺"。这是由于火旺刑金，肺气受伤，气机郁滞，运化失灵，故令肤肿而腹胀。《灵枢·胀论》说："夫胀者，皆在于脏腑之外，排脏腑而郭胸胁，胀皮肤，故命曰胀。"这是说内而脏腑之外，空郭之中，外而皮肤腠理之间，都是胀之所舍。本论又说，至于"气之所以为胀"，则是由于病在气而及于有形的脏腑血脉，"三者皆存焉"。从这里更可以了解肿胀二者，其总因都在于"热伤气"之故。

《素问·五常政大论》说："少阴司天，热气下临，肺气上从""鼽衄鼻窒，大暑流行"。《素问·金匮真言论》说："春善病鼽衄。"鼽，是鼻流清涕。衄，是鼻中出血。少阴当令，气候炎热，肺属金而主燥，大暑流行，金受燔烁，则上应其热而躁愈甚。肺气通于鼻，而热则气散，燥热上壅，故津液随气外散而涕出。若伤及血分，则邪热迫血妄行，伤于上行之脉，则令人鼻衄。故《灵枢·百病始生》说："阳络伤则血外溢，血外溢则衄血。"火本阳邪，火热烁金，不仅伤于肺气，而肺阴亦受其害。《素问·评热病论》说："邪之所凑，其气必虚，阴虚者，阳必凑之。"故热虽伤于阳络，而肺开窍于鼻，肺阴伤，是以血从鼻而溢出。春为木气，生发之气最盛，而木为火母，故在春季木旺之时，肺金素燥之躯，多因水不涵木，木火妄动，而易病衄衊。《素问·五常政大论》又说："从革之纪，是谓折收……其病嚏咳衄衊，从火化也。从革之纪，是金气不及，故火乘伤肺，而病见衄衊。"

鼻窒，是鼻塞不通。也是由于心火袭肺，郁热上升，故鼻窍壅塞，呼吸不畅，即《素问·五脏别论》所谓"心肺有病，而鼻为之不利"。

血溢，是血出上窍。血泄，是血出二便。《素问·六元正纪大论》以"少阴司天之政，民病血溢血泄"为"金火合德"之故。《素问·气交变大论》说："岁火太过，炎暑流行，金肺受邪，民病血溢血泄。"心主血，其合脉也。肺主鼻，而朝百脉。炎暑郁蒸，金从革而火化。阳盛阴病，热迫血而妄行，故当火气大盛之时，人体不能适应炎热气候的侵袭，则血液沸腾，随炎热之势而上冲于肺。经脉流通，必由肺气，于是血从上窍而溢出于口则为吐血。足厥阴之脉与督脉会于颠顶，而肝主血，木火动而血随火溢，亦可上出于鼻而为衄。

肺与大肠为表里，而小肠为心之腑，大肠与胃又俱属阳明燥金。火胜则热，燥胜则干。火热刑金，故燥从火化，阴虚则阳凑，是水不能济火。又以胃为水谷之海，而阳明又是多气多血之腑，如胃火特甚，则郁热壅遏，血随气逆而为呕血之证。脏腑相通，移皆有次，肺移热于大肠，则迫使沸腾之血以下行而成为便血之患。这都是由于木火内燔，血既烁，致肝不能藏，脾不能统，以为血泄。也即《灵枢·百病始生》所谓"阴络伤则血内溢，血内溢则后血"。《素问·四时刺逆从论》以少阴"涩则病积泄血"。心热盛则血液被动劫，郁火不散，故血积以涩，而流行不畅，小肠与心为表里，是以逼血溺出而泄血。

淋，是小便淋漓而涩痛，为膀胱郁热渗泄不利之故。《素问·灵兰秘典论》说："膀胱者，州都之官，津液藏焉，气化则能出矣。"膀胱不能化气则小便不通，其所以不能化气之故，乃由于热结膀胱，气机阻滞。手太阳小肠、足太阳膀胱，两太阳同气，而小肠为火腑，火盛水枯，而足少阴肾亦同时为客热所侵，而膀胱与肾又为表里，均可移热于膀胱而为小便淋漓之病。闭，是闭塞，谓大便涩滞不能之意。《素问·六元正纪大论》说："少阴热化，施于阳明。"大肠与胃为足手阳明而俱属燥金，金被火刑，热伤胃肠，津液耗损，便硬结，故大肠干涩紧敛，而燥粪不得润滑以出，成为"胃家实"之证。所以《素问·六元正纪大论》说"热至则淋，闭之病生矣。"

《素问·六元正纪大论》说"少阴所至，为身热""为恶寒，惊惑，战栗，谵妄"，为悲妄，衄蔑，"为语笑"。气为阳，热亦为阳，而热伤气。肺主气而合皮毛，气伤不能散热，热欲泄而不可能，以致热郁于表。腠理闭塞，即出现《素问·阴阳应象大论》所说"阳胜则身热"之状。卫外之阳，主于肺气，肺气为热所伤，则卫阳不固。卫气者，所以温分肉，实腠理，卫气虚则肉腠失其煦暖，故内热虽甚而肤表洒淅而恶寒。《素问·阴阳应象大论》说肾"在变动为栗"，栗，是战栗，为动摇之象。君火太盛，水自失其制约，故火愈盛而水益亏。肾为水脏而生恐，水不能胜火，是以出现寒栗之状。阳胜本为热，今反现寒水之象，即本论所说"重热则寒"之意，乃阳证似阴，火热而兼水化的道理。

心藏神，肾藏志而肝主惊，子旺母实，木火旺盛，神志为邪热所扰，故卒发惊骇。火热烁金，母令子虚，以致水不济火，肾虚志失，发为犹豫惑乱。

肺在志为悲，心主言，其志喜，发为语笑。肺金伤于火制，不能控制其志欲，每怀无故悲伤的情绪。心为火脏，心气实则火盛，故心有余则笑不休而多言。

《素问·灵兰秘典论》说："膻中者，臣使之官。"又为心主之宫城。膻中受火热之熏烁，则心志首当其冲，而神明受其侵扰，言为心声，神识昏乱，故出谵语如梦呓。

妄，是志不精一，见闻虚妄，为神志失常的状况。《灵枢·本神》说："意之所存谓之志。"又说："志伤则喜忘其前言。"这是由于心火太过，侮其所不胜，志藏于肾，肾伤志失，则意无所存，故不仅喜忘其前言，而更有虚忘的表现。

心主血，而汗出于心，故汗为心液。《素问·宣明五气论》说："心为汗。"《灵枢·营卫生会》说："夺血者无汗，夺汗者无血。"从这里可以看出，血之与汗，实同源而异名。由于阳气搏阴，郁蒸而汗出，故《素问·阴阳别论》说："阳加于阴谓之汗。"可是，汗虽出于血液，然必因于气，乃能转化为汗，自腠理溱溱发泄而出。若火邪亢盛，不仅会使水枯津涸，血流滞涩，亦且耗及元真之气，失却"清阳发腠理"的作用，故由内热迫出充斥皮毛之血，不能气化成液而为汗。乃至不能透出玄府，凝涩于皮肤之间而为污血的衄蔑，或有侵泄而出的血汗。血得热则行，得寒则凝，今热甚而反瘀结，以火亢极而似水也。

《素问·至真要大论》说："热淫于内，治以咸寒，佐以苦甘，以酸收之，以苦发之。"热为火之气，故以含有水之性味的咸寒之品为主要治疗热病的药物，以伏其所主。甘味以防咸之太过，苦寒能泄内热，以酸敛其心气，而收火势之猖獗，热遏于中，苦寒能解其结，也就是"火郁发之"之意。如此则水增火制，热郁得散，"阴阳平均，精神乃治"。

湿

诸湿肿满，皆属脾土。

诸痉强直、积饮、痞膈、中满、霍乱吐下、体重、胕肿、肉如泥、按之不起，皆属于湿。

《素问·五运行大论》说："中央生湿，湿生土，土生甘，甘生脾，脾生肉。"在六气之中，湿盛于长夏，而长夏处乎夏秋之间。以五行方位来说，而土居于中，土曰敦阜，坤厚载物，长夏濡蒸，浸渍于土，故土主湿而属中央。谷类所以维持人之生命，生长于土中，而稼穑作甘。脾胃者，仓廪之官，胃主纳食，脾主散精，肌肉之丰盈，由于水谷之精华所充实，故谓土味甘以生脾，而脾又为主肌肉之脏。于五行之中，金木水火不离乎土，是以土生万物。四季之中，均有土存乎其间，故土旺于四季，所以六气多与湿相兼而为患。《素问·五运行大论》又说，土"其性静兼"，以土性虽不主动，而可以兼并其他各气也。

至于结合到人体来说，则脾胃为谷气所主，乃人身最为重要之脏器，所谓"仓廪之本，营之居也"。而五脏六腑之能得到营养，亦必由于脾气散精之故。以五谷之精微，虽来自胃的接纳，若不经脾脏为之行其津液，则不能彰显其效果。故《素问·太阴阳明论》说："脾脏者，常著胃土之精也，土者生万物而法天地，故上下至头足，不得主时也。"就是说土气虽盛于夏，而四时均有湿，脾虽主乎中土，而上下四旁俱赖其行津液以资灌溉，与各脏之关联尤多，这更指出脾脏在人体的重要性。

《素问·五运行大论》又说，脾土"其变动注""其眚淫溃"。以脾喜燥而恶湿，如水气太过，土不能制，其变动必致洪水横流，不能防堵，而为土崩水溃的灾害。但除土败水盛者外，土需常润而不致有泛滥之虞者，以其为风木所制，时疏其土，就是风能胜湿之故，即《素问·宝命全形论》说的"土得木而达"的道理，这又是相制实以相成的作用。

《素问·至真要大论》说："诸湿肿满，皆属于脾。"肿满不全属于湿，而以湿致肿满者为多。尤以在湿土当令之时，湿气太盛，则多从寒化，寒凝湿滞，脾土受邪，中焦气机为之壅塞，而运化失灵，邪据胸腹，遂为中满。脾土衰弱，不能防制水势之泛滥，同时土虚又为水侮其所不胜，脾气不能充实其肌肉，水遂乘隙以溢于皮下而为肿。故《素问·脏气法时论》说："脾病者，虚则腹满。"《素问·五运行大论》说："湿伤肉。"邪之所凑，其气必虚，推其原因，责在于脾，所以凡肿满之属于湿者，其根源皆在脾土之虚弱。

《素问·至真要大论》说："诸痉项强，皆属于湿。"痉，是身体强直。《灵枢·经脉》说："膀胱足太阳之脉，起于目内眦，上额交颠……上入络脑，还出别下项，循肩膊内，夹脊抵腰中。"又说："足太阳之筋病，脊反折，项筋急，肩不举。"以太阳主一身之表，寒伤其经，故令人头项强直。其所以为痉之故，乃由于足太阳膀胱为寒水之腑，而足太阴脾为湿土之脏，太阳已伤于外邪，湿土复制其寒水，故肝木不得其养而为母复仇，是以出现木横强直之痉象，乃湿热而兼风化的道理。

饮，是饮入之水不能运化，而停积于身体各部以为疾患。《素问·至真要大论》说："太阳之胜，饮发于中。"又说："岁太阴在泉，湿淫所胜""民病饮积"。以食入于胃，游溢精气，脾气散精，输于各部。如脾土衰弱，运化不足，则五谷之味不能充分从上焦宣发，以致水谷之精微不能尽量地熏肤充身，若雾露之溉于周身，而使部分积聚于胃肠之间，成为痰饮；停于胁下，以为悬饮；留于胸中，上迫肺气，以为咳逆，而为支饮；或流于四肢，客于肌肉，以致身体疼重，而为溢饮。这都是由于土不能利水，脾气不能运化，而湿由内生。

痞，是闭塞不通。《素问·五常政大论》以岁土不及，则木专其用，"其病留满，痞塞"。是由于土虚而木往乘之，脾气不能伸展，湿郁于中，而为痞膈。《难经·五十六难》也说："脾之积名曰痞气，在胃脘，覆大如盘。"脾胃相为表里，脾胃亏损，阴霾之气积于胸中，阻遏气通，以致胃降失灵，气不相通，而现痞膈之象，乃为脾虚不能运化湿气所致。

《灵枢·五乱》说"清气在阴，浊气在阳""乱于肠胃，则为霍乱"。阳气下陷则脾气不升，阴气上逆则胃气不降，因而呕吐下利，同时俱作。这就是阴阳反作、清浊相干所出现的症状。《素问·六元正纪大论》说："土郁之发，民病呕吐，霍乱。"原霍乱多发于夏秋之交，长夏用事之时，当时虽为暑天，而湿土当令，所谓"暑必兼湿"。感受暑邪，一经饮食导致，遂令清浊相干，乱于脾胃，而病作矣。倘若中土健旺，夏月伤暑亦事之常，何至骤然吐泻。纵使食饮不和，消化失灵，亦不至发为如此危急之霍乱。以水湿过甚，脾虚不能制水，肝木又乘其不足以侮其所胜，致使湿土郁气不得宣通，故一时出现土崩堤溃之状。所以霍乱之甚者，不仅上吐下利，而多兼有拘急转筋之象，即《素问·六微旨大论》所谓"土位之下，风气承之"，乃土极而兼木化的道理。

　　四肢为诸阳之本，而脾主四肢，亦合肌肉。《素问·气交变大论》说："岁土不及，风乃大行""民病体重"。脾土衰弱，为肝木所制，土抑不伸，而寒水又得乘其不足，以侮其所不胜，于是湿兼寒化，脾阳不能达于四末，中土受制，肌肉失其营养，故有体重肢怠的感觉，即《素问·六元正纪大论》"感于寒湿，则民病身重"之意。乃由于脾虚而现土性厚重之象，所以《素问·脏气法时论》也说："脾病者，身重，善肌肉痿。"湿为阴邪，肌肉为太阴所主，脾为至阴之脏，太阴病，是以肉痿而身重。但这类疾患属于内者，多因脾阳不振，由肉而及于肢体；属于外者，多因感受六淫之湿，由外伤内，以致脾土受困，故《素问·宣明五气论》说："阴病发于内。"《素问·阴阳应象大论》又说："地之湿气，感则害皮肉筋骨。"以脾内伤则不能外荣，湿外盛则营卫之气不行也。所以《素问·气交变大论》对于湿气为患综合来说："内舍心腹，外在肌肉四肢。"所谓心腹，是指内脏而言，其主要之处还在脾胃。

　　《素问·水热穴论》说："肾者，胃之关也，关门不利，故聚水而从其类也，上下溢于皮肤，故为胕肿。"肾开窍于二阴，职司二便，二阴闭则传化壅塞，水道不通，胃气不能下降，水遂得以停聚。肾与膀胱为表里，肾气壅遏，膀胱之气亦不运化，于是水聚于下，土不能制，随气外溢，客于皮肤之间，而为胕肿。胃为脾之腑，固属中土之脏器，肾与胃又相互为关，而分司出纳。中土不足，失其转运之功能，寒水闭塞，遂使水气停聚而上凌。更以金为土子，母令子虚，肺气亦不能通调水道，下输膀胱，化气以出，是以水湿之气遍于全身。脾之合肉也，脾气伤，则肌肉不能充实。《素问·五运行大论》说"湿伤肉"，是以胕肿，按之如泥，而呈凹陷不起之状。

综合以上来看，正如《素问·六元正纪大论》所谓："太阴所至，为积饮，痞膈，为积满，为中满，霍乱，吐下，为重，胕肿，病之常也。"所以这一系列的疾患，都是常属于太阴湿土之为病。

湿邪为患，多兼他气，但在治疗方面，"必伏其所主，而先其所因"。故从本气来说，《至真要大论》则谓："湿淫于内，治以苦热，佐以酸淡，以苦燥之，以淡泄之。"苦为火味，热以燥湿，湿为阴邪，脾为阴中者至阴，寒湿合化，更伤脾土，故以苦热之性味，为主治之品，也就是《素问·脏气法时论》所说"脾苦湿，急食苦以燥之"之意。酸为木味，可以疏土，借以制伏土气之胜，同时也可以泻肝木之急，不致重伤其土。《素问·至真要大论》又说"淡味渗泄为阳"，湿淫于内，必使外导而出，土气方能伸张。淡味为阳，足以运化膀胱之气，膀胱气化，则有渗泄的功用而津液自出。如此则湿得苦而脾燥，土得疏而木不急，膀胱气化而小便通畅，湿自外泄而不内滞。以达成土郁夺之之效，则脾土健旺，运化得宜，所有各证，自然消失。

火 一

诸热瞀瘛，暴喑暴昧，躁扰狂越，骂詈惊骇，胕肿疼酸，气逆冲上，禁栗如丧神守，嚏呕，疮疡，喉痹，耳鸣及聋，呕涌溢，食不下，目昧不明，暴注，瞤瘛，暴病，暴死，皆属于火。

《素问·天元纪大论》说："天有五行，御五位，以生寒暑燥湿风。"《素问·五运行大论》说"东方生风""南方生热""中央生湿""西方生燥""北方生寒",这是说五行位于五方,以生五气。五气运行,以有五时季节的变更,于是风、暑、湿、燥、寒,遂为春、夏、长夏、秋、冬五时所主之气。

《素问·天元纪大论》说:"寒、暑、燥、湿、风、火,天之阴阳也。"以风生于春,暑生于夏,湿生于长夏,燥生于秋,寒生于冬,乃五时之主气,各因其运化所至而产生,惟火不专主于何季,而五行俱有,故《素问·五运行大论》说:"风寒在下,燥热在上,湿气在中,火游行于其间。"风热火为阳,燥寒湿为阴,故谓天有阴阳,因此遂有风、寒、暑、湿、燥、火六气之所由生。

在六气中,暑为热,热者,火之气也,是暑亦为火也。不过以专旺于夏季所主之气为暑,而有别于其他各季之火。故《素问·六节藏象论》说"通于夏气"。更以夏季之暑,必不能出现于其他各季,故不能以暑而概言各节之火。以人身来说,火旺于夏季,而为手少阴心所主,故以心为火脏。而手厥阴心包络,为心主之宫城,代君以行火令,其脉历络三焦。手少阳三焦之脉,散络心包,分布全身,自上开发,宣五谷味,以熏肤、充身、泽毛,若雾露之溉,以为气。气为阳,有余则为火,故以手厥阴心包络和手少阳三焦亦属于火。惟人体以心为主,故以心所主之火为君火。手厥阴心包络为心主之臣使,又与手少阳三焦为表里,故以心包络、三焦之气为相火。君火不妄动,则相火守其位以行其政,故君火静而神自明,所谓"主明则下安"。相火不妄动,则安其所,而脏腑得以遂其用。故《素问·天元纪大论》以"君火以明,相火以位"来说明正常的状况。君火动则神不宁,即所谓"主不明则十二官危",相火动则随三焦上下以为患,故称为龙雷之火。所以言君火者,乃指心与小肠之气,而以手少阴心为主，言相火者，乃指心包络与三焦之气，而以手少阳三焦为主。故《素问·天元纪大论》说："少阳之上，相火主之。"

但古人有谓："心为君火，一身之主，肾为相火，游行于身，常寄肝胆、包络、三焦之间。"这是说少阳与厥阴为表里，手足两经，本属同气。而足厥阴肝与足少阴肾又为母子之脏，于此更可以明确相火之发源实出自足少阴之肾阳。而三焦通行上下，分布全身，故手少阳相火之热乃心包络、三焦之气。四时之火，在气交之中，少静多动，各气均可相兼，亦如三焦之气，通行全身，相火一动，其为患较为宽广。

《素问·至真要大论》说："诸热瞀瘛，皆属于火。"瞀，是昏闷；瘛，是抽掣。由于火热盛而肾水枯，不能制火之上逆，以致邪热炎灼，神志为之熏扰而为瞀乱，故《素问·调经论》说："志不足则厥。"肾藏志，乃阴气衰于下，则为热厥，是水不能济火之象。肾水内弱，阳气外燔，水不制火，心热亢盛，子实母虚，肝血枯燥，以致筋脉不得濡润而拘急，故《素问·玉机真脏论》说："肾传之心，病筋脉相引而急。"是肾水不足，肝虚而心血失养，"风胜则动"，故出现瘛疭之象。

喑，是不能言。《素问·宣明五气》说："邪搏阴则为喑。"手少阴心开窍于舌而主言，足少阴肾上系舌本，终于会厌。《灵枢·忧恚无言》说："喉咙者，气之所以上下者也。会厌者，音声之户也。口唇者，音声之扇也。舌者，音声之机也。"肾水竭于火热，肾气亦因之大耗，不能冲动音声之门户，《素问·六微旨大论》说："君火之下，阴精承之。"心火独亢于上，而无阴精以制其胜，"心恶热"，以其散气，故音声之机括失于灵活。母虚及子，而脾气亦伤，脾开窍于口，脾伤是以音声之扇不能开合。

乃源于三焦合气于肾，而通于喉，相火旺而搏于肾阴，水不济火而喉不利，所以《难经·三十七难》说："三焦之气通于喉，喉和则声鸣矣。"火势甚彰，其变至速，故多发病于卒然。

　　眜，是不能视。《素问·五脏生成》说："徇蒙招尤，目冥耳聋，下实上虚，过在足少阳，厥阴。"徇是疾速，蒙是不明，招为掉动，尤为更甚。这是说热客于少阳、厥阴两经，致目卒然不明。以胆脉起于目锐眦，肝开窍于目，肝胆相为表里，而肝藏血，目得血而能视。邪热实于下，则血液耗损，不能上济，故正气虚于上，而暴病蒙眜，摇掉尤甚，致目冥不得视物。手足两经，原为同气，若非相火，无此疾速，故《素问·六元正纪大论》说："少阳所致，为瞀眜。"

　　《素问·至真要大论》说："诸躁狂越，皆属于火。"躁是动扰不安，急切不宁之象。《素问·六元正纪大论》说："少阳所至为惊躁。"肾者主水，相火盛而水不能制约，火入于肾，肾水受其侵害，而为之扰动不安，水主静而火主躁，《素问·阴阳应象大论》说："阴静阳躁。"阳邪入于阴分，故水不能静而现躁动之象。肝主惊，因不得承养于肾水，则木火旺，而惊躁一时并现。《素问·五常政大论》又说："从革之纪，其用躁切。"以金气不及之岁，肺金不足，而火自胜，母令子虚，伤及肾阴，故其用躁切。所以无论相火有余，或金水不足，其为躁也，皆火之为患。

　　狂为妄乱不经，越是乖越常轨，都是神志失常之象。《灵枢·九针论》说："邪入阳则狂。"《素问·生气通天论》说："阴不胜其阳，则脉流薄疾，并乃狂。"热邪入于阳分，则邪实而阳盛，气为阳，血为阴，阳盛阴虚，则血液沸腾，脉流疾迫，心藏神，其合血脉，气并于阳，是阳热甚而气有余，神志受火热所熏蒸，故发于狂疾。《素问·阳明脉解》说：阳明"病甚则弃衣而走，登高而歌，或至数日不食，踰垣上屋，所上之处，皆非其素所能也"。这说明狂越之病，乃由于阳明胃为火热所烁，而阳明又是多血多气之腑，四肢为诸阳之本，而禀气于胃，邪热客于阳明，是以气并于阳而为狂。阳明气盛，则四肢壮实，故能上屋踰垣，登高而歌。热盛于胃则胃气实，故可以数日不饥。阳盛则身热，故狂乱无定，弃衣而走。《素问·气交变大论》又说："岁火太过，上临少阳，病及谵妄狂越。"从此就可以理解狂越的原因，乃根源于君相二火之太过，邪盛于心则谵妄，盛于阳明则发为狂越，故躁扰狂越，都是属于火之为患。

《素问·阳明脉解》说："阳盛则使人妄言骂詈，不避亲疏。"肝为刚脏，胆主决断，肝气旺则木横，胆气实则逆，阳明气血俱盛，而心主神，阳盛热实，木火均旺，则心神扰乱，怒发于肝。《素问·脉要精微论》说："衣被不敛，言语善恶不避亲疏者，此神明之乱也。"故这种情况仍属于狂越之类。《灵枢·本神》说"狂者意不存人"，所以妄作妄为，狂言骂詈。这是由于三焦之火直犯阳明，因而影响心肝两脏，故《素问·阳明脉解》以此种疾患仍属于阳明胃热。

《素问·至真要大论》说："诸病胕肿，疼酸惊骇，皆属于火。"胕肿，是皮肤浮肿。《素问·水热穴论》说："勇而劳甚则肾汗出，肾汗出逢于风，内不得入于脏腑，外不得越于皮肤，客于玄府，行于皮里，传为胕肿。"肾主骨，劳则骨伤，勇而劳力，则火动于内，迫液为汗以外泄。而玄府又为风邪所据，闭塞不通，津液不得复返，遂致停留于皮肤之间，成为胕肿，以三焦为决渎之官，水道所出，竭力以劳，则相火动而上炎，三焦之气不能下行，有失"下焦如渎"之功效，故为热邪迫出之液，不从膀胱排泄以出，而随气外溢。《灵枢·邪气脏腑病形》以三焦病者"不得小便，窘急，溢则水留"，即三焦不利，则发为水肿之意。而肾的部位又处下焦，故《素问·宣明五气》说："下焦溢出水。"又如《素问·至真要大论》说"少阳司天，火淫所胜""民病热上，皮肤痛，色变黄赤，传而为水，身面胕肿"，这还是由于少阳相火，冲逆而上。肺合皮毛，并主通调水道，肺金受火热的冲袭，则水道失其通调，水随火而上溢，散于皮下，传变而为胕肿。这些水溢为患，都是属于火热所致之故。

疼酸，是指筋骨酸痛。《素问·刺热》说："肾热病者，先腰痛胻酸。"膀胱与肾为表里，其脉夹脊抵腰中，腰又为肾之府。肾脉循内踝后上腨内，出腘内廉。液者，所以益脑髓，濡筋骨，热入于肾，液为火灼，是在筋脉所过之处都作酸疼，即《灵枢·决气》所谓"液脱者，胫酸"之意。

卒然有触而心动为惊，其更甚为惊骇。《素问·金匮真言论》说："东方青色，入通于肝，开窍于目，藏精于肝，其病发惊骇。"《素问·五常政大论》说："委和之纪，其发惊骇。"从这里可以明确，惊骇之为病是发自肝脏。委和之纪，是木气不及，木不及则已所胜者的肺金遂轻而侮之，侮反受邪，火来复金，是金热而兼火化。肝藏血而主惊，金火相合，则肝血愈燥，故卒然有所触动，即发为惊骇。《素问·六元正纪大论》说："少阳之政，其病掉眩、惊骇。"少阳之政，即相火主事之意，少阳与厥阴为表里，而木为火母，子令母实，而风气又通于肝，木火旺而风动，故出现掉眩、惊骇之象。这是说肝为相火所扰，风火煽动，气乱而逆，发为颠疾和神志不宁一些症状。所以《素问·举痛论》说："惊则心无所依，神无所归，虑无所定，故气乱矣。"

火 二

《素问·至真要大论》说："诸逆冲上，皆属于火。"以六气偏胜为气有余，气有余则侮所不胜，而乘其所胜，如火有余则反侮水而乘金，五脏之气亦然。阴阳平均，则人身之火运行三焦，腐熟五谷，以养气机，若阳强而亢，不能固密，则真阴受其扰害，甚至将为其煎烁而涸竭。肺为华盖，肾为水脏，而火性上炎，设使三焦之气太盛，则相火妄动，肾水不能制其燔烁，肺金必首当其冲，所以本论又说："热气大来，火之胜也，金燥受邪，肺病生焉。"肺热叶焦，子以母虚，又必涸竭肾水，如此则火势燎原，因而及于其他各脏。总括这种上冲为患的因素，都是属于火气厥逆之类。例如《素问·厥论》说："阳气盛于上，则下气重上，而邪气逆，逆则阳气乱，阳气乱，则不知人也。"若阳热之气盛于上，则肺金伤而化源绝，肾水无所资生，遂致阴不能恋阳，而下焦之元阳亦随之而上泛，如此则邪火逆而不能下降，心神受其扰乱，乃至昏瞀而不知人。又如《素问·六元正纪大论》说"少阳司天之政……民病寒热疟泄，聋瞑呕吐""气怫于上，血溢目赤，咳逆头痛"。以肾开窍于耳，肝开窍于目，火热竭水，亦复燥血，肾水枯则耳不聪，肝血虚则目不明，火旺则木胜，木侮土而火上炎，胃土为肝木所乘，故随火势上逆而呕吐。肺为火刑则气不舒畅而怫郁，金不清肃而咳逆。肝木为子所实，则木火上升而为目赤，或为颠疾。《素问·至真要大论》又说"少阳之后，大热将至""火气内发，则为口糜"。口为脾之窍，脾为湿土，湿热瘀郁，熏蒸于上，以致满口糜烂。凡此种种各脏现症，虽不一致，然求其为患之因，都不离乎火热之上逆。"

《素问·至真要大论》说："诸禁鼓栗，如丧神守，皆属于火。"禁，是口噤。鼓，是颔动如鼓。栗，是寒颤抖动。《素问·阴阳应象大论》说："在天为寒，在地为水，在体为骨，在脏为肾。""在变动为栗""热极生寒"。齿乃骨之余，肾为寒气所迫，故口噤咬牙。《灵枢·经脉》以"颔痛为骨所生病"，肾伤而及于骨，致颔为之鼓动。肾在志为恐，肾志伤，则如有所恐惧，而出现战栗之状。热气内燔，肾水枯不能与水相济，则心神为之扰乱，故见寒栗鼓禁而神不自持也。

嚏呕，鼻中发痒而喷气作生之嚏，有声无物自口中逆出为呕。《素问·五常政大论》说："少阳司天，火气下临，肺气上从……咳嚏衄鼽。"相火当令，则火热之气从上下临于地，人在气交之中，感受火邪，则肺金不能耐其炎热，而燥从火化，于是，肺气下降，更随火气而上逆。肺主气而司呼吸，在窍为鼻，《灵枢·口问》谓"口鼻为气之门户"，故肺气不降而为咳为嚏。火热流金，涕出而为鼽，气行血随，故血出而为衄。《灵枢·口问》又说："阳气和利，满于心，出于鼻，故为嚏。"阳气满于心，是气有余而火旺，郁热之气，自须外发，以心脉入肺，故从鼻窍冲出而为嚏。胃为仓廪之府，传化之气，以通为顺，以滞为病，少阳之气盛，肝气旺而木火并炽，木横侮土，火气上冲，故胃气不能下通而上逆为呕。

《素问·至真要大论》说："少阳司天，火淫所胜，民病疮疡。"相火当令，热气下临，血液沸腾，湿气溽蒸，火湿相合，则气血郁滞，热则气泄，气伤则痛，脾主肌肉，热胜则肿，故令肌肉溃败而为疮疡。即《素问·风论》篇所谓邪气"散于分肉之间，与卫气相干，其道不利，故使肌肉𬯎䐃而有疡"。疮疡都是肌肉为热邪所创伤之意，所以《素问·五常政大论》以火气太过，即有"赫曦之纪，民病疮疡"。良由火热之气，逆于肉里，郁而不散，以致烂肌燎肤，发于头身为疮疡。《素问·阴阳别论》说："一阴一阳结，谓之喉痹。"一阴为手厥阴心包，一阳为手少阳三焦。心包与三焦均为相火，热结不散，则足厥阴少阳之气亦旺，风火相煽，则木火俱足以侮其所不胜，致金燥水枯。《灵枢·经脉》谓："肾足少阴之脉，循喉咙。"《素问·太阴阳明论》谓"喉主天气"。肺司呼吸，而喉为气所出入之道，肾者主水，而为肺金之子，故火结于水，则肺肾均为其害，金水不能相生而令喉部肿痛。《灵枢·经脉》说："三焦手少阳之脉，是动则病喉痹。"《素问·缪刺论》说："邪客于少阳之络，令人喉痹。"以手少阳三焦之脉，亦循喉咙，热邪客于其络，或相火妄动，都足以发为喉痹。更以三焦本身为相火，而《难经·三十七难》谓："三焦之气通于喉，心包又代君火以行政，两者有余，一水不能制二火，故令液涸发上而为喉痹之病。"

耳鸣，是耳中作蝉噪，或如钟鼓声，种种情况不一。《灵枢·海论》说："髓海不足则耳鸣。"肾主骨生髓，髓海不足，自是肾水枯竭。《灵枢·决气》又说："液脱者耳数鸣。"液所注于骨而补益脑髓，液脱髓枯，故发为耳鸣。由于火热之邪，耗伤肾水，津液不能上注于脑，脑为之不满，耳为之苦鸣。

《灵枢·经脉》说：三焦手少阳之脉，入耳中，是动则病耳聋，浑浑焞焞。浑浑是浊乱不清，焞焞是知觉迟钝。三焦之气动，则是相火旺盛。肾者主水，受五脏六腑之精而藏之，阴虚阳亢，水不制火，火盛精亏，故不能上营于所主之窍，以致耳听为之不聪。《灵枢·决气》说："精脱者耳聋。"又如气候炎热亦足以诱使相火妄动，耗伤肾水，而病及于耳，故《素问·气交变大论》说："岁火太过，民病耳聋。"

《素问·至真要大论》说："少阳之胜，热客于胃，呕酸善饥。"《灵枢·四时气》说："胃气逆则呕。"来自胃中水谷之精微，必须由三焦传化，以奉生身，故胃与三焦关系密近。三焦相火太过，则可移热于胃，影响胃气不能下降，同时少阳火亢，则厥阴风木亦因之旺盛而侮土，木横火炎，是胃气上冲而为呕吐涌溢。胃气逆而不降，是仓廪不能收储，故食不能下咽。以其关键在于火旺，火热不衰，则胃腑不通，即便强为食欲，亦必呕涌而出。

火热亢盛，血液自然受其煎烁，火势外发，真气亦因之耗散。肝藏血，其窍为目，目得血而能视，血伤则目不得血的濡养而失明。故《素问·脏气法时论》说："肝虚则目𥉓𥉓无所见。"《难经·二十难》也说："脱阴者目盲。"又以肾主藏精，五脏六腑之精气皆上注于目，火热伤血，亦复耗气，气耗则精气无从上达，所以《灵枢·决气》又说："气脱者目不明。"这是由于火热盛于上而肝肾之气血竭于下，以致目昧不明。

瞤瘈是目颤而掣。《素问·至真要大论》说"少阳之复，大热将至""目乃瞤瘈"。少阳之上，相火主之，子旺母实，火燔风动，《灵枢·脉度》谓"肝气通于目"，故筋惕肉颤，而目为之瞤瘈。

《素问·六元正纪大论》说："少阳所至为暴病暴死。"火性暴速，其发也骤，其动炎灼无扰，其德暄暑郁蒸，其变炎烈沸腾，火郁之发，为患卒然，故多为暴病。如《素问·气交变大论》所谓"岁火太过……民病疟，少气咳喘，血溢血泄注下"

"岁少阳在泉，火淫所胜，民病注泄赤白，少腹痛，溺赤，甚则血便"。《素问·厥论》所谓"少阳之厥则暴聋"。这类疾病都是由于火热内盛，故其发作较为暴速。《素问·调经论》说："血之与气，并走于上，则为大厥，厥则暴死，气复反则生，不反则死。"乃热淫于内，火气上炎，血腾气盛，并火势而上逆，逆则上实下虚，郁冒于上，心神为其所蒸扰，而神志模糊，昏不知人。这种卒然暴发之证，如果气机转动，厥气下行，气血流通，亦可恢复正常，如郁结壅滞，厥而不复，气血不得宣通，心神遏闭，以致主不明而十二官危，成为下竭上厥以致真死。

《素问·至真要大论》说："火淫于内，治以咸苦，佐以苦辛，以酸收之，以苦发之。"火气之胜，直伤阴液，炎热之作，其势暴烈，故必先析其郁气，然后化源得以资生。所谓"盛者夺之"之意。咸味入肾以坚阴，寒苦制热以伏火，故以咸苦为主治之品。苦先入心，以泄其热，火郁发之，以辛散其郁热之气而起协同佐治的作用。更以气为火邪所散，以酸味收其既耗之气。

燥

诸气膹郁，病痿，皆属肺金。

诸涩枯涸，干劲皴揭，皆属于燥。

《素问·五运行大论》说："在天为燥，在地为金，在体为皮毛，在气为成，在脏为肺。"《素问·六节藏象论》说"肺者气之本""其华在毛，其充在皮""通于秋气"。燥为六气之一，气运至秋而变换，秋者万物之所以收成也。收气主敛，故"其用为固""其政为劲"，因其坚劲固敛，故于五行为金。因其性从革，其气清肃，结合人体，则肺主周身清肃之气，为相傅之官，治节出焉，故以金配合于肺。而肺位至高，能开发上焦，宣五谷味，以熏肤、泽毛，是谓卫气，亦为肺所主，故称肺合皮毛。

至从脏腑方面来说，则肺与大肠相表里，而大肠之经为手阳明，属于燥金，故《素问·五常政大论》说："阳明司天，燥气下临。"《素问·六微旨大论》说："阳明之上，燥气治之。"由此看来，手太阴肺，于行为金，而手阳明大肠亦属于金，同为司燥化之脏腑，所以《素问·五常政大论》以金气太过，则阴金治化于其上，而阳明之气在下随之，谓为"阳气随阴，治化燥行"，又说"其经手太阴、阳明"，故所谓燥金，乃指肺与大肠之气。

再以一年气候的转变来说，秋气是接踵炎暑之后，又当冬令寒水之前，乃热气渐衰，由凉转寒的一种气交变化，所以性质有偏热偏寒两种之不同。如初秋新凉，炎暑未息，则燥多兼热，以火性就燥。故《素问·至真要大论》谓"阳明司天为火化"，这是"金火合德"之象。如届深秋，近于冬季，则为由凉转寒之时，即《素问·至真要大论》所谓"阴之动，始于清，盛于寒"，以及"清气大来，燥之胜也"。这又是以清凉之气为燥，是以古人又有"燥为次寒"之说。但无论燥热、燥寒，其气皆劲切不润，当之者莫不窘于枯涸，是为金气之特性，故《素问·五运行大论》说："燥胜则干。"

《素问·至真要大论》说："诸气膹郁，皆属于肺。"膹，是肺气胀满，喘急上逆。郁，是痞塞不通，气结而不舒。肺主气，肺气阻塞，则周身之气皆为之不利。其所以郁滞之故，乃由于气有余便是火，火气上迫，肺金被烁，失却了清肃的作用，而气不下降，即《素问·痹论》所谓"淫气喘息，痹聚在肺"。淫气，是过盛而妄行之意。气过盛不得发越，则郁闭而发热，火热上冲，刑克肺金，致令肺气壅遏，胀满喘急，故《素问·痹论》又说肺痹者胀满，因此这类疾病都属于肺。

又《素问·气交变大论》说："岁金太过，燥气流行，肝木受邪……甚则喘咳逆气。"盖以金气过旺，自然制其所胜，惟发泄太甚，本气亦随之而伤，因致木子之复而火热刑金，遂令气逆喘咳。以"金位之下，火气承之"，这又是金极而火化之象。

痿是百节缓纵，驰长不收。《素问·痿论》说："肺热叶焦则皮毛虚弱急薄，著则生痿躄也。"金为火乘，则肺液枯竭于内，肺液伤则不能输精于皮毛，以致毛不华，皮不充，而外现虚弱薄急之象。肺与大肠俱属燥金，两阳明同气，足阳明胃主纳水谷，气血之濡由生，所以濡润经脉者也。燥金为火热所伤，留而不去，则水谷之精微亦受其煎烁，血液无所资生，以致筋脉失去营养，纵驰不收，不相挈引而不举物，足不任地。故《痿论》又说："阳明者，五脏六腑之海，主润宗筋，宗筋主束骨而利机关也。"宗筋为诸筋之会，宗筋不润，则周身筋脉不能束引百节，故筋骨不强，关节不利而为痿躄。同时亦因肺金为火热所制，失其清肃之能，遂令气无所主，不能治节，而手足不遂。这都是《痹论》所谓"逢热则纵"的道理。

涩，是不滑泽。《素问·至真要大论》说："岁阳明在泉，燥淫所胜……甚则嗌干面尘，身无膏泽。"血藏于肝，以奉生身，内以灌溉脏腑经络，外以温润肌肤皮毛，燥气过盛，则木为金气所乘，肝伤而血无所藏，以致血液枯槁，不能荣于内脏，其所表现于外者，则为肌肤干燥，皮毛枯涩，故身不光滑而无润泽之气。即《素问·六元正纪大论》所说"阳明燥化，施于厥阴"之故。阳明之脉营于面，而主燥金，燥淫所胜，阳明之精液先为所伤，不能营于面，以致面无膏泽，不能脱垢而如尘。

枯，是不荣貌。《素问·痿论》说："肾气热则腰脊不举，骨枯而髓减，发为骨痿。"肾为水脏而主骨髓，肾水不足则骨髓不能充实。《灵枢·刺节真邪》说："腰脊者，身之大关节也。"骨枯髓减，是肾水不能荣茂于枝干，故腰脊先不能任身，而为骨不坚强之病。

涸，是水液干枯。《素问·举痛论》说："热气留于小肠，肠中痛，瘅热，焦渴，则坚干不得出，故痛而闭不通矣。"这就指出水液干枯一系列的症状，肠中痛，是热烁于内，气为之泄，邪踞于肠，故肠为之痛，所谓"热伤气，气伤痛"之意。瘅热，是肠液为火邪烁耗而作热，火为阳，"阳胜则阴病"，热亏津，液伤而发热，即"阳胜则热"之理。至于唇焦、口渴、大便坚干不得出，乃火使血液枯竭。由于"燥胜则干"，故现金气坚涩固敛之象，而闭塞不通。手太阳小肠为火腑，手阳明大肠为燥金，金火合德，故肠液干涸，致以痛、热、渴、闭。

干，是不濡润。《素问·六元正纪大论》说"金郁之发……草木苍干""民病液干"。金性劲切，坚涩不润，于时为秋，万物凋枯，故《素问·五运行大论》说："燥胜则干。"由于气候干燥，感之者直伤津液，肾为寒水之脏，其脉络于喉舌，阳明主燥化，郁气之发，水为之涸，肺金在上，所以司呼吸，而与阳明为表里，燥胜水涸，故咽嗌干涩。《灵枢·经脉》谓："肾足少阴之脉……循喉咙，夹舌本。"又谓"是主肾所生病者，口热，舌干，咽肿，上气，嗌干及痛"。这类症状，都是由于燥气过盛，燥从火化，津液受伤，不能濡润所发生的疾患。

劲，是不柔和。《素问·气厥论》说："肺移热于肾，传为柔痉。"肺为肾之母，因金火合德，而移热于所生，水遭受己所胜者的反侮，则肾水枯涸，髓无所生，骨不能得其滋养，而热郁于内，故致逼汗外泄而肢骨劲急，发为柔痉之病。

皲，是皮裂。揭，是裂而不合。《素问·六元正纪大论》说："阳明所至为皲揭。"阳明所至，即是金气旺盛之时，气候干燥，其性固敛。由于腠理收涩，皮肤不得津濡，而身无膏泽，燥金之气复伤于外，故皮肤为之开坼，甚则如刀斧所伤，肉裂掀揭，干涩而痛。

以上燥气所主各病，在治法方面，则有如《素问·至真要大论》所谓："燥淫于内，治以苦温，佐以甘辛，以苦下之。"清气大来，燥之胜也，清为冷，故《素问·六元正纪大论》说："阳明所至为燥生，终为寒。"燥为秋时之气而属金，火能胜金，而苦为火之味。经云："彼秋之忿，为冬之怒。"就是清凉为寒凉之渐的意思。以苦伏其金胜之气，所谓"清者温之"，以温化其清冷之气性，所谓"清者温之"，故治以苦温之品。甘以缓其金气之劲切，辛以润其燥气之干枯，与苦温起协同作用，故以为佐。至若燥伤津液，燥气化热内结，致有坚涸闭塞之象者，则又宜苦寒之品，以泻其燥热之气。若金火合德而为患，则又当兼用火淫于内的治法，并本《素问·至真要大论》所谓"燥者润之"的原则，来制胜燥涸，以安其气，而达成"金郁泄之"之效。

寒

诸寒收引，皆属肾水。

诸病上下所出水液澄澈清冷，癥瘕㿉疝，坚痞腹满急痛，下利清白，食已不饥，吐利腥秽，屈伸不便，厥逆禁固，皆属于寒。

《素问·五运行大论》说："在天为寒，在地为水，在体为骨，在气为坚，在脏为肾。"寒为冬日之气，其性凛冽。四时之次，冬居末季。五行之中，水为润下，而性寒冷，故以寒为水之气，而水为寒之征。寒水固结，则为冰雹，"其变凝冽"，故在气为坚，强干坚劲为骨之体，五脏所属，莫如骨坚。《素问·解精微论》说"髓者，骨之充也"，髓为汁液，而藏于骨，肾者主水，故骨属于肾。肾位于各脏之下，所以盛水，为阴中之阴，冬为闭藏，寒主凝固，而肾又为封蛰之本，受五脏六腑之精而藏之，五液为其所主，故以肾为寒水之脏。《素问·灵兰秘典论》说"膀胱者，州都之官，津液藏焉"，膀胱在人体，所处地位亦属低下，而主水，又与肾为表里，故膀胱为寒水之腑。寒为六气之一，于五行为水，在人身则为肾与膀胱之气，而为足太阳寒水所主。《素问·五常政大论》说"太阳司天，寒气下临""寒清时举，胜则水冰"。这是寒水当令的时候，气候清冷，寒气太过，则水冰地坼，故《素问·天元纪大论》说："太阳之上，寒气主之。"应之于人，则现凝敛坚固，澄清厥冷之象，而为肾与膀胱所主的疾患。

《素问·至真要大论》说："诸寒收引，皆属于肾。"收是敛束，引是牵急。本论又说："太阳司天，寒淫所胜……手热肘挛腋肿。"心合血脉而主火，肾为寒水之脏，火为寒水所乘，则血凝涩不通而脉紧急，故发为拘挛。即《素问·举痛论》所谓"寒气客于脉外则脉寒，脉寒则缩蜷，缩蜷则脉绌急。"由于心火衰微，母令子虚，土不能制水，故寒水之气乘其所胜，以致脉寒缩蜷，蜷为挛急。以肾为寒水之脏而主闭藏，故《素问·痹论》

说："逢寒则急。"因此，以收引为寒气所致，而属于肾。

《素问·至真要大论》说："诸病水液，澄澈清冷，皆属于寒。"水液，指吐利的水及小便。脾伤则泄，胃伤则吐，乃中阳失其健运，至脾气不摄，胃气不降，故《素问·六元正纪大论》说："太阴所至为中满霍乱吐下。"足太阳脾土喜燥而恶湿，太阴所至，即湿气大盛之时，土气伤，而寒水侮其所不胜，遂为湿寒合德之候，水乘土而脾胃之阳愈虚，故或吐或下，乃至吐下齐作。《素问·五常政大论》又说："流衍之纪……其动漂泄沃涌。"以水气太过，土不能防堵其泛滥之势，故上为腾涌，下为流泄，是以水胜土虚，脾胃衰弱，亦为吐下之病。总之，无论由于土虚不能制水，或水胜而反侮土，以致为吐为利，其所出水液清亮明澈，都是属于寒之为患。以水气太过，不仅侮其所不胜之土，同时亦乘其所胜之火。又以水性静顺，澄明清亮，故吐利为清冷之水液。《灵枢·口问》说："中气不足，溲便为之变。"中气不足，就是脾胃虚寒，脾胃者仓廪之官，五味所出，仓廪不入，所以奉生者少，五谷之味，无所宣通以熏肤充身，则三焦之气衰少，三焦者决渎之官，水道所出，故溺出水液清冷不热，与小便浑浊之属于热性者大有差别。以里寒盛，阳气不足以温化，故由小便以察知其为寒。

瘕，是腹中积块，有形可征。《灵枢·百病始生》说："肠胃之络伤，则血溢于肠外，肠外有寒汁沫与血相搏，则并合凝聚不得散，而积成矣。"因寒气客于肠胃，肠胃之阳气受伤，不能运化肠外之汁沫，致与溢出肠外之血两相混合，凝瘀不散，结而成积。这是说明由于寒邪伤阳，气滞血凝，聚结不散，以成为有形可征之积。也即本篇所谓"积之始生，得寒乃生，厥乃成积也"之意。《难经·五十五难》说："积者阴气也，其始发有常处，其痛不离其部，上下有所终始，左右有所穷处。"这更说明积是有一定的形状和部位，可以按而得之，穷其边际。从这样看来，癥就是积之类。

瘕，是或聚或散，无有常准。《素问·大奇论》说："三阳急为瘕。"三阳为太阳，太阳在表，敷布阳气，寒主收引，其气凝涩，寒邪入于太阳，与膀胱寒水之气相合，即其气紧急，聚结如积，或有或无，亦无定处。《难经·五十五难》说："气之所聚者名曰聚，聚者阳气也，其始发无根本，上下无所留止，其痛无常处，谓之聚。"这是说明，聚为气所结，积为血所凝，气为阳，血为阴，故以聚为阳气，而积为阴气。所谓瘕者，假也，如假有物以成形，或聚或散，无症可以取信，故瘕就是聚之类。

颓疝，是少腹控睾而痛，阴囊肿大，顽颓不仁。《灵枢·经脉》说：肝足厥阴之脉，"循阴股，入毛中，过阴器，抵小腹。"是动则为"丈夫癫疝，妇人少腹肿"。寒主收引，筋属于肝，寒入厥阴，故令经脉所过之处牵急控睾而作痛。《素问·阴阳应象大论》说"寒伤形，形伤肿"，形感于寒，伤及筋脉，故不仅控睾而痛，甚至阴囊肿大而成颓疝。少腹为厥阴经行之处，在妇人故为少腹肿。

《素问·六元正纪大论》说："寒至则坚痞腹满，痛急下利之病生矣。"痞是闭塞不通，聚结成块。由于寒客胸中，气不宣畅，痰食血液，为之阻滞，凝结不散，而成硬块。以寒则气收，甚则坚固，故成为坚痞。《素问·气交变大论》说："上临太阳……病反腹满。"寒水主事，则水胜而土衰，腹满为脾虚之症，故出现于上临太阳之时。以水太过，寒气流行，脾土不能控制水气之冲逆，反遭己所胜者之侮。气郁不通则痛作，收引过甚则气急，脾气不伸故气郁，寒凝于中故收引，所以腹满痛急可以同时并作。

由于中土为寒水所伤，以致脾气不摄，土崩水渍，而为下利清冷色白之水液。冷为无阳，白为澄净，均为属寒之象。故这类胃腹疾患，都源于火衰土虚，寒客于中所由而生。

《素问·五常政大论》说"太阳司天，寒气下临""水饮内蓄，中满不食"。木为水困，湿从寒化，中满气抑，故不思食，虽强予之食，食后亦不知饥饿。以水积于中，则寒气内盛，阴霾之气凝结，则脾胃之阳不能运化，故致食已不饥。

腥秽，是含有腥膻腐朽气味之物。《素问·金匮真言论》说："西方白色，入通于肺……其类金……其臭腥。""北方黑色，入通于肾……其类水……其臭腐"。辛为金味，其气腥膻。水积不行，郁而气腐。寒水上逆，由于土虚，阳微阴胜，脾胃两伤，因子令母实，水盛而金亦旺，母令子虚，火衰而土亦弱，土不能制水，而水遂得以乘其所胜，故发为或吐或利，或上吐下利一时并作之病。更由于火衰金旺，水盛土虚，金水合德，水冷金寒，故吐利所出之物，悉有腥膻腐朽之气味。

《灵枢·终始》说："屈而不伸者病在筋，伸而不屈者病在骨。"以是知不能伸者为筋挛，不能屈者为骨强，即屈伸不便之意。《素问·六元正纪大论》说"水郁之发，阳气乃避，阴气暴举，大寒乃至"，故民病"腰脽痛，大关节不利，屈伸不便"。脽，尻也。《灵枢·刺节真邪》谓："腰脊者，身之大关节也。"寒气大发，阳衰阴盛，督脉总督诸阳而贯脊属肾，阳为阴伤，是以督脉所过之处即为屈伸不便，故《素问·骨空论》说："督脉为病，脊强反折。"《素问·六元正纪大论》说："感于寒，则患者关节禁固，腰脽痛。"寒主收引，其气为坚，感伤寒邪则血脉凝涩不通，故令腰脽拘急而疼痛，骨强节坚，而屈伸不便。但肾主骨，腰腄为肾之部位，而肾脉亦隶属于胃，水郁之发，本为制其己所胜，而肾反遭其害。《素问·六微旨大论》说"水位之下，土气承之"，以寒水过胜，火伤而土来复，是寒极而兼土化，乃过害之中，而有承制存乎其间之故。

《素问·至真要大论》说："诸厥固泄，皆属于下。"厥，是气逆。固，是二便不通。泄，是二便不禁。下，是指肾宫。厥逆固泄，寒热具有，兹从属于寒性者而言。《素问·厥论》说："阳气衰于下，则为寒厥。"阴盛生内寒，寒胜则阳病，肾为阴中之阴而主盛水，阴盛于下，则下焦阴气，逼而上逆，有升无降，发为眴扑，即如《素问·调经论》所谓"血之与气并走于上，则为大厥，厥则暴死"，这是由于肾阳衰微，阴寒太甚，以致阴阳离决，使人"薄厥"。也就是《灵枢》所说的"下气不足，则乃为厥"之意。

《素问·宣明五气论》说："膀胱不利为癃，不约为遗溺。"津液藏于膀胱，气化始能排出，肾与膀胱，表里相通，阴寒内盛，肾气不足，则膀胱之阳气不能运化，致水液蓄于膀胱而为癃闭。又如肾阳衰微，不能温暖其腑，致膀胱之功能失调而不能约，故出现小便失禁的情况。所以《素问·痹论》说"淫气遗溺，痹聚在肾"，以寒湿痹聚于肾，其太过之气损及膀胱而为遗溺。

《素问·厥论》说："太阴之厥……后不利。"食入于胃，脾为转输，逆气在脾，胃亦不和。脾胃为仓廪之本，能化糟粕，转运而出入，寒伤脾胃，中阳虚则失其健运之力。肾为水脏，乘土之虚而侮其所不胜，故脾气为之厥逆。且肾与胃相互为关，而寒性坚凝，关门不利而寒甚于中，故大便坚结而闭塞。《素问·厥论》又说："少阴厥逆，虚满呕变，下泄清。"足少阴肾为寒水之脏，厥气上逆，直乘心火，即《素问·至真要大论》所谓"寒气大来，水之胜也，火热受邪心病生焉"。火为水乘，虚及土子，故脾阳不足而为泄泻之病，以其无阳，故所泻为清冷之水液。

《素问·至真要大论》说："寒淫于内，治以甘热，佐以苦辛，以咸泻之，以辛润之，以苦坚之。"甘为土味，而土可以制水，热为火气，而热可以胜寒，故以甘热之品折其冲逆之气，为治疗寒水主要之性味。取"寒者热之""盛者夺之"之意。苦为火味，而辛能发散，寒郁于中，故以苦辛温散其阴寒凝结之气，以为甘热之佐，而收协同的功效。内寒过盛，阳气遏抑，咸味所以涌泄邪气而祛寒。辛为金味，于肾为其所生，甘热所以治寒水之气，而肾为水脏，甘热稍过，则水为之燥，故以含有母气之辛以润养，即《素问·脏气法时论》所谓"肾枯燥，急食辛以润之"。甘热虽能胜寒，但阳热之品，足使阴液沸腾，故以辛润其燥，而再以苦坚其阴。如此就可以达到"水郁折之"的效果，并且寒去阴固，邪退正安。

运气学说的管窥

运气与中国医学之关系

运气学说，有广狭二义。狭义只限于气象学范围，偏重于推衍测算。广义则指古代解释自然气候变化的规律，以及气候变化规律对宇宙万物，特别是对人类的影响，并运用它来服务于人类的一种理论。在中国医学范畴里，占有一定的地位。由于中国医学的整套理论体系是采用古代的哲学思想阴阳五行学说来作说明的，而运气学说也是以阴阳五行为理论核心的，正是阐明阴阳五行的生化制约的理论，因此便不期然而然地牵涉到医学里面来了。如《内经》云"阳化气""阴成形"，形和气便是生命的根本。又说"在天为气""在地成形""阳为气""阴为味""天食人以五气""地食人以五味"等，可见人体形气的发生和发展，与天地之气的变化是息息相关的。若只从人体的形质变化方面来看问题，而忽略了生机，或者只是看到天地气候的变化，而忽略了这种变化对人体的影响，那都是不够全面的。中国医学对于这一点，在几千年以前即有所认识。认为要探求疾病的发生和变化，必须要与天地气候的自然变化相结合。为了实现这一目的，就更须进行长时期的详细观测，把所得的结果，总结起来，摸出它一系列的转变规律，掌握了这一规律，从而印证到人身的病变，对预防和治疗，才能有相当的准备和把握，这便是研究运气学说的动机和目的。同时也可以说明运气学说对于医学是有一定的帮助的。《内经》说："不知年之所加，气之盛衰，虚实之所起，不可以为工矣。"意思就是说，每年的气候变化，不是一成不变的，而是有所夹杂的，有过余的、不足的，有空虚的、有实在的，必须知道它，认识它，掌握它，然后才可以为医，不然是不能为医的。这也足见运气和中国医学的关系，是不能忽视的。

中国自来就是一个农业大国，因此对于天地气候的变迁，极为重视，对天候测验的发明也最早。由于气候的变迁可以影响到世界上的一切生物，对人当然也不例外，所以运气学说渗入中国医学里面来，也是一个自然趋势，并且为时很早。在《素问》里所记载的如《五运行大论》《六微旨大论》《天元纪大论》《至真要大论》《气交变大论》《六节藏象论》诸篇，都是以最大的篇幅，来阐发运气学说的道理。当我们阅读历代医家的著作时，也每每遇到一些有关运气的问题，由于辞奥义深，且有好些名词术语，初学者不易体会，增加了不少困难，甚至有人认为玄虚，不切实际，弃而不学。因此不揣固陋，择其容易理解而又切合实用者，加以说明，作为介绍，为了便于初学，力求浅近。错误遗漏，知所难免，不过略见一斑而已。

天干地支在运气学说上的运用

时序的转移，气候的变更，都足以影响人身疾病的发生和机转。一岁之中，寒来暑往，一日之内，夜暗昼明，有一定的自然规律。为了掌握这一规律，古人立直竿以测日影，制漏壶以定时刻，做出测候的工具，然后才可能进行长期测候的工作。历法也是为了适应这一自然趋势而产生的，相传黄帝命大挠作甲子，即以当年为甲子年，冬至所在之月为甲子月，朔为甲子日，夜半为甲子时。什么叫作甲子呢，就是天干地支各取其第一字联系起来成为一个历法上的名词。为什么要从冬至日开始呢？因为冬至是每年最短的一天，从冬至到夏至的天气，一天比一天长，从夏至到冬至，一天比一天短，实际观测日影所得，一周岁共得三百六十五日零二十五刻，即从第一个冬至日到第二个冬至日所需的时间，是为一年。再从月行来观测，月行一周需二十九日半强，一年之中，月圆共十二次，合三百五十四日，分每年为十二个月。日月运行相差之故，每年为十一日强，积三年置以闰月以调节之。如是则虽历十百千万年，亦可以有条不紊。故历法之制定，在测候上至为重要。再采用阴阳五行学说，设为天干地支以代表五运六气。五运，即是金、木、水、火、土，六气，即是风、火、暑、湿、燥、寒。天干取五运，地支取六气，天干有十，配合五运，如甲乙木，丙丁火，戊己土，庚辛金，壬癸水。地支十二，配合六气，如子午为火，丑未为湿，寅申为暑，卯酉为燥，辰戌为寒，巳亥为风。干者干也，支者枝也，天地之气相合，亦如枝干之相合也。在天为气，在地成形，天地相合，即形与气相合也，形与气相合，则万物生，故天气始于甲，地气始于子，天地相合，即为甲子。天气终于癸，地气终于亥，天地相合，则为癸亥。中国历法，即从甲子开始而终于癸亥，从甲子至癸亥，其经历过程需六十年，轮番更替，故称六十年为花甲一周，或称为一轮甲子。六十年中，又有阴年阳年的不同，气候即随之而变异。

　　阴年阳年，由干支上也可以表现出来，甲、乙、丙、丁、戊、己、庚、辛、壬、癸十字同为天干，依顺序排列，分别代表阴阳，金、木、水、火、土五大类物质，都各具有不同性质的两面性。如土有燥湿，金有刚柔，木有曲直等，故每一运都以顺序排列之天干代表之，奇数为阳，偶数为阴。甲乙，东方木也，甲为阳木，乙为阴木。丙丁，南方火也，丙为阳火，丁为阴火，以下皆然。戊己为中央土，庚辛为西方金，壬癸为北方水。一年之中由于寒热燥湿之不同，五运各以其时当令。如木生于春，居一岁之首，故木为初之运。木生火，火为二之运。火生土，土为三之运。土生金，金为四之运。金生水，水为终之运。每一运各主一岁的五分之一，即七十二日零五刻，称为主运，年年相同，万载不易。这种挨次顺列，名之曰兄弟。如以甲乙丙丁戊为上列，己庚辛壬癸为下列，则称为夫妇配合，有生化作用。如甲与乙合而化土，乙与庚合而化金，丙与辛合而化水，丁与壬合而化木，戊与癸合而化火。故《素问·天元纪大论》说："甲己之岁，土运统之；乙庚之岁，金运统之；丙辛之岁，水运统之；丁壬之岁，木运统之；戊癸之岁，火运统之。"即是每年各有一运主事，循序轮流，称为大运。每逢甲年和己年都属土运，乙年和庚年都属金运，丙年和辛年都属火运。客运是用来说明一年内五个运季的异常气候变化的运算方法，它是以大运的年干作为客运的初运，按一年五个运季以五步推算，逐年变迁，逢着甲或己的年岁，都是土运主事，客运的初运便是土，二运金，三运水，四运木，终运火，和上面所述每年一成不变之主运有了出入。主是静的，客是动的，有相同的年岁，有不相同的年岁，有相生的年岁，有相克的年岁。由于天时不齐，就会发生出不同的病变，这是属于五运方面。在六气一方面，则是用子、丑、寅、卯、辰、巳、午、未、申、酉、戌、亥十二个字来代表一年的十二个月和一天的十二个时辰，称为地支。亦分属于全年，分为四季，各主一季，每季为三个月，分作木、火、金、水，土居中央，灌溉四旁，分属于四季之末，依农历的月份，寅卯当春属木，巳午当夏属火，申酉当秋属金，亥子当冬属水，辰戌丑未居四季之末属土。再根据一年气候的呈现，分为风、火、暑、湿、燥、寒之气。风为初之气，火为二之气，暑为三之气，湿为四之气，燥为五之气，寒为终之气，叫作主气，也是永远不变的。每一气至旺六十日八十七刻半强，这是依顺序排列而代表六气的。如用子丑寅卯辰巳为上列，以午未申酉戌亥为下列，对冲的排法，便分别代表三阴三阳。子午为少阴君火，丑未为太阴湿土，寅申为少阳相火，卯酉为阳明燥金，辰戌为太阳寒水，巳亥为厥阴风木。《内经》说："子午之岁君火主之，丑未之岁湿土主之，寅申之岁，相炷之，寅申之岁燥金主之，辰戌之岁寒水主之，巳亥之岁风木主之。"叫作客气，客气每年一换，与上面所述的主气有了逆或从的时候，同样影响到气候起异常变化，间接影响到人体，发为某一类的疾患。因此学者必须知道，一岁之中，有主运，有客运，有主气，有客气，由于主客运气的加临逆从，而演变为阴阳胜复的道理。

司天在泉的占候

从大自然的现象来观测，天为阳，地为阴，但天有阴阳，地也有阴阳。天之阴阳，是阳生阴长，地之阴阳，是阳杀阴藏。阳主升，阴主降，以一年来说，上半年属阳，下半年属阴，上半年属天气，下半年属地气。但是阳中有阴，阴中也有阳，不过所占的成分各有多少而已。《内经》说："阴阳之气各有多少，故曰三阴三阳也。形有盛衰，谓五行之治，各有太过不及也。故其始也，有余而往，不足随之，不足而往，有余从之。"这都说明阴阳二气是互为调节，互为统一的。因此阴阳各分为三，阴多者为太阴，次少者为少阴，又次少者为厥阴，阳多者为太阳，次少者为阳明，又次少者为少阳。三阴三阳互相循环，周而复始。上半年叫司天，下半年叫司地，也叫在泉，即在下边的意思。假设以子午年为起点，子午为少阴君火，其顺序便是少阴、太阴、少阳、阳明、太阳、厥阴，三阴三阳，相对循环，少阴在上，则阳明在下，故少阴君火司天，则阳明燥金在泉。依时针之方向旋转，则太阴湿土为司天之左间，厥阴风木为在泉之右间。太阳寒水为在泉之左间，少阳相火为在泉之右间。一气在上，一气在下，二气在左，二气在右。在泉之左间为初之气，司天之右间为二之气，司天为三之气，司天之左间为四之气，在泉之右间为五之气，在泉为六之气。每年的甲子依次推行，司天因之每年一更，在泉间气也跟着变更，这也是上面所说的客气。由于主气对每年的时节是固定不变的，客气是逐年变更，客气加临主气，有时客胜主，有时主胜客，客胜主为从，从就是正常，主胜客为逆，逆就是异常。司天在泉之气，统主一岁，加临之气则只主一时，因此在一年之中，时令亦有突出的变易。主气是静而守位的，春温夏暑，秋凉冬寒，为岁岁之常令。由于四时而生六气，木为初气，主春分前六十日有奇，天度到此，风气乃行。君火为二气，主春分后六十日有奇，天度到此，暄淑乃行。相火为三气，主夏至前后各三十日有奇，天度到此，炎热乃行。土为四气，主秋分前六十日有奇，天度到此，云雨乃行，湿蒸乃作。金为五气，主秋分后六十日有奇，天度到此，清气乃行，万物皆燥。水为六气，主冬至前后各三十日有奇，天度到此，寒气乃行。皆按照季节，各行其令，应当有条不紊。若天之六气客之，每岁转加于其上，有当其时者，有不当其时者。如春行夏秋冬之令，冬行春夏秋之令，以致冬应寒而反温，夏应热而反寒者，那便是天地之气有了胜复郁发的缘故。

运气太过不及影响疾病

天地之气，由于主客之加临，固然呈现出异常的征候，但其本位亦有太过不及的区分，凡天干之奇数，如甲丙戊庚壬，皆为阳干为太过，乙丁己辛癸，皆为阴干为不及，又称为阳年和阴年。太过，是节令的时日还没有到，而它的气候即已先到了。不及，是节令的时日已经到达，而气候尚没有到。另外还有平气之年，是将运气（干与支）结合后从岁运的太过不及与六气司天，及地支五行属性的方位关系来确定的，即所谓"运太过而被抑，运不及而得助"。如戊辰年，戊为火运太过，辰年是太阳寒水司天，太过的戊火补司天的寒水之气抑制，所以便得平气。每年气交的交换，若在平气之年，则应当不先不后在大寒日交，但由于气候的不齐，而交换的时间也有或先或后，但相差是不会太大的。太过之年，其气至先大寒十三日交，名曰先天。不及之年，其气至后大寒十三日交，名曰后天。因此对于运气，便分为平气、太过、不及三种纪录，《内经》称为三气之纪，而另加以不同的名称，如在平气之岁，木曰敷化，金曰审平，水曰静顺，都是形容金木水火土的德、化、政、令极的和平之象。不及之岁，木曰委和，火曰伏明，土曰卑监，金曰从革，水曰涸流，都是形容其德化政令不振之象。太过之岁，木曰发生，火曰赫曦，土曰敦阜，金曰坚成，水曰流衍，都是形容其德化政令暴烈之象。由于气候有盛衰的不同，在岁运太过或不及之年，其发病亦各有其突出之处，如六甲年敦阜之纪，岁土太过，雨湿流行，肾水受邪，民病腹痛，清厥，意不乐，肌肉痿，足痿，足下痛，中满，食减，四肢不举。六丙年流行之纪，岁水太过，寒水流行，心火受邪，民病身热心烦，阴厥，上下中寒，谵妄，心痛，喘咳，寝汗。六戊赫曦之纪，岁火太过，炎暑流行，肺金受邪，民病疟，少气，咳喘，血溢，血泄，身热，骨痛而为浸湿。六庚年坚成之纪，岁金太过，燥气流行，肝木受邪，民病胁与小腹痛，耳聋，目赤，胸胁痛引小腹，尻阴股膝髀腨胻足皆痛，六壬年发生之纪，岁木太过，风气流行，脾土受邪，民病飧泄，食减，体重，烦冤，肠鸣，胁痛支满。六乙年从革之纪，岁金不及，炎火盛行，民病肩背瞀重，鼽嚏，咳喘，血便注下。六丁年委和之纪，岁木不及，燥乃盛行，民病中清，胠胁小腹痛，肠鸣，溏泄。六己年卑监之纪，岁土不及，风气盛行，民病飧泄，霍乱，体重，腹痛，筋骨繇复，肌肉瞤酸，善怒。六辛年涸流之纪，岁水不及，湿乃盛行，民病肿满身重，濡泄，足痿，清厥，脚下痛。六癸年伏明之纪，岁火不及，寒乃盛行，民病胸痛胁满，膺背肩胛痛，两臂内痛，郁冒，心痛，暴喑。以上过与不及之为病都见于《内经》，是古人经过长时间经验的总结，值得后人留意。

亢则害承乃制的体会

太过不及发病的表现，如上所述，可以看出太过者由其本气亢盛，伤克其所胜之气，于是其所胜者反起而侮之，亦转为亢盛。若亢而无制，则败乱失常，不但不能生化正气，而反转为邪气，这样为害又大了。阴阳五行的自然规律，有偏盛就必有偏衰，偏盛若不制止，则强者愈强，弱者愈弱，不得其平，灾害便会没有止境，所以当某一气亢盛的时候，则承其下的另一气，必起而制止。六气各具有其不同的属性，此一气发展至于极端，则另一气随即复生，故于六气盛极之下，皆有相制之气随之以生，由生而化，由微而著，《内经》说："相火之下，水气承之。水位之下，土气承之。土位之下，风气承之。风位之下，金气承之。金位之下，火气承之。君火之下，阴精承之。"皆所以防其太过，而寓有抑制之义存乎其间。但下承之气，若诸气无所偏盛时，则仅随之而已，不发生任何作用。一遇亢害，即起而平之。假如火气不亢，则水气亦静，若火一有亢盛，水必起而平之，因火盛则必克金，金为水之化元，水为金之子，子来救母，六气皆然。此阴阳胜复之理，亦天地间的自然现象，求之于人身，也是这样。《内经》说："天有五行御五位，以生寒暑燥湿风，人有五脏化五气，以生喜怒思忧恐。"五脏迭更相平，五志迭更相胜，五气迭更相移，五病迭更相变，热极则寒生，寒极则湿生，湿极则风生，风极则燥生，燥极则热生，这些都是出乎气化的自然。但有时也可以人力为之，临床之际，审察脏气之盛衰，运用亢害承制之理，实治疗之一大助。

结　语

　　运气学说，不见于其他典籍，独《内经》载得比较详细。《内经》是中医学术的源泉，对有关医学的各个方面都做了极宝贵的指导。运气学说，用极大的篇幅反复阐发，可见古人对此极为重视，应当认真学习。但历代医家，向有不相信者，大都因于主客运气的加临从逆，节令气候的先后错综，影响到运气有验有不验。三十年前，曾与老友沉君懋德讨论运气问题，沈君长于天文，精数理，其言曰："中医运气之学，与太阳表面黑子的消长有相符合之处，太阳的黑子愈渐增多，影响到地面的气候愈见恶劣，发生水旱瘟疫等灾害。黑子逐年减退，地面的气候也逐渐恢复正常，终至风调雨顺。其逐年增加和逐年减退的极期，大约各为三十年，与运气的三十年为一纪，六十年为一周，是相符合的。在这一段过程中，每年气候的转变各有不同，中医用五行学说来说明它，也是有道理的，不过尚待进一步的证实罢了。"沉君这一席话是否确切，由于我对天文学是门外汉，不敢肯定，只提供运气学家参考。总之，人与自然是息息相关的，舍却自然，便无容身之地，故运气之学，亦不可以不知。

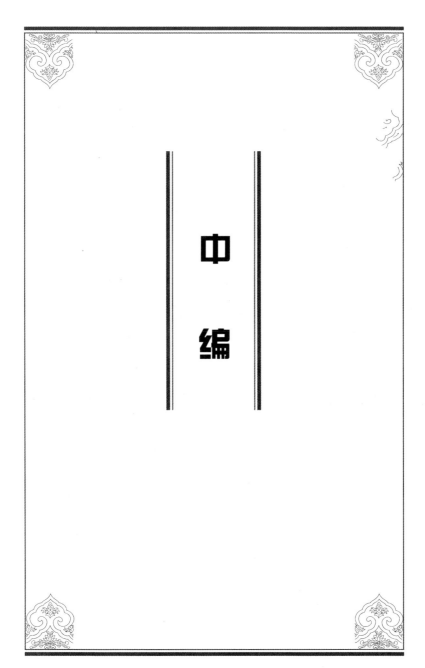

中编

中 编

分 目 录

中医内科杂病讲义

内容提要

本讲义着重介绍中医内科方面比较常见的、多发的病证，以便于临床实用。讲义中所列各症的病因及病理，多采用中西医结合的方式加以简要说明，俾求得中西医学在学理上的逐步沟通。至于诊断与治疗，则大半根据编者平日的治疗经验，提出辨证的要点、治疗的原则以及一些常用的有效方剂，作为在临诊上对疾病的正确掌握和对方剂的灵活运用的必要参考资料。但由于时间紧张，仓促脱稿，讲义的内容还不够全面，今后如有暇时，当再作进一步的补充和修正。

1955 年 5 月 23 日

痢　疾

一、病名

痢疾是夏秋最常见的消化道传染病。远在两三千年以前，就有本病在我国普遍流行之记载，所以历代医家都比较重视这种病患。下面所举出的各种病名，就是古代医家在长时期的临床实践中，对本病的认识和分类。

1. **肠澼** 《内经·通评虚实论》："肠澼便血""肠澼下白沫""肠澼下脓血"。

2. **滞下** 刘熙《释名》曰："下重而赤白曰滞，言厉滞而难言也。"严用和《济生方》曰："今之所谓痢疾者，古所谓滞下也。"《河间六书》："传化失常而为滞下。"

3. **小肠泄** 扁鹊《难经》曰："小汤泄者，溲而便脓血，少腹痛。"

4. **大瘕泄** 扁鹊《难经》曰："大瘕者，里急后重，数至圊而不能便，茎中痛。"

5. **赤白痢** 巢元方《诸病源候论》曰："赤白相杂，重者状如浓涕而血杂之，轻者白脓上有赤脉薄血，状如鱼脂脑，世谓之鱼脑痢也。"

6. **热痢** 巢元方《诸病源候论》曰："肠胃虚弱，风邪夹热乘之，肠虚则泄，故为热痢。其色黄，若热甚，黄而赤也。"

7. **冷痢** 巢元方《诸病源候论》曰："肠胃虚弱，受于寒气，肠虚则泄，故为冷痢。凡痢色青、色白、色黑，皆为冷痢。色黄、色赤，并是热痢也。故痢色白，食不消，谓之寒中。"

8. **赤痢** 戴思恭《证治要诀》曰："赤痢血色鲜红，或间有鲜血者，皆属热痢。"

9. **白痢** 戴思恭《证治要诀》曰："白痢下如冻胶，或如鼻涕，此属冷痢。"

10. **噤口痢** 戴思恭《证治要诀》曰："有得病即不能进食者，或因冷药过多不食者。"

11. **休息痢** 戴思恭《证治要诀》曰："休息痢因兜住太早，积不尽除，或因痢愈而不善调理，以致时止时作。"

以上各种名称，就是历代劳动人民在和疾病做斗争的经验中，掌握了痢疾的一般症状和演变情况所作出的记录。同时也是中医诊断和治疗痢疾的一种规矩准绳。因而这些病名，目前在临床上还有它一定的意义。

二、病因

据现代科学证明，痢疾系由于痢疾杆菌、阿米巴原虫侵犯大肠黏膜所引起的传染性疾病（由痢疾杆菌所引起的称为杆菌痢疾，由阿米巴原虫所引起的称为阿米巴痢疾）。但在细菌病原学尚未发明以前，中医对于发生痢疾的原因，主要有下面的几点认识。

1.《素问·太阴阳明论》曰："饮食不节，起居不适。"

2. 巢元方《诸病源候论》曰："皆由饮食不节，冷热不调，胃气虚，故痢易。""所以夏月多苦脓血痢，肠胃虚也"。

3. 严用和《济生方》曰："夫人起居失宜，运动劳役过其度，则脾胃不充，大肠虚损，而风冷暑湿之邪得以乘间而入，故为痢疾。"

4.《河间六书》曰："痢为五脏窖毒，解而不散，或感冷物，或冒寒暑，失饥不能开发，又伤冷热等食，或服暖药过极，郁而成痢。"

5. 王纶《明医杂著》曰："痢是湿热及食积。"

归纳以上记载，可知古代认为痢疾的起因，是由于外受风寒暑湿等不良气候的影响，内伤生冷或饮食过度所致。这种病因学说，也还是基于《内经》疾病不相染易者"正气存内，邪不可干"的理论。这就是说，中医对人体与疾病的看法，着重在机体的完整性、统一性，只要人体经常保持健康，纵有病原物侵入体内，也可因其具有抗力的关系，而不会发生疾病。现代传染病学称这种抗病关系为人体对于疾病的抵抗力，我国医学对于这一点尤为注意，这也正是中医学术的一个特点。

三、随证治疗

（一）辨证

痢疾的一般症为腹痛，里急后重，下痢黏涎脓血，大便次数加多，便量减少，或有恶寒发热、头晕呕吐等征象。根据流行的季节、环境、患者大便的情形、腹部的疼痛和里急后重等，再加上用现代科学方法检查粪便，痢疾的诊断是比较容易的。惟人体有强弱，受病有轻重，病程有久暂，以及夹杂症的出现等，均足影响症状的改变。为了便于掌握诊治的标准，一般都根据表里寒热虚实来区分不同的症状，从而决定不同的治法。

例如，"痢疾兼有头痛身痛，恶寒发热，脉浮者，即属表证""胸痞腹痛，里急后重，小便短少，脉沉者，即属里证""身无热，口不渴，小便清，舌无黄黑苔，或手脚冷，脉沉迟者，即属寒证""下痢红白或鲜红色，口渴唇焦，舌苔黄黑，小便短赤，肛门灼热，腹痛身热，脉沉数有力者，即属热证。为痢疾中最常见之候""患者体力素虚，或患痢后，医不如法，绵延日久，小便清利，口中和，倦乏少力，虚坐努责，脉微弱者，即属虚证""肚腹胀痛，坚硬痞满，发热谵语，烦躁异常，脉沉大有力者，即属实证"。

上述各类症候群，不过举其大要，其实在临床上这些症候群，常常是参互错杂的。不仅是热与实、虚与寒、表与里每多合并出现，甚至寒热错综的情况也经常可以见到。这在临床上应当特别留意。此外，痢疾必须与泄泻有所鉴别，因为二者同是肠胃发生的病变，在汉晋时代，常常把这两种病患混合称为下利（见《金匮要略》）。所以朱丹溪特别指出二者的区别，他说："泄泻之症，水谷或化或不化，并无努责，惟觉困倦。若滞下则不然，或脓或血，或脓血杂下，或肠垢，或无糟粕，或糟粕相杂，虽有痛不痛之异，然皆里急后重，逼迫恼人。"从这样的记载可见，古代也认为痢疾的病况是重于泄泻。至于如何辨别痢疾的轻重，兹分为轻症、重症及险症列表如下，以供临床上的参考。

表 1　痢疾的轻重辨别

轻症	重症	险症
初起腹胀痛	日久腹中绞痛	久痢仍大下结粪或直肠自下
脉小弱	身热，脉弦数或虚大	脉结代
一日夜十余行	一日夜百余行，里急后重特甚	肛门孔大如竹筒
面色、便色鲜明	面色秽黯，便色如鱼脑、如猪肝	下痢如尘腐色、如屋漏水、如赤豆汁或纯下鲜血
噤口痢属实者	噤口痢属虚者，妇人新产者	气短，呃逆，唇如涂朱
先痢转泻（先患痢疾，随后转成水泻的易治）	先泻后痢（先患水泻，随后转成痢疾的难治）	
先痢后疟（先患痢疾，随后转成疟疾的易治）	先疟后痢（先患疟疾，随后转成痢疾的难治）	
本年新受者	屡患不愈者	
季胁少腹无动气疝瘕	季胁少腹有动气疝瘕	
老人久衰脉调和	老人久衰脉虚弦	

（二）用药

下列各方，皆为治疗痢疾效果很好的药剂，可以随证选用。

1. 人参败毒散

处方：人参三钱，羌活三钱，独活三钱，茯苓三钱，川芎三钱，枳壳三钱，柴胡三钱，桔梗三钱，甘草一钱半。

加生姜三片，水煎服。噤口痢不食者，加陈仓米三钱，名仓廪散。

主治：痢疾初起，寒热迭作，头痛身疼，无汗，脉浮紧，腹不和而滞下者。

2. 加味葛根黄芩黄连汤

处方：葛根三钱，黄芩三钱，黄连二钱，荆芥穗二钱，防风三钱，银花三钱，甘草一钱。

主治：痢疾兼有表证，身痛头痛，恶寒发热，口渴，脉浮数者。

3. 香连丸

处方：黄连二两（以吴茱萸一两同炒，去吴茱萸不用），木香五钱。

上二味研为细末，醋糊为丸如桐子大，每服二十丸。

主治：下痢赤白，白多于赤，腹痛，里急后重。

4. 黄芩芍药汤

处方：黄芩一两，芍药一两，甘草五钱。

主治：痢疾热证，脓血稠黏，腹痛后重，身热脉洪。

5. 白头翁汤

处方：白头翁五钱，黄连三钱，黄柏三钱，秦皮三钱。

主治：热痢下重，肛门灼痛，欲饮水者。

6. 大承气汤

处方：大黄三钱，芒硝三钱，厚朴三钱，枳实三钱。

主治：痢疾实证，腹中满痛，烦躁闷乱，脉沉实有力，舌苔黄燥，或噤口痢属实者。

7. 芍药汤

处方：芍药三钱，当归三钱，黄芩三钱，黄连二钱，槟榔三钱，木香二钱，炙甘草二钱，大黄三钱，官桂二钱。

主治：下痢脓血，后重窘痛。

8. 黄连阿胶汤

处方：黄连四钱，黄芩二钱，芍药三钱，阿胶三钱，鸡子黄二枚。

主治：赤痢下血，虚烦不得眠，脉虚弦者。

9. 驻车丸

处方：黄连三钱，干姜二钱（炮），当归三钱，阿胶三钱。

主治：老年久衰及新产患痢，下脓血不止者。

10. 真人养脏汤

处方：人参三钱，当归二钱，肉桂二钱，诃子二钱，木香三钱，白术二钱，肉豆蔻二钱（面裹煨），白芍三钱，甘草一钱。

古方有罂粟壳，今禁售，故不用。

主治：痢疾日久不愈，脐腹疼痛，后重脱肛。

11. 补中益气汤

处方：黄芪三钱，党参三钱，甘草一钱，当归三钱，陈皮三钱，升麻五分，柴胡一钱半，白术三钱（姜枣煎）。

主治：痢疾虚证，自汗畏风，食少体倦，或脱肛者。

12. 桃花汤

处方：赤石脂一斤半（筛末），干姜一两，粳米半升。

主治：虚寒下痢，脓血不止，日久滑脱，小便不利。

13. 附子理中汤

处方：附子三钱，人参三钱，白术三钱，干姜三钱，甘草一钱。

主治：虚寒下痢，便色黯秽，或白如鼻涕，食欲不振，四肢逆冷，脉沉细微，或服凉药而下痢益甚者。

14. 至圣丹

处方：鸦胆子（三至五岁服二十粒，十余岁服三十粒，成人服四十粒）。

取鸦胆子仁用桂圆包裹，小儿一包三粒，大人一包七粒，空腹吞下。倘次日腹中疼痛，用白芍三钱、甘草三钱，煎汤服之，立愈。

主治：冷痢及休息痢日久不愈者。

15. 乌梅丸

处方：乌梅三百枚，细辛六两，干姜十两，黄连十六两，当归四两，附子六两，川椒四两，桂枝六两，人参六两，黄柏六两。

上十味异捣筛，合治之。以黄酒浸乌梅一宿，去核，蒸之五升米下，饭熟，捣成泥，和药令相得，纳臼中，与蜜杵二千下，为丸如桐子大，先食饮服十丸，稍加至二十丸。禁生冷、滑物、臭食物。

主治：久痢不愈，身体衰弱，饥不欲食，干呕腹痛。

四、预防

1. 起居有常，饮食有节，不吃生冷和不洁净的食物。

2. 注意水源和饮水消毒。

3. 灭蝇灭蛆，厨房饭厅多设纱罩。

4. 患者的排泄物要进行适宜的消毒处理。

疟　疾

一、病名

从《内经》论疟的记载，可知中医对于疟疾的认识已有相当悠久的历史，在长时期经验积累的过程中，历代医家为了便于在临床上施用各种不同的方法来治疗疟疾，因而又将疟疾分为若干种类。其中比较常见于中医文献上的，主要有下列各种名称。

1. **疟**　《内经·疟论》曰："夫疟皆生于风。"据谢观解释，疟乃疟之总称。

2. **风疟**　《内经·疟论》曰："风疟之发，则汗出恶风。"

3. **寒疟**　《内经·疟论》曰："先寒后热，病以时作，名曰寒疟。"

4. **温疟**　《内经·疟论》曰："先热后寒，病以时作，名曰温疟。"

5. **瘅疟**　《内经·疟论》曰："但疟而不寒者……手足热而欲呕，名曰瘅疟。"

6. **牡疟**　《金匮要略》曰："疟多寒者，名曰牡疟。"或云牡字为牝字之误。

7. **疟母** 《金匮要略》曰："病疟，以月一日发，当以十五日愈。设不瘥，当月尽解，如其不瘥，当云何？师曰：此结为癥瘕，名曰疟母。"

8. **劳疟** 《圣济总录》曰："久疟不瘥，气血俱虚，病虽间歇，劳动则发，故谓之劳疟。"

9. **瘴疟** 《医学入门》曰："瘴疟山溪蒸毒，令人迷闷发狂，或哑，乍寒乍热。"

10. **疫疟** 《医学入门》曰："疫疟一方长幼相似。"

11. **痰疟** 《医学入门》曰："痰疟外感内伤，积聚成痰，热多，头痛肉跳，吐食呕沫，甚至昏迷卒倒。"

12. **食疟** 《医学入门》曰："食疟因饮食蕴成痰火……苦饥不食，食则吐痰，胸满腹胀者。"

13. **湿疟** 《医宗必读》曰："湿疟乃汗出澡浴，或冒雨，或湿袭，其证身体重而痛，呕逆胀满。"

上述各种疟疾的名称，有的是根据症状来命名的，也有的是根据古代的病原学说来命名的，截至目前，中医界一般都还是沿用着这些名称，来作为诊断和治疗疟疾的依据。所以这此病名，在临床上也还是有它一定的意义。

二、病因

据现代科学证明，疟疾病原为疟原虫，常见的有间日疟原虫、三日疟原虫、恶性疟原虫等三种。其传染媒介与途径，系由疟蚊传播本病原虫传染人体，浸入血液，遂成疟疾。但在细菌病原学尚未发明以前，我国古代对于发生疟疾的原因，也有了下面一些概念。

《三因极一病证方论》曰："夫疟备三因，外则感四气，内则动七情，饮食饥饱、房室劳逸皆能致之。经所谓夏伤暑，秋疟者，此则因时而叙耳，不可专以此论。"

《素问·疟论》曰："夫痎疟皆生于风。""夏伤于暑，秋必咳疟。"

《圣济总录》曰："传言瘴者，山川在厉毒之气，江山雾露多瘴，以其气郁蒸而然也。"

《丹溪心法》曰："夏月多在风凉处歇，遂闭其汗而不泄故也。恶饮食者，必自饮食上得之。"

《医宗必读》曰："疟疾多因风寒暑湿，天之邪气所伤……其七情、痰食水血皆兼见之候，随证治之。""瘴疟由岭南地方天气炎，山气湿，多有岚瘴之毒。"

归纳以上的记载，可见古代认为疟疾的发生，主要是由于自然界气候的影响，感受风寒暑湿，其他如饮食不节、情志不安，也都是可以诱发疟疾的因素。这些认识和现代科学知识基本上是能够符合的。因为这些因素，都足以影响人体对于疾病的感受性，所以陆渊雷先生说："细菌原虫之足以致病者，随时随地有之，即健康人之体内，亦常有病原菌发见，其人所以不病者，抗毒力充足，病菌于体内不能繁殖故也。病菌繁殖于体内，必因其人抗毒力衰减之故。抗毒力之衰减，多因外界气候之异常变化，调节功能失于应付之故。然则国医以六淫为病原者，虽若肤泛，而有至理存焉。"

至于中医文献上记载的疫疟和瘴疟，根本上已经指出疟疾是属于传染性的疾病。尤其是瘴疟，现代已证实为恶性疟疾。不过古代不可能对病原物有更进一步的认识，所以只能以瘴气或瘴毒等名称来作为原因。

三、随证治疗

定型疟疾发病的症状，约可分为恶寒期、发热期、出汗期等三个阶段。《内经》上说："疟之始发也，先起于毫毛，伸欠乃作，寒栗鼓颔，腰脊俱痛。"这就是形容恶寒期的状况。恶寒期的长短是不一律的，有经数分钟乃至数小时者，经恶寒以后，热度上升，颜面潮红，头痛如劈，烦渴思饮，脉象弦数，即为发热期。普通约经半小时至四五个小时，病者随即汗出，是为出汗期。此时热度下降，患者常能自行安睡。

有了上述定时及定型的发作症状，再观察患者左胁下有无肿痛（脾脏肿大）及是否贫血，对于疟疾的诊断是比较容易的。现代用科学方法，检查血液中有无疟原虫，这就使得疟疾的诊断更为明确。但也有一些病例，在血液中查不出原虫。疟型并不十分规则，有的发作时间或前或后，有的寒热变化错杂无定，更有兼夹痰食等各种不同的见症。其中恶性疟疾的恶寒发热、头痛身痛等症，均较一般疟疾更为剧烈，且多出现神经系统症状，如谵语昏睡等现象，这都是在临床方面必须特别注意的。因为这些不同的症状，正是在治疗上分别用药的标准，这就是《圣济总录·疟病》篇里所记载的"邪气所传，不可一概论……要在随症而治，庶乎无一曲之蔽也"。徐灵胎也曾经指出治疗疟疾的总的原则，他说："邪疟及新发疟，可行汗吐下，邪气去而正自安也，虚疟及久病疟，宜补养正气，正气胜而邪自却也……若夫痰食血气，宜略加消化，以疏通壅滞，随即滋补脾元。""疟发，病势方盛不可服药，恐药病相争，转增烦闷，必于未发之先治之，则邪气易伏，而疟如解矣"。可见中医治疗疟疾，也和治疗其他疾病一样，着重在因人、因时、因地的不同，再结合临床症状，以分辨寒热虚实。所以同属疟疾，而治疗方法各有不同。下列的处方，即通常用来治疗疟疾的一部分方剂，只要能够正确掌握其应用范围，都能得到相当良好的疗效。

1. 桂枝白虎汤

处方：生石膏五钱，知母三钱，甘草一钱，粳米五钱，桂枝二钱。

主治：疟疾初起，热多寒少，头痛身热，汗出畏风，烦渴思饮，脉象弦数。

2. 柴胡白虎汤

处方：生石膏五钱，知母三钱，甘草一钱，粳米五钱，柴胡二钱，黄芩三钱，半夏三钱。

主治：疟疾初起，热多寒少，头痛欲呕，口苦咽干，胸胁苦满，脉象弦数。

3. 大柴胡汤

处方：柴胡二钱，半夏三钱，黄芩三钱，芍药三钱，生姜三片，枳实三钱，大枣二枚，大黄三钱。

主治：疟疾呕吐，便秘烦躁，胸下硬满，脉象沉实。

4. 柴胡加常山汤

处方：柴胡二钱，半夏三钱，黄芩三钱，甘草一钱，常山三钱。

主治：疟疾二三发以后，心烦欲呕，胸满不欲食。

5. 清脾饮

处方：柴胡二钱，厚朴三钱，青皮三钱，黄芩三钱，草果一钱，半夏三钱，茯苓三钱，甘草一钱，生姜三片，大枣二枚，苍术三钱。

主治：疟疾呕吐痰涎，胸闷不饥，脉象弦滑。

6. 柴胡平胃散

处方：柴胡二钱，半夏三钱，厚朴三钱，陈皮三钱，苍术三钱，甘草一钱，槟榔三钱，草果一钱。

主治：疟疾寒重热轻，脘闷呕吐，渴喜热饮，舌苔白腻，脉象沉迟。

7. 柴胡桂枝干姜汤

处方：柴胡二钱，桂枝三钱，黄芩三钱，干姜二钱，牡蛎三钱，瓜蒌根四钱。

主治：疟疾寒多热少，胸胁苦满，小便不利，渴而不呕，汗出心烦，脉象沉迟。

8. 达原饮加柴胡汤

处方：黄芩三钱，甘草一钱，白芍三钱，厚朴三钱，知母三钱，草果一钱，槟榔三钱，柴胡二钱。

主治：疟疾初起，憎寒壮热，口渴多汗，不思饮食。按：达原饮为时疫要方，应用范围甚广，加柴胡以治恶性疟疾初起，极为适合。

9. 截疟七宝饮

处方：常山三钱，厚朴三钱，青皮三钱，陈皮三钱，槟榔三钱，草果一钱半，甘草一钱。

主治：一切疟疾，二三发以后，皆可用本方截之。

10. 截疟常山饮

处方：常山三钱，草果一钱，槟榔三钱，知母二钱，乌梅二枚，穿山甲二钱，甘草一钱。

主治：一切疟疾，二三发以后，皆可用本方截之。

11. 补中益气汤

处方：黄芪三钱，党参三钱，甘草一钱，当归三钱，陈皮三钱，升麻五分，柴胡一钱五分，白术三钱，生姜三片，大枣二枚。

主治：疟疾久发不愈，头痛畏风，自汗心烦，食少体倦。

12. 秦艽鳖甲汤

处方：秦艽三钱，鳖甲三钱，柴胡二钱，地骨皮三钱，知母三钱，当归三钱，乌梅二枚，青蒿二钱。

主治：疟疾久发不愈，肌肉消瘦，骨蒸潮热，口渴盗汗，左胁疼痛。

13. 鳖甲煎丸

处方：鳖甲十二分，乌扇三分，黄芩三分，柴胡六分，鼠妇三分，干姜三分，大黄三分，芍药五分，桂枝三分，葶苈一分，石韦三分，厚朴三分，牡丹五分，瞿麦二分，紫葳三分，半夏一分，人参一分，䗪虫五分，阿胶三分，蜂窠四分，赤硝十二分，暗蜣螂六分，桃仁二分。

研末，取灶下灰一斗，清酒一斗五升，浸灰，俟酒尽一半，着鳖甲于中，煮令泛烂如胶漆，绞取汁，纳诸药煎为丸，如梧桐子大。每服七丸，空腹时熟汤送下，一日三次。

主治：疟疾久发不愈，左胁疼痛，结为硬块。

四、预防

1. 饮食有节，慎避风寒暑湿。

2. 疏通沟渠，铲除杂草，不使疟蚊繁殖。

3. 扑灭疟蚊幼虫。

4. 养成使用蚊帐习惯，患者尤应用蚊帐隔离。

痨　瘵

一、病名

痨瘵是一种具有传染性的慢性衰弱病。我国古代医学文献上所记载的有关痨瘵的各种病名，主要有下列的一些参考资料。

1. **虚劳**　张仲景根据《素问·玉机真脏论》"大骨枯槁，大肉陷下，胸中气满，喘息不便，内痛引肩项"和扁鹊《难经·十四难》"损脉之为病奈何，一损损于皮毛，皮聚而毛落。二损损于血脉，血脉虚少，不能荣于五脏六腑。三损损于肌肉，肌肉消瘦，饮食不能为肌肤。四损损于筋，筋缓不能收持。五损损于骨，骨痿不能起于床"等记载，加以整理发挥，写成《金匮要略》的虚劳篇，篇中对于虚劳的症状及治疗做了如下的分析："夫男子平人，脉大为劳，极虚亦为劳""男子面色薄者，主渴及亡血，卒喘悸，脉浮者，里虚也""男子脉象沉弦，无寒热，短气里急，小便不利，面色白，时目瞑，兼衄，少腹满，此为劳使之然""劳之为病，其脉浮大，手足烦，春夏剧，秋冬瘥，阴寒精自出，酸削不能行""男子脉浮弱而涩，为无子，精气清冷""夫失精家少腹弦急，阴头寒，目眩发落，脉极虚芤迟，为清谷、亡血、失精，脉得诸芤动微紧，男子失精，女子梦交，桂枝龙骨牡蛎汤主之""男子平人，脉虚弱细微者，喜盗汗也""人年五六十，其病脉大者，痹夹背行，若肠鸣，马刀侠瘿者，皆为劳得之""脉沉小迟，名脱气，其人疾行则喘喝，手足逆寒，腹满，甚则溏泄，食不消化也""脉弦而大，弦则为减，大则为芤，减则为寒，芤则为虚，虚寒相搏，此名为革。妇人则半产漏下，男子则亡血失精""虚劳里急，悸，衄，腹中痛，梦失精，四肢酸疼，手足烦热，咽干口燥，小建中汤主之""虚劳腰痛，少腹拘急，小便不利者，八味肾气丸主之""虚劳诸不足，风气百疾，薯蓣丸主之""虚劳虚烦不得眠，酸枣汤主之""五劳虚极羸瘦，腹满不能饮食，食伤、忧伤、饮伤、房室伤、饥伤、劳伤、经络营卫伤，内有干血，肌肤甲错，两目黯黑，缓中补虚，大黄䗪虫丸主之"。

上列的症候群，显然不是某一种疾病所能单独具有的，所以余岫云说："所谓虚劳者，皆属慢性衰弱病。如结核，如神经衰弱，如脏燥病，如慢性胃肠病，如慢性消化不良，如萎黄病，如贫血等，皆互相混淆，不能分别。"陆渊雷也这样说过："凡慢性病，见营养不良，功能衰减之症者，古人统称虚劳。如肾上腺病、遗精病、摄护腺漏、阴痿、坏血病、白血病、萎黄病、神经衰弱等，古人皆以为劳伤所致，皆属于虚劳之范围。"

我们参考《金匮要略·血痹虚劳病脉证并治》所列的症状与治法，再结合余、陆两氏的解释，就可以明确认识到古代所谓的虚劳，涵义甚广。后世所谓的痨瘵，只不过是虚劳门中的一种比较严重并且具有传染性质的疾病而已。

2. 肺痿与肺痈　《金匮要略·肺痿肺痈咳逆上气病脉证治》

曰："寸口脉数，其人咳，口中反有浊唾涎沫者何？师曰：为肺痿之病。若口中辟辟燥，咳即胸中隐隐痛，脉反滑数，此为肺痈，咳唾脓血。脉数虚者为肺痿，数实者为肺痈。"

按："肺痿肺痈咳逆上气病篇"系包括呼吸系统的各种疾患。惟肺痿肺痈具有咳唾脓血的症状，颇与痨瘵相似，尤其肺痿的脉象，更与痨脉无异。所以日人丹波元简说："肺痿非此别一病，即是后世所谓劳嗽耳。"

3. **传尸** 华佗《中藏经》曰："传尸者，非为一门相染而成也，人之血气衰弱，脏腑羸虚……钟此病死之气，染而为疾，故曰传尸也。"

从《中藏经》的记载可见，古代已经知道慢性衰弱病中有的是具有传染性质的。为了便于把传尸和其他的虚劳病分别开来，后来就有人把传尸称为传尸劳。

4. **虚劳咳嗽** 《诸病源候论》曰："虚劳而咳嗽者，脏腑气衰，邪伤于肺故也。"

从《诸病源候论》的记载可见，痨瘵在隋代流行的情况也很普遍，尤其是肺痨病最为常见。

5. **骨蒸** 骨蒸本来是《诸病源候论》所提出的病名，但能够明确指出骨蒸病即是传尸痨的，以唐代《崔氏别录》最为具体。崔氏的记录是："骨蒸病者，亦名传尸，亦谓殗殜，亦称伏连，亦曰无辜……无问少长，多染此疾，婴孺之流，传注更苦。"这不仅说明骨蒸和传尸是同样的传染病，同时更指出这种病对于幼儿的危害性最大。

以上所举的病名，都是痨瘵在宋代以前最习用的名称。至于其他还有一些和痨瘵相类似的病名，因为不常用，或者太不统一，所以就不再提出。到了宋代，由于当时的统治阶级举办了一些社会性的医药事业，使中国的医药学术有了较大的进步，对于医书方面，也做了较有系统的整理。拿痨瘵来说，自从陈无择《三因极一病证方论》提出这个病名以后，严用和《济生方》更明确地把各种慢性衰弱病分为传染和非传染性两种，把虚损劳极和痨瘵分别做了如下的解释。

虚损与五劳六极——"医经所说的诸虚百损，《难经》所有五损，不过因虚而致损也。""医经载五劳六极之证，非传尸骨蒸之比，多由不能卫生，始于过用，逆于阴阳，伤于营卫，遂成五劳六极之病焉。"

痨瘵——"夫痨瘵一证，为人大患，凡受此病者，传变不一，积年染疰，甚至灭门，可胜叹哉！大抵合而言之曰传尸，别而言之曰骨蒸、殗殜、复连、尸疰、劳疰、虫疰、毒疰、热疰、冷疰、食疰、鬼疰是也。""夫疰者，注也。自上注下，病源无异。""其变则有二十二种，或三十六种，或九十九种……其名不同，传变尤不一，感此疾而获安者，十无一二。"

从上面的记载可见，严氏对于痨瘵的研究是颇有心得的，他不但肯定了痨瘵是传染病，并且把历代的记录加以总结，指出这类疾病的病名和在临床上的症状虽各有不同，但病原只是一个。在当时的历史条件下，严氏对于痨瘵能够有这样的认识，确是值得我们钦佩的。所以宋代以后的医家，大都习用痨瘵这个病名。直到近代显微镜发明，细菌学的研究开始，德国的贺克氏才于1882年3月24日正式向学术界公开发表他所发现的痨病的病原物——结核菌。此后医学界中人士就逐渐不采用痨瘵或痨病这样的名称，而是根据病原，称这种疾病为结核病。

二、病因

结核杆菌的发现，是只有在近代科学昌明的条件下才能做到的事，当显微镜尚未发明，细菌学尚未萌芽的时代，人们对于结核杆菌自然是无法想象的，但我们根据文献的记录，也可以看到我们的祖先是有着高度智慧的。远在一两千年之前，他们不仅体会到痨瘵是一种传染病，并且还知道是由一定的外来病原传入人体为患。华佗《中藏经》所说的"病死之气"和宋元以后所谓的"痨虫"，就都是对痨瘵病原的一些假说。同时，古人更进一步地说明，人的受感染与否，主要是由人体抵抗力的强弱来决定，当人体抵抗力减退时，就容易被外来的病原物所传染。例如前面已经提到的华佗《中藏经》的记载，以及《丹溪心法》所说的"痨瘵之症，非止一端，其始也，未有不因气体虚弱……其证脏中有虫啮心肺间"，这些从实践中得出来的概念，与现代结核病受染的因素基本上是符合的。所以余岫云对华佗《中藏经》传尸论非常赞美。余氏曾经这样说："观乎此文，不但所叙传尸证候极似肺结核，且知其有传染性质，知有自外而至之一种物质为病之根源，名之曰病死之气，染则成疾。又知人之染此，必有一种素因，如衰弱，如羸虚，适于彼物之染注，而其病始能成立。其立说圆满，诚为难得，真可喜也。"

三、症状

历来对痨瘵的病名虽有多种，但文献上对于症象的记述，总是大同小异的。例如：

《中藏经·传尸论》曰："传尸者，其候咳嗽不止，或胸膈胀闷，或肢体疼重，或肌肤消瘦，或饮食不入，或吐利不止，或吐脓血，或爱悲愁。"

《诸病源候论》曰："虚劳而咳嗽者，脏腑气衰，邪伤于肺故也。久不已，令人胸背微痛，或惊悸烦满，或喘息上气，或咳逆唾血。"

《崔氏别录》曰："骨蒸病者，发干而耸，或聚或分，或腹中有块，或脑后近下两边有小结，多者乃至五六，或夜卧盗汗，梦与鬼交通。虽目视分明，而四肢无力，或上气食少，渐就沉羸，纵延时日，终于溘尽。"

《丹溪心法》曰："传尸痨瘵，寒热交攻，久嗽咯血，日见羸瘦。"

王纶《明医杂著》曰："睡中盗汗，午后发热，咳嗽，倦怠无力，饮食少进，甚则痰涎带血，咯吐出血，或咳、吐血、衄血，身热，脉沉数，肌肉消瘦。"

把上列症状归纳起来，主要有"午后发热，咳嗽，呼吸不利，痰中带血，吐血，盗汗，消化不良，贫血，体重减轻，烦躁，腰膝酸痛"等症象。这些症象是肺结核病例中最常见的。据现代的统计，结核病中死于肺部结核病的占 91％，死于身体其他部分的结核约占 9％。我们从旧有的文献记录更可以证明这样的统计数字是相当正确的。除了肺结核而外，淋巴结核和骨结核的症状，也常见于古代的医学书籍里（关于淋巴结核、骨结核的症状及疗法，详见于外科讲义）。至于肠结核，中医一般都认为预后绝对不良，如像李梴《医学入门》所说的"虚劳，泄不止者死"。这是因为肠结核到了下利不止的病情，往往出现于肺结核的末期，所以古人称它为不治之症。

凭着临床上对症状的观察，再结合患者的既往历史，对于痨瘵的诊断是比较容易的。何况现代更利用科学诊断，如痰液检查、X检查、结核菌素检查、血液沉降速度检查等方法，这就使得医生对痨瘵的诊断更为精确了。

四、治疗

中医在长期经验积累的过程中，也认识到痨瘵不是单靠药物治疗所能奏效的。所以在治疗方法上，应当同时注意下列的几方面：

1. **注意营养卫生** 痨瘵患者最重要的是要调养得宜，即注意营养卫生，以恢复和增进患者的体力。这一点是在古代就已经留意到的。例如孙思邈所著的"食治方"就是一种营养疗法。书中所说的牛乳、羊乳、兔肝、獭肝、羊髓、藕、蜜、甘蔗等食物，对于痨瘵患者都非常适合。明代朱橚《普济方》也有"羊汁粥、牛乳粥、鹿角胶粥，并治虚劳"的记载。历来更有不少的医家主张多服鱼类，尤其是龟肉、鳖肉这一类营养价值很高的食品（参阅《食疗本草》《奇效方》等书）。此外，关于修养身心和注意环境的疗法，例如：

李梴《医学入门》曰："患此病者，或入山林，或居静室，节食戒欲，专意保养，庶乎病可断根。或不遵此禁忌，服药无效。"

《陈修园医书全集》曰："此等症……惟有摒弃一切，调饮食，慎风寒，息嗔怒，静养二三年，服药可，不服药亦可。"

这些疗养的概念，和现代对结核病的疗养方法也是完全一致的。他如南八段锦、太极拳等柔软运动，也和现代所提倡的体育疗法的性质相同。

2. 药物治疗

中药里面有多种药物，对于消除痨瘵的临床症状，每每获得满意的效果。尤其在早期诊断后即进行药物治疗，收效更为迅速。常用的药物主要有下列几类：

消除咳嗽，减少痰量的药物：如天冬、麦冬、贝母、杏仁、紫菀、桑皮、沙参、桔梗、兜铃等。

消除骨蒸潮热的药物：如地骨皮、青蒿、秦艽、柴胡、黄芩、石膏、知母、玄参、生地黄等。

镇静神经增加钙质的药物：如龙骨、牡蛎、龟甲、鳖甲等。

止盗汗的药物：如黄芪、浮小麦、山茱萸、牡蛎等。

止血的药物：如茅根、藕节、生地黄、阿胶、侧柏、生荷叶和各种炭剂。此外中医更经常使用某些逐瘀血的药物用来止血，例如大黄、丹皮、桃仁、䗪虫、蒲黄、五灵脂、三七等。

促进消化的药物：如人参、白术、茯苓、肉桂等。

滋养强壮的药物：如獭肝、羊肝、羊髓、紫河车、蛤蚧、梨汁、熟地黄、山药、百合等。

在临床上，使用上述的药物，并不是单纯地使用某一味或某一类，这主要是由医生来根据病情，掌握人体生理功能的盛衰，分别主要病变与次要病变的先后，然后再把上列的药品加以选择，适当地组合起来，成为能够与病情相适应的处方，这样才有相得益彰的效果。下面所举出的几个治疗痨瘵常用的处方，就是由这些药物加减变换所组合成的，都是治疗痨瘵效果较好的方剂。

秦艽鳖甲散

处方：秦艽五钱，鳖甲一两，柴胡一两，地骨皮一两，知母五钱，当归五钱。

研末，每服五钱，加乌梅一枚，青蒿五叶，清水煎服。

主治：骨蒸壮热，肌肉消瘦，舌红颊赤，气粗盗汗。

紫菀散

处方：紫菀一钱，人参一钱，茯苓钱半，知母钱半，桔梗钱半，阿胶一钱，川贝一钱二分，五味子十五粒，炙甘草五分。

清水煎服。

主治：虚劳咳嗽，痰中带血。

清燥救肺汤

处方：桑叶三钱，石膏二钱五分，甘草一钱，胡麻仁一钱，阿胶八分，麦冬一钱二分，杏仁七分，人参七分，枇杷叶一片。

清水煎服，痰多加贝母、瓜蒌，血枯加生地黄。

主治：咳嗽喘急，口燥咽干。

十灰散

处方：大蓟、小蓟、柏叶、荷叶、茅根、茜根、大黄、山栀、丹皮、棕榈皮各等分。

烧灰研细，用纸裹盖地上一宿，每服二三钱，童便或藕汁、萝卜汁，磨京墨半盅调下。

主治：劳症呕血，咯血，嗽血，先以此退之。

六味地黄丸

处方：熟地黄八两，山茱萸四两，怀山药四两，丹皮三两，茯苓三两，泽泻三两。

研细末和地黄膏炼蜜为丸，如桐子大，每服七八十丸，食远服。

主治：腰膝酸痛，头目眩晕，口咽干痛，自汗盗汗，亡血消渴。

中　风

一、概说

中风是一种比较严重而常见的神经系统的疾患。在中医文献里，关于本病的记载颇为丰富，下面所举出的各家学说，就是历代医家从临床经验上对本病所得出的概念。我们把这些不同时代的资料用现代科学知识来加以衡量，就可以看出古人对于中风的研究，是不断向前进步的。

1. **张仲景的学说**　首先是汉代的张仲景给中风下了一定的界说，《金匮要略·中风历节病脉证并治》说："夫风之为病，当半身不遂，或但臂不遂者，此为痹。"半身不遂，是脑出血最常见的后遗症，在仲景时代虽不能想象这是脑实质发生病变，但他能够肯定这种疾病的严重性远胜过其他局部麻痹的神经症状，所以他用"风"与"痹"两个不同的病名来区别这两种不同性质和不同程度的神经系统的病变。同时仲景除了把"风"与"痹"做了如上的说明而外，又进一步把中风分为四种类别，以分辨病情的深浅。《金匮要略·中风历节病脉证并治》说："邪在于络，肌肤不仁。邪在于经，即重不胜。邪入于腑，即不识人。邪入于脏，舌即难言，口吐涎。"所谓中络、中经、中腑、中脏，就是代表中风病的轻重不同的各种病变，在临床实践中，这些不同的情况，是常常可以遇见的，因此，我们认为张仲景能够首先对于中风的症候群加以整理和分析，在这方面是有着极大的贡献。只是当时不可能对于中风的病因有明确的认识，所以只好仍旧用

"风""邪"等抽象的东西来作解释。

2. **孙思邈的学说** 唐代的孙思邈,对于中风也有所发挥,他认为古代所谓的"风"不过是多种疾病的代名词,所以他在《千金方》上说:"诸急卒病,多是风。"同时他又引用《内经》上的一些病名,把中风分为偏枯、风痱、风懿、风痹等四类。《千金方》说:"偏枯者,半身不遂,肉偏不用而痛,言不变,智不乱。""风痱者,身无痛,四肢不收,智乱不甚"。"风懿者,奄忽不知人,咽中塞,窒窒然,舌强不能言"。"风痹者,诸痹类风状"。这些分类的名称,虽不同于张仲景的中络、中经、中腑、中脏,但它的基本原则,也还是根据症状的不同,来说明病变的程度,所以二者在精神上是完全一致的。

从《金匮要略》和《千金方》的记载,可见古代把好多神经症状,都笼统地包括在"风"的范围以内,其出发点就是由于崇奉《内经》上所说的"风者,善行而数变""风者,百病之始也""诸风掉眩,皆属于肝""诸暴强直,皆属于风"等病原学说,因此便用"风"来统括若干不同的疾病。这种病原学说,从秦汉直到唐代,一直没有多大变更,迄至宋代以后,金元医家才对中风的病原提出了不同的见解。

3. **刘守真的学说** 金代刘守真认为中风的病原并不是风,他说:"俗云风者,言末而忘其本也,所以中风瘫痪者,非谓肝木之风实甚而卒中之也,亦非外中于风。由平素将息失宜,而心火暴甚,肾水虚衰,不能制之,则阴虚阳实,而热气怫郁,心神昏冒,筋骨不用而卒倒无所知也。多因喜、怒、思、悲、恐之五志有所过极而卒中者,由五志过极皆为热甚故也。"(《河间六书》)

刘河间所说的"心火暴甚""肾水虚衰""阴虚阳实"等理

论，虽是出于推想，但毕竟他是指的人体内部各器官的功能发生障碍，并且还意味着这是某些脏器的生理功能失去平衡，不能保持互相依存，互相制约的正常现象。尤其是刘氏所说的"热气怫郁，心神昏冒""五志过极，皆为热甚"，和现代的高血压症颇为相似，这确实是中风的主要原因。可惜因为封建思想的束缚，后世有不少的医家都认为刘氏的论断和《内经》《金匮要略》所说的中风有冲突，而不肯支持刘氏的学说，致使这些有着合乎科学的认识，没有很好地得到发挥。

4. 李东垣的学说 自从刘河间提出中风是属于内伤性的疾病以后，李东垣和朱丹溪也相继把他们对中风的经验加以总结，李东垣认为："中风者，非外来风邪，乃本气病也，凡人年逾四旬，气衰之际，或因忧喜忿怒伤其气者，多有此疾，壮岁之时无有也，若肥盛则间有之。"（《东垣十书》）

我们从李氏所谓的"气"来体会，它可能是笼统地代表人体的生理功能，同时李氏所说的发病年龄和情志激动等因素，也和脑出血症的发病情况能够符合，这都是极可贵的经验。此外，李氏又主张把中风的症状分为轻重不同的三种，即是中血脉、中腑、中脏等三种名称。他说："中血脉则口眼㖞斜，中腑则肢节废，中脏则性命危急，此三者，治各不同。"（《东垣十书》）这种划分症状的方法，也还是和《金匮要略》《千金方》的分类是大同小异的，其主要用意还是为了便于掌握随症施治的范畴。

5. 朱丹溪的学说 朱丹溪为了辨明中风的原因并不是风，他也提出了自己的意见，《丹溪心法》说："按《内经》以下，皆谓外中风邪，然地有南北之殊，不可一途而论，惟刘守真作将息失宜，水不能制火，极是。由今而言，西北二方亦有真为风所中者，但极少耳，东南之人，多是湿生痰，痰生热，热生风也。"由地域与气候的关系来否定古代中风的病原学说，这是丹溪见解很高的地方，但是他既以同意刘河间内伤致病的看法，却偏偏又加上湿生痰、痰生热、热生风等理论，这就不免牵强和抽象了。

由于刘、李、朱三人分别提出如上所述的不同见解，对于中风的治疗方面，也就相应地增加了不少方法和药剂，所以我们可以肯定这些学说对于中医学术有它一定的进步作用，但另一方面也就形成中医学术的派系愈见纷繁，甚至后来对中风这个病名也不能够统一。

6. 王安道的学说　元代的王安道对于中风也是颇有心得的。他说："三子之论，河间主乎火，东垣主乎气，彦修主于湿，反以风为虚象，而大异于昔人矣。吁！昔人与三子也，果孰是孰非欤？不知因于风者，真中风也，因于火与气与湿者，类中风而非中风也。"（《溯洄集》）王安道既承认《内经》以下所谓的中风，也承认刘、李、朱三人所说的中风，这是因为宋代以前对中风的治法和刘、李、朱三人所提出的治法都各有一定的效果，只是病原学说不同，所以他把二者分别称为"真中风"和"类中风"，这在当时是无可奈何的事情，因为当时不可能做出更正确的理论来把中风的病因统一起来，所以王氏只好做出这样的理解。但我们从《溯洄集》的另一段记载，可以看出王氏对于中医学术上随症施治的治疗体系，是掌握得非常正确的，《溯洄集》说："风、火、气、湿之殊，望、闻、问、切之异，岂无所辨乎，辨之为风，则从昔人以治，辨之为火、气、湿则从三子以治，庶乎析理明而用法当。"望、闻、问、切是中医的诊断方法，主要就是依靠临床上的症象来进行分析，王安道所说的由望、闻、问、切来分辨风、火、气、湿，也就是说根据不同的症状来决定不同的治法，那么这里所谓的风、火、气、湿不过是分别指的某一些不同的症状而已。所以陆渊雷先生说："自宋以后，言卒中之原因者，河间主火，东垣主虚，丹溪主痰……当卒中之际或面色缘缘而赤，脉洪大而滑，鼻息深长，得大剂甘凉药而病减，此河间说之由来也。或痰涎涌盛，得大剂除痰药而病减，此丹溪说之由来也。偏枯痿痪，得大剂补益药而病减，此东垣说之由来也……此皆既中以后之证候治法，而非卒中之原因。"（《金匮要略今释》）

从陆氏的解释，我们更可以体会王安道把中风分为"真中风"和"类中风"，其目的也确实是为了更便于施用不同的治法而已。

7. 虞天民的学说 明代的虞天民为了要把真中风和类中风统一起来，他作了极为透彻的说明，虞氏所作的《医学正传》上说："上古之论中风，一切以外感风邪之候，及乎三先生之论一出，皆以风为虚象，而谓内伤正气为病。故王安道有论三子主气、主火、主湿之不同，与昔人之主风不合，而立真中、类中之目，歧为二途，愚窃疑焉。曰卒中、曰暴仆、曰暴喑、曰蒙昧、曰喎僻、曰瘫痪、曰不省人事、曰痰涎涌盛，其为中风之候，不过如此，无此候者，非中风之病也，夫外候既若是之相侔，而病因又何若彼之异耶？欲求归一之论，终不可得，于是积年历试四方之病此者若干人，尽因风、湿、痰、火夹虚而作，何尝见其真中、类中二者之分哉。"虞氏根据症状和治疗经验来判断已往所谓的真中、类中，实际只是一种疾病，他同意王安道按症施治的原则，但他认为可以不必分立名目，这一点是他比王安道更为进步的地方，只是以后医家，不但没有按照虞氏的思想方法来对中风做更进一步的整理和发挥，甚至有的人反而提出一些极不统一的意见，例如喻嘉言就强调要遵奉《内经》和《金匮要略》的理论，张景岳又在真中风、类中风以外，别立一种非风的名称，中医学派之纷繁，于此可以见一斑了。

8. **现代学说**　目前有好些内科书籍里，已经指出中风即是脑出血症。脑出血的原因，主要是由于脑内小动脉管硬化，发生多数粟粒状小动脉瘤，如果这些小动脉瘤破裂，就会引起出血。至于足以诱发脑出血的原因，大多是与动脉硬化和高血压症有密切联系。就年龄来说，本病多发生于四五十岁以后，就性别来说，男性患者超过女性（约为二与一之比），就体质来说，凡是身材不高、体颇丰满、胸宽颈短、头大面赤者，向来认为易于发生本病，此外如嗜酒、梅毒、痛风、糖尿病、精神兴奋、过于劳动、急躁忿怒、跌仆等，均为本病之诱因，又本病略呈遗传关系，往往可能在一家族中发生多人。脑出血症的轻重，是由出血量的大小和病变的部位来决定的，其中绝大多数症象都和中医文献上中风的症状能够符合，因此，我们在研究中风病的时候，就应当参考中医书籍里面有关脑出血的记载，以便于帮助我们进行整理分析，做到有批判地继承祖先的医学遗产。

二、随证治疗

1. **前驱症状的处理方法**　中风在发病之前，可能发生许多不定性征状，例如全身不适、头重、眩晕、精神兴奋、嗜睡、多痰、健忘、轻度言语障碍、全身无力、四肢之异常知觉等，这些征象，在中医文献上也有所记载，元代罗天益说："凡大指次指麻木或不用者，三年中有中风之患。"明代张三锡说："中风症必有先兆，中年人但觉大拇指时作麻木或不仁，或手足少力，或肌肉微掣，三年内必有暴病。"根据这些先驱症状，就应当预防中风，明代薛立斋说："预防者，当养气血、节饮食、戒七情、远帷幕。"张三锡也说："急屏除一切膏粱厚味，鹅肉面酒，肥甘生痰动火之物，更远色戒性，清虚静摄，乃得有备无患之妙，肥人更宜加意慎口绝欲。"事实上这些养生的方法，对于预防中风也确是具有积极的意义。此外对于中风的前驱症状，也可以使用药物疗法，下列的处方，就是通常用来处理中风前驱症状的方剂，这些方剂的效果都相当好。

天麻丸

处方：天麻六两，牛膝六两，萆薢六两，玄参六两，杜仲七两，附子一两，当归十两，羌活十两，生地黄一斤。

研为细末，炼蜜为丸。如梧桐子大，每服五七十丸，病甚者加至一百丸。

主治：筋脉牵掣，头痛身重，肢体麻木，手足不遂等症。

四神丹

处方：天麻一两，南星一两，防风一两，薄荷五钱。

研为细末，酒糊丸，如绿豆大，每服二十丸。

主治：眩晕多痰，手足烦麻，肩背拘急。

二参丹

处方：人参五钱，丹参一两五钱，熟地黄一两五钱，天冬一两五钱，茯神一两，甘草一两，麦冬一两，远志五钱，菖蒲五钱，朱砂五钱。

研为细末，炼蜜为丸，如桐子大，每服五十丸，早晚空腹时服下。

主治：眩晕健忘，神志昏乱，虚烦不眠。

2. **卒中发作的治疗方法**　卒中发作，有轻重的区别，轻者仅仅眩晕及一时性的意识模糊，重者呈中风性昏睡，患者突见意识消失，昏倒地上，运动、知觉及反射功能完全麻痹，呼吸深长，发鼾声，昏睡的时间并不一律，大抵自数分钟或数小时，以至一二日，偶可达数日，然后恢复意识，亦有部分患者，陷于昏睡后，往往竟不能再醒而归死亡（此因脑内出血量甚大，或虽为小出血，但发生于延脑附近）。在临床上处理中风重症，通常着重分辨闭证与脱证，凡患者平素体质较好，当中风之后，神昏不语、痰涎壅塞、两手握固、牙关紧闭、面赤气粗，或二便闭塞者，便是属于闭证。如患者平素体质较差，当中风之后，不省人事、口开手撒、汗出如珠、二便失禁、肢体厥冷，便是所谓脱证。闭证可选用通关散、苏合香丸、牛黄清心丸、三化汤等方，脱证可选用独参汤、参附汤，或三生饮加人参汤等方。此外如中风症状较闭证与脱证稍轻，而有恶寒发热、无汗、头身疼痛等症者，可用小续命汤（处方附后）。

通关散

处方：细辛、牙皂、生南星、生半夏各等分。

研为细末，用以吹鼻，有嚏者可治，无嚏者，预后不良。

主治：中风闭症，痰涎壅塞，呼吸不利。

苏合香丸

处方：苏合香油五钱，丁香一两，安息香一两，沉香一两，青木香一两，白檀香一两，荜茇一两，诃黎勒一两，乌犀角一两，朱砂一两，薰陆香五钱，龙脑五钱，麝香七钱五分。

炼蜜为丸，每颗重八分，朱砂为衣，腊壳封护，每服一丸。

牛黄清心丸

处方：牛黄一两二钱，白芍一两五钱，麦冬一两五钱，黄芩一两五钱，当归一两五钱，防风一两五钱，白术一两五钱，柴胡一两二钱五分，羚羊角一两，桔梗一两二钱五分，川芎一两二钱五分，麝香一两，茯苓一两二钱五分，杏仁一两二钱五分，龙脑一两，神曲二两五钱，蒲黄二两五钱，人参二两五钱，肉桂一两七钱五分，阿胶一两七钱五分，犀角二两，白蔹七钱五分，豆卷一两七钱五分，干姜七钱五分，雄黄八钱，干山药七两，甘草五两，大枣一百枚。

炼蜜为丸，每丸重一钱，金箔为衣，每服一丸。

主治：中风闭证，形气俱实，痰涎壅盛，神昏不语。

三化汤

处方：厚朴三钱，大黄三钱，枳实三钱，羌活三钱。

主治：中风腑实，大便秘结，面色红润，脉洪大而紧，或脉沉实者。

独参汤

处方：人参，分量随人随症酌用。

主治：中风脱证。口噤昏厥，痰涎上涌，手足逆冷，脉微欲绝。

参附汤

处方：人参一两，附子五钱。

加生姜三片，大枣二枚，清水煎，徐徐温服。

主治：中风脱证。手足逆冷，汗出不止，二便失禁。

三生饮加人参汤

处方：生南星一钱，生川乌一钱，生附子二钱，木香一钱，人参五钱。

主治：中风卒倒，昏不知人，肢冷汗出，痰涎壅塞，脉微欲绝。

小续命汤

处方：麻黄一钱五分，桂枝一钱五分，甘草一钱，杏仁二钱，白芍二钱，川芎二钱，防风二钱，人参二钱，黄芩二钱，防己二钱，附子二钱。

主治：中风卒倒，喎僻瘫痪，麻木眩晕，恶寒发热，无汗，头痛身疼。

3. 后遗症状的治疗方法：中风发作至一定时间后，患者意识逐渐恢复，并逐渐呈现各种中风后遗症状，其中特以半身不遂为最常见，在面部可见口眼喎斜，有涎液自口角流出。此外常见意识钝麻、智力薄弱、记忆障碍等现象。对此等症状的治法，以下列诸方为最常用：

地黄饮

处方：熟地黄六钱，巴戟二钱，山茱萸二钱，肉苁蓉二钱，石斛二钱，附子二钱，茯苓二钱，远志二钱，石菖蒲二钱，官桂二钱，麦冬二钱，五味子一钱。

主治：半身不遂，痰涎阻滞，语言謇涩。

大秦艽汤

处方：秦艽六钱，生石膏六钱，甘草三钱，川芎三钱，当归三钱，白芍三钱，羌活三钱，独活三钱，防风三钱，黄芩三钱，白术三钱，白芷三钱，茯苓三钱，生地黄三钱，熟地黄三钱，细辛一钱。

主治：口眼㖞斜，舌强不语，手足痿痹。

资寿解语汤

处方：羚羊角一钱，桂枝一钱，羌活一钱，防风一钱，甘草一钱，附子一钱，枣仁一钱，天麻一钱，竹沥五钱，姜汁一钱。

主治：中风痰多，半身不遂，舌强不语。

补阳还五汤

处方：生黄芪四两，归尾二钱，赤芍一钱五分，地龙一钱，川芎一钱，桃仁一钱，红花一钱。

主治：半身不遂、口眼歪斜、语言謇涩、口角流涎、大便干燥等症。

张氏中风方

处方：当归三钱，生地黄三钱，洋参一钱，石斛三钱，丹参一钱，红花一钱，菊花三钱，棕榈炭一钱，钩藤三钱，天麻二钱，僵虫一钱，竹沥五钱，姜汁一钱。

主治：口眼歪斜，半身不遂，面赤多痰，眩晕烦乱。

痉　病

一、概说

痉挛是一种运动能力的刺激现象，不是一个独立的病名。中医所谓的痉病，既不是单指某一种神经系统的疾患，同时也并不包括各种具有痉挛现象的病变，根据历代文献的记载，关于痉病的沿革及范畴，主要概有以下的几方面：

1. 刚痉与柔痉

《金匮要略·痉湿暍病脉证》说:"太阳病,发热无汗,反恶寒者,名曰刚痉。""太阳病,发热汗出,而不恶寒,名曰柔痉。""太阳病,无汗而小便反少,气上冲胸,口噤不得语,欲作刚痉,葛根汤主治。""太阳病,其证备,身体强几几然,脉反沉迟,此为痉,瓜蒌桂枝汤主之。"参考《伤寒论》的六经界说,太阳病是指一般外来因素所引起的疾病在初发病的阶段,它主要的症状为恶寒、发热、头痛项强,通常称这些症状为表证。刚痉和柔痉就正是这样的表证而以项背强为主要特征,以有汗和无汗作为进行治疗的着眼点。《金匮要略》所列的治法,刚痉用葛根汤,柔痉用瓜蒌桂枝汤,这两个方剂应用于感受风寒所引起的如上所述的表证,疗效确实相当好,但对于严重的痉病则不可能适应。所以徐大椿特别指出:"痉病乃伤寒坏症,《金匮》诸方,见效绝少。"唐容川也认为刚痉、柔痉不算是主要的痉病,他说:"刚痉柔痉,皆伤寒之兼见者也,非痉之正症也。瓜蒌葛根二汤,是治太阳伤寒之方,非正治痉也。"从徐、唐两氏的结论,可见刚痉、柔痉并不足以概括所有的痉病,实际上二者不过是项背间末梢神经遭受病因侵扰所引起的麻痹、痉挛现象,这和侵害神经中枢所发生的严重的痉病,在程度上是大有区别的。

2. 最常见的两种传染性痉病

在各种侵害神经系统的传染病中,往往出现极为严重的痉挛现象。《金匮要略·痉湿暍病脉证》上说:"病者身热足寒,颈项强急,恶寒,时头热,面赤,目赤,独头动摇,卒口噤,背反张者,痉病也。若发其汗者,寒湿相得,其表益虚,即恶寒甚。发其汗已,其脉如蛇。"从身热恶寒、颈项强急、独头动摇、卒口噤、背反张等现象来看，显系神经中枢发生病变的征兆，这就是发病急卒而病情严重的痉病。这样的痉病经后世医家加以阐发又把它分为两类，其中一类是由于创伤所引起的，例如巢氏《诸病源候论·金创中风痉候》《腕折中风痉候》及《产后中风痉候》说："夫金创痉者，此由血脉虚竭，饮食未复，未满百日，营卫伤穿，风气得入，五脏受寒则痉。其状口急背直，摇头马鸣，腰为反折，须臾大发，气息如绝，汗出如雨，不及时救者皆死。""夫折腕伤皮肉作疮者，慎不可当风及自扇，若风入疮内，犯诸经络便致痉。痉者，脊背强直，口噤不能言也。""产后中风痉者，因产伤动血脉，脏腑虚竭，饮食未复，未满百日，营卫虚伤，风气得如五脏，伤太阳之经，复感寒湿，寒抟转于筋，则发痉。其状口急噤，背强直，摇头马鸣，腰为反折，须臾大发，气息如绝，汗出如雨，手拭不及者死。"这类因伤致痉的疾病，在宋代以后的中医文献上又称为破伤风。例如宋太宗《太平圣惠方》上说："身体强直，口噤不能开，四肢颤掉，骨体疼痛，面目㖞斜，便致难救，此皆损害之处，中于风邪，故名曰破伤风。"现代传染病学所说的破伤风，也就是沿用这个名称，并且进一步用科学方法证明了本病的病原体为破伤风杆菌。另外还有一类严重的痉病，古代因为原因不明，一般都称它为风。例如巢氏《诸病源候论·风角弓反张候》说："风邪伤人，令腰背反折，不能俯仰，以角弓者由邪入诸阳经故也。"《外台秘要》更指出这类疾患具有传染性，《外台秘要·风痫门》引崔氏云："永嘉二年，大人、小儿，频行风痫之疾，得发例不能言，或热、半身掣缩，或五六，或七八日死。"此外在某些文献上又指出这类痉病多见于小儿，如《圣济总录》上说："小儿急惊之状，身壮热，痰壅盛，四肢拘急，筋牵掣，背项强直，目睛上视，牙关紧闭，以其发动急，故名曰急惊风。"根据以上所举的参考资料，足见此种具有身壮热、发动急，且又常见于小儿的痉病，后世或称为风角弓反张，或称为风病，或称急惊风，虽名称不一，而其实则与现代传染病学中的流行性脑脊髓膜炎极为吻合。惟古代不可能从病理解剖方面来对本病得出具体的认识，同时也不可能知道本病的病原物为脑膜炎双球菌，所以只好认为本病是由于风邪所引起。

3. 丧失体液所致的痉病

在各种疾病的过程中，如果发生剧烈的失水、失血，即易引起痉挛，因为过分丧失体液，身体的肌肉皮肤呈僵缩枯萎状态，已经不能完成神经所支配的动作任务，再加上血液循环的迟滞，供给动力的来源不足，神经失却营养，所以就形成肌肉痉挛现象。关于这样的病变，古代医家体会最深，《金匮要略·痉湿暍病脉证》上说："太阳病，发汗太多，因致痉。""风病下之则痉，复发汗，必拘急。""疮家虽身疼痛，不可发汗，汗出则痉。""新产血虚多汗出，喜中风，故令病痉。"这一系列的记载都足以说明丧失体液即易造成痉病。吴鞠通更指出这类丧失体液所造成的血不养筋的痉病，应当称为虚痉，《温病条辨》说："产妇亡血，病久致痉，风家误下，温病误汗，疮家发汗者，虚痉也。"这种病变，如果见于小儿，在中医文献上又称为慢惊风。如钱乙《小儿药证直诀》说："小儿慢惊，因病后或吐泻，或药饵伤损脾胃，而肢体逆冷，口鼻气微，手足瘛疭，昏睡露睛，此脾虚生风无阳之证也。"据此可见虚痉的范围相当广泛，它包括现代医学所谓的续发性脑脊髓膜炎和各种不同程度的局部痉挛，中医文献上所说的拘急、瘛疭、搐搦、抽掣，都是形容这类痉病的症状。

4. 胃肠积滞所致的痉病

病者肠内如有废物壅塞，因而影响消化系统及其他内脏间的血液循环，甚至因为胃肠胀满而引起神经的反射，往往也容易发生痉挛现象。《金匮要略·痉湿暍病脉证》所说的"痉为病，胸满口噤，卧不着席，脚挛急，必龂齿，可与大承气汤"就正是指的这种肠胃积滞所致的痉病。因为大承气汤是通便疗法，只要患者胃肠积滞得以排出，则胸满、口噤、卧不着席、脚挛急、龂齿等症状即可全部去除。这种情况在临床上极为常见，后世医籍上记载这类痉病的如宋代严用和《济生方》载风惊食三痫的症状："其发之状，卒然口眼相引，或目睛上摇，或手足掣纵，或背脊强直，颈项反折，或摇头弄舌，或数龂齿，皆其证也。"又如明代万全《幼科发挥》说："急惊风有三因，有内因者，如伤饮食发热，即宜消导之、下之。"从这些文献的记载，可见所谓痫痉、食惊风等病，皆属胃肠积滞所致的痉病，这种病变尤以小儿患者为最多。

综上所说的四点，足见痉病是一个比较古老而复杂的病种，它所包含的类别各有不同，我们只有根据文献并结合实际经验来加以分析研究，才能系统地了解它的沿革和范畴，因而也才可能在临床上提高我们诊断与治疗的正确性。

二、随证治疗

1. 刚痉柔痉的治法

刚痉与柔痉皆属于太阳表证，一般都具有恶寒、发热、头痛、项背拘急等症状，惟刚痉无汗、脉浮紧，柔痉有汗、脉沉迟，是二者主要的区别点。治疗刚痉用葛根汤，治疗柔痉用瓜蒌桂枝汤（处方附后）。

葛根汤

处方：葛根三钱，麻黄二钱，桂枝三钱，白芍三钱，甘草三钱，生姜三钱，大枣二枚。

水煎服。

主治：太阳刚痉。无汗，恶寒，发热，头痛，项背强，脉浮紧。

瓜蒌桂枝汤

处方：瓜蒌根三钱，桂枝三钱，白芍三钱，甘草二钱，生姜三钱，大枣二枚。

水煎服。

主治：太阳柔痉。自汗，恶风，发热，头痛，项背强，脉沉迟。

2. 破伤风发痉的治疗

破伤风为感染破伤风杆菌所致的创伤传染病。发作之前，创伤部常有异常感觉，或化脓溃烂，随即呈现咽下困难，咬肌紧张，甚则牙关紧闭，头项及四肢强直，腰背反张，在面部可见口角肌肉向两侧牵引，呈所谓痉笑状态，鼻翼向外上方牵引，眼裂缩小，眉毛提高，前额皱纹加多，此种面貌，称为"破伤风性颜貌"，患者多有言语障碍、口角流涎、出汗等征象。大抵病状较轻，发病迟缓，经过缓慢者比较易治，如发病急骤，病状严重，或面目青黑，额上汗出如珠，周身汗出如油，眼小目瞪，脉搏微弱者，预后皆属不良。治疗破伤风发痉，可选用玉真散、蜈蚣星风散、蝉衣酒等方。产妇破伤风，以华佗愈风散最为合适（处方附后）。

玉真散

处方：白芷三钱，南星三钱，白附子三钱，天麻三钱，羌活三钱，防风三钱。

以上六味可煎成水剂，加酒或童便热服，亦可研成细末，用酒调浓敷伤处。

主治：破伤风发痉。角弓反张，项背强直，牙关紧急，手足拘挛。

蜈蚣星风散

处方：蜈蚣二条，江鳔三钱，南星二钱五分，防风二钱五分。

以上四味可煎成水剂，加黄酒热服。

主治：破伤风发痉。牙关紧急，四肢抽搐，角弓反张。

蝉衣酒

处方：蝉蜕五钱。

研末放入半斤黄酒中，文火煮数沸，一次服下。

主治：破伤风发痉。牙关紧急，手足挛缩，项背强直，角弓反张。

华佗愈风散

处方：荆芥穗五钱。

水煎加童便热服，一方有当归五钱。

主治：产妇破伤风发痉。筋脉紧急，手足瘛疭，角弓反张。

3. 流行性脑脊髓膜炎发痉的治法

流行性脑脊髓膜炎为感染脑脊髓膜双球菌所引起的急性传染病。最易发生于小儿，初起恶寒、发热、头痛、呕吐、全身无力、关节酸痛，继而头痛呕吐增剧，口舌干燥，皮肤呈暗红色，头项强直，甚则向后弯曲，形如黄瓜，牙关紧闭，两目直视，或闭目不省人事。本病初起脉多弦细，痉象严重时，脉象往往弦动有力。诊断本病，以初起时即有头痛（特别是后脑痛）与频繁呕吐为特征，现代医学用腰脊穿刺术取脊髓液检查，或在血中培养本病病原，则诊断更为明确，本病如能早期发现，及时救治，一般很少死亡，如发病急卒，病势严重，且又未得到适时的治疗，则预后每多不良。又本病常遗留耳聋、失明、斜视、记忆力减退、脑神经瘫痪及步行障碍等。治疗流行性脑脊髓膜炎可选用恽铁樵方、紫金锭、至宝丹等方（处方附后）。

恽铁樵方

处方：龙胆草五分，黄连三分，犀角三分，菊花三钱，生地五钱，当归三钱，羚羊角三分。

水煎服

主治：流行性脑脊髓膜炎发痉。身热，神昏，口眼相引，四肢抽搐，头项强直，角弓反张。

紫金锭

处方：山慈菇二两，文蛤二两，大戟一两五钱，白檀香一两五钱，安息香一两五钱，苏合油一两五钱，千金子一两，雄黄五钱，琥珀五钱，冰片三钱，麝香三钱。

以上药品各研极细，再合研匀，浓糯米饮杵丸，如绿豆大，飞金为衣，每服一钱，开水下。

主治：流行性脑脊髓膜炎发痉，痰涎壅塞，神昏不语，四肢搐搦，头项强直，角弓反张。

至宝丹

处方：犀角一两，朱砂一两，雄黄一两，玳瑁一两，琥珀一两，麝香一钱，龙脑一钱，牛黄五钱，安息香一两五钱。

各药研为细末，以安息香膏重汤煮烊，再入诸药和丸，如梧桐子大，分作百丸，蜡护，每服三丸至五丸，小儿服二丸。一方有金、银箔。

主治：流行性脑脊髓膜炎发痉。头痛项强、角弓反张、发热闷乱、神昏不语、痰涎壅塞。

4. 丧失体液致痉的治法

失水失血致痉，或其他疾病医治不如法演变而成的痉病，其病变的程度每有轻重不同的区别，轻者仅为局部痉挛或间歇性痉挛，重者常可出现神昏不语、头项强直、腰背反张等神经中枢病征。治疗这类痉病，虽是随着病变的程度而有各种不同的方剂，但治疗原则总不外以强心镇静、调血养液为主。通常治疗虚痉习用的方剂，如桂枝附子汤、大定风珠、芍药甘草汤、逐寒荡惊汤、加味理中地黄汤等方（处方附后）。

桂枝附子汤

处方：桂枝二钱，芍药二钱，生姜二钱，甘草一钱，大枣三枚，附子三钱。

水煎服。

主治：误汗误下，亡阳伤津致痉。其症汗出恶风、小便不利、四肢拘急。

大定风珠

处方：白芍六钱，阿胶三钱，龟甲四钱，干地黄六钱，麻仁二钱，五味子二钱，牡蛎四钱，麦冬六钱，鳖甲六钱，炙甘草四钱，鸡子黄二枚。

以上各药水煎，后入鸡子黄，搅令相得，分三次服，喘加人

335

参，自汗者加龙骨、人参、小麦，悸者加茯神、人参、小麦。

主治：误汗妄攻，津液大伤，脉象虚弦，神倦瘛疭，舌绛苔少。

芍药甘草附子汤

处方：白芍三钱，炙甘草三钱，附子三钱。

水煎服。

主治：误汗误下成痉，及新产血虚致痉，脉弱恶寒，四肢拘急。

逐寒荡惊汤

处方：胡椒一钱，炮姜一钱，肉桂一钱，丁香十粒。

以灶心土三两，煮水呈极清，煎药大半茶杯。

主治：继发性脑脊髓膜炎发痉。头项强直，腰背反张，面色青白，体冷脉微，呕吐泄泻。

加味理中地黄汤

处方：熟地黄五钱，白术二钱，党参二钱，当归二钱，炙黄芪二钱，破故纸二钱，酸枣仁二钱，枸杞二钱，炮姜一钱，枣皮一钱，炙甘草一钱，肉桂一钱，生姜三片，红枣二枚，胡桃二个。

用灶心土二两，煮水煎药，取浓汁一茶杯，加附子五分煎水掺入，分数次服。

主治：继发性脑脊髓膜炎发痉。口眼相引，手足抽搐，头项强直，腰背反张，面色㿠白，神态羸弱，脉微弱。

5. 胃肠积滞致痉的治法

由于胃肠有热有积所致的痉病，也是属于一种突发性的急性病变，所以有些医书里，也把它列为急惊风一类。这类痉病的主要症状为胸腹胀满、身热、口噤、龄齿、卧不着席、脚筋挛急等征象。此等现象在临床上颇与脑脊髓膜炎相似，但脑脊髓膜炎发痉时腹部陷没如船底（舟状腹），此则胸腹胀满，是二者的主要鉴别点。又本病的发作，多见于夜晚睡眠时间内，发作经数分钟，或十数分钟后，患者神志常能自行恢复而出现腹胀、心烦、便秘等症。治疗此类痉病以通便泄热为主。常用的方剂如大承气汤、升降散等方（处方附后）。

大承气汤

处方：大黄四钱，厚朴四钱，枳实二钱，芒硝二钱。

水煎服。

主治：胃实致痉。胸腹胀满，口噤，龄齿，四肢挛急，脉实有力。

升降散

处方：白僵蚕二钱，蝉蜕一钱，姜黄三钱，大黄四钱。

主治：胃实致痉。表里皆热，胸腹胀满，口噤龄齿，四肢挛急，脉数有力。

黄 疸

一、概说

黄疸这个名称，在中医文献上很早就有所记载。《内经》上说："溺黄赤安卧者黄疸，已食如饥者胃疸，目黄者曰黄疸。""身痛而色微黄，齿垢黄，爪甲上黄，黄疸也。"据此，可见古人所谓的黄疸，是人体皮肤、黏膜和体液呈现黄色的一种症状，而不是固定指的某一种疾病。古代医家也知道发生黄疸的原因很多，《内经》上说："湿热相搏，民病黄瘅。"就是说黄疸可以由不良气候所诱发。《金匮要略》把黄疸分为谷疸（注一）、酒疸（注二）、女劳疸（注三）三种，就是说伤食、嗜酒、虚损等因素都可以诱发黄疸。其他如《伤寒论》里的发黄（注四）、巢氏《诸病源候论》记载的急黄（注五）更说明黄疸可见于急性热病。明代戴思恭《证治要诀》又指出失血及病后每易发生黄疸（注六），这些从临床上所得出的概念，都是极为可贵的经验。只不过古人对于生理、病理方面，不可能有更为具体的了解，因此，关于黄疸的成因，我们必须结合现代科学知识，进一步明确以下两点。

（一）胆红素的循环

食物中的蛋白质，经过消化道分解作用进入血循环，在骨髓内制造成为红细胞。当红细胞在网状内皮系统内破坏以后，就变成绿血红素，绿血红素中的铁很容易脱离，脱离后即与血球蛋白相结合而成胆红素蛋白存于肝细胞中，经肝细胞作用，将所含的蛋白分子解离，胆红素即成胆红素钠，由胆汁中排出，存于胆囊内，经大肠时，受细菌还原作用，形成一种无色的化合物尿胆原，大部分尿胆原在大肠下部氧化为橘红色的尿胆素，随粪便排出，小部分尿胆原被大肠吸入血循环，由门静脉运回肝，再氧化为胆红素，又进入胆汁排到肠内。仅有极少量的尿胆原经过肝脏时可直接经肝静脉入全身循环由肾排出。这样就完成了胆红素的正常生理循环，由此便可以知道当胆管或胆汁制造场所有病变时，血中就会存在过量的胆红素，致使皮肤、黏膜及组织发黄的现象而成黄疸。

（二）发生黄疸的原因

通常 100CC 的血内，含胆红素平均不到 0.25mg，超过 2mg 时，便要发生黄疸。原因有下列三种：

1. **溶血性黄疸** 又称肝前性黄疸，这种黄疸因红细胞破坏过多，胆红素制造旺盛，血液中存有过量之胆红素。

2. **肝细胞性黄疸** 又称肝内性黄疸、中毒性黄疸、发炎性黄疸，这种黄疸系因细菌或病毒的毒素，以及有机、无机化学毒物的影响使肝细胞损伤或坏死，不能分解并排除胆红素，以致胆汁流入血内而成黄疸。

3. **阻塞性黄疸** 又称肝后性或肝外性黄疸，这种黄疸由于胆管阻塞，如管腔堵塞，管壁肿胀，或管外肿物压迫等，致胆汁不能正常排泄，胆汁的诸成分重行吸收入血而成黄疸。

上述的三种原因，也就是现代对于黄疸的分类，根据这样的分类，再回顾古代医家对于黄疸的学说，便可看出有很多地方都可以结合起来的。例如从前所谓的谷疸，就是由伤食所引起的消化系统的病变，尤其是十二指肠的病变，引起胆道梗阻，胆汁不能正常地排入肠道，因而发生逆流作用，渗入血液形成黄疸。这种黄疸属于阻塞性黄疸。还有所谓酒疸，乃是由于嗜酒者的慢性酒精中毒，致肝细胞受伤，胆汁的制造功能发生障碍，降低了血中胆红素的排泄，遂发生黄疸。这种黄疸属于肝细胞性黄疸，此外，如伤寒发黄、急黄等，系指急性热病所呈现的黄疸，这是由于细胞或病毒的毒素损害肝细胞所形成的，所以也属于肝细胞性黄疸。另外还有女劳疸，《金匮要略》上说："腹如水状，不治。"如果就从腹水的症状来看，女劳疸颇似肝癌或肝硬化末期的现象，这是肝实质发生病变所呈现的黄疸，病势最为严重，所以古人称为"不治之症"。至于戴思恭所说的失血或病后发黄,则与现代的溶血性黄疸完全符合。

注一:谷疸:《金匮要略·黄疸病脉证并治》曰:"风寒相搏,食谷即眩,谷气不消,胃中苦浊,浊气下流,小便不通,阴被其寒,热流膀胱,身体尽黄,名曰谷疸。""阳明病脉迟者,食难用饱,饱则发烦、头眩、小便必难,此欲作谷疸。""谷疸之为病,寒热不食,食即头眩,心胸不安,久久发黄,为谷疸,茵陈蒿汤主之。"

注二:酒疸:《金匮要略·黄疸病脉证并治》曰:"心中懊憹而热,不能食,时欲吐,名曰酒疸。""夫病酒黄疸,必小便不利,其候心中热,足下热,是其证也。""酒黄疸者,或无热,靖言了了,腹满如吐,鼻燥,其脉浮者先吐之,沉弦者先下之。""酒疸,心中热,欲吐者吐之愈。""酒黄疸心中懊憹或热痛,栀子大黄汤主之。"

注三:女劳疸:《金匮要略·黄疸病脉证并治》曰:"额上黑,微汗出,手足中热,薄暮即发,膀胱急,小便自利,名曰女劳疸。腹如水状,不治。""黄昏日晡所发热,而反恶寒,此为女劳得之。膀胱急,少腹满,身尽黄,额上黑,足下热,因作黑疸,其腹胀如水状,大便必黑,时溏,此女劳之病,非水也。腹满者难治,硝石矾石散主之。"

注四:伤寒发黄:《伤寒论》曰:"阳明病发热汗出,此为热越,不能发黄也。但头汗出,身无汗,剂颈而还,小便不利,渴引水浆者,此为瘀热在里,自必发黄,茵陈汤主之。""伤寒发汗已,身目为黄,所以然者,以寒湿在里不解故也,以为不可下也,于寒湿中求之。""伤寒七八日,身黄如橘子色,小便不利,腹微满者，茵陈蒿汤主之。""伤寒身黄发热，栀子蘗皮汤主之。"
"伤寒瘀热在里，身必发黄，麻黄连翘赤小豆汤主之。"

注五：急黄：巢氏《诸病源候论·急黄候》曰："脾胃有热，
谷气郁蒸，因为热毒所加，故卒然发黄，心满气喘，命在顷刻，
故云急黄。有得病即身体面目发黄者，有初不知是黄，死后变黄
者。其候得病但发热心战者是也。"

注六：失血及病后发黄：戴思恭《证治要诀》曰："诸失血
后多令面黄，盖血为荣，面色红润者，血荣之也，血去则面色黄
色。""病疟后多黄，盖虐谓之脾寒，脾受病，故色见于面。"

二、随证治疗

黄疸最显著的征象就是皮肤、黏膜发黄，在皮肤上可以见到
浅黄、橙黄、褐色等深浅不一的黄色，最容易看出有黄疸的地方
是眼球巩膜。其他皮肤症状每可见到发痒、湿疹等。消化系统方
面，常有食欲不振、口渴、呕吐、大便秘结等征象，如为完全阻
塞性黄疸，大便几全无黄色而成灰白色。如为发炎性的黄疸，消
化系统的症状更为显著，肝、脾都常常肿大而有压痛的感觉，如
为阻塞性或发炎性的黄疸，小便的黄色一定加深，呈浓黄色或暗
赤色（如将小便盛于玻璃管内用力振荡，可见有黄色泡沫）。如
为溶血性黄疸，大小便则有显著的改变。中医诊治黄疸，也是根
据这些临床上的征象以辨别其为阴黄或阳黄，从而予以各种不同
的治疗。元代王海藏说："阴黄其症身冷，身如熏黄，色黯，终
不如阳黄之明如橘子色。"明代张景岳说："黄疸大法，总不出阴
阳二证，大都阳证多实，阴证多虚，阳黄证，因湿多成热，热则
生黄，此即所谓湿热证也。其证必有身热，有烦渴，躁扰不宁，

或消谷善饥，或小水热痛赤涩，或大便秘结，其脉必洪滑有力，其证不拘表里，或风湿外感，或酒食内伤，皆能致之，但察其元气尚强，脾胃无损，而湿热果盛者，宜直清火郁、利小便，湿热去而黄自退，治此者本无难也。阴黄证，则全非湿热，而总由血气之败，盖气不生血，所以血败，血不华色，所以色败，凡病黄疸而绝无阳症阳脉者，便是阴黄，其为病也，必喜静而恶动，喜暗而畏明，凡神思困倦，言语轻微，或怔忡眩晕，畏寒少食，四肢无力，或大便不实，小水如膏，乃脉息无力等症，悉皆阳虚之候，此与湿热发黄者反如水炭，使非速救元气，大补脾肾，则终无复原之理。"根据这样的记载，可见阳黄是属于急性发热的发炎性的黄疸，它是以身热、黄色鲜明、口渴、便秘、小便短赤、脉数等现象为特征。阴黄是属于慢性无热的非炎性的黄疸，它是以身无热、怯冷、黄色秽暗、便溏、小便清白、精神倦乏、脉沉迟等现象为特征。从疗效和预后来说，大抵阳黄易治，见效迅速；阴黄难治，逾期较缓。至若黄疸患者形如烟熏，摇头直视，鼻出冷汗，环口黧黑，油汗发黄，久黄变黑，或腹胀有水等皆为严重之征，预后每多不良，这是在临床上必须留意的。治疗黄疸的原则，阳黄以发汗、利尿、退热、利疸、通便等方法为主，阴黄则以亢奋健胃、养血和血为法。兹将治疗黄疸常用的有效药物及方剂分述如后。

（一）治疗黄疸的药物

发汗：桂枝、麻黄、生姜。

利尿：泽泻、猪苓、茯苓、车前仁、茵陈、白术、薏苡仁、赤小豆。

退热：栀子、黄柏、黄芩、黄连、连翘、龙胆草、葛根、柴胡。

利疸：茵陈、栀子、牛胆、猪胆。

通便：大黄、芒硝、枳实、厚朴。

亢奋健胃：肉桂、干姜、生姜、附子、人参、苍术、白术、豆蔻、陈皮、半夏。

养血和血：白芍、当归、黄芪、丹皮、郁金、乱发、猪膏。

（二）治疗黄疸的方剂

1. 麻黄连翘赤小豆汤

处方：麻黄二钱，连翘三钱，杏仁三钱，赤小豆三钱，甘草一钱，大枣二枚，生姜三片，生梓白皮三钱（如无以茵陈代之）。

水煎服。

主治：急性黄疸。黄色鲜明，恶寒，发热，身痛，无汗，脉浮数。

2. 茵陈五苓散

处方：茵陈三钱，桂枝二钱，白术三钱，茯苓三钱，猪苓二钱，泽泻二钱。

水煎服。

主治：黄疸。小便不利，大便溏，恶寒，发热，渴喜热饮，食欲不振。

3. 茯苓渗湿汤

处方：茵陈四钱，茯苓三钱，猪苓二钱，泽泻二钱，白术二钱，陈皮二钱，苍术二钱，黄连二钱，山栀二钱，秦艽二钱，防己二钱，葛根二钱。

水煎服。

主治：黄疸。恶寒发热，头痛身痛，呕吐，渴欲饮水，不能食，小便不利。

4. 茵陈蒿汤

处方：茵陈三钱，栀子三钱，大黄二钱。

水煎服。

主治：黄疸。发热，身黄如橘子色，渴欲饮水，小便不利，头部有汗，身无汗，腹微满者（本方治小儿急性发黄、有以上诸症者，效果尤为良好）。

5. 栀子柏皮汤

处方：栀子三钱，黄柏三钱，甘草一钱。

水煎服。

主治：急性黄疸。身热不甚，外无可汗表症，内无可下里症，即直以此方清热利湿。

6. 圣济茵陈汤

处方：茵陈三钱，柴胡三钱，黄芩三钱，龙胆草三钱，枳实二钱，栀子三钱，升麻一钱，大黄二钱。

水煎服。

主治：黄疸。发热，食后眩晕，心中怫郁不安，胸腹胀闷，脉数有力。

7. 大黄硝石汤

处方：大黄三钱，黄柏三钱，硝石三钱，栀子三钱。

水煎服。

主治：黄疸。腹满胀硬，小便不利而赤，自汗，脉沉实者。

8. 消黄去疸汤

处方：茵陈三钱，薏苡仁五钱，车前仁五钱，茯苓五钱，肉桂五分。

水煎服。

主治：黄疸。身无大热，小便不利，食欲不振，脉沉。

9. 郁金散

处方：郁金一两，牛胆一枚（干者），麝香五分。

共研细末，每服五分，一日二三服，白水下。

主治：黄疸日久不愈，食欲不振，腹胀，气急。

10. 小建中汤

处方：桂枝三钱，炙甘草三钱，大枣三钱，白芍六钱，生姜三钱，胶饴一两。

水煎服。

主治：体虚发黄。无表里证，羸瘦食少，小便不利。

11. 桂枝加黄芪汤

处方：桂枝三钱，白芍三钱，生姜三钱，甘草二钱，黄芪三钱，大枣二枚。

主治：体虚发黄。畏寒，身痛，食欲不振，精神困倦，脉浮缓。

12. 猪膏发煎

处方：猪膏半斤，乱发如鸡子大三枚。

发和膏中煎之，发消药成，分二次服。

主治：慢性黄疸。肌肉消瘦，腹胀满，小便难。

13. 硝石矾石散

处方：硝石（熬黄）、矾石（烧）各等分，研细为散，每服一钱，大麦粥汁和服，日三服。

主治：阴黄日久不愈，腹胀有水，或腹中有硬块。

14. 茵陈四逆汤

处方：茵陈三钱，附子五钱（炮），炙甘草二钱，干姜三钱。水煎服。

主治：阴黄。四肢逆冷，自汗，脉细无力，困倦嗜卧。

水　　肿

一、概说

在正常人体的各种组织里面、细胞和细胞之间，都有水分。这些水分保持有一定的量，和血液里面的水分不断地交换，这样就能够把组织需要的物质从血液中取过来，又把组织内应该排泄的东西送到血液中去，这种交换平常是保持平衡的。但血管壁的通透性一旦发生障碍，这种交换就会失去平衡，而形成血液里面的水分到组织里面来得多，组织里面的水分到血液里去得少，在这种血液和组织间正常的水分代谢发生障碍的情况下，人体就会产生水肿的现象。通常足以引起血管壁通透性发生障碍的原因，主要有下列数种：

1. 毛细血管血液高度充盈，致使管内压力增高。

2. 当组织的酸性度增高或是盐类在组织中积留时，组织液浓度增大。

3. 血液中蛋白过少时，血中水分易于通过毛细血管壁进入组织。

4. 血管壁的通透性也可能由于内皮细胞中毒性损伤而发生改变。

根据水肿在体内发生时的一般条件，又可将临诊上常见的水肿，分为如下的几种：

1. **心脏性或郁血性水肿** 这是与心力不足时或其他静脉性环流障碍时器官内高度的静脉郁血有关。此种水肿，常见于身体下部，然后延及全身。患者除水肿外，常兼有心脏衰竭（如呼吸短促，皮肤及黏膜发绀等）。

2. **衰弱性或恶病质性水肿** 这种水肿发生在以长期饥饿或消耗性疾患为基础的衰弱患者。

3. **肾脏性水肿** 在肾脏疾患时发生水肿，是由于肾脏的功能性缺陷，致使盐类在组织中蓄积和蛋白在血液中减少，血中水分遂超出正常范围地进入组织。

4. **中毒性水肿** 中毒性水肿是由于某些部位血管壁剧烈中毒性损伤所发生（如荨麻疹时的皮肤浮肿，白喉时的喉颈浮肿等）。

二、 随证治疗

1. **辨证** 诊治水肿，中医着重辨识其为气分或血分，阳水或阴水，实证或虚证以及水肿危症。兹根据古代文献记载分述如后：

（1）气分、血分

《金匮要略》曰："寸口脉迟而涩，迟则为寒，涩则血不足。趺阳脉微而迟，微则为气，迟则为寒。寒气不足，则手足逆冷；手足逆冷，则营卫不利；营卫不利，则腹满胁鸣相逐，气转膀胱，营卫俱劳。阳气不通即身冷，阴气不通即骨疼；阳前通则恶寒，阴前通则痹不仁；阴阳相得，其气乃行，大气一转，其气乃散；实则失气，虚则遗尿，名曰气分。""寸口脉沉而迟，沉则为水，迟则为寒。寒水相搏，趺阳脉伏，水谷不化，脾气衰则鹜溏，胃气衰则身肿。少阳脉卑，少阴脉细，男子则小便不利，妇人则经水不通。经为血，血不利则为水，名曰血分。"

宋代杨士瀛《仁斋直指方》曰："凡肿其状目泡上下微肿如裹水，通身浮肿，咳喘怔忡，股间阴凉，小便涩黄，皮薄而光，手按成窟，举手即满，是浮肿也。如饮隔痞塞，腹鸣骨痛冷痫，则曰气分，亦曰水气。经脉不行，血化为水，四肢红肿，则曰血分。皆水气之所由作也。"

元代朱丹溪《丹溪心法》曰："皮厚四肢瘦削，腹胁膨胀，气肿也。皮间有红缕赤痕者，此血肿也。"

按：《金匮要略》虽提出水肿有气分与血分的区别，但在症状上的划分还不太明确，所以后来杨仁斋、朱丹溪都从皮肤的色泽来分辨气分、血分，这种辨别的方法比起《金匮要略》的记载，就大为简明扼要了。

（2）阳水、阴水

元代朱丹溪《丹溪心法》曰："若遍身肿、烦渴、小便赤涩、大便闭，此属阳水。若遍身肿、不烦渴、大便溏、小便少、不涩赤，此属阴水。"

明代李梴《医学入门》曰："阳水多外因涉水冒雨，或兼风寒暑气而见阳证……阳水多兼食积，或饮毒水，或疮痍所致也。阳水必热渴二便闭。""阴水多内因饮水及茶酒过多……或饥饱劳役房欲而见阴证……阴水多因久病或产后，久病者，盖谓久病喘咳疟痢，或误服凉药，以致肿者，危候也……阴水必身凉大便利。"

清代陈修园《医学从众录》曰："脉沉数、大便燥、小便赤、口渴、面赤为阳。""脉沉迟、大便滑、小便利、口不渴、面清白为阴。"

根据以上所举的文献记载，足见阳水多系外来因素所引起，发病比较急速，临床症状以身重、面色红亮、烦热口渴、大便闭结、小便赤涩、脉沉数等为主。阴水则多为身体内部功能衰败所引起，发病比较缓慢，临床症状以身重、面色清白、皮肤冷、口不渴、大便清利、小便不赤涩、脉沉迟等为主。惟慢性水肿症中间亦有见阳证者，如明赵献可《医贯》曾说："又有一等纯是阴虚者，其证腹大、脐肿、腰痛、两足先肿、小水短涩、喘嗽有痰、不得卧、甚至头面皆肿。或面赤口渴，但其人饮食知味，大便反燥。"在临诊上如遇此等证候时，必须详细了解患者发病时间的久暂及脉搏的虚实等，然后才能做出正确的判断。

（3）实证、虚证

明代李中梓《医宗必读》曰："先胀于内而后肿于外者为实，先肿于外而后胀于里者为虚；小便黄赤大便秘结为实，小便清白大便溏泄为虚；脉滑数有力为实，弦浮微细为虚；色红气粗为实，色悴声短为虚。凡诸实证或六淫外客，或饮食内伤，阳邪急速，其至必暴，每成于数日之间，若是虚证，或情志过劳，或酒色过度，日积月累，其来有渐，每成于经月之后。然治实颇易，理虚恒难。"

明代张介宾《景岳全书》曰："凡此虽皆胀病，而治之则全在查其虚实，大都阳证多热，热证多实。阴证多寒，寒证多虚。先滞于内而后及于外者多实，先肿于表而渐及于内，或外虽胀而内不胀者多虚；小便红赤大便秘结者多实，小便清白大便稀溏者多虚；脉滑有力者多实，弦浮微细者多虚；形色黄红、气息粗长者多实，形容憔悴、声音短促者多虚；青年少壮、气道壅滞者多实，中衰积劳、神疲气怯者多虚。虚实之治，反如炭水。"

根据以上所举的文献记载，可知分析水肿的实证与虚证，和前述辨别阳水与阴水，同为中医对水肿症的重要的鉴别方法。通过这样的鉴别，一方面可以依据阴、阳、虚、实的不同而予以分别的处理，另一方面也可对于疾病的预后有一个概括的认识。

（4）水肿危候

唐代孙思邈《千金方》曰："水有十种，不可治者有五：第一唇黑伤肝，第二缺盆平伤心，第三脐出伤脾，第四背平伤肺，第五足下平满伤肾，此五伤必不可治。"

元代危亦林《世医得效方》曰："凡水肿，大喘气粗不食，乃肾水盈溢上行，旁浸于肺也，不治。"

明代李梴《医学入门》曰："先肿四肢而后归于腹者难治，若肌肉崩溃、足胫流水、唇黑耳焦、缺盆平、脐凸、背平、手足掌平、肉硬、腹多青筋、大便滑泄者不治。"

按以上文献所举出的水肿危候，皆为水肿末期常见的症象，所以古代医家多认为是不治之症。

2. 治疗

（1）法则：古代医家治疗水肿，多主张首先去水。如《金匮要略》上说："诸有水者，腰以下肿当利小便，腰以上肿当发汗，乃愈。"《河间六书》也说："经云：平治权衡，去菀陈莝，开鬼门，洁净府。平治权衡者，察脉之浮沉也；去菀陈莝者，疏涤肠胃也；开鬼门洁净府者，发汗利小便也。"归纳起来，即消水的方法，不外发汗、利小便、通大便等三种。这些方法对于前面所说的阳证或实证的水肿是比较合宜的。但是否能适用于阴证或虚证的水肿？这就值得考虑了。明代张景岳曾经这样提出，他说："水肿证以精血皆化为水，多属虚败，治宜温脾补肾，此正法也。然有一等不能受补者，则不得不从半补，有并半补亦不能受者，则不得不全用分消。然以消治肿，惟少年之暂病则可，若气血既衰，而不能受补，则大危之候也……常见有专用消伐而退肿定喘者，于消肿之后，必尪羸骨立，略似人形，多则半年，少则旬日，终无免者。故余之治此，凡属中年积损者，必以温补而愈。"张景岳指出的治疗水肿，应以温补为主，这是一种治本的方法，这种方法对于阴证、虚证的水肿是比较合适的。其他如肿属气分，便应导气行水；肿属血分，又应和血消瘀。这都是要针对临床上的具体情况，然后才能定出适当的治疗发则。

（2）处方

防己黄芪汤

组成：防己三钱，甘草一钱，白术三钱，黄芪四钱。

加生姜四片、大枣一枚，水煎服。

主治：水肿脉浮，身重，汗出，恶风，关节烦疼，小便不利。

越婢汤

组成：麻黄三钱，石膏五钱，生姜三片，大枣二枚。

水煎服。

主治：全身浮肿，恶风，脉浮而渴，自汗出，无大热，或喘咳。

防己茯苓汤

组成：防己三钱，黄芪三钱，桂枝三钱，甘草二钱，茯苓六钱。

水煎服。

主治：四肢水肿，水气在皮肤中胭动。

葶苈丸

组成：甜葶苈一两（炒），川贝母一两，木通一两，杏仁二两，防己二两。

共为细末，枣肉和丸，如梧桐子大，每服五十丸，桑白皮煎汤下。

主治：肺气咳喘，面目四肢浮肿，气促不安，小便短赤。

五皮饮

组成：大腹皮五钱，赤茯苓皮五钱，生姜片五钱，陈皮五钱，桑白皮五钱。

水煎服。

主治：身体、面目、四肢浮肿，小便不利，或咳，或喘，或腹胀。

疏凿饮

组成：商陆、羌活、秦艽、槟榔、大腹皮、椒目、木通、泽泻、茯苓皮、赤小豆。

各等分，剉细，每服四钱，加姜五片，水煎服。

调营饮

组成：莪术一钱，川芎一钱，当归一钱，延胡索一钱，白芷一钱，槟榔一钱，陈皮一钱，赤芍一钱，桑皮一钱，大腹皮一钱，赤茯苓一钱，葶苈一钱，瞿麦一钱，大黄一钱五分，细辛五分，官桂五分，甘草五分。

加生姜三片　大枣二枚，清水煎服。

主治：瘀血留滞，血化为水，四肢浮肿，皮肉赤纹。

胃苓汤

组成：苍术三钱，厚朴三钱，陈皮三钱，白术三钱，茯苓三钱，泽泻二钱，猪苓二钱，甘草一钱，肉桂一钱。

加生姜三片、大枣三枚，水煎服。

主治：全身水肿，腹胀，呕吐，腹泻，四肢酸痛，小便短少。

复原丹

组成：附子二两（炮），木香一两，茴香一两，川椒一两，厚朴一两，独活一两，白术一两（炒焦），陈皮一两，吴茱萸一两，桂心一两，泽泻一两五钱，肉豆蔻五钱，槟榔五钱。

共研细末，陈米饮糊丸，如梧桐子大，每服五十丸，紫苏汤下。

主治：脾肾俱虚，发为水肿。四肢虚浮，心腹坚胀，小便不通，两目下肿。

济生肾气丸

组成：熟地黄四两，茯苓三两，山药二两，山茱萸二两，丹皮一两五钱，泽泻一两五钱，牛膝一两，车前子一两，附子五钱，肉桂五钱。

共研细末，炼蜜为丸，如梧桐子大，每服十五丸，一日三次。

主治：肺肾俱虚。腰重脚肿，小便不利，或四肢浮肿，或肚腹肿胀，或喘急痰多。

附注：在使用上列各种处方治疗水肿时，应叮嘱患者禁忌食盐。

鼓　胀

一、概说

　　鼓胀是以腹部肿大膨胀为特征，它不是一个独立的病名，而是多种疾病的一个续发症。这种病症又可分为鼓肠和腹水，所谓鼓肠即肠管内气体生成与吸收的机转发生障碍，因而有过剩气体积蓄于肠管之中，致使腹部膨胀的一种现象。一般说来，这种鼓胀是比较轻型的，在中医论鼓胀的文献上所说的气胀，就包括本症在内。所谓腹水则系由于心脏或肾脏疾患，或慢性腹膜疾患，或门静脉干被压迫、闭塞，及肝内门静脉各支被压迫等原因，致使腹腔内潴留多量液体而呈腹部水肿的一种现象。而在各种原因的腹水症中，尤以门脉性肝硬化的病例最为常见，门脉性肝硬化为肝脏的慢性弥漫性、变质性病变，由于肝脏结缔组织的增生与收缩，致影响门静脉循环而发生腹水。因此，从病理改变来说，这显然是一种难于治愈的疾病。我国古代医家在临诊时也曾经多次接触到这样的鼓胀病例，所以在不少的中医书籍上对本病的症状和预后都有所记载，例如：

　　《灵枢·水胀》曰："鼓胀何如，岐伯曰：腹胀，身皆大，大与腹胀等也，色苍黄，腹筋起，此其候也。"

　　张仲景《金匮要略·水气病脉证并治》曰："石水，其脉自沉，外证腹满，不喘。""肝水者，其腹大不能自转侧，胁下腹痛，时时津液微生，小便续通。"

　　朱丹溪《丹溪心法》曰："以其外虽坚满，中空无物，有似于鼓，其病胶固难于治疗，又名曰蛊，若蛊侵蚀之义。"

戴思恭《证治要诀》曰："蛊与鼓同，以言其急实如鼓，非蛊毒之蛊也，俗谓之鼓胀，又谓之蜘蛛病，所感不同，止是腹大而急，余处皮肤如常……此病多以积渐而致，或是病后脏气未复，邪气乘虚。"

李梴《医学入门》曰："若单腹肿大而四肢极瘦者名蜘蛛蛊……此属脾气虚极，本经自病，更难相生相制，乃真脏病也，不治。"

李中梓《医宗必读》曰："若四肢不肿但腹胀者，名单腹胀，难愈。"

喻嘉言《医门法律》曰："故不病之人，凡有癥瘕、积块、痞块，即是胀病之根，日积月累，腹大如箕，腹大如瓮，是名单腹胀，不似水气散于皮肤面目四肢也，仲景所谓石水者，正指此也。"

张介宾《景岳全书》曰："单腹胀者，名为鼓胀，以外虽坚满而中空无物，其象如故，名曰鼓胀。又或以气血结聚，不可解散，其毒如蛊，亦名蛊胀。且肢体无恙，胀惟在腹，故又名单腹胀……然病成单鼓，终非吉兆，必其伤败有渐，然后至此，使非尽扫尘纷，加意护理，则未有获免者矣。"

从以上文献对鼓胀、蛊胀、单腹胀等病症的记述，可以看出其内容并不是泛指的一般鼓胀或腹水，而是着重于记载门静脉所致的鼓胀病。由于历史条件的限制，古代的医家们不可能从病理、解剖等方面对本症获得更进一步的认识，但他们能够指出这是一种慢性脏器衰败的疾患，并且能把它和一般的全身水肿分别开来，同时更能肯定了本病的严重性，这就算得上极其可贵的经

355

验，截至目前，这些经验在中医临床上对鼓胀病的辨识仍有很重要的参考价值。

二、随证治疗

1. 气胀之治法

由肠管积气所致的鼓胀，又可分为广泛性及局限性二种，前者腹部呈一般鼓胀，后者仅局部膨隆。惟无论何等气胀，其自觉症状皆有紧满不快感，腹满往往牵引胸胁，甚至腹痛、胸痛，如以手触按其鼓胀部分，则随按随起，宛如触按气囊。如以手叩其胀处，则可听到鼓音，凡此皆属气胀之特点。此外如精神倦怠、食欲不振、喘气、腹中雷鸣等，亦皆为气胀常有之现象。治疗本症的方法，应着重行气消胀、亢奋健胃，如厚朴七物汤、分气饮、木香化气汤、大建中汤等，皆为比较常用的方剂（处方附后）。

（1）厚朴七物汤

组成：厚朴八钱，甘草三钱，大枣三枚，枳实三钱，桂枝三钱，生姜五钱，大黄三钱。

主治：气胀实证。腹满，发热，大便不通，脉数有力。

（2）分气饮

组成：陈皮三钱，茯苓三钱，半夏三钱，桔梗三钱，大腹皮三钱，苏梗三钱，枳壳三钱，白术三钱，山栀三钱，甘草一钱五分，生姜三钱，大枣两枚。

主治：气胀实证。胀连胸胁，精神倦乏，食欲不振，脉滑数。

（3）木香化气汤

组成：木香二钱五分，砂仁二钱五分，肉桂二钱五分，甘草一钱，茴香一钱，丁香一钱，青皮一钱，陈皮一钱，干姜一钱，莪术一钱，胡椒一钱，沉香一钱。

主治：气胀虚证。胸痞腹痛，精神倦乏，食欲不振，脉沉细。

（4）大建中汤

组成：蜀椒三十粒，干姜一两，人参五钱，胶饴一两。

主治：气胀虚证。胸腹冷痛，腹中雷鸣，蠕动不安，脉微细。

2. 腹水之治法

鼓胀之属于腹水症者，一般腹部皮肤紧张呈苍白色而有光泽，脐窝常消失，腹壁往往出现静脉怒张，尿量一般减少，以手触按腹水部份，即有波动发生，叩打腹水部分，则可听到重浊音。如腹水潴留过多时，心肺亦受压迫，而有心悸亢进、呼吸困难、发绀等症状发生，甚致患者不得安卧。针对上述症状，可知治疗腹水，首应以行水消胀为主，惟腹水病例，亦有阴、阳、虚、实之区别，必须加以辨识，然后才能分别使用通利、消瘀或温补等各种方法，已达到消除腹水的目的（关于阴、阳、虚、实各症的鉴别法，可参阅水肿之辨证，兹不重述）。如为全身水肿而兼有腹水者，其治法悉与治疗水肿相同，可随症选用治疗水肿诸方。如为单腹肿胀，其实者可直接采用通利逐水法，常用方剂如十枣汤、子龙丸、舟车神佑丸、下瘀血汤等（处方附后）。虚者切戒一味逐水，必须顾全正气，庶免耗损体力，以致难于挽救。可随症选用人参芎归汤、小温中丸、外台鳖甲丸等方（处方附后）。

（1）十枣汤

组成：芫花一钱，甘遂一钱，大戟一钱，大枣十枚。

主治：腹水实证。胀连胸胁，喘满气急，不得平卧。

（2）子龙丸

组成：甘遂、大戟、白芥子各等分，共研细末，釉糊或炼蜜或滴水为丸如桐子大，晒干，每服五至十丸，临卧时生姜汤送下。

主治：腹水实证。胀闷痰多。

（3）舟车神佑丸

组成：黑牵牛四两，大黄二两，甘遂一两，大戟一两，芫花一两，青皮一两，橘红一两，木香五钱，槟榔五钱，轻粉一钱。

研为细末，水泛为丸，如椒子大，每服五分，大便利三次为度。若一二次不通利，次日仍服，或六分七分，渐加至一钱，若服后大便利四五次或形气不支，则减其服，三分二分俱可，或隔二三日服一次，以愈为度，忌食盐酱。

（4）下瘀血汤

组成：大黄三钱，桃仁二钱，䗪虫二钱，甘遂一钱。

主治：腹水实证。瘀血不行，结为石瘕，肚腹胀痛。

（5）人参芎归汤

组成：人参二钱五分，肉桂二钱五分，五灵脂二钱五分，乌药五钱，莪术五钱，木香五钱，砂仁五钱，甘草五钱，川芎七钱五分，当归七钱五分，半夏七钱五分。

上药挫细，每服一两五钱，加生姜五片，红枣二枚，紫苏四叶，水煎服。

主治：腹水虚证。四肢瘦削，腹壁青筋显露，脉沉微。

（6）小温中汤

组成：陈皮一两，半夏一两，神曲一两，茯苓一两，白术二两，苦参五钱，黄连五钱，香附一两五钱，针砂一两五钱（醋炒红），甘草三钱。

研为末，醋、水各一碗，打糊为丸，如桐子大，每服七八十丸，用白术六钱、陈皮一钱、生姜一片，煎汤吞下，虚甚者加人参一钱，忌盐。

（7）外台鳖甲丸

组成：鳖甲、芍药、枳实、人参、槟榔、诃黎勒、大黄、桂心、橘皮各等分，研末，炼蜜和丸，如桐子大，每服二十丸，渐加至三十丸，日二服，微利为度。

主治：腹水虚证。胀满气急，胸胁痞痛，肌肉瘦削，食欲不振。

呕　吐

一、概说

呕吐为胃的内容物逆流于口腔的一种动作。在中枢神经系统中有一个专门管理这种动作的机构，叫作呕吐中枢，位于大脑下面、脊髓上面叫作延髓的地方。从很多方面来的神经，都和呕吐中枢能够发生关系，所以很多原因可以引起呕吐。例如伤食之后，消化不良，食物在胃中发酵腐败，因而刺激胃黏膜神经，再由神经传达到呕吐中枢，于是就可发生呕吐。同理，吃了毒药或催吐药，也可以引起呕吐。此外如细菌毒素的刺激、胃的幽门阻塞或肠的某一段阻塞、妇女妊娠、晕船、晕车、手指搔探咽喉、甚至眼见脏物、鼻闻臭气等原因，都可以影响呕吐中枢而产生欲吐的感觉或直接发生呕吐。不过因为病原的不同，患者体质的不同，呕吐也有轻、重的差异，如果轻度呕吐以后，人体能够保持正常，那么这样的呕吐就是一种反射救济作用，这属于正常的生理现象。但如果剧烈的呕吐或长期的呕吐，那就会扰乱人体的生理功能而产生严重的后果。因为剧烈的呕吐，食物不易入口，这首先就造成人体的营养障碍，何况长期呕吐更可以造成失水或碱中毒等危险的病变，以致影响生命。所以对于这种人体不能持久负担的生理扰乱现象，就必须予以纠正。我国古代的医家已经从临床上认识到呕吐不止的危害性，因而对于这样的症状非常重视。例如《内经》指出由于冷或热的刺激，都可使肠胃受到扰乱而发生呕吐，《素问·举痛论》说："寒气客于肠胃，厥逆上出，故痛而呕也。"《素问·六元正纪大论》说："火郁之发，民病呕逆。"这就是说病因有寒、热的不同，在治疗上也就应当分别使用"寒者热之"或"热者寒之"等方法以调节其生理功能而制止呕吐。《金匮要略》对于呕吐的证治就更加有所发挥，《呕吐哕下利病脉证治》曰："先呕却渴者此为欲解；先渴却呕者，为水停心下，此属饮家。呕家本渴，今反不渴者，以心下有支饮故也，此属支饮。""问曰：患者脉数，数为热，当消谷引食，而反吐者何也？师曰：以发其汗，令阳气微，膈气虚，脉乃数，数为客热，不能消谷，以胃中虚冷故也。脉弦者，虚也，胃气无余，朝食暮吐，变为胃反。寒在于上，医反下之，今脉反弦，故名曰虚。""趺阳脉浮而涩，浮则为虚，涩则伤脾，脾伤则不磨，朝食暮吐，暮食朝吐，宿谷不化，名曰胃反。脉紧而涩，其病难治。"
"食已即吐者，大黄甘草汤主之。"根据这些条文，可见张仲景对
于呕吐的分析比《内经》更为明确，他认为痰饮停滞、脾胃虚弱
或伤食等原因都可以引起呕吐，指出治疗呕吐应当以和痰、健
胃、消食等方法为主。宋代严用和又在《内经》和《金匮要略》
的基础上对呕吐的认识更进了一步，《济生方》上说："若脾胃无
所伤，则无呕吐之患。其或饮食失节，温凉不调，或喜餐腥脍乳
酪，或贪食生冷肥腻，露卧湿处，当风取凉，动扰于胃，胃既病
矣，则脾气停滞，清浊不分，中焦为之痞塞，遂成呕吐之患焉。
然此特论饮食过伤，风、凉、冷、湿之所由致者。又如忧思伤
感，胃受邪热，瘀血停蓄亦能令人呕吐，临病宜审之。"严氏认
为不仅是气候的不良或饮食不节，痰饮停滞等也可以引起呕吐。
这种看法当然比前人更为全面，因为他所说的忧思伤感，可能是
指的现代所谓的神经性胃病，《金匮要略》上所说的"干呕，哕，
若手足厥者，橘皮汤主之""哕逆者，橘皮竹茹汤主之"正是属
于神经性胃病的上冲症状。严氏认为这是由于忧思伤感所致，是
极为合理的。至于胃受邪热，也就是《素问·至真要大论》所说
的"诸呕吐酸，暴注下迫，皆属于热"的意思，这样的呕吐是属
于急性的、热性的，现代医学称为"急性胃炎"，其原因多由细
菌毒素的刺激所引起。严氏所谓的"邪热"，正是指此而言。还
有严氏所说的瘀血停蓄，也与现代医学上的胃溃疡极为符合，因
为胃的幽门附近发生溃疡，食物可以刺激溃疡面，致使幽门发生
收缩，食物不易通过，因而常有呕吐的现象。并且这种病的患者
往往吐出黑血，所以严氏称为瘀血停蓄。

　　总括说来，严氏的这一些认识，在病名上虽不同于现代医学

的名称，但实际上确是非常有价值的，中医能够治好神经性胃病、胃炎、胃溃疡等，也是因古代有严用和这样的医家，他们能够比较正确地观察和分析疾病，并加以整理、总结，这就使后人能够按照这些概念去掌握病情，确定治法，因而也才能在临床实践中获得良好的效果。

二、随证治疗

1. 寒证呕吐之治法

寒证呕吐，多见于老年及体力素弱之患者，或外感风寒或内伤生冷，或其他疾病汗下过多以致影响消化功能等。其症体倦恶寒，四肢厥冷，食欲不振，胸腹痞闷，头痛眩晕，或吐清水，或吐涎沫，小便清白，脉象多细、小、微、弱。治疗寒证呕吐，应以驱寒健胃为主。因于外感者可用藿香正气散；内伤生冷者可用草果藿香汤；素有痰饮者可用吴茱萸汤、半夏干姜汤；呕吐不止、胃痛腹痛，阳气欲绝者，用四逆汤、丁香治中汤（处方附后）。

藿香正气散

处方：藿香三钱，大腹皮三钱，白芷三钱，茯苓二钱，紫苏三钱，陈皮三钱，白术三钱，厚朴三钱，苦桔梗三钱，半夏三钱，甘草一钱，生姜三片，大枣二枚。

水煎服。

主治：风冷客胃，头痛呕吐，恶寒，发热，胸闷，腹胀，食欲不振，脉浮无力。

草果藿香汤

处方：草果仁一钱，藿香三钱，厚朴三钱，半夏三钱，陈皮三钱，炙甘草一钱，生姜三片，大枣二枚。

水煎服。

主治：呕吐清水，胸腹痞闷，胃腹胀痛，食入即吐，脉象沉缓。

吴茱萸汤

处方：吴茱萸一钱，人参二钱，生姜三片，大枣二枚。

水煎服。

主治：头痛眩晕，呕吐涎沫，胸满，烦躁。

半夏干姜汤

处方：半夏三钱，干姜三钱。

水煎服。

主治：呕吐涎沫，食欲不振。

四逆汤

处方：附子三钱，干姜三钱，炙甘草二钱。

水煎服

主治：呕吐发厥，小便自利，身有微热，脉搏微弱。

丁香治中汤

处方：丁香二钱，附子二钱，青皮二钱，陈皮二钱，白术二钱，人参二钱，炙甘草一钱，炮姜五分，生姜三片。

水煎服。

主治：虚寒呕吐，胃、腹作痛，四肢逆冷，脉搏微弱。

2. 热证呕吐之治法

热证呕吐，多见于体力状盛之患者。急性发作者多因于伤食，慢性则多由情志怫郁所致。其症喜冷恶热，烦渴思饮，呕出物或酸或苦，小便黄赤，大便每多秘结，胸膈痛处拒按，脉搏弦数有力。治疗热证呕吐，应以泻肝和胃为主。因于饮食中用楂曲平胃散加黄连竹茹方，素有热痰者用温胆汤加栀子黄连汤，口苦呕酸、两胁胀痛、自觉心中烦躁者用左金丸和金铃子散。口渴、大汗、心中烦热者用芦根竹茹汤，大便秘结者，用大黄甘草汤（处方附后）。

楂曲平胃散加黄连竹茹汤

处方：焦楂三钱，神曲三钱，苍术三钱，陈皮三钱，厚朴三钱，甘草一钱，黄连一钱，竹茹二钱。

水煎服。

主治：伤食呕吐，胸膈胀闷，食欲不振，脉搏有力。

温胆汤加栀子黄连汤

处方：茯苓三钱，半夏三钱，陈皮三钱，甘草一钱，枳实二钱，竹茹二钱，栀子三钱，黄连一钱。

水煎服。

主治：呕吐发烦，胸痞痰多，脉象滑利。

左金丸和金铃子散方

处方：黄连三钱，吴茱萸五分，金铃子三钱，延胡索三钱。

水煎服。

主治：口苦呕酸，两胁胀痛，心中烦躁，脉象弦数。

芦根竹茹汤

处方：鲜芦根八钱，竹茹三钱，黄芩三钱，黄连一钱，甘草一钱。

水煎服。

主治：呕吐烦热，口渴，出汗，脉洪大有力。

大黄甘草汤

处方：大黄四钱，甘草一钱。

水煎服。

主治：食已即吐，大便不通，腹部胀痛，脉象沉实。

3. 干呕与哕逆之治法

干呕为发呕时有声无物的一种现象。哕逆即是呃逆，为横膈膜痉挛所致。古代医家认为二者同属胃气上逆所产生的有声无物的现象，故对干呕与哕逆的处理多采用同样的方法。《金匮要略》上所载的橘皮汤和橘皮竹茹汤，就是治疗干呕与哕逆最常用的方剂。这两个方剂，都是以橘皮为主药，对于神经性胃痛的胃气上逆最为有效。橘皮汤尤为常用，因为方中的橘皮、生姜二味皆为止呕的要药。惟橘皮竹茹汤则必须应用于体力素虚而有所谓虚烦现象的患者方为适合（处方附后）。

橘皮汤

处方：橘皮三钱，生姜三片。

水煎服。

主治：干呕，哕逆，手足发冷，胸膈痞闷。

橘皮竹茹汤

处方：橘皮三钱，竹茹三钱，大枣三枚，生姜三片，甘草一钱，人参一钱。

水煎服。

主治：干呕，哕逆，胸闷不食，虚烦不安。

4. 呕吐黑血之治法

呕吐黑血，多见于消化性溃疡之患者。在临床上必须详细询问患者的既往历，胸部与背部是否经常刺痛，尤须注意其吐出物（或泄下物）是否为暗褐色，方能做出较为正确的诊断。治疗呕吐黑血的方法，以止血、行瘀、镇痛、健胃为原则。例如芍药甘草加当归干姜汤，就是比较典型而有效的方剂（处方附后）。

芍药甘草加当归干姜汤

处方：白芍四钱，炙甘草二钱，当归三钱，炮姜二钱。

主治：经常胃痛，呕吐黑血，脉沉细。

复习题

痢疾复习题

1. 诊治痢疾，如何辨别表、里、寒、热、虚、实？

2. 痢疾与泄泻应如何鉴别？

疟疾复习题

1. 疟疾在症状上有何特征？

2. 试举出两种对疟疾有特效的中药并分别讨论其在处方中的用法。

痨瘵复习题

1. 宋代严用和《济生方》对痨瘵的病原学说有何发展？

2. 试述痨瘵的主要症状。

3. 对于痨瘵的咳嗽应当使用哪些药物去治疗？

中风复习题

1. 元代王安道为什么要将中风分为真中风和类中风？

2. 诊治中风如何辨别闭证与脱证？

3. 中风有些什么前驱征兆？发现这些征兆时应如何预防？

4. 试分别讨论天麻丸和地黄饮子二方的功效。

痉病复习题

1. 刚痉和柔痉主要有一些什么症状？

2. 破伤风发痉有些什么症状？应如何治疗？

3. 流行性脑脊髓膜炎有些什么症状？应如何治疗？

4. 虚痉可能由哪些原因引起？应如何治疗？

黄疸复习题

1. 何谓黄疸？中医文献上所说的黄疸病因有哪些？

2. 诊治黄疸，如何辨别阴黄与阳黄？

3. 阳黄应如何治疗？最常用的是哪些药物？

4. 阴黄应如何治疗？最常用的是哪些药物？

水肿复习题

1. 略述发生水肿的机理。

2. 水肿实证有些什么症状？应如何治疗？

3. 水肿虚证有些什么症状？应如何治疗？

鼓胀复习题

1. 何谓单腹胀？这类病的预后如何？

2. 气胀有些什么症状？应如何治疗？

3. 腹水有些什么症状？应如何治疗？

呕吐复习题

1. 剧烈的呕吐对人体有何损害？

2. 寒证呕吐有些什么症状？应如何治疗？

3. 热证呕吐有些什么症状？应如何治疗？

泄　泻

一、概说

泄泻是大便变稀而且次数加多的一种症状。本症可分为急、慢两型，在中医文献上，对发生泄泻的原因，主要有下面的几种学说。

1. 饮食说

《素问·太阴阳明论》曰："食饮不节，起居不时者，阴受之。阳受之则入六腑，阴受之则入五脏……入五脏则䐜满闭塞，下为飧泄，久为肠澼。"

扁鹊《难经》曰："胃泄者，饮食不化，色黄。"

张仲景《金匮要略》曰："疫死牛肉，食之令病洞下。"

《丹溪心法》曰："伤食泻，因饮食过多，有伤脾气，遂成泄泻。"

王纶《明医杂著》曰："泄本属湿，然多因饮食不节，致伤脾胃而作。"

张三锡《医学准绳》曰："脾虚不能分别清浊则泻，或食物过度，饮酒无节，运化不及而然。"

以上文献所说的伤食致泻，与现代医学中急性肠炎的病因完全符合，这正是发生泄泻的主要原因。

2. 气候说

《素问·生气通天论》曰："是以春伤于风，邪气留连，乃为洞泄。"《素问·金匮真言论》曰："长夏善病洞泄寒中。"《素问·

阴阳应象大论》曰："湿盛则濡泻。"《素问·咳论》曰："人与天地相参，故五脏各以治时，感于寒则受病，微则为咳，甚则为泄为痛。"《素问·举痛论》曰："寒气客于小肠，小肠不得成聚，故后泄腹痛矣。"

《丹溪心法》曰："暑泻，因中暑热。"

戴思恭《证治要诀》曰："暑泻因感冒暑气或饮啖日中之所晒物，坐日中热处。"

李梴《医学入门》曰："太阴飧泻……由春伤风寒，夏感冷湿发动，故其泻暴，一方长幼相似。"

王纶《明医杂著》曰："夏秋之间，湿热大行，暴注水泻。"

《景岳全书》曰："泄泻之暴病者，或为饮食所伤，或为时气所犯，不由于口腹，必各有所因。"

从以上所举的文献记载，可见古代医家认为由于风、寒、暑、湿等不良气候的影响，可以引起泄泻，并着重指出，本病多生于暑季或夏秋之间。这些认识也是和急性肠炎的病因是符合的，因为急性肠炎常常是由感冒、寒冷刺激而发生，且以暑季、夏季之间最为多见。

3. 因虚致泻

《素问·脏气法时论》曰："脾病者，虚则腹满肠鸣，飧泄，食不化。"《灵枢·邪气脏腑病形》曰："肾脉小甚为洞泄。"

王纶《明医杂著》曰："若元气素弱，饮食难化，食多即腹内不和，疼痛泄泻，此虚寒也。"

张三锡《医学准绳》曰："三虚者何，脾虚、肝虚、肾虚是也。脾虚者，饮食所伤也。肝虚者，忿怒所伤也。肾虚者，色欲所伤也……皆令泄泻，然肝泻、肾泻，间或有之，惟脾泻恒多耳。"

以上文献所说的脾虚、肝虚、肾虚等原因所致的泄泻是比较慢性的,其性质与现代医学的慢性肠炎相同。所谓脾虚,是指慢性消化不良与营养紊乱。所谓肝虚,是指忧喜忿怒等情志的刺激,引起神经过度兴奋。所谓肾虚,则是包括先天性消化功能薄弱及一些慢性肾脏疾患,实际上这些情况,都是可以形成泄泻的因素。

综合以上所举的病因学说,足见我国古代医家对于泄泻一症,已有相当明确的认识,直到现在,这些病因学说对于中医临床上分析和处理泄泻患者,仍然起着一定的指导作用。

二、随证治疗

泄泻的主要症状为大便频数,一昼夜间三四次或十数次,病势急剧者多呈水样性泻出。常有肠鸣、腹部膨满不快等感觉,更或伴有恶寒发热、倦怠、口渴等症。如比较慢性的,则常见精神疲乏,四肢倦软,消化不良,胸腹胀闷。甚或可见心悸头昏、气短冷汗、肢冷脉沉等症。诊断泄泻,除分辨缓急而外,更应识明虚实,照顾时令。大凡实热之证,必见脉盛形强,声音清亮,食饮正常,举动无异。虚寒之证必见脉息无力,形气少神,言语轻微,举动倦乏。如发于夏秋者,其症多兼湿热;发于冬春者,其症多兼风冷。故在临床上治疗泄泻患者,必须针对各类不同的病型而分别采用下列的各种方法:

1. 急性泄泻之治法

急性泄泻,当分外感与伤食。外感致泻,多见恶寒发热,四肢酸痛。热重者,必口渴心烦,小便短赤,可用葛根黄芩黄连加银花芍药汤；湿重者，必胸腹痞闷，肢体重滞，可用藿香正气散。如在暑季，湿热兼夹者可用薷苓汤；如在寒季，风冷内侵者可用升阳除湿汤。伤食致泻，多见嗳腐吞酸，腹满腹痛，无寒热症者，可用保和汤；如泻势急剧症见热象者，可用蚕矢汤。如为冷饮所伤而症见寒湿者，可用胃苓汤、理中汤（处方附后）。

葛根黄连黄芩加银花芍药汤

组成：葛根三钱，黄连二钱，黄芩二钱，银花三钱，白芍三钱，甘草一钱。

主治：泻症初起，发热、恶寒、口渴、腹痛，脉浮数者。

藿香正气散

组成：藿香三钱，紫苏二钱，陈皮二钱，白芷二钱，白术二钱，腹皮二钱，茯苓二钱，半夏二钱，厚朴二钱，桔梗二钱，甘草一钱。

主治：泻症初起，发热、恶寒、头痛、昏眩、胸胀、呕逆、四肢倦乏，脉濡软者。

薷苓汤

组成：香薷一钱五分，黄连一钱五分，厚朴三钱，扁豆三钱，猪苓三钱，泽泻三钱，白术三钱，茯苓三钱，甘草一钱，生姜三片。

主治：伤暑致泻，发热、烦躁、出汗、口渴、小便不利，脉濡数者。

升阳除湿汤

组成：苍术三钱，柴胡二钱，羌活二钱，防风二钱，神曲二钱，泽泻二钱，猪苓二钱，陈皮二钱，麦蘖曲五分，甘草五钱，升麻五分，生姜三片。

主治：风冷内侵，泄泻畏寒，四肢倦乏，食欲不振，脉浮缓者。

保和汤

组成：山楂四钱，半夏二钱，橘红二钱，六曲二钱，麦芽二钱，茯苓二钱，连翘一钱，莱菔子一钱，黄连一钱。

主治：泄泻腹痛，胸膈痞闷，嗳气吞酸，脉沉实者。

蚕矢汤

组成：蚕砂三钱，木瓜三钱，薏苡仁四钱，豆卷四钱，黄连二钱，栀子二钱，半夏一钱，通草一钱，黄芩一钱，吴茱萸六分。

主治：水泻急症，心烦、呕逆、口渴、腹痛，下之掣痛，脉沉数者。

胃苓汤（方见水肿）

理中汤

组成：人参三钱，甘草三钱（炙），白术三钱（炒），干姜二钱（炮）。

主治：泄泻寒证，不思饮食，胸痞腹痛，四肢逆冷，自汗脉虚。

2. 慢性泄泻之治法

慢性泄泻，多由消化不良所致，或续发于其他消化系统疾病之后。本症通常不显热象，在临诊上常见营养减退、贫血及虚劳患者之外观。治疗方法，首应以振奋消化功能为主，如肌肉瘦削、食欲不振者，可用香砂六君子汤、参苓白术散。如由忧郁伤气，症见食少体倦、惊悸不寐者，可用归脾汤。如久泻虚弱，症见心悸气短、肢冷脉微者，可用回阳饮。如每日天明溏泄、肌肉瘦削、食欲减退者，古称为脾肾两虚，可用四神丸（处方附后）。

香砂六君子汤

组成：木香一钱，砂仁一钱，人参三钱，半夏三钱，白术三钱，茯苓三钱，甘草一钱，陈皮三钱。

主治：慢性泄症。胸中满闷，食难运化，呕恶、肠鸣，脉细软者。

参苓白术散

组成：人参三钱，茯苓二钱，白术四钱，淮山药三钱，莲米三钱，扁豆三钱，桔梗二钱，砂仁二钱，薏苡仁二钱，甘草二钱。

主治：慢性泄症。食欲不振，肌肉瘦削，胸痞、肠鸣，脉细软者。

归脾汤

组成：当归一钱，人参二钱，茯苓二钱，黄芪二钱，白术二钱，龙眼肉二钱，枣仁二钱，木香一钱，远志一钱，甘草一钱。

主治：忧郁致泄，肌瘦贫血，睡眠不良，食欲不振，脉细无力。

回阳饮

组成：人参一两，附片三钱（制），干姜三钱（炮），甘草二钱（炙）。

主治：久泄不止，四肢厥冷，出汗，脉微，阳气欲脱者。

四神丸

组成：肉豆蔻二两（面里煨），五味子二两，补骨脂四两，吴茱萸一两。

枣肉和丸，每服三钱，每日服二次。

主治：天明腹泻，日久不愈，不思饮食，腰酸肢冷，脉沉细者。

复习思考题

1. 举出发生泄泻的原因。
2. 急性泄泻有哪些主要症状？应如何治疗？
3. 慢性泄泻有哪些主要症状？应如何治疗？

便　秘

一、概说

平常大便的排出为一日一二次或二日一次，如较此次数减少，或间隔时间延长且分量过少时，即称为便秘。换言之，便秘即是肠的排空时间延长的一种现象。形成这种症象的原理，或是由于肠的肌肉层松弛，致使肠管收缩无力；或是由于肠的肌肉层痉挛以致妨碍了粪块的推进。并且由于便秘时推进缓慢的粪便比较密结，因而在通过大肠的较长时间内，其中的水分多被吸收，这也就更加妨碍了粪便的排出。此外如果肠的神经装置发生病变（例如肠壁发生炎症过程时），或者吃的食物易于吸收而且废物也少的情况下（因为废物一般可以引起肠的机械性刺激，并促进蠕动），都能够引起便秘。

临诊上常见的便秘，可分为续发性和原发性两类。续发性便秘多续发于其他疾患而为该疾患证候之一。原发性便秘即常习性便秘，此种便秘以执行作业或精神作业者最为多见。

我国古代医家从经验积累中也体会到便秘有着各种不同的原

因和类型，因而在不少的中医文献上都特别指出对便秘患者应当分别处理，不可滥用泻药，例如：李东垣《十书》曰："结燥之病不一，有热燥，有风燥，有阳结，有阴结，又有年老气虚，津液不足而结燥者……治病必究其源，不可一概用巴豆牵牛之类下之，损其津液，燥结愈甚，复下复结，极则以至导引于下而不通，遂成不救。"朱丹溪《丹溪心法》曰："凡人五味之秀者养脏腑，诸阳之浊者归大肠，大肠者所以司出而不纳也。今停蓄蕴结，独不得疏导何哉，抑有由也。邪入里则胃有燥粪，三焦伏热则津液中干，此大肠夹热然也。虚人脏冷而血脉枯，老人脏寒而气道涩，此大肠之夹冷然也。亦有肠胃受风，涸燥秘涩，此证以风气蓄而得之。若夫气不下降而谷道难，噫逆泛满，必有其证矣。"

　　根据以上所引文献记载，可见中医对于便秘一症，在较早的时代就已经创立了辨证施治的学说。这种学说经后世医家再加以整理发挥，就更加加强了它在临床实践中的指导意义。例如清代程钟龄对于本症就做了简要的归纳，《医学心悟》说："大便闭结，有实闭、虚闭、热闭、冷闭之不同，如阳明胃实，燥渴谵语，不大便者，实闭也。若老弱人精血不足，新产妇人血气干枯，以致肠胃不润，此虚闭也。热闭者，口燥唇焦，舌苔黄，小便赤，喜冷恶热，此名阳结。冷闭者，唇淡口和，舌苔白，小便清，喜热恶寒，此名阴结。"

　　程氏依据临床症状和患者体质把便秘分为实闭、虚闭、热闭、冷闭四症，这就较前人的学说更为明晰，所以目前多数中医对于便秘的诊疗，一般都习用程氏这样的辨证方法。

二、随证治疗

　　便秘的一般症状为大便燥结，三五日或六七日，甚至十日左右方解大便一次，患者自觉腹部有紧张、膨满感，常伴有腹痛、食欲减退、恶心嗳气、头痛、眩晕等症。并且由于粪便停蓄，往往可诱发痔核及脑神经症状。治疗此等症状，切忌一概便用泻药，尤其对于习常性便秘患者，首先应注意改善饮食，及从事适当的体力活动，以促进其排便的生理功能。如在必须使用药物来治疗便秘的情况下，则应分辨其寒、热、虚、实而采用下列不同的治法。

1. 热证便秘之治法

热证便秘，多属于比较急性的疾患。《医宗金鉴》说："热燥即肠结也，能食而脉浮数有力，与三阳热证同见者也。"据此，可知热证便秘常为热性病之兼见症。其症面赤身热，烦渴喜冷，口燥唇焦，舌苔黄，小便赤，脉洪数有力，宜用清凉攻下之法，常用方剂以凉膈散、升降散最为适合（处方附后）。

凉膈散

组成：大黄四钱，芒硝二钱，连翘二钱，黄芩二钱，甘草一钱，栀子二钱，薄荷一钱。

主治：表里实热，烦躁多渴，头昏目赤，唇焦咽干，二便秘结，一切脏腑积热等症。

升降散（见痉病）

2. 寒证便秘之治法

寒证便秘，在文献上亦称为冷秘，戴思恭《证治要诀》说："冷秘者冷气横于肠胃，凝阴固结，津液不通，胃道秘塞，其人肠内气攻，喜热恶寒。"

据此，可知寒证便秘多属于慢性无热之疾患。戴氏所谓"冷气横于肠胃，凝阴固结"，实际上也就是肠管麻痹弛缓，无力排出大便的病理现象。

此种便秘，腹部比较软弱，大便量少而不痛快，唇淡口和，舌苔白，小便清，脉沉弱细微。治疗此等症状，必须采用温燥行气之剂，以亢奋胃肠功能，则大便自能通畅。病轻者可用平胃散加木香、砂仁，重者可用四磨汤或理中汤加当归、芍药，兼服半硫丸（处方附后）。此证若妄投芒硝、大黄等泻下药品，不但肠管愈渐迟缓无力，且常有腹痛、里急后重等不良症状产生，这是在临证时须得特别留意的。

平胃散加木香砂仁方

组成：苍术三钱，厚朴三钱，陈皮三钱，甘草一钱，木香二钱，砂仁二钱。

主治：大便不通，食少体倦，口不渴，小便清，脉沉迟。

四磨汤

组成：人参一钱，槟榔一钱，沉香一钱，台乌一钱。

主治：大便滞涩，胸膈不快，病闷不适，脉沉体冷。

理中汤加当归芍药方

组成：人参三钱，甘草三钱，白术三钱，干姜二钱，当归三钱，白芍三钱。

主治：寒证便秘，不思饮食，腹痛肢冷，脉沉细者。

半硫丸

组成：半夏三两，硫黄二两。

研末为丸，如桐子大，每日一次，每次十五丸。

主治：胃肠虚寒，不能运化，经常便秘者。

3. 实证便秘之治法

实证便秘，多见于体质壮盛之人，及小儿之伤于饮食者。其症腹满胀痛，烦躁闷乱，按其腹部，必紧张充实，脉象沉实或沉迟而有力。其偏于热者，症见身热、口渴、神昏谵语，可用脾约丸或大承气汤。其偏于寒者，症见体冷倦乏、腹胀气急、胸中痞满，可用备急丸或温脾汤（处方附后）。

脾约丸

组成：火麻仁二两，芍药五钱，枳实五钱，大黄一两，厚朴五钱，杏仁五钱。

研为细末，炼蜜为丸，如桐子大，每服二十丸，每日服二次。

主治：实证便秘，身热，燥渴，胀满腹满。

大承气汤（见痉病）

备急丸

组成：巴豆一钱，干姜二钱，大黄三钱。

先以大黄、干姜为末，入巴豆霜和蜜为丸，如小豆大，每服三四丸，以大便通利为度。

主治：寒气冷食稽留胃肠，胸腹满痛，大便不通。

温脾汤

组成：大黄二钱，干姜二钱，附片二钱，肉桂二钱，甘草二钱，厚朴二钱。

主治：饮食积滞，胸胁满痛，四肢逆冷，大便不通。

4. 虚证便秘的治法

虚证便秘，包括体质素虚、年老、产妇及热性病之恢复期等凡属体液枯燥，以致大便难通之症。李中梓《医宗必读》曾说："老年津液干枯，妇人产后亡血，及发汗利小便，病后血气未复，皆能秘结。法当补养气血，使津液生则自通。误用硝黄利药，多致不救。而巴豆牵牛其害更速。"程钟龄《医学心悟》也说:"凡虚人不大便,未可勉强通之,大便虽闭,腹无所苦,但与润剂积久自行,不比伤寒邪热,消烁津液,有刻不容缓之势也。"根据以上文献记载,可知治疗虚证便秘,不可误用攻下,必须以恢复津液、滋润肠道为主。常用方剂如润肠丸、五仁丸、益血润肠丸等。此外尚可采用蜜煎导法(处方附后)。

润肠丸

组成:当归一两,生地黄一两,枳壳一两,桃仁一两,火麻仁一两。

共研细末,炼蜜为丸,如桐子大,每日一次,每次三十丸。

主治:有贫血倾向之便秘。

五仁丸

组成:桃仁一两,杏仁一两,柏子仁一钱二分五厘,郁李仁一钱,陈皮四两。

先将五仁另研为膏,入陈皮末和匀,蜜丸如桐子大,每日一次,每次五十丸。

主治:津液枯竭,大肠秘涩,传导艰难。

益血润肠丸

组成:枳壳二两五钱,橘红二两五钱,阿胶珠一两五钱,肉苁蓉一两五钱,苏子一两,荆芥一两,当归三两,杏仁三两,麻仁三两,熟地黄六两。

先将杏仁、麻仁、熟地黄三味杵为膏,余药为末,炼蜜为丸,如桐子大,每日一次,每次五十丸。

主治:产后血虚便秘。

蜜煎导法

白蜜七合，微火煎热，稍凝如饴状，搅之勿令焦，候可丸，即以蛤粉涂手，乘热捏作梃，令头锐，大如指，长二三寸，冷则硬。每用一条，纳谷道中，以手急抵住，欲大便则去之，未快再作。

复习思考题

1. 为什么说治疗便秘不可一概使用泻药？
2. 便秘的虚、实、寒、热如何分辨？如何治疗？

头　痛

一、概说

在各种疾病的症状中间，头痛可以说是最常见的一种。很多全身性的疾病，特别是发热的疾病往往都伴有头痛，这是因为引起发热的病原体毒素刺激头部，致使头部血管发生扩张的缘故。如果是脑炎或脑膜炎，那么除去毒素刺激之外，由于脑脊髓液的增加导致直接对于脑和脑膜的压迫，所以头痛就更为显著。另外还有各种中毒症、高血压症、习惯性便秘、贫血以及一些慢性传染病也常常伴有头痛。至于局部的病变如眼病、鼻病、耳病等也容易引起头痛，这类头痛主要是由于局部病变影响了由脑分发出来的神经的缘故。

除去各种全身性和局部性疾病所伴有的头痛而外，还有一种比较顽固的头痛，即一般所谓的偏头痛。偏头痛的特点是反复发作，疼痛比较剧烈，且常有恶心、呕吐、眩晕等症状出现。这种病的根本原因，目前还很难确定，但在发作的时候，往往总是由某种临时原因如体力、脑力过于疲劳，或消化不良，或冷、热刺激等所引起。

头痛既有如上所述的各种不同的原因，因此对头痛的合理疗法首先应着重治疗其所属的主病，而不应采取消极的对症治疗去头痛治头。

中医学对于头痛的分析，尤其着重整体观念，远在张仲景时代就认识到头痛的病理发生机转是多方面的，《伤寒论》曾说："太阳病，头痛发热，汗出，恶风者，桂枝汤主之。""伤寒不大便，六七日，头痛有热者，与承气汤。""病发热头痛，脉反沉，若不差，身体疼痛，当救其里，宜四逆汤。""太阳中风，下利呕逆，表解者，乃可攻之，其人漐漐汗出，发作有时，头痛，心下痞硬满，引胁下痛，干呕短气，汗出不恶寒者，此表解里未和也，十枣汤主之。""干呕吐涎沫，头痛者，吴茱萸汤主之。"

仅就以上所举各条，即可知头痛这样一个症状，显然有寒、热、虚、实的区分，有的可以服桂枝汤，有的可以服承气汤，有的可以服四逆汤，有的又可以用十枣汤，有的又可以用吴茱萸汤。这些方剂的性质与效能是大不相同的，医者参合其全身症状以分析其病理机转，然后才能做出适当的处理。

日本大塚敬节所著《中国内科医鉴》将头痛分为外邪头痛、痰饮性头痛、血证性头痛、食毒性头痛四类，这种分类的方法，虽是比较概括，但在临床上常见的头痛证候，绝大部分总是不超出这四大类型的。如果能够辨别这四种不同类型的头痛症及其寒、热、虚、实等整体的病理机转，那么对任何疾病所伴有的头痛，就有可能在随证施治的原则下收到良好的效果。

二、随证治疗

1. 外邪头痛之治法

外邪头痛，包括伤风感冒及一切急性传染病所伴有之头痛。此类疾患发病比较急促，且多有表证出现。其偏于寒者，一般称为风寒头痛。李东垣曾说："风寒伤上，邪从外入，客于经络，令人振寒头痛；或风寒之邪伏留阳经，为偏正头痛，宜芎芷香苏饮。"（《东垣十书》）张三锡也说："伤寒头痛，脉浮而紧，形神拘急，恶寒脊强，身大热，伤寒头痛也，冬用麻黄汤，常时羌活冲和汤。""伤风头痛，脉缓而浮，或左手微急，症兼鼻塞眼胀目赤，伤风头痛也，冬用桂枝汤，常时十味芎苏饮。"（《医学准绳》）。根据上述记载，可知风寒头痛，其症颈项强痛、恶寒发热、身胀、鼻塞、脉浮，治疗此等症状，应采用辛温解表法，常用方剂如十味芎苏饮、九味羌活汤（处方附后）。其偏于热者，一般称为风热头痛，朱丹溪曾说："如风热在上头痛，宜天麻蔓荆子川芎，酒制黄芩。""头风用热药者多，间有夹热而不胜热剂者，宜消风散、茶调散服之。"（《丹溪心法》）王肯堂也说："热厥头痛，虽严寒尤喜风寒微来，暖处或见烟火即复作者，宜清上泻火汤。"根据上述文献记载，可知风热头痛，其症发热心烦、目赤口渴、脉象浮洪。治疗此等症状，应采用退热息风法，常用方剂如凉膈散、菊花茶调散（处方附后）。

十味芎苏饮

组成：川芎二钱，半夏二钱，枳壳二钱，甘草二钱，陈皮二钱，桔梗二钱，苏叶二钱，茯苓二钱，葛根二钱，柴胡二钱。

主治：外感头痛，恶寒发热，鼻塞痰多，胸膈不利，脉浮滑。

九味羌活汤

组成：羌活钱半，防风钱半，藁本钱半，细辛五分，川芎一钱，白芷一钱，生地黄一钱，黄芩一钱，甘草一钱。

主治：外感头痛，项脊强痛，恶寒发热，无汗，脉浮数。

凉膈散

组成：栀子三钱，连翘三钱，薄荷三钱，黄芩三钱，甘草三钱，大黄一钱，芒硝一钱。

主治：风热头痛，烦躁口渴，唇焦咽燥，二便短少，脉浮数有力。

菊花茶调散

组成：菊花三钱，川芎三钱，荆芥花三钱，羌活三钱，白芷三钱，甘草三钱，防风二钱，细辛五分，蝉壳五分，薄荷五分，僵蚕五分，芽茶一钱。

主治：风热头痛，目赤鼻塞，发热，心烦口渴，脉浮数。

2. 痰饮性头痛之治法

痰饮性头痛，系指体内水气停滞所引起的头部神经反射现象。此类头痛，在临床上亦属常见，因此我国古代医籍对于本症都有所记载，如《金匮要略》曰："干呕，吐涎沫，头痛者，吴茱萸汤主之。"《丹溪心法》曰："头痛多主于痰。""肥人多是痰湿，宜半夏苍白术。"罗谦甫《卫生宝鉴》曰："太阴头痛必有痰，体重或腹痛为痰癖。""厥阴头痛项痛，其脉浮微缓，知欲入太阴病矣，必有痰。"戴思恭《证治要诀》曰："痰作头痛，其人呕吐痰多者，宜芎辛汤……有病此，发作无时，俗名痰饮头风。"张三锡《医学准绳》曰："痰饮头痛，两寸脉滑而弦，或恶心吐清水，昏重，乃痰饮头痛也。"《景岳全书》曰："故兼痰者，必见呕恶，胸满胁胀，或咳嗽气粗痰多，此则不得不兼痰治之。"

参考以上文献，可知痰饮头痛，多见于素来多痰之患者，其症常伴有眩晕、身重、呕吐痰涎、胸膈痞闷。治疗此等症状，应燥湿化痰为主，常用方剂如吴茱萸汤、苓桂术甘汤、温中化痰汤、六君子汤（处方附后）。

吴茱萸汤（方见呕吐）

苓桂术甘汤

组成：茯苓四钱，桂枝三钱，白术二钱，甘草二钱。

主治：痰饮头痛，头重目眩，胸胁胀满。

温中化痰汤

组成：陈皮三钱，青皮三钱，高良姜三钱，炮干姜三钱。

主治：痰饮头痛，头目眩晕，胸膈痞满，恶心呕吐，咳嗽痰涎。

六君子汤

组成：人参二钱，白术二钱，茯苓二钱，半夏二钱，甘草一钱，陈皮二钱。

主治：痰饮头痛，不思饮食，胸腹胀满，大便溏泄。

3. 血证性头痛之治法

血证性头痛可分为充血与贫血二类，由于充血而来的头痛最常见于高血压症。其他如长时间的脑力过劳，以及过服兴奋药物时亦可发生充血性头痛，此类头痛在中医文献上多称之为肝气逆，《素问·脏气法时论》曰："肝病者，两胁下痛引少腹，令人善怒，虚则目眈眈无所见，耳无所闻，善恐，如人将捕之……气逆则头痛，耳聋不聪，颊肿。"华佗《中藏经》曰："肝气逆，则头痛耳聋颊赤，其脉沉而急，浮而急亦然，主胁支满，小便难，头痛眼眩。"

根据这些文献的记载，可见"肝气逆"的症状如头痛、耳聋、颊赤、目眩等皆与现代所谓的高血压症状相合，并且中医常用来治疗此等症状的所谓"平肝"的方法，如龙胆泻肝汤、当归龙荟丸等方剂（处方附后）也确有制止充血、降低血压的功效。

由于贫血而来的头痛，则最常见于各种慢性衰弱病中，或在大量出血之后，此类患者的特征是颜面皮肤呈苍白或青黄色，并有眩晕、心悸嗜睡及神昏等症状。中医文献上所载的血虚头痛便是属于这一类，如《东垣十书》曰："血虚头痛，自鱼尾上攻而为痛，宜当归补血汤、加味四物汤。"

李中梓《医宗必读》曰："血虚痛者，善惊惕，其脉芤。"《景岳全书》曰："阴虚头痛，即血虚之属也，凡久病者多有之。"根据这些文献记载，可知治疗血虚头痛，应以调血养液为主，使血液循环能够恢复正常，则贫血症状自能减除。常用方剂如当归补血汤、三阴煎（处方附后）。

龙胆泻肝汤

组成：龙胆草二钱，柴胡二钱，泽泻二钱，车前仁一钱，木通一钱，生地黄一钱，当归一钱，栀子一钱，黄芩一钱，甘草一钱。

主治：头痛耳鸣，口苦胁痛，小便短赤，脉弦细。

当归龙荟丸

组成：当归一两，龙胆草一两，栀子一两，黄连一两，黄柏一两，黄芩一两，大黄五钱，青黛五钱，芦荟五钱，木香二钱五分，麝香五分。

共研细末，炼蜜为丸，如小豆大，每服二十丸，开水下。

主治：头痛眩晕，耳聋耳鸣，神志不宁，大便秘结，小便涩滞，脉沉实。

当归补血汤

组成：当归二钱，黄芪一两。

主治：血虚头痛，肌肉消瘦，皮肤发热，脉洪大而虚。

三阴煎

组成：当归三钱，熟地黄五钱，炙甘草一钱，芍药二钱，枣仁二钱，人参二钱。

主治：血虚头痛，眩晕心悸，脉芤迟细弱者。

4. 食毒性头痛之治法

食毒性头痛，系由于便秘或消化不良，宿食停滞于肠胃，致引起神经反射所发生的头痛。此类头痛在中医文献上称为伤食头痛或食郁头痛，如李中梓《医宗金鉴》曰："伤食头痛，胸满咽酸，噫败卵臭，恶食，虽发热而身不痛。"张三锡《医学准绳》曰："食郁头痛，右关寸脉滑而实，证兼呕吐恶心，心下痞闷，或痛，或寒热如疟，乃食郁头痛也。"根据这些文献记载，可知食毒性头痛，其症胸腹胀满，嗳腐吐酸，恶闻食臭，脉多沉滑而实，且兼有寒热。治疗此等症状，以消食导滞为主，一般用香砂枳术汤或二陈汤加山楂、厚朴、枳实、神曲。如痞满燥实特甚者，用大承气汤下之（处方附后）。

香砂枳术汤

组成：木香一钱，砂仁一钱，枳实一钱，白术三钱。

主治：伤食头痛，胸膈胀满，呕吐恶心，不思饮食。

二陈汤加山楂厚朴枳实神曲方

组成：陈皮二钱，茯苓二钱，半夏二钱，甘草一钱，山楂二钱，厚朴二钱，枳实二钱，神曲二钱。

主治：伤食头痛，脘闷不食，呕吐痰涎。

大承气汤（见痉病）

复习思考题

1. 外邪头痛应如何诊断？如何治疗？

2. 何谓痰饮性头痛？应如何治疗？

3. 头部充血与贫血皆可引起头痛，二者应如何鉴别？

4. 伤食头痛有哪些症状？如何治疗？

眩　晕

一、概说

眩晕亦称为眩运、眩冒，或头晕、目眩，李梴《医学入门》解释曰："眩言其黑，冒言其昏，其义一也。"本症均属脑症状，其发生的原因，约可分为三种，即外感性眩晕、痰饮性眩晕及虚证眩晕。

1. 外感眩晕是由于外感邪气直接刺激脑部神经所致。中医文献上记载此类眩晕，如宋代严用和《济生方》曰："《素问》云，诸风掉眩，皆属于肝，则知肝风上攻，必致眩运，所谓眩运者，眼花屋转，起则眩倒是也，由此观之，六淫外感，七情内伤皆能致此，当以外证与脉别之，风则脉浮有汗，项强不仁，寒则脉紧无汗，筋挛掣痛，暑则脉虚烦闷，湿则脉细沉重吐逆。"张三锡《医学准绳》曰："夏月头眩，偶冒暑劳形，脉虚细烦闷，口渴，属伤暑，先以六一散，后以大剂生脉散加黄柏。""上焦风热作眩，脉浮数，兼头痛眼赤作寒热者，防风通圣散出入。""冬月冒寒鼓激痰涎亦作眩运，宜从寒治。"

参考以上文献，可知外感性眩晕包括范围甚广，凡六淫邪气侵犯头部神经，皆可发生本症。故在临床时诊疗此类眩晕，必须详查六淫外症，分清风、寒、暑、湿等不同性质的症候群，然后才能对患者进行适当的处理。

2. 痰饮性眩晕，系体内水气停滞，痰饮抵触胃黏膜，引起神经反射所致。

此种病因学说，以张仲景为最先指出，《金匮要略》曰："心下有痰饮，胸胁支满，目眩，苓桂术甘汤主之。""心下有支饮，其人苦冒眩，泽泻汤主之。""卒呕吐，心下痞，膈间有水眩悸者，半夏加茯苓汤主之。""假令瘦人脐下有悸，吐涎沫而癫眩，此水也，五苓散主之。"

张仲景从临床经验中，体会到痰饮、水气可以令人头眩，因而他主张使用温药来驱除痰饮水气。他这种理论和方法，经过后世医家长时期的实践证明，确实非常有效，所以朱丹溪曾说："无痰则不作眩。"不过丹溪对于痰饮性眩晕的治法，已不限于专用温药，他认为痰证眩晕，要分湿痰、火痰，《丹溪心法》说："有湿痰者，有火痰者，湿痰者多宜二陈汤，火者加酒芩。"这就是说湿痰应当温化，而火痰则应降火。丹溪这种主张，后来也有很多医家表示赞同，如张三锡《医学准绳》曰："脉弦实有力，口烦渴，壮盛之人，属实痰实火，或过饮恣口所致，宜降火化痰。"

参考这些文献记载，可知痰饮性眩晕也有寒、热的区分，至于具体的辨别方法，则是根据患者平素的体质以及发病时所表现的症象来判断。

3. 虚证眩晕多见于体力亏损之慢性衰弱疾患，间亦有由于汗吐下后失水，或失血过多，或劳动过度，引起神经衰弱，脑部贫血所致者。在中医文献上记载此类眩晕的很多，如《灵枢·海论》曰："髓海有余，则轻劲多力，自过其度，髓海不足，则脑转耳鸣，胫酸眩冒，目无所见，怠惰安卧。"

严用和《济生方》曰："疲劳过度，下虚上实，金疮，吐衄，便利及妇人崩中去血，皆令人眩运，当随其所因治之。"

张介宾《景岳全书》曰："眩运一症，虚者居其八九，兼火兼痰者，不过十中一二耳，原其所由，则有劳倦过度而运者，有饥饱失时而运者，有呕吐伤上而运者，有泄泻伤下而运者，有大汗亡阳而运者，有眴目惊心而运者，有焦思不释而运者，有被殴被辱气夺而运者，有悲哀痛楚大叫大呼而运者，此皆伤其阳中之阳也。又有吐血、衄血、便血而运者，有痈脓大溃而运者，有金石破伤失血痛极而运者，有男子纵欲气随精去而运者，有妇女崩淋产后去血而运者，此皆伤其阴中之阳也。再若大醉之后，湿热相乘而运者，伤其阴也；有大怒之后，木肆其强而运者，伤其气也；有痰饮留中，治节不行而运者，脾之弱也，此亦有余中之不足也。至若年老精衰，劳倦日积，而忽患不眠，忽苦眩运者，此营卫两虚之致然也，由此察之，虚实可辨矣。"

参考以上文献记载，可知虚证眩晕，有气虚，有血虚，有气血俱虚，只要在临诊时详细了解患者的既往病历，并结合现有的临床症状，便可对于虚证眩晕，做出正确的诊断。

二、随证治疗

1. 外感性眩晕之治法

外感性眩晕常见于四时感冒及各种热性疾病过程中，此类眩晕，多有表证可察，故在治疗时只须针对外感表证着手，而眩晕即可减除，例如症见头痛、眩重、身痛、恶寒、发热、无汗、鼻塞声重、脉浮紧者，即以解散风寒为主，常用方剂如川芎茶调散。又如发热汗出、口苦咽干、目赤心烦、脉洪数者，即以清解风热为主，常用方剂如神解散。其他如伤暑头眩，症见脉虚有汗、烦闷不宁者，则以消暑益胃为主，常用方剂如黄连香薷饮。伤湿头眩，症见肢体重滞、胸闷呕逆、不思饮食、脉沉迟者，则以燥湿运脾为主，常用方剂如藿香正气散（处方附后）。

川芎茶调散

组成：薄荷二钱，川芎二钱，荆芥二钱，羌活一钱，白芷一钱，甘草一钱，防风一钱，细辛一钱，芽茶一钱。

主治：眩晕头痛，身痛，恶寒，鼻塞身重，脉浮紧者。

神解散

组成：僵蚕二钱，蝉蜕一钱，银花三钱，生地黄三钱，木通二钱，黄芩二钱，黄连二钱，黄柏二钱，桔梗二钱，神曲三钱，车前仁二钱。

主治：风热头眩，头痛身痛，口苦咽干，壮热憎寒，脉浮洪者。

黄连香薷散

组成：香薷二钱，厚朴二钱，白扁豆二钱，甘草一钱，黄连二钱。

主治：伤暑眩晕，头痛口渴，脉虚心烦，微发恶寒。

藿香正气散（见泄泻）

2. 痰饮性眩晕之治法

痰饮性眩晕多为胃内停水或胃肠无力，其症心下膨满，心悸亢奋，食欲不振，甚则呕吐涎沫，脉象沉弱。治疗方法以涤痰逐饮为主，常用方剂如苓桂术甘汤、半夏白术天麻汤。如痰热兼夹，症见眩晕身重、烦渴面赤、脉洪滑有力者，即是丹溪所谓火痰，其实此等症状，最常见于高血压症，治疗方法可于祛痰药中加入平肝泻火之剂，常用处方如钩藤散或二陈汤加黄芩、黄连、龙胆草（处方附后）。

苓桂术甘汤（见头痛）

半夏白术天麻汤

组成：天麻一钱，半夏三钱，白术二钱，人参一钱，苍术一钱，黄芪一钱，泽泻一钱，茯苓一钱，干姜一钱，神曲三钱，陈皮三钱，麦芽三钱。

主治：眩晕头痛，呕吐痰涎，不思饮食，脉搏沉弱。

钩藤散

组成：钩藤三钱，陈皮三钱，半夏三钱，麦冬三钱，茯苓三钱，人参三钱，菊花三钱，防风三钱，甘草一钱，生石膏三钱。

主治：眩晕神昏，口渴心烦，脉弦滑有力者。

二陈汤加黄芩、黄连、龙胆草方

组成：茯苓三钱，半夏三钱，陈皮三钱，甘草一钱，黄芩二钱，黄连二钱，龙胆草二钱。

主治：眩晕痰多，口苦心烦，脉滑利者。

3. 虚证眩晕之治法

虚证眩晕可分为气虚、血虚及气血俱虚。气虚者多因劳役过多，房事过多，或大汗亡阳，或吐泻后损伤脾胃所致。其症眩晕头痛，自汗畏风，不思饮食，心累气短，腰膝酸软，二便清利，脉细无力。治疗此等症状，以升阳补气为主，常用方剂如补中益气汤。血虚者多因吐衄过多，或便血不止，或金疮破伤，疮疡溃烂所致，在妇女则常为崩漏或产后失血过多。其症眼花耳鸣，头痛昏重，面色萎黄，四肢掣痛，倦乏嗜卧，脉象虚细芤迟。治疗此等症状，以滋补血液为主，常用方剂如人参养营汤。气血两虚者多系体质素弱，或老年积损以及大病之后，其临床症状则常兼有上述气虚、血虚之各种见症。治疗方法当以强壮神经、养血健胃为主，常用方剂如鹿茸肾气丸（处方附后）。

补中益气汤（方见痢疾）

人参养营汤

组成：人参二钱，陈皮二钱，黄芪二钱，肉桂二钱，当归二钱，白术二钱，炙甘草一钱，白芍三钱，熟地黄钱半，五味子钱半，茯苓钱半，远志一钱。

主治：血虚眩晕，心累惊悸，肢体瘦削，面容萎黄，潮热自汗，脉虚细者。

鹿茸肾气丸

组成：鹿茸三两，熟地黄五两，枣皮三两，丹皮一两五钱，山药三两，茯苓一两五钱，泽泻五钱，菟丝子三两，龟甲三两，巴戟三两，石斛三两。

蜜丸，淡盐汤下，每服三钱。

主治：虚证眩晕，气血亏败，睡眠不良，食欲不振，腰膝酸痛，四肢无力，脉细微者。

复习思考题

1. 外感性眩晕如何诊断？如何治疗？

2. 痰饮性眩晕如何诊断？如何治疗？

3. 虚证眩晕如何诊断？如何治疗？

咳 嗽

一、概说

咳嗽也是一个由神经管理的反射动作，当呼吸系统的黏膜受到刺激便可通过神经的传导而引起咳嗽。这种刺激可能是呼吸道中所积蓄的排泄物，或落入呼吸道的某种异物，或是在呼吸道的黏膜有溃烂和水肿的情况下，或者是在呼吸道的外围有压迫时，如支气管淋巴结肿大、主动脉瘤等都能引起咳嗽。其他如喉部神经受压迫，或胸膜、腹膜受到刺激，以及吸入含灰尘的空气和煤烟等原因也可以引起咳嗽。

由于咳嗽能够把呼吸道及肺泡中多量的分泌物以及落入呼吸道的所有异物清除出去，所以咳嗽在生理上的意义是一种有益的反射。

不过有一些原因所引起的咳嗽动作，往往是丧失了咳嗽本身的顺应性作用，例如胸膜和腹膜受到刺激所引起的咳嗽，这就不是清洁呼吸道路所能解决问题的，像这样的咳嗽就只会造成患者的痛苦。此外如由于肺中空气压力经常过高所致的持续性咳嗽，可使肺泡壁破裂而引起膨胀，造成所谓肺气肿现象。并且咳嗽又可使血液循环受到剧烈破坏，这是因为肺中压力过高，降低了胸廓的吸引作用，同时也妨碍了血液在静脉中正常的流动，因而在咳嗽时就可产生静脉瘀血和发绀现象。又因为咳嗽的震动会妨害睡眠，因而使患者得不到充分的休息。在这些情况下，咳嗽就显然是一种影响健康的症状，因此我们也就不能不注意怎样使咳嗽减轻并做到消除咳嗽。但是必须指出，对于咳嗽患者的处理，切忌单纯地采用镇咳的方法，最根本的办法还在于治好那种发生咳嗽的疾病。

咳嗽患者一般多吐痰（也有干咳无痰的），痰的性质不一，有的痰的性质是稀薄的黏痰，这是由于气管黏膜所分泌的黏液过多而成。有的痰的性质是黏液脓性，这是由于气管化脓的缘故。有的痰则完全是黏性，这是由于肺组织受到损害，痰中含有大量纤维成分的缘故。在临床时辨别咳嗽的有痰、无痰或痰的稀稠，对于正确诊治咳嗽患者是大有帮助的。

中医文献上对于咳嗽类病证在很早以前就有了比较详细的记载，如《素问·咳论》载有五脏六腑咳嗽（注一），张仲景《金匮要略·肺痿肺痈咳嗽上气》等篇里，也记载有各种不同疾病所引起的咳嗽症状，并还列有一定的治疗方法。隋代巢元方《诸病源候论》更将咳嗽列为十种（注二），这都是古代医家在临床上对于咳嗽疾病的分类。这些分类的病名，有的是以病因来命名的，如"风咳""寒咳"之类，但大多数咳嗽如"胃咳""胆咳""小肠咳""大肠咳""膀胱咳"等则是根据咳嗽时合并出现的一些症状或者是由于咳嗽过剧所引起的一些症状来命名的。

由于《内经》和巢氏《诸病源候论》对咳嗽病的分类过于繁复，并且有些病名又不太切合实际，所以近代的医家已不大赞同这种学说，如张介宾《景岳全书》说："咳嗽一症，窃见诸家立论太繁，皆不得其要，多致后人临证，莫知所从，所以治难得效。以余观之，则咳嗽之要，止惟二证。何为二证，一曰外感，一曰内伤而尽之矣。"喻嘉言《医门法律》也说："凡治咳不分外感内伤，虚实新久，袭用清凉药，少加疏散者，因仍苟且，贻患实深，良医所不为也。"张、喻两氏认为诊断咳嗽，首先应分辨外感内伤以及新、久、虚、实来分别论治，这种分类的方法，不特简明扼要，并且和中医诊疗一般疾病的基本理论，即辨别"表、里、虚、实、寒、热"是完全一致的。所以截至目前，中医界对于咳嗽的辨证论治，着重在分清咳嗽的寒、热、虚、实，而不必一定要以古代所定的病名来作为诊疗的标准。

注一：五脏六腑咳嗽：《素问·咳论》曰："肺咳之状，咳而喘息有音，甚则唾血。""心咳之状，咳则心痛，喉中介介如梗状，甚则咽肿喉痹。""肝咳之状，咳则两胁下痛，甚则不可以转，转则两胠下满。""脾咳之状，咳则右胁下痛，阴阴引肩背，甚则不可以动，动则咳剧。""肾咳之状，咳则肩背相引而痛，甚则咳涎。""脾咳不已，则胃受之，胃咳之状，咳而呕，呕甚则长虫出。""肝咳不已，则胆受之，胆咳之状，咳呕胆汁。""肺咳不已，则大肠受之，大肠咳状，咳而遗矢。""心咳不已，则小肠受之，小肠咳状，咳而失气，气与咳俱失。""肾咳不已，则膀胱受之，膀胱咳状，咳而遗溺。""久咳不已，则三焦受之，三焦咳状，咳而腹满，不欲食饮。"

注二：十种咳嗽：巢氏《诸病源候论·咳嗽病诸候》曰："一曰风咳，欲语因咳言不得竟是也。二曰寒咳，饮冷食，寒入注胃，从肺脉上气，内外合，因之而咳是也。三曰支咳，心下坚满，咳则引痛，其脉反迟是也。四曰肝咳，咳而引胁下痛是也。五曰心咳，咳而唾血，引手少阴是也。六曰脾咳，咳而涎出，续续不止，引少腹是也。七曰肺咳，咳而引颈项，而唾涎沫是也。八曰肾咳，咳则耳聋无所闻，引腰脐中是也。九曰胆咳，咳而引头痛口苦是也。十曰厥阴咳，咳而引舌本是也。"

二、随证治疗

1. 外感性咳嗽之治疗

外感性咳嗽包括感受风寒及一般具有咳嗽症状的呼吸道的急性传染病。对于此类咳嗽，历来医家有主张随季节的不同而分别论治的，如《丹溪心法》说："春作是春升之气，用清凉药，二陈加薄、荆之类。夏是火气炎上，最重用芩、连。秋是湿热伤肺，冬是风寒外来。"王纶《明医杂著》也说："春若伤风咳嗽，鼻流清涕，宜辛凉解散。夏多火热炎上，最重宜清金降火。秋多湿热伤肺，宜清热泄湿。冬多风寒外感，宜解表行痰。"这种因时制宜、分别用药的学说，本是中医学术上的一个特色，在诊疗上自有一定的参考价值，但在注意时令气候的同时，更重要的还是要结合临床症状，如戴思恭《证治要诀》说："感风而嗽者，恶风有汗，或身体发热，或鼻流清涕。""感寒而嗽者，恶风无汗，或身体发热，或鼻流清涕。""若风寒俱感而嗽者，或恶风无汗，或恶风有汗，头痛身疼，鼻塞熏眼，涕泪稠黏。""感暑而嗽者，自汗烦渴，或带寒而垢。""感湿而嗽者，身体痛重，或汗或小便不利。""热嗽咽喉干痛，鼻出热气，其痰嗽而难出，色黄而浓，或带血缕，或带血腥臭，或坚如蚬肉，不若风寒之嗽，痰清而白。"喻嘉言《医门法律》也说："六气主病，风火湿热燥寒，皆能乘肺，皆足致咳……风乘肺咳，汗出头痛，痰涎不利。火乘肺咳，喘急壅逆，涕唾见血。热乘肺咳，喘急面赤，潮热，甚者热甚于中，四末反寒；热移于下，便泄无度。燥乘肺咳，皮毛干槁，细疮湿痒，痰胶便秘。寒乘肺咳，恶寒无汗，鼻塞身疼，发热烦躁。至于湿痰内动为咳，又必因风因火因热因燥因寒，所夹各不相同，至其乘肺则一也。"

参考上述文献，可见外感咳嗽亦有各种不同之性质，此等不同性质之症象，大别之不外寒热两途。其属于寒性者，如症见咳嗽，喉痒，鼻塞，清涕，头痛，脉浮，治宜辛凉解表，常用方剂如杏苏散，又如症见恶寒，头痛，呼吸不利，咳逆依息不得卧，或干呕心悸者，治宜逐饮降逆，常用方剂如小青龙汤。其属于热者，如症见咳嗽气逆，咽喉干痛，声音嘶哑，稠痰难出，发热口渴，面赤气粗，脉浮数有力者，治宜清凉解散，轻者用桑菊饮，重者用桑菊饮加石膏、知母。又如热甚充血，血管破裂，症见咳嗽吐血者，治宜凉血解热，常用方剂如犀角地黄汤加知母、贝母。其他如外感初起，咳嗽甚剧，而寒热症象又不甚显著者，则以宁肺镇咳为主，常用方剂如止嗽散（处方附后）。

杏苏散

组成：苏叶二钱，半夏三钱，茯苓三钱，前胡三钱，桔梗三钱，枳壳三钱，甘草一钱，生姜三钱，大枣二枚，陈皮三钱，杏仁三钱。

主治：头痛恶寒，咳嗽痰稀，鼻流清涕，脉弦无汗。

小青龙汤

组成：麻黄一钱五分，白芍三钱，干姜一钱五分，炙甘草一钱五分，细辛一钱，桂枝一钱五分，五味子一钱五分，半夏一钱五分。

主治：咳嗽喘急，肺胀胸满，鼻塞流涕，或咳逆依息不得卧者。

桑菊饮

组成：杏仁二钱，连翘三钱，薄荷一钱五分，桑叶四钱，菊花二钱，桔梗二钱，甘草一钱，苇根四钱。

主治：外感咳嗽，身不甚热，口燥咽干，脉浮数者。如脉搏洪大有力，症见面赤气粗，烦渴汗出者，即于本方中加生石膏三钱、知母三钱。

犀角地黄汤加知母贝母方

组成：犀角一钱，生地黄三钱，丹皮二钱，白芍三钱，知母三钱，贝母三钱。

主治：咳嗽热重，痰中带血，躁扰烦渴，脉洪数者。

止嗽散

组成：桔梗三钱，荆芥三钱，紫菀三钱，百部三钱，白前三钱，甘草一钱，陈皮二钱。

主治：外感咳嗽，微热有痰，鼻塞，清涕，脉浮数者。

2. 内伤性咳嗽之治法

诊疗内伤性咳嗽，必须与外感性咳嗽有所鉴别，关于二者的鉴别方法，张介宾《景岳全书》曾指出："盖外感之嗽，必因偶受风寒，故或为寒热，或为气急，或为鼻塞声重，头痛吐痰，邪轻者脉亦和缓，邪甚者脉或弦洪微数。但其素无积劳虚损等证，而陡病咳嗽者，即外感证也。若内伤之嗽，则其病来有渐，或因酒色，或因劳倦，必先有微咳而日渐以甚，其证则或为夜热潮热，或为形容瘦减，或两颧常赤，或气短喉干，其脉轻者亦必微数，重者必细数弦紧。盖外感之嗽其来暴，内伤之嗽其来徐；外感之嗽因于寒邪，内伤之嗽因于阴虚；外感之嗽可温可散，其治易，内伤之嗽，宜补宜和，其治难，此固其辨也。然或脉证素弱忽病外感者有之，或形体素强，而病致内伤者亦有之，此中疑似，但于病因脉色中细加权察，自有声应可证。"

张景岳不仅对一般外感与内伤的咳嗽提出了辨别的原则，同时更指出二者之间尚有一些疑似证候，必须于病因脉色中，细加权察，才能辨别清楚。这种进一步分析疾病的方法确实是非常可贵而且值得学习的宝贵经验。按：内伤咳嗽系概括各种慢性咳嗽疾病（如慢性支气管炎，支气管扩张，肺脓肿，肺结核等），此类咳嗽，大多皆属虚证，其中又可分虚寒与虚热两种，属于虚寒者，症见咳嗽喘促，胸腹痞满，痰涎呕恶，溏泄畏寒，脉搏细弱无力。治疗此等证候，不必专治咳嗽，可采用温补阳气的方法而咳嗽自能减轻，常用方剂如金水六君煎、右归饮。属于虚热者，症见咳嗽声哑，痰胶便秘，喉痛口疮，烦躁不宁，甚则潮热喜冷，咳唾脓血，脉搏或为弦细，或见芤数，此等症状，多系咳嗽日久，肺液干枯，肺脏痿缩或肺脏组织坏死所致。前代医家认为"水亏于下，火炎于上，以致火烁肺金而为咳嗽"，即是指的此类咳嗽。故治疗此类咳嗽，切忌使用香燥动气药剂，惟宜甘润养阴，兼用清火之药以存津液，常用方剂如加减一阴煎、养阴清肺汤。如咳嗽脓血，气味腥臭者，可用千金苇茎汤以清肺排脓（处方附后）。至于久咳羸瘦，已呈痨症者，则应按照痨瘵门中所列方剂处理，兹不重述。

金水六君煎

组成：熟地黄三钱，当归一钱，茯苓二钱，半夏二钱，甘草一钱，陈皮二钱，党参三钱，白术二钱。

主治：脾肾虚寒，水泛为痰，或年迈，体虚血气不足，咳嗽呕恶，痰多喘急，脉细弱者。

右归饮

组成：熟地黄三钱，山药二钱，杜仲二钱，枸杞二钱，枣皮一钱，甘草一钱，肉桂一钱，制附片三钱。

主治：咳嗽痰多，气短心悸，倦怠少神，不思饮食，脉细无力。

养阴清肺汤

组成：生地黄五钱，麦冬三钱，白芍二钱，贝母二钱，丹皮二钱，薄荷一钱，玄参四钱，甘草一钱。

主治：虚热咳嗽，咽干口燥，喉痛声嘶，稠痰难出，脉搏细数。

加减一阴煎

组成：生地黄二钱，白芍二钱，麦冬二钱，熟地黄三钱，炙甘草一钱，知母一钱，地骨皮一钱。

主治：咳嗽日久，口咽干痛，潮热汗出，脉虚数者。

千金苇茎汤

组成：苇茎一两二钱，薏苡仁三钱，冬瓜仁三钱，桃仁三钱。

主治：咳有微热，烦满，胸中甲错，吐唾脓血，脉弦滑者。

复习思考题

1. 试述咳嗽在生理上的作用。

2. 咳嗽过剧对身体有何损害？

3. 外感性咳嗽有哪些主要症状？应如何治疗？

4. 内伤性咳嗽有哪些主要症状？应如何治疗？

哮 喘

一、概说

哮喘是具有发作性呼吸困难症状的一种疾患，其本质是与支气管功能障碍，尤其是与中小支气管的管腔狭窄及被黏液阻塞有关。

本病常发生自童年或青年时期，往往在一家族中有数人罹患，大凡贫血、体质虚弱以及对某些物质的感受性较强的人易发生本病。

由于喘息的反复发作，常常可以引起不易治疗的肺脏疾病（如慢性支气管炎，肺气肿），甚至还可以引起心脏疾病。在没有并发其他病证的情况下，哮喘也是可以治愈的，即或不能根除，至少在若干年内是能够保持其劳动能力的。对哮喘病的预防，首先应保持生活和生产中的良好卫生条件，对于个人来说，则应遵守卫生制度，经常进行体育活动，如出现本病的先驱征兆（于体力劳动时有轻度的呼吸困难，着凉，轻度咳嗽等）时，应及时向医师求治，这样不仅可以防止已患此病的患者再发，而且还可以从根本上预防哮喘的罹患。为了防止哮喘的复发，患者应注意避免受凉，否则很容易引起感冒，继而引起哮喘。

在中医学术上，对于哮喘一症，历来都相当重视，这是我们从祖国第一部医书《内经》里面可以看得出来的。如《素问·脏气法时论》曰："肺病者，喘咳逆气，肩背痛，汗出……肾病者，腹大胫肿，喘咳身重。"《素问·痹论》曰："肺痹者，烦满喘而呕。心痹者，脉不通，烦则心下鼓，暴上气而喘。"《素问·玉机真脏论》曰："大骨枯槁，大肉陷下，胸中气满，喘息不便，其气动形，期六月死，真脏脉见，乃予之期日。"《素问·举痛论》曰："劳则喘息汗出，外内皆越，故气耗矣。"《素问·太阴阳明论》曰："犯贼风虚邪者，阳受之……阳受之则入六腑……入六腑则身热不时卧，上为喘呼。"《素问·逆调论》曰："夫不得卧，卧则喘者，是水气之客也。"

仅就以上所举数条，即可见古代医家不仅认为哮喘是呼吸系统的疾患，而且也体会到哮喘与心脏和肾脏疾患有关，同时也指出哮喘有虚证（虚劳）、有实证（急性热病）、有久病（痰饮水气）等各种不同的情况，这就给后世医家在临床上对哮喘的辨证奠定了良好的基础。

二、随证治疗

哮喘发作时之主要症状为患者呼吸异常迫促，胸廓、肺脏扩张，呼吸有声，呀呻不已，有时声调很高，虽相隔数丈以外，亦可听见，患者颜面常呈恐怖状，眼球后静脉瘀血，故眼球向前突出。此外可见口唇肿胀发绀，颈静脉怒张。发作时间有经一二小时即止者，有持续达十数小时以上者，亦有每日反复发作者。如在发作时间内，兼见频频咳嗽者，则患者更感痛苦。中医治疗哮喘，一般多根据患者体质及参合临床上所表现的其他症状，而分别为以下两种治法：

1. 实证哮喘之治法

凡新病喘息或体力较强者即属于实证哮喘之范围，其中又有寒证、热证及痰饮哮喘之区别。属于寒证者，常见于外感风寒病中，如《伤寒论》曰："太阳病，头痛，发热，身疼，腰痛，骨节疼痛，恶风无汗而喘者，麻黄汤主之。""太阳与阳明合病，喘而胸满者，不可下，宜麻黄汤。""太阳病下之后，微喘者，桂枝加厚朴杏仁汤主之。"《金匮要略》曰："太阳病，法当骨节疼痛，痛在骨节，咳而喘，不渴者，此为肺胀，其状如肿，发汗即愈。"《丹溪心法》曰："风寒伤者，必上气喘息不得卧，喉中有声，或声不出。"

归纳以上文献所记载症状，凡寒性哮喘，多因感受风寒，其症头痛、发热、身痛、骨节痛，恶风寒，无汗而喘，或喘而胸满，脉象浮紧。治疗此等症状，宜辛散利肺，当用方剂如麻黄汤、华盖散。又如体温不高，倦乏嗜卧，脉沉细而喘促，呈所谓阴寒现象者，治宜温中散寒为主，常用方剂如九味理中汤。此外，如遇寒即发，而又难于治愈者，可采用最近天津市医院公布的寒喘丸。

属于热证者，常见于呼吸道之急性炎症，如《金匮要略》曰："火逆上气，咽喉不利，止逆下气者，麦门冬汤主之。"《丹溪心法》曰："若新病气实而发喘者，宜桑白皮苦葶苈泻之。"《医学入门》曰："火炎肺胃作喘者，乍进乍退，得食坠下稠痰则止，食已入胃，反助火痰，上喘反大作，宜降火清金，导痰汤加芩、连、山栀、杏仁、瓜蒌。如胃有实火，膈上稠痰者，导水丸。"

参考以上文献，可知热性哮喘，多由痰热内蕴，妨碍气道，其症咳逆上气，咽喉不利，口渴，痰稠，甚则发热汗出，脉象浮数洪大。治疗此等症状，宜清热平喘，润肺导痰，常用方剂如麻杏石甘汤、麦门冬汤、人参平肺汤、清燥救肺汤。

　　属于痰饮哮喘者，乃因肺脏黏膜分泌过多黏液，以致壅塞肺脏，充塞气管。如《金匮要略》曰："夫患者饮水多，必暴喘满。""支饮亦喘而不能卧，加短气，其脉平也。"《丹溪心法》曰："痰喘者，胸满咳喘，以降痰下气为主。"《医学入门》曰："痰喘必有痰声，宜导痰汤，苏子降气汤之类。"

　　参考以上文献，可知痰饮哮喘，其症胸满咳喘，喘有痰声，或水饮停留，胃脘鼓胀。治疗此等症状，应降气涤痰，行水逐饮，常用方剂如苏子降气汤、神秘汤（处方附后）。

　　麻黄汤

　　组成：麻黄三钱，桂枝二钱，甘草一钱，杏仁三钱。

　　主治：外感风寒，咳嗽喘满，无汗，身痛，脉浮紧。

　　华盖散

　　组成：麻黄二钱，桑白皮二钱，苏子二钱，杏仁二钱，赤茯苓二钱，陈皮二钱，甘草一钱。

　　主治：外感风寒，咳嗽上气，胸膈烦闷，项背拘急，鼻塞声重，头目昏眩，脉浮数。

　　九味理中汤

　　组成：砂仁一钱，炮姜一钱，苏子一钱，厚朴一钱，桂皮一钱，陈皮一钱，甘草一钱（炙），沉香五分，木香五分。

　　主治：寒证哮喘，咳呕痰涎，肢体发冷，脉沉细。

　　寒喘丸

　　组成：生信石二钱（红色者较好），淡豆豉一两七钱。

　　米糊为丸，如绿豆大，每七至十五日服一次，每次服四厘。

　　主治：寒性哮喘，遇冷即发，难于治愈者。

麻杏石甘汤

组成：麻黄二钱，杏仁二钱，甘草一钱，石膏四钱。

主治：汗出而喘，烦渴，恶热，脉浮数者。

麦门冬汤

组成：麦门冬七钱，半夏一钱，人参一钱，甘草一钱，粳米一钱，大枣二枚。

主治：热证哮喘，口渴心烦，咽喉不利，脉细数者。

人参平肺汤

组成：人参一钱，甘草一钱，地骨皮三钱，茯苓三钱，天冬三钱，青皮二钱，陈皮二钱，知母三钱，五味子一钱，桑皮四钱。

热重者加黄芩三钱、薄荷一钱。

主治：热证哮喘，咳嗽痰稠，胸膈痞满，咽喉不利，脉洪数而无力者。

清燥救肺汤

组成：桑叶三钱，石膏二钱五分，甘草一钱，胡麻仁一钱，阿胶八分，麦冬一钱二分，杏仁七分，人参七分，枇杷叶一片。

主治：热证哮喘，咳嗽痰稠，脉细数者。

苏子降气汤

组成：苏子二钱，半夏二钱，前胡二钱，厚朴二钱，陈皮二钱，甘草二钱，当归一钱，沉香一钱。

主治：哮喘咳嗽，痰涎壅盛，胸膈噎塞，脉弦滑者。

神秘汤

组成：苏叶二钱，橘红三钱，桑皮三钱，赤茯苓三钱，半夏三钱，人参一钱，木香一钱。

主治：痰饮哮喘，水气停滞，胸胁满闷，不得平卧，脉浮滑者。

2. 虚证哮喘之治法

诊治虚证哮喘，必须与实证哮喘有所鉴别，盖实证哮喘，多由外感风寒，或内有实热，或痰饮停蓄，其症必胸胀气粗，声高息涌，其脉多滑数有力。而虚证哮喘则多为体质素弱或久病之后，其症必气虚神怯，声低息短，其脉必微弱无神，或浮空弦搏。大抵虚证哮喘，最难治愈，前代医家如李仕材、赵养葵、张景岳等皆谓虚喘乃元气大虚，治宜调补肾气为本。若妄加消伐，或乱用苦寒、攻下，必增剧转危，终至难于挽救。

虚喘治法又有阴虚、阳虚之别，阳虚证多见厥冷、腹满、溏泄、不思饮食，喘时牵引少腹，脉则微弱细涩，宜用肾气丸、黑锡丹以安肾扶阳。阴虚证多见面赤，烦躁，自觉热气上冲，其脉多浮大弦芤，按之空虚，宜用生脉散、都气丸以壮水平喘（处方附后）。

肾气丸

组成：熟地黄四两，茯苓三两，山药二两，山茱黄二两，丹皮一两五钱，泽泻一两五钱，附子五钱，肉桂五钱。

主治：肺肾俱虚，喘息痰多，脉搏细微，或面目四肢浮肿者。

黑锡丹

组成：黑锡二两，硫黄二两，沉香一两，附子一两，胡芦巴一两，阳起石一两，补骨脂一两，茴香一两，肉豆蔻一两，金铃子一两，木香一两，肉桂五钱。

主治：阳虚哮喘，四肢厥冷，气短痰多，脉微欲绝。

生脉散

组成：人参五钱，麦门冬三钱，五味子二钱。

主治：阴虚哮喘，津液枯涸，气短口干，自汗，烦渴，脉虚数者。

都气丸

组成：熟地黄四两，茯苓三两，山药二两，山茱萸二两，丹皮一两五钱，泽泻一两五钱，五味子一两。

主治：阴虚哮喘，自汗，盗汗，腰膝酸痛，虚烦，不得眠，脉浮大虚数者。

复习思考题

1. 试述哮喘的一般见症。

2. 虚喘与实喘如何鉴别？

3. 分别讨论虚证哮喘与实证哮喘的治法。

消　渴

一、概说

消渴亦称消瘅，这种病证是以消谷善饥、大渴引饮及小便频数为特征。部分学者研究认为我国古代所称的消渴，即包括现今所谓的尿崩症和糖尿症，尿崩症与糖尿症，皆为新陈代谢发生障碍之慢性疾病，尿崩之主征为尿的排泄量大而稀淡，口渴最为显著，其原因是由于脑下垂体后叶发生障碍，或病变延及视丘，而发生神经中枢的变化。糖尿症之主征为身体内糖质之生产与消耗持久发生障碍，于是血中含有异常大量之葡萄糖，其一部分遂出现于尿中而为糖尿。此外，多尿、烦渴、贪食、消瘦也是糖尿症最典型的症状，至于形成糖尿症的原因，则是与胰腺功能障碍有关。

在中医文献上，虽没有直接指出消渴的病因是由于内分泌功能障碍的关系，但对于形成消渴的诱因，却也有一些合理的记载，例如《灵枢·五变》曰："皮肤薄而目坚固以深者，长冲直扬，其心刚，刚则多怒，怒则气上逆，胸中蓄积，血气逆流，髋皮充肌，血脉不行，转而为热，热则消肌肤，故为消瘅。"《素问·奇病论》曰："此人必数食甘美而多肥也，肥者令人内热，甘者令人中满，故其气上溢，转为消渴。"这就是说凡性情刚躁多怒或过食肥甘的人都容易发生消渴症。苏联学者亦认为大脑皮层的主宰功能失调后，能够引起神经、内分泌调节的紊乱，由此可知长时期的情绪激动，无论对于消渴症的发生或病情的进展，均有一定的关系。至于过食肥甘能够引起消渴，更与糖尿症的原因极为吻合，因为过食肥甘，可能引起血糖过高，加重胰岛内分泌功能的负担，因而诱发糖尿症。

关于消渴的分类，有些医书分为三消，即渴饮不止为上消（亦称肺消、膈消），食入即饥为中消（亦称胃消），饮一溲二，小便如膏为下消（亦称肾消）。其实消渴一症，往往是多饮、多食、多尿的三多现象同时存在，如果机械地把三消分开来看，那就很难从其他疾病中把消渴症独立起来，所以喻嘉言曾说："以消渴、消中、消肾分名三消，岂中下二消，无渴可言耶？"（《医门法律》）。赵养葵也说："治消之法，无分上中下，先以治肾为急。"（《医贯》）。根据喻、赵两氏说法，可见三消的分类，不过代表消渴的各种临床症状，而其病理的发生机转，则同为新陈代谢的异常。

二、随症治疗

1. 糖尿症之治法

消渴之范围，虽包括尿崩症与糖尿症，但尿崩症是比较罕见的疾病，故中医文献所列消渴的证治，绝大部分当为糖尿症，例如张仲景《金匮要略》曰："男子消渴，小便反多，以饮一斗，小便一斗。"孙思邈《千金方》曰："夫内消之为病，当由热中所致，小便多于所饮，令人虚极短气，渐以增剧，四肢羸惫，不能起止，精神恍惚，口舌干燥。"王焘《外台秘要》引《近效祠部李郎中消渴方论》曰："消渴者，原其发动，此则肾虚所致，每发即小便至甜。""虽能食多，小便多，渐消瘦。"又引《古今录验》曰："消渴病有三：①渴而饮水多，小便数，无脂，似麸片甜者，皆是消渴病也；②吃食多，不甚渴，小便少，似有油而数者，此是消中病也；③渴饮水，不能多，但腿肿，脚先瘦小，阴痿弱，数小便者，此是肾消病也。"

参考以上文献记载，可知糖尿症的主要症状为尿甜，尿量多，排尿次数也多，口渴，饮水多，吃食多，身体逐渐消瘦，肢体痿弱，精神恍惚。治疗此等症状，应根据发病之新久，以辨别病势之轻重，如症象初起，病势不重者，治宜生津补水以降火撤热，常用方剂如黄连丸、天花散、玉液汤、滋膵饮。如久病不愈，症见眼目昏花、腰脚软弱、肌肤瘦削者，可用六味地黄丸或鹿茸丸以滋补强壮。又如皮肤瘙痒，或并发痈疽者，可常服黄芪六一汤（处方附后）。

黄连丸

组成：黄连一斤，生地黄一斤。

绞地黄汁渍黄连，取出晒干，再入汁中，使汁吸尽，晒干为末，蜜丸如梧子大，每服二十丸，日三次。

主治：消渴初起，多食善饥，目干痛，脉沉数者。

天花散

组成：天花粉四钱，生地黄四钱，粉葛二钱，麦冬二钱，五味子一钱，甘草一钱。

主治：消渴咽干，面赤烦躁，脉细数者。

玉液汤

组成：生山药一两，生黄芪五钱，知母六钱，鸡内金二钱，葛根一钱半，五味子三钱，天花粉三钱。

主治：口渴，小便频数，尿甜，精神倦怠，脉细数者。

滋膵饮

组成：生黄芪五钱，大生地黄一两，生山药一两，山萸肉五钱，生猪胰三钱。

主治：烦渴，消瘦，小便频数，精神疲劳，四肢无力，颜色憔悴，脉虚细者。

六味地黄丸（见痨瘵）

鹿茸丸

组成：鹿茸七钱五分，熟地黄七钱五分，黄芪七钱五分，五味子七钱五分，鸡肫皮七钱五分，肉苁蓉七钱五分，破故纸七钱五分，牛膝七钱五分，山茱萸七钱五分，人参七钱五分，地骨皮五钱，茯苓五钱，玄参五钱，麦冬二两。

共研细末，炼蜜为丸，如梧桐子大，每服二十丸，日三次。

主治：消渴日久，体力虚衰，小便无度，腰膝酸冷，脉细无力。

黄芪六一汤

组成：黄芪六两，甘草一两。

主治：消渴，羸瘦，面色萎黄，胸中烦悸，皮肤瘙痒，发为疮疖痈疽者。

2. 尿崩症之治法

尿崩症之特异症状为尿量剧增，一昼夜所排小便可达6～10公升或以上，夜间所排之尿量往往比日间为多，尿液极淡，甚或全如清水，比重极小。在其余症状中，剧渴最为显著，患者须时时摄取大量饮料，舌面及全身皮肤均呈干燥，由于夜间经常起溲，故睡眠大都不良，患者渐次消瘦，衰弱无力。食物之量虽常有增加，但不若糖尿病患者之食欲亢进，且尿崩症之尿中绝不含葡萄糖，比重极低，亦易与糖尿症鉴别。现代医学用脑垂体后叶之抽出液以治尿崩症，确能减少患者之排尿量，似脑垂体后叶中当有一种能致尿排泄之荷尔蒙，故可推知本病因此种荷尔蒙缺乏而起。中医治疗尿崩症，通常采用补养肾气的方法，惟尿崩症之经过颇为绵延，短期内难于治愈，必须叮嘱患者耐心服药，方能逐渐收效。常用方剂如肾气丸、独参汤、五子衍宗丸、固阴煎（处方附后）。

肾气丸（见哮喘）

独参汤（见中风）

五子衍宗丸

组成：枸杞子八两，菟丝子八两，五味子一两，覆盆子四两，车前子二两。

研为细末，炼蜜为丸，如梧桐子大，每服五十丸，日二次。

主治：小便频数，量多质轻，脉沉细者。

固阴煎

组成：人参三钱，熟地黄三钱，菟丝子三钱，山药二钱，山茱萸二钱，远志一钱，炙甘草一钱，五味子十四粒。

主治：小便无度，睡眠不良，身体羸弱，脉虚细者。

复习思考题

1. 试述消渴的含义及其发生的原因。

2. 糖尿症与尿崩症应如何鉴别？如何治疗？

血　症

一、概说

人体的血液，约占体重百分之八。在正常情况下，血液在血管内循环不已，供给组织养料，排除组织废物，维持体内酸碱平衡，而使人体维持正常生活。如果体内发生病变，影响到血管方面，则容易发生失血的症状。失血的因素，大致可分为下列的几种：

1. 脏器的组织有溃疡的病灶，以致侵蚀到血管部分，引起失血。

2. 人体患传染病，发生高热，循环亢进，毛细血管或小血管因膨胀而致破裂，引起失血。

3. 心脏功能障碍，发生阻性充血，以致血管破裂，引起失血。

4. 外气压急骤改变，体内未及产生服习反应，则血压必然增高，亦易引起失血。

至于止血的因素，系因每一立方毫米血液内含血小板 25～40 万，当血管破裂流血时，自血液中流出的血小板与外界接触，逐渐破裂，产生凝血活素，与血浆内凝血酶原混合，成为凝血酶，再与血液中纤维蛋白原及钙游子结合，则形成细小的网丝，与红细胞白细胞一并附着在伤口，发挥止血作用。

关于中医诊治血症的理、法、方、药，在张仲景时代，就已有了比较详细的记载，到了唐、宋时期，对于血症的分类就更为明确，例如《圣济总录·吐血门》曰："吐血病者有三种，一则缘心肺蕴热，血得热则妄行，下流入胃，胃受之则满闷，气道贲冲，故令吐血。二则虚劳之人，心肺内伤，恚怒气逆，则呕血。三则缘酒食饱甚，胃间不安，气脉奔乱，损伤心胃，血随食出，此名伤胃。"又《圣济总录·鼻衄门》曰："脾移热于肝，则血行不由其道，肺主气，开窍于鼻，血随气上，今既妄行，故出于鼻窍而为衄也。"又《圣济总录·大小便门》曰："结阴者，便血一升，再结二升，三结三升，夫邪在五脏，则阴脉不和，阴脉不和，则血留之……渗入肠间，故便血也。""胞移热于膀胱为癃与溺血，二者皆虚热妄溢，故溲血不止也。"

根据以上记载，可知古代医家也体会到吐血系呼吸系统与消化系统的血管破裂，鼻血常与全身性疾病混合发生，大便出血属于消化系统的血管破裂，小便出血系由泌尿系统的血管破裂。实际在临诊上最常见的失血证候，也不外吐血、衄血、便血、尿血四种，故本篇所述治法，亦以此四种血症为主。不过此四种血症，部位既各不相同，原因亦有差异，因而在临诊时，必须细审病源，详察脉症，然后才能根据病变的寒、热、虚、实以施行适当处理。

二、随症治疗

1. 吐血之治法

吐血的原因，或由外感，或由内伤，血的来源，不是呼吸系统就是消化系统。由外感所致的，系因人体发高热，血压增高，肺或胃的小血管或毛细血管因膨胀而致破裂，引起失血。由内伤所致的，在肺的部分原因颇多，最常见者为肺结核病，因肺组织有结核病灶，其内面为干酪性坏死的壁层，邻近血管里含有血栓，如病势进行，侵蚀到这种血管，即可引起破裂而致吐血，如破裂为较大的动脉血管，可致大吐血。在胃的部分能引起吐血的疾病亦多，而通常则为消化性溃疡，此溃疡多发生在幽门部分，沿小弯和十二指肠的第一段，首先损坏黏膜层及黏膜下组织，有的可达肌肉层，溃疡的底部肌肉纤维每被结缔组织代替，血管常有血栓形成，如病损继续进行，侵蚀到毛细血管或小血管，即可引起小出血，或吐小量的血，或仅大便变黑色（称为隐血）；倘侵蚀到较大的血管，则引起大量吐血，若属动脉，吐血尤多，可以危及生命。关于肺出血与胃出血的区别，可参阅下表：

表 2　肺出血与胃出血的区别

肺出血	胃出血
1. 血液由咳嗽咳出	1. 血液由呕吐吐出
2. 流动性混有泡沫	2. 凝固性无泡沫
3. 颜色鲜红或略深	3. 颜色暗红
4. 不含食物	4. 常与食物混合吐出
5. 呈碱性反应	5. 呈酸性反应
6. 既往有肺病的证候	6. 既往有肝胃病的证候
7. 发作徐缓，持续时久	7. 多突然发作，持续时间短
8. 出血后大便无特异性变化	8. 出血后大便常带暗黑色

在中医学术上，认为血以下行为顺，上行为逆，故治疗吐血，着重制止冲逆及引血归经，如风寒外束，症见脉浮紧、无汗、发热、头痛、咳嗽、喘息、痰中有血、口不渴、小便清者，可用辛温解表法以发散外邪，并加凉血药以制止气血上涌，常用方剂如香苏散加焦栀、丹皮。又如外感热证，身热口燥，烦渴引饮，面赤多汗，脉滑实有力，则宜凉血清气，并加辛凉透表药以解散风热，常用方剂如四生汤加石膏、知母。如因饮酒过多，或过食辛燥之物，卒发吐血，症见烦热胸满，大便结燥，脉洪数者，可用泻心汤或十灰散以遏止充血。又如久病吐血，经常发作，难于根治者，则宜用甘温培固法以理脾养血，常用方剂如归脾汤、理中汤、人参饮子（处方附后）。至于因结核病而吐血者，可参阅痨瘵门中治吐血法，因消化性溃疡而吐血者，可参阅呕吐门中治吐血法，兹不重述。

香苏饮加焦栀丹皮方

组成：香附三钱，苏叶二钱，陈皮三钱，甘草一钱，焦栀三钱，丹皮三钱。

主治：感冒风寒，发热，无汗，头痛身疼，咳痰带血，脉浮数者。

四生汤加石膏知母方

组成：生荷叶三钱，生柏叶三钱，生艾叶一钱，生地黄三钱，生石膏五钱，知母三钱。

主治：身热烦渴，咳血，吐血，脉洪数有力者。

泻心汤

组成：大黄四钱，黄连二钱，黄芩二钱。

主治：热证吐血，烦躁，胸痞，自觉热气上冲，脉滑实者。

十灰散（方见痨瘵）

归脾汤（方见泄泻）

理中汤

组成：人参三钱，炙甘草三钱，白术三钱，炮干姜二钱。

主治：久患吐血，精神倦乏，食欲不振，脉微细者。

2. 衄血之治法

血由鼻孔流出，古称为衄，发生衄血的原因，大约有下列几种：

①因感外邪而发高热，鼻黏膜血管因膨胀而破裂，以致失血。

②由郁血或血压升高，如心脏瓣膜病、动脉硬化、肾萎缩等。

③因鼻腔局部的病变所致，如鼻炎、鼻结核、梅毒、恶性肿瘤等。

④代偿性出血，因妇女月经停闭，或起于月经之前。

⑤外气压急剧改变，常见于登高山及航空飞行时。

衄血多发生于一侧鼻孔，其好发处在鼻中隔软骨的下端，凡遇口中出血时，必须注意是否衄血，因衄血往往回流至咽由口中吐出。如因外感衄血，其量少者，可以不治自愈。如流量过多，症见发热无汗、小便清长、头痛身疼、脉浮紧者，治宜辛温发散，兼用制止衄血药，常用方剂如九味羌活汤加丹皮、赤芍、侧柏叶。又如外感衄血，热势甚重，症见鼻血不止、身热烦渴、头痛、咽痛、脉洪数者，治宜凉血清热，常用方剂如犀角地黄汤加石膏、知母、鲜荷叶。如为内伤衄血，其症多经常发作，时作时止，此类衄血，大多皆为虚证，如属阴虚，症见虚烦不眠、眩晕口渴，咽喉干燥，脉大而芤者，治宜养血滋阴，常用方剂如天门冬汤、玉女煎。如属阳虚，症见面白唇青、声低息短、四肢发冷、脉沉细弱者，治宜温经止血，常用方剂如六味回阳饮或侧柏叶汤加人参（处方附后）。

九味羌活汤加丹皮、赤芍、侧柏叶方

组成：羌活一钱五分，防风一钱五分，藁本一钱五分，细辛五分，川芎一钱，白芷一钱，生地黄一钱，黄芩一钱，甘草一钱，丹皮二钱，赤芍二钱，炒侧柏叶三钱。

主治：风寒外束，发热，无汗，头痛，鼻衄，脉浮紧者。

犀角地黄汤加石膏、知母、鲜荷叶方

组成：犀角一钱，生地黄三钱，丹皮二钱，白芍三钱，生石膏五钱，知母三钱，鲜荷叶八钱。

主治：热证衄血，身热，烦躁，口渴咽痛，脉洪数者。

天门冬汤

组成：天冬三钱，远志一钱，黄芪三钱，白芍三钱，麦冬三钱，藕节三钱，阿胶珠三钱，生地黄三钱，当归二钱，人参二钱，没药一钱，炙甘草一钱。

主治：阴虚衄血，眩晕烦躁，咽干口燥，脉大而芤。

玉女煎

组成：熟地黄五钱，麦冬三钱，知母二钱，牛膝二钱，生石膏三钱。

主治：虚热上冲，时发衄血，烦热口渴，头痛眩晕，脉浮洪无力者。

六味回阳饮

组成：人参二钱，制附片三钱，炮干姜二钱，炙甘草一钱，当归三钱，熟地黄五钱。

主治：阳虚衄血，体冷，脉沉，气息微弱者。

侧柏叶汤加人参方

组成：炒侧柏叶三钱，炮姜一钱五分，炒艾叶一钱，人参二钱，童便一杯（冲服）。

主治：虚证鼻衄，衄出觉冷，脉沉迟者。

3. 便血之治法

便血即大便出血，它的原因，大约有下列几种：

①人体患传染病或寄生虫病，以致影响肠管壁发生病变而出血，如肠热症、结核、梅毒、斑疹伤寒、十二指肠虫病、日本血吸虫病等。

②因血行发生病变所致，如心脏病、肝脏病、门静脉郁血等。

③因血液本身变化的结果，如白血病、血友病、紫癜、持久黄疸等。

④因肠壁溃疡或大肠癌肿所致。

⑤内外痔核，因粪便的摩擦或大便时努责以致影响黏膜上扩张的血管破裂而引起出血。

便血的原因，虽有多种，但中医学对于便血的治疗，主要是根据便血的症状及患者的体质以分别虚实，从而予以不同的治法。例如患者虽有大便下血症状，但食欲如常，喜冷恶热，脉数有力，便是属于实证，治宜清热养血，常用方剂如凉血地黄汤或槐花散加地榆。又如下血常发，经久不愈，症见面容萎黄，肌肤消瘦，唇淡口和，眩晕心悸，喜热畏冷，脉细无力，便是属于虚证，治宜大补气血，常用方剂如十全大补汤或黄土汤去黄芩加当

归。（处方附后）

凉血地黄汤

组成：知母三钱，黄柏三钱，熟地黄三钱，当归二钱，槐花三钱，青皮二钱。

主治：实证便血，食欲如常，脉微数者。

槐花散加地榆方

组成：槐花三钱（炒），侧柏叶三钱（炒），荆芥穗三钱（炒），枳壳三钱（炒），地榆三钱（炒）。

十全大补汤

组成：人参三钱，熟地黄三钱，白术二钱，当归二钱，白芍二钱，肉桂二钱，川芎二钱，茯苓二钱，黄芪三钱，甘草二钱。

主治：虚证便血，眩晕耳鸣，倦乏无力，羸瘦不食，脉细微者。

黄土汤去黄芩加当归方

组成：灶心土三钱，炙甘草一钱，白术三钱，熟地黄三钱，阿胶二钱，附片三钱，当归三钱。

主治：虚证便血，眩晕心悸，脉沉迟者。

4．尿血之治法

排泄的尿中含有血液就成为尿血，是泌尿系病的重要症状之一，但并非所有的尿血全由泌尿系疾病所致，有的也可以由全身性疾患引起，或由泌尿系附近器官的病变引起，故其原因可分以下三种：

①泌尿系的疾病：最为常见，也是血尿最主要的原因，包括尿道出血、膀胱出血、输尿管出血、肾出血。

②全身性疾病：例如出血性紫癜、白血病、血友病、坏血病

以及高血压症等。

③泌尿系统附近器官的疾病：例如阑尾炎、输卵管炎、子宫癌以及骨盆脓肿等，此类尿血一般轻微，须利用科学诊断法，方能见到红细胞。

本篇所讨论的尿血治法，主要是针对泌尿系统疾患所引起的尿血症。由泌尿系统疾患所发生的尿血症虽然也有各种不同的因素，但其中以结石、结核、肿瘤和感染四大类最为多见。属于感染性尿血者，多有恶寒发热的感染症状，或有尿道及小腹疼痛的感觉，此类尿血在中医学上多属热证，治疗方法以清热凉血为主，兼用通利小便药，常用方剂如七正散、导赤散。如为膀胱结石或肾结石所致者，尿血发作时多伴有剧痛，或在尿中可发现砂粒，治疗此类尿血，可用镇痛消瘀法，常用方剂如发灰散加琥珀，或白茅根汤加金钱草。如为膀胱、输尿管或肾脏有肿瘤所致之尿血，患者常有消瘦贫血等恶病质症状，且在触诊时可发现肿物，治疗此类尿血，可用琥珀散或琥珀人参丸。如为膀胱或肾脏结核所致之尿血，其症多有潮热、消瘦、盗汗及食欲不振等一般结核症状，且有尿频数、尿急、排尿痛等膀胱刺激症状，治疗此类尿血，可用牡蛎散或生地黄饮（处方附后）。

七正散

组成：车前子三钱，赤茯苓三钱，栀子三钱，木通三钱，龙胆草三钱，萹蓄三钱，甘草梢三钱。

主治：尿血热证，小便刺痛，脉沉实者。

导赤散

组成：生地黄五钱，木通二钱，甘草梢二钱，淡竹叶二钱。

主治：小便赤涩，茎中作痛，口舌生疮，脉数有力者。

发灰散加琥珀方

组成：乱发烧灰五钱，麝香五分，琥珀三钱。

主治：脐下隐痛，腰腿疼痛，小便艰难，尿血或夹有砂粒，脉沉细者。

白茅根汤加金钱草方

组成：白茅根五钱，芍药五钱，木通五钱，车前子五钱，乱发灰二钱，冬葵子二钱，黄芩三钱，滑石三钱，金钱草五钱。

主治：尿中有血，小便涩滞，夹有砂粒，脉沉数者。

琥珀散

组成：琥珀二钱，白术二钱，当归二钱，桃仁二钱，赤芍二钱，柴胡三钱，鳖甲三钱，延胡索一钱，红花一钱，丹皮一钱，桂心一钱。

主治：小便有血，日渐羸瘦，少腹下有癥瘕积聚，脉沉迟者。

琥珀人参丸

组成：琥珀五钱，人参一两，五灵脂一两，肉桂五钱，附片五钱，赤茯苓三钱，川芎三钱，沉香三钱，穿山甲三钱。

共研末，浓煎苏木汁为丸，如梧桐子大，每服二钱，温酒送下，早晚各一服。

主治：消瘦贫血，少腹有癥瘕积聚，腰脊疼痛，小便尿血，脉沉弱者。

牡蛎散

组成：牡蛎三钱，车前仁三钱，龙骨三钱，熟地黄三钱，黄芩三钱，桂心三钱。

主治：虚劳尿血，小便频数，潮热，盗汗，脉虚数者。

生地黄饮

组成：生地黄三钱，熟地黄三钱，地骨皮三钱，枸杞三钱，天冬三钱，黄芪三钱，白芍三钱，黄芩三钱，甘草三钱。

主治：虚劳尿血，贫血，肌瘦，潮热，盗汗，脉细数者。

复习思考题

1. 人体最常见的失血证候有哪几种？试分别讨论其发生的原因。

2. 各种失血症应如何分别治疗？

流行性感冒

一、概说

流行性感冒是现代医学的疾病名称，在中医文献上虽没有流行性感冒这样的病名，但在中医讨论外感病的书籍中，可以找到近似流行性感冒的记载，下面所举出的几个中医病名，就是中医学中有关流行性感冒的一部分参考资料。

1. **温病** 《素问·六元正纪大论》曰："温厉大行，远近咸苦。""民乃厉，温病乃作，身热、头痛、呕吐……。"清代寄瓢子《温热赘言》曰："风温为病，春月与冬季居多，或恶风或不恶风，必身热、咳嗽、烦渴，此风温症之提纲也。"清代雷少逸《时病论》曰："风温之病，发于当春……其症头痛、恶风、身热、自汗、咳嗽、口渴，舌苔微白，脉浮而数者，当用辛凉解表法。"

以上所举的温病、风温，就其发病的季节与证候而言，和流行性感冒颇为相似。近人余云岫所著《温热发挥》也说："温之为病，包涵甚广，病非一证，因非一种，其中所谓风温，乃呼吸器之急性热性病也……流行性感冒证候杂多，能为支气管炎，能为肺炎，又能为神经系统、胃肠系统之病，凡风温之证候多能容纳，故流行性感冒为引起中医所谓风温之证候之主要病也。"余氏根据叶天士"温邪上受，首先犯肺"的理论，指出中医所说的风温，可以概括多种呼吸系统的急性传染病，并根据流行性感冒的症状进一步说明此病相当于中医温病中的一种疾病，这种看法自然也有一定的理由。

2. **时行病**　隋代巢元方《诸病源候论》曰："时行病者，是春时应暖而反寒，夏时应热而反冷，秋时应凉而反热，冬时应寒而反温，非其时而有其气，是以一岁之中，病无少长，率相似者，此则时行之气也。""时气病者，人感乖戾之气而生，病无少长，多相染易……其病与温及暑病相似……头项腰脊痛，内热鼻干不得眠，胸胁热，耳聋，腹满，嗌干，口热，舌干而引饮。"

以上两段所说的"时行"或"时气"，不仅在症状上和流行性感冒有相似之处，并且从病因上来看，所谓"时行病"也是由于气候不调，再加上感受了乖戾的病气而相互传染的疾病。这和流行性感冒的性质可以说是完全相同，惟中医所谓的时行病，范围较广，它概括了一年四季中的各种流行性传染病。因此，流行性感冒在中医学上也可以说它是属于时行病的一种疾病。

3. **感冒病**　中医学的感冒病名，是宋代以后的医书上才提出的，其实这种病在宋以前也极为常见。例如汉代张仲景《伤寒论》所说的"太阳病，或已发热，或未发热，必恶寒、体痛、呕逆，脉阴阳俱紧者，名为伤寒"的伤寒病；和"太阳病，发热、汗出、恶风、脉缓者，名为中风"的中风病，都是感冒风寒一类的疾病。此外在很多中医书籍上，对感冒的症状也都有所记载，如宋代杨士瀛《仁斋直指方论》所说的"发热伤风，鼻塞声重……感冒风邪，发热头痛，咳嗽声重，涕唾稠黏"，宋代《圣济总录》所说的"感冒风邪，鼻塞声重，伤风头痛目眩"这些征象的描述，也和现代流行性感冒最常见的一些症状相近似，只是中医所谓的感冒病不是如现代传染病学根据病原物所得出的病名，所以也就难于肯定其为普通感冒或为流行性感冒了。

二、随证治疗

1. 治疗法则

据现代传染病学的记载，单纯型流行性感冒的症状是先有畏寒，全身不适及疼痛，尤以四肢及背部最为显著。头痛也比较厉害，有不同程度的衰竭，体温迅速上升至38℃～39℃，脉搏80～100次，呼吸稍快，患者表情冷淡，面部潮红，结合膜充血，发病以后，不久就发生呼吸系统病状，流鼻涕、喉痛、咳嗽或胸骨下疼痛。肠胃病状如恶心、呕吐或腹泻，在儿童中颇为常见。上述症状如恶寒、发热、身痛、鼻涕、咽痛、咳嗽等，都是属于中医表证的范围，因为这些症状代表着身体外表（如皮肤，皮下组织，呼吸道黏膜等）受到病因的刺激而引起矛盾的现象。《内经》上说："邪在皮毛，汗而发之。""体若燔炭，汗出而散。"就是说治疗表证，应当顺应生理功能抗病向外的趋势，而采用解表的方法。像流行性感冒这种呼吸系统的传染病，在初起时中医通常使用的解表方法不外两种，即辛温解表或辛凉解表。这也是明代李梴《医学入门》所曾提出的："伤风证属肺者多，宜辛温或辛凉之剂散之。"所谓辛温解表，也就是《内经》"发汗不远热"的意思，即使用刺激性的药物以通畅循环，刺激神经、汗腺而达到发汗的目的。所谓辛凉解表，则是针对病势的热多寒少，不适宜于辛温发汗，而用辛凉解热的方法。换句话说，即是寒重热轻的就用辛温解表，热重寒轻的就用辛凉解表。如果因患者的个别体质关系或兼有其他并发症者则治疗的方法不在此例。清代沈尊崖说："素有痰热者，此内因也，治必以辛凉以外发，甘苦内和，斯正不伤而邪自去，又有重衣厚被，肺因壅热生风，而在外风邪又适与之相袭，则内外因也，治宜甘苦辛凉兼升散，邪自由内达外而解。如久而不愈，其人必虚，故不得专用疏散也。"这就明确指出虽同是感冒患者，但因原有旧病，或内有伏热，或体质虚弱等条件不同，因而在处理方法上也就应当分别对待。元代王安道也说："彼时行不正之气所作，及重感异气而变者，则又当观其何时何气，参酌伤寒、温热病之法损益而治之。"王氏所说重感异气而变，也就是现代所谓续发感染的意思，他主张针对临床上的具体情况灵活运用治伤寒或治温热的方法来处理这类兼证、变证，这种宝贵的经验，确实是值得我们学习的。

2. 常用方剂

辨证论治，是中医治病的基本法则，亦即是密切针对当时患者的体质、发病的气候，以及所现症状等具体情况来进行治疗，这种"随证治之"的治疗方法特点，就是可以不通过现代诊断去处理疾病，而且也能够把尚未诊断明确的疾病医好。我们说中医有一些方药可以治愈流行性感冒，其理论根据也就在于此。下面所举出的处方，就是几个比较常用的适用于流行性感冒的方剂，可供临床参考：

银翘散

组成：连翘五钱，银花五钱，桔梗三钱，薄荷三钱，竹叶二钱，芥穗二钱，淡豆豉二钱，牛蒡子三钱，甘草二钱，鲜苇根八钱。

主治：头痛、身热、尺肤热、微恶风寒、自汗、口渴，或不渴而咳等症。

葱白香豉汤

组成：葱白三钱，香豉三钱。

主治：风寒、风温、风热、伤寒、时疫在初起恶寒、头痛表邪甫现者。

九味羌活汤（见头痛）

荆防败毒散

组成：羌活三钱，独活三钱，荆芥三钱，防风三钱，柴胡三钱，前胡三钱，川芎三钱，桔梗三钱，枳壳三钱，人参三钱，茯苓三钱，甘草一钱五分。

主治：头痛、恶风寒、发热身痛、咳嗽、声重，脉浮紧者。

玉泉散

组成：芦根六钱，生石膏六钱，豆卷三钱，花粉三钱，甘草二钱。

主治：发热，不恶寒、心烦、口渴、发呕、出汗、喉痛，脉洪数者。

藿香正气散（见泄泻）

复习思考题

1. 试从中医文献里找到近似流行性感冒的记载。

2. 在治疗流行性感冒的时候，哪一类症状应该使用辛凉解表法？哪一类症状应该使用辛温解表法？

【附】 流行性乙型脑炎的治法

流行性乙型脑炎的病名，在中医学文献中是找不到的，据现代医学家的观察，这病是发生在每年夏秋季节的一种烈性传染病。它的病原物是日本乙型脑炎病毒，因蚊子叮咬传染进入人体内，引起脑组织实质性炎性病变，损坏神经细胞，临床上出现许多神经系统感染的征象，如发热、头痛、惊厥、昏迷、呕吐、震颤、强直、膝反射消失及阳性克匿格征等。根据这些病征来看，在中医书籍上确也有不少类似的记载，例如中医病名里面的痉病，急、慢惊风，风痫，暑风或温疫等，都常有上述症状的记载。因此，按照中医随证施治的学理来讲，我们就有可能针对流行性乙型脑炎所具有的症状，而施用与之相适应的方剂去进行治疗。

新中国成立后，中医得到了党和政府的重视和提倡，已经证实中医确能治愈流行性乙型脑炎，例如 1953 年山东济南市 5 个乙型脑炎患者，全数用中医疗法治愈。1954 年石家庄中医治疗 34 个病例，无一死亡，取得百分之百的治愈率；1955 年 20 个病例中，又获得 90% 以上的治愈率。这些宝贵的经验，值得我们很好地学习，并应联系实际，把这种有效的治疗方法加以推广运用。

治疗流行性乙型脑炎，必须掌握清热、解毒、养阴的三项原则，同时在治疗中忌发汗，忌利尿，忌泻下，以及忌用辛燥刺激的兴奋药。一般病势初起，发热头痛，烦渴作呕者，可用白虎汤加银花、连翘、淡竹叶。如病至极期，情况严重，症见昏迷谵语、四肢抽搐、牙关紧闭、眼睛颤动、角弓反张者，则宜镇心平肝，芳香利窍，常用方剂如清瘟败毒饮、清宫汤、清荣汤，煎服安宫牛黄丸，或紫雪丹，至宝丹亦可。如病至后期，热势渐退者，则宜以镇静养胃为主，常用方剂如三甲复脉汤、人参白虎汤，或竹叶石膏汤（处方附后）。

白虎汤加银花、连翘、淡竹叶方

组成：生石膏八钱，知母三钱，甘草八分，银花五钱，连翘五钱，淡竹叶四钱，粳米三钱。

主治：发热、头痛、口干、干呕、神识不清，脉洪数者。

清瘟败毒饮

组成：生石膏八钱，生地黄四钱，犀角一钱，黄连一钱，栀子二钱，桔梗二钱，黄芩三钱，知母三钱，赤芍三钱，玄参三钱，连翘三钱，甘草一钱，丹皮二钱，鲜竹叶四钱。

主治：表里俱热，狂躁心烦，口干发呕，神昏谵语，四肢抽搐。

清宫汤

组成：元参三钱，莲子心一钱，竹叶心二钱，连翘心二钱，犀角二钱，麦冬三钱。

主治：壮热烦躁，神昏谵语，脉弦数者。

清荣汤

组成：犀角三钱，生地黄五钱，元参三钱，竹叶心一钱，麦冬三钱，丹砂二钱，黄连二钱五分，银花三钱，连翘二钱。

主治：壮热神昏，时有谵语，烦渴舌赤，目睛直视，或目闭不开，脉弦数者。

安宫牛黄丸

组成：牛黄一两，郁金一两，犀角一两，黄连一两，朱砂一两，梅片二钱五分，麝香二钱五分，真珠五钱，山栀一两，黄芩一两。

炼蜜为丸，每丸一钱，金箔为衣，蜡护，每服半丸，未效者再服。

主治：壮热痉厥，目直视，项强直，牙关紧急，神识昏乱。

紫雪丹

组成：滑石一斤，石膏一斤，寒水石一斤，磁石一斤，羚羊角五两，木香五两，犀角五两，沉香五两，丁香一两，升麻一斤，元参一斤，炙甘草半斤，朴硝二斤，硝石二斤，辰砂三两，麝香一两二钱。

研细调匀，每服五分至一钱。

主治：身热发搐，狂躁闷乱，神昏不语，摇头直视，角弓反张。

至宝丹（见痉病篇中，流行性脑脊髓膜炎治法）

三甲复脉汤

组成：炙甘草六钱，干地黄六钱，白芍六钱，麦冬五钱，阿胶三钱，麻仁三钱，牡蛎五钱，鳖甲八钱，龟甲一两。

主治：痉症后期，津液大亏，手足抽搐，神倦舌赤。

人参白虎汤

组成：人参一钱，生石膏三钱，知母三钱，粳米三钱，甘草一钱。

主治：痉象渐减，余热未尽，口渴，舌干，齿燥，脉细软者。

竹叶石膏汤

组成：生石膏三钱，竹叶三钱，人参一钱，麦冬三钱，半夏二钱，甘草一钱，生姜一片，粳米三钱。

主治：痉症后期，身热未退，倦乏，口渴，脉细数者。

李斯炽医案　第一辑

编者按：李斯炽医案第一辑于 1978 年 1 月由四川人民出版社出版，作者署为"成都中医学院主编"，仅在原书前言中说明："李斯炽医案第一辑，是由我院内科主任李克光、教师李克淹两位同志协助李老整理而成。"出于对历史事实的尊重，故将整理者直接标出。

不　寐

一、脾虚胃滞不寐

单某，男，成年，1961 年 1 月 17 日初诊。近来睡眠不安，短暂易醒，消化较弱，腹内胀气，大便日行 2 次，更兼心累，头部昏胀。脉象缓和，舌苔微黄。此脾胃虚弱，传导功能阻滞，胃有积滞。胃不和则睡不安，法宜补脾行气和胃，稍佐育阴安神之品。

党参 9 克，白术 9 克，茯神 9 克，广陈皮 6 克，化橘红 6 克，法半夏 9 克，南藿梗 6 克，制香附 9 克，厚朴 6 克，谷芽 12 克，山药 12 克，制首乌 9 克，炒枣仁 9 克，炙甘草 3 克。

4 剂。

服上方 4 剂后，睡眠即转正常。同时胃纳增进，胀气减少，大便日行 1 次，而心累、头部昏胀现象亦趋缓解。

按：本例消化较弱，腹内胀气，大便日行 2 次，舌苔微黄，是脾胃虚弱，运化无力所形成的气滞食积之象。《素问·逆调论》曰"胃不和则卧不安"，睡眠不好是由于气滞食积所致，而气滞食积又是由于脾胃气虚所致。心累亦是中气不足，头部昏胀为清阳不升。因此，本例失眠的主要原因是气虚，故以党参、茯神、白术、炙甘草补气扶脾为主，广陈皮、化橘红、法半夏、南藿梗、制香附、厚朴、谷芽、山药等行气运脾，消积和胃为辅，并以制首乌、炒枣仁、茯神等育阴安神以治其标。《伤寒论》平脉法说："人病脉不病，名曰内虚。以无谷神，虽困无苦。"本例脉象缓和，为无病脉象。虽然也出现了一些病状，病势是不会太严重的。故仅服药 4 剂，睡眠即转正常，诸症亦告缓解。

二、阴虚肝旺不寐

张某，男，42 岁，1964 年 4 月 11 日初诊。睡眠不好，鼻孔干燥流血，眼结膜充血，腰脊酸痛，头目昏胀。经西医检查，胆固醇 250mg/dL 以上，脉象弦数而细，舌苔干白不泽。此阴虚肝旺之证，用育阴平肝法。

石决明 9 克，刺蒺藜 9 克，白芍 9 克，焦栀子 9 克，黄柏 9 克，青葙子 9 克，女贞子 12 克，旱莲草 12 克，夜交藤 15 克，生地黄 9 克，玄参 9 克，石斛 9 克，甘草 3 克。

4 剂。

4 月 25 日二诊。服上方 4 剂后，头目昏胀减轻，睡眠好转，白苔渐退，舌质转润，脉象至数清楚，肝气已得缓和。但尚有恶梦，腰脊仍有些酸痛，食量不旺，再本前法加喊。

石决明 9 克，菊花 9 克，丹皮 9 克，知母 9 克，玉竹 9 克，生地黄 9 克，女贞子 12 克，旱莲草 12 克，麦冬 9 克，玄参 9 克，夜交藤 15 克，焦杜仲 9 克，桑枝 24 克，蚕砂 9 克，生谷芽 12 克，甘草 3 克。

4 剂。

服上方 4 剂后，诸症尽减，不服安眠药亦能入睡。以后仍用本法以巩固之。

按：本例眼结膜充血，肝连目系，为肝热征象。鼻孔干燥流血，舌苔干白不泽，为热甚伤阴之象。《灵枢·刺节真邪》说："腰脊者，身之大关节也。"今阴津受伤，关节失其濡养，故腰脊酸痛。阴虚则阳亢，阳热上冲，故头目昏胀。肝藏魂，今为阳热所扰，则不能安卧矣。弦脉为肝郁，数为热，细脉为阴血衰少之象。脉证合参，故本例不寐断为肝经郁热，热甚伤阴，阴虚阳旺所致。治法用刺蒺藜、丹皮以疏解肝郁。用焦栀、黄柏、青葙子、知母、菊花等以清肝热，白芍、女贞子、旱莲草、生地黄、玄参、石斛、玉竹、麦冬等以养阴液，用石决明、蚕砂以平肝息风，用夜交藤以安神。二诊时，因突出反应为腰脊酸痛，食量不旺，故加焦杜仲、桑枝以治腰脊，加生谷芽以健脾胃，由是诸症缓解，睡眠得安。

三、气血两虚不寐

温某，女，44 岁，1963 年 10 月 4 日初诊。曾患肺结核，现未发展。失眠头昏，有时心悸，腹内胀气。舌见微颤，苔薄白，脉象细弱而缓。此气血两虚之象，宜补气养血，兼养心神。

党参 9 克，白术 9 克，当归 9 克，白芍 9 克，何首乌 12 克，茯神 9 克，炒枣仁 9 克，炙远志 3 克，炙甘草 3 克，丹参 9 克。

3剂。

10月11日二诊。服上方3剂后，心悸头昏俱减，睡眠转好，精神较佳，脉象较前有力，舌苔已化。只自觉腹胀，舌微颤。是中气仍嫌不足，脾运尚不健旺，再本前法加入运脾之品以巩固之。

党参9克，白术9克，当归9克，茯神9克，炙远志6克，炒枣仁9克，厚朴6克，莱菔子12克，广陈皮6克，蔻壳9克，木香3克，炙甘草3克。

3剂。

按：本例因曾患肺结核，气血耗伤，故出现头昏心悸、舌微颤、脉细弱等气血两虚症状。中气不足，则脾运无力，故出现腹内胀气。胃中不和，则睡眠不稳。血不足，则不能安养心神，因而导致失眠现象。故用党参、茯神、白术、炙甘草以补气，用当归、白芍、何首乌、丹参以养心血，加入枣仁、远志以安神定志，标本兼治而取得较好疗效。二诊时，因仍有腹胀，故稍去养血药，再加入厚朴、莱菔子、广陈皮、蔻壳、木香等行气运脾之品以消导之。

四、肝肾阴虚不寐

李某，男，成年，1960年2月29日初诊。失眠较重，心神难以安静，夜间头痛剧烈，自觉肩臂压痛，有如绷带紧束，有时右肋下痛，稍事劳动即全身骨节酸软。脉象弦细，左尺脉沉弱，舌质干红，根部有舌苔。此肝肾阴虚至极，不能濡润筋脉，以致紧缩压迫，宜养肝阴，柔肝气。

女贞子15克，玉竹15克，白芍9克，石决明15克，麦冬9克，生地黄12克，牡蛎15克，何首乌15克，夜交藤15克，郁金6克，甘草3克。

3剂。

3月4日二诊。服上方3剂后，自觉头痛稍减，睡眠多1个小时，脉象亦较前根神稍足。似乎正气渐充，续用前法。

何首乌15克，女贞子15克，白芍9克，石决明15克，天麻3克，生地黄9克，丹皮9克，牡蛎15克，天冬9克，菊花9克，夜交藤15克，鲜石斛9克，甘草3克。

5剂。

3月9日三诊。服上方后，睡眠又有增进，头痛大减，肩臂紧束感亦减轻。脉象稍大而无力，仍以前方加减。

制首乌15克，女贞子15克，石决明15克，天麻6克，生地黄9克，枸杞9克，菊花9克，钩藤9克，甘草3克。

3剂。

琥珀安神片9片，每次吞服3片，临睡前2小时服。

服上方后，睡眠一直稳定，中午晚上皆能正常入睡。

按：本例夜间头痛剧烈，属阴虚头痛范畴。肝主筋，肩臂紧束压痛感是肝阴不足，不能濡润筋脉，使筋脉紧张牵扯疼痛。脉弦为肝郁，细为阴血衰少。肾主骨，肾阴不足，稍事劳动即发生骨节酸软现象。左尺属肾，左尺沉弱亦主肾阴不充。右肋下痛是阴虚肝郁之征。综合脉症，显属肝肾阴虚。阴虚则阳亢，阳亢则心神难以安静，而造成严重的失眠现象，肝郁为其兼证。治法用玉竹、女贞子、白芍、麦冬、生地黄、何首乌、天冬、石斛、枸杞等以滋养肝肾，用石决明、牡蛎、天麻、钩藤、菊花等平肝潜阳。用夜交藤、琥珀以宁心安神。用郁金、丹皮以疏解肝郁。药证相应，故病势逐步好转，而终获痊愈。

五、阴虚肝郁不寐

王某，男，40岁，初诊。常苦失眠，寐多恶梦，易致惊悸，头部昏晕，轻劳即心下悸动，背部酸痛，颜面有时浮肿，右胁胀满不舒，饮食甚少，精神困乏。长期医治，总感效果不大。脉象左大右小，两关微弦。此阴分不足，肝郁克脾之征。首宜扶脾抑肝，以振胃气。待食欲渐进，再行辨证论治。

炒柴胡6克，南藿香6克，鸡内金6克，砂仁6克，沙参9克，白术9克，橘红9克，青皮9克，生谷芽9克，茯神12克，甘草3克。

3剂。

二诊。服药后，情况尚好。胃纳渐增，睡眠比较安定，但脉象忽较虚大。此阳气不潜，阴精亏损之故，改拟养阴潜阳安神和胃法。

沙参15克（米炒黄），山药15克，牡蛎15克，生谷芽15克，何首乌12克，丹参9克，柏子仁9克，茯神9克，枣仁9克（炒），麦冬9克，鸡内金6克，甘草3克。

4剂。

三诊。睡眠时间增长，每次能延至4个小时，食欲渐振，精神转好。惟面部有时尚现浮肿，背痛胁满未除。脉象复见微弦，但不如前期显著。肝气还未条达，阴精尚不充沛，于前方中再加疏肝运脾之品，以期更有好转。

前方去枣仁，加厚朴花、腹皮、刺蒺藜。连服3剂后，病情继续好转，前症已基本消失。

按：本例初诊时，反映头部昏晕、心悸惊悸等，是阴精不充之象。右胁胀满不舒、背部酸痛为肝气郁滞。肝郁则易克制脾土，脾运不健则饮食减少，食停中脘则夜多恶梦。脾不能制水，则颜面有时出现浮肿现象。脉象左大右小，两关微弦，亦是肝强脾弱之征。阴精不足与脾胃不和，都可导致失眠现象。但初诊时的主要矛盾是肝郁克脾，故用柴胡、藿香、砂仁、橘红、青皮等以疏肝行气，用沙参、茯神、白术、甘草以扶脾，用沙参以育阴，用茯神以安神，加鸡内金、生谷芽以健胃消食。由此肝气得疏，脾运转旺，睡眠亦得改善。二诊时，脉象忽转虚大，是阴虚阳亢上升为主要矛盾。故用沙参、山药、何首乌、丹参、麦冬以育阴，用牡蛎、柏子仁、茯神、枣仁以潜阳安神，加鸡内金、生谷芽以兼健胃气，故症状得以缓解。三诊时，加刺蒺藜以疏肝，厚朴花以行气，腹皮以消水，合成一个滋阴潜阳、安神和胃、健脾行水全面兼顾的药方，故病情继续好转，终获痊愈。

六、气虚痰滞

邹某，女，成年，1971 年 1 月 6 日初诊。患者晚间入睡困难，周身乏力，痰涎涌盛。舌淡苔滑，寸脉较弱。此气虚痰滞之候，用温胆汤加参术治之。

泡参 9 克，白术 9 克，茯苓 9 克，陈皮 6 克，法半夏 9 克，竹茹 12 克，枳实 9 克，甘草 3 克。

4 剂。

服上方 2 剂后，即能安眠。服 4 剂后，诸症尽减。

按：本例舌淡脉弱，周身乏力，是气虚之象。气虚则阳不化水，聚液成痰，故痰多苔滑。气虚易导致脾失健运，胃中不和，睡眠不安。而痰滞易扰乱心神，造成失眠现象。《医宗必读》说：

"不寐之故有五，一曰气虚，六君子汤加酸枣仁、黄芪；一曰痰滞，温胆汤加南星、酸枣仁、雄黄末……"本例不寐，气虚复加痰滞，故用温胆汤加泡参、白术，使气足痰消，而睡眠得安。

七、心肺阴亏不寐（风湿性心脏病）

王某，女，成年，1970 年 5 月 22 日初诊。患者的爱人来家诉病求方。该患者原患风湿性心脏病，随时发生心累心跳，怀孕时两足发肿，分娩后即发生剧烈咳嗽，咳血不止，心累更甚，饮食减少，口舌干燥，晚间不能入睡，已连续几夜未曾合眼。据此症状分析，似属心肺阴亏，阳热上亢。暂拟一方，嘱其试服。以养心肺阴分为主，佐以安神敛肺、止咳止血之品。

沙参 12 克，玄参 9 克，麦冬 9 克，玉竹 12 克，生地黄 9克，知母 9 克，百合 12 克，柏子仁 9 克，夜交藤 15 克，五味子6 克，仙鹤草 9 克，甘草 3 克，白前 9 克，紫菀 9 克。

试服上方后，效果较好。以后续服 10 余剂，不但睡眠转好，而且诸症亦得缓解。后加服胎盘粉，即身体恢复健康。

按：该患者原患风湿性心脏病，随时发生心累心跳，似为心血衰少。血液本身即难以达于下肢，加以怀孕耗血滞气，故发为子肿。分娩后，阴血更加耗伤，则心阴更感不足。心藏神，心阴愈亏，则心阳愈亢，神不守舍，而导致通宵不眠。心病传肺，则发为剧烈咳嗽，咳血不止。口舌干燥，饮食减少，亦为胃中阴亏，津液不足，故用沙参、玄参、麦冬、玉竹、生地黄、知母、百合以养心肺，益胃阴，退虚火；用柏子仁、夜交藤以安神镇静；用五味子、白前、紫菀以敛肺止咳；用仙鹤草以止血，因此收到较好的疗效。由于患者失血过多，诸症缓解后，即出现衰弱之象，故以胎盘粉大补气血，以善其后。

八、小结

不寐证原因甚多，以上所举数例，尚不能完全概括。总的说来，不外邪气之扰与营气不足两大原因。正如张景岳所说："不寐证，虽病有不一，然惟知邪正二字则尽之矣。盖寐本乎阴，神其主也，神安则寐，神不安则不寐。其所以不安者，一由邪气之扰，一由营气之不足耳。有邪者多实证，无邪者皆虚证。"所谓邪气之扰大体上可分以下三种情况：

1. 外界六淫之邪侵犯人体，使卫气独行于外，行于阳，而不能入于阴。行于阳则阳气盛，阳气盛则不能成寐。当审其所受六淫中何邪而辨证论治。

2. 胃中积滞，胃不和则卧不安。诸如脾为湿困、饮食停滞、阳明胃实、肝郁脾滞等，都可导致胃中积滞，又易于引起痰火壅遏，扰乱神明，而加重失眠现象。

3. 五志化火，阳热上冲，使人不能安眠。又当了解受病的原因、发病的脏腑，而分别论治。

所谓营气不足，亦可分为以下三种情况：

1. 阴虚阳亢，营主血属阴，血不养心，则虚烦不寐。阴虚则阳亢，阳亢则易致失眠。但又当了解为何脏阴虚，而分别论治。心阴不足，则心阳易亢，心主神明，神明受扰，则不得安卧。肝阴不足，则肝阳易亢，肝藏魂，魂魄受扰，亦不得安卧。肾阴不足，不但不能上交于心，且肝肾同源，亦易引起肝阳偏亢，而不得安卧。

2. 五脏气虚，肝气虚则魂无所附，心气虚则心神不敛，肺气虚则魄失所守，脾气虚则脾失健运，肾气虚则肾火不足，或使中焦虚寒而导致胃中不和，或为阳不化水而形成水饮上冲，此数者都可使人不能安卧。

3. 气血两虚所反映出的失眠现象更加严重。

以上所述不寐证型，仅是大体分类。临床上病因交错，当仔细辨认，才不致发生错误。其他如气逆、咳嗽、痛证等，直接影响睡眠，又当察其病因，而对症下药。

头　痛

一、肾虚脾湿头痛

刘某，男，48岁，初诊。头痛已有二十余年历史，开始左齿痛，太阳脉扩张，并有显著搏动，进而头痛遍及整个头部，多于工作时发生。有时用脑思考，竟至引起意识麻痹，不知所以。血压常随痛觉增高，至痛止始告平复。近来头痛发作愈频繁，痛即思睡，精神委靡，记忆力减退，疲乏无力。诊其脉象缓芤，舌质淡而无苔。此属肝肾亏损，阴精阳气两虚，髓海不足，虚阳上僭。又素来早泄，性欲衰退，此足以表明肾阴素亏，不能上奉于脑。治宜补肾养肝助气之法，使肝肾充盈，脑髓丰满，方能阳潜痛止，恢复健康。

党参15克，熟地黄15克，鹿角霜12克，淫羊藿12克，枸杞9克，菟丝子9克，枣皮9克，补骨脂9克，龟甲9克，茯苓9克，砂仁9克，桂木6克，甘草3克。

二诊。服前温和肝肾、纳气潜阳之剂7剂，诸症大为好转，头痛已停止发作。但脉象根气尚差，四肢酸楚，疼痛不适，舌润苔黄。此脾为湿困，中阳不能畅运之象。宜在前方中减去阴柔之品，加以扶助脾阳。

党参15克，淫羊藿12克，龟甲9克，桑寄生12克，白术9克，茯苓9克，益智仁9克，枸杞9克，菟丝子9克，桂木6克，鹿角霜9克，姜半夏9克，木香1.5克。

服药后，诸症大减，精神转好。继服丸方，以巩固疗效。

按：本例患者早泄，性欲衰退，其为肾阳不足可知。又因精液长期耗损，而导致肾中之阴精阳气两亏。齿为骨之余，肾主骨，肾阴亏损，虚阳上僭，故开始即发为左齿疼痛。肝肾同源，肾阴不足，则肝阳易亢。肝胆两经相连，胆经循耳前后，肝经与督脉交于颠顶，肝阳上冲，故有头的两侧血管扩张搏动和遍头疼痛感觉。工作用脑时引血上行，则更易发作。且肾生骨髓，脑为髓之海，肾精不足，则脑髓不充，故有记忆力减退、意识麻痹之症。阴阳互根，肾阴愈亏，则肾阳愈衰，肾中的真火不足，则脾神困顿，因此出现精神委靡，疲乏无力。脾运失常，则湿从内生。其舌淡为阳虚，脉芤为精血不足，缓为脾湿之象。初诊时，以肾中阴阳两亏为主，兼以脾虚脾湿之象，故用熟地黄、枸杞、龟甲、鹿角霜、菟丝子、枣皮、补骨脂以两补肾之阴阳，填精补髓，养肝潜阳。用党参、茯苓、砂仁、桂木、甘草以补脾行水。二诊时，诸症好转，头痛未发，说明肾中的阴阳已暂得填补。其四肢酸楚疼痛，舌润苔黄，是宿湿未化现象暴露较为明显，故应于前方中减去阴柔之品，而加重扶脾利湿之力。方中除保留淫羊藿、龟甲、枸杞、菟丝子、鹿角霜补肾填精外，用党参、白术、茯苓、桂木、姜半夏、木香以补脾行气除湿，用益智仁以补脾肾之阳，用桑寄生补肾兼以除湿。

因病属慢性，在诸症好转后，续服丸方，以巩固之。

二、肝肾阴虚，肝旺克脾头痛

杨某，男，31岁，1965年9月6日初诊。右偏头痛约八九年，失眠，头晕，腰痛胀，有时饮食不好。脉象弦数而虚，舌尖红，苔微黄。此肝肾阴虚，肝旺克脾之证。治宜滋养肝肾，平肝健脾。

女贞子15克，旱莲草15克，生地黄9克，夜交藤15克，丹皮6克，石决明12克，钩藤9克，白芍9克，谷芽9克，六神曲9克，甘草3克。

6剂。

9月20日二诊。服上方后，诸症俱减，但头部有时尚有轻微晕痛现象，弦数之脉象亦为全平。舌边微红，中心红苔，再本上法以巩固之。

女贞子15克，旱莲草15克，生地黄12克，玄参9克，麦冬9克，玉竹12克，钩藤9克，白芍9克，刺蒺藜12克，六神曲12克，麦芽12克，甘草3克。

10剂。

按：本例失眠，头晕，脉弦数而虚，为肝阴不足，肝阳上亢之象，腰痛而胀是肾阴亏损，故本例头痛诊断为肝肾阴亏。肝旺则克脾，故出现饮食差、苔微黄等象。用女贞子、旱莲草、生地黄、夜交藤、白芍、玄参、麦冬、玉竹等以滋养肝肾，用石决明、钩藤以平肝潜阳，用丹皮、刺蒺藜以疏肝气，用谷芽、麦芽、六神曲以健脾胃，由是而诸症得以缓解。

三、阴虚气滞，兼夹湿热头痛（慢性肝炎）

王某，男，成年，1971年2月1日初诊。主诉头痛，肝区痛，脸上时肿时消，睡眠不好，小便黄，饮食差，食后反胀，少腹觉有气体。舌质干，上有微黄腻苔。此为肝阴亏损，肝脾气滞兼夹湿热之候。用平肝敛肝、疏肝行脾、清热除湿兼顾阴分之法。

钩藤12克，白芍12克，刺蒺藜12克，丹皮9克，金铃炭12克，薤白6克，菖蒲6克，厚朴9克，知母9克，豆卷9克，木通6克，茯苓9克。

服上方十余剂后，头痛即止，肝区痛大减，眠食均有增进，小便转淡，舌上黄腻苔渐退。后用育阴疏肝之法，以巩固之。

按：本例头痛，睡眠不好，舌质干，为肝阴亏损之症。肝区痛，饮食差，食后反胀，少腹觉有气体，脸上时肿时消，为肝脾气滞之征。舌苔黄腻，小便黄为兼有湿热。此等阴虚气滞兼夹湿热之候，如单用滋阴之法，不但气滞愈甚，而湿热之邪亦将胶结难解。如过用辛温苦寒之品以驱湿热，则有损阴之弊。用耗气药以行滞气，更非所宜。故用刺蒺藜、丹皮、金铃炭、薤白、菖蒲等以疏肝开痹，流畅气机，行滞气而不耗气。用知母、豆卷、木通、茯苓以利湿热而不损阴。用钩藤、白芍以敛肝潜阳。如是则气机通畅，使湿热之邪不致胶结，而阴分亦得涵养。

四、内有肝热，外伤风寒头痛

王某，女，成年，1971年2月15日初诊。主诉时发头痛，有时偏在一侧疼痛，面部时有烧热感，在吹风后则头痛发作更剧。有时想吐，耳鸣，服热性药物则病情更加重。舌质红，脉微数。此素有肝热，为外寒所束，治宜清肝平肝解表。

菊花9克，蝉蜕6克，薄荷6克，枯黄芩9克，僵蚕9克，钩藤12克，珍珠母9克，白芍9克，防风9克，白芷6克，甘草 3 克。

服上方 4 剂后，诸症即缓解，头痛痊愈。半年后，其父来诊病时说，她的病再未复发。

按：本例舌红、脉数、面部发热、耳鸣欲呕等症，显系肝热所致。肝胆经脉相为表里，足少阳胆经循耳前后，故其头痛多发在侧面。今遇风则发作更剧，故知肝热为外寒所束。用菊花、蝉蜕、薄荷、枯黄芩、僵蚕、钩藤、珍珠母、白芍以清肝平肝，用防风、白芷以解外束之风寒。内清外透，使火热不郁于头面，则头痛自愈。

五、肝阴素亏，阳亢生风，心窍闭阻头痛
（脑出血）

徐某，男，成年，1972 年 3 月 19 日初诊。素嗜烟酒，突然剧烈头痛，时发昏迷，不能言语，鼾声如雷，满面红赤，唇口干燥，大便秘结，小便黄少，左侧手足不能活动。经西医检查，确诊为脑出血。诊得脉浮弦大，舌干赤，上有黄苔。此为肝阴素亏，阳亢生风，心窍闭阻之候。治宜养肝潜阳，豁痰开窍，清心行血。

女贞子 12 克，白芍 12 克，玉竹 12 克，牡蛎 12 克，钩藤 12 克，石决明 9 克，石菖蒲 6 克，远志 6 克，知母 9 克，莲心 6 克，地龙 6 克，甘草 3 克。

3 月 21 日二诊。服上方 2 剂后，鼾声消失，上午神清，右手已能自由伸展，两足均能屈伸，饮食改善，尿量增加，大便正常，喜喝水，稍能说话。自述头部尚有些昏痛，咽痛，心中难受，左手酸痛，脉浮弦稍减。仍本前法立意。

竹茹 12 克，牡蛎 12 克，龙骨 12 克，白芍 12 克，麦冬 9

克，知母 9 克，莲心 6 克，石菖蒲 6 克，地龙 6 克，生地黄 9 克，花粉 12 克，石决明 9 克，甘草 3 克。

服上方 3 剂后，情况继续好转，头痛大减。后以养阴益胃潜阳法出入加减，共服一百余剂，头痛与全身症状均已消失，后遗左侧手足不太灵便。

按：本例因患者素禀阴亏，兼嗜烟酒，使津液更行亏耗，故发病时即出现唇舌干燥，大便秘结。肝主筋，肝阴亏损，则筋脉失其濡养，而出现左侧手足不能自由伸展。阴虚则阳亢，阳亢则生热，热甚则生风，故出现头痛、咽痛、满面红赤、小便黄少、舌上黄苔、脉浮弦大等征象。热甚则炼液成痰，痰阻心窍，则出现时发昏迷，不能语言，鼾声如雷。故用女贞子、白芍、玉竹、麦冬、生地黄、花粉以育阴，用牡蛎、钩藤、石决明、龙骨以潜阳，用知母、莲心以涤心热，用竹茹、远志以驱顽痰，用石菖蒲以宣窍开闭，用地龙以凉血行血。

六、湿热困脾头痛

贺某，1972 年 6 月 20 初诊。主诉头痛，间日寒热往来，偶不能食。前医以疟疾论治，未能奏效。诊得舌苔白腻，脉沉而数。此湿热困脾似疟疾之候，治当清利湿热，略加辛开之法。

滑石 12 克，芦根 9 克，知母 9 克，黄芩 9 克，冬瓜仁 12 克，薏苡仁 9 克，木通 6 克，瓜壳 12 克，法半夏 9 克，石菖蒲 6 克，甘草 3 克。

服上方 3 剂后，头痛即止，诸症亦愈。

按：本例舌苔白腻，脉沉而数，为湿热之邪阻滞中焦，故呕不能食。其间日寒热往来，似疟而实非正疟也，正如王孟英所说："盖有一气之感证，即有一气之疟疾。""时疟岂可以正疟法治之，其间二日而作者正疟有之，时疟亦有之。"头痛者，是湿热困脾，清阳不升也。故用滑石、芦根、知母、黄芩、冬瓜仁、薏苡仁、木通以清利湿热，用瓜壳、石菖蒲、法半夏以轻开之。使湿热尽去，脾运得健，清阳自开，诸症即愈。

七、肝阴亏损，外感风热头痛

黄某，女，37岁，1971年1月24日初诊。主诉头痛，眉棱骨痛，睡眠不好，欲呕。诊得脉浮微数，舌苔干红。此系肝阴亏损，外感风热所致。治宜养肝平肝，去风热，和胃气。

白芍12克，生地黄9克，防风9克，菊花9克，钩藤12克，蝉蜕6克，桑叶9克，葛根9克，蚕砂9克，法半夏9克，山药12克，甘草3克。

服上方2剂后，头痛即止，诸症亦解。

按：本例睡眠不好，舌苔干红，为阴虚之候。阴虚阳旺，逆气上冲，则心下欲吐；脉浮微数是外感风热。足厥阴肝经连目系，上出额与督脉会于颠，故头痛。眉棱骨痛系肝阴亏损，外感风热所致。用白芍、生地黄、山药以养肝阴，用菊花、钩藤以平肝阳，用防风、蝉蜕、桑叶、葛根、蚕砂以祛风热，加法半夏和胃止吐安神。使肝阴得养，风热得解，诸症即痊愈。

八、心肺阴亏，胃失和降头痛（冠状动脉粥样硬化性心脏病合并支气管炎）

王某，女，成年，1971年5月31日初诊。主诉咳嗽，头痛，心累气紧，口苦不思饮食，肠胃鼓气，大便秘结，晚上生眼屎。经西医检查，诊断为冠状动脉粥样硬化性心脏病合并支气管炎。诊得脉象浮细，此心肺阴亏，胃失和降之候。治宜养心肺之阴，降气健胃。

生地黄 9 克，百合 12 克，知母 9 克，玄参 9 克，朱麦冬 9 克，当归 9 克，火麻仁 12 克，苏子 9 克，山药 15 克，法半夏 9 克，谷芽 9 克，甘草 3 克。

服上方 4 剂后，头痛即止，余症亦趋缓解。后以上方加减服用数十剂后，诸症即基本上得到控制。

按：本例脉浮细为阴亏脉象，咳嗽系肺阴不足，心累气紧系心阴不足。口苦，晚上生眼屎，为阴亏生内热。头痛系阴亏阳亢，逆气上冲头部所致。肺胃之气不降，则消化受阻，而产生不思饮食、大便秘结、肠胃鼓气现象。故用生地黄、百合、玄参、朱麦冬以养心肺阴分，用苏子、法半夏、当归、火麻仁以降气润肠，用知母以退虚热，用山药、谷芽以健胃气。使阴平阳秘，上逆之气得降，诸症即缓解。

九、小结

头痛一证，可以概括为外感和内伤两大类。外感又可分为以下 5 种：

1. 伤于风寒者，以太阳头痛、阳明头痛、少阳头痛、厥阴头痛为多见。因四经均上头部，其疼痛多发于其经络循行部位。

2. 伤于风热者，有风热在卫与风热入络之别。风热在卫者，传入气分之后头痛多消失，且易于辛凉透解。风热入络则头目昏痛，病情多留连反复。

3. 伤暑，又分阴暑阳暑两种。

4. 伤燥，又分凉燥热燥两种。

5. 伤湿，又分寒湿、风湿和湿热三种。

内伤又可分为以下 6 种：

1. 足厥阴肝经上连颠顶，且肝胆相为表里，足少阳胆经循头之两侧，故肝经实火与肝经阴虚阳亢，皆有头痛之症。

2. 肾主骨髓，脑为髓之海，肾与脑关系最为密切，故肾阳不足与肾阴亏耗，皆可发为头痛。

3. 气虚则清阳不升，气逆则上冲颠顶，气有余便是火，尤以阳明胃火炽盛，则直达头面，而生剧痛。

4. 血虚则虚火易动，血瘀则不通而痛。

5. 痰厥头痛，又分热痰、寒痰和湿痰三种。

6. 伤于酒食而作痛。

其他尚有真头痛，其痛连脑，手足青冷，古人说"非药之所能治"，亦附列以供研究。

眩　　晕

一、阴虚阳亢，肝郁克脾眩晕

高某，女，35 岁，1965 年 8 月 28 日初诊。主诉眩晕，睡眠欠佳，面目浮肿，饮食不好，腹内发胀。舌质净红，脉象弦细。此阴虚阳亢，肝气不舒之征，用养阴潜阳疏肝法。

女贞子 12 克，旱莲草 12 克，生地黄 9 克，石斛 9 克，麦冬 9 克，石决明 12 克，雅黄连 4.5 克，白芍 9 克，乌梅炭 3 枚，刺蒺藜 12 克，丹皮 6 克，甘草 3 克。

4 剂。

9 月 15 日二诊。服上方 9 剂后，眩晕减轻，浮肿消退，饮食增进。睡眠有时不稳，脉象虚弦，舌苔干净，仍本前法。

女贞子 15 克，玉竹 12 克，玄参 9 克，桑枝 15 克，石决明 18 克，牡蛎 18 克，夜交藤 15 克，白芍 9 克，乌梅炭 3 枚，刺蒺藜 12 克，丹皮 9 克，甘草 3 克。

10 剂。

10 月 16 日三诊。患者病情稳定，但感腹胀，于上方中加重疏肝理气之品。

女贞子 15 克，旱莲草 15 克，生地黄 9 克，石斛 9 克，刺蒺藜 15 克，丹皮 9 克，郁金 9 克，枳壳 9 克，莱菔子 15 克，青皮 9 克，槟榔 9 克，木通 6 克。

6 剂。

11 月 15 日四诊。眩晕已止，诸症剧减，肿胀亦消，惟中气尚嫌不足。前法中稍加补气之品，以巩固之。

石斛 9 克，钩藤 9 克，刺蒺藜 12 克，丹皮 9 克，枳壳 9 克，青皮 9 克，郁金 6 克，泡参 9 克，谷芽 9 克，黄芩 9 克，甘草 3 克。

6 剂。

按：本例舌质净红，脉象弦细，睡眠欠佳，皆肝阴亏损，肝阳上亢之象。《素问》说："诸风掉眩，皆属于肝。"故本例眩晕为肝阴亏损，阳亢生风所致。饮食不好，腹内发胀，面目浮肿等，系肝强克脾，脾失健运。故用女贞子、旱莲草、生地黄、石斛、麦冬、玉竹、玄参、桑枝等以养育肝阴，用石决明、牡蛎、钩藤、夜交藤等以潜阳安神，用白芍、乌梅炭以收敛肝气，用雅黄连、黄芩以清除肝热，用刺蒺藜、丹皮、郁金、枳壳、青皮等以疏解肝郁，用泡参、莱菔子、槟榔、木通、谷芽等以健脾行气。由是而肝阴得养，肝阳得平，肝热得泄，肝郁得解。不但眩晕得止，而诸症亦得尽除。

二、阴虚阳亢，肝郁湿热眩晕

李某，男，52岁，1965年10月23日初诊。主诉头眩，左臂经络疼痛，上半身出汗。脉象弦数有力，舌苔中心黄厚。此肝阴亏损、肝阳上亢、肝郁湿热之候。治宜养阴潜阳，疏肝兼除湿热。

玄参9克，生地黄9克，桑枝18克，白芍12克，牡蛎12克，浮小麦18克，刺蒺藜12克，丹皮9克，茵陈9克，连翘15克，甘草3克。

7剂。

11月4日二诊。头眩减轻，只用脑后才觉头眩，胃痛自汗亦减，舌苔已退，再用前法。

麦冬9克，女贞子12克，玉竹12克，桑枝15克，牡蛎12克，浮小麦18克，刺蒺藜15克，丹皮9克，薏苡仁15克，连翘9克，知母9克，甘草3克。

7剂。

11月15日三诊。头眩已愈，脉舌正常。惟臂痛尚未尽除，时发微热。再用丸方，以巩固之。

玄参30克，麦冬30克，玉竹30克，白芍30克，桑枝60克，木瓜30克，秦艽30克，独活30克，苍术60克，冬瓜仁60克，豆卷60克，薏苡仁60克，黄柏30克，黄芩30克，连翘30克，甘草30克。

蜜丸，每日服3次，每次9克。

按：本例肝阴不足，阴液不能濡养筋脉，故左臂疼痛。阴虚生内热，故时发微热。阴虚阳亢生风，则发为头眩。舌苔中心黄厚，显系夹有湿热之象。脉象弦数，亦为肝经郁热之候。上半身汗出，系湿热熏蒸所致。故用玄参、生地黄、白芍、麦冬、女贞子、玉竹等以培育肝阴，用牡蛎、浮小麦以潜阳止汗，用刺蒺藜、丹皮以疏解郁热，用桑枝、茵陈、连翘、薏苡仁、知母、木瓜、秦艽、独活、苍术、冬瓜仁、豆卷、黄柏、黄芩等以清热除湿。由于辨证用药，故收效良好。

三、心肝阴亏，阳亢化火眩晕（高血压）

孙某，男，31岁，1959年12月15日初诊。主诉头晕，心累，西医诊断为高血压和心脏病。唇红舌赤，脉象弦劲有力。此心肝阴亏，阳亢化火之象，用育阴清热法。

鲜石斛9克，麦冬9克，花粉9克，玄参9克，焦栀子9克，丹皮9克，龙胆草9克，枯黄芩9克，连翘9克，薄荷6克，知母9克，甘草3克。

服上方4剂，诸症即缓解，血压亦趋正常。

按：本例头晕，脉弦劲，为肝阴亏损，阳热偏亢。心累、唇红、舌赤，为心阴亏损，心火旺盛所致。脉证合参，断为心肝阴亏，阳亢化火。故用鲜石斛、麦冬、花粉、玄参、知母以育阴分。用焦栀子、丹皮、龙胆草、枯黄芩、连翘、薄荷以清解火热。由此而阴分得养，火热得除，而诸症即缓解。

四、湿气困脾，水泛为痰眩晕

雷某，男，成年，1961年5月13日初诊。眼中时发黑花，头晕眩，心累心跳，下肢微肿，腹部胀满。脉象滞涩，舌苔白滑而腻。此湿气困脾，水不运化，聚液成痰，发为头眩心悸。用温脾运脾、化痰行水法。

桂木 6 克，苍术 9 克，白术 9 克，法半夏 9 克，厚朴 9 克，砂仁 6 克，茯苓 9 克，炒薏苡仁 12 克，泽泻 9 克，甘草 3 克。

服上方 3 剂后，头眩心悸大减，肿胀渐消，舌苔滑腻已退，精神转好。嘱其续服前方，以巩固之。

按：本例腹部胀满，下肢微肿，脉象滞涩，显系脾为湿困、水不运化之征。舌苔滑腻，是水饮内聚成痰。朱丹溪曰："无痰则不作眩。"《金匮要略》曰："心下痞，膈间有水，眩悸者，半夏加茯苓汤主之。""假令患者脐下有悸，吐涎沫而癫眩，此水也，五苓散主之。"本例眩悸，水与痰二者均兼而有之，故用二陈五苓二方加减调治。用桂木、甘草以温阳，用苍术、白术以燥湿，用厚朴、砂仁以运脾，用法半夏、茯苓以祛痰，用薏苡仁、泽泻以行水。使脾运健旺，水去痰消，眩悸诸症亦渐平息。

五、阴亏肝旺，血虚生风眩晕（梅尼埃综合征）

瞿某，男，35 岁，初诊。于 1956 年发作头目眩晕，长期不能工作，经治愈后历时 4 年，至今夏复又再发，服中西药一直未见好转。每半年或一月即发作一次，每次持续约一日之久。症见眩晕，呕吐，神志若失，过此便数日不能起床。平素性情急躁易怒，不能自已，夜卧甚短。经医院检查，诊断为梅尼埃综合征。诊得脉象细微，至数正常，面色青白，舌质红，目睛赤，精神困乏。此肝脏阴血不足，阳亢生风，上扰清窍，发为眩晕。当其中乘胃土，呕吐频作之时，肝郁借此一泄，风阳得以暂缓其势，此眩晕发作所以有时也。脉证合参，宜予益血养肝，潜阳息风。俾阴阳和谐而风气亦趋平静，即所谓"治风先治血，血行风自灭"也。

菊花9克，刺蒺藜9克，蚕砂9克，防风9克，当归9克，白芍9克，黄柏9克，石决明12克，川芎6克，甘草3克。

10剂。

二诊。服上方历时半月，未见发作。有时稍感头晕，睡眠食欲均可，脉象与前无异，再本前法论治。

生地黄9克，当归9克，白芍9克，川芎9克，石决明15克，生谷芽12克，女贞子12克，龙骨9克，钩藤9克，菊花9克，防风6克，全蝎6克，天麻3克，甘草3克。

10剂。

三诊。眩晕一直未发，病情相继好转，精神逐渐恢复正常，脉象较平。惟舌尖尚红，目睛尚有细小赤纹。肝阴未充，风阳未得宁息。再以前方增省，俾稳定稍久，再用丸药巩固之。

上方去女贞子，加草决明12克、沙参15克、丹皮9克，10剂。

四诊。前症基本消失，已能上班工作。改用丸方调理，以杜再发。

沙参30克，生地黄30克，钩藤30克，石决明30克，女贞子30克，旱莲草30克，丹皮15克，泽泻15克，当归15克，川芎15克，蚕砂15克，天麻15克，防风15克，龙骨15克，牡蛎15克，全蝎10只。

炼蜜作丸剂服用，淡盐汤下。

按：本例面色青白，精神困乏，神志若失，脉象细微，皆属血虚之象。《古今医统》曰："眩晕一证……有血虚者，乃因亡血过多，阳无所附，当益阴补血。"故本例眩晕，血虚为其因素之一。肝藏血，血属阴，血虚则易导致肝阴不足，肝阴不足更易导致阳亢生风，因而出现呕吐、急躁、失眠、舌红、目赤等一系列阴虚阳亢之象。肝风内动，则眩晕发作更为严重。故治法当以益血养肝、潜阳息风为主。用四物汤以补血，用女贞子、沙参、旱莲草以养肝，用菊花、石决明、龙骨、牡蛎、钩藤、天麻以平肝潜阳，用防风、蚕砂、全蝎以祛风邪。因欲折其阳亢化火之势，故加黄柏、草决明以清解之，加刺蒺藜、丹皮、泽泻以疏解之。

六、气血不足，虚风上扰眩晕

苓某，女，28岁，初诊。于1960年1月20日突然昏倒，眩晕呕吐，发作时正值月经期，经急治后，神志已渐恢复。两旬以来，头目仍苦眩晕，四肢无力，倦怠尤甚。目前虽能勉强行动，但需人扶持。大便时见结燥，胃纳亦少。诊得脉象弦细而微，身体瘦弱，气怯神疲，舌质淡，苔白。此缘中气不足，肝血素虚，经后冲脉空乏，肝失所养，又值春令，风气动而上逆，所以有此病态。现在肝逆虽降，但中气败馁，风气未宁，拟益中养阴镇逆法处理。

党参12克，黄芪12克，茯神9克，枣仁9克，法半夏9克，当归9克，白芍9克，菟丝子9克，龙骨9克，甘草3克。

2剂。

二诊。服上方2剂后，无不适反应，眩晕较前有所减轻，但动则加剧，其他症状如前，再用前法主治。

党参12克，山药12克，桑寄生12克，当归9克，菟丝子9克，枸杞9克，牡蛎9克，龙骨9克，石决明9克，黄芪9克，升麻3克，甘草3克。

5剂。

三诊。服上方5剂后，诸症均有好转，精神亦佳。但面部发生疖疮，口干，鼻衄。予滋阴潜阳降逆之剂，助其恢复。5剂之后，诸症皆痊愈。

按：本例身体瘦弱，气怯神疲，脉微细，舌淡白，均为气血不足之征。经后气血更虚，气虚则清阳不升，血虚则阳无所附，故使虚风内动，而发为眩晕、呕吐、昏仆、脉细微而带弦象等。故用党参、黄芪、升麻、甘草等以补气升清，用当归、白芍、龙骨、牡蛎、石决明等以补血育阴镇逆，用法半夏、山药以和胃止吐，加茯神、枣仁以宁心，用菟丝子、枸杞、桑寄生以滋肾。意使水火既济，阴阳调和，诸症即缓解。

七、小结

眩晕一证，其致病的原因，大体可分为以下几个方面：

1. 痰证　丹溪曰："无痰则不作眩。"而痰证又分湿痰、寒痰、痰火。痰证的来源，或由饮食失节，脾运不健，水湿内停，则聚液成痰。或由于七情郁结，生痰动火。

2. 水邪　水饮上冲，发为眩悸。

3. 肝病　《内经》曰："诸风掉眩，皆属于肝。"肝郁、肝热、肝脏阴虚阳亢，都能动火生风，而致眩晕。

4. 肾病　肾阴亏损者，或为肝阳上亢，或为虚火上炎，甚则脑髓不充发为脑转耳鸣。肾阳不足者，或为肾不纳气，龙火上奔，或为肾气不足，发为虚眩。

5. 气血不足　气虚则清阳不升，血虚则阳无所附。如伤寒汗后及少阳证，表邪入于半表半里，表阳虚而致眩者，皆属气虚之类。

6. 其他　如外感六淫之邪，伤于酒食、跌仆瘀血等，亦间有眩晕之症。

咽　痛

一、风热夹湿，血燥成毒咽痛（血小板减少性紫癜）

余某，女，6 岁，1971 年 2 月 14 日初诊。高烧不退，咽喉红肿疼痛，目睛红赤，腮下有小包，全身发疹，口腔发炎，牙龈流血，大便带血，小便深黄，剧烈咳嗽。经西医检查，诊断为血小板减少性紫癜。已发病月余，经治疗无效。诊得脉象微浮，舌质赤红无苔。此为风热血燥成毒之证，先予祛风清热，凉血解毒。

生地黄 9 克，丹皮 9 克，石膏 12 克，知母 9 克，防风 6 克，荆芥 6 克，地肤子 12 克，蝉蜕 6 克，木通 6 克，银花 9 克，土茯苓 15 克，甘草 3 克。

2 剂。

2 月 16 日二诊。服上方 2 剂后，昨日大便 3 次，尚微带血，痰黏稠亦带血，觉有腹痛现象，余症仍在。舌质鲜红，脉象浮而无力。是热病耗伤气阴，于前方意中佐以补气育阴之品。

黄连 6 克，生地黄 9 克，玄参 9 克，银花 9 克，连翘 9 克，麦冬 9 克，丹皮 9 克，白芍 9 克，泡参 9 克，大枣 3 枚，土茯苓 15 克，甘草 3 克。

6 剂。

3月8日三诊。前方续服数剂，诸症稍觉缓解。但两足微肿，舌质鲜红，上有水黄苔。是前症尚夹有湿气，再加入渗利湿热之品。

银花9克，连翘9克，牛膝9克，木通6克，薏苡仁12克，冬瓜仁12克，泽泻9克，丹皮9克，赤芍9克，土茯苓15克，板蓝根9克，甘草3克。

6 剂。

3月15日四诊。服上方后，发烧已退，足肿渐消，尿已不黄，全身红肿渐退。只脸上尚有疹子，咳嗽痰中已不带血，腮下尚有小包。舌仍红赤，脉象微数，再予清热凉血解毒利水之品。

丹皮9克，赤芍9克，生地黄9克，银花9克，连翘9克，板蓝根9克，木通6克，地肤子12克，茯苓9克，知母9克，白术9克，夏枯草15克，谷芽9克，甘草3克。

6 剂。

3月29日五诊。服上方后，诸症已解。目前只食量尚未恢复，口腔尚有轻微炎症，舌红少苔，再加入益胃扶脾之品以善其后。

扁豆12克，芡实12克，山药12克，银花12克，木通6克，丹皮9克，冬瓜仁12克，薏苡仁12克，莲子12克，泡参9克，茯苓9克，甘草3克。

服上方数剂后，即告痊愈。经随访两年多，未见复发。

按：本例高烧，喉咙红肿，眼目红赤，剧烈咳嗽，舌赤便黄，为风热征象。全身发疹，口腔发炎，腮下生泡，牙龈流血，痰中及大便带血，均为血分热毒所致。因热势羁留过久，耗伤气阴，故脉象浮而无力。在治疗过程中，曾出现两足浮肿，舌上水黄苔，是其中尚夹有湿气。故在各次诊断中，按照其所出现的症状，分别进行祛风清热、凉血解毒、补气育阴、渗湿利水。故用防风、荆芥、蝉蜕以祛风，用石膏、知母、黄连、连翘、夏枯草以清热，用生地黄、丹皮、赤芍、地肤子以凉血。用银花、土茯苓、板蓝根以解毒，用泡参、茯苓、白术、大枣、甘草以补气，用麦冬、白芍、玄参以育阴，用牛膝、木通、薏苡仁、冬瓜仁、泽泻以渗湿。在诸症缓解后，仅余胃纳较差，是热病伤及胃阴，故用扁豆、芡实、山药、莲子、谷芽等益胃消食，以善其后。

二、阴亏肺热，兼风夹痰咽痛（慢性咽炎）

谢某，男，成年，1960 年 9 月 3 日初诊。主诉咽喉干燥疼痛，咳嗽，痰质黏稠，鼻内结痂。经西医检查，诊断为慢性咽炎。诊得脉象浮弦而数，舌苔微黄。此为肺阴不足，阴亏肺热兼风夹痰之候。治宜润肺利痰，祛风清热。

玄参 9 克，花粉 9 克，麦冬 9 克，瓜壳 12 克，枳壳 9 克，浙贝母 9 克，知母 9 克，射干 9 克，钩藤 9 克，薄荷 6 克，甘草 3 克。

2 剂。

11 月 19 日二诊。服上方多剂后，病情大有好转，咳嗽减轻，喉头已不干燥。但鼻孔尚有时结痂，脉象细弦，舌苔微黄，仍本前法为丸服。

生地黄 30 克，花粉 9 克，女贞子 60 克，天冬 21 克，麦冬 30 克，旱莲草 30 克，杏仁 15 克，瓜壳 30 克，紫菀 30 克，浙贝母 21 克，桔梗 15 克，枇杷叶 30 克，桑皮 24 克，知母 30 克，连翘 30 克，夏枯草 30 克，焦黄柏 24 克，银花 30 克，苍耳子 30 克，甘草 9 克。

上药共研细末，炼蜜为丸，每丸重 9 克，每日早中晚各服 1 丸。服完后，即基本痊愈。

按：本例咳嗽，咽喉干燥疼痛，鼻内结痂，脉数舌黄，为肺阴不足，阴亏肺热之征。脉浮弦而咳，是兼风之象。阴亏风热炼液，故痰质黏稠。故用玄参、花粉、麦冬、生地黄、女贞子、旱莲草、天冬等以滋养肺阴，用知母、射干、桑皮、连翘、夏枯草、焦黄柏等以清肺利咽，用钩藤、薄荷、银花、苍耳子等以祛风散热，用瓜壳、枳壳、浙贝母、杏仁、紫菀、桔梗、枇杷叶等以宣肺化痰。由于病属慢性，故在取得疗效后，即以丸药调理之。

三、风温夹湿咽痛（斑疹伤寒）

刘某，男，成年，1972 年 4 月 15 日初诊。主诉高热不退，咽喉疼痛，小便黄少，不思饮食，全身乏力。经西医检查，诊断为斑疹伤寒。诊得脉浮微数，舌苔黄腻。此为风温夹湿之候，治宜疏风清热，除湿运脾，用银翘散合三仁汤加减。

银花 9 克，连翘 9 克，芦根 9 克，滑石 12 克，冬瓜仁 12 克，杏仁 9 克，厚朴 9 克，淡豆豉 9 克，枯黄芩 9 克，木通 6 克，甘草 3 克。

服上方 1 剂后，高热即退，顿觉精神爽快。连服数剂后，咽已不痛，诸症即解，后以调理脾胃而收全功。

按：本例高热不退，咽喉疼痛，小便黄少，脉浮微数，为风温之候。舌苔黄腻，全身乏力，不思饮食，为夹湿之征。故用银花、连翘、淡豆豉、枯黄芩以疏风解热，用芦根、滑石、冬瓜仁、杏仁、厚朴、木通等以除湿运脾。使风解于外，湿渗于下，热势则退。

四、肝肾阴虚咽痛（视网膜出血）

陈某，女，成年，1971年8月14日初诊。眼睛突然在6月9日看不见东西，咽喉疼痛，头胀，睡眠不好，眼皮有沉重感，耳内发痒，大便干燥。经西医检查，诊断为视网膜出血。脉象微浮，舌上有少量白苔。此系肝肾阴虚，用杞菊地黄丸加减。

菊花9克，木贼9克，生地黄9克，丹皮9克，牛膝9克，山药12克，泽泻9克，茯苓9克，枸杞9克，菟丝子12克，赤芍9克，地龙9克。

4剂。

8月20日二诊。服上方4剂后，视力已逐渐恢复，左眼已能看小字，右眼能远视而不能近视。咽喉已不痛，但觉干燥，头胀耳痒、眼皮沉重现象都有减轻，睡眠亦有改善。大便还有些干燥，再本前方立意。

生何首乌12克，菊花9克，枸杞9克，生地黄9克，丹皮9克，山药12克，泽泻9克，菟丝子12克，石斛9克，赤芍9克，地龙9克，木贼9克，牛膝9克。

4剂。

上方加减续服十余剂，诸症均趋缓解。后她即回到重庆，未经随访。

按：本例睡眠不好，头部发胀，脉象微浮，均属阴亏阳亢征象。肝连目系，肝阴不足，则出现视力减退、眼皮沉重等现象。

肾脉络舌本，肾开窍于耳，肾阴不足，则出现咽痛咽干、耳痒等现象。阴亏则津液不足，故大便干燥。治法当以滋补肝肾为主，用杞菊地黄丸加木贼以明目，用石斛、何首乌以育阴，用赤芍、地龙以行血止血，用牛膝引血下行。意使阴平阳秘，则诸症即得缓解。

五、阴虚肝郁，脾滞夹痰咽痛（慢性咽炎）

贾某，女，成年，1973 年 10 月 17 日初诊。咽喉梗痛，睡醒后觉口中有痰，解大便前感觉腹痛，平时腹微张，右胁肋疼痛。经西医检查，诊断为慢性咽炎，久治无效。诊得脉微浮滑，舌苔红净。为阴虚肝郁、脾滞夹痰之候。先予疏肝运脾祛痰，用七气汤加减。

苏叶 6 克，法半夏 9 克，茯苓 9 克，厚朴 9 克，生姜 2 片，白芍 12 克，柴胡 6 克，郁金 9 克，陈皮 9 克，甘草 3 克。

4 剂。

10 月 24 日二诊。服上方后，咽喉已感轻快，睡眠后口中痰涎减少，解大便前腹已不痛。但觉腹响，肝区在饥饿时感疼痛。适逢经期，觉颈项两侧有筋牵引头顶作痛，并有头昏头重感觉，视物有些模糊。右脉浮弦，左脉沉细，舌质红净。此因月经去血，阴分更损，于前方意中加入育阴平肝之品。

刺蒺藜 12 克，丹皮 9 克，郁金 9 克，白芍 12 克，法半夏 9 克，茯苓 9 克，钩藤 12 克，厚朴 9 克，玉竹 12 克，玄参 9 克，瓜壳 12 克，甘草 3 克。

4 剂。

11 月 2 日三诊。服上方后，喉头更觉轻快，只在气候变化时有微梗感觉，头已不昏，眼亦不花，胁痛减轻，痰更减少。右脉渐平，舌质红净，仍按前方增减。

钩藤12克，白芍12克，玉竹12克，刺蒺藜12克，丹皮9克，石斛9克，瓜壳12克，法半夏9克，厚朴9克，茯苓9克，金铃炭12克，甘草3克。

服上方4剂后，诸症即趋缓解。

按：《灵枢·经脉》说足厥阴肝经"布胁肋，循喉咙之后，上入颃颡，连目系，上出额与督脉会于颠"。故咽喉梗痛，右胁肋作痛，是肝气郁滞所致。颈两侧牵引头顶作痛，视物模糊，是肝阴亏损所致。阴亏则阳亢，故觉头昏头重。肝郁则克脾，脾滞则出现腹痛、腹胀、腹响等症状。且脉浮、舌质红净亦属阴亏，脉弦为肝郁，脉滑为痰饮，气郁夹痰，多致咽喉梗阻，而成梅核气。故先以七气汤行气化痰为主，并加柴胡、郁金、白芍、刺蒺藜、瓜壳、丹皮、金铃炭、陈皮以疏肝运脾，加玉竹、玄参、石斛、钩藤以养肝平肝。使肝木条达，气行痰化，阴生阳潜，诸症即趋缓解。

六、小结

咽痛与喉痛在临床上很难截然分开，一般均为咽喉疼痛。《内经》曰："喉能布气，咽能咽物。"喉为呼吸的门户，咽为饮食的门户，在生理上是截然两物。人身中的十二条主要经络，除足太阳膀胱经外，其他经络都通过咽喉部位，凡此诸经的病变，都能导致咽喉疼痛。今就其常见的发病原因，按虚实寒热证型概述如下。

1. 热证　咽喉疼痛，以火热之证居多。其发于外者，有风热、温热、瘟毒、温燥等。发于内者，有肝火、心火、胃火、肺火、湿热等。

2. 实证　常见有气郁和积痰两种。积痰更有热痰与寒痰之别，亦有气郁夹痰，两症并见而成梅核气者，在临床上实证与热证同时出现。

3. 虚证　阴虚则虚火上炎，常见的阴虚咽喉疼痛，有肝阴虚、胃阴虚、肺阴虚、肾阴虚等。白喉症一般均出现肺阴亏损症状。肾阳虚损则易导致火虚于下，格阳于上，而发为咽喉疼痛，非峻补命门之火不能奏效。此外，尚有气虚血虚证候，亦常有虚火上浮，而致咽喉疼痛者。

4. 寒证　外感证有风寒与凉燥，亦有体内积热，外为风寒郁闭而成寒包火者，内伤证则多与阳虚证同时出现。

咳　嗽

一、寒湿凝滞，水泛为痰咳嗽

陈某，男，48岁，1963年11月23日初诊。动则咳嗽上气，受凉最易引发。近来常咳嗽气逆，咽喉不利，觉痰阻塞，咳出后爽快，痰色灰黑，周身肌肉酸痛。舌苔薄白，口不渴，二便如常，体冷畏寒，面色黄而暗滞，口唇瘀紫。脉象沉细，两尺微弱。证属寒湿凝滞，水泛为痰，用温阳行水、降气祛痰法。

桂木6克，白芥子6克，细辛3克，茯苓9克，白术9克，苏子9克，杏仁9克，厚朴9克，法半夏9克，瓜蒌18克，陈皮9克，炙甘草3克。

12月21日二诊。服上方12剂，咳嗽已止，且无气紧现象，二便饮食均正常。咳痰较爽，痰色仍带灰黑，下肢肌肉仍觉酸痛。舌质薄白，舌质淡红，脉象沉细而缓，再以前方加减。

桂木6克，白芥子6克，细辛3克，茯苓9克，白术9克，苏子霜9克，杏仁6克，厚朴9克，法半夏9克，广陈皮9克，杜仲9克，独活6克，桑寄生6克，炙甘草3克。

4剂。

按：本例体冷畏寒，面色黄暗，口不渴，舌苔薄白，脉象沉细等，均为寒湿现症。寒湿郁于肌表，则周身肌肉酸痛。寒湿凝聚于肺中，不但使气道与咽喉不利，且使水泛为痰。气道不利与寒痰相结合，则使咳嗽频发。如遇外感，则肺道更为不利，而咳嗽亦更加剧烈。《金匮要略》曰"病痰饮者当以温药和之"，故用桂木、白芥子、细辛以温阳解表，用茯苓、白术、独活、桑寄生燥湿行水，用苏子、杏仁、厚朴以降肺下气，用法半夏、瓜蒌、陈皮行气祛痰。因其尺弱肾虚，故用杜仲以补肾气。

二、肝阴不足，肝热冲肺咳嗽

毕某，女，29岁，1959年9月29日初诊。近十年来患胸痛，骤发骤止，咳嗽痰中带血，常感头眩晕，心累心悸，食欲欠佳。经医院检查，证明无结核，诊为心绞痛及支气管扩张。诊得脉象弦细，舌质红，苔薄少津。此为肝阴不足，肝热冲肺，肺失清肃，气逆络伤，以致咳血。肝脉贯膈络肺还循胃口，不仅有关食欲，且与胸痛亦有关联。治当滋肝潜阳，兼肃肺气。

玉竹9克，花粉9克，瓜壳9克，天冬9克，石决明9克，牡蛎9克，女贞子9克，菊花9克，石斛9克，夜交藤9克，丹皮 6 克，甘草 3 克。

3 剂。

10 月 23 日二诊。续服上方后，诸症消失，胃纳渐增。惟目眩未减，脉象依然弦细。此木郁未达，肝阴尚属不足，仍木前法。

刺蒺藜 9 克，玉竹 9 克，瓜壳 9 克，石决明 9 克，牡蛎 9 克，女贞子 9 克，枯黄芩 9 克，白芍 9 克，当归 9 克，枳壳 9 克，石斛 9 克，丹皮 6 克，谷芽 15 克，甘草 3 克。

4 剂。

服上方数剂后，诸症即基本上得到控制。

按：本例头眩心悸，脉象弦细，舌红少津，为肝阴不足现症。肝阴不足，则阳亢化火，肝热冲肺发为咳嗽。胸痛食少，为肝脉所过部位发病。故用玉竹、女贞子、石斛、当归、白芍等以涵养肝阴。用石决明、牡蛎、菊花、夜交藤等以平肝潜阳，用刺蒺藜、丹皮疏肝以解郁火，用花粉、天冬、瓜壳、枳壳、枯黄芩以清肃肺气，并稍加谷芽以健胃。使阴平阳秘，肺得清肃，诸症即解。

三、肺气不降，痰郁化热咳嗽

刘某，男，18 岁。服驱血吸虫药西药后，出现咳嗽、呼吸困难、四肢无力等反应。前医认为气血虚弱，给予大补气血，反致呼吸更加无力，咳嗽气涌，痰质浓稠，脉象浮数，右脉更甚。此肺气不降，痰郁化热之征。治当降肺祛痰，用苏子降气汤、泻白散、葶苈大枣泻肺汤加减。

苏子 9 克，法半夏 9 克，化橘红 9 克，茯苓 9 克，桑白皮 12 克，大枣 3 枚，杏仁 9 克，地骨皮 12 克，枯黄芩 9 克，葶苈子 6

克，竹茹 9 克。

3 剂。

服上方 3 剂后，咳嗽即止，诸症亦缓解。

按：本例先因肺气不降，误服补药，以致肺气更加壅遏，使水液不得敷布，聚液成痰，痰郁化热，出现上述症状。故用苏子、杏仁、桑白皮、地骨皮、葶苈子、大枣以降肺泻肺，用法半夏、化橘红、茯苓、枯黄芩、竹茹以清热化痰。使肺气通畅，诸症即消。

四、心肺阴亏，肺热气逆咳嗽（肺气肿，动脉粥样硬化性心脏病）

马某，男，成年，1970 年 11 月 5 日初诊。素患咳嗽气紧，咳吐稠痰，心累头昏，喉中干痒。经西医检查，确诊为肺气肿兼动脉粥样硬化性心脏病。诊得脉象浮弦，舌质干，微黄苔。此为心肺阴亏，阳亢动火，肺热气逆之证。治宜以养心肺阴分为主，佐以泻火降肺。

生地黄 9 克，知母 9 克，百合 12 克，麦冬 9 克，玉竹 12 克，白芍 12 克，女贞子 12 克，紫菀 9 克，百部 9 克，白前 9 克，地骨皮 12 克，桑白皮 12 克，甘草 3 克。

6 剂。

12 月 9 日二诊。服上方 30 剂后，咳嗽大减，诸症亦缓解。但消化欠佳，大便微溏，口微干，舌苔微黄，上方中加益胃之品。

桑白皮 12 克，地骨皮 12 克，白芍 12 克，山药 12 克，百合 12 克，谷芽 12 克，法半夏 9 克，竹茹 9 克，紫菀 9 克，白前 9 克，鸡内金 6 克，炙甘草 3 克。

4 剂。

1971 年 1 月 8 日三诊。服上方 4 剂后，消化转好。以后仍服初诊时的药方，咳嗽基本控制，诸症更见好转。

近来感冒，咳嗽又发，痰多，流鼻涕，口发干，于育阴方中稍加开提宣肺之品。

丹参 9 克，知母 9 克，百合 12 克，桔梗 6 克，瓜壳 9 克，苏子 9 克，白芍 9 克，竹茹 12 克，百部 9 克，朱麦冬 9 克，玄参 9 克，白前 9 克，炙枇杷叶 9 克，薄荷 6 克，炙甘草 3 克。

3 剂。

服上方 3 剂后，感冒即解，咳嗽亦停止。以后又续服二诊时药方加减，以巩固疗效。

按：本例心累头昏，为心阴不足，心阳上亢现症。咳嗽气紧，喉中干痒，脉象浮弦，为肺阴不足现症。阴虚生内热，故出现咳吐稠痰、舌质干黄等病状。故用生地黄、百合、麦冬、玉竹、白芍、女贞子、玄参等以养心肺阴分，用桑白皮、地骨皮、知母、苏子等以清肺降气，用紫菀、白前、百部、法半夏、竹茹等以止咳化痰。二诊时，出现消化不良，因其素禀阴亏，故仅用山药、谷芽、鸡内金等益胃药使其不伤阴分。三诊时，突患感冒，因其阴亏不堪发汗，故仅用桔梗、瓜壳、炙枇杷叶、薄荷等清宣开提之品而奏效。总之，阴分不足的患者，又患其他病证时，应处处照顾其阴分，如重竭其阴，则病难速愈。

五、肺肾阴亏咳嗽

王某，男，成年，1970 年 12 月 4 日初诊。咳嗽有痰，睡眠不好，遗精盗汗，大便秘结。诊得脉象浮大，舌干红无苔。此肺肾阴亏之候，以养肺肾阴分兼以安神为法，麦味地黄丸加减。

熟地黄 9 克，丹皮 9 克，菟丝子 12 克，山药 12 克，茯苓 9 克，麦冬 9 克，五味子 6 克，竹茹 12 克，白芍 9 克，牡蛎 12 克，肉苁蓉 9 克，柏子仁 9 克，法半夏 9 克。

6 剂。

服上方 6 剂后，咳嗽大减，余症亦有好转。以后嘱其续服，而收到了较为满意的疗效。

按：本例遗精、盗汗、失眠为肾阴不足。肾病及肺，伤及肺阴，发为咳嗽。肺合大肠，液枯肠燥，致大便秘结。脉象浮大，舌干红无苔，亦与阴亏症状相符。故用麦味地黄丸加牡蛎、白芍、肉苁蓉以养肺肾阴分，用柏子仁、法半夏以安神，用竹茹以豁痰。使阴液得复，病即痊愈。

六、风热夹痰咳嗽

黄某，女，50 岁，1970 年 12 月 27 日初诊。素患痰饮，近感风热，咳嗽有痰，恶寒发热，热多寒少，口干食差，脉象浮数。此风热夹痰，治宜散风清热，养阴健胃，化痰行水。

防风 9 克，荆芥 6 克，枯黄芩 9 克，知母 9 克，玄参 9 克，麦冬 9 克，神曲 9 克，谷芽 12 克，法半夏 9 克，橘红 9 克，茯苓 9 克，木通 6 克，甘草 3 克。

2 剂。

服上方 2 剂后，即未见咳嗽，诸症亦大减。

按：本例恶寒发热，热多寒少，脉象浮数，口中干燥，为风热所致。风热犯肺，加之素患痰饮，致使肺道更为不利，发为咳嗽吐痰。故用防风、荆芥以驱风，用枯黄芩、知母以清热。因其热甚伤阴，故用谷芽、麦冬以育阴，并用二陈汤加木通以化痰行水，用神曲、谷芽以健胃。由于药症相应，故疗效显著。

七、风热夹毒咳嗽（扁桃腺炎）

魏某，男，8岁，1971年1月5日初诊。突发高烧，咳嗽急剧，咳痰不爽，咽喉两侧红肿疼痛，流鼻血。经西医检查，确诊为扁桃腺炎。诊得脉象浮数，舌质鲜红。此风热夹毒之候，以清解为主。

玄参9克，麦冬9克，百合12克，银花9克，连翘9克，知母9克，板蓝根12克，大青叶9克，桔梗6克，藕节9克，神曲9克，甘草3克。

2剂。

服上方2剂后，热退咳止，咽喉两侧肿消，诸症即痊愈。

按：本例脉浮数，舌鲜红，发烧咳嗽，显系风热症状。因其发病急剧，加之喉侧红肿疼痛，流鼻血，非夹毒不致如此猛烈。故用银花、连翘以清风热，用板蓝根、大青叶以解毒消肿。高烧必致阴伤，故用玄参、麦冬、百合、知母以养阴退热，再加桔梗以祛痰，藕节以止血，神曲以健胃。使风散毒消，热退身和。

八、小结

咳嗽一症，多发在肺。盖肺为娇脏，易虚易实，易寒易热，尤其恶燥。外感六淫，内伤七情，均能使肺道不利而发为咳嗽，大体可分为四端。

1. **肺寒**　《内经》曰："形寒饮冷则伤肺，肺伤则咳。"其发于外者或外感风寒，或伤于秋令之寒发为凉燥，其伤于内者为中寒。

2. **肺热**　伤于春令之风邪者，多为风热。伤于夏令之暑邪者，多为暑热。伤于秋令之燥热者，多为温燥。内伤于五志化火者，多为肺火。湿热之邪，内伤外感则均有之。

3. **肺虚** 又可分为肺阴虚和肺气虚。

4. **肺实** 或为停痰，或为积水，或为气郁，或为血瘀，或为痈脓。

以上四种证型，有时交叉出现，如外感风寒内兼水气、阴虚生热之类。

咳嗽症虽多发于肺，但肺为五脏六腑之华盖，主气而朝百脉。五脏六腑之邪，皆能上归于肺，而发为咳嗽。故《内经》曰："五脏六腑皆令人咳，非独肺也。"如是则又当辨其各脏之虚实，分别进行审治。诸如肝热冲肺、心火上炎、脾湿生痰、脾虚生痰、脾虚及肺，在肾家则有阴虚火旺、阳虚水泛等，皆能致咳，应在临证时详辨之。

心　悸

一、心气不足，阴亏肝郁心悸（冠状动脉粥样硬化性心脏病）

朱某，女，34 岁，1964 年 5 月 11 日初诊。1960 年 5 月开始发肿，上下肢交替出现，心累心跳，偶发心绞痛，头昏耳鸣，肝脏微大，性情急躁，手腕胀痛。经医院检查诊断为冠状动脉粥样硬化性心脏病。脉象模糊，沉取无力，舌质萎白，伸出抖战，食量尚好。此属心气不足，阴亏肝郁之象。治宜补心气，养阴疏肝。

党参 9 克，茯神 9 克，柏子仁 12 克，女贞子 12 克，刺蒺藜

9 克，牡蛎 12 克，麦冬 9 克，山药 12 克，丹参 9 克，旱莲草 12 克，郁金 9 克，川贝母 6 克，甘草 3 克。

5 月 28 日二诊。服上方 12 剂后，病情好转，肿胀减轻，脉象至数较前清楚，根气稍足，舌质恢复正常。惟仍感心累心跳，仍本上方酌加清肝之品。

泡参 12 克，女贞子 12 克，旱莲草 12 克，丹参 9 克，玄参 9 克，生地黄 9 克，牡蛎 9 克，郁金 9 克，刺蒺藜 12 克，草决明 9 克，雅黄连 6 克，甘草 3 克。

6 月 20 日三诊。上方服 20 剂后，病情继续好转，心累心跳减轻，肿胀逐步消失。脉象微细，心律整齐，舌质红润，嘱其续服前方。

7 月 18 日四诊。前方又服 20 余剂，前症已基本稳定。但近来月经时间过长，脉象弦细，舌上少苔，前方中加入固血之品。

泡参 12 克，生地黄 9 克，山药 12 克，牡蛎 9 克，女贞子 12 克，旱莲草 12 克，柏子仁 9 克，麦冬 9 克，刺蒺藜 9 克，白芍 12 克，焦陈艾 9 克，甘草 3 克。

9 月 15 日五诊。服上方数十剂后，心累转为平静，月经接近正常，诸症均得缓解。脉象微数，至数清楚，但左右手尚见微肿，舌心微白，仍本前法加减。

泡参 12 克，茯神 9 克，黄芪 12 克，柏子仁 9 克，天冬 9 克，丹参 9 克，生地黄 9 克，女贞子 12 克，旱莲草 12 克，麦冬 9 克，郁金 9 克，桑皮 9 克，甘草 3 克。

11 月 10 日六诊。上方服 20 剂，诸症已恢复正常，体重增加，只有时出现短暂的心动不宁。脉象弦而微数，舌质正常，用养阴疏肝涤热法以善其后。

玉竹 12 克，丹参 9 克，生地黄 9 克，麦冬 9 克，花粉 12 克，刺蒺藜 12 克，郁金 9 克，瓜蒌壳 9 克，浙贝母 9 克，焦栀子 9 克，知母 9 克，莲子心 6 克，甘草 3 克。

1965 年 3 月 18 日患者来信说，服上方数剂后，诸症尽除，已于 3 月 1 日全天上班，并无不适反应。

按：本例脉象模糊，沉取无力，为心气虚弱鼓动乏力之象。舌为心之苗，心气不足，则舌头萎软无力，伸出抖战。心主脉，心搏无力，则脉道不通，不通则易发绞痛。四肢离心较远，血流更易瘀阻，水液流溢则发为水肿、胀痛等症。肾开窍于耳，肾阴不足，则发为耳鸣。足厥阴肝经上连巅顶，肝肾之阴不足，则肝阳上亢，而发为头痛。《石室秘录》曰："怔忡之证，扰扰不宁，心神恍惚，惊悸不定，此肝肾之虚而心气之弱也。"本例心累心跳，正属此种情况。至于肝脏微大、性情急躁是肝气郁滞之征。故用党参、泡参、茯神、黄芪、甘草以补心气，用女贞子、旱莲草、玄参、生地黄、麦冬、白芍、天冬、玉竹、山药、花粉、牡蛎以育阴潜阳，加郁金、刺蒺藜、贝母、瓜蒌壳等以疏解肝郁，加柏子仁、丹参以宁心安神。治疗过程中因出现脉数，此为虚火之象，故曾分别加入草决明、雅黄连、焦栀子、知母、莲子心等以折其势。曾出现月经时间过长，故加入焦陈艾以摄之。因水肿长期未能全消，故加入桑皮以泻之。本病为顽固性的慢性病，故服药达 100 余剂，才基本上得到缓解。

二、气血不足，脾肾阳虚心悸（风湿性心脏病）

李某，女，36 岁，1964 年 8 月 28 日初诊。1953 年开始心累心跳，全身水肿。经西医检查，诊断为风湿性心脏病，服药后已得好转。目前，时发心累心跳，头晕，有时跌仆，有时感到呼吸困难，睡眠欠佳，头痛，小便多，头发脱落较多，胸部疼痛，面目无神，每到冬季即病情加重。诊得脉极细微，舌淡无苔。此气血不足，脾肾阳虚之候。先予补气血，扶脾强肾安神。

泡参 12 克，当归 9 克，熟地黄 9 克，白芍 12 克，何首乌 15克，山药 12 克，法半夏 9 克，广陈皮 9 克，菟丝子 12 克，炒枣仁 9 克，磁石 9 克（火煅醋淬），甘草 3 克。

4 剂。

9 月 3 日二诊。服上方 4 剂后，心悸减轻，头发已未继续脱落。但睡眠仍差，头痛牵引两侧颈项，食欲不佳，时吐白沫，倦怠无力，两眼昏花。舌质淡，脉细弱。再按前法。

当归 9 克，川芎 6 克，熟地黄 12 克，白芍 12 克，党参 9克，黄芪 15 克，茯神 9 克，白术 9 克，广陈皮 9 克，五味子 6克，肉桂 3 克，枣仁 9 克，远志 6 克，炙甘草 3 克。

10 剂。

10 月 13 日三诊。服上方 10 剂后，效果良好，已未出现心悸，睡眠尚佳，头不痛，发渐长，精神好转，诸症亦告缓解。但胃纳尚差，面色微苍白。舌质淡红，脉细无力，左脉尤甚。仍按前法，并嘱其常服以巩固之。

当归 9 克，川芎 6 克，熟地黄 9 克，白芍 12 克，制首乌 12克，党参 9 克，黄芪 15 克，白术 9 克，茯苓 9 克，广陈皮 9 克，肉桂 3 克，炙甘草 3 克。

按：本例脉象细弱，舌淡少苔，面色苍白，面目无神，倦怠无力，睡眠欠佳，头晕头痛，有时跌仆，均系气血不足之征。呼吸困难，是少气不足以息。阳气不足，故冬季病情加重。胸中阳气不畅，则发为胸部疼痛。"发为血之余""目受血乃能视"，血虚则二目昏花，头发易落。两侧颈项牵引作痛，系血不荣筋之故。《证治准绳》曰："心悸之由，气虚者，由阳气内虚，心下空虚，火气内动而为悸也。血虚者亦然。"故本例心悸之主要原因，是气血两虚。其食欲不佳，易吐白沫，是脾胃虚冷之故。小便多者，是肾阳不足，不能化水也。故本例治法除大补气血外，还应温补脾肾。肾为先天之本，脾胃为后天之本，脾肾得充，气血亦得养。用泡参、党参、黄芪、茯神、茯苓、白术、炙甘草以补气，用当归、熟地黄、川芎、白芍、何首乌以养血，用法半夏、广陈皮、山药以补脾行气，用菟丝子、五味子、肉桂以温补肾阳，加炒枣仁、磁石、远志以宁心镇静。因本例疗程太长，气血耗伤过甚，故在诸症缓解后，制方嘱其常服以巩固之。

三、气阴两虚，心肾不交心悸

罗某，男，42岁，初诊。近年来常患心累气短，头痛耳鸣，左胸胁时而发痛，痛感牵连臂部，胸肌紧张。经医院检查，诊断为心脏疾病。两个月前，曾在重庆诊过一次，服养心育阴方有效，头痛有所减轻，睡眠与饮食较好。现脉象浮取仍然模糊，但沉候至数清晰。此气阴两虚，心肾不交之候，用补气育阴交通心肾法。

党参9克，柏子仁9克，生地黄9克，丹参9克，麦冬9克，石斛9克，菟丝子9克，山药9克，茯神12克，甘草3克，五味子3克。

6剂。

二诊。服上方后，情况良好，病状均有减轻。惟脉搏力量至数仍不太明显，心阴尚感不足，仍本前法处理。

上方去茯神，加女贞子9克，5剂。

患者离开成都后，曾来信说，服上方病情继续好转，胸痛已比出院时减轻许多，期外收缩在一个多月来只出现1次，约1小时即停止。血压已趋正常，每晚能睡眠6小时左右，饮食二便正常，脉搏每分钟60～70次，精神亦比在成都时好些。再拟丸方如下：

党参60克，熟地黄60克，生地黄60克，枸杞60克，菊花60克，泽泻60克，枣仁60克，丹参60克，菟丝子60克，柏子仁60克，麦冬60克，茯神60克，桑叶60克，女贞子90克，黑芝麻120克，五味子15克，丹皮15克，远志15克，甘草15克，山药60克。

炼蜜为丸。

在服药过程中，症状渐趋消失。停药后，到医院检查，前症已得痊愈。

按：《素问·阴阳应象大论》说"肾在窍为耳"，本例耳鸣，是肾阴不充。肾阴不足，则肝阳上亢，足厥阴肝经上连颠顶，故发为头痛。《石室秘录》曰："心必得肾水以滋养，肾必得心火而温暖，如人惊异不安，岂非心肾不交乎。"故本例心悸怔忡的主要原因，为心肾之阴不足，使水火二脏不能互济，胸背发痛亦是心阴不足之故。盖心包络之脉起于胸中，《灵枢·厥病》说"厥心痛，与背相控"。胸背位居上焦，故亦由心脏疾病而牵连发痛。气短者，气虚也。由于气虚鼓动无力，故脉象浮取模糊。故用柏子仁、生地黄、丹参、麦冬、石斛、茯神、枣仁、远志以养心安神，用六味地黄丸、菟丝子、五味子、枸杞、女贞子、黑芝麻以育阴培肾，用党参、甘草以补正气，用菊花、桑叶以平肝阳。心肾两补，水火既济，而诸症得除。

四、气阴两虚，肝郁脾滞心悸（风湿性心脏病）

李某，男，32岁，1972年8月4日初诊。15岁即开始患心脏病，一直心累心跳。近来心累加速，短气乏力，心中慌乱，咳痰不利，痰中带血，胸部疼痛，午后微有潮热，腹内胀气，小便黄少，面目及肢体浮肿。经医院检查，心率每分钟160次，心影增大，左房明显增大，其余各房室亦明显增大，心房纤颤，心尖双期杂音，肝肋下4厘米，剑下约8厘米，脾可触及，有少量腹水，双肺门区充血，肺动脉圆锥突出，诊断为风湿性心脏病、二尖瓣狭窄、闭锁不全、慢性心力衰竭。诊得脉象结代，良久始得一至，舌质暗淡，上有舌苔，嘴唇青紫。此心脏气阴两虚，肝郁脾滞之征。先予育阴为主，补气次之，佐以疏肝运脾之品。

玉竹12克，太子参9克，石斛12克，柏子仁12克，薤白9克，朱麦冬9克，火麻仁15克，桑寄生12克，丹参9克，知母9克，女贞子12克，刺蒺藜9克，厚朴9克，甘草3克。

8月21日二诊。服上方加减10剂后，目前心中慌乱大减，咳嗽减轻，痰中已不带血，精神稍好，已能稍事步行，但其余各症尚在。阴分有来复之象，阳气尚不畅通。用补心阴心阳之法，炙甘草汤加减。

麦冬9克，生地黄12克，火麻仁12克，驴皮胶9克，桂枝6克，生姜2片，党参9克，大枣3枚，厚朴9克，白芍9克，丹参9克，炙甘草3克。

8月28日三诊。服上方7剂后，心悸症状明显减轻，食量增加，精神好转，浮肿减退。但昨日因饮食不慎，使腹内更胀，小便更加黄少，舌苔转为黄腻，面目浮肿加剧，此湿热内聚之象。上方中去阿胶、生地黄，加花粉12克、冬瓜仁12克、茵陈9克、枯黄芩9克。

9月5日四诊。服上方4剂后，黄腻舌苔已退，精神顿觉爽快，腹胀减轻，小便增多，水肿亦减，仍本二诊时的方意。

桂枝6克，党参9克，生姜2片，驴皮胶12克，麦冬9克，生地黄9克，白芍12克，火麻仁12克，丹参9克，厚朴9克，茯神9克，炙甘草9克。

服上方60余剂后，诸症大减，心悸现象基本停止，水肿消退，饮食正常，二便通利，胸痛已除，精神健旺，午后已无潮热现象，已能正常活动，于12月份已开始上班。观察至1973年5月，一般情况尚好。只是有时过于劳累，即有心累现象，腹内有时仍有胀气感。脉象虽较前有力，但时高时低，有时仍有间歇。嘱其经常续服前方，以巩固之。

按：本例咳嗽不利，午后潮热，为阴虚症状。咳嗽带血，是阴虚火旺之征。短气乏力，腹内胀气，为阳虚症状。阳不化水，则小便黄少，面目肢体浮肿。胸中阳气不畅，则发为胸痛。故心累心跳，心中慌乱，应属气阴两虚。脉舌亦与主症相应。根据其现症，用玉竹、石斛、柏子仁、朱麦冬、火麻仁、桑寄生、丹参、女贞子、知母以育阴清热为主，加太子参、炙甘草以补心气，用薤白以畅通阳气，用刺蒺藜以疏肝，用厚朴以运脾。在阴分渐复、虚热减退的情况下，又改用阴阳平补之法。《伤寒论》曰："脉结代，心动悸者，炙甘草汤主之。"故用炙甘草汤加减，缓缓调理。其间曾出现湿热内聚，故去驴皮胶、生地黄等滋腻药，加花粉、冬瓜仁、茵陈、枯黄芩以解之。本例虽未彻底治愈，但已找到一条治疗的途径，现列入以供研究。

五、肝脾失调，气血不足心悸

王某，男，47 岁，初诊。心痛频发，短暂即止，心动每分钟 90 次以上，血压偏低。附加胃痛，每发则较为持久，食欲不振，睡眠欠佳。经医院检查，诊断为心绞痛。经过长期治疗，未见好转。脉象左弦劲而右濡数，至数模糊不清。此由肝脾失调，导致营血不足，心气不舒，发为心痹。治法以调和肝脾、补养心气为主。

柏子仁 30 克，枣仁 30 克，菟丝子 30 克，川贝母 30 克，鸡内金 30 克，丹参 60 克，海螵蛸 60 克，天冬 60 克，茯神 60 克，何首乌 60 克，牡蛎 60 克，山药 60 克，远志 15 克，甘草 15 克。

共研成细末，炼蜜为丸如豆大，每服 6 克，每日服 3 次，饭后 1 小时服，白开水下。

二诊。前症大为好转，心胃痛已停止发作，脉象较前清晰。但左关仍觉弦劲，血压尚低。再根据前法，去牡蛎，加党参 60 克，当归 60 克，川芎 60 克，为丸服用。

三诊。服药后，血压恢复正常，心率亦趋正常，只在劳累之后，加速至 80 次左右，脉象左右基本平衡，惟根气尚差。再拟养心纳肾调肝之法，使下元更固以巩固疗效。

党参 60 克，茯神 60 克，当归 60 克，柏子仁 60 克，牡蛎 60 克，海螵蛸 60 克，山药 60 克，生谷芽 60 克，制首乌 60 克，白术 30 克，川芎 30 克，枣仁 30 克，远志 30 克，龙骨 30 克，菟丝子 30 克，益智仁 30 克，补骨脂 30 克，鸡内金 30 克，川贝母

30 克，法半夏 30 克，甘草 15 克，菖蒲 15 克，枸杞 60 克。

共研细末，炼蜜为丸，每次服 6 克，日服 3 次。

服药后，日益向愈，恢复健康。

按：本例脉象左弦劲而右濡数，为肝脾不调脉象，故发为胃痛，食欲不振。脾胃不和则睡眠不安，眠食俱差则气血两伤，心气不足则鼓动无力，脉象至数出现模糊不清现象。心阳不畅则发为心痛。心血不足不但影响睡眠，而且发为心悸。《素问·阴阳别论》曰："二阳之病发心脾。"阳明得养，则心脾得安，故用海螵蛸、川贝母、鸡内金、山药、生谷芽、益智仁、法半夏、菖蒲等益胃止痛，调和肝脾，用党参、茯神、白术、甘草、枣仁以补心气，用丹参、当归、川芎、何首乌、柏子仁、天冬以养血益阴，用牡蛎、远志、龙骨以潜阳安神，加菟丝子、枸杞、补骨脂以培肾固本。因病属慢性，最宜丸药，以缓缓调理。

六、心阴不足，心阳偏亢心悸（心神经传导阻滞）

陈某，男，38 岁，1966 年 3 月 21 日初诊。得心悸病将近 10 年，据医院检查，诊断为心神经传导阻滞。心中累跳，脉律不齐，起病于思想遭受刺激，长期处于紧张状态。诊得脉象数急，舌质鲜红，用甘寒育阴之法。

丹参 9 克，泡参 9 克，玄参 9 克，柏子仁 9 克，天冬 9 克，麦冬 9 克，白芍 9 克，牡蛎 9 克，龙骨 9 克，山药 9 克，夜交藤 12 克，甘草 3 克。

3 剂。

3月24日二诊。服上方后，病情大有好转，心中已不累跳，脉律逐渐调整，舌质已稍转淡。仍本前法立方，因病程较久，嘱其常服以巩固之。

丹参9克，泡参9克，玄参9克，女贞子12克，旱莲草12克，天冬9克，桃仁9克，牡蛎9克，朱麦冬9克，柏子仁9克，龙骨9克，山药15克，甘草3克，夜交藤15克。

按：本例因思想遭受刺激，思虑过度，以致心血耗伤，阴精受损。心阴不足则心阳易亢，故出现舌质鲜红、脉象数急、心中累跳等一系列阴虚阳亢现象。方中用丹参、泡参、玄参、天冬、麦冬、白芍、山药、女贞子、旱莲草等滋阴药以培心阴，用龙骨、牡蛎、夜交藤、柏子仁等以潜阳安神。使阴阳趋于平衡，则心悸自除，并加桃仁以行血通脉。

七、气血不足，水湿内停心悸

熊某，男，35岁，1963年1月8日初诊。从1962年起，患心累心跳，关节疼痛，现在稍微急行便觉累喘咳嗽。过去曾患高山病，到成都后，其病自愈。食欲欠佳，睡眠不好。脉象细数，舌苔微黄而滑。此属气血不足，水湿内停之征。治当补益气血，温肾除湿。

桂枝6克，茯苓12克，白术9克，苍术9克，炒枣仁9克，厚朴9克，当归9克，黄芪9克，秦艽9克，木瓜6克，黄柏9克，甘草3克。

4剂。

1月22日二诊。服上方后，情况良好，关节疼痛、心悸稍减。惟动作过甚尚感喘累咳嗽。脉象较前有力，仍本前法。

党参9克，桂枝6克，茯苓12克，当归12克，木瓜6克，苍术9克，秦艽9克，黄芪9克，枣仁9克，熟地黄9克，牛膝6克，杜仲9克。

6剂。

2月14日三诊。服上方后，心悸喘咳现象又有减轻，食欲增进，夜眠尚好，脉舌渐趋正常，再本前法以巩固之。

党参15克，制附片6克（先熬），桂枝6克，炮姜9克，当归12克，川芎12克，苍术6克，焦黄柏12克，木瓜9克，白芍9克，白术12克，炙甘草6克。

服上方10余剂后，诸症尽解。

按：本例患者，原居住在高山而得高山病，到成都后，高山病虽得缓解，但久病耗伤气血，加之成都盆地较为潮湿，"邪之所凑，其气必虚"，故水湿之邪，酝酿成病。湿流关节则关节痛，水饮冲肺则发为喘咳。水湿停滞中脘，则食欲欠佳，睡眠不好。水停心下，则发为心悸。脉象细微，舌苔微黄而滑亦为气血不足、水湿内停之象。故用当归、熟地黄、川芎、白芍以补血，用党参、黄芪、白术、茯苓、炙甘草以补气，用桂枝、制附片、泡参、炮姜、苍术、秦艽、木瓜、牛膝、杜仲以温肾除湿，加厚朴以行气运脾，加枣仁以安神养心。加黄柏者，取其苦燥除湿，并防其湿郁化热。因而正气得养，湿气得除，诸症亦得缓解。

八、小结

心悸的病因，可以概括为实证和虚证两大类。

实证可以概括为以下5项：

1. 外感六淫之邪侵犯人体，人体为了抵御外邪的侵犯，从而使心脏搏动加速，血行旺盛而呈现心悸症状。在治疗上，应根据其所伤风寒暑湿等何种病因，而分别进行辨证论治。

2. 水饮内停，使气血的流通受到阻碍，而产生水气凌心的症状，也会发生心悸，治以温阳化水之法。

3. 痰液停滞，也会使气血阻滞，而发生心悸。痰液的形成，或由于脾为湿困，或由于气机阻滞，或由于阳不化水，或由于湿热熏蒸，或由于阴虚痰火等。因成因不同，而分别表现为寒痰、湿痰、热痰、燥痰等种种类型。在治疗上，亦应根据病因病状，分别进行处理。

4. 瘀血停滞，使脉络受阻，也会引起心悸现象，大多并发心痛症状。在治疗上，一般采用活血祛瘀法。

5. 怒、喜、悲、忧、恐等精神刺激，也易导致心跳加速，即所谓五志化火，心神不宁。治法除排除其所受之精神因素刺激外，并应分析其所出现的症状，进行辨证论治。

虚证亦可概括为以下5项：

1. 心气不足，使血行不畅，心脏只得加速搏动来解决全身的供血问题。其脉象表现是数脉，但数而无力，治法以补养心气为主。

2. 心血不足，使全身供血不足，也会导致心跳加速。其脉象表现是数而细的，治法以补养心血为主。

3. 心阴不足，则心阳易亢，而发为心悸，治法以育阴潜阳为主。

4. 心肾不交，使心肾两脏之间相互依存、相互制约的关系失调，而发为心悸。心脏与其他脏器之间关系失调，也会出现心悸，但以心肾不交为常见，治法以交通心肾为主。

5. 气血不足，阴阳两损，治法以补血益气、滋阴助阳为主。

以上心悸的病因，是大体分类，临床上不但相互交错，而且常夹其他杂病，应细致辨认，才不致误诊。

胸　痛

一、肺阴不足，痰热滞肺蓄水胸痛（胸膜炎、胸腔积液）

王某，男，成年，1972 年 3 月 7 日初诊。主诉右胸疼痛，咳嗽吐少量白色稠痰，不易咳出，午后微热。经医院检查，心率 120 次／分，胸透有胸腔积液，已抽出胸水 700mL，目前仍有少量积液，在荧光片上并看出右上肺有条形致密影，右肺第一肋间有斑痕。诊断为：①右下胸膜炎，胸膜增厚有少量积液；②右上肺有节段性肺不张；③右上肺结核。诊得舌质红，脉浮数，微弦。此系肺阴不足，痰热滞肺蓄水之证。治宜清热化痰行水，兼养肺阴。

麦冬 15 克，瓜蒌壳 12 克，川贝母 6 克，桑皮 18 克，知母 12 克，玉竹 15 克，牡蛎 24 克，车前草 30 克，薏苡仁 15 克，芦根 30 克，冬瓜仁 18 克。

4 月 1 日二诊。服上方 12 剂后，前症大为好转。于 3 月 26 日透视，积液已干，只余右侧胸膜轻度增厚。现右胸下部有胀痛感，续与行气开郁，清肺化痰。

郁金 15 克，瓜蒌壳 15 克，冬瓜仁 30 克，枳壳 9 克，桑皮 15 克，川贝母 6 克，知母 12 克，芦根 30 克，连翘 15 克，青皮

6克。

服上方5剂后，胸部胀痛大减，日趋痊愈。

按：本例咳嗽，稠痰不爽，午后微热，舌质红，脉浮数而弦，均为阴亏痰热之象。热痰滞肺则肺气不利，不但发为胸痛，且肺气不得肃降，则不能通调水道，下转膀胱而发蓄水。故治当清热化痰，行气利水，兼以养阴。用知母、芦根、连翘以清热，用瓜蒌壳、川贝母以化痰，用枳壳、青皮、郁金以行气，用桑皮、薏苡仁、冬瓜仁、车前草以利水，用麦冬、玉竹、牡蛎以养阴。由于药证相应，故取效较速。

二、肝胆湿热胸痛（胆结石）

刘某，女，25岁，1961年10月13日初诊。主诉从1953年起即患胸痛，发作时间不定，痛时即感头昏口苦。经西医透视检查，诊断为胆结石。诊得脉象微弦，此为肝胆湿热之故，宜疏肝利胆清热为治。

刺蒺藜15克，丹皮6克，金铃炭9克，雅黄连4.5克（吴萸水炒）青皮9克，丹皮6克，白芍9克，山栀仁9克，郁金6克，木香6克，金铃炭3枚，甘草3克。

10剂。

10月11日三诊。服上方5剂后，胸痛即止。但感消化不良，每饭后必解溏便，微觉精神不好。弦滑之脉已解，指下转为濡弱，舌上微有舌苔，是前方苦降稍过，湿阻中焦之故。改用疏肝行气，健脾除湿法。

制香附9克，茯苓9克，白术9克，厚朴6克，陈皮6克，炒白芍9克，苍术9克，砂仁6克，木香6克，法半夏9克，甘草 3 克。

6 剂。

11 月 19 日四诊。服上方后，情况良好，胸痛未发，脉象平和，舌质淡红有白苔，大便正常，食欲欠佳。仍本前方立意，并嘱其常服。

沙参 9 克，白术 9 克，山药 15 克，鸡内金 6 克，茯苓 9 克，厚朴 6 克，砂仁 6 克，制香附 9 克，木香 6 克，炙甘草 3 克。

服上方后，观察至 1964 年 8 月 3 日，胸痛一直未发。

按：本例一、二诊，脉弦口苦是肝胆郁热。肝经上出额与督脉交于颠，胆经上抵头角，故有头昏之病。肝经上贯膈，胆经下胸中贯膈，肝胆郁热，故发为胸痛。治法用刺蒺藜、丹皮、金铃炭、郁金、青皮、木通、延胡索、白芍、木香等疏肝利胆，用雅黄连、山栀仁以清热，加牡蛎以育阴潜阳。三诊时，热邪已解，但又出现食少便溏、乏力苔白等脾虚脾湿现症，故三、四诊在疏肝的同时，加用补脾和胃燥湿行气之品。用香附、白芍以疏肝，用沙参、白术、茯苓、法半夏、山药、鸡内金、甘草补脾和胃，用苍术、厚朴、陈皮、木香、砂仁以燥湿行气。由于病机有改变，故用药亦应随之改变，才能收到良好效果。

三、胃阴亏损，胃热上冲胸痛

王某，女，51 岁，1964 年 6 月 5 日初诊。主诉原患腹泻，服抗生素药后，转为气上冲胸作痛，食物不下，似觉胸下有物梗阻，口苦口干。诊得脉沉而数，舌红无苔。此属大泻后胃阴亏损，胃热上冲，用益胃清胃降逆法。

竹茹 9 克，玉竹 9 克，麦冬 9 克，石斛 9 克，雅黄连 6 克，

枯黄芩 9 克，法半夏 9 克，旋覆花 9 克，代赭石 9 克，甘草
3 克。

6 剂。

6 月 12 日二诊。服上方后，气已不上冲，胸下梗痛大觉减
轻，只微觉痞闷，已能进饮食。目前仍觉口苦口干，大便干燥，
小便如常，脉舌同前，于上方中加入润肠导滞之品。

白芍 9 克，玉竹 9 克，石斛 9 克，黄连 6 克，法半夏 9 克，
火麻仁 12 克，杏仁 9 克，瓜蒌子 12 克，厚朴花 6 克，枳壳 9
克，甘草 3 克。

3 剂。

服上方 3 剂后，诸症即缓解。

按：本例原患腹泻，使津液受损，导致胃阴不足，阴虚则火
旺，胃火升腾，故有气上冲胸、胸下梗痛、食物不下、口干口
苦、大便干燥等现症。脉沉而数，舌红无苔，亦符合阴虚胃火之
象。故用竹茹、玉竹、玄参、麦冬、石斛、白芍以养胃阴，用雅
黄连、枯黄芩以清胃火，用法半夏、旋覆花、代赭石以降上逆之
火，用火麻仁、杏仁、瓜蒌子、厚朴花、枳壳以润肠通便。如此
则胃阴得养，胃火亦清，上逆之气亦得下降，而诸症遂告缓解。

四、肝阴亏损，阳亢肝郁胸痛

张某，男，成年，1971 年 1 月 19 日初诊。主诉长期胸痛，左偏
头痛，左面发麻，晚上耳鸣头热，眩晕，眼睛胀痛，时欲呕吐，性
情急躁，睡眠不好，身僵腿软，足冷。诊得舌干少苔，脉弱微浮。
此为肝阴亏损，阳亢肝郁之候。治宜养肝阴，潜肝阳，疏肝气。

女贞子 12 克，旱莲草 12 克，玉竹 12 克，龙骨 12 克，牡蛎

12 克，柴胡 6 克，青皮 9 克，郁金 9 克，金铃炭 12 克，延胡索9 克，白芍 9 克，法半夏 9 克。

嘱其常服。

服上方数 10 剂后，胸痛即止，余症亦缓解。

按：本例左偏头痛、左面发麻、耳鸣、眩晕、眼睛胀痛、睡眠不好、舌干少苔、脉弱微浮等，均为肝阴亏损阳亢生风之象。身僵是肝阴不足，筋脉不能濡养之故。腿软足冷头热是肝阳上亢，上热下寒所致。性情急躁是肝气郁结所致。肝郁克脾，复加阳热上冲，故发为呕吐。足厥阴肝经上贯膈，该经阴虚气滞，因此出现胸痛症状。治法用女贞子、旱莲草、玉竹、白芍以养阴，用龙骨、牡蛎以潜阳，用柴胡、青皮、郁金、金铃炭、延胡索以疏肝，加法半夏和胃降逆止吐。因病属慢性，故续服数 10 剂始得缓解。

五、阴虚肺热胸痛（浸润型肺结核）

刘某，女，19 岁，初诊。主诉右侧上胸部有痛感，无咳嗽吐痰，肌肉有时紧张，胸前窒闷不舒，睡眠较差。数日前曾发热，现已平静。经医院透视发现右肺尖有空洞阴影，呈浸润型。诊得脉来六至，两关微洪，舌红少苔。看来体质尚属健壮，但阴亏肺燥，阳热上浮，气失清肃，因而有此见症。先养阴清肺，使病情不再进展。

芦根 12 克，薏苡仁 12 克，冬瓜仁 12 克，白芍 9 克，女贞子 9 克，花粉 9 克，天冬 9 克，浙贝母 9 克，知母 9 克，甘草 3 克。

5 剂。

二诊。服药后无不适反应，病情亦较稳定。再拟养阴清肺法，以观后效。

冬瓜仁 12 克，薏苡仁 9 克，浙贝母 9 克，旱莲草 9 克，杏仁 6 克，仙鹤草 9 克，知母 9 克，天冬 6 克，麦冬 6 克，夏枯草 6 克，甘草 3 克，金钱草 6 克。

10 剂。

三诊。前症逐渐减退，惟睡眠尚有时不安，脉至不似前番之数，但两关微洪依然。现虽热退阴生，但肝气尚嫌偏旺，应于养阴中兼以调肝之法。

玉竹 12 克，茯苓 12 克，女贞子 15 克，夏枯草 15 克，麦冬 9 克，刺蒺藜 9 克，浙贝母 9 克，仙鹤草 15 克，白芍 9 克，甘草 3 克。

四诊。脉症均有好转，再拟养阴镇肝以助恢复。

玉竹 9 克，麦冬 9 克，白芍 9 克，女贞子 9 克，生地黄 9 克，藕节 9 克，牡蛎 15 克，山药 12 克，石决明 9 克，甘草 3 克。

五诊。经透视复查，证实肺部病变基本消失，其他症状亦相应减退，但自觉肌肉仍有时紧张。再用行气养阴法以善其后。10 剂之后，完全康复。

按：本例因患结核，脉象洪数，舌红少苔，睡眠较差，显系阴虚肺热之象。胸部为肺之外廓，肺脏病变影响及于胸部，故发为紧张疼痛。用白芍、女贞子、花粉、天冬、旱莲草、麦冬、玉竹、生地黄、山药以育阴，用芦根、薏苡仁、冬瓜仁、知母、夏枯草、金钱草、茯苓引热下行膀胱，加浙贝母、杏仁以通肺络，用仙鹤草、藕节以防其热甚出血。三诊以后，因两关依然微洪，是阴虚肝旺之象，故加刺蒺藜、石决明、牡蛎以调整之。

六、小结

胸痛症的成因，大体可以归纳为以下3种情况：

1. 胸部直接受病，如寒积胸中，气滞胸膈或瘀血停留。

2. 循行胸膈的经络受病而发为胸痛者，诸经络除足太阳膀胱经外，其余都通过胸膈，故胸痛当结合其他兼症，分析出是何经受病，然后对症治疗。一般以心肝二经发病最多，其肝气郁滞、肝胆积热、肝阴亏损、心阴不足、心阳不振、心火内积等均常伴有胸痛症状。

3. 他脏发病而波及胸部作痛者，诸如肺气遏阻、肺中蓄水停痰等压迫胸部作痛，或因胃火上冲或误下而成结胸作痛者。

其他尚有厥阴病之上热下寒，气上撞心者，以及少阴病之下虚上实，气上冲胸而发为奔豚气者，亦皆有胸痛之症，当于临证中细审之。

胁　痛

一、肝郁湿热胁痛

樊某，男，38岁，1959年10月16日初诊。近10余日，发现右胁疼痛。经医院检查，肝功能正常。目赤，脉弦数，舌苔厚腻而少津液。此肝经湿热郁滞之证，用疏肝清热除湿法。

刺蒺藜9克，丹皮6克，枳实9克，青皮6克，枯黄芩9克，黄柏9克，连翘12克，焦栀子9克，茵陈9克，滑石9克，防己9克，甘草3克。

3 剂。

10 月 23 日二诊。服上方后，右胁痛减轻。脉濡数，舌苔白滑，仍本前法。

刺蒺藜 9 克，丹皮 6 克，青皮 9 克，白芍 9 克，木香 4.5 克，厚朴 9 克，连翘 9 克，茵陈 9 克，薏苡仁 9 克，茯苓 12 克，泽泻 6 克，甘草 3 克。

3 剂。

10 月 30 日三诊。右胁疼痛更减，眠食接近正常。脉象尚弦，苔未退尽。仍按前法，稍加益胃药，以善其后。

丹皮 6 克，枳壳 9 克，白芍 9 克，厚朴 9 克，连翘 9 克，栀子 9 克，枯黄芩 9 克，茵陈 9 克，泽泻 9 克，茯神 12 克，山药 15 克，甘草 3 克。

服上方 5 剂后，右胁已不疼痛。停药观察一段时间，未见复发。

按：本例舌腻脉濡，均为湿象。舌上少津液，脉数，又为热象。两者结合观察，显系湿热内聚。肝连目系，目赤为肝热。足厥阴肝经布胁肋，不通则痛，故胁痛为肝气郁结，而脉弦亦为肝郁之脉象，综合脉症分析，断为肝郁湿热。用刺蒺藜、丹皮、青皮以疏解肝郁，用枯黄芩、黄柏、连翘、焦栀子、茵陈以清热兼除湿，用茯神、茯苓、泽泻、薏苡仁、滑石、防己以利湿兼清热。肝郁则侮脾，故加白芍以敛肝止痛，加枳实、枳壳、厚朴、木香以运脾行气。因虑其苔燥，淡渗过分伤阴，在善后方中加入山药 15 克，益胃生津，以调整之。

二、肝郁化火胁痛（传染性肝炎）

甄某，女，33 岁，1959 年 6 月初诊。患传染性肝炎，肝大三指，右胁作痛。头昏口苦，月经先期，脉象弦数。此属肝郁化火之征，治宜疏肝清热和胃。

刺蒺藜9克，丹皮9克，柴胡6克，白芍9克，青皮9克，枳实9克，枯黄芩9克，焦栀子9克，茵陈9克，谷芽9克，甘草3克。

5剂。

服上方5剂后，患者经医院检查，肝脏由三指缩小至仅能触及，症状亦全部消失。

按：本例脉象弦数，口中发苦，均为肝热现症。足厥阴肝经循少腹，绕阴器，肝热则易导致月经先期。肝经上连颠顶，肝热上冲，则头部发昏。胁部为肝经所过，肝郁则胁痛。综合诸症分析，所出现肝热症状，系肝气郁结，气滞化火所致。故用刺蒺藜、丹皮、柴胡、青皮以疏肝，用枯黄芩、焦栀子、茵陈以清火，用白芍以敛横逆之肝气兼止痛，用枳实、谷芽运脾和胃。因病属急性，正气未损，故好转较快。

三、阴虚肝郁，脾滞湿热胁痛（慢性肝炎）

张某，女，34岁，1965年4月5日初诊。久病右胁疼痛，胃纳不佳，食后反饱，睡眠多梦，头部昏痛。经西医检查，诊断为慢性肝炎。诊得脉象弦细微数，舌苔黄厚。此属阴虚阳亢，肝郁脾滞兼夹湿热之候，治宜疏肝清利湿热兼以镇摄。

刺蒺藜12克，丹皮9克，郁金6克，青皮9克，白芍9克，剪黄连6克，连翘12克，赤小豆9克，茵陈9克，石决明12克，甘草3克。

4剂。

4月19日二诊。服上方后，胁痛已止，食欲增进，全身症状亦趋转好。但尚感疲乏，脉象已接近正常，舌苔白滑，前方中稍佐滋阴之品以巩固之。

刺蒺藜9克，枳壳9克，青皮9克，白芍9克，枯黄芩9克，连翘9克，薏苡仁12克，茯苓9克，草决明9克，玉竹12克，甘草3克。

6剂。

按：本例脉细，头部昏痛，睡眠多梦，为肝阴亏损，肝阳上亢之象。脉弦胁痛为肝气郁结，肝郁则易克脾，故出现胃纳不佳、食后反饱等脾滞现象。脉细微数、舌苔黄厚为湿热内聚之征。综合诸症，断为阴虚肝郁脾滞湿热。用白芍、玉竹、石决明、草决明等以育阴潜阳，用刺蒺藜、丹皮、郁金、青皮、枳壳等以疏肝运脾，用茵陈、剪黄连、连翘、赤小豆、枯黄芩、薏苡仁、茯苓等以清利湿热。一般阴虚合并湿热证型，应以清热利湿为主，兼顾阴分，使其清利湿热而不伤阴，如滋阴药过多，则湿热有胶结难解之弊。

四、肝郁脾湿胁痛（无黄疸型肝炎）

李某，男，成年，1960年6月6日初诊。主诉两胁不舒，右边有痛感，胸腹胀痛，夜眠不安，大便溏薄。经西医检查，诊断为无黄疸型肝炎。诊得脉象弦而动数，此为肝郁脾湿，用疏肝行气、燥脾利湿法。

白芍9克，青皮9克，木香6克，厚朴花9克，陈皮6克，苍术9克，茯苓9克，法半夏9克，薏苡仁15克，生谷芽9克，甘草3克。

3 剂。

服上方 3 剂后，胁痛消失，大便正常，诸症亦缓解。

按：本例两胁不舒，右胁疼痛，脉象弦而动数，为肝气郁结之征。肝郁则克脾，故出现胸腹胀痛；脾滞则易生湿，湿甚则大便溏薄；脾胃不和则夜眠不安，故本例断为肝郁脾湿。用白芍、青皮、木香、厚朴花、陈皮等以疏肝运脾，用生谷芽、法半夏以和胃安神，用苍术、茯苓、薏苡仁以燥湿行水。使肝不传脾，湿不内聚，诸症即缓解。

五、阴亏肝郁胸痹胁痛（胸膜炎）

袁某，男，35 岁，初诊。于 1 个月前发现右胁肋下端有块状物形成，常觉窒痛不舒，胸胁胀满拒按，同时向肩背牵引作痛。心中慌乱，情绪不安，眠食均差，神倦不耐久坐。经医院检查，最初怀疑为胃癌，后来确诊为胸膜炎。就诊时脉象弦细，舌苔薄白微干。此属木郁不舒，肝实之候也。肝性喜条达而恶凝滞，郁则气无所泄，故出现结聚、痛满、苦烦等症。应先予疏肝郁、宽胸膈以观进止。

刺蒺藜 9 克，青皮 9 克，金铃炭 9 克，厚朴花 9 克，郁金 9 克，薤白 9 克，瓜蒌子 9 克，茯神 9 克，沙参 9 克，木香 4.5 克，甘草 3 克。

5 剂。

二诊。服上方后，经透视照片，胁肋部分疑似现象已消失，仅是先天性畸形，于病情无碍。胸胁膜炎症减轻，脉象已见好转，但根气尚差，阴精尤当顾及。

明沙参 15 克，牡蛎 15 克，豆卷 15 克，生谷芽 15 克，刺蒺蒺9克，瓜蒌壳9克，白芍9克，花粉9克，金铃炭6克，茵陈6克，丹皮6克，川贝母6克，雅黄连3克，甘草3克。

5剂。

三诊。前症继续减轻，胸胁肩背尚牵引作痛，眠食欠佳，精神倦怠，再予疏肝中加以益阴之品。

柴胡6克，郁金6克，刺蒺藜9克，白芍9克，青皮9克，瓜蒌壳9克，夜交藤9克，麦冬9克，鸡内金4.5克，甘草3克。

4剂。

四诊。胁下包块全消，疼痛未作。惟右胁下尚有压痛，睡眠较差。脉象微弦而细，舌苔干白。此肝阴未复，宜再进前药。

上方去鸡内金、牡蛎，加丹皮6克、香橼6克。服6剂后，病即痊愈。

按：本例右胁结块、窒痛不舒、胀满拒按、心中慌乱、情绪不安、脉象弦细，均为肝气郁结不舒所致，并进而影响到胸中阳气不畅，发为胸部胀满、痛引肩背等胸痹症状。肝郁则克脾，脾滞则食差。舌苔干白、睡眠不佳是阴精不足之故。综合诸症，断为阴亏肝郁胸痹。用刺蒺藜、青皮、金铃炭、郁金、丹皮、柴胡等以疏解肝郁，用厚朴花、木香、鸡内金、香橼、生谷芽等以健脾消食，用薤白、瓜蒌子、瓜蒌壳以宽胸开痹，用沙参、茯神、牡蛎、白芍、花粉、川贝母、夜交藤、麦冬等以育阴安神，用茵陈、雅黄连者，是防其肝郁化火之弊。

六、阴阳并虚，肝郁脾滞积聚胁痛（胃下垂、早期肝硬化）

薛某，男，43岁，初诊。右胁肋疼痛，噫气，两腿有酸软疼痛感，面色萎黄，消瘦，饭后反饱，食欲欠佳。经医院检查，诊断为胃下垂及早期肝硬化。脉象两关俱弦。脉症合参，此属肝气横逆，伤克脾胃，迁延日久，正气受损，阴阳并虚，郁久成结。虚实相兼，病情复杂，取效较缓。此体气兼虚，脉症嫌实，如不先予抑肝，胃气始终难以扶持。治宜疏肝益胃为主，同时先予加意涵养肝阴。

刺蒺藜 15 克，郁金 6 克，青皮 9 克，白芍 9 克，木香 6 克，玉竹 15 克，瓜蒌壳 12 克，薤白 6 克，枳实 9 克，生谷芽 9 克，左金丸 4.5 克，甘草 3 克。

5 剂。

二诊。初服上方 1 剂后，有肠鸣反应，自觉气机运转，腹中较为舒适。服 2 剂后，反应便不明显。近日因气候转变，曾一度引起轻微感冒，咳嗽，微汗出，夜不成寐，自觉吸气不能下达丹田。此因肝郁未解，脾气不伸，久病正虚，故一触新邪，肝胃更加失调。正虚不耐发表，仍当从和脾理肝论治，使气机流畅，则轻微感冒自解矣。

刺蒺藜 9 克，制香附 9 克，乌药 9 克，青皮 9 克，白芍 6 克，茯苓 9 克，远志 6 克，茅术 9 克，厚朴 9 克，广陈皮 6 克，薤白 6 克，炙甘草 3 克。

7 剂。

三诊。呼吸比较深长，胃纳渐增，前症相应好转。但两胁肋仍痛，咳嗽。此肝脾之气尚结滞中焦，宜疏肝理脾行气。

制香附 9 克，南藿香 6 克，乌药 9 克，炒柴胡 6 克，鸡内金 6 克，茯苓 9 克，茅术 9 克，厚朴 9 克，杏仁 9 克，生谷芽 15 克，炙甘草 3 克。

3剂。

四诊。服前方3剂后，精神好转，食欲增加。惟小便时黄，鼻孔偶尔见血，自觉干燥，胁间阵发刺痛。脉象弦细，舌红无苔。此乃肝郁未达，阴分尚虚，治宜疏肝益胃生津，并入咸寒软坚之品。

刺蒺藜9克，玉竹9克，牡蛎15克，海藻9克，山药12克，石斛9克，枳实6克，茯苓9克，茵陈9克，麦冬9克，白芍9克，生甘草3克。

五诊。前症略有好转，惟呃气未平，再前法论治。

刺蒺藜12克，牡蛎15克，海藻9克，旋覆花6克，代赭石9克，石斛9克，麦冬9克，玉竹9克，玄参9克，茵陈12克，枳实9克，薏苡仁9克，甘草3克。

六诊。胁间刺痛减轻，诸症都有好转。但因病久正虚，抵抗力较弱，又受感冒，鼻流清涕，头晕，呼吸时牵引胁下作痛。脉象浮弦，舌苔黄，但不甚干燥。此新感风热与原病无关，暂予辛凉平剂。

薄荷6克，石斛9克，焦栀子9克，淡豆豉9克，枳壳9克，青皮9克，连翘12克，菊花9克，白芍9克，木通6克，甘草3克。

七诊。服药后新感减退，腰脐连小腹部又发现酸胀疼痛，脉象沉取微弦。此肝脾郁气又现结滞，而肾家亦感虚寒，法当温养下焦与疏肝扶脾并进。

菟丝子9克，沙苑子9克，金铃炭6克，吴茱萸6克，茅术9克，厚朴9克，木香4.5克，柴胡9克，茯苓12克，杜仲12克，益智仁6克，甘草3克。

八诊。诸症递减，自言饮食精神与健康前无甚差别，脉象柔和。经医院检查，钡餐试验和肝功能均属正常。惟自觉胁间疼痛尚未完全消失。此久病初愈常见现象，不足为虑。再以疏肝扶脾温养肝肾之药进行调治。

党参12克，炒柴胡9克，沙苑子9克，菟丝子9克，白术9克，当归9克，木香3克，茯苓12克，厚朴9克，杜仲18克，益智仁9克，吴茱萸6克，砂仁6克，炙甘草3克。

九诊。胁间疼痛完全消失，精神食欲更佳，肝胃病变亦痊愈，欣然返回兰州工作，拟用丸方以巩固疗效。

党参30克，茯神30克，柴胡15克，龙骨15克，菟丝子60克，枸杞30克，熟地黄30克，当归30克，山药60克，杜仲30克，益智仁15克，砂仁15克，木香9克，白术30克，沙苑子15克，法半夏18克，黄芪30克，桂木15克，广陈皮15克，琥珀9克，甘草15克。

上药共研成极细末，炼蜜为丸，每次服6克，日服3次，饭前淡盐汤下。

按：本例根据脉症诊断为阴阳并虚，肝郁脾滞积聚。因病情复杂，故治有先后。初诊至三诊均以疏肝理脾为主，是使肝郁得伸，脾运健旺，虽未专力补虚去积，已寓补益阴阳疏通积聚之义。四诊以后，肝郁脾滞症状虽渐缓解，阴虚症状又显得突出，故随即以育阴软坚散结之法为主。七诊之后，阴液有来复之象而阳又偏虚，故又以扶阳为主。九诊时，以阴阳并补而收全功。其间因体虚曾两度外感，二诊时感冒较轻，故只在疏肝运脾药中选用辛通不腻之品，使气行流畅，则轻感自解。如此则既不失疏理肝脾本义，又防发汗伤正之弊。六诊时，因感冒较重，故稍用辛凉平剂，使其微汗而解，切不可用解表重剂以重虚其阴阳。由此看来，对于复杂病症，应随症分出阶段，辨清标本先后缓急，审慎用药，则疗效自显。

本例四、五诊中，同用了药性相反的海藻和甘草，是取其软坚作用更强，仿仲景甘遂甘草汤之义。由此可见，中药中的药性相反药物，并不是绝对不能同用，只要根据情况，使用恰当，是可以收到较好疗效的。

七、肝郁脾滞，兼夹湿热胁痛（急性胆囊炎）

杜某，男，成年，1971年2月14日初诊。主诉近日突发右胁疼痛，手足发冷，战栗不止，口干，食少，自觉有积食停在心下，巩膜发黄。经医院检查，诊断为急性胆囊炎。脉象微浮，舌苔黄腻。此肝郁脾滞兼夹湿热之候，用疏肝行脾、清热除湿法。

柴胡6克，吴茱萸6克，白芍9克，金铃炭12克，延胡索9克，郁金9克，木香6克，枳实9克，黄连6克，茵陈12克，茯苓9克，白术9克，甘草3克。

服上方1剂后，即手足转温，寒战停止，胁痛消失，诸症亦缓解。

按：本例胁痛，病起于肝郁，肝郁则脾滞，故出现食少饮食停滞。脾运不畅则湿停中脘，湿郁则化热，故出现巩膜发黄、舌苔黄腻等湿热征象。湿热内聚则口中干燥，热深厥亦深，致使手足发冷，战栗不止。因初病正气尚足，邪有外解之势，故脉象微浮。因势利导，以四逆散为主疏肝运脾，流畅气机，阳气一通，则厥逆胁痛等症亦解。

八、气血不足，脾肾阳亏，肝气郁滞胁痛（肝硬化）

魏某，男，成年，1971年2月10日初诊。从去年9月每于饭后两胁疼痛，腹部发胀，经常头晕，头痛眼花，心累口干，腰痛腿麻，面色萎黄，倦怠思睡。经医院检查，确诊为肝硬化。脉象细弱，右尺脉尤弱，舌红少苔。此气血不足，脾肾阳亏，肝气郁滞之候。治宜补气血，培脾土，壮肾阳，疏肝行气。

当归9克，白芍12克，党参9克，茯苓9克，刺蒺藜12克，五味子6克，菟丝子12克，木香6克，青皮9克，炒白术9克，炮姜6克，甘草3克。

6剂。

2月17日二诊。服上方后，头部已不昏不痛，眼不发花，放屁较多，腹已不胀，心累腰痛已大减，口干好些，精神转佳，小便晚上清长，白天发黄。现感足跟上至膝关节、阴部直到两胁两肩发痛，有时全身发冷，足麻木。舌净无苔，脉浮弱，仍本扶正行气之法。

当归9克，白芍12克，吴茱萸6克，补骨脂9克，牛膝9克，太子参12克，刺蒺藜12克，菟丝子12克，茯苓9克，小茴香6克，青皮9克，甘草3克。

6剂。

3月26日三诊。服上方30余剂，自觉头目清快，胁痛减，腹已不胀，屁亦不多，全身亦不发痛发冷。目前，觉脐下跳动，两腿尚软，并觉微麻，睡眠不好，牙痛，尿黄。脉阳浮阴弱，舌红无苔。此因多服阳药，形成阴虚气滞浮火，改用养阴疏肝涤热法。

生地黄 9 克，白芍 12 克，地骨皮 12 克，刺蒺藜 12 克，丹皮 9 克，茵陈 12 克，知母 9 克，金铃炭 12 克，钩藤 12 克，郁金 12 克，瓦楞子 9 克，木通 6 克。

4 剂。

4 月 17 日四诊。服上方 10 余剂，经医院检查，肝已变软，无肿大现象，睡觉饮食均正常。但又感全身发冷，阳痿精少，两足麻软，腹微胀，腰痛尿频。此又多服阴药使脾肾之阳不足，用黄少丹加减以补脾肾。

菟丝子 12 克，山药 12 克，茯苓 9 克，熟地黄 9 克，续断 9 克，牛膝 9 克，肉苁蓉 9 克，楮实子 9 克，小茴香 6 克，巴戟天 9 克，枸杞 9 克，五味子 6 克，淫羊藿 9 克，甘草 3 克。

6 剂。

5 月 12 日五诊。服上方 20 余剂后，腹已不胀，牙已不痛，头亦不晕，已无阳痿现象，脐下跳动大减，眠食俱佳，已不怕冷，小便通利。脉转有力，舌红少苔。经医院化验，各项肝功能均正常。只微感腰痛足重腿软，再以平补阴阳、强腰膝而收全功。

丹皮 9 克，熟地黄 9 克，山药 12 克，益智仁 9 克，泽泻 9 克，茵陈 9 克，牛膝 9 克，续断 9 克，菟丝子 12 克，补骨脂 9 克。

6 剂。

按：本例肝脏硬化，系正气不足，气机不畅所形成，故始终以扶正疏导为主，使正气充足，气血流畅，则积聚自得疏通。如滥用攻坚破积之品，则正气愈伤，而积聚愈甚。在治疗过程中，因患者居住较远，复诊困难，如二诊时所拟的药方竟服至 30 余剂，致使阴分受损。三诊时所拟的药方竟服至 10 余剂，以致阳气受伤。由此看来，服药不遵医嘱，必致耽延时日，影响治疗效果。

九、小结

胁痛一症，多归属足厥阴肝经。《素问·脏气法时论》说："肝病者，两胁下痛引少腹，令人善怒。"足厥阴脉自足而上环阴器，抵少腹，又上贯肝膈，布胁肋，故两胁下痛引少腹。厥阴肝经不独贯肝膈，布胁肋，而肝脏亦内舍于胁肋，故胁痛多归于肝。肝胆相连，胆的症状与治法与肝亦颇相似，故并于肝病中论之。肝病胁痛大体可分为以下几种：

1. **肝滞** 肝脏瘀滞不通，或为郁怒伤肝发为气滞，或为死血停留发为血瘀，或为湿热之邪内聚肝脏。近世运用科学检查，更有胆囊结石、胆道蛔虫诸症，均根据辨证，加入排石、驱蛔药物，使疗效更加显著。

2. **肝火** 火气盛则肝气急，多发为暴痛剧痛，多因为大怒动火或五志化火，此为肝实，治宜伐肝清肝。

3. **肝虚** 多为血虚阴虚，肝脏失养，其痛绵绵，多由于久病伤阴损血，取效较缓。

胁痛症亦有不发于肝之实质脏器，而伤于肝胆经络者，如少阳半表半里之症，一般取效较速。亦有因跌仆损伤，瘀血积于胁下而致痛者，其治法亦应与在脏在经者稍有区别。此外，临近肝胆的其他脏腑病变，亦可波及肝区而发生胁痛。如肺中停痰积水，肠胃积滞等，又应寻其发病本源而治之。张景岳说："心肺脾胃肾与膀胱，亦皆有胁痛之病，此非诸经皆有此证，但以邪在诸经，气逆不解，必依次相传，延及少阳、厥阴，乃致胁肋疼痛。故凡以焦劳忧虑而致胁痛者，此心肺之所传也。以饮食劳倦而致胁痛者，此脾胃之所传也。以色欲内伤水道壅闭而致胁痛者，此肾与膀胱之所传也。传至本经则无非肝胆之病也……病在本经者直取本经，传至他经者，必拔其所病之本，辨得其真，自无不愈矣。"

胃　痛

一、胃阴不足胃痛

柳某，男，43岁，1959年5月18日初诊。曾经下血竟至昏厥，胃下端时常作痛，反酸，消化不好，腹中时觉气鼓，睡眠欠佳，足胫微痛，面色红润。脉象浮大，舌质红，微有白苔。此由失血而导致胃阴不足，治法当以益胃为主。

海螵蛸9克，川贝母6克，驴皮胶9克，白及9克，沙参9克，山药12克，石斛9克，生谷芽12克，玉竹9克，牡蛎9克，鸡内金6克，甘草3克，青藤香9克。

10剂。

6月2日二诊。胃痛大减，腹中气鼓亦减，饮食逐渐增加。脉舌如前，再本前方。

海螵蛸9克，川贝母6克，驴皮胶9克，白及9克，牡蛎9克，瓦楞子9克，沙参9克，山药12克，石斛9克，玉竹9克，鸡内金6克，生地黄9克，麦冬9克，茯神9克，甘草3克。

10剂。

服上方10剂后，即基本恢复正常。

按：本例因失血损阴，阴亏阳亢竟至昏厥。从现症睡眠欠佳、面色红润、脉象浮大、舌质红赤来看，亦符阴亏阳亢之征。足胫微痛，是阴血不足，不能营筋。由此看来，本例胃痛，显系胃阴不足所致。《内经》说"阴虚生内热""诸呕吐酸，皆属于热"。本例反酸为虚热上冲之故。胃阴不足，则胃失和降，而产生消化不良、腹中气鼓、舌上白苔等。故治法应以补益胃阴为主，而兼治其他症状。用沙参、山药、石斛、玉竹、生地黄、麦冬、川贝母、牡蛎、茯神等以益胃潜阳，用生谷芽、鸡内金等以消导饮食，用海螵蛸、驴皮胶、白及等以防其继续失血，稍加青藤香、瓦楞子行气活血以止胃痛。由于抓住了主要矛盾，故效果较为显著。

二、脾肺虚寒，肝郁脾滞胃痛（胃溃疡）

王某，男，42岁，1963年1月8日初诊。主诉胃痛，发作时胸腹胁肋并痛，平时不喜冷饮，又兼咳嗽。经医院检查，诊断为慢性胃溃疡及肺气肿。脉象细弦，舌上白苔。此属脾肺虚寒，肝郁脾滞，用温肺疏肝运脾法。

法半夏9克，厚朴9克，制香附9克，白芍9克，青皮9克，杏仁9克，茯苓12克，延胡索9克，木香3克，炙甘草3克，吴萸连3克。

1月22日二诊。服上方后，胃痛一直未发，咳嗽亦趋好转，脉象平和，舌苔薄润，情况良好。因患者即将离开成都，索拟丸方以巩固之。

党参 30 克，延胡索 30 克，白术 60 克，茯苓 60 克，砂仁 30克，广陈皮 15 克，山药 90 克，木香 15 克，法半夏 30 克，甘草15 克，益智仁 30 克，制香附 30 克。

上药研细，炼蜜为丸，每服 9 克，每日早晚各服 1 次。

按：本例不喜冷饮，脉细苔白，属寒证范畴。咳嗽系肺寒所致。胸腹胁肋并痛，脉象兼弦，是肝郁脾滞之征。故本例胃痛断为脾肺虚寒，肝郁脾滞。用香砂、陈皮、半夏、党参、白术、厚朴、杏仁、益智仁、山药等以温润脾肺，用香附、吴萸连、青皮、白芍、延胡索等以疏肝止痛。初诊时，先予温运疏解，巩固方中重用补脾药，是本《金匮要略》中"知肝传脾，当先实脾"之义。

三、肝郁克脾，寒凝气滞胃痛（胰腺炎）

王某，1971 年 2 月 20 日初诊。主诉胃中剧烈疼痛，痛感循右胸胁放射至右肩，晚上疼痛更剧，头昏怕冷。经医院检查，诊断为胰腺炎。诊得脉细弱，舌淡红。此为肝郁克脾、寒凝气滞之象，治当疏肝温胃行脾。

柴胡 6 克，香附 9 克，金铃炭 12 克，延胡索 9 克，白芍 12克，吴茱萸 6 克，良姜 6 克，瓦楞子 9 克，木香 6 克，法半夏 6克，枳实 9 克，黄连 6 克。

3 剂。

服上方 3 剂后，疼痛即痊愈。

按：本例疼痛循右胸胁放射至右肩，为足厥阴肝经循行部位，故疼痛系肝气郁滞所引起。肝郁则克脾，脾胃虚寒，则产生头昏怕冷、脉弱舌淡、晚上疼痛更为剧烈等寒凝气滞症状。以柴胡、瓦楞子、白芍、金铃子散、左金丸等以疏肝止痛，用良附

丸、法半夏、木香、枳实等以温胃运脾，使气行血畅，通则
痛除。

四、小结

胃痛症医案只举三例，临床常见者概括为虚实寒热四大
证型。

1. **虚证**：或为胃阴不足，或为脾阳不振，或为肾阳衰败，
而导致脾阳不振。

2. **实证**：大体分为虫积、食积、痰饮、瘀血、肝郁克脾等
五种情况。

3. **寒证**：可分为外受风冷和内寒凝聚两种。

4. **热证**：又可分为外受暑热和胃中积热两种。

以上病因，临床上每每交叉出现，或兼见其他证候，需在临
诊时详审之。

腹　痛

一、肝胃郁热腹痛

田某，男，48 岁，1965 年 9 月 8 日初诊。主诉右下腹及脐
周疼痛已 1 年多时间，口干便燥。脉象沉数有力，舌干少津无
苔。此肝胃郁热，治当行气涤热，大黄牡丹皮汤加减。

金铃炭 9 克，木香 6 克，枳实 9 克，丹皮 9 克，雅黄连 4.5
克，冬瓜仁 15 克，薏苡仁 12 克，生大黄 6 克，甘草 3 克。

5 剂。

9月13日二诊。服上方后，曾见腹泻。自觉腹痛减轻，情况转好，舌上津液渐复。脉仍沉数，舌有微黄苔，再本前法。

金铃炭9克，白芍15克，郁金9克，刺蒺藜12克，青皮6克，冬瓜仁18克，木香6克，枳实9克，雅黄连4.5克，薏苡仁15克，甘草3克。

服上方7剂后，病即痊愈。

按：本例右下腹疼痛是肝气郁结，以足厥阴肝经循少腹两侧之故。口干便燥、脉沉数有力、舌干少津无苔、绕脐疼痛，是胃中积热，热甚伤津所致。刘河间《素问玄机原病式》说："热郁于内则腹满坚实而痛，不可例言为寒也。"故用金铃炭、刺蒺藜、丹皮、郁金、青皮、白芍疏解肝气以杜其郁热，用冬瓜仁、薏苡仁甘淡渗利引热从小便出，用木香、雅黄连、枳实、大黄行气涤热，使热从大便出。故初诊后即热退津回，再诊后即痊愈。

二、脾虚肝郁气滞腹痛

岳某，男，44岁，1961年12月18日初诊。左腹股沟经常作痛，似有硬感，重压更觉疼痛，饮食难消，大便溏薄，身体消瘦。脉象微弱无力，舌本中有黄苔，病达3年之久。此为脾虚肝郁气滞作痛，先予疏肝运脾之法。

生白术9克，白芍9克，公丁香4.5克，厚朴9克，木香4.5克，霜苍术9克，吴茱萸6克，炒柴胡6克，广陈皮6克，桃仁3克，炒枳实9克，炙甘草3克。

2剂。

12月23日二诊。服用上方后，肝气渐舒，自觉腹部症状减轻，饮食二便俱正常，再本前法加入补脾之品以巩固之。

党参 9 克，木香 6 克，公丁香 4.5 克，炒柴胡 6 克，厚朴 9 克，苍术 9 克，吴茱萸 6 克，茯苓 9 克，白蔻仁 6 克，炒枳实 9 克，桃仁 4.5 克，白芍 9 克，甘草 3 克。

4 剂。

按：本例病程长达 3 年，脉象缓弱无力，身体消瘦，其为脾虚可知。左腹股沟为足厥阴肝经所过部位，肝气郁滞则该部产生痛感。气郁过久，则血亦瘀阻，故有发硬及重压愈痛感觉。肝郁则克脾，今脾本虚，复加克贼，则饮食难消化，大便溏薄。食停中脘，则舌上出现黄苔。故用党参、白术、茯苓、甘草以补脾，用柴胡、吴茱萸、白芍以疏肝，用厚朴、丁香、木香、苍术、陈皮、枳实、白蔻仁以运脾，加桃仁以逐瘀阻。初诊时，因肝郁脾滞太甚，党参虽能补脾，但有壅气之弊，故未使用。二诊时，因肝脾之气渐舒，故加入党参，以扶正气。

三、湿热壅遏，气滞血阻腹痛（慢性肠炎）

常某，1970 年 12 月 28 日初诊。主诉小腹疼痛，大便脓血，每日数次，肛门有刺痛感，胃痛腹响，头部沉重，口干不欲饮。经医院检查，诊断为慢性肠炎。诊得舌淡苔黄，脉微浮数。此为湿热壅遏、气滞血阻之候。治宜清热除湿、行气活血，用白头翁汤及芍药汤加减。

白头翁 9 克，秦皮 9 克，黄芩 9 克，黄连 6 克，银花炭 9 克，木香 6 克，枳实 9 克，厚朴 9 克，槟榔 9 克，当归 9 克，白芍 12 克，甘草 3 克。

2 剂。

12 月 31 日二诊。服上方 2 剂后，疼痛大减，脓血已止，头部已不觉十分沉重。眼微肿，脉微浮，舌上黄苔。再予疏肝燥脾行气佐以清热。

柴胡 6 克，白芍 12 克，金铃炭 9 克，木香 6 克，茯苓 9 克，厚朴 9 克，枳实 9 克，黄芩 9 克，薏苡仁 12 克，银花炭 9 克，甘草 3 克，白术 9 克。

服上方 2 剂后，诸症尽除，恢复健康。

按：本例苔黄舌干，为内有积热。头部沉重不欲饮，为内有湿邪。舌淡、脉微浮为湿热之邪遏阻正气。肠胃为湿热壅遏，故产生胃痛腹痛腹响、大便脓血 1 日数次、肛门刺痛等症状。故用白头翁、秦皮、黄芩、黄连、银花炭以除湿热，用木香、枳实、厚朴、槟榔以行滞气，加当归、白芍调血以清脓血。二诊时，因湿热之邪大减，故减用苦寒之品，加入柴胡、金铃炭以疏理肝气，意使肝木得疏，脾运得健，则湿热不致壅阻。加白术、茯苓、薏苡仁、扶正而兼除湿。

四、脾肺虚寒，水饮内聚腹痛

张某，女，成年，1971 年 3 月 7 日初诊。主诉腹中疼痛，精神欠佳，痰多。前医以峻补及镇痛之法，未见效果，反而加剧。诊得舌黑而有水滑苔，脉象濡弱。此为脾肺虚寒，水饮内聚。治宜温运脾肺，行水化痰。

桂枝 6 克，茯苓 9 克，白术 9 克，陈皮 9 克，法半夏 9 克，生姜 2 片，泽泻 9 克，猪苓 9 克，白芍 9 克，甘草 3 克。

服上方 2 剂后，腹痛即止，诸症尽减。续服 2 剂后，病即痊愈。

按：本例脉象濡弱，精神欠佳，为虚寒症状。阳气不振则水饮难消，故舌黑而有水滑苔。脾为生痰之源，肺为贮痰之所，脾肺虚寒则聚水成痰。故本例腹痛断为脾肺虚寒，水饮内聚。用苓桂术甘汤以温运脾肺，加生姜、泽泻、猪苓以行水，用二陈汤以化痰，加白芍以止腹痛。使阳行水化，诸症即解。

五、外感风热，内伤饮食腹痛

马某，男，8 岁。突患感冒发热，复加饮食不慎，以致腹中剧痛，不思饮食。诊得脉浮舌赤，此风热夹食之候，用祛风清热消食行气止痛法。

防风 9 克，荆芥 6 克，枯黄芩 9 克，知母 9 克，焦山楂 9 克，神曲 9 克，白芍 9 克，金铃炭 9 克，银花炭 9 克，木香 6 克，甘草 3 克。

服上方 2 剂后，病即痊愈。

按：本例发热、脉浮、舌赤，是风热感冒之表症。腹痛不思饮食，并有饮食不慎病史，是内伤饮食之里症。当从表里兼治，故用防风、荆芥以驱风，用枯黄芩、知母、银花炭以清热，用焦山楂、神曲以消食滞，加金铃炭、木香、白芍以行气止痛，此是沿用陆九芝不谢方中的治法。

六、肝郁气滞血瘀腹痛

陈某，女，成年，1971 年 4 月 6 日初诊。主诉月经 10 个月未至，近来两个月一至，经量较少，经期前和经期中均感腹痛。平时爱忧心，易怒，食量较差，脉象缓涩。此为肝郁气滞血瘀之候，治宜疏肝行气活血，佐以扶脾。

柴胡 6 克，白芍 12 克，金铃炭 9 克，延胡索 9 克，桃仁 6

克，丹参9克，丹皮9克，当归尾9克，茺蔚子9克，茯苓9克，白术9克，甘草3克。

服上方4剂后，月经即应时而至，且无腹痛现象。以后嘱其在经期前续服2剂，以巩固之。

按：本例患者平时爱忧心，易怒，为肝郁征象。气郁过久，则血亦瘀阻，故经期长期不至，即至亦经量较少。足厥阴肝经循少腹，肝经气血瘀阻，则经期前和经期中均有腹痛感觉。肝郁则克脾，故食量较差。气血瘀滞不通，脉象亦表现缓涩。故用柴胡、金铃炭以疏肝，用白芍以敛横逆之肝气，用茯苓、白术、甘草以扶脾，用当归尾、桃仁、丹参、丹皮、延胡索、茺蔚子行血止痛调经。气血通畅，痛经即愈。

七、小结

《李杲十书》说："中脘痛太阴也，脐腹痛少阴也，小腹痛厥阴也。"太阴者，足太阴脾经也。脾经的虚实寒热，都能使脾的运化失常，而致腹痛。实证又分为食积、虫积、痰饮、停水和气滞。少阴者，足少阴肾经。肾中寒邪，肾阳不足，肾阴亏耗，都能引起腹痛。张景岳说："惟女人则阴虚而痛者更多，盖女人有月经带浊之病，所以为异。"厥阴者，足厥阴肝经也。以肝经循少腹，故肝热肝寒，肝气郁结，都能引起腹痛。小肠和大肠都位于腹部，在小肠则有风冷客于小肠及疝痛肠痈，在大肠则有寒湿痢疾之别。在血分方面，常见的腹痛症为血虚和血瘀。以上腹痛成因，在临床上常交叉出现，亦有虚实并见、寒热错杂，甚至上寒下热，升降失常，当于临证中细审之。

腰 痛

一、肾阴亏损，兼夹湿热腰痛

侯某，女，36岁，1963年11月23日初诊。主诉经常腰痛，尿频，排尿疼痛。一年多来下肢轻度浮肿，全身倦怠无力，劳动后便觉胸胁疼痛，脉象细数。证属肾阴亏损，兼夹湿热。应滋肾清热利湿，以知柏地黄丸加减。

生地黄9克，枣皮9克，山药12克，茯苓9克，丹皮9克，泽泻9克，黄柏9克，知母9克，银花藤15克，茅根9克，车前草12克。

12月21日二诊。服上方14剂，1个月来小便正常，已无尿频及排尿疼痛现象，下肢已不肿，腰痛减轻，食欲增进。但右胁时觉疼痛，睡眠多梦，有时口干。脉象细弱，两尺软弱。此是湿热已解，当从滋肾中兼理肝气。

生地黄9克，枣皮9克，山药12克，茯苓9克，丹皮9克，泽泻9克，菟丝子12克，白芍9克，刺蒺藜12克，桑寄生15克，夜交藤15克。

服上方7剂后，诸症即基本上得到控制。

按：本例多梦口干，舌质红，尺脉软弱，是肾阴亏损之象。腰为肾之府，肾阴不足，故发为腰痛。患者尿频，排尿疼痛，倦怠无力，食欲减退，脉象细数，都是内蕴湿热之象。肾司二便，由于肾家湿热，排尿不畅，水液停积体内，发为下肢轻度浮肿。肝肾同源，肾病影响到肝脏，故出现胸胁疼痛之症。故用六味地黄丸加菟丝子、桑寄生以滋肾强腰，用黄柏、知母、银花藤、茅根、车前草以清利湿热。二诊时，湿热已解，因其胁痛多梦，故加白芍、刺蒺藜以调肝气，加夜交藤以增进睡眠。

二、心肾阴亏，气血不足腰痛

李某，男，34 岁，初诊。主诉患慢性肾炎已有年余，现下肢浮肿已消。惟腰部酸楚刺痛，动则心悸，口干咽燥，睡眠欠佳，目视少神，面色萎黄。诊得脉弦细微数，舌净无苔。此属心肾阴亏，虚阳上浮，更兼久病耗伤气血。先予养心宁神，益阴生水。

沙参 15 克，山药 15 克，生地黄 12 克，柏子仁 9 克，丹参 9 克，茯神 9 克，天冬 9 克，白芍 9 克，枣仁 9 克，远志 3 克，甘草 3 克。

二诊。服上方后，症状减轻，眠食俱佳。但腰刺痛未平，口咽仍显干燥。此应扶其正气，滋其阴血，而心肾之虚自不难恢复。

党参 12 克，当归 12 克，黄芪 15 克，山药 15 克，生地黄 9 克，枣仁 9 克，丹参 9 克，菟丝子 9 克，枸杞 9 克，柏子仁 9 克，茯神 9 克，鸡内金 6 克，甘草 3 克。

连服 7 剂，遂告痊愈。

按：本例脉弦细微数，舌净无苔，是阴亏脉舌。动则心悸，睡眠欠佳，是心阴亏损症状。腰部酸楚刺痛，口干咽燥是肾阴亏损症状。由于久病耗伤气血，故兼见目视少神，面色萎黄。综合诸症诊断为心肾阴亏，气血不足。故用沙参、山药、女贞子、生地黄、丹参、天冬、菟丝子、枸杞以养心肾之阴，用柏子仁、茯神、枣仁、远志以养心安神，用党参、当归、黄芪、白芍、甘草以补气血，加鸡内金以健胃。使阴分恢复，心肾相交，气血得养，则病即痊愈。

三、肝肾阴亏腰痛

王某，男，成年，1970 年 12 月 12 日初诊。主诉腰痛腿痛，失眠眼花，头晕耳鸣，性情急躁，饮食不好，头发易落。诊得脉象浮大，舌红少苔。此肝肾阴亏，虚阳上亢之象，用滋阴潜阳法。

女贞子 12 克，沙苑子 9 克，熟地黄 12 克，玉竹 9 克，牡蛎 12 克，龙骨 12 克，制首乌 12 克，菟丝子 12 克，五味子 6 克，山药 12 克，柏子仁 9 克，白芍 9 克，茯苓 9 克。

4 剂。

12 月 17 日二诊。服上方 4 剂后，失眠头晕好转，余症尚在，再本养肝肾之法。

生地黄 9 克，丹皮 9 克，牛膝 9 克，泽泻 9 克，茯苓 9 克，山药 12 克，菟丝子 12 克，知母 9 克，女贞子 12 克，龙骨 12 克，牡蛎 12 克，旱莲草 12 克，白芍 9 克。

6 剂。

12 月 24 日三诊。服上方 6 剂后，腰痛腿痛、失眠、头昏眼花、落发等症均大有好转，饮食也有增加。只觉耳鸣多梦，脉象浮弦，舌红少苔，仍本前法。

磁石 9 克，朱砂 9 克，神曲 9 克，生地黄 9 克，丹皮 9 克，菟丝子 12 克，山药 12 克，茯苓 9 克，泽泻 9 克，女贞子 12 克，旱莲草 12 克，龙骨 12 克，牡蛎 12 克，白芍 9 克。

6 剂。

服上方 3 剂后，病即痊愈。

按：本例脉象浮弦而大，舌质红而少苔，应属阴亏脉舌。肝肾阴亏均能出现失眠、眼花、头晕、耳鸣等症状。腰痛腿痛，是肾阴不足。肝藏血，血属阴，发为血之余，头发易落，是肝脏阴血不足之故。阴虚则阳亢，肝横则侮脾，故出现性情急躁，饮食不好。治法用二至丸、六味地黄丸、沙苑子、玉竹、制首乌、五味子、白芍、菟丝子、知母等以育肝肾之阴，用龙骨、牡蛎、柏子仁、磁石、朱砂以潜阳安神，加牛膝引血下行，神曲健胃。药证相应，故奏效较速。

四、阴亏气滞，兼夹风湿腰痛

程某，男，成年，1971 年 7 月 6 日初诊。主诉腰痛，头痛，头晕，血压偏高，睡眠较差，性情急躁，阵发性心跳过速，大便秘结。诊得寸关脉浮，舌质红净。此心肝阴亏，浮阳上亢，治宜育阴潜阳。

生地黄 9 克，白芍 12 克，女贞子 12 克，制首乌 12 克，牡蛎 12 克，钩藤 12 克，桑叶 9 克，代赭石 9 克，山药 12 克，玉竹 12 克，龙骨 12 克，甘草 3 克。

4 剂。

7 月 11 日二诊。服上方 4 剂后，头痛头晕好转，近来无心动过速现象，余症仍在。又自诉喉部有阻挡感觉，屁多，腰痛在天气变化时更剧。此阴亏气滞，兼夹风湿之候。于前方义中加入疏滞气、祛风之品。

生地黄 9 克，白芍 12 克，旱莲草 12 克，玉竹 12 克，朱麦冬 9 克，钩藤 12 克，牡蛎 12 克，刺蒺藜 12 克，厚朴 9 克，桑寄生 15 克，秦艽 9 克，甘草 3 克。

4 剂。

服上方 4 剂后，诸症消失。以后停药观察 1 个月，未见复发。

按：本例寸关脉浮，舌质红净，为心肝阴亏脉舌。头痛头晕，睡眠较差，心动过速，大便秘结，都是阴亏阳亢之象。性情急躁，喉部梗阻，屁多，是肝郁气滞之征。《内经》说："肝足厥阴之脉，是动则病腰痛。"今肝阴不足，复加肝气郁滞，故发为腰痛。又因天气变化时腰痛加剧，故考虑其夹有风湿。综合诸症，诊断为心肝阴亏、肝脾气滞兼夹风湿。故用生地黄、女贞子、制首乌、山药、玉竹、朱麦冬以养心肝阴分，阴虚则阳亢，故用牡蛎、钩藤、桑叶、代赭石、龙骨以平肝潜阳，用白芍以敛肝气之横逆，用刺蒺藜、厚朴以疏肝脾之滞气，加桑寄生、秦艽以除风湿。使筋脉得养，气机通畅，不但腰痛得除，它症亦即缓解。

五、脾肾受湿腰痛

安某，男，成年，1971 年 7 月 3 日初诊。主诉由于夏天睡卧湿地，使舌苔逐步变黑，同时腰部疼痛，饮食减少，四肢乏力，精神倦怠。曾经长时间服用清热药物，不但未见好转，反而舌黑情况更加严重。诊得脉象濡细，舌黑而滑。此为湿伤脾肾之阳，应以除湿温中、行脾健胃立法。

苍术 9 克，炒扁豆 12 克，茯苓 9 克，泽泻 9 克，炮姜 6 克，藿香9克，木香6克，厚朴9克，法半夏9克，神曲9克，甘草3克。

4剂。

服上方4剂后，黑苔减退，腰痛大减，余症亦趋缓解。后以上方加减连服20余剂，即基本上恢复健康。

按：本例起病于睡卧湿地，其为受湿可知。因过服寒凉清热药物，寒凉虽能清热，但有助湿之弊，故使湿邪更盛。舌黑而滑，脉濡而细，是水湿内聚的明征。湿困脾阳则饮食减少，精神倦怠。脾主四肢，故四肢乏力。腰为肾之府，湿邪伤肾，则腰部疼痛。湿为阴邪，故当温中除湿，用肾着汤、胃苓汤增减，以两解脾肾之湿。

六、肾阴亏损，肝郁气滞，兼夹湿热腰痛（肾结石）

王某，男，成年，1970年12月27日初诊。主诉腰部疼痛，右胁及少腹亦痛，小便深黄。经西医检查，诊断为肾结石。诊得脉象浮大，舌上有黄滑苔。此为肾阴亏损，肝郁气滞，兼夹湿热之候。治宜养肾疏肝，兼除湿热。

生地黄9克，丹皮9克，茯苓9克，泽泻9克，菟丝子12克，山药12克，刺蒺藜9克，白芍12克，牛膝9克，金铃炭12克，车前仁9克，冬瓜仁12克，金钱草15克，海金沙15克，薏苡仁12克，木通6克。

服上方50余剂，平时用金钱草、海金沙二味泡开水代茶饮，两个月后腰痛消失。经西医检查，已排除肾结石，诸症亦痊愈。

按：本例脉象浮大，为阴亏脉象。腰为肾之府，肾阴亏损则发腰痛。足厥阴肝经布胁肋循少腹，肝郁气滞则右胁及少腹发痛。小便深黄、舌苔黄滑为有湿热之象。故用六味地黄丸以养肾阴，用刺蒺藜、金铃炭、白芍以疏肝行气，用牛膝、车前仁、冬瓜仁、薏苡仁、木通、金钱草、海金沙利小便除湿热，用金钱草、海金沙二味泡水代茶饮者，是增强化石的作用。

七、肾家寒湿腰痛

李某，男，82岁，1972年1月10日初诊。腰痛而重，年老怕冷。脉沉而细，两尺脉尤沉细，舌苔白腻。此为肾家寒湿，用肾着汤治之。

干姜9克，茯苓12克，白术12克，甘草3克。

4剂。

服上方4剂后，腰痛即痊愈。

按：本例脉象沉细，舌苔白腻，形寒怕冷，为寒湿之象。尺脉尤沉细，腰痛而重，属肾家寒湿。《金匮要略》说："腰重如带五千钱，甘姜苓术汤主之。"此为古之经验方。

八、气血不足，肝郁气滞腰痛

胡某，女，成年，1970年12月14日初诊。主诉腰痛，月经错后，经来量多。诊得脉弱舌淡，此属气血不足，又加肝郁气滞之征。治宜补益气血，疏肝行气。

党参9克，黄芪15克，当归9克，白芍12克，茯苓9克，白术9克，金铃炭12克，木香6克，延胡索9克，大枣3枚，姜炭6克，甘草3克。

4剂。

1971年1月18日二诊。服上方4剂后，即行停药。觉腰已不痛，本月经期正常，但量少色黑，经来腹痛，月经过后白带较多。脉象濡弱，舌淡无苔，仍本前方立意。

当归9克，白芍12克，白术9克，太子参9克，川芎6克，茯苓9克，柴胡6克，香附9克，金铃炭12克，青皮9克，益母草9克，甘草3克。

4剂。

服上方4剂后，即基本恢复正常。

按：本例脉弱舌淡，为气血不足之象。经来量多，是气不统血。腰痛，是气血不足，复兼肝气郁滞。二诊时，月经量少，色黑，经来腹痛，亦系肝郁之象。白带较多，也是气血不足之故。故用太子参、党参、黄芪、白术、大枣、甘草以补气，用当归、白芍、川芎以养血，用金铃炭、延胡索、木香、柴胡、香附、青皮以疏肝行气。初诊时，因经来量多，故加姜炭以温摄之。二诊时，因月经量少，色黑，故加益母草以行血调经。

九、小结

腰痛症可概括外感和内伤两大类。

外感方面多发于足太阳和足少阴两经，因足太阳膀胱经夹脊抵腰中，足少阴肾经贯脊属肾。腰为肾之府，其发于足太阳经者，多为伤寒伤湿风湿。其发于足少阴经者，多为风湿冷痹，或为寒湿肾着。

在内伤方面，又可归纳为以下四点：

1. **肾**：因腰为肾之府，肾阳不充，肾阴亏耗或肾家湿热，均可导致腰痛。

2. **肝**：《内经》说："足厥阴肝经之脉，是动则病腰痛不可以俯仰。"在临床中，常见肝阴亏损或肝郁气滞者，均有腰痛症出现。

3. **气血不足**：因腰为身的大关节，气血不足，则关节不得濡养，故发为腰痛。

4. **血瘀**：血瘀气滞，不通则痛，瘀血停于腰间，故发为腰痛。

以上系大体分类，但临床上腰痛原因，每每互相交错，须当仔细辨认，审证求因，方不致误。

疝 气

一、肾阳不充，阴湿下聚疝气（睾丸鞘膜炎）

朱某，男，38岁，1961年5月4日初诊。于2个月前发觉睾丸肿痛，由于当时患水肿，迄未处理，及至肿病治愈，睾丸肿痛日增。经西医检查，诊断为睾丸鞘膜炎。诊得脉象沉弦，舌润无苔。此属中医的疝气，过去虽曾服疏肝利湿药多剂，始终未见好转，且患者素有哮喘，不耐劳累，加之水肿病久，肾气虚惫可知。由于肾虚，阴湿得以下聚。古法治疝虽多从肝，此则当助命门以散积热，拟济生肾气丸加减治之。

党参9克，熟地黄9克，山药9克，丹皮9克，泽泻9克，枣皮9克，茯苓9克，车前仁9克，牛膝9克，附片15克（先熬），肉桂3克（后下），五味子3克。

4 剂。

5 月 16 日二诊。服上方后，自觉睾丸稍小，不像从前那样胀痛。脉象平和，舌润无苔，大便稍觉干燥，亦肾气不足之征。因天气渐热，改用丸剂常服，以期后效。按上方加菟丝子、肉苁蓉、巴戟天、枸杞、故纸、胡芦巴、牡蛎，蜜丸，早晚服用。

7 月，因他病来诊。据述服前方后，睾丸已恢复原状，其夹杂症状完全消失。嘱其加意调摄，以免复发。

按：本例患者宿患水肿，哮喘，不耐劳累，现今脉象沉弦，舌润无苔，均为肾阳不足之征。肾阳不足，则阴湿下聚，而成睾丸肿痛。古法治疝多从肝经，但曾服疏肝利湿药多剂，始终未见好转，实为肾阳不充。故以济生肾气丸加减，强肾利水而获显效。

二、气滞成瘰疝气

易某，男，11 岁。1971 年 7 月 22 日其家属由浙江来信说，病孩阴囊左上方长一小包，约有鸡蛋黄大，质地较软，手推之能活动，曾服疏肝治疝方无效。此肝气郁滞已成瘰疬，应于疏肝行气治疝方中加入消瘰药。

玄参 9 克，海藻 9 克，浙贝母 6 克，牡蛎 12 克，夏枯草 15 克，金铃炭 12 克，橘核 9 克，荔枝核 9 克，青皮 9 克，小茴香 6 克，木香 6 克。

4 剂。

服上方 4 剂后，疝气即消失。以后其母来成都时说，她的孩子至今 3 年，未见复发。

按：足厥阴肝经绕阴器，肝气不舒，则易发为疝气，气郁过甚，则成瘰疬。非单用疏肝行气治疝药所能奏效，故应加入消瘰药。方中用金铃炭、青皮、小茴香、木香以疏肝行气，用橘核、荔枝核治疝，用玄参、海藻、浙贝母、牡蛎、夏枯草以消瘰。使气行瘰消，则疝即消解。

三、肝肾阴亏，气滞疝气（附睾炎）

杨某，男，成年，1971 年 2 月 7 日初诊。主诉睾丸肿痛，少腹疼痛，眼睛觉闭不拢，牙痛，腰痛。经西医检查，诊断为附睾炎。诊得脉浮大，舌干红。此肝肾阴亏气滞之征，治宜滋养肝肾，疏导滞气。

青皮 9 克，金铃炭 12 克，荔枝核 9 克，小茴香 6 克，熟地黄 9 克，枸杞 9 克，丹皮 9 克，泽泻 9 克，知母 9 克，茯苓 9 克，菟丝子 12 克，山药 12 克。

3 剂。

2 月 10 日二诊。服上方 3 剂后，睾丸肿痛即行消失，精神好转，牙已不痛，少腹亦不疼痛。目前尚觉腰痛，眼睛尤有胀感，再本前法以巩固之。

熟地黄 12 克，菟丝子 12 克，泽泻 9 克，蚕砂 9 克，续断 9 克，丹皮 9 克，桑寄生 15 克，茯苓 9 克，山药 12 克，荔枝核 9 克，小茴香 6 克，金铃炭 9 克。

4 剂。

服上方 4 剂后，即完全恢复正常。

按：本例脉象浮大，舌质干红，为阴亏之象。腰为肾之府，肾阴亏损则腰部疼痛。肾主骨，齿为骨之余，阴亏浮火，故发牙痛。肝肾同源，肝阴不足，即发为双目难闭。足厥阴肝经循少腹绕阴器，肝经阴虚气滞，即发为少腹疼痛、睾丸肿痛等症。故治法以六味地黄丸加枸杞以养肝肾之阴分，用知母以去浮游之火，用金铃炭、青皮、小茴香、荔枝核行气治疝，加蚕砂、桑寄生、续断以治腰痛。使阴液来复，肝气条达，则诸症即解。

四、小结

疝气之为病，多发于足厥阴肝脉与任脉二经，以肝经入毛中，过阴器，抵少腹；任脉上毛际，循腹里，上关元之故。任脉之病，多从肝肾治之，故不专论。其发于足厥阴肝经者，或为肝经感寒，或为肝经郁火，或为湿热内蕴，或为气滞成疝，气郁过甚则发为㿉疝。其他尚有中气下陷而成疝者，亦有脾肾阳虚不能化水，阴湿下聚而成水疝者，临证中常有其他兼证，亦当结合整体，辨证论治。

消　渴

一、肾水不足，胃热上炎消渴

杜某，男，成年，1964 年 11 月 9 日初诊。主诉患消渴数年，饮多尿少，小便黄色，大便秘结，面目红润。脉象弦数，沉取较硬，舌质红，中心开裂，舌根黄浊。此肾水不足，胃热上炎之候。治宜滋肾，益胃，清胃。

知母 9 克，黄柏 9 克，玄参 9 克，玉竹 9 克，石斛 9 克，花粉 9 克，麦冬 9 克，雅黄连 6 克，枯黄芩 9 克，莲子心 6 克，甘草 3 克。

6 剂。

11 月 16 日二诊。服上方后，诸症退减，口不甚渴，饮水不多，心中轻快，大便较前通利，小便微黄，量不太多，饮食正常。舌质微红，苔薄黄，脉象弦数有力。上方中加入生地黄 9 克，服 4 剂。

11 月 20 日三诊。脉象柔和，舌苔转润，尿量接近正常，微带黄色，眠食均佳，以丸药巩固之。

生地黄 30 克，丹皮 21 克，泽泻 24 克，茯苓 30 克，枣皮 30 克，山药 30 克，知母 24 克，黄柏 15 克，牛膝 12 克，车前仁 24 克，女贞子 30 克，旱莲草 30 克，玄参 30 克，麦冬 30 克，玉竹 30 克，莲子心 9 克，连翘 21 克，甘草 9 克。

上药共研细末，炼蜜为丸，每丸重 9 克，每日早晚各服 1 丸。

按：本例脉象沉取较硬，舌质红，中心开裂，是肾阴不足之象。肾阴亏损，亦可使水不化气，而发为消渴溲多。阴亏液涸，则虚火上炎，故发为面目红润、大便秘结、小便黄色、脉象弦数、舌根黄浊等胃热现症，故治法当以滋肾益胃清胃为主。用知柏地黄丸、二至丸加玄参、牛膝、车前仁以育肾阴，用玉竹、石斛、花粉、麦冬以养胃阴，用雅黄连、枯黄芩、莲子心、连翘以清热。使水升火降，消渴即解。

二、湿伤脾阳，肾气不充消渴（糖尿病）

张某，男，42 岁，1966 年 1 月 26 日初诊。两个月前发现肩关节疼痛。经医院检查，发现小便含糖，诊断为糖尿病。夜间小便特多。诊得脉象柔和，至数稍缓，舌苔淡白而滑。此为湿伤脾阳，肾气不充之故。当予除湿运脾，温阳强肾。

南藿香9克，茯苓9克，白术9克，桂枝6克，法半夏9克，巴戟天9克，陈皮9克，厚朴9克，苍术12克，甘草3克，桑寄生12克。

3剂。

1月29日二诊。服上方后，自觉症状有所减轻。但由于感冒引起咳嗽，脉象不浮，舌上白苔。肺经稍有寒邪，于上方义中加入解表药。

紫苏梗9克，杏仁9克，防风9克，桂枝6克，白芍12克，厚朴9克，茯苓9克，炒陈皮9克，法半夏9克，生姜6克，甘草3克。

4剂。

2月7日三诊。感冒已解，小便含糖量已不显著。但夜来小便尚多，自觉身体较弱。脉象至数迟缓，舌质嫩红。再宜培补气血，温扶肾阳以巩固之。

党参12克，茯神9克，白术9克，炒枣仁9克，熟地黄12克，桂枝6克，白芍9克，补骨脂9克，益智仁9克，法半夏9克，陈皮9克，炙甘草3克。

6剂。

按：本例脉缓舌淡而滑，为阳虚湿滞之象。脾主四肢，湿困脾阳，则关节重滞而痛。肾阳不充，则夜多小便。故用桂枝、生姜以温阳，用茯苓、白术、苍术以除湿，用藿香、法半夏、陈皮、厚朴以运脾，用桑寄生、巴戟天、补骨脂、益智仁以强肾。

二诊时，因受感冒，故加紫苏梗、防风、杏仁以解之。三诊时，脾湿渐除，身体衰弱之象较显，故加党参、茯神、枣仁、熟地黄、白芍以补之。

三、小结

消渴一症，以口渴、小便多为主症，是全身水液代谢失调所致。人体司水之脏器，中医认为以肺、脾、肾为主。此三脏功能失调，皆能导致消渴之症。

其在于肺者称上消，在于脾胃者称中消，在于肾者称下消。肺为水之上源，水液之制节全在于肺，肺脏的功能失调，则易形成上消症。此症为肺热与肺阴虚者为多见，然热甚伤阴，阴虚生热，两者又相互影响，常难截然划分。又因于肺热者或多吃辛辣酒食，使热生于内，或温邪犯肺，寒郁化火，或为湿热兼夹留恋难解，或因于肺阴虚者，或外伤秋燥之邪，或肺热伤阴。亦有心火偏旺，消烁肺脏气阴而成上消症者。

在脾胃方面，脾主水谷之运化，脾与胃相表里，一升一降。脾胃的功能失调，则水液不能正常运化，而成中消症。其常见者或为脾虚不能行水，或为脾湿水饮内聚，或为湿热秽浊之气阻遏中焦，使阳气不得转化，或为胃热消渴，或为胃阴亏损，使津液不得上承。

在肾脏方面，肾主水，肾脏的功能失调，即能发为下消症。一者为肾阳不充，命火不足，而致阳不化气。一者为肾阴亏耗，亦能使肾脏功能失调，而成下消。肾与膀胱相为表里，膀胱蓄水过多，也可导致气化功能失调，而成消渴症。

癃　闭

一、阴亏火旺癃闭

于某，女，70岁，初诊。长期小便不利，近来更甚，尿意频急，不得畅解，甚至癃闭不通，引起小腹胀满。终日心中烦躁不安，怔忡气短。诊得脉至细数，舌尖红，干燥少津。此肾阴不足，水不济火之候。拟知柏地黄汤加车前仁主之，连续服5剂。

二诊，服药后已有显著效果，诸症均有好转。继续给予前药滋阴泻火，即可望痊愈。前方加龟甲，服5剂。以后据她的女婿说，他岳母服药未尽剂，诸病已痊愈。

按：本例脉象细数，舌质干燥尖红，是阴亏火旺之象。肾司二便，肾阴亏损，水不济火，故有尿频癃闭之症。膀胱停水则小腹胀满，阴亏火旺则烦躁怔忡。故以六味地黄汤滋肾阴，用知母、黄柏以清肾火。加车前仁者，以其性味甘寒，助排尿而不损阴也。

二、气血不足，脾肾阳虚癃闭

何某，女，成年，1970年7月15日初诊。主诉小便黄少，有时癃闭不通，胃部及腹部两侧胀满，自觉有水停滞于内，饮食很差，每餐仅能进食一两多，常嗳气放屁，喉中时觉有痰，头部昏重，手足发热，晚上口干，出气觉热，有时心累。前医用香燥清利药，均未奏效，反觉胀满愈甚，小便更加不通。诊得脉象微弱，舌质淡萎。此属气血不足，脾肾阳虚之候。应予补气益血，扶脾强肾，佐以运脾润肺。

泡参9克，炒白术9克，茯苓9克，黄芪12克，当归9克，川芎6克，白芍9克，益智仁9克，菟丝子12克，补骨脂9克，肉桂3克，砂仁6克，木香6克，麦冬9克，甘草3克。

6剂。

服上方6剂后，诸症大减，小便已得通利，腹亦不胀。后嘱其续服，服至30余剂，自觉康复。后随访两年多，情况一直良好。

按：本例脉象微弱，舌质淡萎，是气血不足，阳气虚衰之象。脾阳不足，则致胃腹胀满，饮食难化，嗳气放屁。水湿停滞，则痰从内生。清阳不升，则头部昏重。肾阳不充，则气化不行，故小便黄少，甚至癃闭不通。至于出气较热，晚上口干，手足发热，有时心累，纯系真寒假热之象。前医以香燥清利药反而增剧，证明其为虚证。故用泡参、黄芪、白术、茯苓、砂仁、木香、甘草以补气运脾，用当归、川芎、白芍、麦冬以滋养阴血，用益智仁、菟丝子、补骨脂、肉桂以温肾强阳。使气血得充，阳行水化，则诸症即解。

三、小结

癃闭症系小便不通，其形成多与全身司水之肺脾肾三脏有关。肺为水之上源，肺气不利，则不能通调水道，下输膀胱，常见以肺气太实或肺热证为最多，所谓上窍闭，则下窍塞也。脾司水谷之运化，若脾阳不振，中气不足，亦能使脾失健运，而水液不行。肾为水脏，司二便，肾阳不充，则气化不行，肾阴不足，则独阳不化。膀胱与肾相为表里，膀胱蓄水过多则气化难施而成癃闭。肾与膀胱为湿热所干，也能使小便黄少，甚至涓滴难通。此外，肝主疏泄，肝郁肝火亦易导致疏泄失权。其他如瘀血阻滞，也可使尿道阻塞，而成癃闭之症。

泄　泻

一、湿困脾运泄泻

李某，男，49 岁，1965 年 12 月 30 日初诊。突发腹泻，日五六次，腹部大痛，精神欠佳。脉象缓弱，舌苔微白。此太阴脾土为湿所困，用除湿化浊运脾行水法。

苍术 9 克，扁豆 9 克，藿香 9 克，厚朴 6 克，陈皮 6 克，青皮 6 克，木香 4.5 克，茯苓 9 克，大腹皮 9 克，甘草 3 克。

1966 年 1 月 3 日二诊。服前方后，大便逐渐成形，自觉消化较差，脉来稍软。用补脾运脾、敛肝固肾法以善其后。

党参 12 克，茯苓 9 克，白术 9 克，山药 12 克，厚朴 9 克，木香 6 克，陈皮 9 克，白芍 9 克，补骨脂 9 克，甘草 3 克。

3 剂。

按：《内经》说"湿盛则濡泄"，本例苔白脉缓腹泻，为湿所致。湿邪阻遏中焦，则脾阳受损，出现精神欠佳。故用苍术、扁豆、茯苓、大腹皮以除湿利水，用藿香、厚朴、陈皮、青皮、木香以运脾行气。二诊时，邪气减退，正气尚感不足，故用党参、茯苓、白术、甘草以扶脾阳，用白芍敛肝，使脾不受克，补骨脂强肾，使水能化气。正气既充，则邪不易犯矣。

二、外感风寒，内伤湿热泄泻

彭某，男，44 岁，1961 年 5 月 12 日初诊。患腹泻一年多，时好时发。近来又发腹泻，先溏便，后清水，日十余行，泻时腹微痛。有恶寒现象，夜间睡眠较差。脉象弦数鼓指，舌上有水滑苔。此属外感风寒，内有湿热之象。仿太阳阳明合病之法治之，用葛根黄芩黄连汤加减。

炒粉葛根 9 克，白芍 15 克，雅黄连 4.5 克，枯黄芩 9 克，防风 6 克，青皮 9 克，竹茹 15 克，甘草 3 克。

3 剂。

5 月 15 日三诊。服上方后，腹泻稍有好转，但仍未正常。食欲较好，腹仍作响。脉象弦数，惟鼓指稍减，舌质红，小便赤。伏邪未尽，再用上法。

粉葛根 9 克，茯苓 9 克，白芍 9 克，雅黄连 4.5 克，银花 9 克，连翘壳 9 克，滑石 6 克，青皮 9 克，炒枳壳 9 克，枯黄芩 9 克，甘草 3 克。

5 剂。

服上方后，一直未腹泻，食欲好转，睡眠亦佳。

按：本例脉来鼓指，兼恶风冷，系外感风寒之象。脉象弦数，舌质红赤，舌上水滑，小便赤色，是内蕴湿热之征。湿热阻滞中焦，脾运不健，故时发腹响腹痛。胃不和则卧不安。此为表里俱受邪，太阳与阳明合病。《伤寒论》说："太阳与阳明合病者，必自下利。"本例下利不止，脉促而兼表证，故用葛根黄芩黄连汤加减。用葛根、防风、银花辛散以解外邪，用雅黄连、黄芩、连翘苦寒以驱湿热，加茯苓、滑石以淡渗之，用青皮、枳壳以行滞气，加白芍以止腹痛。因湿热久羁，炼液成痰，舌上水苔带滑，故用竹茹以化之。

三、脾虚寒湿泄泻

李某，男，43岁，1960年5月10日初诊。常患腹痛，消化不良，大便溏泄，食量较少。另有慢性支气管炎，咳嗽痰多。脉象缓迟，舌苔薄白。此中宫寒湿，用温脾燥湿法。

苍术9克，茯苓9克，厚朴9克，木香9克，吴茱萸6克，肉豆蔻4.5克（面包煨去油），广陈皮6克，酒白芍9克，炮姜4.5克，炙甘草3克。

4剂。

5月18日二诊。服上方后，大便每日减为2次，腹亦觉舒畅。近日睡眠不好，夜间有些转筋。仍系中宫寒湿，阻碍消化，使肠胃无以资生，血少筋挛，仍用前法增入养血之品。

苍术9克，当归9克，川芎6克，厚朴6克，吴茱萸4.5克，肉豆蔻6克（面包煨去油），广陈皮6克，茯苓9克，炮姜6克，酒白芍9克，木香2.5克，炙甘草3克。

5剂。

1962年12月26日三诊。服上方后，两年以来一直情况较好。近来因工作忙碌，胃气又见衰弱，头目昏胀，精神欠佳，大便又发溏泄现象。脉象虚弦，舌质淡红。此因过劳损气，诱发宿疾，应从补脾温胃立法。

党参9克，白芍12克，白术9克，茯苓9克，炮姜6克，砂仁9克，广陈皮9克，厚朴9克，木香6克，益智仁9克，炙甘草3克。

4 剂

1963 年 1 月 11 日四诊。服上方数剂，精神逐渐恢复，溏泄现象亦趋好转。脉象正常，根气亦好，舌质亦转红活。此中气渐复之象，再用温运脾肾之法以巩固之。

党参 9 克，白术 9 克，黄芪 9 克，当归 6 克，菟丝子 9 克，益智仁 6 克，炮姜 4.5 克，白芍 9 克，厚朴 9 克，广陈皮 6 克，炙远志 6 克，炒枣仁 9 克，炙甘草 3 克。

6 剂。

服上方后，泄泻基本停止，消化力亦增强。

按：本例初诊时脉象迟缓，舌苔薄白，应属寒湿。寒湿聚于中宫，则发食少便溏腹痛。脾失健运则痰从内生，故咳嗽痰多。药用平胃散加茯苓以除湿运脾，加炮姜、吴茱萸、肉豆蔻、木香以温运之。用酒白芍敛肝止痛。二诊时，因有血虚筋挛之象，故加用当归、川芎以养血。三诊时，系过劳损气，诱发宿疾，故在温运脾胃基础上，加入党参、茯苓、白术、甘草、益智仁以补脾阳。四诊时，系巩固之法，用菟丝子、益智仁以培肾阳，用远志、枣仁以养心气。心肾二脏得养，亦有补于脾，脾得温养则健运不息，而泄泻即止。

四、阴虚夹湿，复加外感泄泻

孔某，男，47 岁，1962 年 12 月 26 日初诊。肠胃不调，食已肠鸣作泻，间有呕吐症状。近兼有感冒，时而咳嗽，脉象浮缓。此内有湿滞，外伤寒邪之象，用藿香正气散加减。

藿香 9 克，紫苏 6 克，茯苓 9 克，厚朴 9 克，苍术 9 克，陈皮 9 克，砂仁 6 克，木香 6 克，白芍 12 克，炮姜 4.5 克，炙甘草 3 克。

4 剂。

1963 年 1 月 4 日二诊。肠胃症状减轻，泄泻大有好转。但仍咳嗽，用脾肺双解法。

法半夏 9 克，厚朴 9 克，茯苓 12 克，白蔻壳 9 克，木香 6 克，炙款冬花 9 克，杏仁 9 克，炙桑皮 9 克，白芍 9 克，炙枇杷叶 9 克，甘草 3 克。

1 月 10 日三诊。肠鸣腹泻又有好转。但咳嗽喉痛，脉象弦细，舌上无苔，再用调养肺阴法。

瓜蒌壳 9 克，桔梗 9 克，枳壳 9 克，花粉 9 克，杏仁 9 克，桑皮 9 克，百合 9 克，知母 9 克，鲜石斛 9 克，竹茹 9 克，甘草 3 克。

4 剂。

1 月 14 日四诊。诸症俱渐好转，腹泻已止，精神亦好。惟思想不集中，此系阴亏所致，用丸药以调补之。

沙参 30 克，瓜蒌壳 30 克，瓜蒌子 30 克，牡蛎 60 克，玄参 30 克，龟甲 30 克，女贞子 30 克，枣仁 30 克，枣皮 30 克，山药 60 克，何首乌 60 克，丹皮 30 克，女贞子 30 克，旱莲草 30 克，石斛 30 克，百合 60 克，知母 30 克，甘草 15 克。

上药共研细末，炼蜜为丸，每丸重 6 克，每次服 3 丸，日服 3 次，白开水下。

按：本例为素禀阴亏，又外伤寒邪，内有湿滞。治法为先除新邪而后养阴，故首诊即以驱邪为主，末诊以养阴善其后。本例泄泻，不但为脾湿诱发，且肺合大肠，肺金得养，大便亦得正常。

五、气血不足，脾肾阳虚泄泻

李某，男，42 岁，初诊。患胃溃疡进行胃切除手术后，消化不良，食后便觉饭饱，腹胀满，时而发作掣痛，大便溏泄，次数无常规，同时又隐血出现。在医院做血色素检查，一直增长很慢。面色㿠白少华，四肢倦怠。脉象软弱无力，舌滑薄少苔。此系命门真火不足，脾肾阳虚，手术后暂伤气血，以致中气不振，阳气困顿，运化失职，谷气下流，因而中焦不能吸取水谷之精微以奉心化赤为血，故有此见症。应予温补脾肾，兼养气血。

党参 9 克，白术 9 克，茯苓 9 克，炮姜 9 克，益智仁 9 克，山药 12 克，吴茱萸 4.5 克，黄芪 15 克，当归 6 克，甘草 3 克。

5 剂。

二诊。连服 5 剂，诸症好转，神气渐强。由于近日改变饮食（流质改为半流质），又感食后胸腹气胀。再以前方加减，增入芳香健胃之药。

党参 9 克，藿香 9 克，砂仁 9 克，厚朴 9 克，益智仁 9 克，白芍 9 克，当归 12 克，炮姜 9 克，木香 1.5 克，五味子 3 克，甘草 3 克。

5 剂。

三诊。续服 5 剂，胸腹气胀减退，大便已趋正常，纳谷更佳。再予温补脾肾，以收全效。

党参 9 克，白术 9 克，茯苓 9 克，山药 9 克，益智仁 9 克，当归 9 克，黄芪 9 克，枣仁 9 克，法半夏 9 克，补骨脂 9 克，广陈皮 6 克，白蔻仁 6 克，甘草 3 克。

7 剂。

服上方 7 剂后，诸症痊愈，检查血色素亦恢复正常。

按：本例因术后暂伤气血，脾肾之阳受损，命火不足，脾阳不运，故出现饮食难化、大便溏泄、面色㿠白、脉象软弱、舌薄少苔等气血脾肾不足之象。脾虚则易气滞食积而作掣痛，脾不统血则大便有隐血出现。故用党参、白术、黄芪、茯苓、甘草、山药以补气扶脾，用炮姜、吴茱萸、法半夏、藿香、砂仁、厚朴、木香、广陈皮、白蔻等以温脾行气，用益智仁、五味子、补骨脂以壮肾阳，加当归、白芍、枣仁以养心血。使肾火充足，脾运健旺，气血得养，则诸症痊愈。

六、肠胃湿热气滞泄泻

王某，男，成年，1971 年 6 月 5 日初诊。腹部胀痛，大便稀溏，解便时有不通畅感觉，肛门下重，小便黄，睡眠差。脉微浮数，舌上有水黄苔。此肠胃湿热气滞之象，用清热除湿行气止痛法。

黄连 6 克，冬瓜仁 12 克，银花炭 9 克，薏苡仁 12 克，苍术 9 克，木香 6 克，枳壳 9 克，厚朴 9 克，金铃炭 9 克，槟榔 9 克，白芍 12 克，神曲 9 克，甘草 3 克。

3 剂。

服上方 3 剂后，即泄止痛愈，恢复正常。

按：本例脉微浮数，舌上水黄苔，小便黄，大便稀溏，为湿热内聚之象。湿热内聚，则脾运受阻，而产生腹部胀痛、大便不爽、肛门下重等气滞之象。肠胃不和，则睡眠不安，故用黄连、冬瓜仁、银花炭、薏苡仁、苍术以驱湿热，用木香、枳壳、厚朴、金铃炭、槟榔、神曲以行气健胃，加白芍以止腹痛。清湿热则脾运自健，调滞气则后重自除，而腹泻亦不作矣。

七、中气不足泄泻（胃下垂、子宫下坠）

王某，女，1972 年 10 月 19 日初诊。大便溏薄而少，解便时必须努责而始见少许清粪，遇月经来潮及感冒时反而大便通畅，饮食不好，胃部膨胀，最喜嗳气放屁，子宫下坠，脉弱色淡。此中气不足之征，治当补中运脾，用补中益气汤加减。

党参 9 克，当归 9 克，黄芪 12 克，白术 9 克，陈皮 9 克，升麻 3 克，柴胡 6 克，生姜 2 片，枳壳 9 克，木香 6 克，大枣 3 枚，甘草 6 克。

3 剂。

服上方 3 剂后，即见显效，大便基本正常，余症亦得缓解。嘱其常服本方，以巩固疗效。

按：本例胃部下垂膨满，子宫下坠，脉弱舌淡，显系中气不足之象。胃肠气虚，不但饮食难化，大便稀溏，且推动无力，排便不爽。虚气滞于中，则喜嗳气放屁。月经来潮时，体内气血流动加速，感冒时，正气鼓邪，故反而大便通畅。药用补中益气汤以补益中气，加枳壳、木香以行滞气。药证相应，故取得显著疗效。

八、小结

泄泻致病原因，大体可归纳为以下四个方面：

1. 其因于外感者，正气在表，内中空虚，或夹以寒湿、湿热、食积、水饮等邪，则成泄泻之症。或因表证误下，邪不得外解，而协热下利。《伤寒论》中太阳阳明合病、太阳少阳合病、阳明少阳合病，邪热内传，亦均有下利之症。亦有伤于暑邪而致泻者，因暑伤元气，且兼夹湿邪之故。《内经》曰"春伤于风，邪气留连，乃为洞泄"，此又是外感伏邪所致也。

2. 脾司运化，脾的功能失常，则水谷难化，而引起腹泻。导致功能失常的原因，可概括为四端。

（1）脾虚则中气不足，中阳不运则清气不升，清气在下则生飧泄。

（2）脾实，实者谓邪实，或为食积，或为停饮，或为积痰，或为瘀血，或为湿邪。《内经》曰："湿盛则濡泄。"其因于脾湿者，最为多见。

（3）脾寒，脾中清冷，则不能腐熟水谷，以致清浊不分。虚寒并见，每致下焦不约而成洞泄。亦有寒气客于小肠，小肠不得成聚，故后泄腹痛。

（4）脾热，《内经》曰："脾热者，热争则腰痛不可俯仰，腹满泄。"亦有因邪热过甚，结成燥屎，而致热结旁流者。亦有湿热互见，大便鹜溏者。亦有寒热错杂发为霍乱，吐泻交作者。

3. 肝气盛则乘脾，发为飧泄。《内经》曰："食气入胃，散精于肝，淫气于筋。"肝气虚，其不能行散谷精，亦能致泻。

4. 肾泻，肾司二便，肾阳不足则导致脾阳不振。或脾肾之阳俱虚，则发为五更泄泻。

治泻之法，明代李中梓概括为：一曰渗淡，二曰升提，三曰清涤，四曰疏利，五曰甘缓，六曰酸收，七曰燥脾，八曰温肾，九曰固涩。可供临床时参考。

便 秘

一、心肾阴亏，血虚肠燥便秘

樊某，男，63岁，1963年6月20日初诊。曾患痔瘘，手术后大便困难，近年来登三层楼即觉气喘，血压偏低，平时心累心跳，两膝关节酸痛。经医院检查，有心脏疾病。此心肾阴亏，血虚肠燥之象。治宜养心培肾，滋血润肠。

柏子仁24克，生地黄30克，枣仁30克，丹参30克，茯神30克，天冬30克，麦冬30克，菟丝子30克，牛膝21克，肉苁蓉21克，何首乌30克，枸杞18克，知母18克，郁李仁18克，当归30克，火麻仁30克，苏子15克，黑芝麻21克，山药30克，甘草9克。

上药为丸，每服9克，每日3次。

10月二诊。服上方后，上楼已不气喘，心累心跳缓解。惟大便尚不通畅，再本前法。

柏子仁24克，丹参30克，生地黄30克，麦冬30克，白芍30克，枣皮24克，肉苁蓉21克，菟丝子30克，枸杞18克，女贞子30克，郁李仁18克，火麻仁30克，桃仁15克，苏子15克，当归30克，黑芝麻21克，党参30克，甘草9克。

上药为丸，每服9克，每日3次。

1964年6月18日来信说，服前方后，上楼不但不气喘，而且可以跑上去，大便已接近正常，经检查心脏未见异常，只主动脉弯曲，肛门不狭窄，要求再拟丸方以巩固之。

柏子仁 24 克，丹参 30 克，生地黄 30 克，枣仁 24 克，麦冬 30 克，天冬 21 克，肉苁蓉 21 克，女贞子 30 克，枸杞 21 克，菟丝子 30 克，何首乌 30 克，郁李仁 21 克，火麻仁 24 克，杏仁 12 克，苏子 12 克，莱菔子 30 克，党参 30 克，山药 30 克，甘草 9 克。

按：本例老年肾水不足，故两膝关节酸痛。肾病传心，即出现心累心跳，稍事劳动即觉气喘等心阴不足、心阳偏亢情况。肾司二便，阴液不足，大肠已嫌干涩，复加痔瘘术后失血，血亏则肠内更燥，发为便秘。故用枣仁、茯神、天冬、麦冬、菟丝子、肉苁蓉、枸杞、知母、山药等大队滋养药以培心肾之阴，用当归、生地黄、何首乌、白芍、枣皮、女贞子、丹参以养血，用党参、茯神、甘草以助气，用柏子仁、郁李仁、火麻仁、黑芝麻、桃仁、杏仁以润肠，用牛膝、苏子、莱菔子以速其下行之势。

二、湿热内蕴便秘（急性肝炎）

陈某，女，16 岁，1970 年 3 月 2 日初诊。主诉大便秘结，小便黄少，巩膜发黄，不思饮食。经西医检查，诊断为急性肝炎。诊得脉象数急，舌苔黄腻。此为湿热内蕴之征，治当清热除湿，佐以敛肝健胃之品。

茵陈 12 克，酒炒大黄 6 克，枯黄芩 9 克，白术 9 克，茯苓 9 克，猪苓 9 克，泽泻 9 克，白芍 9 克，谷芽 9 克，焦山楂 9 克，甘草 3 克。

服上方 2 剂后，大小便即得通利，诸症亦痊愈。

按：本例巩膜发黄，脉象数急，舌苔黄腻，不思饮食，是湿热内蕴之明征。湿热内阻，腑气不通，故大便秘结，小便黄少。

故用茵陈、酒炒大黄、枯黄芩、白术、茯苓、猪苓、泽泻以清热除湿，用白芍以敛肝，用谷芽、焦山楂以健胃。使湿热清利，肝胃调和，诸症即痊愈。

三、肝郁化火，兼夹血瘀便秘

杨某，女，成年，1970年6月12日初诊。主诉由于生闷气使右胁疼痛，晚上疼痛更剧，大便秘结，小便黄色，左侧头痛，眼睛发胀，月经提前，血色紫黑成块，饮食甚少。舌质红赤，脉象弦细。此为肝郁化火，兼夹血瘀之象。治宜疏肝清肝平肝，兼以逐瘀之法。

柴胡6克，枳壳9克，刺蒺藜12克，香附9克，白芍9克，丹皮9克，山栀仁9克，钩藤12克，丹参9克，桃仁6克，甘草3克。

服上方4剂后，大便畅通，余症亦趋好转。

按：本例因生闷气使肝郁不疏，因肝经布胁肋，连目系，故发为胁肋疼痛，眼睛发胀。肝胆相连，胆经循头之两侧，故发为偏头痛。肝郁克脾，则饮食甚少。脉象细弦，亦为肝郁之象。肝郁最易化火，故出现舌质红赤、大便秘结、小便黄色、月经提前等火热现象。气郁不舒，则血亦瘀滞，因此出现月经血色紫黑成块、夜间胁肋疼痛加剧等瘀血征象。综合以上症状分析，故断为肝郁化火兼夹血瘀。肝郁则应疏肝，故用柴胡、枳壳、刺蒺藜、香附。因防肝气横逆侮脾，故用白芍以敛之。肝热则清肝平肝，故用丹皮、山栀仁、钩藤，并用丹参、桃仁以活血去瘀。药证相应，则收效较快。

四、肝阴素亏，怒引肝阳上亢，气郁化火，夹痰阻窍便秘

徐某，女，成年，1970 年 12 月 16 日初诊。其家人代诉，平时睡眠不好，情志易激动，近因怒打小孩，引起神志失常，口中喃喃自语，每欲跳楼自杀，已数日不进饮食，大便亦数日不解，口中干燥，生眼屎。脉浮，舌上有黄滑苔。此为素禀阴亏，怒引肝火上冲，夹痰阻窍之候。治宜疏肝清肝，育阴潜阳，驱痰下气，用温胆汤加减。

法半夏 9 克，茯苓 9 克，竹茹 9 克，枳实 9 克，刺蒺藜 12 克，黄芩 9 克，钩藤 12 克，牡蛎 12 克，龙骨 12 克，代赭石 9 克，甘草 3 克。

2 剂。

12 月 18 日二诊。服上方 2 剂后，有时神志正常，能自述头痛甚剧，口渴欲饮，能稍进饮食，脉浮象稍减。但有时仍然昏乱胡语，大便仍然未解。仍本前方立意，加入育阴开窍药。

白芍 12 克，生地黄 9 克，石决明 9 克，钩藤 12 克，牡蛎 12 克，刺蒺藜 12 克，竹茹 9 克，枯黄芩 9 克，龙胆草 9 克，石菖蒲 6 克，远志 6 克，琥珀 4.5 克（冲），枳实 9 克，磁石 9 克，朱砂 1 克（冲），神曲 9 克。

2 剂。

12 月 20 日三诊。神志全部清醒，脉已不浮，只细涩而弱。自觉胸中窒闷，似有物压迫的感觉，头昏失眠，口干便秘，不思饮食。再用疏肝扶脾、祛痰行气、开上泄下之法。

刺蒺藜 12 克，青皮 9 克，山药 12 克，泡参 9 克，茯苓 9

克，法半夏9克，枳实9克，石菖蒲6克，莲米12克，薤白6克，石斛9克，钩藤12克，甘草3克。

4剂。

服上方4剂后，大便已通，睡眠转佳，胸中开豁，诸症即痊愈。经随访数月未见复发。

按：本例患者平时睡眠不好，头部昏痛，情志易激动等，是素禀肝阴亏损之象。怒则气上，肝火上冲，故头痛失眠，加之脉浮，舌黄，口干，生眼屎，均系肝火之象。气不下降，故大便秘结。肝气郁滞则胸中窒闷，肝郁克脾则不思饮食。脉滑，胸中有压迫感，为痰饮内聚之象。肝火夹痰，阻塞心窍，则神志失常。故当疏肝清肝，育阴潜阳，豁痰开窍，扶脾降气。用刺蒺藜、青皮以疏肝，用黄芩、龙胆草以清肝，用牡蛎、白芍、生地黄、石斛育阴，用钩藤、龙骨、代赭石、石决明、琥珀、磁石、朱砂以潜阳，用法半夏、茯苓、竹茹以祛痰，用石菖蒲、远志、薤白以开窍，用泡参、莲米、山药、神曲、甘草以扶脾，用枳实、厚朴以降气。使肝脾调和，阴生阳潜，上开下泄，诸症即痊愈。

五、肝郁阻络，郁热上冲便秘

黄某，女，50岁，1971年5月3日初诊。主诉大便秘结，头昏头胀，乳头发痛，皮肤发痒。脉象浮弦，舌上黄黑苔。此为肝郁阻络，郁热上冲之候。治宜疏肝通络，清热降逆。

刺蒺藜12克，丹皮9克，柴胡6克，郁金9克，瓜蒌21克，丝瓜络12克，酒炒大黄6克，枯黄芩9克，钩藤12克，代赭石9克，旋覆花9克，甘草3克。

服上方3剂后，大便即通畅，余症亦消除。

按：本例脉象浮弦为肝郁之象。足厥阴肝经上膈，布胁肋，乳头发痛，系肝气郁热所致。郁热阻络则周身发痒，郁热上冲发为头昏头胀。大便秘结，舌上黄黑苔，亦系火热之象。故用刺蒺藜、丹皮、柴胡、郁金以疏肝，用瓜蒌、丝瓜络、旋覆花以通络，用酒炒大黄、枯黄芩以清热，用钩藤、代赭石以降逆。使肝气条达，脉络通畅，热清气降，诸症即得缓解。

六、下焦实热便秘（输尿管结石）

陈某，男，成年，1971 年 11 月 4 日初诊。主诉大便秘结，已 5 日不解，尿频量少，尿后疼痛，恶心腹胀，口中干燥。经西医检查，诊断为输尿管结石。诊得脉象沉实，舌上干红无苔。此为下焦湿热伤及阴分，治当通利二便，兼顾阴液。

大黄 9 克，枳实 9 克，厚朴 9 克，泽泻 9 克，茯苓 9 克，猪苓 9 克，瞿麦 9 克，金钱草 30 克，海金沙 24 克，知母 9 克，生地黄 12 克，甘草 3 克。

服上方 2 剂后，大便即通利，余症亦告缓解。

按：本例脉象沉实，大便秘结，小便短涩疼痛，为下焦实热现症。大便不通，肠胃之气不行，故发为恶心腹胀。热甚伤津，故口中干燥，舌干红无苔。治当以通利二便为主。故用大黄、枳实、厚朴使热从便出，用泽泻、茯苓、猪苓、瞿麦引热从小便出。因有结石，故用金钱草、海金沙以化之，并用知母、生地黄以清热养阴。使前窍开，后窍泄，热去津存，病即痊愈。

七、肝肾阴亏便秘

王某，男，成年，1970 年 12 月 4 日初诊。主诉大便秘结，咳嗽，痰黏稠成块，睡眠不好，遗精盗汗。脉象浮大，舌干红无苔。宜养肺肾阴分，以麦味地黄丸加减。

熟地黄9克，丹皮9克，菟丝子12克，山药12克，茯苓9克，麦冬9克，五味子6克，竹茹9克，白芍12克，牡蛎12克，肉苁蓉9克，柏子仁9克，法半夏9克。

4剂。

12月25日二诊。服上方10余剂，诸症已缓解，大便不干燥，痰亦转清稀，咳出较易，睡眠饮食精神均大有好转。微觉怕冷，舌质赤，脉浮数，仍本前方增减。

五味子6克，朱麦冬9克，生地黄9克，丹皮9克，山药12克，枸杞9克，泽泻9克，茯苓9克，菟丝子12克，牡蛎12克，肉桂3克，竹茹9克，白芍9克。

4剂。

服上方4剂后，即基本恢复健康。

按：本例脉象浮大，舌干红无苔，睡眠不好，为阴亏症状。肾阴亏损则遗精盗汗，肺阴亏损则咳嗽痰稠。肺合大肠，肾司二便，肺肾阴亏，则发为便秘。故用麦味地黄丸以养肺肾阴分，加白芍、肉苁蓉、枸杞以养阴润肠，用牡蛎、柏子仁以潜阳安神，用法半夏、竹茹以止咳祛痰。二诊时，用少量肉桂以引火归元。

八、小结

便秘一症，可以归纳为胃肠、肺、肾三方面。

在胃肠方面，有由于气虚中寒，推动无力者；有由于肝郁克脾，胃失和降者；有由于肝火上冲，胃气不降者；有由于饮食虫积或湿热之邪阻滞胃肠，腑气不通者；有由于津液不足，传导失常者。津液不足或由于阴血亏虚，或由于热甚伤津，或由于发汗利小便所致之损津耗液，或由于脾不能为胃行其津液。

在肺方面，由于肺合大肠，故肺脏的病变多易波及大肠，而发为便秘。肺气太实，则易形成上窍闭，而下窍塞。此种肺实，或为气逆，或为痰阻，或为风邪，或为暑热郁遏，皆能导致肺失肃降，大便不通。再一种情况是肺阴不足，此种或由于素禀阴亏，或由于肺热灼津，或由于肝火犯肺，或由于心热传肺，或伤于秋令之燥气，皆能致液枯肠燥，大便秘结。

在肾方面，由于肾司二便，故肾阴亏损或肾阳不足，皆有便秘症出现。

以上各类病因，应在临证中细致辨认，对症用药，方不致误。

水　肿

一、脾肾阳虚水肿

刘某，男，45 岁，1965 年 4 月 17 日初诊。面目浮肿，时肿时消，已有七八年历史。睡眠不好，饮食不多，大便或闭或泻，精神欠佳，有时腰部作痛，面色晦暗，口舌干燥，脉象浮弱无力。病由脾肾阳虚，不能制水，水气上泛，故面目浮肿。宜补脾运脾，温中强肾。

白术 12 克，茯苓 15 克，山药 15 克，法半夏 9 克，厚朴 9 克，陈皮 9 克，生姜皮 9 克，陈艾炭 6 克，红糖 30 克，菟丝子 6 克，淫羊藿 9 克。

服上方 15 剂后，面目浮肿俱消，精神好转，腰痛亦减轻。

按：患者饮食不多，大便或闭或泻，精神欠佳，面色晦暗，为脾阳不振所致。脾胃不和，则睡眠不好。腰为肾之府，肾阳不足，发为腰痛。阳虚不能化水生津，故口舌反觉干燥。脉象缓弱无力，亦符合脾肾阳虚现症。《内经》曰："诸湿肿满，皆属于脾。""肾者，胃之关也，关门不利，故聚水而从其类也"。故本例断为脾肾阳虚不能制水，水气上泛发为面目浮肿。治法以白术、茯苓、山药、法半夏、厚朴、陈皮等补脾运脾，以生姜皮、陈艾炭、红糖、菟丝子、淫羊藿等温中强肾。使阳行水化，则浮肿自消矣。

二、阴阳并虚，肝郁湿热水肿

苏某，男，成年，1965年1月14日初诊。面目及下肢浮肿，左侧躯体感觉减退，活动欠佳，已有10余年历史。经西医检查，诊断为左侧躯体功能紊乱。近来大便稀黄，食欲亢进。脉来盛去急，脉滑较甚，舌上白苔。此虽久病正气不足，但近来肝郁脾滞，湿热之邪内蕴中焦，客热犯胃，消谷善饥。宜先从标治，用疏肝运脾、清热利水法。

丹皮6克，白芍15克，青皮9克，雅黄连6克，枯黄芩9克，桑白皮18克，泽泻12克，防己9克，大腹皮9克，甘草3克。

3剂。

1月25日二诊。客邪已解，虚象毕露，脉象转为虚滑无力，舌苔淡白，食少便溏疲乏。此为脾肾阳虚之候，用补脾扶肾、温中行气法。

土炒党参9克，茯苓12克，炒白术9克，菟丝子15克，益智仁 9 克，炮姜 6 克，法半夏 9 克，厚朴 9 克，广陈皮 9 克，木香 4.5 克。

10 剂。

4 月 22 日三诊。服上方 70 余剂后，小便增多，水肿大减，饮食渐趋正常，但大便时有结燥。脉来细数，根气有余。此因连服温药，肾阳虽复而肾阴反亏，再从培养肾阴考虑。

熟地黄 12 克，枣皮 9 克，山药 15 克，丹皮 6 克，茯苓 9 克，泽泻 9 克，知母 9 克，炒黄柏 6 克，菟丝子 9 克，枸杞 9 克。

6 剂。

5 月 19 日四诊。服上方 18 剂后，面目和左下肢已无浮肿，饮食和大小便均正常。但特别畏冷，动辄多汗。脉象虚数，舌苔尚属匀净，再从温养加补阴药以善其后。

制附片 18 克，熟地黄 12 克，桂枝 9 克，茯苓 12 克，枣皮 9 克，山药 15 克，菟丝子 9 克，枸杞 12 克，炮姜 6 克，广陈皮 4.5 克，白芍 12 克，厚朴 9 克。

按：本例阴阳并虚是其本，肝郁湿热是其标。故初诊时，先本急则治其标，解决肝郁湿热问题，邪去正衰。二诊时又出现脾肾阳虚之候，补阳则碍阴。三诊时，肾阴亏损情况又显得突出，补阴则碍阳。四诊时，又出现阳虚症状，最后在补阳药中加入养阴之品，以善其后。这说明对较复杂的病证，当分别先后缓急，根据所出现的病状，进行灵活的辨证论治，方能取得良好的效果。

三、气血不足，脾肾阳虚夹湿水肿

王某，女，成年，1960 年 12 月 29 日初诊。患水肿病已 9 个月，初发即肿，时愈时发，腹部饱胀，夜间小便次数较多。脉象细弱，舌苔白滑。此脾肾阳虚，湿聚中焦，先予通阳化气运脾燥湿。

薤白9克，法半夏9克，桂木4.5克，茯苓9克，广陈皮6克，苍术9克，炮姜6克，吴茱萸4.5克，厚朴花6克，生姜皮6克，甘草3克。

4剂。

1月10日二诊。服上方后，饱胀与水肿俱减。但四肢无力，倦怠思睡，且有黄带。仍从前方立意，加入培养气血强肾之品。

土炒党参9克，炒杜仲9克，吴茱萸4.5克，桂木4.5克，苍术9克，炮姜4.5克，砂仁4.5克，炒白芍9克，当归9克，黄芪9克，炙甘草4.5克。

1月18日三诊。服上方4剂后，情况良好。但因停药，又有微肿，小便减少，大便失禁。此肾气不固，用四神丸加减。

益智仁6克，五味子3克，补骨脂9克，吴茱萸3克，茯苓9克，炒白芍9克，炙甘草4.5克。

4剂。

1月28日四诊。大小便恢复正常，午后尚有轻微水肿，黄带仍未全尽。脉来尚缓，舌苔白滑，再用温脾除湿法。

党参9克，藿香9克，薤白9克，桂木3克，白术9克，莲米9克，山药9克，海螵蛸9克，当归9克，广陈皮3克，吴茱萸3克，炙甘草3克。

4剂。

2月6日五诊。一切症状基本消失。睡眠欠佳，带下未尽。脉象软涩，舌苔淡白。正气尚嫌不足，用归脾汤加减以收全功。

党参 9 克，当归 9 克，黄芪 9 克，白术 9 克，枣仁 6 克，远志 3 克，莲米 9 克，山药 9 克，薏苡仁 9 克，海螵蛸 6 克，杜仲 9 克，炙甘草 3 克。

4 剂。

按：本例腹部饱胀、四肢无力、倦怠思睡、脉象细弱、舌苔淡白等，为气血不足，脾阳不振之象。脾阳不振则水湿不得运化，故出现带下、脉缓、苔滑等脾湿现象。肾司二便，肾阳不足，或为阳不化水，夜多小便，或为下焦不约，大便失禁。故本例水肿断为气血不足，脾肾阳虚，兼夹湿气。由于病机复杂，治疗当分先后。诸方中用党参、茯苓、黄芪、白术、莲米、山药、炙甘草等以补气扶脾，用当归、白芍以养血合营，用薤白、桂木、法半夏、吴茱萸、炮姜、生姜皮以温阳行水，用苍术、薏苡仁、厚朴花、广陈皮、砂仁、藿香等以除湿运脾，用杜仲、益智仁、五味子、补骨脂等以强肾阳，加远志、枣仁以安神，加海螵蛸以止带。随其现症而辨证施治，有的放矢，则箭不虚发矣。

四、肾阳不足，兼夹湿热水肿（慢性肾炎）

薛某，男，13 岁，1971 年 8 月 3 日初诊。7 岁时即患肾炎，经常头部及下肢水肿，腰痛头昏。最近小便次数增多，尿色仍黄，胃纳不佳。脉象细数，两尺脉尤弱，舌质淡红。此系先天不足，加之久病正气亏损，肾阳不足兼夹湿热之候，用济生肾气丸加减。

生地黄 9 克，丹皮 9 克，牛膝 9 克，车前仁 9 克，菟丝子 12 克，茯苓 9 克，桑寄生 15 克，巴戟天 9 克，山药 12 克，石韦 9 克，茵陈 12 克，甘草 3 克。

4剂。

8月15日二诊。服上方7剂，浮肿消退，腰不痛，头不昏，胃纳转佳，小便次数减少，色仍黄。经西医检查，尿中尚有微量蛋白。脉弱舌淡，再本前方加重强肾药，以巩固之。

生地黄9克，丹皮9克，牛膝9克，车前仁9克，菟丝子12克，茯苓9克，补骨脂9克，巴戟天9克，山药12克，泽泻9克，萆薢9克，茵陈12克。

按：本例先天不足，肾气素亏，故出现腰痛头昏、尺脉弱等肾阳不足现症。阳不化水即出现水肿，小便次数增多。尿色黄，胃纳不佳等，为湿热内聚之象，脉细数亦为虚热在里。故断为肾阳不足兼夹湿热，用济生肾气丸，一方面强肾利水，一方面清热利湿。不用肉桂、附子而用巴戟天、补骨脂者，因其年龄太小，不堪刚燥，防其助热之弊。加萆薢、茵陈、石韦是增强清利湿热之功。

五、风水水肿

郭某，男，成年，1971年2月3日初诊。脸肿恶风，咳嗽身痛，左胁痛。脉浮微数，舌上有黑苔。此内有水气，表虚为风所乘。宜从风水论治，用越婢汤加减。

麻黄6克，黄芪12克，防己9克，杏仁9克，生姜2片，大枣3枚，甘草3克。

3剂。

2月13日二诊。服上方3剂后，诸症缓解。后因又伤风邪，恶风咳嗽之症又发，且兼全身浮肿，手指关节亦微肿胀，咳嗽时牵引左胁作痛，牙痛，食少，腹胀。脉浮，舌上苔黄。此风邪乘肺，水湿化热之征，用越婢汤合黄芪防己汤加减。

麻黄6克，石膏15克，白术9克，黄芪12克，防己9克，厚朴9克，杏仁9克，生姜2片，大枣3枚，甘草3克。

4剂。

2月19日三诊。身肿已消，畏风、咳嗽、胁痛、牙痛亦解，饮食增进。目前尚余咽痛，脸微肿，腹胀，指关节痛。脉已不浮，舌上有黄腻苔。是湿热未尽之象，用开泄兼清利法以善其后。

银花9克，连翘9克，板蓝根9克，豆卷9克，桔梗6克，杏仁9克，厚朴9克，刺蒺藜12克，木通6克，桑枝30克，金铃炭12克，甘草3克。

4剂。

按：《金匮要略》曰："风水，其脉自浮，外症骨节疼痛，恶风。""风水恶风，一身悉肿，脉浮不渴，续自汗出，无大热者，越婢汤主之。""风水，脉浮身重，汗出恶风者，防己黄芪汤主之。"本例恶风脸肿、胁痛身痛、手指关节疼痛肿胀、脉浮等，显系风水见症。此证由于外受风寒，内有水气所致，故用越婢汤合防己黄芪汤而奏效。脉浮数者，外受风寒也；舌上黑苔者，水气也。故初诊以麻黄、杏仁发散风寒兼以止咳，用防己以渗水气，用黄芪以固表虚，生姜、大枣、甘草和中补脾，故诸症因之缓解。由于邪尚未尽，复受风邪，风为阳邪，使水湿蕴热，不但原症复发，且出现牙痛、食少腹胀、苔黄等湿热之症。故二诊时，在原方基础上加石膏以清热、白术以燥湿、厚朴行脾以消腹胀，使诸症又得好转。三诊时，从现症咽痛、脸微肿、腹胀、指关节痛、脉不浮、舌苔黄腻等观察，是风水之邪已不甚重，而内蕴湿热之邪尚不了了，故用银花、桔梗以开之，用刺蒺藜、金铃炭以疏之，用杏仁、厚朴以降之，用连翘、板蓝根以清热，用豆卷、木通、桑枝以利湿，由是而湿热之邪得解，风邪亦得宁息。

六、小结

《内经》曰："诸湿肿满，皆属于脾。""其本在肾，其末在肺，皆聚水也。"在临床上所见水肿病，也的确以肺脾肾三经所发为多。其因于肺者，有肺寒、肺热，或肺被风遏，发为风水，此皆由肺受邪气，制节失常，不能通调水道，下输膀胱，由是而发为水肿。其因于脾者，有脾虚、脾寒、脾湿，或为食积气滞，使脾之运化功能失常，水谷精微不得敷布，因之发为水肿。其因于肾者，或为肾阳不足，或为肾阴亏耗，或为肾家湿热，皆能使关门不利，水饮内溢。肾与膀胱相表里，膀胱气化功能失常，亦能使水无出路而发为水肿。脾肺肾三经亦有同时受病者，亦有其中两经同病者，在临床中亦不少见。其他如所谓肝水、心水，亦系通过脾肺肾三经，始得发为水肿。如肝病传脾、心病及肾等，在治法上除治肝、心本病外，仍应考虑通调脾肺肾三经。此外，尚有血分水肿，大体为血虚或血瘀，水液渗溢于脉道之外。治水之法，《内经》所说"去菀陈莝，开鬼门，洁净府"是也，即是攻下、发汗、利小便三法。张仲景指出："诸有水者，腰以下水肿，当利小便；腰以上水肿，当发汗乃愈。"从以上所举水肿类型来看，三法显然是不足的，更应加入补虚、温里、清热、除湿、消积、行滞等法。总之，应分清证型之阴阳，而分别对证施治，则不致发生错误。

关节疼痛

一、气血不足，筋失濡养关节疼痛

高某，男，成年，1960 年 6 月 8 日初诊。主诉关节作痛，两肩尤觉酸痛，有时惊掣，影响睡眠。诊得脉象细微，舌淡无苔。此系气血不足，筋失濡养，以致筋惕肉瞤。治宜补益气血，柔筋安神兼以疏利之法。

泡参 9 克，茯苓 9 克，当归 9 克，驴皮胶 9 克，生地黄 9 克，玉竹 9 克，菟丝子 9 克，柏子仁 9 克，瓜蒌 1 枚，桑寄生 15 克，甘草 3 克。

6 剂。

6 月 21 日二诊。服上方 6 剂后，关节疼痛即告消失，已能熟睡，但睡中仍时有掣动，脉舌均有好转，仍本前法。

党参 9 克，茯神 9 克，当归 9 克，熟地黄 12 克，白芍 9 克，生地黄 9 克，驴皮胶 9 克，玉竹 9 克，麦冬 9 克，菟丝子 12 克，桑寄生 15 克，甘草 3 克。

服上方数剂后，病即痊愈。

按：本例脉象细微，舌淡无苔，为气血不足之象。血虚则筋失濡养，且《内经》曰"阳气者，精则养神，柔则养筋"，气虚筋亦失常，故此种筋惕肉瞤之象，是气血两虚兼而有之。筋脉僵急，屈伸时则发为关节疼痛。治法用泡参、党参、茯苓、甘草以补气，当归、驴皮胶、熟地黄、生地黄、白芍、玉竹、麦冬、菟丝子以养血柔筋。因其睡眠欠佳，故用柏子仁、茯神以增进睡眠。用瓜蒌、桑寄生以通经络、除风湿，预防外邪乘虚侵犯。

二、肝阴素亏，风动于中关节疼痛

万某，男，成年，1959 年 11 月 7 日初诊。主诉 1952 年即开始左肩关节疼痛，以后发展到左侧颊车部位运动时关节发出响声，疼痛亦加剧，性情急躁，脉象弦数有力。此肝阴素亏，风动于中之象，用养阴息风兼利关节之法。

玉竹 12 克，白芍 12 克，石斛 9 克，山药 12 克，麦冬 9 克，天麻 9 克，钩藤 9 克，桑枝 24 克，藕节 9 克，伸筋草 9 克，甘草 3 克。

服 5 剂后，即收显效。

按：本例性情急躁，脉象弦数有力，系肝阴亏损，阳亢生风之象。《素问》说肝生于左，其关节疼痛部位在左侧，亦应归属于肝病。运动时疼痛加剧者，因肝主筋，肝阴亏损，筋失濡养，故屈伸时筋脉牵引作痛。阴虚则津液不足，关节枯涩，故动则发响。治法用玉竹、白芍、石斛、山药、麦冬以养肝柔筋，用桑枝、藕节、伸筋草以通利关节，加天麻、钩藤以平其阳亢风动之象。

三、阴亏阳亢，气虚肝郁关节疼痛

潘某，男，成年，1971 年 2 月 26 日初诊。主诉周身关节酸痛，头晕眼胀，睡眠不好，心累气短，少腹微痛。舌本干枯，舌上微黄，脉浮弦而短。此肝阴亏损，肝阳上亢，气虚肝郁之候，治宜养肝平肝，补气疏肝。

女贞子 12 克，旱莲草 12 克，白芍 12 克，玉竹 12 克，制首乌 12 克，钩藤 9 克，菊花 9 克，石决明 9 克，党参 9 克，刺蒺藜 12 克，金铃炭 12 克，甘草 3 克。

4 剂。

服上方 4 剂后，周身关节已不疼痛，余症亦缓解。

按：本例头晕眼胀，睡眠不好，舌本干枯，舌上微黄，脉浮，为肝阴亏损，肝阳上亢之象。心累气短、脉短为气虚症状。少腹微痛脉弦，是肝经气郁不舒。肝主筋，肝阴亏损则全身筋脉僵急，屈伸时关节部位即发疼痛，且清阳实四肢，阳气不足，更易导致四肢筋骨作痛。故用女贞子、旱莲草、白芍、玉竹、制首乌以养肝柔筋，用钩藤、菊花、石决明以平肝潜阳，用党参、甘草补气，用刺蒺藜、金铃炭以疏肝。气阴两补，补中兼疏，使筋脉柔和，气机流畅，诸症即缓解。

四、肝血不足，风湿内侵关节疼痛

晋某，男，成年，1971 年 7 月 13 日初诊。主诉右肩关节疼痛，右臂麻木，睡眠不好，全身乏力，食量减少。经西医检查，诊断为肝脏肿大。诊得脉弦细缓，舌上微黄苔。此为肝脏阴血不足，风湿内侵之象。治宜滋养肝血，兼除风湿。

当归 9 克，白芍 12 克，玉竹 12 克，女贞子 12 克，生地黄 12 克，制首乌 12 克，山药 12 克，秦艽 9 克，桑枝 24 克，海风藤 9 克，豨莶草 12 克，甘草 3 克。

4 剂。

服上方 4 剂后，右肩关节已不疼痛，余症亦有改善。

按：本例脉弦为肝病，细为血少，缓为风湿。营血不足，故右臂麻木。肝阴亏损，故睡眠不佳。肝病传脾，故食量减少，食少则周身乏力。邪之所凑，其气必虚，血虚则易导致风湿内侵，而发为关节疼痛。故用当归、白芍、玉竹、女贞子、生地黄、制首乌以滋肝血，用秦艽、桑枝、海风藤、豨莶草以祛风湿，用山药、甘草以益脾胃。意使正气内存，则邪不得干矣。

五、气血不足，肝郁夹湿关节疼痛

卢某，男，成年，1971 年 7 月 30 日初诊。主诉原患胆道感染，右胁区有小包，有痛感，右肩及手关节疼痛，全身有麻木感觉。舌质淡，有水滑苔。左脉细，右脉浮大。此属气血不足，肝郁夹湿，先予疏肝除湿通络。

柴胡 6 克，刺蒺藜 9 克，郁金 9 克，白芍 12 克，香附 9 克，枳壳 9 克，姜黄 6 克，桑枝 30 克，丹参 9 克，豆卷 9 克，苍术 9 克，甘草 3 克。

4 剂。

1971 年 8 月 3 日二诊。服上方后，关节疼痛大有好转，右胁包块亦减小，但尚感微痛，睡醒后翻身只觉全身麻木。脉象同前，舌质淡有细腻苔，前法中加入补益气血之品。

泡参 9 克，当归尾 9 克，炒白术 9 克，茯苓 9 克，白芍 12 克，郁金 9 克，香附 9 克，桑枝 30 克，姜黄 9 克，刺蒺藜 12 克，丹参 9 克，豆卷 9 克，甘草 3 克。

3 剂。

服 3 剂后，诸症大减。

按：本例右胁区有小包作痛，属肝气郁滞。全身有麻木感觉，左脉细，右脉浮大，舌质淡，属气血不足。右肩及手关节疼痛，舌上水滑或细腻苔，系湿邪所致。故先予疏肝除湿通络，后佐以补益气血。用柴胡、刺蒺藜、郁金、香附、枳壳以疏肝，用姜黄、桑枝、丹参以通络，用豆卷、苍术以除湿，用当归尾、白芍、泡参、炒白术、茯苓、甘草补益气血。使气血充足，脉络通畅，湿邪即解。

六、小结

关节疼痛，大体上可概括为内外两方面。

外感六淫之邪，以风寒湿热较为多见。然此四者多交叉出现，如风湿、寒湿、湿热等，或风寒湿三者兼而有之。《内经》以寒气胜者为痛痹，湿气盛者为著痹，风气盛者为行痹。

其发于内的，有气虚、血虚、血热和血瘀。又由于肾主骨，肝主筋，故肝肾之阴不足，或肝气郁滞，即有关节疼痛之症。此外，食停中脘，亦能令人清阳不能实于四肢，而发为疼痛。或痰阻经隧，流注关节，而使人关节疼痛。

关节疼痛之症，常多内外合邪，所谓邪之所凑，其气必虚也。如丹溪说："血热得寒污浊凝滞所以作痛。"李杲说："痛风多属血虚，然后寒湿得以侵之。"故当于临证时细致辨认。

李斯炽医案　第二辑

湿温1（胆囊炎）

陈某，男，68岁，退休职工，1975年11月7日初诊。患者于1个月前即病胁痛腹胀，胸闷不思饮食，四肢乏力，头痛身重，午后低热，小便色黄，大便溏薄。经某医院检查，诊断为胆囊炎。经治疗未见效果，病情更有发展。目前更加少气乏力，面色萎黄不泽，两足已不能任地，进食则呕吐，大便不爽。诊得脉弦细而濡数，舌白腻微黄。吴鞠通《温病条辨》曰："头痛恶寒，身重疼痛，舌白不渴，脉弦细而濡，面色淡黄，胸闷不饥，午后身热，状若阴虚，病难速已，名曰湿温。"其表现之主症，与此颇相类似，故本案应属湿温范畴。

究其病机，胁痛脉弦为肝郁，肝郁乘脾则出现不思饮食，甚至进食即吐，以及腹胀、大便不爽等脾滞现象。脾不健运，则湿从内生，故身体沉重，面色萎黄。湿郁化热，故有午后低热、大便溏薄、小便色黄、脉象濡数、舌腻微黄等湿热见证。脾主四肢，脾为湿热所困则四肢乏力，且《素问·生气通天论》曰："湿热不攘，大筋软短，小筋弛长，软短为拘，弛长为萎。"故有两足不能任地之症。湿热之邪壅于上则头痛，阻于胸中则见胸闷。

综合以上病机分析，本例应属肝郁乘脾兼夹湿热之候。治法当以疏肝运脾、清利湿热为主，用三仁汤加减化裁。疏肝解郁用柴胡、郁金，运脾止呕用厚朴、枳实、白蔻仁、法半夏，清利湿热用枯黄芩、冬瓜仁、木通、滑石，加竹叶以清上，加瓜蒌以宽胸。处方如下：

柴胡6克，枯黄芩9克，滑石12克，厚朴9克，白蔻仁3克，法半夏9克，冬瓜仁12克，瓜蒌20克，木通6克，竹叶9克，郁金9克，枳实9克。

4剂。

11月13日二诊。患者服上方4剂后，呕吐已止，能稍进饮食，大便稍爽，头身疼痛大减，精神亦有好转。但睡眠欠稳，胁间仍疼痛如故。因考虑湿热久羁，最易劫阴，故去柴胡、枯黄芩，加入刺蒺藜、丹皮、白芍，疏肝调气不伤阴分，以茯苓易木通。因其大便稍爽，故以枳壳易枳实，瓜壳易瓜蒌，加重疏理胸胁滞气。处方如下：

刺蒺藜12克，丹皮9克，白芍21克，厚朴9克，法半夏9克，郁金9克，白蔻仁3克，冬瓜仁12克，茯苓9克，瓜壳9克，枳壳9克，竹叶9克，滑石12克。

4剂。

12月7日三诊。服上方已得显效，即续服10余剂。目前诸症大减，饮食增进，二便正常，精神更加好转，胸闷、低热现象均已消除。目前两足已能任地，但尚有腿软感觉，舌上腻苔已退，微觉口中干燥，胁间犹觉不适，多食则胃脘不舒。看来湿热虽基本消退，但肝脾尚不调和，再予疏肝运脾、健胃兼顾阴分之法。

刺蒺藜 12 克，丹皮 9 克，白芍 12 克，郁金 9 克，沙参 12
克，花粉 9 克，山药 12 克，枳壳 9 克，神曲 9 克，茯苓 9 克，
生谷芽 15 克，甘草 3 克。

8 剂。

12 月 24 日四诊。续服上方 8 剂后，诸症已基本痊愈。只微
觉口渴，行走不如昔日之矫健，脉尚微数。此为久患湿热伤阴，
津液不足，筋脉失养之故。拟益胃汤二至丸加减以调理之。

沙参 12 克，山药 12 克，石斛 9 克，芡实 12 克，生谷芽 15
克，白芍 9 克，桑枝 30 克，牛膝 9 克，女贞子 12 克，旱莲草 12
克，麦冬 9 克，花粉 12 克，甘草 3 克。

4 剂。

患者服上方后，即全身恢复健康。经随访数月，情况一直
良好。

湿温 2

魏某，男，59 岁，居民，1946 年 8 月初诊。患者冒雨发病，
身热起伏，目眩欲吐，第二日竟卧床不起。前医按少阳病论治，
连用小柴胡汤 3 剂，汗出而热不解，且愈觉胸脘痞闷，不思饮
食。医者遂以为里有积滞，再进大柴胡汤 2 剂，药后不惟发热未
退，且汗多尿少，神识昏蒙，喉间痰鸣。其家人见病势危笃，一
面准备后事，一面请吾前往急诊，以希万一。余询知其发病情况
及治疗经过，诊得脉象濡缓，舌苔黄而不燥，知所患为湿温病，
其苔黄而润，脉象濡缓，且身热起伏，不为汗解，知其病湿热留
连，仍在气分。叶天士《外感湿热篇》曰："湿热虽久，在一经

不移。"即指此等湿温病而言,以湿性黏滞故也。其神识昏聩,喉间痰鸣等症,皆由湿热酿成浊痰,蒙蔽清窍所致,虽见神昏,亦不可作热入营血论治。乃选用黄芩滑石汤加郁金、石菖蒲。此方辛开苦泄,淡渗利湿,使气化则湿化,小便利而热自退矣。

石菖蒲3克,白蔻仁3克,郁金9克,大腹皮9克,黄芩9克,滑石9克,茯苓皮9克,猪苓9克,通草3克。

二诊。服上方1剂后,其家属来告,虽仍发热汗出,但神志稍清,喉间未闻痰鸣,且小便增多,思饮热水。乃令其按原方再服1剂,两日后患者家属又来相告,喜形于色,说患者发热已退,神志清楚,渐能进食,仅觉肢体困倦乏力,特来邀请再诊一次。见其脉静身凉,惟小便尚微黄,乃改用三加减正气散调脾胃,清余热而善其后。

湿温 3

袁某,女,70岁,居民,1975年8月11日初诊。患者旬前忽患头痛、恶寒、身重、疼痛、食少等症,医以表证论治,予辛温发散药,不但前症未解,反致头部昏蒙胀痛,高热不解,频频咳嗽,鼻孔红烂,食思缺如,已8日未进米饭,身体极度虚弱,且时见神昏谵语,势甚危急。因系街邻,求登门抢救。诊得脉象濡细而弱,根气尚存,舌质淡红,满布白腻苔。

按:此病发自长夏,湿中生热,湿热之邪袭于表卫,故见头痛、恶寒、身重疼痛等症。湿为土之气,湿伤脾土,脾失健运,故见食少。前医未予详审,贸投发表之剂,正如吴鞠通所说:"世医不知其为湿温,见其头痛恶寒,身重疼痛也,以为伤寒而汗之，汗伤心阳，湿随辛温发表之药蒸腾上逆，内蒙心窍则神昏。"湿热蒸腾上蒙颠顶，故头部反见昏蒙胀痛。湿热熏蒸肺系，故频频咳嗽，鼻孔红烂。湿热本已困脾，再加蒸腾上逆，胃气不降，故饮食难入。生化无源，故虚羸少气。湿性黏滞，得热郁蒸于肌表，故高热难解。本例虽见神昏谵语，应为汗伤心阳，湿热之邪乘虚内蒙神窍而致。观其舌腻脉濡及种种见症，病邪主要尚在气分，如妄用营分药反有引邪深入之弊。薛生白说："湿热相合，其病重而速""湿热两分，其病轻而缓"。故治湿热之法，全在分解湿热，然湿为有形之邪，热为无形之邪，治湿温应以除湿为主，使湿去热无所依附，其势必孤矣。幸其人根气尚存，故急以法半夏、厚朴、神曲理气健脾以运中焦之水湿，使能达归于肺。用竹叶、瓜蒌、枇杷叶宣降肺气，以治水湿之上源，使能下输膀胱。用茯苓、冬瓜仁、木通、芦根、滑石、甘草渗利膀胱，以通下焦沟渎，使湿从小便去，即古人所说"治湿不利小便，非其治也"。其中竹叶兼能清心涤热，茯苓、甘草兼能补气健脾，冬瓜仁、芦根、滑石兼能祛热护阴。处方如下：

竹叶9克，冬瓜仁12克，瓜壳12克，法半夏9克，木通6克，滑石12克，厚朴9克，茯苓9克，枇杷叶9克（去毛），神曲9克，甘草3克，芦根9克。

3剂。

8月16日二诊。上方1剂未尽，神志即转清醒，服完3剂后，平时体温已转正常，只在午后还有低热骨蒸现象。白腻苔已退大半，显出舌质嫩红。腹中颇感饥饿，近一二日饮食颇佳。身痛大减，精神好转，已能步行前来就诊。头尚微痛，口微渴，鼻中热气减轻，仍咳，脉弦而濡。此虽湿热大减，但有伤阴之象，观其骨蒸、舌红、口渴，不得谓午后发热纯为湿热所致，其头尚微痛、身痛未除、咳嗽脉弦等，显系表邪未尽，又不得尽谓湿热熏蒸所致。故用青蒿、白薇、知母养阴撤热除蒸，竹叶、银花辛凉透表，瓜壳、桔梗、枇杷叶宣肺止咳，仍用冬瓜仁、茯苓、芦根、甘草清热除湿，兼顾气阴。处方如下：

竹叶9克，瓜壳12克，枇杷叶9克（去毛），冬瓜仁12克，银花9克，白薇9克，茯苓9克，桔梗6克，芦根6克，甘草3克，青蒿9克，知母9克。

2剂。

患者服上方2剂后，诸症退减，后以饮食调理而安。

战汗（急性肺炎）

谢某，女，77岁，退休教师，1972年10月初诊。患者突发高热，微觉恶寒，无汗，头目昏晕，干咳无痰，已数日不能进食，口中烦渴，频频索饮果汁和葡萄糖水，数日来未曾大便，小便色黄。诊得脉象浮大而数，重按乏力，舌干红无苔。

患者因系街邻，平时常来求诊，知其素禀阴亏，有高血压病。从其现症观察，显系风热犯肺，渐欲化热入里之征。其高热、烦渴、尿黄、脉象数大，为温邪已传入气分症状。但尚觉微恶风寒，无汗，知其卫分症状尚未全解。再从头昏脉浮而目眩分析，属表邪未尽，但亦应包含阴虚因素，因表证仅有头昏而无目眩，此则阴虚阳亢，复兼风热之邪，故有头目昏眩之症。脉浮大而数，应属风热，但重按乏力，故知其应兼有阴虚阳亢之象。再从其素禀阴亏、热病伤津及干咳无痰、舌干红无苔等现症观察，阴虚应属无疑。阴液亏耗则胃津缺乏，消化受到影响，故仅索饮水浆，而不能进食。胃气不得下降，且兼食少，故数日不得大便。因尚有表证，不得以胃家实论治而妄用攻下。

治法当以清解气分为主，稍加辛凉透发，并佐以生津和胃。故用知母、芦根、连翘、竹茹以清热护阴，稍加银花、薄荷辛凉透表，用花粉、麦冬以养阴液，用杏仁、枇杷叶以下气止咳，用生谷芽、甘草以和胃调中。处方如下：

银花9克，薄荷6克，知母9克，芦根9克，花粉12克，枇杷叶9克（去毛），连翘9克，竹茹9克，杏仁9克，生谷芽12克，甘草3克，麦冬9克。

2剂。

二诊。患者服上方2剂后，诸症得以改善，热势稍缓，精神转佳，能进少许饮食，已能勉强撑持下床。但仍干咳不止，渴而思饮。

因患者急于弄清所患何种病，即雇三轮车去某医院，经医院透视检查，确诊为急性肺炎。因途中颠簸，复感风寒，刚返回家中，即感手足逆冷，继而昏迷不醒，小便失禁，举家惊慌。因其年事过高，认为系虚脱症状。其家人亦粗知医理，一面准备急煎人参、附子以回阳，一面急来求诊。初去时见患者昏睡在床，面色苍白，四肢逆冷，指甲发青。诊其脉已不似前之浮大而数，重按乃得沉数之脉。患者肾气向来充足，而今命门之脉仍然根气尚足。因思魏柳州曾说："脉象双伏或单伏而四肢逆冷或爪甲青紫，欲战汗也。"此因风温之邪欲解，而复受寒气郁遏，邪正交争之时，不得因其有昏迷失溲之症而即谓之虚脱。其昏迷失溲者，是因去医院检查过程中元神受扰之故也。明代方隅《医林绳墨》

说："当战不得用药，用药有祸无功。"乃对其家属说：不可乱用人参、附子，亦不可频频呼唤再扰其元神，从其脉象判断，并非危症。乃守护片时，见患者眼目渐睁，并自述口中烦渴。想仲景《伤寒论》桂枝汤条下有啜粥以助汗之训，叶香岩《外感温热篇》亦说："若其邪始终在气分留连者，可冀其战汗透邪，法宜益胃，令邪与汗并，热达腠开。"患者已多日缺少谷气，其胃中空虚可知，乃令其家属煮米取浓汤加入葡萄糖以益胃增液助其战汗。

三诊。翌日，其家属又来舍求诊说，昨日服浓米汤葡萄糖液后，晚上即全身抖战，继而汗出，今日精神爽快，体温正常，知饥欲食，但仍干咳思饮，小便微黄，大便未解。诊得脉又转浮大，但不似前之疾数，舌质红净无苔，已不似前之干燥，面色亦稍转红润。自述已无恶寒感觉，头目昏晕现象亦有减轻，全身无力。知其温热之邪通过战汗已衰其大半，目前应以养肺胃之阴为主，并兼透其余邪。处方如下：

玄参9克，麦冬9克，桔梗6克，菊花9克，桑叶9克，沙参9克，枇杷叶9克（去毛），竹茹12克，百合12克，甘草3克，杏仁9克，生谷芽12克。

3剂。

四诊。服上方3剂后，诸症继续减轻，但饮食尚未完全恢复正常。全身乏力，微咳，舌仍红净，脉仍浮大，拟参苓白术散加减以善其后。

泡参9克，白术9克，茯苓9克，百合12克，莲子12克，桔梗6克，麦冬6克，枇杷叶9克（去毛），芡实12克，甘草3克，瓜蒌20克。

4剂。

患者服上方 4 剂后，饮食增进，诸症消失。经随访至 1975 年 12 月，她已 81 岁，仍然比较健康。

少阳坏证（化脓性胆管炎）

黄某，女，53 岁，工人，1975 年 5 月初诊。患者右胁及腹部突发剧痛，寒热往来，呕不能食，目睛发黄，口苦咽干，小便黄少，由某医院诊断为化脓性胆管炎。经汗下失治，已数日未进饮食。目前神色衰败，身体重困，转侧亦无力，语音低微不清，时发谵语，视物昏花，双目若定，大便失禁。脉象弦细欲绝，舌质灰黑少津，上布干黄腻苔。从其胁腹剧痛、寒热往来、口苦、咽干、目眩、呕不能食等症来看，显系邪在少阳。其目睛发黄，小便黄少，为湿热郁于半表半里所致。本应以清利少阳湿热，和解表里为治，但前医竟以发热为感冒症状，而妄用汗法。《伤寒论》少阳篇中，早有"发汗则谵语"之戒，而前医又以发热谵语、口苦咽干、小便黄少、目睛发黄等症，认为瘀热在里，又妄用下法，以致洞泄不止，大便失禁。汗下两损阴阳，不但前症未解，加之数日未进饮食，脏腑精气本已无生化之源，再加病邪与药物之耗伤，故出现神色衰败、身重无力、语音低微、双目若定等危险症状，其脉象弦细欲绝，舌质灰黑少津，上布干黄腻苔，亦符合少阳湿热、气阴两损之证。《伤寒论》曰："凡柴胡汤证而下之，若柴胡证不罢者，复与柴胡汤。"故治法仍应以小柴胡汤为主方。此种虚中夹实之证，若过于扶正，则有壅邪之弊，过于祛邪，则有损正之虞。故以白晒参两补气阴，重用柴胡、黄芩以和解少阳，以白芍和营养阴，缓解腹痛，用茵陈以祛湿热，用枳壳以疏理肝脾，用法半夏以降逆止呕，加生姜、大枣、甘草和中以调营卫。处方如下：

白晒参9克，柴胡15克，枯黄芩12克，白芍12克，茵陈12克，枳壳12克，法半夏9克，生姜3片，大枣4枚，甘草6克。

4剂。

二诊。患者服上方4剂后，诸症大减，腹泻停止，能进饮食，自觉全身稍有力气，能坐起诉说病情，近两日睡眠甚差，脉稍转有力，舌上津回。再本前方减白晒参、柴胡、枯黄芩、枳壳、甘草各3克，加入牡蛎、龙骨潜阳以敛精气。

白晒参6克，柴胡12克，枯黄芩9克，白芍12克，茵陈12克，枳壳9克，法半夏9克，生姜3片，大枣4枚，牡蛎12克，龙骨9克，甘草3克。

4剂。

患者后来登门相告，服上方4剂后，诸症即消失，只感身体衰弱，后注意饮食调养而恢复正常。1977年初，她又患此病，仍以小柴胡汤合四逆散加减，服数剂即愈。

湿　痰

谢某，男，成年，学生，1945年9月初诊。患者连日来疟疾按时而发，先服小柴胡汤4剂无效，反觉烦渴加剧。再服小柴胡汤合白虎汤3剂，疟亦未止，体力更感不支，乃求诊于余。询知其居处卑湿，喜食生冷。其疟发时虽口渴思饮，但喜热畏冷。疟止后面色淡黄，倦怠乏力。并诊得脉象弦细，苔白舌润。综观诸症，应属寒湿素盛，脾阳被抑之征。古有"疟病不离少阳"之说，此是就标证而言，而其病本则常发自太阴，故又有"无痰不作疟""无积不成摆"之说。盖脾为生痰之源，太阴脾湿，故泛痰成疟。脾主运化，太阴脾寒，故积滞成摆。谢君之疟即为脾寒，绝非柴胡、白虎汤所能治者。遂仿《金匮要略》疟病篇所附之柴胡桂姜汤加减，用散寒燥湿以治太阴之本证，和解表里以治少阳之标证。处方如下：

柴胡 9 克，桂枝 6 克，干姜 9 克，黄芩 9 克，天花粉 9 克，苍术 9 克，草果仁 3 克，甘草 3 克。

2 剂。

二诊。服上方 2 剂后，疟疾发作时症状大为减轻，惟口唇疱疹溃烂，是邪气有外达之机。仍用原方，去草果，加茯苓 9 克。

三诊。患者续服上方 2 剂，疟疾即未见再发，继用六君子汤调理善后。

（本案根据胞兄克光供稿整理）

潮热 1（白细胞减少状态）

张某，男，成年，工人，初诊。患者先病发热头痛，经西医检查体温 38.9℃，白细胞每立方毫米 3200 个，诊断为病毒性感冒，即服用病毒灵、复方阿司匹林，并注射 201、黄连素等药物。7 天后体温开始下降，但自觉午后潮热，查体温 37.5℃ 左右，白细胞下降为每立方毫米 3000 个，再用以上药物则效果不显。潮热持续不退，迁延一个月余，渐至四肢委软无力，口渴少津，头部昏痛，身腰疼痛，不思饮食，睡眠甚差，小便少黄。再去医院检查血液,白细胞下降为每立方毫米 2300 个,患者思想异常紧张,经人介绍来我处就诊。诊得脉象浮濡而数,舌质干红少津,舌心有黄腻苔。就其症状分析,头疼身痛,为表邪未解之症;不思饮食,小便黄少,舌苔黄腻为湿郁化热之象;舌质干红,口渴少津,睡眠甚差,头部昏晕,又为热甚伤阴;阴津耗伤,筋脉失养,故腰部疼痛,渐至四肢萎弱。综合诸症分析,应为风湿热三者合邪伤阴之候。其午后潮热,为湿热与阴虚两者兼而有之,故潮热持续不退。其脉象浮濡而数,亦符合阴虚兼夹风湿热之证。此种证型,甚少成方可据,因补阴则恐滋腻,渗湿又虑损阴,发表则恐耗液,清热又虑生湿,矛盾错综复杂,甚难处理,而此种情况临床上又较为常见。余以往曾摸索再三,在祛风、除湿、清热、养阴药中反复推敲,选用祛风而不峻、渗湿而不燥、清热而不寒、养阴而不腻的药物,运用于此类病证,往往取得良好疗效。今仍本此意,选用防风、淡豆豉、银花以撤其表,其中淡豆豉兼能除湿,银花兼能清热。用茯苓、桑枝以除湿而不损阴,其中茯苓兼能补助脾胃,桑枝兼能强健筋骨。用芦根、连翘以清热,其中芦根兼能除湿,连翘兼能走表。用麦冬、玄参、花粉、山药、甘草以补阴助气,其中麦冬、玄参养阴而不腻,花粉兼能除湿热,山药、甘草能补益胃气。处方如下:

防风 9 克,淡豆豉 9 克,芦根 9 克,花粉 12 克,茯苓 9 克,银花 9 克,连翘 9 克,桑枝 30 克,麦冬 9 克,玄参 9 克,山药 12 克,甘草 3 克。

4 剂。

二诊。服药后全身似微有汗,3 剂后潮热即退,体温基本恢复正常。经医院检查血液,白细胞已上升为每立方毫米 3150 个。

舌上黄腻苔渐退，诸症亦稍减。但仍感头昏，四肢乏力，口干少津，睡眠不好，饮食尚未恢复。此热病伤阴之后遗现象，当以养阴益胃为主，兼顾清热除湿。

玄参 9 克，麦冬 9 克，莲米 12 克，山药 12 克，知母 9 克，百合 12 克，花粉 12 克，石斛 9 克，生谷芽 12 克，芡实 12 克，银花 9 克，茯苓 9 克，甘草 3 克。

4 剂。

三诊。服上方 4 剂后，诸症续减，未见潮热现象，以后即停药数日。近来又觉头昏严重，四肢乏力、口干腰痛、饮食欠佳、睡觉不稳等症有所增加。经医院检查血液，白细胞又下降至每立方毫米 2700 个。此阴精未复，突然停药，治病如逆水行舟，不进则退之故。再本前法，重在养阴益胃。

石斛 9 克，玄参 9 克，麦冬 9 克，花粉 12 克，葛根 9 克，芡实 12 克，莲米 12 克，百合 12 克，女贞子 12 克，钩藤 9 克，牡蛎 12 克，甘草 3 克。

4 剂。

四诊。续服上方 5 剂，头昏症状基本消失，腰痛亦缓解，四肢已觉有力，未见潮热现象，饮食亦稍有改善。7 天后检查血液，白细胞增至每立方毫米 4300 个。目前尚感睡眠不好，腰部微痛。再予养育肾阴以增强体质，用六味地黄丸合二至丸加减调理。

生地黄 9 克，丹皮 9 克，茯苓 9 克，泽泻 9 克，山药 12 克，菟丝子 12 克，花粉 12 克，麦冬 9 克，石斛 9 克，牡蛎 12 克，女贞子 12 克，旱莲草 12 克。

4 剂。

患者服上方 4 剂后，身体即基本康复。随访 4 个月，他已正常工作，未曾发病。

潮热 2（不明原因发热）

蒋某，男，40 岁，技术人员，1974 年 3 月 22 日初诊。患者 2 月 22 日开始头痛发热，经治疗后，除头痛稍有缓解，发热一直不退。曾经几个大医院检查，均不明原因。其发热每于午后即持续上升，徘徊于 37.5℃～39.5℃，至天明前才逐渐下降，使用大剂量激素效果亦不显著。发热时自觉鼻中有热气上冲，鼻内干燥。现头尚微疼，胸部闷痛，面黄乏力，食欲大减，痰多色白，颌下淋巴结肿大，睡眠不好，小便微黄。舌质红，根部有黄腻苔，脉象浮细而数。

从现症分析，其人起病应为湿邪聚于内，风热伤于外，始发头痛剧烈，为风热上攻之象。初始即应祛风清热渗湿并进，总由治不得法，不但使表邪未解，更令湿与热合，留恋日久，阴液耗损，湿热乘虚深入于阴分，故有如此顽固的午后晚上潮热之症。现症头尚微痛，脉浮细数，鼻内干燥，应属风热未解、阴分受损之候。风邪束于外，湿热蒸于内，故自觉鼻中有热气上冲。湿热蕴蒸，酿成痰液，不及炼成黄稠即频频吐出，故痰多色白。其面黄乏力，小便黄，舌根黄腻，亦属湿热深伏阴分之象。其颌下淋巴结肿大，应属湿痰蕴结，风热上攻而成瘰疬之证。热邪内伏，阴分暗耗，故睡眠不好。根据以上分析，治当透风于热外，渗湿于热下，并佐育阴消瘰之法。选用银花、淡竹叶以祛风清热，用白薇、知母、沙参以育阴退热，用浙贝母、玄参以祛痰消瘰，加甘草以和中顾正。处方如下：

银花 9 克，淡竹叶 9 克，茯苓 9 克，冬瓜仁 12 克，芦根 9 克，白薇 9 克，佩兰叶 9 克，知母 9 克，沙参 9 克，浙贝母 12 克，玄参 9 克，甘草 3 克。

2 剂。

4 月 8 日二诊。患者服上方 2 剂后，潮热即退，乃停服激素。续服上方 5 剂，午后及晚上体温一直正常，头已不痛，饮食增加，精神转好，体重亦有增进，痰液大减，颌下淋巴结肿大亦渐消退，胸中闷痛消失，睡眠好转。小便尚微黄，多食则腹胀嗳气，口鼻微干，舌质红，根部稍黄腻，脉浮微弦。仍本前方意，撤去风药，加行气生津之品。

花粉 12 克，沙参 12 克，茯苓 9 克，冬瓜仁 12 克，佩兰叶 9 克，厚朴 9 克，浙贝母 9 克，生谷芽 12 克，茵陈 12 克，刺蒺藜 9g，甘草 3 克。

2 剂。

患者服上方 2 剂后，其病即痊愈。

潮热 3（阿狄森病）

江某，男，46 岁，干部，1965 年 9 月 24 日初诊。患者 6 年前即患午后潮热，面色暗黄，腹部并有藓疮样色素沉着，此起彼伏，眠食俱差，消瘦乏力。经西医检查诊断为阿狄森氏病、肺结核、神经衰弱等病。曾辗转求医，未见明显效果。现症仍午后低热，头部昏胀，食欲不振，睡眠欠佳，身僵乏力，视物模糊成双影，心累心慌，面色萎黄晦暗，小便发黄，排尿时自觉尿道有痒感。脉象弦数，两尺无力，舌质深红而干，舌苔黄腻。

据以上症状分析，头部昏胀，睡眠欠佳，身僵不舒，视物模糊，脉象偏弦，尺脉无力，舌质深红而干，应属肝肾阴亏之象。肾水不能上济心火，故有心累心慌之症。其面色萎黄、食欲不振、全身乏力、小便发黄、尿道发痒、午后低热、舌苔黄腻等，为兼有湿热滞气之候。阴易耗而难养，此类本虚标实之证，若徒事滋阴，不但有远水不救近火之感，且使湿热有胶结难解之弊。首先用清热除湿行气兼顾阴分之法，故用茅苍术、藿香、青蒿、淡竹叶、连翘、黄芩等清热除湿，佐花粉、芦根于清热除湿中寓有育阴之意，再加郁金、枳壳、厚朴以行气。处方如下：

茅苍术 9 克，藿香 9 克，青蒿 9 克，淡竹叶 9 克，连翘 15 克，黄芩 9 克，鲜芦根 30 克，郁金 9 克，枳壳 9 克，厚朴 9 克，花粉 12 克。

6 剂。

10 月 4 日二诊。患者服上方已见小效，午后低热有所减轻。视力模糊无进展，仍体疲乏力，脉象弦细而数，舌苔厚腻。仍本前方方意，多从肝脾二经考虑。

青蒿 9 克，连翘 15 克，枯黄芩 9 克，枳壳 9 克，谷芽 9 克，豆卷 15 克，刺蒺藜 9 克，丹皮 9 克，青葙子 9 克，决明子 15 克，钗石斛 9 克。

6 剂。

10 月 11 日三诊。患者午后低热情况已渐趋正常，但尚不巩固，视力稍有改善，余症亦有缓解，舌苔已不太厚。仍本前法，加重退虚热之品。

青蒿 9 克，银柴胡 6 克，胡黄连 4.5 克，枯黄芩 9 克，连翘

9 克，刺蒺藜 12 克，青葙子 9 克，决明子 15 克，花粉 9 克，甘
草 3 克。

6 剂。

10 月 16 日四诊。午后低热已基本控制，现觉口中干燥，饮
食精神均有好转，视力稍有改善，但尚昏花，脉象细数。此标证
渐缓，改用育阴涵肝清热之法，并注意育阴少用滋腻、清热少用
苦燥之品。

生地黄 12 克，牡蛎 15 克，连翘 9 克，知母 9 克，胡黄连
4.5 克，银柴胡 6 克，青蒿 9 克，玄参 9 克，决明子 12 克，女贞
子 15 克，酥鳖甲 9 克，旱莲草 15 克。

7 剂。

10 月 23 日五诊。患者午后低热情况已消除，余症亦缓解，
食欲大增，精神好转。但口中仍觉乏津，视力尚未完全恢复，且
自觉阴中潮湿，脉象弦细而数，舌质红，苔黄而干。仍属肝肾阴
虚、湿热未尽之候，再予养育肝肾、兼除湿热之法。

生地黄 12 克，白芍 12 克，玉竹 12 克，石斛 12 克，枸杞 9
克，丹皮 9 克，泽泻 9 克，茯苓 12 克，山药 15 克，焦黄柏 9
克，石决明 15 克。

再拟以下丸方，以巩固疗效。

苏条参 30 克，茯苓 3 克，生地黄 60 克，制首乌 60 克，酥
鳖甲 30 克，玄参 60 克，山药 6 克，女贞子 30 克，厚朴 30 克，
胡黄连 15 克，地骨皮 30 克，杭白芍 60 克，银柴胡 30 克，麦冬
30 克，青蒿 30 克，知母 30 克，旱莲草 60 克，甘草 15 克。

上方诸药，共研为细末，炼蜜为丸，每丸重 9 克，每日早中
晚各用温开水送下 1 丸。

该患者后调至甘肃工作，1977年春节因出差来成都，顺便到我家探望。他说，前方尽剂后，前症已完全消失，10多年来未发低热。

湿热互结

李某，男，16岁，学生。1963年3月，患者随校下乡劳动，月余觉胃脘痞胀，时而疼痛拒按，每于食后加重，甚则坐卧不宁，延续半月。劳动结束后，乃步行返校，中途脘痛频作，渐次转剧，捧腹蜷缩于道旁数十次。途中曾解大便1次，有蛔虫1条，便后稍觉痛缓，乃急急回城，至某地段医院诊治。医者询问病情，认为时痛时缓、疼痛拒按、得食加重、便虫后减轻均为虫痛之表现，即用川楝子、贯众、大黄之类驱虫。连服数剂，并未见虫体排出，仍疼痛如故。乃更医，又诊为胃肠结石，用大承气汤全方每日1剂，虽连服4日，亦毫无起色。乃急来我处求治。察其舌苔黄白相兼，白多黄少，厚而津润。再详询病因，始知在农村劳动时，多食生冷蔬菜瓜果。

按：此证病因与舌苔，应为辨证之主要根据。过食生冷蔬菜瓜果，损伤脾阳，致成中寒，再因脾失健运，饮食不化精微而变成积滞。其苔白多黄少，厚而有津，亦属寒湿互结之象。寒实阻于胃肠，不通则痛，故发为疼痛拒按。得食壅气则痛更甚，排便畅气则痛稍缓，寒结则蛔不安，故便蛔。大承气汤苦寒攻下，虽能泻实而不能除寒。故处方以温脾汤加减。

干姜6克，大黄6克，广木香6克，草果仁6克，附片6克，甘草3克。

2剂。

患者服上方2剂后，解溏便少许，胀痛即止。

（本案根据胞兄克光供稿整理）

中寒（柯兴征）

解某，女，成年，干部，1964年11月17日初诊。患者于当年盛夏时加夜班工作，因天气酷热，3个人吃了一洗脸盆冰糕，翌日即感胸中痞闷不舒，口渴不思饮水，时冷时热。患者30余岁，素未生育，体态肥胖。求医，以表实论治，予大剂辛散发表药，遂致大汗出。以后即大汗不止，低热持续不退，并常发咽喉疼痛，舌苔发黑。前医又以热证论治，给大量清热药物。不但前症未解，经闭、头晕、失眠、气短、怕冷等症状相继出现。又连续注射雄性激素，症状亦未能改善，更出现环口生须、腿上长毛等男性特征，身体也更加发胖。1964年11月底，到某医院检查，诊断为肾上腺皮质功能亢进，即柯兴征，并说她最多只能活5年。患者情绪紧张，经介绍来我处就诊。

就诊时，见患者身体肥胖，虚汗不止，面白气短，环口生须，腿上长毛如男子。自述头晕，失眠，咽痛，怕冷，胸中抑郁，时时悲啼，胃中觉冷。诊得脉象滞涩，舌黑而润。

根据上述病史及症状分析，其人素体肥胖，中阳不足，兼之盛暑，伏阴在内，而竟恣意食冰，致寒气凝塞中土。中阳不运，故见胸中痞闷。阳不化水，则口渴不思饮水。中焦为营卫生化之源，营卫失调，故寒热杂作。当此之际，应以温中散寒为治，而反予大剂辛散发表药物，以致更伤营卫，卫气不固，故大汗不止。营阴内耗，故出现低热不退、咽喉疼痛等虚热症状。舌黑而润为水极似火之象，前医竟误作热证治疗，给大量清热药物，以致阴寒之气更加积于胸腹。《素问·调经论》曰："厥气上逆，寒气积于胸中而不泻，不泻则温气去，寒独留，则血凝泣，凝则脉不通，其脉盛大以涩，故中寒。"中焦虚寒，故胃中益冷。浊阴之气上逆，故见头晕失眠等症。清阳不能实于四肢，故四体清冷，少气乏力。血为寒凝，故见经闭脉涩。其胸闷抑郁，时欲悲啼，其症有似脏燥者。正如魏念庭论述甘麦大枣汤治脏燥证所说："世竟言滋阴养血，抑知阴盛而津愈枯，阳衰而阴愈燥。"故知此方用甘药以缓急，颇适于阳衰阴燥。而本例阴寒太盛，如骤用大剂辛热，亦恐有格拒之虞，故勉用甘麦大枣汤合小建中汤，温中缓燥，扶中土以运四旁。其环口生须、腿上长毛等男性特征，系注射男性激素所引起，建议停止注射，以冀其缓缓恢复。处方如下：

浮小麦30克，桂枝9克，杭白芍9克，大枣6枚，饴糖24克，生姜6克，炙甘草15克。

2剂。

11月22日二诊。患者服上方5剂后，已见小效。右尺脉极微弱，考虑其久病必伤肾气，故增入炒杜仲、益智仁以扶肾阳，加玉屏风散以固表止汗，再加当归补阴血以培阳气。处方如下：

浮小麦18克，桂枝9克，黄芪18克，防风9克，杭白芍9克，当归9克，炒杜仲12克，白术9克，益智仁6克，大枣4枚，生姜6克，炙甘草6克。

4剂。

11月26日三诊。诸症续有好转，汗稍止，低热渐退，胸中颇觉安和。仍食少乏力，痰多少寐。再拟双补脾肾、温中祛痰安神之法。

潞党参 12 克，黄芪 15 克，当归 15 克，茯苓 15 克，炙甘草 3 克，法半夏 9 克，广陈皮 9 克，炙远志 6 克，炒枣仁 9 克，沙苑子 9 克。

5 剂。

12 月 13 日四诊。上方加减续服 14 剂，目前睡眠转安，痰量大减，饮食略增。但仍面白少气，怕冷脉微。当予扶脾强肾、温运中焦、补益气血为治，以促其早日恢复。

潞党参 12 克，桂枝 6 克，黄芩 15 克，杭白芍 12 克，炒杜仲 15 克，当归 15 克，川芎 15 克，茯苓 15 克，白术 9 克，杭巴戟 9 克，补骨脂 9 克，炙甘草 3 克。

4 剂。

1965 年 1 月 17 日五诊。上方加减续服 17 剂后，精神转佳，生须长毛情况有所减轻。目前胸胁苦闷及失眠情况又较突出。再本前方意，加入疏肝安神之品。

潞党参 12 克，桂枝 6 克，当归 12 克，白术 9 克，炙甘草 3 克，炒柴胡 6 克，杭白芍 12 克，川芎 9 克，炙远志 6 克，炒杜仲 15 克，生枣仁 9 克，黄芪 9 克，桑寄生 15 克。

5 剂。

2 月 24 日六诊。上方加减续服 18 剂后，诸症均已改善。但因表虚，近日为风寒所感，又加头痛、鼻塞、流涕、纳差等症，用疏风运脾法。因表虚不耐发表，故加杭白芍以制之。

炒荆芥 6 克，防风 9 克，钩藤 9 克，厚朴 9 克，甘草 3 克，法半夏 9 克，青皮 9 克，薄荷 6 克，茯苓 9 克，杭白芍 9 克。

2 剂。

3 月 4 日七诊。服上方 2 剂后，感冒即解。目前气血渐充，面色好转，身体稍觉有力，黑苔已退，舌质淡红少苔，两尺脉尚有根气。仍有怕冷、咽痛、头晕、微汗等症。再予脾肾阴阳双调之法。

泡参 12 克，桂枝 6 克，杭白芍 1 克，茯苓 9 克，白术 9 克，菟丝子 15 克，沙苑子 15 克，枸杞 9 克，桑寄生 9 克，大枣 3 枚，炒杜仲 12 克，山药 15 克，炙甘草 3 克。

6 剂。

3 月 26 日八诊。服上方 12 剂后，疗效尚佳，诸症缓解。近日因饮食不慎，复感风邪，现头痛，咳嗽，纳呆，腹胀，舌上微白苔。再予疏风肃肺、燥脾行气之法，仍加白芍以制之。

炒荆芥 6 克，防风 9 克，厚朴 9 克，陈皮 6 克，法半夏 9 克，茯苓 9 克，杏仁 9 克，苍术 9 克，制香附 9 克，酒白芍 9 克，甘草 3 克。

2 剂。

4 月 2 日九诊。服上方 2 剂后，感冒、纳呆等症即退。目前感胸胁痞闷不适，头部尚觉昏晕，关节微痛。此肝气尚不条达，再拟疏肝平肝、健脾运脾、通利关节之法。

刺蒺藜 12 克，杭白芍 9 克，丹皮 9 克，桑枝 12 克，青皮 9 克，陈藕节 12 克，天麻 6 克，茯苓 9 克，炒谷芽 12 克，枳壳 9 克，甘草 3 克。

2 剂。

4 月 11 日十诊。服上方 2 剂后，已觉胸中开豁，头晕、肢痛等症亦缓解，自觉肢体逐渐康复有力。但有时仍有自汗，头顶及四肢怕冷的情况仍然存在，尤以气候突然变化表现明显，右尺仍弱。患者要求拟丸药以巩固疗效，仍以脾肾双补为治。处方如下：

党参 30 克，白术 60 克，茯苓 30 克，山药 30 克，黄芪 30 克，桂枝 15 克，当归 30 克，法半夏 15 克，淫羊藿 15 克，巴戟天 15 克，枣仁 15 克，厚朴 15 克，杭白芍 30 克，补骨脂 15 克，益智仁 15 克。

上方诸药，共研为末，合蜜为丸，每次服 9 克，每日 2～3 次。

患者服上药后，发胖得以控制，体力更有恢复，胡须及腿毛逐渐消失。经医院检查，柯兴氏征已基本向愈，但身体总不如病前强壮，随时易患感冒，且头顶四肢畏冷症状未得解除。近几年中，还有几次反复，经患者兄长解医生用补气血、温脾肾之法均得缓解。本例患者随访至 1976 年 6 月，12 年来仍能正常生活，并能从事一般家务劳动，头顶四肢冷感已解。

中风 1（脑血栓形成）

胡某，男，成年，退休工人，1973 年 1 月 29 日初诊。患者于 1 月 27 日突然左手足失灵，神志模糊不清，语言蹇涩，口角流涎。当即送入该厂医院，由该厂医院邀请有关医院进行联合会诊，确诊为脑血栓形成。

两日后，患者由于心跳太快，病势危急，已下了病危通知，家属和医院请我会诊。初去时，见患者昏睡在床，神志不清，口中喃喃自语，唇缓不收，口角流涎，叫其伸舌尚能勉强合作，但不能伸出口外，且舌体颤动，舌质红净而滑，面色微红，右手足尚能自由伸缩，左手足则始终不能活动。

据其家属说，患者以往即有心动过速病史。诊其脉象浮细而滑数，尤以左寸为甚。综合脉症分析，应属中医之中风急症。因患者以往有心动过速病史，考虑其素有心阴亏损之疾，未能及时治疗，心阴愈亏则心阳愈亢，由于"心藏神""主语""其华在面"，故心脏之阳热上冲，则使神不能藏，产生幻觉，而出现喃喃自语、面色微红等症状。且阳热上亢最易夹痰动风，舌为心之苗窍，其反应在舌之部位，为舌体不能自由伸缩和颤动等风痰阻窍之象。风痰蒙蔽心窍，则神志迷糊。心为肝之子，心脏之病波及肝脏，亦同时兼见肝阴亏损、阳亢生风之象。由于"肝主筋""其用在左"，肝之阴血不足，使筋脉不得濡养，故使左手足不能自由伸缩，口唇筋肌松弛，而出现唇缓不收、口角流涎等症状。同时舌质红净而滑，为阴夹痰。脉象浮细而滑数，亦符阴亏阳亢夹痰生风之征，其左寸反应最为明显，说明其主要发病部位是在心脏。综合脉症分析，诊断为心阴亏损、阳亢生风、夹痰阻窍。确定的治则是养阴柔筋通络、潜阳安神息风、豁痰开窍涤热。药用丹参、麦冬、玉竹、女贞子、桑枝、白芍、甘草等，以养育心肝之阴并兼以柔筋通络，用牡蛎、钩藤、茯神、柏子仁等以潜阳安神息风，用远志、竹茹、石菖蒲以豁痰开窍，用知母以涤痰热。处方如下：

丹参 12 克，玉竹 12 克，麦冬 9 克，女贞子 12 克，白芍 15 克，牡蛎 12 克，钩藤 12 克，茯神 9 克，柏子仁 9 克，远志 6 克，竹茹 12 克，石菖蒲 6 克，知母 9 克，甘草 3 克。

4 剂。

2月12日二诊。患者服上方后，其神志逐渐清楚，左侧手足渐能活动，已能坐起来解小便，面色潮红已退。但精神困乏，口干不思饮食，自觉心中累跳慌乱。舌质淡净，脉象已不似初诊时之滑数，出现浮细而弱之象。此风阳夹痰之势已得缓解，心窍已稍开豁，阳热之势虽缓而正气又感不支。其精神困乏，口干不思饮食，心中慌乱累跳，舌质淡净，脉象浮细而弱均为气阴两虚之象。故于前方中去潜阳清热豁痰药物，加意调补气阴，扶脾益胃。

大红参6克，白芍9克，石菖蒲6克，桑枝30克，丹参12克，麦冬9克，柏子仁12克，花粉12克，茯苓9克，玉竹12克，莲子15克，甘草3克。

3剂。

2月19日三诊。服上方3剂后，精神显著好转，幻觉消失，神志十分清楚，已能坐起来自述病情，左侧手足已活动自如，心中已不觉累跳慌乱。但口中仍觉干燥，饮食仍感无味。舌质淡红而干，脉象稍转有力，根气尚好。此为邪去正衰，气阴亏耗之象，与其病前身体素质亦有关系，应缓缓调理才能逐渐恢复。立方以调补气阴、扶脾益胃为主。

大红参6克，麦冬9克，山药12克，茯苓9克，莲子15克，芡实15克，白术9克，白芍9克，谷芽12克，扁豆12克，神曲9克，百合15克，甘草3克。

3剂。

患者服上方3剂后，饮食已得改善，口干亦缓解，精神情况更加好转。后以此方加减，续服30余剂，即完全康复，行动自如，无后遗症。他曾于5月返老家探亲，并无不适感觉。随访至

1975 年 9 月，均较正常。

中风 2（脑血管意外）

严某，男，76 岁，农民，1975 年 10 月 2 日初诊。患者突发手足麻木强硬，足不能行，手不能握，口眼向左歪斜，舌强语塞，呃逆连声，神志昏糊。经当地医院检查，其收缩压在200mmHg 以上，诊断为脑血管意外，建议送大医院抢救。因其家属考虑到家里经济情况，不拟住院治疗，遂经人介绍，来我处求诊。其症状除如上述外，还询知平素痰多，近来更吐出大量白色泡沫痰，大便中亦混杂如痰样的白色黏液，发病前饮食明显减少，白天亦嗜睡，前因动怒而卒发。诊得两手脉均浮弦而滑，叫其张口，尚能勉强张开，但舌头不易伸出，舌体上滑液甚多，大便中亦杂痰液。脉舌均滑，显系湿痰为患。脾为生痰之源，其发病前由于脾运更衰，水湿停滞，故饮食减少，痰液增多，湿痰蒙蔽清阳，故白昼嗜睡。加之动怒引肝气上逆，遂致痰随气升，堵塞清窍，故神志昏糊。痰阻筋隧，筋脉失养，故见手足麻木强硬，口眼向左歪斜。痰阻舌根，故见舌强语塞。痰阻中焦，以致阳气不得发越，故呃逆连声。《金匮翼》论中风之证说："即痰火食气从内而发者，亦必有肝风之始基，设无肝风，亦只为他风已耳，宁有卒倒、偏枯、歪僻等症哉。"经云"风气通于肝"，又云："诸风掉眩，皆属于肝。"从本例中风患者来看，其病因虽为脾湿生痰而发，但与肝脏确有密切关系，从其发病诱因观察，是为怒引肝气上逆而发。从其发病表现观察，多属筋脉僵急之症。肝主筋脉，如平素肝阴充足，肝气条达，纵有湿痰为患，亦不至如此猖獗，故本例应为湿痰而兼夹肝虚之证。现夹痰浊如此胶固，应以温中健脾化痰开窍为主，佐以养肝平肝通络之法，选用温胆汤加减。

法半夏 9 克，茯苓 9 克，化橘红 9 克，枳壳 9 克，竹茹 9 克，远志肉 6 克，石菖蒲 6 克，麦冬 9 克，牡蛎 12 克，桑枝 30 克，牛膝 9 克，甘草 3 克。

4 剂。

10 月 6 日二诊。服上方 3 剂后，其神志已渐清楚，白天已无昏睡现象，手足麻木僵硬及口眼歪斜情况明显减轻。痰量大减，说话较前清楚。但舌尚不能伸出口外，呃逆稀疏，胸闷噫气，饭量增加。仍本前法，加重疏肝柔筋。

刺蒺藜 12 克，丹皮 9 克，白芍 12 克，桑枝 30 克，竹茹 12 克，法半夏 9 克，远志肉 6 克，陈皮 9 克，茯苓 9 克，枳壳 9 克，石菖蒲 3 克，石斛 9 克，甘草 3 克。

4 剂。

患者服上方 4 剂后，即基本恢复正常。随访至 1977 年 7 月，未见复发，仍能参加一般劳动。

中风 3（脑血栓形成）

赵某，男，老年，退休职工，1976 年 3 月 13 日初诊。患者于 1976 年 2 月底突发眩晕呕吐，随即转入昏迷，经当地医院检查，诊断为脑血管意外——脑血栓形成。经抢救后，其眩晕、呕吐、昏迷症状均有改善，但仍神志不清，仅偶尔能认识亲人，痰涎较多，舌体僵硬，语言难出，有时亦能说话，但含糊不清，瞳孔散大,左侧瘫痪,每天仅能进一二两饮食,前几日大便先硬后溏,最近几天未解大便,小便黄少。舌黑有黄厚腻苔,脉象浮滑微数。患者家住天津,其子曾随我学医,因此急将症状写信告我,求处方以救危急。

据述症状,舌质发黑,颇似阴血虚极之象。肝其用在左,肝脏之阴血不足,则血不荣筋而成偏瘫。从现症推测,其人应为素禀肝阴不足之体,其发病之初为阴亏肝旺动风之象,气血并走于上,故见眩晕呕吐。再从其苔黄厚腻、小便黄少、前几日大便先硬后溏等分析,又知其素禀湿热。湿热久羁则炼成痰浊,肝风夹痰,上蒙清窍则见神识昏迷,痰阻舌根则舌强语塞。气逆于上,湿阻中焦故饮食甚少,食少复加气不下降,故近几日不能大便。其脉象浮滑微数,亦符阴虚夹风之候。此病病机复杂,颇难下手,养阴则碍湿,除湿则伤阴,且阴易耗而难养,大有远水难救近火之感。目前气血并逆于上,先救垂危为当务之急,勉用养肝潜阳、豁痰开窍兼以除湿通络之法,并宜慎重选药,伺病机转化,再议治法。处方如下:

法半夏9克,茯苓9克,竹茹12克,牡蛎12克,白芍12克,枳实9克,钩藤12克,桑枝30克,牛膝9克,石菖蒲9克,瓜蒌20克,琥珀6克(冲),冬瓜仁12克,花粉12克,郁金9克,甘草3克。

3月24日二诊。其子来信说,其父于3月17、18两日服药两剂,病情已大有起色。目前神志、语言较前清楚,痰量大减,左手足原不能动,现左手已可摸到前额,双下肢能屈不能伸,尤其左腿稍伸则剧痛,已解出黑色溏粪,小便转为淡黄,舌黑稍减,黄厚腻苔逐渐剥落,舌尚不能伸出口外,饮食仍少,脉象转为濡数。西医给服扩张血管药物，并注射青霉素、链霉素，以控制肺部感染。前方已见效果，病情已有转机，看来湿热渐撤，积痰已稍开豁，阴液渐复，气亦有下行之势，故舌苔厚腻、小便黄少、舌强语蹇、半身瘫痪、神识昏迷、大便不解等症均有缓解。但从脉象濡数、食少、大便黑溏等分析，应属湿热尚未退尽，且舌尚不能伸出口外，亦属积痰未清之象。其双下肢屈伸不利，左手足活动不灵，动则痛剧，此以肝主筋，肝阴尚亏，阴液不能柔润筋脉之故。治法除继续扫清湿热、荡涤顽痰外，重点以滋养肝阴为主。因湿热尚存，育阴又不得过于滋腻，并注意饮食宜清淡，忌食肥腻物。处方如下：

桑枝 30 克，花粉 15 克，芦根 9 克，瓜蒌 20 克，牡蛎 15 克，石菖蒲 9 克，牛膝 9 克，山药 15 克，茯苓 12 克，竹茹 12 克，女贞子 12 克，甘草 3 克，川贝母粉 9 克（冲）。

患者服上方数剂后，其子来信说，其父的病情更有明显好转，神志更加清醒，已能认字，并能握笔写字，左上下肢已可活动，只是微有抖颤，舌头已可伸出口外，吐痰甚少，食量增加，二便正常，黄腻黑苔已消失，脉象平和略数。嘱其仍参照上方服用。于 1977 年 12 月询问得知，只遗左侧手足不太灵活，除年老体弱活动甚少外，原病未曾复发。

中风 4（脑出血）

王某，男，60 岁，干部，1969 年 1 月初诊。患者素有腰膝酸痛、头晕失眠、耳鸣咽干等症。最近因思想紧张，随时处于恐惧之中，遂至猝然昏倒，当即送该厂医院进行抢救，诊断为脑出血。因病情危重，特来邀我前去会诊。见患者昏睡病床，面部发红，喉间痰声漉漉，牙关紧闭，由家属叙述了以往病史。诊得脉象浮弦而大，左尺脉重按似有似无，撬开牙关，用电筒观察舌象，见舌苔红赤，上有滑液。此由患者素禀肾阴亏损，腰为肾之府，肾主骨，故平时即有腰膝酸痛。肾生髓，脑为髓海，肾开窍于耳，肾精不充，复加肝阳上亢，故见失眠、脑转、耳鸣等症。肾脉络于舌本，肾中阴液不足，则咽喉干燥。肾阴本已亏耗，再加恐惧伤肾，使肾精更加受损。肝肾同源，肾精愈亏，则肝阳愈亢，肝阳愈亢则阳热上冲，热盛炼痰，阳亢生风，风痰交阻，故见猝然昏倒、面部发红、喉间痰涌、牙关紧闭等症。其脉浮弦而大，左尺脉重按似有似无，舌红苔滑，亦符肾阴不充、肝风夹痰证。《内经》曰："治病必求其本。"此病肾阴亏损为本，肝风夹痰是标，治当以滋养肾阴为主，潜阳息风、豁痰开窍为辅。故以六味地黄丸以养肾阴，加牡蛎、龙骨、白芍以养肝潜阳息风，再加石菖蒲、远志、竹茹以豁痰开窍。意使阴足阳潜，风静痰消，则诸症可冀缓解。因病情危重，嘱以急煎，频频灌服。

生地黄 12 克，丹皮 12 克，泽泻 12 克，茯苓 12 克，山药 15 克，枣皮 12 克，牡蛎 12 克，龙骨 12 克，石菖蒲 9 克，远志肉 6 克，竹茹 12 克，白芍 2 克。

3 剂。

二诊。患者服上方 3 剂后，神志已稍清醒，吐痰黏稠，面红退减，已能开口讲话。但仍舌强语塞，右侧手足能稍伸展，左侧尚不能动。脉仍浮弦，但左尺脉已较明显，舌象同前。仍本前方，加桑枝 30 克、牛膝 9 克。

3 剂。

三诊。患者神志更转清醒，痰量减少，说话已能听清，身体已转活动，只左足尚不能动，饮食增加，睡眠尚可，脉象稍转柔和，舌质红净，滑液不多。再本前方，减去石菖蒲、远志肉，加玉竹 12 克、玄参 12 克，以增强养阴柔筋之力，4 剂。

此次出诊，适逢天降大雪，归途中感冒风寒，我卧床不起。3 天后，他的家属又来请诊，我已不能再去。询其病情，知又有好转，嘱守服原方。1 个月后，患者康复出院，特来我家致谢。据他说，上方续服 10 余剂后，身体已基本恢复正常。目前只遗左足颠跛，要求再处方以巩固疗效。仍以六味地黄丸加龙骨、牡蛎、白芍、桑枝、牛膝、甘草与之。

本例随访至 1974 年，5 年来甚少患病，只左足有些颠跛。1974 年后，他因调省外工作，则无从问津矣。

肝　风

资某，男，40 岁，干部，19 71 年 1 月 19 日初诊。患者头晕头热，左偏头痛，左面发麻，晚上耳鸣，目睛胀痛，睡眠甚差，心慌心累，全身僵痛，胸部疼痛，时欲呕吐，性急易怒，动怒则两手颤抖，腿软足冷。脉象浮而无力，舌质干红无苔。

《内经》曰："诸风掉眩，皆属于肝。"本例由于肝阴不足，阳热循足厥阴肝经上冲颠顶，故见头晕头热。肝其用在左，肝脏之阴血不足，故发为左偏头痛及左面发麻。肝开窍于耳，藏魂，主筋，肝脏阴虚阳亢，故见目睛胀痛，睡眠甚差，阴虚筋脉失养，则全身僵痛。肝胆相连，胆经循耳前后，夜属阴，阴虚则阳亢，胆经热循胆经上逆于耳，故晚上耳鸣。肝藏血，心主血，肝虚血无所藏，则心无所主，故见心慌心累。其脉象浮而有力，舌质干红无苔，亦符阴虚阳亢之证。肝阴虚则肝气易滞，肝脉上贯膈，肝经气滞，则胸部疼痛，郁火冲胃，则时欲呕吐。故《灵枢》经脉篇主肝所生病者，有胸满呕逆诸症。肝在志为怒，肝失条达，则性急易怒。本已阴虚于下，再加恼怒，血菀于上，以致上盛下虚而发为腿软足冷。本已阳亢于上，再加怒引肝火上逆，以致肝风内动而发为两手抖颤。综合诸症，本例应为阴虚肝郁、阳亢动风之候。治当育阴潜阳，疏肝降逆。故用女贞子、旱莲草、白芍、玉竹以养育肝阴，用龙骨、牡蛎潜阳息风，用金铃炭、延胡索、柴胡、青皮、郁金以疏肝解郁，加法半夏以降逆止呕。处方如下：

女贞子 12 克，旱莲草 12 克，白芍 12 克，玉竹 12 克，龙骨 12 克，牡蛎 12 克，金铃炭 9 克，延胡索 9 克，柴胡 6 克，青皮 9 克，郁金 9 克，法半夏 9 克。

4 剂。

3 月 30 日二诊。患者服上方 4 剂后，效果明显。乃续服十余剂，自觉诸症大大缓解，即停止服药，两个月来，一般情况尚好。最近突然原病复发，除头不热、眼不胀外，余症仍在，更加口干咳嗽之症。脉象浮弦，舌质干红。春病在肝，肝病易于春日复发，总由肝阴不充之故。应重在养阴潜阳，稍加止咳清润之品。

钩藤 12 克，白芍 12 克，玉竹 12 克，制首乌 12 克，法半夏 9 克，牡蛎 1 克，龙骨 12 克，生地黄 12 克，竹茹 12 克，瓜壳 12 克，甘草 3 克，山药 12 克。

4 剂。

5月19日三诊。患者服上方4剂后，诸症减退，乃续服20余剂，自觉无病，乃停药观察。1个多月来尚属正常，但又于最近微觉左偏头痛，头微晕，腹内微觉胀气，为防其复发，又来诊治。仍拟育阴潜阳、疏肝降逆之剂以巩固之。

女贞子12克，旱莲草12克，白芍12克，玉竹12克，山药15克，牡蛎12克，刺蒺藜12克，丹皮9克，青皮9克，厚朴9克，法半夏9克，钩藤12克。

6剂。

患者服上方6剂后，诸症已经消失。追踪随访两年，未见反复。

半身不遂（脑血管瘤破裂并蛛网膜下腔出血后遗症）

许某，女，32岁，医生，1976年5月14日初诊。患者于1988年12月30日突然语言蹇涩，左手颤抖，口角流涎，口眼向右歪斜，头部剧痛如针刺，继则呕吐黄水，小便失禁，左手握固，呈半昏迷状态，左侧上下肢偏瘫。立即送某医院抢救，诊断为脑血管瘤破裂并蛛网膜下腔出血。因颅内压过高，曾做腰椎脊髓穿刺，并用降压、镇静、脱水、止血等药物，病情得以控制。后遗左侧上下肢不灵活，左半身感觉迟钝，肌肉酸痛，温度明显低于右侧，走路时左足甩动，口眼向左歪斜，口角流涎，说话不清楚，头部定处刺痛，经治疗无效，乃于1969年2月出院。改用针灸治疗达3年之久，左足甩动情况有所改善，但左足仍内翻，走路颠跛，余症则仍在。诊得脉象弱涩，舌质暗淡。此证在王清任《医林改错》中论之甚详，其论半身不遂、口眼歪斜、口角流涎、小便失禁、语言蹇涩等，皆责在元气虚衰。结合本例脉弱舌淡，同属气虚无疑。但本例患者头部定处刺痛，脉涩舌暗，再结合脑部有出血病史考虑，其中夹瘀可知。王氏立补阳还五汤，用治半身不遂、口眼歪斜、语言蹇涩、口角流涎、大便失禁、小便频数、遗屎不禁等症，是针对气虚夹瘀而设，于本例颇为对症。然王氏虽从事人体解剖，毕竟由于条件的限制，尚不能完全知其详尽，其立方乃从经验而来。从现代生理解剖探讨，本例先由脑血管瘤破裂并发蛛网膜下腔出血，导致出血部位脑组织的破坏和周围脑组织受血肿压迫推移，后期则为瘀血停滞于脑组织而引起运动、感觉、语言等中枢障碍而发。故本例重点在于逐瘀，兼以补气，故将补阳还五汤中之黄芪分量大为削减，而加重逐瘀药物分量。处方如下：

黄芪 12 克，赤芍 9 克，川芎 6 克，当归尾 9 克，地龙 9 克，红花 6 克，桃仁 6 克。

2 剂。

5 月 18 日二诊。试服上方 2 剂后，自觉手足稍转灵活，舌质仍淡，脉象细涩。再本原方，加入桑枝 30 克、牛膝 9 克。

6 月 10 日三诊。续服上方 12 剂后，手足更加灵活，已能从事针线活，口角不流涎，说话较前清楚，左脸感觉亦转灵敏，头部和左侧肌肉均不疼痛。患侧温度仍明显低于健侧，自觉疲乏，舌淡净，脉细涩。此瘀积稍减，正气不足之象又显得突出，乃于前方意中，加重补气药物。

太子参 12 克，黄芪 1 克，白术 9 克，茯苓 9 克，香附 9 克，当归尾 9 克，赤芍 9 克，川芎 6 克，桃仁 6 克，红花 6 克，鸡血藤 12 克，甘草 3 克。

6月24日四诊。患者服上方14剂，服至6剂时，自觉手足关节均疼痛，患侧手指尖胀，续服则胀痛消失，手足亦灵活，左足内翻现象亦较前改善，两手温差明显缩小，平时口眼无歪斜现象，只在张口笑时右嘴角微朝上歪，左脸感觉尚未完全恢复，精神较佳，舌质淡红，脉稍转有力，用补正、逐瘀、通利三法并进。

当归尾9克，赤芍9克，川芎6克，桃仁6克，红花6克，地龙6克，黄芪15克，太子参12克，桑枝30克，姜黄9克，威灵仙9克，牛膝9克。

10月5日五诊。服上方12剂后，各方面又有明显好转，手足关节更加灵活，左足内翻情况更加改善，已能使用缝纫机，口眼亦完全恢复正常，患侧温度与感觉仍不如健侧。因自觉情况良好，即停药2个月，停药期间未见反复。最近因感冒、鼻塞流涕来诊，右脉较有力，左脉仍沉涩，只宜前方意中加温通药物。

苏条参9克，黄芪12克，当归尾9克，地龙6克，桑枝30克，红花6克，桃仁6克，姜黄9克，桂枝6克，威灵仙9克，牛膝9克，赤芍9克，川芎6克。

11月2日六诊。服上方2剂后，感冒即解。又本上方加减共服14剂，走路已无偏跛现象，说话清晰，患侧感觉渐恢复，只温度不一，天气转冷尤甚。舌尖尚微强，左足尖尚不灵活，脉虽稍转有力，但仍嫌不足，舌质淡红。再按原法加服大活络丸。

苏条参12克，白术9克，茯苓9克，当归9克，赤芍9克，川芎6克，桂枝6克，丹参12克，桑枝30克，牛膝9克，姜黄9克，甘草3克，桃仁6克。

加服大活络丸，每日早晚各1粒。

1977 年 8 月 28 日随访，据她说，服上方 10 剂和大活络丸 10 粒后，诸症即基本消失，以后因受孕停药，做人工流产后，情况亦始终稳定，一直坚持全天工作，半年多来，未见反复。目前只觉左侧手足温度微低，足趾尖微麻木，余无异常。《医林改错》在补阳还五汤后，有脚孤拐骨向外倒是不能治愈之症的说法，观此例则不尽然。只要准确辨证施治，结合现代生理解剖，用药亦间有治愈者。

㖞僻（面神经瘫痪）

汪某，女，24 岁，小学教师，初诊。患者口眼歪斜已 1 个月余，经西医检查诊断为面神经瘫痪。现症口眼向右歪斜，口不能张，右眼闭合困难，右侧面部不能活动，左侧面部感觉迟钝，左边嘴皮发肿，头部昏痛，性急易怒，口鼻干燥，大便秘结，口苦尿黄。脉象弦数，舌红苔黄。

按其症状，性急易怒、口苦尿黄、脉象弦数，为肝胆郁热之征，郁热循肝胆之脉上达头部而发昏痛。胃经积热故大便秘结，足阳明胃经之脉，起于鼻之交頞，共口环唇，胃热上冲，故口鼻干燥，嘴唇发肿。其舌红苔黄亦符火热之象，热盛生风，循肝胆经与胃脉上逆，而发为口眼㖞斜之症。沈目南说："㖞僻者邪犯阳明、少阳经络，口眼歪斜是也"，颇符本例证型。肝其用在左，肝经受邪，故左侧唇肿，左脸麻木。《金匮要略》有"邪气反缓，正气即急，正气引邪，㖞僻不遂"之说，即受邪部位经脉弛缓，受健侧之牵引，其经脉紧急，口眼歪斜部位反在健侧。故本例左侧受邪，反致口眼向右歪斜，右眼闭合困难，右侧面部不能活

动。根据以上分析，故本例应以疏肝胆与胃中郁热兼以祛风缓急
为治。疏肝胆与胃中郁热用刺蒺藜、丹皮、薄荷、菊花、枯黄
芩、酒炒大黄，疏风用钩藤、蝉蜕、僵蚕、全蝎、防风，缓急用
葛根、白芍、甘草。处方如下：

刺蒺藜 12 克，丹皮 9 克，薄荷 6 克，菊花 9 克，枯黄芩 9
克，酒炒大黄 6 克，钩藤 12 克，蝉蜕 6 克，僵蚕 9 克，全蝎 3
克，防风 9 克，葛根 9 克，白芍 12 克，甘草 7 克。

4 剂。

二诊。服上方 4 剂后，口眼已不歪斜，口肿微消，已稍能张
开，但右眼尚不能闭合，右脸肌肉仍不能活动，头痛减轻，但仍
昏晕，口干尿黄，大便干燥，脉数稍减，舌稍转淡，中有黄腻
苔。此热邪稍退，风势渐缓，其舌中黄腻为热中尚夹湿邪之象。
仍本前方意，酌加清利湿热之品。

刺蒺藜 12 克，丹皮 9 克，白芍 12 克，葛根 9 克，酒炒大黄
6 克，僵蚕 9 克，全蝎 3 克，花粉 12 克，冬瓜仁 12 克，防风 9
克，菊花 9 克，芦根 9 克，甘草 3 克。

三诊。右眼已能闭上，右脸肌肉已能活动，右侧嘴唇尚不能
活动自如，唇肿已消，左脸已有知觉，心情已稍开豁，大便正
常，有阵发性头晕，口鼻仍觉干燥。脉象微弦不数，舌红中心微
黄，腻苔已退，再予疏解郁热，柔筋祛风。

钩藤 12 克，菊花 9 克，刺蒺藜 12 克，丹皮 9 克，白芍 12
克，葛根 9 克，僵蚕 9 克，全蝎 3 克，薄荷 6 克，知母 9 克，甘
草 3 克。

8 剂。

四诊。口眼已全部正常，只觉左侧面部肌肉不及右侧活动，

尚感鼻中干燥，余症已基本消失。脉象正常，舌红无苔。此为热病耗阴之故，再予疏肝祛风、益胃柔筋之品，以助其恢复。

刺蒺藜 12 克，丹皮 9 克，僵蚕 9 克，葛根 9 克，白芍 12 克，花粉 12 克，玉竹 9 克，麦冬 9 克，石斛 9 克，山药 12 克，甘草 3 克，沙参 12 克。

4 剂。

患者服上方 4 剂后，诸症消失，自觉一身轻快，欣然返回工作岗位。随访数月，均一直正常。

中　痰

郝某，女，76 岁，工人家属，1976 年 12 月 22 日初诊。患者平素喘咳痰多，两手微痛，曾在某医院确诊为肺气肿。10 日前因多吃冷烧饼，遂发胃痛，不思饮食，迁延数日，咳喘大作，痰多而稠，大便亦几日不解，小便黄少而热，全身肌肉均肿硬疼痛，触之则惊叫，手不能动，两足亦不能任地。由某医院连续注射青霉素 1 周，未见效果。经街邻介绍，由家属背负前来求诊。患者呻吟不已，语言不清。诊得两手尺肤板硬，重按脉象弦滑而数，舌苔黄腻而多滑液。综观诸症，应属中痰，若不及时救治，恐痰阻心窍而发昏厥。此缘其人痰湿素盛，流注于手太阴肺经，故平时即有两手微痛之症。前因多吃生硬难化食物，使脾运呆滞，故发为不思饮食，胃脘疼痛。脾不行水则肿胀作矣，脾不能升清，则胃不能降浊，而便秘之症成矣。水饮停积中焦，迁延日久，聚液成痰，老痰未去而新痰又生，痰涎壅盛，故咳喘大作。痰郁化热，故痰质稠黏。小便黄热，脉象弦滑而数，舌苔黄腻而滑，亦均属热痰之征。脾主肌肉四肢，食困中焦，痰阻经隧，故有全身肌肉硬痛、手足难以屈伸、动触之则痛剧等症。痰阻舌根，故语言不清。综合以上分析，本案当以化痰通络、消食涤热为治，故予二陈汤，胆南星、竹茹和胃祛痰，多用桑枝、丝瓜络以行气通络，用枳实、大黄以消积涤热。处方如下：

法半夏9克，茯苓9克，陈皮9克，胆南星9克，竹茹12克，桑枝30克，丝瓜络4寸，枳实12克，大黄6克，甘草3克。

2剂。

12月25日二诊。服上方2剂后，泻下大量臭秽黑粪，粪中有如痰样滑液，随即诸症大减，咳喘渐平，手足已能自由行动，肌肉松弛，无紧痛感觉，饮食增进，神态自若，已步行前来就诊。小便渐多，色仍深黄，痰涎大减，质地已不黏稠，两手尚觉微痛，胃中尚有隐痛。再本原方意，加入消食之品。

法半夏9克，茯苓9克，陈皮9克，竹茹12克，桑枝30克，丝瓜络4克，生谷芽15克，枳实9克，酒炒大黄6克，甘草3克，神曲9克。

二剂。

1977年2月3日三诊。患者服上方2剂后，又下臭粪若干，自觉康复如常，只有时出现咳嗽吐痰现象，1个月来均较正常。近来因生气，觉少腹两侧有条状拱起，咳痰增多，口苦，小便微黄，右手又微觉僵痛，但饮食始终如常。此肝气郁热所致，拟疏肝行气、清热化痰法，以防其复发。

柴胡6克，白芍12克，枳实9克，广木香6克，黄连6克，郁金9克，法半夏9克，茯苓9克，青皮9克，金铃子12克，厚朴9克，桑枝30克，甘草3克。

4剂。

头痛（脑型肺吸虫病）

李某，男，17岁，学生，1975年1月21日初诊。患者近几日来，头左侧后部阵发性剧痛，左眼红肿羞明，白睛满布红丝，热泪盈眶，右眼较轻微，口中干苦，小便发黄。诊得脉象弦数，舌红少苔。据其所述症状，纯属肝热夹外风所致，用清肝平肝凉血疏风法。

桑叶9克，菊花9克，蝉蜕6克，知母9克，钩藤9克，代赭石9克，牛膝9克，生地黄9克，赤芍9克，蚕砂9克，防风9克，甘草3克。

2剂。

2月1日二诊。服上方2剂后，诸症均有所减轻，但停药后仍复发如故。曾去某医院检查，查得白细胞每立方毫米7900个，嗜酸性粒细胞17%，淋巴细胞42%，并询知其喜食生蟹，乃做肺吸虫皮试，试验结果为阳性，诊断为脑型肺吸虫病。经口服苯妥英钠及颅痛定，未见效果。1月29日又去另一医院检查，肺吸虫皮试仍为阳性，并在痰液中查出肺吸虫卵，进一步确诊为脑型肺吸虫病。

目前除眼中白睛红丝稍退外，初诊时头痛等症状仍然存在，同时又出现肝区疼痛、心烦咳嗽等症。就其症状分析，应属肝气郁热犯肺兼夹外风之证，但据西医检查，又确属肺吸虫为患。初诊时按中医辨证施治，症状只得暂时缓解，说明本病如纯按中医传统治法，只能缓解由肺吸虫引起的某些症状，如不配合杀虫进行治疗，则难以彻底根治。在这一思想指导下，拟在辨证论治的基础上，加入杀虫药物。故在前法中加入疏肝止咳药，再加榧子、使君子、金铃子、百部以杀虫，其中金铃子兼能疏肝，百部兼能止咳。处方如下：

钩藤 12 克，菊花 9 克，蝉蜕 6 克，薄荷 6 克，榧子 10 枚，枯黄芩 9 克，使君子 9 克，桑叶 9 克，金铃子 9 克，丹皮 9 克，百部 9 克，刺蒺藜 12 克。

3 剂。

2 月 23 日三诊。服上方数剂，头痛眼肿等症即消失。昨日因吃羊肉，今日晨起又见眼睛红肿，头部又发阵痛，脉象又复弦数，大有复发之势。再按 2 月 1 日方义处理。

菊花 9 克，蝉蜕 6 克，木贼 9 克，青葙子 9 克，使君子 9 克，枯黄芩 9 克，榧子 8 枚，川楝子 9 克，桑叶 9 克，钩藤 12 克，甘草 3 克，薄荷 6 克。

5 剂。

3 月 6 日四诊。服上方 5 剂后，头痛眼肿等症又告消退，只觉口干，饮食欠佳，要求处方以巩固疗效。再予清肝杀虫益胃之品，处方如下：

钩藤 9 克，菊花 9 克，使君子 9 克，金铃子 9 克，桑叶 9 克，山药 12 克，生谷芽 12 克，白芍 9 克，木通 6 克，沙参 9 克，甘草 3 克。

2 剂。

患者服上方 2 剂后，经医院检查，肺吸虫皮试已转为阴性，痰中亦未发现肺吸虫卵。随访至 1976 年 5 月，未见复发。

眩晕1（浸润性肺结核）

黄某，女，26岁，干部，1959年6月13日初诊。患者于1955年即开始患肺结核，曾经咳血，服雷米封和对氨基水杨酸则引起腹泻，两个月前透视，仍有浸润性肺结核。长期以来头部眩晕昏痛，极易晕倒，身体消瘦，面色㿠白，食少，失眠，精神不佳，易犯感冒，月经虽每月皆至，但经来少腹坠痛。脉象虚弦，舌心微黄。从现症分析，饮食不振、服药易引起腹泻。身体消瘦、面色㿠白、精神不佳等症，应属脾胃阳气不足之象。血为气之母，经来失血，使阳气更加不足，下陷而为小腹坠痛。脾虚水湿难化，故舌心微黄。脾虚更加脾湿，则更易形成食少、腹泻等症。脉象虚弦为肝阴亏损、肝气郁滞之象。足厥阴肝经上连巅顶，阴亏阳亢，虚风上扰，故出现失眠眩晕、头部昏痛。本案兼有气虚，清阳不升，故眩晕头痛之症长期未能了了。且肝郁逆气冲肺，肺主皮毛，使皮毛失于固护，故易患感冒。其心累心跳系气阴不足所致。患者体质已极衰弱，病机又较复杂，补阳气又恐虚阳更亢，补阴液又恐助寒腻湿，疏肝则虑耗正，燥湿又虑伤阴。因思此类患者，补气不宜峻猛，育阴不宜寒柔，疏肝不宜克伐，除湿不宜损液。且脾胃为生化气血之源泉，故当以脾胃为重点，慎重选药，待脾运得健，再图议治。用茯苓、扁豆除脾湿而不损阴，并用玉竹、牡蛎育肝阴以潜亢阳，玉竹炒过，可减其滋腻之性，用刺蒺藜疏肝而不伤正，白芍敛肝和营以固表。患者虽经西医诊断为肺结核，但因肺痨日久，五脏精气日渐消烁，目前所表现症状，多在肝脾两脏，故应从调理肝脾入手。方中以补脾为重点，即喻补土生金，健中土以灌四旁之义。处方如下：

刺蒺藜 12 克，杭白芍 12 克，牡蛎 9 克，炒玉竹 12 克，茯苓 9 克，炒山药 12 克，炒扁豆 15 克，鸡内金 6 克，甘草 3 克。

4 剂。

7 月 29 日二诊。服上方 7 剂后，目前眩晕大减，食欲增进，1 个多月来未发生感冒、腹泻现象，精神较好，面色已渐红润，但在劳动后仍感心累，午后仍觉头昏，失眠情况未见改善。脉仍虚弦，舌净无苔。此肝脾已得初步调整，湿邪已去，因痨伤精气，宜五脏阴阳平调法，以冀余症缓解，身体康复。故用泡参、山药、天冬、甘草以平调脾肺之阴阳，枸杞、生地黄、牡蛎、菟丝子以平调肝肾之阴阳，茯神、远志、石菖蒲、柏子仁以平调心脏之阴阳，其中柏子仁去油，以防腹泻。处方如下：

泡参 9 克，山药 15 克，天冬 9 克，枸杞 9 克，生地黄 9 克，菟丝子 9 克，牡蛎 15 克，茯神 9 克，远志 6 克，石菖蒲 4.5 克，柏子仁 6 克（去油），甘草 3 克。

7 剂。

11 月 23 日，患者因其他病来诊，她说，服上方 7 剂后，诸症若失，以后即停止服药，4 个月来，精神均较好，大便始终未见溏泄，已可伏案工作。

眩晕 2（梅尼埃综合征）

徐某，女，成年，干部，1970 年 2 月 13 日初诊。患者时发眩晕，每发则呕吐不止，睡觉不能正卧和左侧卧，只能偏向右侧卧，走路时亦不自觉地往右侧偏倾。每在读书看报时，眩晕立即发作。以往曾患过肺结核，现已钙化。肝脏微大，血色素和红细胞均低于正常值。平时尚有耳鸣眼花、性急易怒、手指随时痉挛不得屈伸等症。近来眩晕呕吐频发，两目白睛微红，心烦，尿黄，经西医诊断为梅尼埃综合征。诊得脉象浮大而数，舌红少苔。此应属肝脏阴血不足，阳亢化火生风之象。肝主筋，开窍于目，肝脏之阴血不足，血不荣筋则手指拘挛，目不受血则两眼昏花。肝其用在左，肝血不足，故左侧躯体失调。阴虚则易阳亢，阳气并走于上，肝气上逆则易怒，胆气上逆则耳鸣，胃气上逆则呕吐。且阳亢最易化火，故现目赤、心烦、尿黄等症。火盛则易动风，《内经》说"诸风掉眩，皆属于肝"，阳热随足厥阴肝经上达颠顶，而成此肝风眩晕之症。读书看报用脑，引动阳气上升，最易诱发。其脉象浮大而数，舌红少苔，亦符阴虚阳亢化火生风之征。治当益血养肝、潜阳息风、清热和胃。本"治风先治血"之义，用当归、制首乌、白芍、生地黄、女贞子、玉竹等重在补益肝血，用钩藤、牡蛎、珍珠母以潜阳息风，用枯黄芩、知母以清热散火，用法半夏、甘草以和胃降逆。处方如下：

当归9克，制首乌12克，白芍12克，生地黄9克，玉竹9克，女贞子12克，钩藤12克，牡蛎12克，枯黄芩9克，珍珠母9克，知母9克，法半夏9克，甘草3克。

4剂。

3月3日二诊。患者服上方4剂后，觉病情减轻，乃续服4剂，自觉诸症悉退。眩晕一直未发，读书看报口念文件均无不适感觉，已无呕吐现象，且食欲大增，精神颇好，睡觉走路均如常人，乃停药十余日。最近又觉头微发昏，肝区微痛，时发干咳，脉象浮弱，舌质干红。此风阳虽暂宁息，但阴精尚属不充，肝气尚欠条达。仍本前方意，加入疏肝理肺药物以巩固之。

制首乌 15 克，女贞子 12 克，白芍 12 克，生地黄 9 克，玉竹 9 克，钩藤 12 克，牡蛎 12 克，枯黄芩 9 克，刺蒺藜 1 克，金铃炭 12 克，川贝母粉 6 克（冲），甘草 3 克。

4 剂。

患者服上方 4 剂后，各症都消失。以后停药观察，未见反复。

水逆（梅尼埃综合征）

王某，男，58 岁，工人，1974 年 7 月 4 日初诊。患者突于最近头晕眼花，不思饮食，口中干燥，但饮水即吐，小便不利，曾经西医检查确诊为梅尼埃综合征。诊得脉象濡软乏力，舌质淡，上有白腻苔。见患者形体消瘦，少气懒言。结合舌淡脉软，知其素禀阳气不足。时当盛夏，暑邪更伤元气，以致中阳不振，脾神困顿，使水谷难以运化。水饮停滞中焦，脾胃升降失调，故出现不思饮食、饮水即吐等症。《素问·灵兰秘典论》曰："膀胱者，州都之官，津液藏焉，气化则能出矣。"今阳气不振，气化失司，不但使小便不利，且使津液不能上承而发生口干现象。《金匮要略》曰："假令瘦人，脐下有悸，吐涎沫而颠眩者，此水也。"故知其头晕眼花为水饮上逆所致。再从脉濡舌腻观察，其为水湿内停更无疑矣。《伤寒论》曰："渴欲饮水，水入则吐者，名曰水逆，五苓散主之。"故以五苓散通阳化气行水为主，加入藿香芳香醒脾以止吐，再加厚朴以降逆，甘草以和中。处方如下：

桂枝 9 克，白术 9 克，茯苓 9 克，猪苓 9 克，泽泻 9 克，厚朴9克，藿香9克，甘草3克。

2剂。

7月6日二诊。患者服上方2剂后，诸症均减，小便通利。晨起有如戴帽感觉，饮食尚未完全恢复，手足乏力，脉象软弱，舌上白腻。此虽有阳行水化之势，但正气颇嫌不足，清阳不能充分达于颠顶，故晨起有如戴帽感觉。清阳不能实于四肢，故手足乏力。仍应以通阳行水之法，加入补气和胃之品，于前方中加党参、神曲。处方如下：

桂枝9克，白术9克，茯苓9克，猪苓9克，泽泻9克，厚朴9克，藿香9克，党参9克，神曲9克，甘草3克。

患者服上方2剂后，即完全康复。随访至1976年1月，均未见复发。

攀睛（翼状胬肉）

杨某，女，35岁，军人家属，1970年7月31日初诊。患者左眼内眦至黑睛部位有一呈锐角三角形胬肉突起，其色黄而带赤，锐角直贯黑睛。自述几个月来发展甚快，已极大地影响视力。内眦部位有赤脉如缕，左眼痛痒多泪，性急易怒，心烦尿黄，口苦口干。脉象弦数，舌红少苔。西医诊断为翼状胬肉。此应属中医攀睛之症，古谓此症多因阳亢积热，或肺与大肠两经病变。然从本案现症观察，目赤疼痛，眼痒多泪，心烦尿黄，口中干苦，脉象弦数，舌红少苔，均属肝经风热之象。肝其用在左，病在左目，更应从肝经考虑。此病因于平时性急易怒，肝经素有郁火，再加感受风热，肝开窍于目，致使肝经风热壅遏于目，气血瘀阻而生胬肉。治当疏风清热、凉肝退翳，故用桑叶、菊花、蝉蜕、青葙子、谷精草以散肝经风热，木贼升散郁火，赤芍、密蒙花凉血以消赤肿。其中蝉蜕、青葙子、谷精草、密蒙花、木贼均有退翳之功。处方如下：

蝉蜕9克，桑叶12克，青葙子12克，密蒙花9克，赤芍9克，木贼12克，谷精草15克，菊花9克。

4剂。

并用少量药汁，加少许食盐，候温用棉花蘸洗左眼，以加强清热止痒之功。

8月7日二诊。服上方4剂后，胬肉已退去一半，余症亦缓解。再本上方意加刺蒺藜以舒肝解郁，夏枯草以凉肝散结，丹皮、夜明砂以行血退翳，夏枯草以泄热顾正。处方如下：

蝉蜕9克，桑叶12克，赤芍12克，丹皮12克，夏枯草15克，刺蒺藜12克，青葙子12克，谷精草15克，密蒙花9克，菊花9克，夜明砂9克，甘草3克。

4剂。

洗法同前。

患者服上方4剂后，即恢复正常。

舌　裂

薛某，女，25岁，干部，1975年6月1日初诊。患者患舌裂数年，近年来更有发展，稍沾辛辣之味，则舌痛难忍。几个月前曾经西医做冰冻处理，未见效果。现满舌有蜘蛛网样裂纹，舌质甚淡，舌边甚多紫暗瘀斑，心悸怔忡，全身乏力，口中干苦，痰浓而臭，小便色黄，腹部有铜钱大瘀斑数块，脉象细涩。从其舌上、腹部瘀斑及脉象细涩分析，显系瘀血为患。心悸怔忡应为心血瘀阻所致，瘀血不去则新血不生，心血不能上荣于舌，故见舌裂舌淡等症。血虚生热，故口中干苦，痰浓而臭，小便色黄。血为气母，血虚则少气，故全身乏力。治当以养心凉血逐瘀为主，兼以行气定痛之法。选用桃仁、红花峻逐瘀滞，赤芍、生地黄凉血行血，丹参、鸡血藤祛瘀生新，麦冬、玉竹养育心阴，加枳壳行气以活血，党参、甘草补阳以配阴，孩儿茶生肌以定痛。处方如下：

桃仁6克，赤芍9克，红花6克，生地黄9克，丹参12克，鸡血藤12克，麦冬9克，玉竹9克，枳壳9克，党参9克，孩儿茶9克，甘草3克。

4剂。

6月9日二诊。服上方4剂后，瘀斑渐减，精神转佳。舌仍干裂而痛，口苦痰稠。仍本上方意，减去甘温药物，加重养阴清热之品，并心肺同治。

玄参9克，麦冬9克，桔梗6克，生地黄9克，百合12克，赤芍9克，桃仁6克，红花6克，孩儿茶9克，知母9克，甘草3克，丹参12克。

4剂。

6月23日三诊。续服上方8剂后，舌上裂纹及疼痛俱减，吃辣味食物已无剧痛感觉，痰质变稀，容易咳出，近日饮食增加，脉象较以往有力。腹上瘀斑未减，口仍干苦，小便仍黄。此为心经瘀热尚重，用逐瘀导赤养阴之法。

生地黄9克，赤芍9克，黄连6克，竹叶9克，丹参12克，红花 6 克，孩儿茶 9 克，麦冬 9 克，桔梗 6 克，玄参 9 克，花粉 12 克，甘草梢 3 克，桃仁 6 克。

4 剂。

7 月 7 日四诊。舌上裂纹大减，舌质转红，舌中微灰暗，只前端有少许裂纹，平时舌已不痛，只在吃辣椒时有轻微刺痛感觉，腹上瘀斑亦渐减，口已不干，只在晨起时感觉口苦。痰少而微黄，脉象微浮，仍本育阴清心逐瘀之法。

女贞子 12 克，旱莲草 12 克，生地黄 9 克，丹皮 9 克，赤芍 9 克，孩儿茶 9 克，黄连 6 克，莲心 6 克，红花 6 克，桃仁 6 克，丹参 12 克，芦根 9 克，地龙 6 克。

4 剂。

7 月 13 日五诊。舌心由灰暗转成浅黄，边缘瘀斑褪尽，舌质红润，前端裂纹更浅，舌已不痛，腹上仅有少许灰色斑影，小便黄减，痰液甚少。晨起口中尚觉微苦，睡眠多梦，脉象微浮。仍本前法以巩固之。

麦冬 9 克，莲心 12 克，生地黄 9 克，丹皮 9 克，丹参 12 克，孩儿茶 6 克，黄连 3 克，桃仁 6 克，红花 3 克，竹叶 9 克，沙参 12 克，牡蛎 12 克，玉竹 12 克，甘草 3 克。

4 剂。

患者服上方 4 剂后，诸症若失，以后即停药观察，随访至 1976 年 5 月，均健康如常人。

鼻渊（鼻炎）

胡某，男，58 岁，工人，1972 年 6 月 1 日初诊。患者 9 年前因患风热感冒失治，流连月余不解，遂至鼻塞浊涕不止，经西医诊断为鼻炎。虽经两次手术，仍然未愈。几个月前又做一次手术，术后流血颇多，鼻塞流涕之症仍未改善。现症鼻塞不通，脓涕杂血，头昏目眩，自感上重下轻，走路不稳，口中微渴，咳嗽痰稠。舌质干红，苔微黄腻，脉象浮大微数。

《素问·气厥论》曰："鼻渊者，浊涕下不止也，传为衄蔑瞑目，故得之气厥也。"本案由浊涕不止而发展为脓涕杂血，头昏目眩，与古之鼻渊症状及其发展均相吻合。然古论鼻渊病因，则与本案大异。《气厥论》说："胆移热于脑，则辛颊鼻渊。"唐代王冰注释《内经》认为，"胆液不澄则为浊涕，如泉不已，故曰鼻渊"，古人还有"脑渗为涕"之说，总之认为鼻渊与胆和脑有关。从本例观察，其起病似为肺胃素蕴湿热，复加外风郁遏而发。以肺开窍于鼻，足阳明胃经循鼻之交颊，风邪外束肺胃，故鼻塞不通。湿热久蕴肺胃，故炼成浊涕。郁热干动血络，故浓涕杂血。从其口渴、咳嗽痰稠，亦可证实为肺胃积热所致。久热伤津，复加失血，故后期已造成阴液亏损。阴亏于内，风攻于上，故见头目昏眩、上重下轻、走路不稳等症。再从其舌质干红、苔微黄腻、脉象浮大微数来看，亦属风湿热化燥伤阴之候。治法当以祛风清热、排脓养阴为主，兼以除湿之品。古方苍耳子散用苍耳子、白芷以祛阳明风湿，辛夷、薄荷以散肺胃风热，治疗鼻渊初期，颇著效验。然患者病情如此胶固，且已阴伤液耗，故拟加银花祛风解毒，桔梗、浙贝母化痰排脓，百合、知母、枯黄芩、桑白皮清热养阴。处方如下：

苍耳子9克，辛夷6克，薄荷6克，白芷6克，银花12克，桔梗6克，浙贝母9克，百合12克，知母9克，枯黄芩9克，桑白皮 9 克。

6 月 6 日二诊。患者服上方 4 剂后，鼻塞浊涕情况均大有好转，余症亦改善。乃于上方中加蝉蜕 6 克、地骨皮 12 克、花粉 12 克，以加强祛风育阴之力。因系多年痼疾，嘱其多服为佳。

续服上方 20 余剂后，自觉诸症消失，遂停药观察。1974 年 5 月，他带另一鼻渊患者前来诊病时说服药后疗效一直稳定。1978 年 4 月，他因其他病来求诊，说鼻病未复发。

鼻衄 1

李某，男，成年，学生，1945 年 3 月初诊。患者自幼患鼻衄，每逢春日最易发作。今年春节后又复发作，前医本《金匮要略·惊悸吐衄下血胸满瘀血病脉证治》，用柏叶汤加童便一小杯冲服，药后鼻衄加剧，出血不止，急来求治于余。见患者形瘦色苍，诊其脉细弦微数，并询之其人素性急躁，睡眠不佳。脉症合参，应属阴虚肝旺之躯。《素问》曰"东风生于春，病在肝""春善病鼽衄"。时当春令，肝气太旺，则血不能藏而发为鼻衄。金匮柏叶汤虽能治吐衄久不止者，然本为气不摄血、血不归经之寒证而设。此属阴虚肝旺血热上溢之证，柏叶汤岂可妄投？后世四生丸（生柏叶、生艾叶、生荷叶、生地黄）即柏叶汤化裁而来，用于阴虚血热者较为合适。乃仍用前医处方，去干姜，加生地黄、藕节。方中侧柏叶、生地黄、藕节养阴凉肝止血，以少许艾叶为反佐。处方如下：

炒侧柏叶 9 克，藕节 30 克，生地黄 30 克，炒陈艾叶 6 克。

煎成后，俟药稍凉，即予频服。

次日患者来说，频服药，即鼻衄频减，昨日已服完1剂，晚间安然入睡，今晨鼻中已不出血。因嘱其按原方续服1周，此后再未复发。昔徐洄溪曾说："能识病情与古方合者，则全用之，有别症，则据古方加减之，所不尽合，则依古方之法，将古方所用之药而取舍之，必使无一药不对证，自然不悖于古人之法，而所投必有神效矣。"诚哉斯言之不谬也。

鼻衄 2

陈某，女，44岁，干部，1974年7月31日初诊。患者家属说，患者于1973年12月发现右胁下疼痛，当时去县医院检查，疑为胆囊炎。曾连续肌注庆大霉素20余支，病情未得缓解。又嘱其每日服金钱草30克，曾坚持服用几个月，胁痛仍未解除，反而两乳头发硬。于1974年7月28日突然左边鼻孔出血如注，急用草纸塞住，又从右边流出，将两支鼻孔塞住，又从两眼及口腔流出。服中药凉血清热药物2剂，未见效果。又于7月30日去医院检查，疑为鼻咽癌，急用纱布全部填充，紧塞鼻孔，并建议立即到成都治疗。因患者与我家系亲戚，7月31日到成都后，急来求诊。

见患者面色苍白，精神委顿，鼻孔全为纱布填充，其显露处血液仍在浸沥，鼻部臃肿肥大，目睛晕黄。自述鼻部压迫，疼痛难忍，自觉鼻内有血涌出，头直，不敢稍往下低。头部昏晕，睡眠很差，不思饮食，四肢乏力，口渴，盗汗，胁下发痛，小便色黄，怔忡惊悸，短气少言。诊得脉细而弱，舌质淡，上有薄黄苔。从其现症观察，似乎有寒热错杂之象，但从其脉细弱、舌质淡分析，其为虚证是无疑的。考虑患者原患单纯右胁下痛，又无其他症状，当时若用疏肝理气之法即可缓解，而竟长期服用甘寒之金钱草，未免有诛伐无过之弊。肝郁本已乘脾，复加大剂寒凉之剂凝塞气机，损伤脾胃，不但肝经气滞之象有所增加，胁痛未除，又加乳头变硬，而且脾胃更加受损，以致不思饮食。脾主四肢，脾虚故四肢乏力，脾胃不和则睡眠不安，脾虚则不能统血，血妄行则发为鼻衄之症。且脾胃不能正常运化水谷精微，故气血之生化减少，气少则短气少言，血少则无以养心，心血衰少，故怔忡惊悸，而失眠现象也更为加重。汗为心之液，心虚故有盗汗之症出现。目睛晕黄是衄未止也，由于失血过多，故有头部昏晕、面色苍白、精神委顿之象。阴血亏耗，故口中发渴。血虚生热，故有小便色黄、舌上薄黄苔等浮热现象。

综合诸症分析，其病机应为肝郁乘脾、心脾两虚、气血不足。鉴于鼻衄为其主症，如鼻衄不止，则将带来严重后果，故主要在于两补心脾，以引血归脾。清代汪讱庵《医方集解》中论述归脾汤说"血不归脾则妄行，参术黄芪甘草之甘温，所以补脾。茯神远志枣仁龙眼之甘温酸苦，所以补心""当归滋阴而养血，木香行气而舒脾，既以行血中之滞，又以助参芪而补气，气壮则能摄血，血自归经，而诸症悉除矣"。颇与本例病机相符，故主方以归脾汤加减。因酸枣仁不易购买，故略去。按脱血者益气之法，用大红参加白芍以敛肝藏血，用黑姜以温脾止血，加荆芥炭引药上行以止血，因兼顾其血虚浮热，故佐以生地黄炭、阿胶养血凉血以止血。处方如下：

大红参6克，黄芪15克，白术9克，白芍12克，当归9克，生地黄炭12克，荆芥炭9克，茯神9克，远志肉6克，阿胶 9 克，龙眼肉 9 克，广木香 6 克，黑姜 9 克，大枣 3 枚，甘草 3 克。

2 剂。

8 月 3 日二诊。患者服上方 2 剂后，鼻衄即止，睡眠饮食均有改善，目睛晕黄已退。《金匮要略》说："晕黄去，目睛慧了，知衄今止。"乃令徐徐拔出鼻内纱布，患者自觉轻快，未见出血，只微觉鼻内有气上涌，余症仍在，仍按前方用意增减。

党参 12 克，黄芪 15 克，白术 9 克，白芍 12 克，生地黄炭 9 克，茯神 9 克，阿胶 9 克，荆芥炭 9 克，广木香 6 克，白茅根 9 克，藕节 9 克，大枣 3 枚，甘草 3 克。

9 月 1 日三诊。上方加减，续服 28 剂后，诸症大减，鼻部始终未见流血，饮食、睡眠、精神状况均渐趋正常，怔忡惊悸、盗汗、口渴情况已基本消失。目前右胁下仍痛，乳头发硬，头部尚觉昏晕。舌质淡红少苔，脉弦而细。此应属气血不足，肝郁成瘰之证，用补益气血、疏肝消瘰之法。处方如下：

当归 9 克，柴胡 6 克，白芍 12 克，川芎 6 克，白术 9 克，苏条参 12 克，茯神 9 克，牡蛎 12 克，玄参 9 克，青皮 9 克，郁金 9 克，浙贝母 9 克，甘草 3 克。

10 月 4 日四诊。续服上方 8 剂后，胁痛已除，乳头变软，脉舌渐趋正常。只头部有时尚微觉昏痛，鼻中有窒塞感，此因纱布紧塞填充后所留的后遗症，用苍耳子散加减主之。

苍耳子 9 克，辛夷 6 克，白芷 6 克，薄荷 6 克，玄参 9 克，银花 9 克，牡蛎 12 克，夏枯草 12 克，菊花 9 克，枯黄芩 9 克，桔梗 6 克，甘草 3 克。

患者于 1975 年 12 月来我家时，自述服上方 6 剂后，鼻塞症状大为改善，头部亦不觉昏痛，1 年多来再未流过鼻血，身体各方面均较正常，只偶尔感冒后，觉有鼻塞现象。

鼻衄 3

蒋某，男，31 岁，工人，初诊。患者 10 余岁时即患鼻衄，反复发作 10 多年，一般常发生于早上起床时候，或于劳动时发作，长期鼻咽干燥。近年以来，发作更加频繁。半年前曾服犀角地黄汤多剂，愈服则发作愈频，后又连续服用穿心莲片及三黄汤等清热凉血之剂，不仅鼻衄未止，反觉鼻眼咽喉部位更加干燥。近来又服归脾汤多剂，只觉每次出血量稍有减少，鼻咽干燥稍有改善，但每日晨起仍有鼻衄现象。现症面色㿠白，精神委顿，嗜睡乏力，头部昏胀，左腰髋骨部位疼痛。鼻衄发生前，自觉有热气从背部上冲头顶，下注鼻中即开始流血。眼鼻咽喉干燥疼痛，晨起吐黄色稠痰，并有遗精阳痿症状。诊得脉象沉细，两尺尤弱，舌质淡净少苔。

据以上症状分析，腰痛头昏、遗精阳痿、面白神疲、两尺脉弱、舌质淡净应属肾脏阴精阳气不足之证。水主之气不能上荣，故清窍必干。虚火炼津，则痰色黄稠。督脉贯脊属肾，入脑上颠，循额至鼻柱，肾脏精气大虚，督脉亦失其养护，肾精不足则阳热上亢，肾督阳虚则摄血无权，虚热随督脉上冲颠顶，下达鼻柱，干动鼻中血络，而发为鼻衄之症。其发作均在早晨或劳动之后，均与阳气不足、督脉统摄无权有关。苦燥损阴，凉血伤阳，故愈服愈重。归脾汤虽为补益之剂、摄血之方，但其治在心脾，而此病在肾督，隔靴搔痒，未能切中病情，故效果不显。此系多年痼疾，非血肉有情之品、精气两补之药，不易奏效。故用鹿角胶、杜仲、补骨脂、续断炭、黄芪壮肾中阳气兼补督脉，用阿胶、牡蛎、龙骨、熟地黄、山药填肾中阴精兼以镇摄，用牛膝以引血下行，用茯苓、甘草以补脾运药，意使阴足阳潜，气壮血摄，则鼻衄可望缓解。

鹿角胶9克，杜仲9克，补骨脂9克，续断炭9克，黄芪15克，阿胶9克，牡蛎12克，龙骨12克，熟地黄12克，山药15克，牛膝9克，茯苓12克，甘草3克。

4剂。

二诊。服上方5剂，10余天来已未见鼻衄现象，只在早上起床时微觉鼻中不适，精神转佳，头昏腰痛等症状均有所缓解。晨起仍吐黄色稠痰，舌质稍转红润，脉亦稍转有力，仍本前方意处理。

鹿角胶9克，续断9克，补骨脂9克，菟丝子12克，枣皮9克，党参9克，枸杞9克，旱莲草12克，阿胶珠9克，牛膝9克，龙骨12克，丹皮9克，泽泻9克，茯苓9克。

4剂。

三诊。服上方8剂后，即停药1个月，鼻中只浸血两次，遗精1次，鼻眼咽喉仍觉干燥，坐久觉手足麻木，腰部微觉不适，余症均有缓解，面容及精神均大有好转。舌质干红，脉转微浮。此应重在扶阴兼顾阳气，仍本上方意增减。

女贞子12克，旱莲草12克，制首乌12克，枸杞9克，牡蛎12克，杜仲9克，山药12克，菟丝子12克，茯苓12克，牛膝9克，桑寄生15克，淫羊藿12克，泽泻9克，丹皮9克。

4剂。

两个月后随访，据他说，服上方 8 剂后即停药了，两个月来均未发鼻衄，余症亦基本痊愈。

心悸 1（早期冠心病）

李某，男，45 岁，技术人员，1975 年 2 月 28 日初诊。患者从事建筑设计师工作，一年前自觉阵发性心累心跳，后来即发展至十多天一次，最近已更加频繁，几天即发一次，而且症状加剧。发作时心脏急剧跳动，其动应衣，心中慌乱，呼吸紧迫，自觉难以支持，躺下休息片刻即渐趋缓和。经某医院检查，确诊为早期冠心病、高脂血症、阵发往心动过速等。来就诊时，患者还说他平时有胸中窒闷、睡眠欠佳、饮食渐减等症。诊得脉象浮大，左寸尤浮，重按无力，舌红少苔。

综合脉症分析，脉象浮大，舌红少苔为阴亏脉舌。左寸浮大沉弱属心阴亏损，心阴亏损则心阳易亢，心阳亢盛，则发为心中浮动，神不守舍则导致睡眠不稳。心脉贯肺，心脏病变波及肺脏，则发为呼吸紧迫。胸部为心之外廓，心脏之阴血不足，则胸中之脉络不畅，而发为胸中窒闷不舒。《素问·平人气象论》曰："胃之大络，名曰虚里，贯膈络肺，出于左乳下，脉宗气也。""乳之下，其动应衣，宗气泄也。"说明心胃之间通过虚里而相连接。如心脏急剧跳动，其脉应衣，则宗气为之遗泄，两胃亦受损，故患者饮食亦逐渐减少。据上述分析，本案应以养心潜阳、安神开郁，兼以益胃为治。处方如下：

丹参 12 克，玄参 9 克，生地黄 9 克，百合 15 克，山药 12克，茯苓 9 克，牡蛎 12 克，郁金 9 克，合欢皮 9 克，石菖蒲 9

克，朱麦冬 9 克，甘草 3 克。

4 月 5 日二诊。上方加减，续服 40 余剂，心悸情况已基本控制，只有时有发病预感，但并不发作。睡眠转佳，饮食增进，胸中开豁，脉象已不似前之浮大，但仍无力，舌质红淡少苔。仍本前方意，增入生脉散以调心气。

丹参 12 克，柏子仁 9 克，朱麦冬 12 克，党参 9 克，百合 15 克，五味子 6 克，生地黄 9 克，山楂 12 克，白芍 12 克，代赭石 9 克，牡蛎 12 克，山药 12 克。

5 月 30 日三诊。上方加减，续服 40 余剂，诸症消失，脉舌均转正常，要求书方以巩固之。拟两补心脏气阴安神通窍法，用天王补心丹加减。

丹参 9 克，柏子仁 9 克，麦冬 9 克，酸枣仁 9 克，生地黄 9 克，当归 9 克，党参 12 克，石菖蒲 6 克，牡蛎 12 克，远志肉 6 克，茯苓 9 克，甘草 3 克。

患者服上方 16 剂后，即停药观察。至 1976 年 10 月，未见复发。

心悸 2（风湿性心脏病）

欧某，女，17 岁，学生，1977 年 7 月 31 日初诊。患者早期常发咽喉及关节疼痛，3 年前即出现心累心跳。1976 年 5 月 16 日，经某医院检查，双侧扁桃体长大充血，心尖区 III 级喘鸣及雷鸣式舒张中期杂音，咽拭子培养显示甲型链球菌及奈瑟氏菌生长，诊断为风湿性心脏病、二尖瓣狭窄、二尖瓣关闭不全、风湿活跃，当即入院切除扁桃体。此后，心悸及关节疼痛症状日益加重，尤以肘、肩及膝部关节更为明显。经中西药物治疗，关节疼痛有所减轻，但心悸、胸闷、咽痛等症状始终未见解除。据最近检查，心率每分钟91次，以往诊断仍然成立，一度房室传导阻滞。近来还出现午后低热、汗多、颈下淋巴结长大压痛、头痛、小便深黄等症状。诊得脉象浮濡而数，舌质红赤，上有细黄腻苔。

根据以上病情分析，应属风湿热三者合邪伤及心阴所致。其咽痛、颌下肿痛、头痛应属风热之候，午后低热、胸闷、汗多、尿黄又系湿热之候，而关节疼痛又多是风湿之象。古谓风寒湿三者合而为痹，郁久化热，侵入血脉，波及心脏而成心痹。观此证初起即发咽喉及关节疼痛，似为风湿热三者合邪而来，临床上常见此种证型较之伤于寒邪者热势更为嚣张，伤阴更为厉害。心阴受伤则心阳偏亢而发为心悸，其头痛、胸闷、午后低热等，不独风湿热三者有之，而亦为阴亏见症。其脉浮濡而数，舌红苔细黄腻亦符合风湿热合邪伤阴之候。故治法当以疏风清热、除湿通络、养育心阴为主。因此，用淡竹叶、银花疏风兼以清热，用栀子、芦根清热兼以除湿，用木通、桑枝、赤芍除湿兼以通络，用丹参、麦冬、百合、花粉养育心阴，加桔梗、甘草利咽通心，加生谷芽健脾和胃。处方如下：

淡竹叶9克，栀子9克，木通6克，麦冬9克，花粉12克，桔梗8克，桑枝30克，赤芍9克，银花9克，芦根12克，百合12克，生谷芽15克，甘草3克，丹参9克。

4剂。

8月5日二诊。患者照上方4剂后，头痛、咽痛、颌下肿痛稍减，心悸稍安。胸中仍感室闷不舒，纳食不香，腻苔未化，余症仍在。看来育阴有碍驱邪，仿三仁汤法，重在行水除湿，去有形之邪，以孤立无形之邪。

竹叶 9 克，银花 9 克，杏仁 9 克，瓜蒌 20 克，薏苡仁 12 克，茯苓 9 克，滑石 9 克，冬瓜仁 12 克，木通 6 克，车前仁 9 克，法半夏 9 克，生谷芽 12 克，甘草 3 克。

3 剂。

8 月 11 日三诊。心悸未发，胸闷减轻，小便转为清长，头不痛，关节痛大减。近日仍有咽痛、颌下压痛、出汗等症。曾经某医院检查，已属正常心电图，心率为每分钟 88 次，第一心音低钝，心尖区Ⅰ级杂音，午后仍有低热 37.5℃，诊断为咽炎伴颌下淋巴结炎。舌上腻苔，看来湿邪渐除，若渗利过重，将损阴分。仍用初诊方意，加入疏肝药物，使气行而后湿化。

刺蒺藜 12 克，丹皮 9 克，桔梗 6 克，丹参 9 党，银花 9 克，冬瓜仁 12 克，麦冬 9 克，莲子 12 克，茯苓 9 克，玄参 9 克，甘草 3 克，蝉蜕 8 克。

3 剂。

11 月 23 日四诊。患者服上方 3 剂后，3 个多月来，已未发现心脏症状，余症亦消失，脉舌均属正常，只在天气变化时，手足关节有轻微疼痛。再用除风湿兼顾阴分之法，以巩固疗效。

丹参 12 克，防己 9 克，桑枝 30 克，白芍 12 克，豨莶草 12 克，秦艽 9 克，豆卷 9 克，麦冬 9 克，女贞子 12 克，旱莲草 12 克，茯苓 9 克，甘草 3 克。

3 剂。

心悸 3（心肌炎）

李某，女，16 岁，学生，1967 年 6 月 14 日初诊。患者于

1966年即患风湿性关节炎，关节红肿疼痛，以后即发生经闭，全身疼痛。经针灸及中药治疗后，关节肿痛及经闭现象均有好转，但又鼻中出血，失血颇多，血止后即感心累心慌，全身酸痛，晚间不能入睡。经某医院检查，心率每分钟160次左右，确诊为二尖瓣狭窄及心肌炎，当即住院治疗。服强的松和地塞米松等药，心率有所控制，但面部及上身浮肿，下肢变细，行走吃力，唇口周围长出如胡须样黑色细毛，心中仍悸动不安，稍动则加剧，睡眠甚少，精神不振，胃纳不佳，全身仍感酸痛。即出院。一面服激素控制，一面来我处治疗。诊得脉象浮而微弱，舌淡红无苔。此为先患风寒湿痹，郁久化热，使关节红肿疼痛而成热痹。热痹不已，复感于邪，使脉道痹阻，以至发生经闭、全身酸痛等症，此应属脉痹范畴。热邪壅于脉中，使血得热则溢，故发为鼻衄。《素问・痹论》说"脉痹不已，复感于邪，内舍于心"，故出现心脏症状。热邪羁留，最易化燥伤阴，复加鼻衄，重损阴血，故当前阴虚已成主要症状。心阴亏损则心阳易亢，故心脏急跳犹如奔马，而有心累心慌的感觉。心藏神，心阳偏亢，则神不能藏，故睡眠甚少。阴血不足，筋脉失养，故全身酸痛。阴损及阳，故有精神不振、胃纳不佳等症。脉象浮而微弱，舌淡红无苔，亦属阴虚为主，兼见气虚之证。此种情况，应以养心脏阴血为主，兼以补心气，调脾胃。故用丹参、麦冬、玄参、生地黄、女贞子、白芍、钗石斛等以养心脏阴血，用泡参、茯神、甘草补心气以宁神，用山药、生谷芽调理脾胃。并嘱患者在病情稳定的情况下，逐步减少激素用量。

　　泡参9克，丹参9克，麦冬9克，茯神9克，玄参9克，生地黄9克，女贞子12克，山药12克，白芍9克，钗石斛9克，生谷芽9克，甘草3克。

6剂。

1967年8月25日二诊。上方加减，续服30余剂，原每日服地塞米松3次，每次服2片，近来逐步递减至每日1片，已无不适感觉，全身症状均有改善，心悸减轻，已能在平地上行走自如。但上楼尚感心累，月经周期尚不正常，性情尚易急躁。在原方意中，加入疏肝药。

玉竹9克，玄参9克，麦冬9克，石斛9克，莲子9克，云茯苓9克，刺蒺藜9克，丹皮6克，女贞子9克，麦芽9克，甘草3克。

4剂。

1967年10月16日三诊。上方加减，续服多剂，即停服激素，心悸更减，精神转旺，月经亦趋正常。近因偶患感冒，咳嗽颇剧，吐出浓稠黄痰，中夹血丝。此阴虚为风邪所乘，风从热化，热伤肺络，肺气失宣所致，只宜清润中佐以开提。

薄荷6克，玄参9克，麦冬9克，白茅根12克，紫菀9克，前胡9克，款冬花9克，竹茹9克，白芍9克，焦栀子9克，甘草3克。

2剂。

1967年12月8日四诊。上方加减，续服多剂，咳嗽即止，以后仍按初诊方意调理。目前觉呼吸畅快，心悸已停止发作，上下楼梯也不觉心累。由于停服了一段时期激素，面部和上身浮肿现象以及口唇周围黑毛已消退。近来觉热气上冲，口中干燥，再用养阴清胃法。

玉竹12克，沙参9克，天冬9克，山药12克，扁豆12克，杭白芍 9 克，夜交藤 12 克，石斛 9 克，知母 6 克，甘草 3 克。

2 剂。

1968 年 5 月 3 日五诊。续服上方数剂后，自觉基本正常，即停止服药。近来又觉关节强痛，全身尚有酸痛感觉。此属肝阴尚未充足，筋脉未得护养所致，再拟疏肝柔筋通络法。

刺蒺藜 9 克，丹皮 9 克，玉竹 9 克，玄参 9 克，生地黄 9 克，石斛 9 克，知母 9 克，藕节 12 克，花粉 9 克，麦冬 9 克，嫩桑枝 15 克。

4 剂。

上方加减，续服多剂，即基本恢复正常，并能从事家务劳动。以后稍有不适，即来诊治，仍本上法调理巩固。1972 年在某厂担任钳工工作。经医院检查，心脏已恢复正常，并能坚持较长时间的重劳动。随访至 1977 年 5 月，未见反复。

心悸 4（房室传导阻滞）

王某，男，19 岁，学生，1977 年 1 月 2 日初诊。患者去年春节以来即感心慌心累，劳后更甚，心中虚怯，食欲下降，面部发黄，虚汗不止。经西医检查，窦性心律不齐，心率每分钟 60 次，心脏有二级杂音，一度房室传导阻滞，局限性室内传导阻滞，血沉 3 毫米（魏氏法）。曾注射葡萄糖 20 支，服用维生素 B_6、B_1、C 等药，最近复查结果仍与前基本相同。症状未见改善，更觉胸中窒闷不舒，睡眠欠佳，食少，乏力。诊得脉象沉细而缓，舌质淡红少苔。此由心气不足，心脏血流不畅，导致心慌心悸，心中虚怯。劳则耗气，故劳后更甚。汗为心之液，心阳虚故自汗不止。胃络通心，心病干及脾胃，故食欲下降，面部发黄，身体乏力。心虚神不能藏，故睡眠欠佳。胸为心之外廓，心气虚怯，胸中阳气不宣，故发为胸中窒闷不舒。其脉象沉细而缓，舌质淡红少苔，亦符合心气不足之征。治当以补养心气、振奋心阳为主，佐以养阴健胃止汗之法。用生脉散、瓜蒌薤白半夏汤合桂枝汤加减。

党参9克，麦冬9克，五味子6克，桂枝6克，白芍9克，薤白8克，瓜蒌20克，丹参12克，石菖蒲9克，茯苓9克，法半夏9克，甘草3克。

1月31日二诊。患者服上方20剂后，心悸明显减缓，食欲显著增加，余症亦减缓，脉象稍转有力，仍本前法。

党参9克，朱麦冬9克，五味子8克，丹参12克，桂枝6克，白芍9克，瓜蒌20克，薤白6克，茯苓9克，白术9克，莲米12克，甘草3克。

4剂。

3月1日三诊。服上方30剂，自觉诸症减退，精神良好，睡眠安稳，饮食正常。再处方以巩固疗效。

太子参9克，五味子6克，朱麦冬9克，白芍9克，当归9克，天冬9克，玉竹9克，丹参12克，茯苓9克，瓜壳12克，百合12克，甘草3克。

患者服上方4剂后，即停药。经医院检查，心脏已基本正常。随访3个月，据他说，剧烈劳动后，亦未见心悸现象。

心悸5（心包炎）

董某，男，15岁，学生，1972年11月28日初诊。患者心累心跳，痰中带血，大小便均欠通畅，食少，口干，腹胀，经西医诊断为心包炎。发病已一年余，曾经多方治疗，未见效果，且病情日益加重。诊得脉象浮数，舌苔黄腻。

以上症状，系湿热久蕴，弥漫三焦，复加外风所致。湿热伤于上焦，干及心脏则心累心跳，损及肺脏则痰中带血，伤于中焦则发为口干、食少、腹胀，伤于下焦则大小便均欠畅通。且湿热蕴积过久，最易损及阴分，阴分受损则心累心跳、痰中带血、口中乏津等症更会增剧，病情亦由是愈演愈烈。其舌苔黄腻，亦符湿热内蕴之象，脉象浮数为热证兼风之征。风邪外束则三焦闭阻愈甚，腑气不通则阴分耗损愈烈。治法当以宣泄湿热为主，兼以透表通利，且顾及阴分。故用银花以辛凉透表，用芦根、冬瓜仁、茯苓、泽泻、木通等甘淡甘凉之品渗利湿热而不损阴，以引邪火从小便出，用厚朴、枳实以通腑气，引邪从大便出，加神曲、甘草健胃消食且能补中，加花粉、知母养阴清热而不碍湿。处方如下：

银花9克，花粉12克，知母9克，芦根9克，冬瓜仁12克，茯苓9克，泽泻6克，木通6克，神曲9克，厚朴9克，甘草3克，枳实9克。

3剂。

12月2日二诊。患者服上方3剂后，大小便均较前通畅，尿色深黄，心悸大减，痰中已不带血。但胸闷欲呕，脉舌同前。此宜疏肝开泄、淡渗通腑、养阴益胃之法。

刺蒺藜12克，金铃炭12克，芦根9克，花粉12克，茯苓9克，竹茹12克，莲子12克，山药12克，麦冬9克，厚朴9克，莱菔子12克，甘草3克。

患者服上方 3 剂后，已无心累心跳现象，饮食大有好转，每天能吃 1 斤左右米饭，胸部腹部均不胀，小便已趋正常，大便日解 2 次，舌上腻苔渐退。后以养心益胃之法而收全功，经西医检查，心包炎已排除。随访至 1978 年 1 月，虽从事较重劳动，亦未见复发。

心悸 6（病毒性心包炎）

胡某，男，10 岁，小学生，1975 年 5 月 26 日初诊。患者的母亲说，小儿于 1974 年 12 月起即开始心累心跳，睡眠不好，午后和晚上发低热，经某医院检查，确诊为病毒性心包炎，当即住院治疗。长时间使用激素，也只能暂时控制，反复发作，未能治愈。

来就诊时，患者仍午后低热不退，心跳每分钟达 200～240 次。自觉心部压痛，肩颈牵引作痛，头昏眼胀，心中慌乱，睡眠不好，周身发痒，小便发黄。在发作剧烈时，整天不能进食，亦不解大便，稍事活动则症状加剧，故长期以来不能走路。面部浮肿，精神欠佳。诊得脉象浮数，舌质红，苔黄腻。

从其头昏眼胀、周身发痒、饮食欠佳、小便发黄、脉象浮数、舌苔黄腻观察，显系风湿热三者合邪。留连日久，难免化毒损阴。心阴受损则心阳易亢，故怔忡失眠症状长期不能解除。阴液不足则筋脉失养，故肩颈等部位有牵引疼痛感觉。阴亏与湿热均能导致午后发热，此种顽固之午后发烧，应两者兼而有之。

据以上分析，应予祛风除温、清热解毒，兼养心阴、潜阳镇静之法。故用竹叶、银花以透解风热，用莲心、黄连、芦根、冬瓜仁、茯苓、甘草梢以清心涤热利湿，用琥珀、牡蛎、朱麦冬、花粉以养阴潜阳镇静。其中银花、黄连、甘草梢又能解毒，芦根、冬瓜仁利湿热而不损阴，茯苓利水且能和脾，琥珀又兼能通利小便，花粉养阴而不碍湿。处方如下：

花粉 12 克，芦根 9 克，莲心 6 克，竹叶 9 克，黄连 6 克，琥珀粉 6 克（冲服），牡蛎 9 克，银花 9 克，朱麦冬 9 克，冬瓜仁 12 克，甘草梢 3 克，茯苓 9 克。

4 剂。

6 月 4 日二诊。患者服上方 4 剂后，心跳次数大减，每分钟仅 90～100 次，由于心跳减缓，心脏已无压痛感觉。平时不觉心累，只在吃饭和脱衣服时心中尚觉慌累。午后发热情况亦改善，近几日来下午和晚上体温为 37.2℃～37.3℃，其余时间为36.9℃。肩颈已不觉疼痛，眼已不胀，小便不黄。有时尚觉头部昏痛，睡眠仍差，身上尚微痒。脉已不数，舌苔仍黄腻。在上方意中，重加养心解毒药物。处方如下：

丹参 9 克，莲心 6 克，银花 9 克，连翘 9 克，玄参 9 克，芦根 9 克，百合 12 克，花粉 12 克，冬瓜仁 12 克，竹叶 9 克，朱麦冬 3 克，甘草梢 3 克，琥珀粉 4.5 克（冲服）。

4 剂。

6 月 11 日三诊。服上方 4 剂后，各方面情况都有好转。但又患感冒，某些症状又有反复。目前鼻塞，流黄稠鼻涕，自觉呼吸困难，心中又觉慌累，心跳每分钟 100 次以上，头昏，头汗，不思饮食，全身发痒，睡眠欠佳。脉象微浮数，舌质淡红，苔微黄腻。此种心阴受劫之体，不耐发表，勉从上方意中重加开提。处方如下：

银花9克，竹叶9克，蝉蜕6克，连翘9克，麦冬9克，桔梗6克，黄连6克，芦根9克，冬瓜仁12克，莲子12克，百合12克，丹参9克，甘草3克，玄参9克。

2剂。

8月14日四诊。服上方2剂后，感冒即解，头不昏痛，午后亦无低热现象，饮食尚可，小便不黄，心累现象减轻。只偶尔发烦，胸中有窒闷感觉，有时头汗，手心发热。脉微浮数，舌质淡红，微黄苔。在上方意中，重加养心开痹之品。处方如下：

玄参9克，丹参9克，生地黄9克，麦冬9克，桔梗6克，刺蒺藜9克，丹皮9克，知母9克，百合12克，银花9克，薄荷6克，沙参9克，瓜蒌20克，甘草3克。

4剂。

8月21日五诊。服上方4剂后，病情更有好转，已能下地玩耍，平时起居生活已不要大人扶持，并未发现心累心跳，亦无心烦现象，如健康人一样，饮食增加，睡眠亦改善。但晚上尚多梦话，手心仍时而发热，口臭，头上仍出汗。脉象已接近正常，舌质淡红，微黄苔，再予育心阴、潜心阳、涤余热以善其后。

牡蛎12克，生地黄9克，丹参9克，麦冬9克，玄参9克，知母9克，白芍9克，沙参9克，琥珀粉4.5克（冲服），茯苓9克，甘草3克，百合12克，旱莲草12克。

4剂。

患者续服上方数剂，即基本恢复健康。

心痹（动脉硬化）

陈某，男，55岁，干部，1973年10月11日初诊。患者长期心慌心悸气紧，稍事活动，心率即增至每分钟 120 次，平时也在 100 次左右。头部昏晕，视物昏花，腰间酸胀，腿膝疼痛，小便量少，睡眠欠佳，睡起后觉两手中指、无名指、小手指发麻，现在家休息，不能工作。曾经西医检查，发现左脑部及上肢血管弹性减退，微血管变细变短，血管壁增厚，眼底动脉硬化，高胆固醇血症（胆固醇为 300mg/dL），心肌缺血，窦性心律不齐，坐骨神经痛等，并曾诊断为原发性高血压病二期。经服降压药后，目前血压已降至 130/90mmHg。

诊得脉象浮弦有力，舌质干红，中有微黄腻苔。《素问·痹论》曰："心痹者，脉不通，烦则心下鼓，暴上气而喘"，与本案主症颇相符合。此案曾经西医检查，发现左脑部及上肢血管弹性减退、微血管变细变短、血管壁增厚、动脉硬化、心肌缺血等一系列血脉不通现象。所说"烦则心下鼓"，亦吻合本案心慌心悸症状。心脉上肺，故上气而喘，恰与本案气紧症状相吻合，故本案可以"心痹"名之。

再从其病机分析，脉浮有力，舌质干红，显系阴亏阳亢之象。其心慌心累，睡眠欠佳，应为心阴不足、心阳偏亢所致。但《素问·痹论》中说"风寒湿三气杂至，合而为痹也"，而本案心痹却又反应出阴亏阳亢症状，其理由安在？《素问·痹论》亦有答复，"以夏与此者为脉痹"，"脉痹不已，复感于邪，内舍于心"已揭示了这一病理转化。即使夏日气温反常，骤然变冷而形成风寒湿三气杂至，未必就不兼有暑热之邪，何况开始由于风寒湿三气杂至合而为痹，如痹病长期不已，寒湿久蕴亦可化为湿热，再加风阳相扇，其阴液自然亏耗，阴愈亏则阳愈亢，故形成本案心痹之症状。观其舌中微有黄腻苔，显系湿热之象，安得以寒湿论治而浪用温通燥烈之品？心与肝肾两脏关系至为密切，心病波及肝脏，即出现头目昏晕、手指发麻、脉象浮弦等肝阴不足、肝阳上亢症状，波及肾脏即出现腰腿酸痛、小便量少等肾阴不足症状。

综合以上症状分析，本案应属心肝肾三脏之阴液亏损，心肝之阳上亢，并兼夹湿热之候。此应加意培养阴血，使阴血充足，筋脉得养，则心肌缺血、动脉硬化等可望缓解。组方以育阴潜阳、兼除湿热为主。药用丹参、柏子仁、朱麦冬、玉竹以养心阴，用女贞子、旱莲草、白芍、菟丝子以育肝肾之阴，用钩藤、牡蛎以潜阳，用牛膝引血下行，兼治腰腿疼痛，用花粉、茯苓除湿热，且兼顾阴分。处方如下：

女贞子 12 克，旱莲草 12 克，白芍 12 克，丹参 12 克，柏子仁 9 克，钩藤 12 克，牡蛎 12 克，玉竹 12 克，朱麦冬 9 克，菟丝子 9 克，牛膝 9 克，花粉 12 克，茯苓 9 克，甘草 3 克。

1974 年 4 月 22 日二诊。上方加减，续服 32 剂，自觉诸症消失，几个月来血压始终稳定在 130/90mmHg，胆固醇已下降至 263mg/dL，睡眠好转，饮食及二便正常，精神转佳，心中已不觉慌累。最近又轻微感冒，微咳，胸闷，微觉气紧，舌质红润，上有黄腻苔，脉浮数大。此因内邪未尽，复感风热所致，应防炉火未尽，死灰复燃之患。于上育阴方意中，加菊花、桑叶以散风热兼以平肝，加枇杷叶以下气止咳，加冬瓜仁以除湿热，加瓜蒌下气且开胸膈。处方如下：

钩藤 12 克，菊花 9 克，桑叶 9 克，瓜蒌 20 克，冬瓜仁 12 克，白芍 9 克，女贞子 12 克，旱莲草 12 克，丹参 12 克，麦冬 9 克，花粉 12 克，枇杷叶 9 克（去毛），甘草 3 克。

8月7日三诊。服上方后，感冒已解，觉得心里舒服，各方面均较正常，即停药数月。最近检查胆固醇 274mg/dL，较前微有上升。有时又微觉心累气紧，微咳，微觉胸闷，晚上有口干现象。舌质干而暗红，中心微有黄腻苔，右脉平，左脉浮大。仍本以前方意，并以养心为主。

生枣仁9克，柏子仁9克，丹参12克，山药12克，花粉12克，朱麦冬9克，冬瓜仁12克，瓜蒌20克，茯苓9克，白芍9克，牡蛎12克，知母9克，甘草3克。

上方嘱其常服，以巩固疗效。

1年以后，他带另一患者前来就诊时，说病情始终稳定，身体逐渐康复，晨起锻炼身体，已能跑步千米以上，并能上班工作。

心痛1（冠心病、高脂血症）

林某，男，43岁，干部，1976年2月13日初诊。患者3年前经西医检查，确诊为冠状动脉粥样硬化性心脏病，长期未能治愈。据最近检查，血脂 355mg/dL，胆固醇 281mg/dL，β白蛋白1130，又诊断为高脂血症，并认为心脏缺氧缺血。

现症心痛彻背，胸闷气短，头昏头晕，心累心跳，烦躁失眠，周身乏力，食少腰痛，膝以下肿。其人体态肥胖，诊得脉象细弱，两尺尤弱，舌体胖嫩，质红少苔。

据上述脉症分析，舌体胖嫩、脉弱气短、食少乏力为阳气不足之征，舌质红少苔、烦躁失眠、脉象细涩又为阴血衰少之候。气血不充则易导致头昏头晕，心阴亏损，心阳易亢则发为心累心跳，心阳不宣则发为胸闷、心痛彻背等症。其腰膝以下肿，两尺脉尤弱，为久病伤肾所致。故处方以两补心脏气阴、安神镇静、兼顾肾脏为法。天王补心丹颇为对症，故录之以观后效。

党参9克，柏子仁9克，炒枣仁9克，天冬9克，生地黄9克，朱麦冬9克，五味子6克，当归9克，丹参17克，远志肉6克，玄参9克，茯神9克，甘草3克。

4剂。

2月20日二诊。服上方4剂后，心痛胸闷大减。近几日睡眠颇为安稳，能睡10小时左右，饮食稍有增加，但仍乏味。心累、头昏、腰痛、水肿等症仍在。最近又感眼胀，两尺脉依旧沉弱。此心脏已初步得养，阳气稍得开豁，但心肾气阴仍属不足。拟心肾两补法，用生脉散合六味地黄丸加减。

生地黄9克，丹皮9克，茯神9克，泽泻9克，山药12克，党参9克，丹参12克，牡蛎12克，龙骨12克，五味子6克，朱麦冬9克，桑寄生12克，炙甘草3克，枣皮9克。

4剂。

3月10日三诊。续服上方多剂，近来未觉心痛，腰痛亦好转，水肿渐消，精神转佳，睡眠稳定，每餐能吃米饭四两左右，但食后胃中微胀。最近觉喉中堵气，胸闷，性急，头微昏，眼微胀，有时仍有心累现象，脉象细涩。此心肾虽得调养，但肝气又稍有郁滞，于上方意中稍加流通之品。

太子参9克，五味子6克，朱麦冬9克，山药12克，瓜蒌20克，薤白6克，丹参12克，百合12克，茯苓9克，刺蒺藜12克，牡蛎12克，甘草3克。

4剂。

3月17日四诊。服上方4剂后，诸症均有好转，胸闷、胃胀、喉间堵气等症均消失。自觉心情舒畅，脉象亦稍转有力，睡眠始终安稳，心痛一直未发。但尚微觉心累、头晕、腰痛、眼胀。仍本两补心肾气阴之法。

党参9克，麦冬9克，五味子6克，当归9克，白芍12克，茯苓9克，菟丝子12克，泽泻9克，山药12克，丹皮9克，丹参12克，炙甘草3克。

4剂。

4月21日五诊。续服上方12剂，诸症若失。最近爬两千米的山峰进行锻炼，只微觉心累，并出现足微肿、眼微胀等症，鼻中并有轻微出血现象。再本原方意，加茅根以止鼻衄。

太子参9克，五味子6克，朱麦冬9克，泽泻9克，车前子9克，白茅根12克，牛膝9克，山药12克，枣皮9克，茯苓9克，丹皮9克，续断9克。

4剂。

患者续服上方多剂，已无明显症状。6月14日，经医院检查心脏，运动试验阴性，心率每分钟85次。随访1年多，未见复发。

心痛2（高血压、冠心病）

马某，男，70岁，退休干部，1978年4月22日初诊。患者长期以来自觉心前区憋闷疼痛，好似有物压抑，并有头晕、耳鸣、盗汗、下肢浮肿等症。曾经西医检查，确诊为高血压及冠状动脉粥样硬化性心脏病。服用西药无效，乃改服中药活血化瘀开痹药物，服用两个月以后，心痛、憋闷、压抑感觉虽有所减轻，但其他症状则有加重。目前更出现头部昏胀疼痛、视物昏花、面赤口酸、体困乏力等症。诊得舌质红而略黯，苔白滑，脉浮弦。

按：此病原有头晕、耳鸣、盗汗、脉象浮弦等症，显系肝肾阴亏之象。肾阴亏耗则不能上济心阴，肝阴不足则不能濡润心脉。其下肢浮肿，舌苔白滑，为水湿停滞之征。心脉本已失养，复加水湿停滞，故有心前区憋闷疼痛，似有物压感觉。此病本应以养阴柔筋为主，乃反服活血化瘀开痹药物，冀图以通为快，不知通药多辛温香窜，最易耗阴，阴愈耗则阳愈亢，故前症未已，反而更加头部昏胀疼痛、视物昏花、面部烘热等症。肝在味为酸，肝经阳热上冲，故口带酸味。肝在体为筋，筋脉失养，复兼湿滞，故体困乏力。综合以上分析，治法宜以育阴柔筋为主，兼以潜阳除湿，缓缓调治。本病虽属心痛，但治疗则应从肝肾入手。故用女贞子、旱莲草、白芍、枸杞、制首乌等养肝育肾而柔筋，用菊花、钩藤、牡蛎、龙骨等平肝填肾以潜阳，加牛膝、冬瓜仁、茯苓导湿邪，加竹茹以杜肝风夹痰之弊。处方如下：

女贞子 12 克，旱莲草 12 克，白芍 12 克，枸杞 10 克，制首乌 15 克，菊花 10 克，钩藤 12 克，牡蛎 12 克，龙骨 12 克，牛膝 10 克，冬瓜仁 12 克，竹茹 12 克，云茯苓 10 克。

4 剂。

5 月 19 日二诊。患者服上方 4 剂后，心痛缓解，诸症亦稍有好转。但仍觉头晕胸闷，下肢浮肿。更医，以热痰论治，予黄连温胆汤加减，前症又有反复。心前区闷痛加重，头晕目眩，口苦烘热，下肢浮肿，舌质红，苔白滑，左脉弦硬，右脉弦细。此再一次验证辛温苦燥之品不甚相宜。仍按前法，并注意育阴勿腻、除湿勿燥、行气勿耗。

女贞子 15 克，旱莲草 16 克，刺蒺藜 12 克，白芍 12 克，牡蛎 15 克，钩藤 16 克，代赭石 12 克，石决明 10 克，菊花 10 克，冬瓜仁 15 克，花粉 12 克，枸杞 10 克，牛膝 10 克，瓜壳 12 克。

4 剂。

5 月 30 日三诊。续服上方 10 剂后，已未出现心痛症状，只时感心胸闷胀不适，头已不痛，昏晕亦减，双下肢仅有轻度浮肿。面部潮红、盗汗、眼花、口酸等症仍在，还出现有记忆力差、惊惕肉瞤、足跟麻木疼痛等症。仍按前法加入养育心阴之品。

菊花 15 克，枸杞 12 克，白芍 12 克，菟丝子 12 克，山药 12 克，泽泻 10 克，茯苓 10 克，丹皮 10 克，刺蒺藜 12 克，牛膝 10 克，牡蛎 12 克，珍珠母 12 克，丹参 10 克。

10 剂。

7 月 11 日四诊。服上方 10 剂后，诸症缓解，乃停药观察，1 个多月来，心痛一直未发。近来又觉头晕、耳鸣、眼花，时而胸闷不舒，心烦，足后跟疼痛，饮食二便均属正常，口腻。舌红苔腻，脉细。此肝肾阴虚之证未除，湿遏有化热之象。仍以养育肝肾、除湿通络为治。

菊花 10 克，白芍 10 克，菟丝子 10 克，泽泻 10 克，茯苓 12 克，丹皮 12 克，刺蒺藜 10 克，牛膝 10 克，藿香 10 克，花粉 10 克，冬瓜仁 15 克，牡蛎 15 克，桑枝 30 克。

4 剂。

以上方意加减，续服多剂，7 月底停药。1979 年初，因他病来诊，自诉半年多来心痛一直未发，心情颇为舒畅。

心痛3（冠心病）

王某，男，56岁，干部，1973年3月22日初诊。患者青年时即有神经衰弱症状，加之素嗜酒烟，故睡眠一直不好。1964年又患肝炎，消化功能迄今尚未恢复，常自觉五脏都有病变。最近由于忧郁劳累，先觉胃部疼痛，随即牵扯至心区及背部疼痛，胸闷腹胀，时欲呕吐，下半身发麻，足软无力，行走困难，小便微黄，经西医诊断为冠状动脉粥样硬化性心脏病。曾针刺足三里，除腹胀稍减、睡眠稍好外，余症未见改善。诊得脉缓而弱，舌质淡红，上有微黄腻苔。

《难经·六十难》曰："其五脏气相干，名厥心痛。"本案常自觉五脏有病，其在未发心痛之前而先见胃痛，并伴有胸闷、腹胀欲呕等消化道症状，其属胃气冲逆可知。《灵枢·厥病》说："厥心痛，腹胀胸满，心尤痛甚，胃心痛也。"究其病因，当为久患肝病，克制脾胃，使脾胃气虚，运化无力，故见胸闷食少、腹胀欲呕、舌淡脉弱、小便微黄、苔微黄腻等脾虚胃滞症状。劳累则气耗，忧郁则气滞，劳累忧郁使脾胃愈虚愈滞而发为胃痛。胃络通心，胃气不降则上逆冲心，其早年即患神经衰弱，睡眠一直不好，心阴已属不足，心脉本已失养，再加劳累忧郁及胃气冲逆，致使心脉不畅，故心痛猝然而发。心阳不宣则累及胸背，不但使心痛彻背，而且更加重了胸闷症状。脾胃气虚更兼心脉不畅，使下肢气血供应不足而发为两足麻软、行走无力等症。综合诸症，本案应以脾虚胃滞为主，又兼心阴不足，胸阳失旷之证。治当补气运脾，兼以养心开痹。故用太子参、白术、茯苓、甘草、黄精以补心脾之气，用法半夏、厚朴、香附以运脾行气，加柏子仁、丹参、花粉、山药以养心益胃，加瓜壳、薤白以通阳开痹。处方如下：

太子参 12 克，白术 9 克，茯苓 12 克，法半夏 9 克，厚朴 9 克，瓜壳 9 克，薤白 6 克，香附 9 克，花粉 9 克，柏子仁 12 克，丹参 9 克，黄精 12 克，山药 15 克，甘草 3 克。

4 剂。

3 月 25 日二诊。服上方 4 剂后，心痛大减，余症亦有改善，自感心情舒畅，知饥欲食。昨日因爽口多食韭菜水饺，食后腹胀加重，黎明前即排出酸臭稀便，体温 38℃多，手心发热。舌苔黄腻，脉象濡数。此脾虚伤食，湿热蕴积之征。用楂曲平胃散加清热除湿药物，并兼顾气阴。

苏条参 9 克，丹参 9 克，苍术 9 克，厚朴 9 克，陈皮 9 克，焦山楂 9 克，神曲 9 克，茯苓 9 克，藿香 9 克，枯黄芩 9 克，花粉 12 克，冬瓜仁 12 克，甘草 3 克。

3 剂。

4 月 6 日三诊。服上方 3 剂后，伤食腹泻之症即解，又转服 3 月 22 日处方数剂，自觉诸症又有减退。心区只微有隐痛，仍脉弱舌淡，微有腻苔。考虑其久病脾虚胃滞，气阴两损，宜丸药缓缓调服。

太子参 30 克，白术 24 克，茯苓 30 克，当归 30 克，熟地黄 24 克，川芎 15 克，白芍 30 克，菟丝子 30 克，淫羊藿 30 克，巴戟天 24 克，玉竹 30 克，黄精 30 克，厚朴 30 克，陈皮 18 克，苍术 24 克，花粉 30 克，郁金 24 克，刺蒺藜 30 克，瓜壳 30 克，神曲 30 克，莲子 30 克，谷芽 30 克，山药 30 克，丹参 30 克，酸枣仁 30 克，甘草 9 克。

上方诸药，共研细末，炼蜜为丸，每丸重 6 克，每日早中晚用温开水冲服 1 丸。

10 月 18 日四诊。续服丸方半年，因去外地疗养，未曾更方。近来已觉周身有力，走路轻快，已能步行五里多路，心痛一直未发，只在过度劳累后，觉胸部不适，心区时有轻微刺痛感。饮食、二便一直正常，腹已不胀，虚汗症状早已停止。睡眠仍然不好，脉转浮大，舌质红净，中有裂纹。看来阳气已转旺盛，脾胃已趋正常，心阴尚不充盈。此属早年耗损阴分，当以补养心阴为治。

玉竹 12 克，茯神 9 克，柏子仁 12 克，朱麦冬 9 克，丹皮 12 克，牡蛎 12 克，知母 9 克，百合 15 克，夜交藤 3 克。

4 剂。

患者续服上方多剂，两个月后反馈说心痛、胸闷、失眠等症均已消失，即将回北京工作。

心痛 4

罗某，男，40 岁，军人，1971 年 2 月 1 日初诊。患者久患心痛，尤以下半夜发作较剧，并发心悸心慌，发作时牵引背心及左肩亦痛，全身血管有缩蜷紧张疼痛感觉。关节疼痛，足部微肿，形寒畏冷，胸中窒闷，咳嗽吐痰，虚羸乏气，食少腹胀，大便时溏时秘，头部昏晕，睡眠甚差，夜间盗汗。舌苔干红，心脉浮弱。

根据以上病情分析，虚羸少气，形寒畏冷，显系阳气不足之征。脾阳不振，则食少腹胀。脾不行水，水饮内聚，或成痰而生咳嗽，或下流而发足肿。胸阳不宣，则胸中窒闷。其睡眠甚差，夜间盗汗，舌苔干红，又为阴血不足见症。血为气之母，气为血之帅，两者不足，交互影响，而成此阴阳气血俱虚证候。其头部昏晕，大便时溏时秘，应属阴阳俱虚之象。气主煦之，血主濡之，关节疼痛，为气血不能煦濡所致。气血不能养护心脉，故见心脉浮弱。综合以上症状分析，本案心中悸痛，以阴阳气血俱虚为主，而致心脉失于通畅，复加痰饮内聚，使心脉更加痞塞。其发作在下半夜更甚者，以阴寒气太盛之故。《素问·举痛论》说："寒气客于脉外则脉寒，脉寒则缩蜷，缩蜷则脉绌急，绌急则外引小络，故卒然而痛。"其发作时自觉全身血管有缩蜷紧张疼痛感觉，亦为此种原因所造成。《灵枢》谓"厥心痛与背相控"，故其疼痛向背心放射，左肩是手少阴心经所过部位，故其疼痛亦向左肩放射。《诸病源候论》说："其有久心痛者，是心之支别络为风邪冷热所乘痛也，故成疹，不死，发作有时，经久不瘥也。"治法当以温阳开痹、行水化痰、补益气血、养阴安神为主。温阳用吴茱萸、桂枝，开痹用瓜蒌、薤白，化痰用法半夏、茯苓，补气用党参、甘草，补血用当归、白芍，安神用五味子、酸枣仁，养阴用麦冬、山药。处方如下：

吴茱萸 6 克，桂枝 6 克，瓜蒌 20 克，薤白 6 克，法半夏 9 克，茯苓 9 克，党参 12 克，当归 9 克，白芍 12 克，五味子 6 克，酸枣仁 9 克，麦冬 9 克，山药 12 克，甘草 3 克。

4 剂。

2 月 17 日二诊。续服上方 10 余剂，心中悸痛大减，睡眠、饮食均有改善，余症亦相应好转。最近因生气，微感两胁胀痛，性急易怒。心脉仍弱，肝脉微弦。在上方意中稍加疏肝之品，并拟丸方以缓调之。

金铃炭 12 克，刺蒺藜 12 克，吴茱萸 6 克，白芍 12 克，薤白 6 克，瓜蒌 20 克，法半夏 9 克，五味子 6 克，牡蛎 12 克，麦冬 9 克，玉竹 9 克，茯苓 9 克，太子参 12 克，甘草 3 克。

4 剂。

丸方：

当归 24 克，白芍 30 克，党参 30 克，茯苓 30 克，玉竹 30 克，朱麦冬 30 克，柏子仁 24 克，远志 9 克，酸枣仁 24 克，黄精 30 克，浮小麦 30 克，五味子 15 克，薤白 15 克，瓜蒌 30 克，吴茱萸 12 克，牡蛎 30 克，杏仁 24 克，金铃炭 30 克，刺蒺藜 30 克，郁金 18 克，石菖蒲 12 克，菟丝子 24 克，山药 24 克，炙甘草 12 克。

上方诸药，共研细末，炼蜜为丸，每丸重 9 克，每日早中晚各服 1 丸。

3 月 29 日三诊。心脏症状又有改善，胸闷怕冷亦减轻。目前觉眼睛干痛，睡眠尚差，口中津液不足，大便时秘，晚间出汗，精神较前稍好，但仍觉乏力。此应重在育阴，兼以补气，再拟丸方调理。

苏条参 30 克，麦冬 60 克，山药 60 克，玉竹 60 克，丹参 15 克，生地黄 30 克，牡蛎 50 克，制首乌 60 克，菟丝子 60 克，女贞子 60 克，旱莲草 60 克，浮小麦 60 克，龟甲 30 克，厚朴 30 克，白芍 30 克，龙眼肉 15 克，莲米 30 克，芡实 30 克，五味子 15 克，黄精 30 克，大枣 60 克，甘草 15 克。

上方诸药，共研细末，炼蜜为丸，每丸重 9 克，每日早中晚各服1丸。

6月11日四诊。患者心痛、心悸、心慌等症状已基本稳定。目前只觉两胁时痛，食少腹胀，晨起有恶心现象，大便中夹杂气泡，经检查肝功能正常。脉象弦细，舌质干，微黄苔。此为肝郁乘脾，有化热之象，应以疏肝运脾为主。

刺蒺藜12克，丹皮9克，白芍12克，泡参9克，郁金9克，吴茱萸6克，黄连6克，广木香6克，金铃炭12克，姜黄6克，法半夏9克，甘草3克。

4剂。

8月22日五诊。心脏已基本正常，只在过于劳累后有轻微心悸感觉。最近时感肝区牵连左肩疼痛，局部有烧灼感，咽红，食少，头部昏沉，小便黄少，脉弦微数。此肝郁化火之征，当予疏散郁火。

柴胡6克，枯黄芩9克，白芍12克，郁金9克，金铃炭12克，延胡索9克，香附9克，银花9克，芦根9克，刺蒺藜12克，丹皮9克，甘草3克。

4剂。

8月29日六诊，诸症均减，小便不黄，咽喉无充血现象。肝区仍时隐痛，饮食尚未恢复，睡眠多梦，头部时感昏晕。脉象浮弦，舌质淡红无苔。此阴虚肝郁之象，再用育阴疏肝健脾法。

刺蒺藜12克，丹皮9克，白芍12克，女贞子12克，旱莲草12克，金铃炭12克，延胡索9克，郁金9克，香附9克，法半夏9克，神曲9克，甘草3克。

4剂。

患者续服上方多剂，自觉诸症消失，即停药观察。随访至

1977 年 2 月，一直正常工作，未见复发。

胸痹（冠心病）

李某，男，51 岁，干部，初诊。患者平时觉胸中苦闷不舒，背部有剧烈紧张感，常令人用力敲捶，藉以缓解痛苦。并长期患心痛，无论是气候环境、生活起居及思想情绪，稍有不适，均能引起发痛，痛甚则昏倒。精神萎靡，视力减退，用脑则感头晕，睡眠欠佳，脉来极缓。曾经西医诊断为冠状动脉粥样硬化性心脏病，血压为 140/90mmHg。

据《金匮要略》记载胸痹中之症状，如"胸背痛，短气，寸口脉沉而迟""不得卧，心痛彻背""心中痞，留气结在胸，胸满，胁下逆抢心"等症，与本案颇相类似，故应以胸痹名之。

从其精神萎靡、脉来极缓，知为阳气不足。肝气虚则目恍惚无所视，而致视力减退，心气虚则心神不敛，而导致失眠。心阳不宣，则发为心痛，心主神明，故剧则发为神昏仆倒。肾气虚则脑转头晕，气虚则留气结于胸中，而发为胸中苦闷不舒。背为阳，阳气不足，气机不畅，故背部有剧烈紧张感，用力敲捶以助其阳气之运行，故痛苦得以减缓。

综合以上分析，本案应以补气通阳开痹为主。故用党参、甘草以补全身之气，用枸杞以补肝明目，用茯神、龙骨以补心安神，用枣皮、菟丝子以补肾培元，用法半夏、瓜蒌子、薤白、桂枝、广陈皮、厚朴以通阳开痹，加当归、白芍补阴血以生阳气。处方如下：

党参 9 克，茯神 9 克，当归 9 克，枣皮 9 克，龙骨 9 克，枸杞 9 克，菟丝子 9 克，白芍 9 克，法半夏 9 克，薤白 6 克，瓜蒌子 9 克，桂枝 6 克，广陈皮 6 克，厚朴 6 克，甘草 3 克。

10 剂。

二诊。服上方 10 剂后，诸症即减缓，历时月余，胸痞心痛未见再发，其他症状亦有显著好转。但脉气尚不充实，至数不甚明晰，总由营气尚未恢复。仍按前法处理，加重充实营气，调养血脉。

党参 9 克，薤白 9 克，丹参 9 克，天冬 9 克，枣仁 9 克，柏子仁 9 克，菟丝子 9 克，白芍 9 克，龙骨 9 克，生地黄 9 克，当归 9 克，牡蛎 15 克，茯神 15，五味子 9 克，甘草 3 克。

10 剂。

三诊。服上方 10 剂后，诸症继续减退，胸痞心痛已基本告愈，眠食均佳。但脉象转见弦数，验舌无苔。心阳虽渐恢复，而肝肾阴血又嫌不足。再以柔肝养肾兼宣心气之法，作丸剂 1 料，进行调理。

党参 15 克，枣皮 15 克，柏子仁 15 克，龙骨 15 克，钗石斛 30 克，菟丝子 15 克，丹参 15 克，山药 30 克，女贞子 30 克，制首乌 30 克，牡蛎 30 克，玄参 30 克，天冬 18 克，茯苓 18 克，白芍 24 克，丹皮 12 克，泽泻 12 克，甘草 9 克。

上方诸药，共研细末，炼蜜为丸，每丸重 9 克，每日早晚各服 1 丸。

不　寐

曾某，男，41 岁，干部，1959 年 9 月 9 日初诊。患者 10 年前患肺结核，经检查已钙化，向来睡眠欠佳。最近情志不畅，思虑过度，突然吐血数次，乃至彻夜不能入寐，饮食不思，体倦乏力。诊得脉象弦数，舌苔黄厚。此乃素禀阴亏之体，复加五志化火，致使阴不制阳，肝胃伏热上冲。热伤阳络则吐血，胃气上逆则纳呆，肝阳亢则魂不敛，胃不和则卧不安。其脉象弦数，舌苔黄厚，亦符肝胃郁热之征。治法当以养阴平肝、清热凉血为主。故用杭白芍、玄参、牡蛎、女贞子、旱莲草、夜交藤以养阴益胃平肝，用生地黄炭、藕节、阿胶珠、侧柏炭以清热凉血止血。处方如下：

杭白芍 12 克，玄参 9 克，牡蛎 9 克，女贞子 9 克，旱莲草 12 克，夜交藤 9 克，生地黄炭 9 克，藕节 18 克，阿胶珠 9 克，侧柏炭 9 克，甘草 3 克。

5 剂。

9 月 16 日二诊。服上方 5 剂后，近几日未见吐血，胃纳有所增加。但仍感头部紧张，夜不成寐。脉已不弦数，舌上黄厚苔已去，舌质干而少津。此虽邪热稍平，但阴分仍有枯涸之感。再本上方意，酌减止血之品，加重涵养肝胃阴分，并佐以运脾消食，意使胃和则卧安。处方如下：

玉竹 9 克，生地黄 9 克，玄参 9 克，麦冬 9 克，鲜石斛 9 克，枳壳 9 克，生谷芽 9 克，牡蛎 9 克，杭白芍 9 克，枯黄芩 9 克，藕节 9 克，夜交藤 9 克，甘草 3 克。

10 月 5 日三诊。上方加减，服 10 剂后，已没有吐血现象，睡眠有所好转，每晚已能睡 4～5 个小时。饮食虽有增进，但尚未恢复正常。脉象渐趋平和，舌苔微白。阴分虽亏，勿须过于滋腻，改用育阴潜阳、健胃安神并进。

　　泡参 12 克（米炒黄），钗石斛 9 克，白芍 9 克，龙骨 9 克，刺蒺藜 9 克，橘红 9 克，白蔻壳 6 克，厚朴 9 克，茯神 15 克，生谷芽 15 克，鸡内金 6 克（炒黄），合欢皮 9 克，生甘草 3 克。

　　10 月 19 日四诊。服上方后，睡眠已渐趋正常。由于最近思想又遭受刺激，肝家郁火再起，致使失眠加重，肝热冲肺而发咳嗽、小便黄、脉弦数。宜解郁调气泄热法。

　　制香附 9 克，青皮 9 克，厚朴 9 克，枳实 9 克，枯黄芩 9 克，白芍 9 克，丹皮 9 克，瓜壳 9 克，甘草 3 克。

　　5 剂。

　　11 月 2 日五诊。服上方 5 剂后，郁热渐解，咳嗽减退，气亦稍舒，睡眠稍有好转，小便不黄。脉尚弦数，此肝气仍有上逆之象，再予平肝疏木泄热，使其气机条达，肝胆不横，然后再议治法。

　　刺蒺藜 9 克，丹皮 6 克，法半夏 9 克，杭白芍 9 克，枯黄芩 9 克，焦栀子 9 克，龙胆草 12 克，竹茹 12 克，薄荷 6 克，泽泻 9 克，甘草 3 克。

　　5 剂。

　　11 月 16 日六诊。服上方 5 剂后，肝气郁热症状均基本好转，睡眠亦有增进，但总感睡眠不稳。改用育阴潜阳安神、疏肝健脾泄热并进。

　　牡蛎 12 克，龙骨 9 克，杭白芍 9 克，柏子仁 9 克，酸枣仁 9 克，青皮 9 克，丹皮 6 克，神曲 9 克，茯神 9 克，焦黄柏 9 克，甘草 3 克。

　　5 剂。

　　12 月 9 日七诊。服上方 5 剂后，虽能入睡，但睡眠时间仍属不足，脉象燥疾未退。再用育阴安神健胃法，方中并加入半夏秫米汤以增强和胃安神之力。

玉竹9克，生地黄9克，茯神9克，柏子仁9克，丹参9克，酸枣仁9克，法半夏9克，高粱米15克，钗石斛9克，鸡内金6克，甘草3克，神曲9克。

10剂。

1960年1月4日八诊。服上方10剂后，睡眠已基本正常。饮食虽有增加，但食欲仍不旺盛，脉象弦细。再用养阴安神健胃法，以巩固疗效。

明沙参9克，玉竹9克，杭白芍9克，菟丝子9克，女贞子9克，牡蛎9克，天冬6克，炒薏苡仁9克，木香4.5克，茯神9克，柏子仁9克，丹参9克，花粉9克，枳壳9克，生甘草3克。

10剂。

2月27日九诊。近两个月来睡眠一直正常，只在饮酒后睡眠不安，诸症均已向愈，脉来纯和，未见弦劲之象。再拟丸方常服以杜其再发，仍以育阴潜阳疏肝健胃为主。

明沙参30克，玉竹参30克，丹参30克，牡蛎60克，石决明30克，菟丝子15克，女贞子60克，刺蒺藜30克，旱莲草60克，生地黄30克，玄参15克，柏子仁30克，生枣仁15克，麦冬30克，夜交藤60克，山药30克，茯神30克，天冬30克，枣皮30克，知母60克，丹皮30克，钗石斛30克，鸡内金15克，甘草15克。

以上诸药，共研极细末，炼蜜为丸，每丸重4.5克，另用朱砂约6克盖面，每次服2丸，白糖开水送下，每日早晚空腹各服1次。

狂证（精神分裂症）

杨某，男，29 岁，工人，1974 年 5 月 10 日初诊。患者因失恋，思想遭受刺激，神志错乱，由该单位派人护送回成都，在家里治病。他回家后，病情更加恶化，整天叫骂不休，将家中家具杂物全部打碎，并将墙壁推倒，其臂力之大，非常人所能及，不能有片时安静，晚上也通宵不能入睡。其家属曾将他送某精神病医院治疗，诊断为精神分裂症，服大剂量安眠药也只能暂时抑制，以后仍复发如故。其母异常苦恼，特登门求诊。

初诊时，患者眼神外露，口中胡言乱语。脉象浮滑而数，舌质深红，苔黄微腻而有滑液。其母说，患者已数日不大便，小便发黄。综合脉症分析，舌黄微腻为内有湿热。因失恋情志不舒，导致肝郁化火，火热聚于阳明胃腑，则出现便秘尿黄、舌红、脉象浮数有力。阳明热盛则妄言骂詈，不避亲疏，其力亦非其素所能及。阳气盛则眼神外露，夜不能眠。且火热炼湿成痰，出现脉象滑利、舌苔滑润之象。热痰上蒙心窍，使神志昏聩错乱，即所谓"重阳则狂"之证。

根据上述分析，拟用敛肝解郁、通腑涤热、行水化痰、开窍安神之法。故用白芍以敛肝，郁金以解郁，枳实、大黄、枯黄芩、焦栀子以通腑涤热，茯苓、法半夏、竹茹以行水化痰，石菖蒲以开窍，琥珀、牡蛎以镇心安神。处方如下：

法半夏 9 克，茯苓 9 克，竹茹 12 克，枳实 9 克，大黄 9 克，枯黄芩 9 克，郁金 9 克，白芍 12 克，石菖蒲 6 克，琥珀末 4.5 克（冲服），牡蛎 12 克，焦栀子 9 克，甘草 3 克。

8剂。

5月17日二诊。患者服上方数剂后，大便已通，近几日保持每日1次大便，但酸臭难闻，并吐出大量稠痰，小便黄色亦转淡。服至7剂时，已自觉清醒，他说，前些日子好像在另一个世界，现在又回到人群中来了。已能听话，思想也逐渐安静下来。虽能入睡，但时间不长，表情抑郁，有时尚说错话。舌苔黄腻，脉浮而滑。上方已见效果，痰热已有出路，心窍亦渐开豁。仍本前方用意，略为增减。因其病起于思想遭受刺激，且目前抑郁寡欢，故增入刺蒺藜、丹皮以增强疏肝之力，并去掉酸敛之白芍，用茯神代茯苓以增进安神作用。因其舌苔黄腻，故加入冬瓜仁以除湿热，去掉枯黄芩、焦栀子，用黄连直接清心涤热。处方如下：

法半夏9克，茯神9克，竹茹12克，枳实9克，大黄6克，郁金9克，石菖蒲9克，琥珀末4.5克（冲服），刺蒺藜12克，丹皮9克，牡蛎12克，黄连6克，冬瓜仁12克，甘草3克。

10剂。

5月31日三诊。服上方10剂后，每日排软便1次，小便仍带黄色，痰质转为清稀。渐趋正常，说话已不错乱，但自觉思想不集中，记忆力差，胸闷易怒。舌质红，苔黄，脉象浮弦而细。痰热之象续减，肝经郁火之象已明显暴露。仍本前方，去法半夏、大黄、牡蛎、黄连、冬瓜仁，还用白芍以敛横逆之肝气，加龙胆草、枯黄芩以清肝火，用瓜壳以宽胸膈，以枳壳代枳实，以茯苓代茯神。处方如下：

刺蒺藜12克，丹皮9克，郁金9克，枯黄芩9克，白芍9克，竹茹12克，瓜壳12克，石菖蒲9克，琥珀末4.5克（冲服），龙胆草9克，甘草3克，茯苓9克。

6月4日四诊。服上方4剂后，患者神志、睡眠、大小便均已正常。自觉有燥象，有时心烦，神散不集中，记忆力减退。舌质干红，脉象浮大。此由长期郁热伤阴所致，用养阴潜阳、安神开窍法以善其后。用二至丸、甘麦大枣汤加减。

女贞子12克，旱莲草12克，白芍12克，牡蛎12克，石菖蒲9克，五味子6克，龙骨12克，琥珀末4.5克（冲服），山药12克，茯神9克，浮小麦24克，大枣3枚，甘草3克。

上方加减服至10余剂后，即恢复正常。观察至9月份，未见异常，已返回工作岗位。

喉痹（慢性咽炎）

钟某，男，40余岁，干部，1974年1月12日初诊。患者1972年因病咽喉干燥，微痛，时感紧塞，声音嘶哑，经西医检查为慢性咽炎，屡服养阴清肺之剂未见效果。1973年又来成都某医院检查，诊断结果为咽峡黏膜充血暗红，咽壁淋巴增生，左侧声带水肿，下面1/3处声带稍突，仍确诊为慢性咽炎。目前咽干起瘰，时感微痛，多言则声音嘶哑，夜睡易醒，寐后每觉口干乏津，舌难运转。诊之脉来虚数，舌质红赤，上布干薄白苔。此咽喉不利，有闭塞之象，应属中医喉痹范畴。《素问·阴阳别论》虽有"一阴一阳结，谓之喉痹"之说，而本案所反应症状，则以肺肾二经为主。喉痹虽以实证为多，但虚证亦不少，本案即以虚热为主。其夜睡易醒，寐后口干，是肾阴亏损，虚阳上扰，津液不能上承之故。其多言则声嘶哑，是肺阴不足，金破不鸣之故。

肾脉络舌本，喉以系肺，肺肾阴亏，喉咙失于养护，故现干燥。阴虚血热夹外风，结于咽喉，故出现咽喉充血、起瘰、疼痛、时感紧塞、脉象虚数、舌赤苔干等症象。前医仅养肺而不及肾，清气而不凉血，复不加用疏风之法，所以屡服不见效果。吾意以滋养肺肾、凉血疏风为法，始为得计。故用知母、花粉、女贞子、旱莲草、麦冬、石斛等药以清润滋养肺肾，用生地黄、丹皮以凉血，用桑叶、薄荷、蝉蜕、绿萼梅等辛凉透气以开喉，加甘草以疗咽伤。处方如下：

生地黄 9 克，丹皮 9 克，麦冬 12 克，蝉蜕 6 克，女贞子 12 克，旱莲草 12 克，花粉 9 克，知母 9 克，冬桑叶 4 片，苏薄荷 6 克，石斛 12 克，绿萼梅 10 朵，粉甘草 3 克。

2 月 3 日二诊。前方续服 10 余剂，诸症锐减，仍宗原方意处理。

生地黄 12 克，丹皮 9 克，麦冬 12 克，蝉蜕 6 克，女贞子 12 克，旱莲草 12 克，花粉 9 克，知母 9 克，霜桑叶 4 片，苏薄荷 6 克，玄参 18 克，甘草 3 克。

4 剂。

3 月 2 日三诊。续服上方 10 余剂，诸病再减，咽干疼痛症状已基本消失，说话过多尚微觉嘶哑。诊其尺脉虽乏力，但细审较有根蒂。经过一番清滋透泄，阴精已有渐充之势。舌微红绛而干，根部尚有细瘰。是为肾阴尚未全充，余焰上僭之故，可撤去辛透之品，加意育阴滋肾。

生地黄 12 克，女贞子 12 克，旱莲草 12 克，花粉 12 克，米百合 9 克，石斛 12 克，龟甲 9 克，玉竹 9 克，芦根 12 克，白芍 12 克，粉甘草 3 克。

4 剂。

前方续服 10 数剂后，经梁文骥医生追踪随访，咽已不干痛，舌根细瘰消失，语声嘹亮，犹如平时，几年来来见复发。

（本案根据梁文骥医生记录整理）

哮喘 1

杜某，女，65 岁，退休教师，1975 年 11 月 21 日初诊。患者患哮喘病 1 个月余，心累气紧，呼吸迫促，喉中有水鸡声，胸中痞塞，唇色紫暗，咳嗽吐痰，痰多而清稀，小便黄少，睡眠欠佳。前医以寒饮滞肺论治，与射干麻黄汤，更致前症加重，哮喘益甚，眼鼻干燥，面部发肿，口苦咽痛，小便赤黄。诊得脉象浮滑，舌质淡红，上有黄腻苔。经西医检查，小便中有脓球、红细胞、白细胞和蛋白少许。

此证初起，确似寒饮滞肺，但痰多清稀，频咳频吐，亦有热证。盖火盛壅迫，痰不得久留，尚未炼成黄稠，即已吐出，其质地亦可清稀，不能以清稀之痰而皆例言为寒。再参照小便黄少，脉象浮滑，舌苔黄腻，其为湿热蕴结成痰更可知矣。湿热与痰交阻肺气，气痰阻碍呼吸，故出现心累气紧、喉中有声、胸间痞塞、唇色紫暗、夜寐不宁等症。古谓"喘以气息言，哮以声响言"，本案气喘痰吼均见，故应以哮喘名之。《证治汇补》谓此证之形成为"内有壅塞之气，外有非时之感，膈有胶固之痰，三者闭拒气道"而发。本案痰气交阻，实因于湿热，而湿热蕴结，又与外感风寒有关。治当宣散透表、降气祛痰、清热除湿，佐以养肺之品，即为合拍。射干麻黄汤为温宣涤痰之剂，方中细辛、生姜、大枣失之过温，五味失之过收，温以助热，收以敛邪，故使热邪愈炽，而肺气愈闭，不但使哮喘加重，而且出现了口苦咽痛、小便赤黄等症。通调失权，故面部发肿。热甚伤津，故眼鼻干燥。射干麻黄汤非不可用，在于用之得法耳，如将此方改为清通之法，亦未尝不可。方用麻茸、桔梗宣散透表，法半夏、杏仁、瓜蒌、白前降气祛痰，枯黄芩、射干、茯苓清热除湿，佐款冬花、紫菀、甘草以养肺气。处方如下：

麻茸 6 克，桔梗 6 克，法半夏 9 克，瓜蒌 20 克，杏仁 9 克，前胡 9 克，枯黄芩 9 克，射干 9 克，茯苓 9 克，紫菀 9 克，款冬花 9 克，甘草 3 克。

3 剂。

11 月 26 日二诊。患者服上方 3 剂后，自觉哮喘已松缓百分之八十，喉中已听不见响声。但过劳稍觉气喘，咽喉尚微痛，仍眼干口苦，已能入睡，但梦较多。小便黄，脉浮，舌上黄腻苔尚未退净。此为风湿热三者合邪损伤肺阴之候，治宜祛风除湿、清热养阴。处方如下：

玄参 9 克，麦冬 9 克，桔梗 6 克，瓜壳 12 克，枇杷叶 9 克（去毛），冬瓜仁 12 克，银花 9 克，茯苓 9 克，芦根 9 克，薄荷 6 克，蝉蜕 6 克，甘草 3 克。

2 剂。

上方服 2 剂后，诸症悉除。经西医化验，小便亦正常。随访至 1978 年 6 月，均未见有哮喘症状。

哮喘 2（支气管炎、肺气肿）

张某，男，49 岁，干部，1964 年 9 月 8 日初诊。患者患哮喘咳嗽病已 12 年之久，早经西医确诊为支气管炎、肺气肿等病。几年前并曾咳血，虽经治愈，但此后无论寒暑或气候骤变，则哮喘咳嗽加剧。眼下时届中秋，喘咳又大发作，咳痰颇多，尤以夜间为甚，睡眠欠佳。诊得脉象弦滑，舌苔边白中黄。

肺为娇脏，喜润恶燥，不耐寒热。本案患者肺家受病已达 12 年之久，其肺失润养可知。前因燥伤肺络已致咳血，眼下时届中秋燥气当令，燥邪再犯其肺，肺病则水不下输，燥甚则火自内发，虚火灼液而成痰。肺燥已失清肃之令，再加痰涎壅遏，故哮喘咳嗽剧烈发作。再观其入夜加剧、睡眠欠佳、舌苔中黄等，亦系阴虚燥热之象，慎勿以痰多脉滑而认燥作湿。此证以燥为本，湿为标，如肺燥得养，则肃降运调有权，水湿自去，自无蕴痰之虞。治法当以润肺降气为主，佐以行气化痰。故用天冬、麦冬、花粉以养肺阴，加知母润燥而杜其虚热内生；用苏子、杏仁以降肺气；加薄荷开提以速其下降之势；佐以瓜壳、竹茹祛痰，甘草补气配阴。处方如下：

苏子 9 克（打），杏仁 9 克，花粉 12 克，天冬 9 克，麦冬 9 克，知母 9 克，薄荷 9 克，瓜蒌 12 克，竹茹 15 克，甘草 3 克。

4 剂。

9 月 22 日二诊。服上方 4 剂后，哮喘渐平，白天咳嗽亦减，但遇天气变化，入夜则咳嗽加剧，痰液已较前减少，舌苔亦较前减退。仍本上方意，加重清金平燥。

冬瓜仁 15 克，苏子 9 克（打），前胡 9 克，桑白皮 9 克，紫菀 9 克，天冬 9 克，麦冬 9 克，玄参 9 克，花粉 9 克，竹茹 15 克，杏仁 9 克，甘草 3 克，知母 9 克。

6 剂。

9 月 29 日三诊。服上方 6 剂后，哮喘及咳嗽均大为减轻，精神亦佳，饮食正常，痰液续减。脉象转为弦细，舌上白苔渐去，中心仍微黄，阴液尚嫌不足。再本上法立方。

冬瓜仁 12 克，杏仁 9 克，前胡 9 克，紫菀 9 克（炙），玄参 9 克，麦冬 9 克，石斛 12 克，桑白皮 9 克，苏子 9 克（打），竹茹 12 克，刺蒺藜 9 克，甘草 3 克（炙）。

6 剂。

11 月 3 日三诊。服上方 6 剂后，咳喘渐愈，乃停药 1 个月。最近因感冒又引起咳嗽，但哮喘未发，更医以杏苏散苦温之剂未见效果。咳嗽反见加剧，夜卧不宁，舌质微红，舌苔薄黄，脉象微弦，至数正常，仍宜以润降为主。故用花粉、天冬、旱莲草、百合以养阴分，用桑白皮、知母以泄肺之虚热，用款冬花、苏子、紫菀、浙贝母以降气止咳，加冬瓜仁、薏苡仁以通调水道，再加柏子仁安神，甘草补气。处方如下：

旱莲草 15 克，天冬 9 克，百合 9 克，花粉 9 克，桑白皮 6 克，知母 9 克，款冬花 15 克，浙贝母 9 克，紫菀 9 克，苏子 6 克（打），冬瓜仁 15 克，薏苡仁 9 克，柏子仁 9 克，甘草 3 克。

6 剂。

11 月 10 日五诊。服上方 6 剂后，咳嗽减轻，只在夜间咳一两次。胸部仍有胀感，每夜只能睡五六个小时，饮食尚好。脉弦滑，舌苔黄，仍本上法立方。

生地黄 9 克，天冬 12 克，玄参 9 克，牡蛎 12 克，夜交藤 18 克，知母 9 克，桑白皮 9 克，款冬花 15 克，杏仁 9 克，苏子 9 克，紫菀 9 克，茯苓 12 克，甘草 3 克。

6 剂。

11月17日六诊。哮喘已未再发，咳嗽已甚轻微。舌苔微黄，右脉较细，左脉弦强。此肝气未得尽平，肺阴尚嫌不足之象，宜用丸药调理。除仿上方意外，并应加意滋养肝肾，使金水相生，肝不乘肺，疗效方能巩固。

明沙参30克，玉竹30克，生地黄30克，地骨皮60克，葶苈子15克，浙贝母30克，桑白皮30克，百合60克，旱莲草60克，女贞子60克，麦冬60克，天冬60克，知母30克，玄参30克，夜交藤60克，首乌60克，山药60克，茯苓60克，杭白芍30克，款冬花30克，甘草15克。

上药共碾为细末，加蜂蜜450克，熬炼和丸，每丸重6克，每次服2丸，每日2～3次，白开水冲下。

肺胀（肺气肿、气胸）

姚某，男，成年，干部，1972年5月20日初诊。吾女从浙江来信称，有同事姚某因病情危重，特写明病况，要求寄方治疗。据说该患者曾经西医检查，确诊为肺气肿及气胸，胸膜腔内有大量积气，咳嗽气紧，胸满心烦，心跳加快。经西医在胸胁部位3处抽气，但旋抽旋积，气胸始终不能消失。现症尚有昼夜出汗、胃纳不佳、干咳少痰、口干不思饮等症。当地中医诊断的舌脉情况是脉象浮数，舌苔黄腻。据说前服养阴清肺降气药物，尚有一些效果，后因胃纳不佳，医者遂抽去其中益胃清热药物，加入大量消导之品，反而未见效果，病情日益加重，以致行走亦感困难。

《灵枢·胀论》曰："肺胀者，虚满而喘咳。"《金匮要略·肺痿肺痈咳嗽上气病脉证治》说："上气喘而躁者，属肺胀。"从本案咳喘气紧、胸满心烦、心跳加快等症观察，应属中医肺胀之范畴。从其心跳加快、心中烦躁、干咳少痰、口干脉浮、服养阴药物有效等情况分析，应属心肺阴亏之象。肺阴亏损，则肺失肃降，致肺气上逆，故有喘满气紧之症。其舌苔黄腻，脉数纳差，口干不欲饮，应属兼夹湿热之候。湿热熏蒸，故昼夜出汗。其纳差本为湿热所致，故服大量消导药不但无效反而损伤阴液，使病情更加发展。综合以上分析，本案应以养阴泄肺、清利湿热为主，缓缓调治。故用花粉、麦冬、川贝母、百合、山药以滋养心肺兼益胃阴，其中花粉兼有行水除湿之功。用地骨皮、桑白皮、瓜蒌以泄肺降气，其中地骨皮兼能养阴，桑白皮兼能清热。再用苇茎、冬瓜仁、薏苡仁清利湿热，甘草调和诸药。处方如下：

花粉9克，麦冬9克，川贝母粉9克（冲服），百合12克，山药12克，地骨皮9克，桑白皮9克，瓜蒌21克，苇茎9克，冬瓜仁12克，薏苡仁9克，甘草3克。

嘱患者试服上方2剂，如无异常反应，可续服。

6月23日二诊。按吾女来信说，患者服上方2剂后，并无异常反应，乃续服至17剂，目前诸症均大有好转。已无咳喘气紧现象，饭量增加，每餐能吃三两饮食，已能下床行走。但右胸膜腔下部仍积气，睡眠较差，早上舌苔仍厚腻。此前法已见效果，仍本前方加入降气安神之品。上方加炙枇杷叶9克、杏仁9克、夜交藤12克。

后吾女于1975年自浙江归来说，患者续服上方数10剂后，病情已基本好转。有炎症即去医院注射红霉素及青霉素、链霉素等药。以后，曾服用蛤蚧粉等补益肺阴之品，以巩固疗效，早已恢复健康，上班工作了。

肺痈 1（慢性肺脓肿）

张某，男，43 岁，工人，1955 年 2 月 23 日初诊。患者于 1954 年 9 月因感冒，恶寒发热，咳嗽，吐出大量浓稠痰液，未能及时治愈，迁延 20 余日，即发生吐血现象，并逐日加重，竟一次达 400mL 之多。乃于 10 月 20 日去某医院住院治疗，曾一面输血，一面以青霉素每天 60 万单位治疗。经治疗 10 余日后，上述症状基本控制，体温降至正常，未再吐血，痰减食增，乃于 11 月 10 日出院。

患者出院 1 个多月后，又因感冒而诱发前病，恶寒发热，剧烈咳嗽，痰量增多，黏稠而臭，并兼脓血。于 1955 年 1 月 17 日二次入院。经检查，胸部右上部分呈浊音，有支气管呼吸音，白细胞 11650，中性 76％。入院后注射青霉素，每天 40 万单位。体温仍在 36℃～39℃，痰量每日 700～1000mL，低热持续不退。2 月 9 日照片，右肺上叶尖部有约 7cm 直径的整齐实变影，内有不规则之小空洞，诊断为慢性肺脓肿。曾请外科会诊，因痰量太多，不宜手术。服中药养阴清肺汤加减 2 剂，不但未能缓解，反而咳嗽更加厉害，体温更加升高，白细胞竟上升至 17550，中性 90％。患者于 1955 年 2 月 23 日自动出院，来我家求诊。

患者精神颓废，频频咳嗽，唾出脓血。自述发热，心烦胸满，口干而不欲饮，食少乏力，小便色黄。诊得脉象浮滑而数，舌质淡红，上有黄腻苔。《金匮要略》说："若口中辟辟燥，咳即胸中隐隐痛，脉反滑数，此为肺痈，咳唾脓血。"本案病状恰与此叙述相符，故应以肺痈名之。巢元方《诸病源候论》说："肺痈者，由风寒伤于肺，其气结聚所成也。"本案两次发病都因外感引起，故其病因亦是吻合的。从出现的病状分析，发热心烦、口干、小便色黄、脉浮滑数，均为寒邪入里化热之阳明经证。但从其胸满、口中不欲饮、舌苔黄腻等症观察，又显系内蕴湿热之征。湿热郁于胃，则食少乏力；郁于肺，则咳嗽频频。且湿热久羁最易化毒，正如程钟龄《医学心悟》所说："咳嗽吐脓血，咳引胸中痛，此肺内生毒也，名曰肺痈。"故其唾出脓血，应视为肺中湿热久蕴，以致化毒生痈所致。

上述分析表明，本案的病机系由患者体内素蕴湿热，复感寒邪，寒邪入里化热，与内蕴之湿热相搏，使热势更加嚣张，缠绵羁留，以致化毒生痈，咳吐脓血。治当清热利湿，解毒排脓逐瘀，并兼顾其阴分。前用养阴清肺之法，使湿热胶结难解，故症状反而增剧。拟用白虎汤（石膏、知母、粳米、甘草）清热兼顾阴分，千金苇茎汤（苇茎、冬瓜仁、薏苡仁、桃仁）清热利湿兼以逐瘀，再加银花以解毒，桔梗、浙贝母以排脓。处方如下：

苇茎12克，冬瓜仁18克，薏苡仁12克，桃仁6克，知母9克，生石膏12克，桔梗6克，浙贝母9克，银花9克，粳米1撮，甘草3克。

3剂。

2月27日二诊。服上方3剂后，患者毫不觉发热，痰量及脓血均显著减少，食欲增加，精神愉快。脉象已不似前之浮数，舌上黄腻苔亦减。《医宗金鉴》曰："凡治此症，身温脉细，脓血交黏，痰色鲜明，饮食甘美，脓血渐上，便润者为吉。"故知本案患者已有向愈之趋势。

因热势减退，白虎汤已不相宜，主方以苇茎汤加减，《千金要方》以此方为治肺痈之主方。清代尤在泾亦说："此方具下热散结通痈之力，重不伤峻，缓不伤懈，可以补桔梗汤、桔梗白散二方之偏，亦良法也。"故用此方加银花、连翘、甘草以解毒，芦根、知母以涤热，桔梗、浙贝母以排脓，瓜壳以利肺气，花粉以养津液。处方如下：

苇茎 12 克，冬瓜仁 15 克，薏苡仁 12 克，桃仁 6 克，银花 9 克，连翘 9 克，芦根 9 克，知母 9 克，桔梗 6 克，浙贝母 9 克，花粉 12 克，甘草 3 克，瓜壳 12 克。

4 月 6 日三诊。上方续服多剂，诸症大为好转。经医院检查，白细胞 6900，中性 79%，透视检查肺部有显著好转。已无咳嗽及吐痰现象，体重逐渐增加，并已参加修理自行车工作。只稍觉疲倦，舌质淡红少苔，此因久病耗伤气阴所致。乃以气阴两补、脾肺双调之法以善其后，用参苓白术散加减。

泡参 12 克，白术 9 克，茯苓 9 克，薏苡仁 12 克，山药 12 克，芡实 12 克，莲子 12 克，瓜壳 12 克，麦冬 9 克，生地黄 9 克，百合 12 克，甘草 3 克。

续服上方多剂，1955 年 7 月，经医院检查，肺部已吸收纤维化，但尚有一不规则的小空洞遗留。1956 年 5 月，再次经医院摄片，肺部已完全恢复正常，无任何症状，一直参加劳动。

肺痈 2（肺结核、肺炎）

蕲某，男，40 岁，农民，1974 年 10 月 28 日初诊。患者于 1974 年 3 月便觉口里发臭，随即剧烈咳嗽，吐出大量泡沫痰液，频咳频吐，不分昼夜。胸部发痛，尤以两乳间膻中部位随呼吸阵阵牵引作痛。医以发表止咳、寒热错杂之剂，不能稍减其势，迁延至7月间，即发展为咳吐鲜红血液，注射止血针剂及服用清润药物后半日即止住。以后即变为咳吐浓痰、痰中带血、午后低热等症。经西医透视检查，诊断为肺结核并发肺炎。服西药未见效果，又改服中药，前医参照西医诊断，用养阴抗结核、消炎止血等药物，症状未见减轻，反致食欲大大降低，身体更加瘦弱。现症咳嗽，胸痛，痰稠带血，口干口臭，午后低热，食欲不振，虚羸少气。苔黄细腻，脉滑微数。

按：本案初发口臭呛咳，显系肺胃积热太甚，其痰色虽白，但系频咳频吐，亦应属肺热壅盛所致，此即何西池所谓"火盛壅迫，频咳频出""痰随嗽出，频数而多，色皆稀白"。其不分昼夜之咳吐白痰，正说明其火势上冲，痰不得久留，故未曾炼成黄稠之痰即已吐出，因此不得按一般情况认为痰汁稀白者皆为寒。当此之际，宜用清泄肺胃之剂，苦寒直折其势，而竟予发表止咳、寒热杂投，以致久不能愈。延至盛暑，内外合热，火灼娇脏，终于演成吐血之疴。虽经止血清润，然火热之邪终未能除，瘀热蕴结肺中，日久血肉败坏，故即变为咳吐脓血。从现症咳嗽胸痛、痰稠带血、口干、脉滑微数等观察，显然属于肺痈征象。其午后低热及苔黄细腻，为热中尚兼湿邪，久热耗损阴分所致。当时虽经西医诊断为肺结核及肺炎等病，但中医用药仍应辨证投方，中医药物对西医病名的疗效是在辨证的基础上取得的，切忌认为以中医的某方便是治西医某病之特效良方。前医所用养阴抗结核消炎止血药物，固然有适用于肺结核合并肺炎之阴虚肺痨火盛迫血之证型者，但本案为阴虚兼夹湿热之证，养阴滋腻则碍湿，苦寒消炎则损阴，收敛止血则固邪，因而症状不但未减，反致食欲下降，体力更衰。当前邪气尚盛，应以驱邪为主，驱邪即寓扶正之义。然正气已虚，用药又不宜过猛，此种阴虚湿热证候，最宜甘凉甘淡之味，兼顾正气即可。仍以千金苇茎汤化裁，用苇茎、薏苡仁、冬瓜仁、芦根清热除湿消痈而不损阴分。稍加枯黄芩以折肺中郁火，诸药合用以清病之源头。用枇杷叶、竹茹、瓜壳以止咳化痰宽胸，用扁豆、生谷芽养胃除湿而不燥，用花粉、甘草兼顾气阴而不腻。药性平淡，嘱其多服。

苇茎 9 克，薏苡仁 12 克，冬瓜仁 12 克，芦根 9 克，花粉 12 克，枇杷叶 9 克，枯黄芩 9 克，瓜壳 12 克，竹茹 12 克，扁豆 12 克，生谷芽 15 克，甘草 3 克。

二诊。患者将上方带回中江，续服 40 余剂。他来信说，诸症日见减轻，目前咳嗽痰血等症均解，饮食已趋正常，身体逐渐康复。只感胸部微痛，心烦，胸中尚有火灼感。此即《医阶辨证》所说"懊憹之状，心下有如火灼"，胸中余热尚未廓清，故有心烦懊憹之症。本前方意加栀子豉汤，以清胸膈余热，巩固疗效。

淡豆豉 6 克，栀子 9 克，瓜蒌 20 克，芦根 12 克，薏苡仁 12 克，冬瓜仁 12 克，生谷芽 15 克，甘草 3 克。

3 剂。

后据其同乡说，患者续服上方数剂后，诸症均消失，身体已完全恢复健康。

肺　痨

王某，男，成人，干部，初诊。患者久患肺间掣痛，咳嗽气紧痰多，盗汗头昏失眠，周身及四肢骨节酸痛，精神不佳。经西医检查，确诊为肺结核，入院治疗为时已久，病情未见改善，乃邀余诊视。

诊得脉至细数，舌苔薄白少津，精神疲乏，呈慢性病容。此应属中医之肺痨病，肺痨古称传尸，《外台秘要》曰："大都男女传尸之候，心胸满闷，背膊烦疼，两目精明，四肢无力，虽知欲卧，常睡不著，脊膂急痛，膝胫酸痛，多卧少起，状如佯病。每至旦起，即精神尚好，欲似无病。从日午以后，即四肢微热，面好颜色，喜见人过，常怀愤怒……行立脚弱，夜卧盗汗……或多惊悸，有时气急，有时咳嗽。"这些论述与西医的肺结核病颇相类似，本案大部分症状亦与此相吻合。由于肝肾之精血受损而导致肝阳上逆，故出现盗汗、头昏、失眠、脉象细数、舌上少津等一系列肝肾阴亏阳亢之候。肝主筋，肾主骨，肝经上贯膈，阴津为燥热所伤，筋骨关节及筋脉不能得到濡养，故发为胸部及周身四肢骨节疼痛。燥气上干，肺失肃降，故有咳嗽气紧痰多之症。阴损及阳，故神气疲乏。

综上所述，本案应以滋养肝肾潜阳为主，兼肃肺气。故用玉竹、杭白芍、女贞子、山药、夜交藤以育肝肾之阴，用石决明、牡蛎以潜亢阳，用杏仁、浙贝母、麦冬以清肃肺气，加白及、甘草以补肺虚。处方如下：

石决明 12 克，玉竹 9 克，杭白芍 9 克，杏仁 9 克，白及 9 克，浙贝母 9 克，麦冬 9 克，女贞子 9 克，夜交藤 9 克，牡蛎 12 克，山药 15 克，甘草 3 克。

4 剂。

二诊。咳嗽失眠减轻，周身疼痛减缓。但肩背仍酸痛，精神不振，脉舌无大变化，仍本前方进退。

菊花 12 克，白芍 12 克，桑白皮 12 克，浙贝母 12 克，天冬 12 克，女贞子 12 克，决明子 12 克，旱莲草 12 克，杜仲 15 克，桑枝 15 克，苏子 6 克，甘草 3 克。

4 剂。

三诊。服上方前症均有好转，但脉象仍然细数，舌苔白厚。再服丸剂，以助恢复。

玉竹 15 克，菊花 15 克，桑白皮 15 克，牛膝 15 克，浙贝母 15 克，藕节 15 克，白芍 15 克，丹参 15 克，生地黄 15 克，黄柏 15 克，苍术 15 克，苏子 9 克，杏仁 9 克，天冬 30 克，石决明 30 克，决明子 30 克，杜仲 30 克，桑枝 30 克，旱莲草 30 克，甘草 9 克。

共为末，白蜜作丸，每日早晚各服 9 克。

上药续进 2 剂，诸症悉减。

痨瘵 1（肺结核、咳血）

郝某，男，42 岁，工人，1970 年 5 月 7 日初诊。患者患肺结核病多年，长期以来双肺均有结核病灶。据最近医院透视检查，左肺已有空洞。近来咳血甚剧，服西药雷米封及注射链霉素等，病情均未见好转。目前胸闷，左胸甚痛，心累气紧，全身乏力，午后潮热，晚间盗汗，频频咳嗽，舌干口燥。舌质淡红，脉浮而大。

纵观诸症，应属古之“痨瘵”，喻嘉言谓此病“阴虚者十之八九”，总由患者哀衷过度，精血耗伤。阴虚阳亢，虚火蕴蒸，故午后潮热，脉浮而大。虚火内盛，阴不能守，故晚间盗汗。津液暗耗则口燥舌干，娇脏失养则咳嗽频作，咳嗽牵引胸中，发为胸痛。咳震肺络，火旺迫血，均可导致咳血。肺脏受损，不能主气，故出现气紧、心累、胸闷、全身乏力等一系列症状。当前以咳血为主症，故治法当以养阴退热、宁咳止血为主。用沙参、生地黄、知母、地骨皮以养阴退热，用紫菀、五味子、阿胶、藕节、白及以宁咳止血，加瓜蒌以解胸闷，茯苓、甘草以和中运脾。处方如下：

沙参12克，生地黄12克，知母12克，地骨皮12克，紫菀9克，五味子6克，藕节15克，白及12克，瓜蒌20克，茯苓9克，甘草3克，阿胶9克（另炀）。

4剂。

5月21日二诊。服上方8剂后，咳血已止，精神好转，气紧心累、盗汗咳嗽等症均有缓解。仍感胸闷胸痛，口干潮热。昨日偶患感冒，有寒热头痛等症。阴虚失血者不耐发表，仍本前方意，佐以开提。

桔梗9克，枇杷叶9克，川贝母粉6克（冲），沙参12克，五味子6克，阿胶9克，紫菀9克，百合12克，白及9克，百部9克，白果9克（打），甘草3克。

4剂。

5月25日三诊。感冒已解，精神更有好转，气紧、心累、盗汗情况更减，午后潮热情况亦减轻，口中觉有津液。左肺仍痛，口鼻干燥，喉中觉苦，偶尔咳嗽。仍本前方意，着重养阴补肺。

阿胶9克（另炀），白及12克，川贝母粉6克，地骨皮12

克，玉竹 12 克，沙参 12 克，麦冬 9 克，白果 9 克（打），百部 9 克，苇茎 12 克，牡蛎 12 克，甘草 3 克。

5 月 30 日四诊。诸症续减，最近痰量增多，仍有潮热，阴津虽有所恢复，但虚火仍不潜降，<u>应重在在滋阴退热</u>。

胡黄连 6 克，百合 12 克，知母 12 克，地骨皮 12 克，麦冬 9 克，白芍 12 克，牡蛎 12 克，白及 12 克，白果 9 克（打），川贝母粉 9 克（冲），枯黄芩 9 克，甘草 3 克。

4 剂。

6 月 3 日五诊。前方疗效显著，咳痰已转清稀，神态自若，已不觉心累气紧，眠食均可。午后仍有潮热，舌质淡红，中心有裂纹，用育阴潜阳、养阴除蒸之法。

地骨皮 12 克，沙参 12 克，川贝母粉 6 克（冲），鳖甲 9 克，白及 9 克，白果 9 克（打），白芍 9 克，朱麦冬 9 克，夜交藤 15 克，百合 12 克，知母 9 克，牡蛎 12 克，甘草 3 克。

患者续服上方多剂，诸症消失。随访至 1977 年 2 月，均未见复发。一直上班工作，并能担任较繁重的劳动。

痨瘵 2（六型肺结核）

何某，女，40 岁，工人，1975 年 5 月 16 日初诊。患者咳嗽多年，早经医院检查，确诊为六型肺结核，透视肺间有明显空洞。10 余日前开始咳血，初起尚痰中带血，继后即吐大量纯血，近几天每日达半痰盂之多。注射维生素 K、口服维生素 U、仙鹤草素等止血药，亦未见效果。病势十分危急，由其爱人用汽车护送前来求诊。

患者双足痿软无力，面色萎黄，形体枯瘦。自述除有上述咳血症状外，尚觉头昏心累，午后潮热，咳嗽不止，晚上不能平卧，失眠现象严重，口干，不思饮食，胸中窒闷。诊得脉象浮大而数，舌质红紫而干。

从其现症分析，该患者因患肺结核较久，阴液暗伤。其午后潮热、脉象浮大、夜间失眠等均属阴虚之证。阴虚生内热，故有脉数舌燥之象。胃中阴液不足，则口干不思饮食。肺中阴亏，则干咳不止，复加火盛迫血，故舌质红紫，而成此剧烈咳血之症。胸中窒闷为热壅于肺，而使肺气不得宣通之故。且肺热叶焦，易致两足痿软。其面色萎黄、形体枯瘦、头昏心累等症，应属阴亏更加失血所致。

《平治会萃》说"热壅于肺能嗽血，久嗽损肺亦能嗽血"，本案则兼而有之，故应以养阴润肺、清热凉血止血为主，佐以宣肺化痰。拟朱丹溪咳血方合玄麦甘桔汤二方加减治之。用玄参、麦冬、百合、白芍以养阴润肺，用青黛、山栀仁、白茅根、生地黄以清热凉血止血，用桔梗、瓜蒌、海浮石以宣肺化痰，再加诃子以敛肺止咳，加白及以疗肺伤，甘草以建中气。处方如下：

玄参12克，麦冬12克，桔梗6克，诃子9克，白芍12克，青黛15克，瓜蒌20克，白及9克，海浮石9克，山栀仁9克，白茅根12克，生地黄9克，百合12克，甘草3克。

3剂。

5月23日二诊。服上方3剂后，咳嗽大减，咳血亦渐止，后又续服3剂。咳痰稍爽，但痰质浓稠，尚夹杂血丝，胸闷稍舒，睡眠稍得改善，口中干燥，余症仍在。脉仍浮大，但已不数。仍本前法，加重养阴凉血药物。

阿胶 9 克（另炀），生地黄 12 克，百合 15 克，百部 12 克，玄参 12 克，麦冬 12 克，白芍 12 克，桔梗 6 克，白及 9 克，白茅根 12 克，藕节 12 克，知母 9 克，甘草 3 克。

4 剂。

6 月 1 日三诊。服上方 4 剂后，咳血已止，痰质仍黏稠，晚上已能平卧，能入睡几个小时，但梦多易惊，精神转好。仍感头昏心累，余症仍在，仍本前法。

百合 15 克，白及 9 克，玄参 12 克，麦冬 12 克，桔梗 6 克，山药 15 克，沙参 12 克，竹茹 12 克，白茅根 12 克，莲子 12 克，茯苓 9 克，旱莲草 12 克，白芍 9 克，甘草 3 克。

4 剂。

6 月 17 日四诊。续服上方多剂，至今未见咳血，口中已不觉干燥，饮食大有改善，每餐能吃二三两饮食，晚上入睡较安静，足下渐觉轻劲有力，已能走一里多路，并能从事轻微劳动，但过度劳动仍觉心累。目前尚微咳，痰质稠，午后仍有潮热现象。脉浮细，舌质干红微暗，再本前法。

生地黄 12 克，百合 15 克，知母 9 克，玄参 9 克，麦冬 9 克，百部 9 克，桔梗 6 克，白及 9 克，瓜蒌 20 克，地骨皮 12 克，山药 15 克，白茅根 12 克，沙参 12 克，甘草 3 克。

4 剂。

服上方 4 剂后，前症即基本消除，只觉不如以往有力。头尚微昏，面部黄瘦，偶尔有轻微咳嗽，但未见咳血。后即以参苓白术散加白及两补脾肺。随访半年多，情况一直良好，已参加劳动。

肺痹（肺结核、风湿性关节炎）

施某，男，63岁，退休职工，1970年6月11日初诊。患者久患肺结核及风湿性关节炎，经反复治疗均未见效果。目前手足冷痛，屈伸时关节部位疼痛更甚，晚上足膝尤冷，咳嗽喘气，胸中烦闷，吐白色泡沫痰甚多，觉有气往上冲，恶心少食，睡眠欠佳，心悸，耳鸣，入夜即视力减退，腿膝无力。脉象浮大，重按若无，舌质紫红，上布白腻苔。《素问·痹论》说："肺痹者，烦满，喘而呕。"本案胸中烦闷，咳嗽喘气，气逆恶心，与肺痹之主症颇相类似，故应属肺痹范畴。《素问·痹论》说："风寒湿三气杂至，合而为痹。"其外症手足关节冷痛，为寒邪偏盛之痛痹。寒湿伤于皮肤经络，久而不已，则内合于肺而成肺痹之证。究其久患肺痨，睡眠欠佳，心悸耳鸣，入夜视力减退，舌质紫红，脉象浮大，显属阴亏之证。而手足冷痛，舌苔白腻，又属寒湿之象。寒湿蕴痰，阻痹肺气，故咳嗽气喘，胸中烦闷。寒湿阻痹中阳，故恶心食少。其关节屈伸时更痛，腿膝无力，寒湿阻滞关节有之，阴虚筋失濡养亦有之。其气逆上冲，晚上足膝尤冷，肺气不降有之，阴虚阳亢亦有之。此种素禀阴虚，又兼寒湿之证，治疗颇多碍手，补阴分则恐阴药腻湿，祛寒湿又恐燥烈损阴。此类证型只宜养阴分不过用滋腻而兼施通降，除寒湿不过用苦燥而兼以甘淡之法。故用白芍、玉竹、桑枝、牛膝、甘草养阴柔筋而不滋腻，兼有通络除湿之效。用百合、沙参、白果、瓜蒌养肺而兼有降气之力。用藿香、豆卷、茯苓、苍术除寒湿逐秽浊，而不过于损阴。看来用药似乎杂乱，因有此种病即应服此类药。

白芍 12 克，玉竹 12 克，桑枝 30 克，牛膝 9 克，百合 12 克，沙参 12 克，白果 9 克，瓜蒌 20 克，藿香 9 克，豆卷 12 克，茯苓 9 克，苍术 9 克，甘草 3 克。

4 剂。

6 月 19 日二诊。服上方 4 剂后，小便增多，感觉胸闷稍舒，咳喘稍平，白痰减少，腿膝稍觉有力，手足冷痛有所好转，睡眠渐趋正常。仍感虚火上冲，口中干燥，晚上仍觉足冷，纳食不香，心悸耳鸣，舌质仍紫红，白腻苔稍减，脉象寸关微浮。此寒湿之邪稍减，但阴分仍嫌不足。考虑气根于肾而藏于肺，肺气不降则肾气不纳，故气逆上冲，应在上方中加入降肺潜阳培肾之品。

白芍 12 克，玉竹 12 克，桑枝 30 克，牛膝 9 克，丹参 12 克，知母 9 克，苍术 9 克，苏子 30 克，法半夏 9 克，牡蛎 12 克，菟丝子 12 克，甘草 3 克。

6 月 28 日三诊。服上方后，感觉诸症大减，一身轻快，饮食改善，二便正常，咳喘渐平，心悸减轻。但耳鸣未止，手足关节尚有轻微胀痛，口干不思饮水，舌质稍红，白腻苔渐退，两手寸关脉仍浮。此肺气稍降，气机有宣泄之势。再本前法，滋降兼除湿通络。

苏子 9 克（打），磁石 9 克，神曲 9 克，牡蛎 12 克，菟丝子 12 克，玉竹 12 克，玄参 9 克，知母 9 克，白芍 12 克，桑枝 30 克，苍术 9 克，牛膝 9 克，甘草 3 克。

4 剂。

服上方 4 剂后，诸症若失，自觉全身无病。后经随访，已基本恢复健康。

胃癌（胃溃疡出血）

阙某，女，成年，干部，1972 年 9 月 14 日初诊。患者于 3个月前因生气复加饮食不慎，致胃中急痛如针刺，口中泛酸，全身大汗，手足乏力，大便稀溏，色如黑酱。即到某医院诊治，经检查大便有隐血（＋＋＋＋），确诊为胃溃疡出血。从此便饮食大减，只能进流体饮食，腿软无力，走路亦感困难。胃痛便血已达 3 个月之久，才来我处就诊。

诊得脉象弦紧，舌质暗晦少苔。此为饮食不慎导致胃中不和，复加郁怒伤肝，肝郁乘脾，使脾胃损伤太过。不但使消化受阻，饮食大减，大便稀溏，全身乏力，胃中疼痛，而且出现便血现象。脉弦为肝郁，紧为痛证，舌质暗晦亦为气血不畅之症。综合脉症，应予疏肝运脾止痛兼以止血之法。故用柴胡、白芍、郁金、金铃炭、延胡索、广木香、香附、枳壳疏肝运脾以止痛，用乌贼骨、川贝母、黑姜温摄止血，加黄连以杜郁热，加瓦楞子以制酸液。处方如下：

柴胡 6 克，白芍 12 克，郁金 9 克，金铃炭 12 克，延胡索 9克，广木香 6 克，香附 9 克，枳壳 9 克，乌贼骨 12 克，川贝母 9克，黑姜 6 克，黄连 8 克，瓦楞子 9 克。

3 剂。

10 月 24 日二诊。服上方后，胃痛减轻，饮食增进，大便色由黑转灰，身体亦稍觉有力。再本前法加减。

金铃炭 12 克，广木香 6 克，厚朴 9 克，黄连 6 克，延胡索 9

克，瓦楞子 12 克，白芍 12 克，吴茱萸 6 克，良姜 6 克，郁金 9
克，香附 9 克，枳壳 9 克，白及 9 克，川贝母 6 克，乌贼骨
12 克。

4 剂。

11 月 8 日三诊。服上方 4 剂后，病情续有好转，饮食精神
情况都大有改善。胃部只觉隐痛，苔上微白，关节微痛，此为夹
湿所致。再按前法加入平胃散、桑枝，以除湿邪。

苍术 9 克，陈皮 9 克，厚朴 9 克，乌贼骨 12 克，川贝母 6
克，良姜 6 克，吴茱萸 6 克，香附 9 克，白芍 12 克，桑枝 3 克，
延胡索 9 克，郁金 9 克，柴胡 6 克，甘草 3 克。

4 剂。

服上方 4 剂后，胃痛出血现象均已停止，余症亦解，眠食正
常，精神健旺。后该单位派她到省外出差，便将上药磨成粉剂，
带着在途中服用。在旅途中虽食生冷硬物，亦未再复发。1972
年底停药，随访至 1976 年 5 月，从未再发胃病。

腹　痛

张某，女，45 岁，干部，1964 年 9 月 8 日初诊。患者于
1963 年 8 月中旬因饮食不慎，于半夜急发右腹剧痛，其疼痛并
向胸胁腰部放射。曾经西医检查，怀疑为胆囊积液。一年前曾多
方求治，均未见效果。现症腹部胀痛，时发胸胁疼痛，饮食甚
少，食后呃噎呕酸，头昏无神，肢软乏力，面部浮肿，皮肤青
黄，口唇发绀。诊得脉象缓涩，舌质淡净少苔。

观本案患者，起因于饮食不慎，疼痛又在腹部，又有饮食甚

少、食后呃噫呕酸、肢软无力、面部浮肿等脾胃症状。粗略看来，其主要症位颇似在于脾胃，但经一年来反复调整脾胃，始终未见效果，其理安在？察本案腹痛偏右，并向胸胁腰部放射，此皆足厥阴肝经所过部位。肝气太实，则该经阻滞而发为沿肝经部位疼痛。肝经郁火干胃，则发为呃噫呕酸。其肤青、口唇绀、脉涩等，亦系肝气郁滞，脉流不畅所致。肝郁则乘脾，脾失健运，清阳不升，则发为头昏无神、肢软乏力、饮食甚少、面部浮肿、舌质淡净等症。故其病本在肝，而标在脾。若徒事补脾，则肝气更壅。治法当以疏肝抑肝为主，兼以运脾，待肝脾气畅，始可再议补法。故以戊己丸为主方加减治之。方中白芍伐肝泻木，使不克伤脾土。心者肝之子，实则泻其子，故用黄连泻心以平肝，吴茱萸入肝解郁。再加柴胡、青皮、刺蒺藜以疏肝行气，佐茯苓、甘草、法半夏以补脾运脾。处方如下：

杭白芍 18 克，胡黄连 4.5 克，吴茱萸 4.5 克，炒柴胡 9 克，青皮 9 克，刺蒺藜 9 克，法半夏 9 克，广木香 6 克，茯苓 9 克，甘草 3 克。

4 剂。

9 月 15 日二诊。服上方 4 剂后，腹部及胸胁胀痛均缓解，呃气反酸亦减，余症未去。此肝郁稍疏，宜疏肝解郁与温运脾阳并进。

炒柴胡 9 克，吴茱萸 4.5 克（黄连水炒），白芍 9 克，青皮 9 克，苍术 9 克，厚朴 9 克，陈皮 9 克，法半夏 9 克，茯苓 12 克，广木香 6 克，炮姜 4.5 克，甘草 3 克。

6 剂。

9 月 26 日三诊。服上方效果良好，腹痛消失，胸胁胀满亦减退，颜面浮肿已消，食欲增进。但停药数日后，又感胸胁微胀，头昏肢软，脉象缓涩，舌苔滑润。此脾阳未充足，肝脏疏泄之力尚弱。当以补脾运脾为主，兼用疏肝之法。

党参 12 克，白术 9 克，茯苓 9 克，法半夏 9 克，广陈皮 6 克，苍术 9 克，厚朴 9 克，广木香 4.5 克，炮姜 6 克，炙柴胡 9 克，吴茱萸（黄连水炒）4.5 克，制香附 9 克，炙甘草 3 克。

6 剂。

10 月 9 日四诊。服上方 6 剂后，已无其他不适反应。但脉仍缓涩，舌质痿薄，正气仍感不足。再用益气养营、疏肝运脾法以巩固之。

党参 12 克，白术 9 克，茯苓 12 克，当归 9 克，川芎 6 克，白芍 9 克，吴茱萸 6 克，香附 9 克，厚朴 9 克，陈皮 9 克，广木香 6 克，炙甘草 3 克。

6 剂。

泄泻（急性肠炎）

师某，男，48 岁，干部，1976 年 6 月 30 日初诊。患者于十多天前突发泄泻，频频登厕，昼夜二十余次，形寒怕冷，手足不温，咳嗽，既往有慢性支气管炎史及低血压史。腹泻发生后，曾经某医院诊断为急性肠炎，经服痢特灵及黄连素，未见效果，乃改服中药。前医以形寒畏冷、手足不温，并参照有低血压史，认为系少阴下利，与白通汤服后虽腹泻情况稍有改善，但鼻中出血，愈服则鼻衄愈盛，乃不敢再服。经人介绍，特来求诊。现仍泄泻未止，一日三四次，泻下多为泡沫和不消化食物，不思饮食，原症仍在，小便不多。舌体胖嫩，上浮白滑苔，脉缓而迟，两尺根气尚足。

本案泄泻兼见形寒畏冷，手足不温，舌胖苔白，脉缓而迟，显系阴寒腹泻，先用黄连，更益其阴寒之气，故不能奏效。既为阴寒下利，《伤寒论》曰："少阴病，下利，白通汤主之。"方中葱白、干姜、生附子，为温经通阳散寒之品，为何用之亦不中肯，反生鼻衄，其理安在？缘此病固属虚寒，然应责在土虚而非水寒，病在太阴而不在少阴。少阴证以"脉微细，但欲寐"为提纲，本案则仅见脉象迟缓，而无欲寐之状。迟缓之脉结合舌体胖嫩、舌苔白滑、形寒畏冷、手足不温等症，应为中阳不振而兼湿滞之象。脾恶湿，湿甚则濡泄，总为脾阳不足，饮食不慎，湿从内生，故不思饮食，泻下多为不消化食物。脾为生痰之源，脾湿故多痰。痰阻气道，则发为咳嗽。脾不能散精上归于肺以通调水道，故小便短少。此为新病十余天而已，两尺脉根气尚足，即从肾治，病在中焦而取之下焦，浅从深治，而用生附子以燥下，干姜以助热，葱白以引上，虽能温阳缓泻，而亦逼血上出矣。根据以上分析，本案应以振奋中阳、运脾消积、燥湿行水为法，即为合拍，故以楂曲胃苓汤加良姜以治之。方用白术、桂枝、良姜、甘草以振奋中阳，陈皮、厚朴以运脾行气，神曲、焦山楂以消积和胃，苍术以燥湿，茯苓、猪苓、泽泻以利水。处方如下：

苍术9克，陈皮9克，厚朴9克，桂枝6克，白术9克，茯苓9克，猪苓9克，泽泻9克，良姜6克，神曲9克，焦山楂9克，甘草3克。

4剂。

7月7日二诊。服上方1剂后，泄泻即止，又续服2剂，自觉诸症消失，食欲大增。最近已未发咳嗽，要求处方以巩固疗效。再诊其脉虽缓而有力，舌虽微胖而已无白滑之苔，乃用六君子汤合参苓白术散以善其后。

党参 9 克，白术 9 克，茯苓 9 克，法半夏 9 克，陈皮 9 克，百合 12 克，桔梗 6 克，山药 12 克，薏苡仁 12 克，莲子 12 克，扁豆 12 克，甘草 3 克，砂仁 8 克。

4 剂。

协热下利

卿某，女，12 岁，农民女儿，1970 年 6 月 19 日初诊。患者 1 个月前患感冒，发热咳嗽，经医治后，反增腹痛腹泻，迁延失治，愈演愈烈，渐至两足不能行走，始背来我处求诊。目前仍下利不止，日 3～5 次，排便时颇感肛门窘迫，热痛难忍，泻下稀溏酱色粪便，粪中带血，并夹泡沫，口渴喜饮，腹内切痛，小便黄少，发热咳喘，面白少华，唇红起裂，肌肤瘦削，身体倦怠。诊得脉浮急数，舌质干淡，苔黄微腻。此因先患感冒，本应从表解，而医者妄用攻下之法，引热入里，成此协热下利之证。《内经》说"暴注下迫，皆属于热"，其排便时肛门窘迫，是为热邪所致。雷少逸《时病论》论火泻之证，谓火泻即热邪，"其证泻出如射，粪出谷道，犹如汤热，肛门焦痛难禁，腹内鸣响而痛，痛一阵，泻一阵，泻复涩滞也，非食泻泻后觉宽之可比。脉必数至，舌必苔黄，溺必赤涩，口必作渴，此皆火泻之证也。"本案所表现症状，恰与这些论述相符。其粪中带血，为火热之邪干动阴络而发。唇红起裂，为热劫津液所致。热邪伤津，下利损液，复加失血，以致筋脉失养，故两足痿软难行。其发热咳喘，脉浮急数，粪夹泡沫，为表邪未解，风气未宁之故。粪便酱溏，苔黄微腻，为热中尚夹湿邪之征。综观诸症，应为火热伤阴为主，兼夹风湿，乃表邪未解，里热偏盛之证。应以葛根黄芩黄连汤为主方，随症加用药物。故用葛根、银花升透未尽之表邪，用黄芩、黄连、栀子、知母以清解内蕴之里热，用玄参、麦冬增津液以润燥气，用白芍止腹痛且和营血，用滑石、甘草、车前仁清热利湿而不损津，用藕节通利关节且兼止血。处方如下：

葛根9克，黄芩9克，黄连6克，白芍9克，栀子9克，麦冬9克，车前仁9克，银花9克，知母9克，藕节9克，滑石9克，甘草3克，玄参9克。

2剂。

6月21日二诊。服上方2剂后，稍得微汗，肛门窘迫感已解除，泄下水液增多，此外透内泄，热邪已有出路，粪中已不带血。低热微喘，脉促舌淡，舌苔黄腻，此为风湿热三者合邪伤阴之候。邪热尚盛，仍当从标治。仲景说："脉促者表未解也，喘而汗出者，葛根黄芩黄连汤主之。"故仍以上方为主。其泄下水液甚多，兼之舌苔黄腻，低热不除，为热中兼湿可知。故增入四苓散，引湿从小便出而止下利，加知母、玄参以养阴退热，加山药、神曲以消食和胃。处方如下：

葛根9克，黄芩9克，黄连6克，白术9克，茯苓9克，猪苓9克，泽泻9克，山药12克，神曲9克，知母9克，玄参9克，甘草3克。

3剂。

6月2日三诊。服上方2剂后，腹泻即止，腹痛亦缓解，来诊前解软便一次，并无窘迫感觉。但粪中尚夹风泡，低热未退，尚有微咳，身发痒疹，面部微肿，口渴稍减，嘴唇糜烂。脉浮细数，舌苔黄腻。此湿热之邪达归于表，由于风邪未尽，使湿热郁于肺胃所致。仿治风水之意，用解表清热利水法，不用麻黄之辛温，而多用辛凉之品。故用银花、薄荷、竹叶、葛根、蝉蜕以辛凉透表，用知母、石膏以清肺胃之热，用玄参、葛根以保津液，用滑石、茯苓以渗水利湿，加枳壳、甘草利肺止咳。处方如下：

银花9克，薄荷6克，竹叶9克，蝉蜕9克，葛根9克，知母9克，石膏9克，茯苓9克，滑石12克，玄参9克，枳壳9克，甘草3克。

2剂。

6月26日四诊。服上方3剂后，大便已先硬后溏，尚微夹风泡，腹已不痛，体温已恢复正常，两足已能开始行走。尚微咳身痒，脸肿渐消，嘴唇起裂，小便尚黄，不思饮食，体倦乏力。脉细不数，舌淡，黄腻苔稍减。此为邪势渐退，阴液未复之征，再本上方意加重益胃养阴。

银花9克，蝉蜕9克，玄参9克，知母9克，竹叶9克，茯苓9克，山药12克，生地黄9克，生谷芽12克，滑石9克，甘草3克，芦根9克。

2剂。

服上方后，诸症均基本消失，惟体瘦力乏，嘱其注意饮食调养，以助体力之恢复。

久泻1（肠结核）

苟某，女，41岁，干部，1972年6月15日初诊。患者自1960年起开始腹泻，时发时止。到1970年病情逐渐加重，每天解稀便数次，有时夹杂黏液水泡，有时又出现便秘情况。腹部一直胀满疼痛，肠鸣不断，胸闷嗳气，食欲不振，少气乏力，上午怕冷，每于午后即发低热，体温在37.5℃～38.0℃，睡眠欠佳，右上腹部有一指大压痛点。曾经医院检查，诊断为溃疡性结肠炎、慢性阑尾炎、慢性肠炎、胃肠神经官能症等病，服药均未见效。乃于1970年10月8日，经医生对胃肠道进行全面检查，吞钡透视发现，食道无狭窄梗阻，贲门通畅，胃大弯在盆腔，下垂6cm，胃黏膜粗大，小肠未见狭窄粘连，结肠充盈良好，回盲部亦正常，又诊断为胃下垂及慢性胃炎。服药仍未见效果，以上病情仍反复发作。1971年3月，由某医院根据其症状及以往有密切结核接触史，疑诊为肠结核。经注射链霉素及口服异烟肼后，症状有所缓解，结合检查确认为肠结核。因链霉素不能长期使用，一经停药，病情依然如故。后改服中药，除午后低热有所改善外，其他症状仍未解除。

近日，因生气而脘腹胀痛情况加剧，大便溏薄，不思饮食，胸闷嗳气，手足清冷，面白少气，时吐清痰，失眠现象加重。舌质淡滑，脉象弦细。此为久病耗伤正气，复加肝郁乘脾，致使消化功能更加失调，难以运化水谷，不但食少便溏如故，且加重了脘腹胀痛现象。阳不化水，即聚液成痰。胃中不和，则睡眠不安。拟四君汤、温胆汤补气和胃安神，加入疏肝运脾温阳行水之品。处方如下：

太子参 9 克，白术 9 克，茯神 9 克，法半夏 9 克，陈皮 9 克，枳实 9 克，竹茹 9 克，莱菔子 12 克，广木香 6 克，白芍 12 克，吴茱萸 6 克，香附 9 克，甘草 3 克。

4 剂。

6 月 25 日二诊。服上方 4 剂后，已见显效，脘腹胀痛情况大减，便溏、失眠亦好转，余症缓解，知饥欲食。但因饮食不慎，又肠鸣大作，腹中绞痛，大便次数增多，泻下更加溏薄，粪色深黄，且夹黏液，肛门有灼热感，小便微黄，午后又复低热，面白少神。舌质淡，上有微黄腻苔，脉象细数。此为正气不足，复伤饮食，脾虚湿聚，蕴而生热，而成湿热下利之证。此种正虚邪实之候，应本急则治其标的原则，驱邪以免其再伤正气，用葛根黄芩黄连汤合香连丸，加除湿之品治之。处方如下：

葛根 9 克，黄芩 9 克，黄连 6 克，广木香 8 克，白芍 12 克，厚朴 9 克，枳壳 9 克，银花炭 6 克，神曲 9 克，苍术 9 克，泽泻 9 克，茯苓 9 克，甘草 3 克。

2 剂。

6 月 27 日三诊。服上方 2 剂后，大便情况好转，已不带黏液，亦无灼热感觉，肠鸣腹痛情况缓解，午后未见发热。小腹微觉冷痛，少气懒言，面白无神，四肢清冷，性急易怒，饮食不佳。黄腻苔已退，舌质甚淡，脉象沉弦而细。此因湿热下利再伤气血，肝气未能条达，脾阳又复受损，拟补益气血、疏肝温脾之法，用柴芍四君子汤加入疏肝温运养血之品。

苏条参 9 克，白芍 12 克，柴胡 6 克，金铃炭 9 克，吴茱萸 6 克，茯苓 9 克，白术 9 克，当归 9 克，香附 9 克，广木香 9 克，小茴香 6 克，甘草 3 克。

4 剂。

8 月 3 日四诊。本上方意加减，续服两个月，诸症皆失，精神转佳，食欲增进，胃肠功能及睡眠基本正常。要求拟方巩固，用六君子汤合参苓白术散加减。

泡参 9 克，白术 9 克，茯苓 9 克，陈皮 9 克，法半夏 9 克，香附 9 克，广木香 6 克，山药 12 克，莲子 12 克，谷芽 12 克，芡实 12 克，甘草 3 克。

8 剂。

服上方 8 剂后即停药。半年来，情况一直较好。1973 年 2 月 23 日，她说，近日受凉，前病又复发作，腹泻腹痛，饮食减少，形寒畏冷，但不似前番之剧烈，更加腰痛。因思久病伤肾，如不加意温肾扶阳，势难巩固。以后，即于 1972 年 6 月 27 日方意中，选加桑寄生、菟丝子、牛膝、楮实子、续断、干姜、良姜、五味子、肉桂、益智仁、补骨脂、艾叶等味药。前后断续共诊 14 次，服药数 10 剂。到 1974 年 2 月，她已完全恢复正常。随访至 1976 年 2 月，情况良好，未见复发。

久泻 2

陈某，女，40 岁，干部，1972 年 5 月 4 日初诊。患者腹泻十余年，曾经医院检查，确诊为慢性肠炎。突于 1972 年 3 月 19 日全身瘫软，无力撑支起床，不饥不渴，右胁疼痛，时欲呕吐。经西医诊断为急性无黄疸性肝炎、胆囊积液、内脏下垂等病。服苦寒消炎药，不但前症未减，反而腹泻益甚。经人扶持来我处求诊，见患者面色苍白，形体瘦削，语言低微，似不能续接。右胁疼痛，不思饮食，呕恶腹泻，形寒畏冷，小便微黄。医院检查结果：肝大 3cm，脑磷脂胆固醇絮状试验（＋＋＋），硫酸锌浊度试验 14 单位，谷丙转氨酶 230 单位，白细胞 5400，血压 60/40mmHg。诊得脉微欲绝，舌根有细黄腻苔。

本案久患腹泻，舌根有细黄腻苔，为素有脾虚兼夹湿热之病。近月来因肝经受邪，致肝气郁滞，故有胁痛之症。肝郁则乘脾，脾虚再受克贼，使脾阳愈加不振，故见不思饮食、呕恶腹泻、形寒畏冷、面色苍白等症。本已素蕴湿热，再加脾虚水饮不化，湿蕴成热，使湿热之邪胶固不解，故舌根黄腻苔不化。正虚兼夹湿热，故小便微黄，同时消化道症状亦更加剧。食少更兼腹泻，气血生化无源，故见全身瘫软，形体瘦削。此类正虚邪实之候，急应以扶正为主，而前医竟以苦寒驱邪重伤正气，故症情乃日益加剧。目前病情已较危重，勉拟补脾潜阳、疏肝除湿之剂，意使正足而邪退，湿去则热孤，用柴芍六君子汤加减。

党参 12 克，白术 9 克，茯苓 9 克，柴胡 6 克，白芍 12 克，法半夏 9 克，陈皮 9 克，吴茱萸 6 克，良姜 9 克，苍术 9 克，厚朴 9 克，甘草 3 克。

5 月 20 日二诊。续服上方 10 余剂，精神大增，知饥欲食，腹泻情况大有好转，已能步行一里多路前来就诊，右胁疼痛减轻。仍畏寒腹胀，黄腻苔稍减，脉象弦细。仍本前方意，重在疏理肝脾滞气。

柴胡 9 克，白芍 12 克，太子参 9 克，白术 9 克，茯苓 9 克，厚朴 9 克，广木香 6 克，吴茱萸 6 克，金铃炭 9 克，郁金 9 克，神曲 9 克，甘草 3 克。

4 剂。

10 月 2 日三诊。上方加减，续服 40 余剂，自觉诸症均大大缓解。8 月份，曾检查肝功能，脑磷脂胆固醇絮状试验（一），麝香草酚浊度试验 6 单位，其余各项指标亦均接近正常。乃停止服药，两个月来一般情况尚好。最近因过度劳累，又有复发趋势，现感右胁疼痛，全身乏力，食少腹泻，经医院检查肝功能，脑絮状试验又为（＋＋）。舌根腻苔又复增厚，脉象弦缓。仍用疏肝除湿、补脾温阳之法治之。

党参 9 克，白术 9 克，茯苓 9 克，柴胡 9 克，白芍 9 克，陈皮 9 克，厚朴 9 克，泽泻 9 克，猪苓 9 克，吴茱萸 6 克，香附 6 克，甘草 3 克，苍术 9 克。

4 剂。

上方加减，又服 40 余剂。1973 年 1 月 23 日，患者各症均基本消失，经医院检查肝功能已完全正常。随访至 1978 年 4 月，均很少患病，10 余年的慢性腹泻病也一直未发，睡眠和饮食都好，精力充沛。经西医检查，白细胞已上升至 7200，内脏下垂、胆囊积液、慢性肠炎、肝炎等病均已排除。

五更泻

孙某，男，45 岁，干部，1978 年 6 月 20 日初诊。患者长期以来，在天亮前即感腹部不适，必须起床大便，才觉腹中舒畅，解出均系稀溏粪便，并兼见不消化食物。平时神疲乏力，气短懒言，腰腿酸软，心烦失眠，阳痿滑精，曾服四神丸，效果不显著。诊得脉象虚数而至数不齐、舌淡少苔，舌尖微红。

从其阳痿滑精、腰酸腿软、脉虚舌淡分析，显系肾阳不足。肾火不能温养脾土，则脾阳不振，故饮食经常不化，下注于肠而成五更泄泻之证。脾不输精，精不化气，故气短懒言，神疲乏力。且肾阳衰惫，则不能启肾中之真水以上交于心，心阴失养则心火独亢，故有心烦失眠、脉数不齐，舌尖微红之征。如此脾肾阳虚、心火独亢之重证，四神丸非不可用，但如不加重其力，并兼折心火，则断难取效。故拟四神丸、交泰丸、四君子汤加减治之。方用补骨脂、五味子、肉桂、益智仁温肾补火以养脾，吴茱萸、肉豆蔻、红参、白术、茯苓暖脾益气以止泻，少佐黄连以折心火，配合肉桂交通上下，则心烦失眠之症亦可望缓解。处方如下：

补骨脂 12 克，五味子 6 克，吴茱萸 9 克，益智仁 12 克（面煨去油），炒白术 9 克，茯苓 12 克，肉豆蔻 9 克，黄连 3 克，肉桂末 3 克（冲服）。

两周后，患者来说，服上方 5 剂，近 10 天之中，天明前已不觉腹中不适，每日只解大便 1 次，基本成形，阳痿滑精症状亦消失，精神转佳，睡眠改善，自觉一身轻快，诸症若失。随访数月，均一直稳定。

便　血

李某，男，50 岁，干部，1970 年 11 月 3 日初诊。患者几个月前因翻车撞伤，致肝脾破裂，流血颇多，送至某医院抢救，经采取各种止血措施及输血后，暂时转危为安。但大便一直带血，长期不能治愈。来就诊时，见患者精神萎靡，少气乏力，语言低微，面色㿠白。其家属说，患者饮食甚少，思睡而难以入睡，时感心中悸动不安，记忆力锐减。诊得脉象细数，舌质淡红，舌苔花剥。

此患者因外伤失血过多，血不养心，故出现心中悸动不安，记忆力锐减、思睡而难以入睡等症。血为气之母，血少则气亦不足，因而出现精神萎靡、少气乏力、语言低微、面色㿠白等症。气虚则脾失健运，故饮食甚少，舌苔花剥。气虚不能摄血，脾虚不能统血，血妄行则发为便血，且食少则无以奉心化赤而为血，复加失血，既不能开血之源，又不能节血之流，致阴血更加衰少，故使以上症状迁延难愈。其脉象细数，舌质淡红，亦属气血不足之征。《济生方》用归脾汤引血归脾，虽为思虑过度，劳伤心脾而设，而此种外伤所导致的后果恰与此证相符。揆诸情理，均为心脾气血亏虚而发，故用此方加止血药以治之。

党参 15 克，黄芪 15 克，白术 9 克，当归 9 克，茯神 9 克，远志 6 克，木香 6 克，炮姜 6 克，大枣 3 枚，槐花 9 克，酸枣仁 9 克，龙眼肉 9 克，炙甘草 3 克，乌贼骨 15 克。

4 剂。

11 月 24 日二诊。续服上方 8 剂后，患者便血即止，经医院检查，大便中已无隐血，精神转好，饮食增进，睡眠亦改善。但说话仍少力，语言甚低。再用培补气血、健脾益胃之品，少佐止血药以巩固之。

潞党参 12 克，黄芪 15 克，制首乌 12 克，熟地黄 12 克，白芍 12 克，炒白术 9 克，茯苓 9 克，芡实 12 克，山药 12 克，广木香 6 克，炮姜 6 克，莲子 12 克，甘草 3 克。

4 剂。

上方加减，续服数 10 剂，患者自觉力气大增，眠食均好，面色已转红，记忆力逐渐恢复，说话音量增高。在家休养了一段时间后就上班工作。随访至 1978 年 3 月，他自觉康强如常，只在过于劳动后微现周身疼痛，余无异常。

赤痢（细菌性痢疾）

冷某，女，25 岁，工人，1972 年 8 月 15 日初诊。患者近几日突然腹中阵痛，频频登圊，排便不爽，里急后重。每解必排下黏稠脓血，血色鲜红，小便亦黄涩，身热口渴。曾于 14 日去医院检查，诊断为细菌性痢疾。即来我处求诊。

诊得两手寸关脉均洪大而数，尺脉则涩小，舌质颇红，上有黄苔。明代戴思恭《证治要诀》曰"赤痢血色鲜红，或为蛇舌形而间有鲜血者，此属热痢"，故本案应以赤痢名之。此因夏日感受暑热之邪，蕴积于内，热积化火，干动阴络而下血。火热之邪充斥肠道，使肠道气机阻滞，而致腹痛、里急后重等症。其小便黄涩，身热口渴，舌苔黄，亦属火热之象。寸关脉洪数为热，尺脉涩小，为大肠气滞。《金匮要略》曰"下利，寸脉反浮数，尺中自涩者，必圊脓血"，颇与此脉证相符。

近代医学之痢疾，与中医学所称之痢疾，名称和症状表现均相似。本案通过科学检查，证实为细菌性痢疾。近代医学认为此种菌痢全身症状产生的原因，为痢疾杆菌在肠液内大量繁殖，并产生内毒素，引起肠壁炎症和全身毒血症。我在这一启示下，治此种类型的赤痢，必重用清热解毒药物。刘河间说："行血则便脓自愈，调气则后重自除。"经本人验证，确属经验之谈，故本案行血调气药亦不可少。以古方白头翁汤合芍药汤加减，恰中本案病机。故用白头翁、秦皮、黄连、黄芩、银花炭清热解毒，用木香、槟榔、厚朴、枳壳调气，用当归行血，用白芍、甘草和中以止腹痛。处方如下：

白头翁 12 克，秦皮 9 克，黄连 6 克，黄芩 9 克，银花炭 9 克，槟榔 9 克，木香 6 克，厚朴 9 克，枳壳 9 克，当归 9 克，白芍 12 克，甘草 3 克。

服上方 2 剂后，诸症即消失。1974 年 7 月，患者的爱人黄某患赤痢，所出现症状亦与本案相同，也用本方 2 剂，即告痊愈。

本方治疗赤痢曾经屡试屡验，因疗效显著，故记录以待研究。

久痢（慢性全结肠炎）

赵某，男，42 岁，干部，1973 年 10 月 13 日初诊。患者以往即有阿米巴痢疾病史，曾辗转就医，差为痊可。1972 年因病胸痞食减，腹痛肠鸣，里急后重，痢下黄黑黏稠脓便，腹内灼热，夜不能寐。于当地医院治疗，未获效验。1973 年赴成都就医，初服苦辛透泄、开郁涤热方数剂，诸病悉减，续服则病仍如故。1973 年 9 月 7 日，到某医院做钡餐检查，其结果为：食道正常，胃、十二指肠及空结肠各段均充填显示良好，未见病变。服药 7 小时后，见全结肠均充填显示不良，各肠袋消失变形，有大小不等之分节现象，并见有细线样纹形，尤以降结肠段为著。钡剂通过快速，10 小时后观察，钡剂已排出 80%。诊断为慢性全结肠炎。

目前仍腹痛肠鸣，腹中灼热，腹泻涩滞不利，粪便稠秽并带黏液，胸中痞闷。诊得脉象两关弦数，舌苔黄而微腻，此应属久痢之证。

古人治白痢多从湿治，治久痢多从虚治。本案有其特殊规律，如用通套治法，则病难速已。患者久蕴湿热之象比较明显，但由于湿热久蕴，已成热重于湿之象，观其脉数，苔黄微腻，腹中灼热，排便稠秽等已见一斑。且湿热之邪蕴积过久，极易化毒，腐蚀肠道而成热毒痢疾。若徒事清利湿热而不解毒，则病将难痊。且湿热阻滞肠道，使气机升降失其常度，故出现胸中痞闷、腹痛肠鸣、排便不爽、两关脉弦等气滞不通之象。

本案虽属久痢，正气固已受损，但其人禀赋尚厚，纵有虚象，亦当以末治之。当前邪势如此嚣张，如不以祛邪为主，则将有养痈成患反伤正气之弊，盖祛邪即所以扶正也。治法以白头翁、黄连、黄芩、芦根清热兼以解毒，薏苡仁、木通渗湿即以涤热，枳壳、广木香调气以宽肠道，白芍、甘草和中且止腹痛，葛根以升清，大黄以降浊。处方如下：

白头翁12克，薏苡仁24克，黄连6克，黄芩9克，葛根9克，白芍12克，大黄9克（酒炒），枳壳9克，芦根15克，木通9克，广木香6克，甘草3克。

11月29日二诊。服上方20余剂，腹内灼热渐消，泻痢次数亦减。有时粪中仍带黏液，腹尚微痛，口中干苦而不欲饮水，苔仍微黄腻。仍本前方意，加入乌贼骨宣通血脉，以止腹痛，增入天花粉生津止渴，且除湿热。处方如下：

葛根9克，黄连6克，黄芩9克，枳实9克，厚朴9克，茵陈 12 克，白头翁 15 克，乌贼骨 9 克，知母 9 克，芦根 15 克，天花粉 9 克，广木香 6 克，酒炒大黄 9 克，甘草 3 克。

12 月 20 日三诊。续服上方 10 余剂，诸症又有减轻。患者自郫县来成都，因途中感冒，致头痛恶寒发热，饮食减少，腹中急痛，且泻痢涩滞，肛门灼热，粪便酸臭。脉象濡数，舌赤，苔薄白而滑腻。此为湿遏热伏，表邪外束之征，拟和中解表芳化清热渗湿法。

藿香 9 克，佩兰 9 克，薄荷 9 克，葛根 9 克，黄芩 9 克，黄连 6 克，砂仁 6 克，神曲 9 克，六一散 12 克，广木香 6 克，银花 12 克，薏苡仁 15 克，白头翁 12 克。

1974 年 1 月 12 日四诊。服上方数剂后，外症已解，已无头痛憎寒发热等症，腹痛亦止，饮食改善。但觉胸腹胁肋胀满，泻下肛门窘迫，粪仍秽臭。此属湿热郁毒、肝脾气滞之象。仍本初诊用意，加入柴胡、刺蒺藜以疏肝，银花、连翘以解毒。处方如下：

柴胡 9 克，黄连 6 克，黄芩 9 克，酒大黄 6 克，茵陈 9 克，刺蒺藜 12 克，厚朴 9 克，枳实 9 克，瓜冬仁 12 克，广木香 6 克，银花 15 克，连翘 9 克，木通 6 克，甘草 3 克。

服上方 10 余剂，诸症大减。现觉腹泻不爽，粪便中尚微带黏浓，是为湿热之余氛胶阻曲肠故也。效不更方意，再按原法重加败酱草以解热毒。

葛根 9 克，黄芩 9 克，黄连 6 克，广木香 6 克，枳壳 9 克，厚朴 9 克，秦皮 9 克，白芍 12 克，银花炭 9 克，冬瓜仁 12 克，薏苡仁 15 克，败酱草 15 克。

服上方 10 余剂后，即诸病痊愈，食欲增进。后即停药，嘱其注意饮食调摄。随访至 1976 年 4 月，已健康如昔，从事工作已无衰惫之感。

（本案病历承郫县战旗公社医院梁文骥医生记录和随访，特致谢意）

肠痈（慢性阑尾炎）

吴某，女，成年，学生，1970 年 10 月 3 日初诊。患者长期以来少腹右侧发痛，时痛时止。痛时则腹皮紧急，以手按之则痛减。身不发热，大便不畅。曾经西医检查，诊断为慢性阑尾炎。诊得脉沉弦而数，舌淡红无苔。《金匮要略》曰："肠痈之为病，其身甲错，腹皮急，按之濡，如肿状，腹如积聚，身无热，脉数，此为肠内有痈脓。"此乃对肠痈阴证的描述，而本案所反应症状，多与此论述相吻合，故应属肠痈的范畴。沈目南认为此种无热之阴证"乃阳气衰微，阴寒凝滞气血"而发。《金匮要略》以薏苡附子败酱散治疗此种证型，用附子行阳散寒，败酱排瘀解毒，薏苡仁渗湿以杜其郁热。揆诸本证，固为阴寒凝滞气血，但从少腹右侧发痛、脉沉弦而数、大便不畅等症看来，以凝滞肝经为主，且有化热之势。以附子之大温，恐嫌太燥，故改用吴茱萸、花椒、小茴香以温肝疏气，金铃炭、青皮以行小腹滞气，丹皮以活肝经之血，再加白芍和营止痛并监制诸药之辛。其大便不畅，是木横侮土、胃气不降之故，故用木香、槟榔、枳实行气降胃以通便。因无肌肤甲错和腐溃成脓之症，故不用败酱草之苦寒，而用银花炭、甘草甘凉以解郁毒。因大便不畅，不宜过于渗利，故不用薏苡仁，而用冬瓜仁化郁热，且有下气通便之能。此学古而不泥于古，必须根据具体情况做具体处理，方能切中病情。处方如下：

吴茱萸 6 克，金铃炭 9 克，小茴香 6 克，青皮 9 克，木香 6 克，槟榔 9 克，枳实 9 克，冬瓜仁 12 克，银花炭 9 克，丹皮 9 克，花椒 10 粒，白芍 9 克，甘草 3 克。

10 月 13 日二诊。服上方 4 剂后，腹痛大减，排便畅通，舌质转红，脉象已不似前之弦数而沉，右下腹在下午和晚上尚有轻微隐痛。此瘀滞尚未全消，仍本前方意，稍去辛温，酌加行血之品。

银花炭 9 克，丹皮 9 克，金铃炭 12 克，小茴香 6 克，枳实 9 克，薏苡仁 9 克，吴茱萸 6 克，青皮 9 克，冬瓜仁 12 克，桃仁 6 克，赤芍 9 克，甘草 3 克。

服上方 4 剂后，诸症消失。后经随访，未见复发。

疝气 1（慢性睾丸炎）

周某，男，35 岁，干部，1968 年 5 月 11 日初诊。患者阴囊肿大已一年余，皮色如常，手触之似有核块，近几个月自觉两侧少腹疼痛，平时并有腰膝酸软、耳鸣头晕、多梦遗精等症。

曾经西医检查，诊断为慢性睾丸炎、输精管炎等病，多方治疗，未见效果。诊得脉象寸关浮大，两尺脉弱，舌质淡红少苔。

从其腹痛阴肿看来，应属中医疝气病范畴。但从其腰膝酸软、耳鸣头晕、多梦遗精、寸关脉浮、两尺脉弱、舌红少苔等症观察，又显系肾阴不足之候。治疗此种疝气，切忌概用通套疏肝行气消疝药物，因香燥行气之品转致伤阴耗液，此其所以长期不能治愈也。《圣济总录》曰："嗜欲劳伤，肾水涸竭，无以滋荣肝气，故留滞内结，发为阴疝之病。"足厥阴肝经之脉，环阴器，抵少腹，本案少腹疼痛，阴囊肿大，固属肝气留滞，但其源则为肾水枯竭，无以滋荣肝气所致。故肾阴亏耗为本，肝气郁滞是标，如本末倒置，则病将难痊。因此，用六味地黄滋养肾阴为主，只用一味金铃子疏理少腹滞气，加牡蛎咸寒软坚以散结块，并加强滋阴潜阳作用。处方如下：

生地黄 12 克，丹皮 9 克，枣皮 9 克，山药 15 克，泽泻 9 克，茯苓 9 克，金铃子 12 克，牡蛎 12 克。

4 剂。

5 月 27 日二诊。服上方 4 剂后，自觉效果明显，即续服十余剂，近来未见遗精，腰膝颇感有力，头晕、耳鸣、多梦等症亦相应好转，少腹仅微有隐痛，阴囊肿处亦觉变软变小。但最近又觉胃中隐痛，欲食又不敢多食，询之则以往曾患胃溃疡病。看来用药稍偏阴柔，恐阴药损胃而引动宿疾，上方加良附丸以兼顾之。

生地黄 9 克，丹皮 9 克，枣皮 9 克，山药 12 克，泽泻 9 克，茯苓 9 克，金铃炭 12 克，牡蛎 12 克，良姜 6 克，香附 9 克。

4 剂。

6 月 6 日三诊。续服上方 8 剂，病情大减，胃已不痛，饮食转佳，精神健旺，小腹已无痛感，阴囊变软，只稍有肿胀。虽药证相投，但阴易耗而难养，宜本上方意，加强滋肾软坚之力，用丸方以巩固疗效。

生地黄 30 克，丹皮 21 克，枣皮 30 克，山药 30 克，泽泻 21 克，茯苓 30 克，金铃炭 30 克，牡蛎 30 克，瓦楞 30 克，玄参 30

克，良姜 12 克，香附 24 克，黄柏 15 克，青皮 21 克，荔枝核 30
克。

上方药物共研细末，炼蜂蜜为丸，每丸重 9 克，每日早晚用
温开水各冲服 1 丸。

疝气 2

段某，男，1 岁，1971 年 1 月 18 日初诊。患者阴囊肿大，
小腹膨胀，昼夜啼哭，遍身发疹，午后发热，小便色黄，解入痰
盂中泡沫甚多。风气二关指纹略紫，舌中有一团黄腻苔。观其舌
心黄腻，午后发热，小便黄稠，指纹略紫，应为湿热之征。遍身
发疹为湿热侵入血分。湿热下流少腹阴部，气机阻滞，发为阴囊
肿大、少腹膨胀等症。气行不畅则生疼痛，故昼夜啼哭不止。此
应属中医疝气病范畴。因疼痛啼哭较剧，宜标本同治。先予行气
消疝、清热除湿法。用金铃炭、青皮、小茴香、橘核、荔枝核疏
肝行气以消疝，苍术、黄连、薏苡仁清热除湿以治肿，白芍止痛
和营，知母清热护阴。处方如下：

金铃炭 6 克，青皮 3 克，小茴香 3 克，橘核 6 克，荔枝核 6
克，苍术 3 克，黄连 3 克，薏苡仁 6 克，白芍 6 克，知母 6 克。

4 剂。

2 月 4 日二诊。服上方 4 剂后，患者囊肿渐消，疹子稍退，
啼哭已止。乃停药数日，疹子又复增加。仍午后发热，少腹仍
胀，口唇干燥，小便色黄，大便酱溏。此湿热深伏，应气血两清
兼疏滞气。

银花 9 克，土茯苓 6 克，蒲公英 6 克，黄连 3 克，知母 6

克，生地黄 9 克，丹皮 6 克，广木香 3 克，金铃子 6 克，莱菔子 6 克，玄参 6 克，白芍 6 克，甘草 3 克。

2 剂。

2 月 10 日三诊。服上方 2 剂后，患者各症稍缓。因居住相隔二十余里，来诊不便，乃于就地求医，予刚爆药，遂致高热抽搐昏迷，又抱来我处求诊。患者阴囊肿大全消，仍遍身发疹，神识不清，指纹深紫。此湿热化燥，郁毒内蒙心窍，营血耗损之候。治宜清宫养营，涤热解毒。

银花 6 克，连翘 6 克，莲子心 3 克，大青叶 6 克，蒲公英 6 克，青蒿 6 克，知母 6 克，芦根 6 克，白芍 6 克，丹皮 6 克，生地黄 6 克，生谷芽 9 克。

3 剂。

2 月 23 日四诊。上方续服 3 剂后，即热退神清，诸症亦基本痊愈。只唇干便结，此热病伤阴所致，用益胃增液法，以善其后。

玄参 6 克，麦冬 6 克，竹茹 6 克，枳实 6 克，沙参 6 克，石斛 6 克，花粉 6 克，芡实 6 克，莲子 6 克，甘草 3 克。

3 剂。

胆胀（慢性胆囊炎）

关某，女，30 岁，工人，1971 年 2 月 23 日初诊。患者患慢性胆囊炎多年，长期反复低热，右胁下胀痛，胸闷不舒，嗳气频频，少食恶心，口中干苦，心累气紧，全身发痒，坐卧不安，四肢乏力，小便发黄。诊得脉象弦细，舌质甚淡，上有细黄腻苔。

《灵枢·胀论》曰："胆胀者，胁下痛胀，口中苦，善太息。"本案右胁下胀痛，嗳气频频，口中干苦，恰与此相合，故应以胆胀名之。《灵枢·经脉》曰："胆足少阳之脉……下胸中，贯膈，络肝属胆，循胁里……其直者，从缺盆下腋，循胸过季胁。"由于胆经气滞，胸膈胁肋部位气机不畅，故出现右胁胀痛、胸闷不舒、嗳气频频、心累气紧等症。虽缘胆气之滞，实由于湿热久羁之故。观其反复低热，全身发痒，小便发黄，苔黄细腻，即可知矣。

胆气郁热，故口中干苦。肝胆相连，木横侮土，脾土受克，健运失常，故见食少恶心。久病正气耗损，故舌质甚淡，四肢乏力。综观诸症，此病应为湿热久羁，肝胆郁滞，脾运失常，气血受损之证。治当疏肝利胆，清热除湿，运脾降逆，补益气血，用逍遥散、柴芍六君子汤、金铃子散加减。方中柴胡、金铃炭、延胡索、刺蒺藜疏肝利胆，茵陈、枯黄芩清热除湿以利胆，法半夏、枳实运脾降逆，加泡参、白术、茯苓以补气，当归、白芍以养血。

柴胡6克，刺蒺藜12克，金铃炭12克，延胡索9克，茵陈12克，枯黄芩9克，法半夏9克，枳实9克，泡参9克，白术9克，茯苓9克，当归9克，白芍12克。

4剂。

3月3日二诊。近几日来未见低热，自觉精神好转，心情较舒畅，右胁痛稍减。仍食少恶心，身痒尿黄，睡眠欠佳，脉微浮弦，舌上仍有细黄腻苔。此气血稍旺，应重在清热除湿、疏肝利胆，兼顾气阴，用茵陈四苓散加减。

茵陈12克，白术9克，茯苓9克，泽泻9克，豆卷12克，桑枝 30 克，木通 6 克，刺蒺藜 12 克，丹皮 9 克，郁金 9 克，知母 9 克，白芍 12 克。

4 剂。

3 月 9 日三诊，右胁已不疼痛，舌上细腻苔渐退，小便不黄，身痒微减，知饥欲食。但食后胀闷，睡眠尚差，时发心累，午后精神欠佳。此湿热渐退，肝胆稍舒，但渗利有损阴之虞。在上方意中加二至丸，以护阴液。

茵陈 12 克，苍术 9 克，茯苓 9 克，泽泻 9 克，豆卷 12 克，桑枝 30 克，刺蒺藜 12 克，丹皮 9 克，郁金 9 克，知母 9 克，女贞子 12 克，旱莲草 12 克。

4 剂。

3 月 17 日四诊。服上方 4 剂后，自觉诸症大减，因故停药数日。现饮食已恢复正常，右胁不痛，只在午后觉胸闷胁胀，身痒续退，口已不苦。但渴不欲饮，脉微弦数，舌质干红，细黄腻苔续退。仍属邪退阴伤，再本上方意中，加重育阴之品。

茵陈 12 克，茯苓 9 克，泽泻 9 克，豆卷 12 克，刺蒺藜 12 克，丹皮 9 克，金铃炭 12 克，白芍 12 克，郁金 9 克，玉竹 12 克，石斛 9 克，女贞子 12 克，知母 9 克。

4 剂。

3 月 25 日五诊。各症续减，在服药过程中始终未再见低热，饮食正常，精力充沛，小便不黄，舌上细腻苔已基本消退，身痒轻微，上午不觉胁胀胸闷，只在下午微有感觉，脉微浮弦。仍本上方意，减去渗利药，重在疏肝育阴兼以顾气。

刺蒺藜 12 克，丹皮 9 克，金铃炭 12 克，郁金 9 克，白芍 12 克，女贞子 12 克，旱莲草 12 克，玉竹 9 克，制首乌 15 克，泡参 12 克，茵陈 12 克，木通 6 克，甘草 3 克。

4 剂。

服上方 6 剂后，患者身体即基本恢复正常，虽剧烈劳动，亦未见反复。

黄疸（胆结石）

肖某，女，成年，居民，1970 年 5 月 16 日初诊。患者因长期忧郁，面目及周身逐渐发黄，近年来巩膜及全身已变为深黄而晦暗，且周身发痒，饮食少味，腹部胀满，睡眠不好，头昏如裹，大便稀溏，小便黄少，周身乏力，行走困难。曾经西医检查，诊断为胆结石。诊得满舌白腻而中心微黄，脉象濡弱。缘此病生于长期忧郁，使气滞而水湿不运，日渐蕴热。就目前诸症观察，应属湿重热轻。宋代杨士瀛《仁斋直指方》在论黄疸中说："自本自根，未有非热非湿而能致病者也，湿也热也，又岂无轻重之别乎，湿气胜则如熏黄而晦。"湿蒙清阳，则头昏如裹。湿困脾运，则饮食少味，腹部胀满，大便稀溏。脾胃不和，则睡眠不安。湿郁于肌肉四肢，故周身发痒，四肢乏力。其小便黄少、舌腻微黄、脉象濡弱等亦符合湿郁化热、湿重于热之证。治法当以除湿为主，清热次之，佐以疏肝健胃。古代以茵陈五苓散治疗此证，甚为合拍。吾意以苍术易白术，则走表燥湿之力更强。不用桂枝而用肉桂，更能加强膀胱气化而行水湿。再加车前仁以利尿，白芍、郁金以调肝解郁，鸡内金、甘草以健胃化石。处方如下：

茵陈 12 克，肉桂末 3 克（冲），茯苓 9 克，泽泻 9 克，猪苓

9 克，苍术 9 克，白芍 9 克，郁金 9 克，鸡内金 9 克，车前仁 9
克，甘草 3 克。

4 剂。

6 月 7 日二诊。续服上方 10 剂后，诸症均有改善，饮食增
进，精神转好，尿量增加，但仍黄浑，仍本前法加减。

茵陈 12 克，苍术 9 克，白术 9 克，茯苓 9 克，泽泻 9 克，
车前仁 9 克，石韦 9 克，萆薢 9 克，鸡内金 6 克，金钱草 15 克，
枳壳 9 克，甘草 3 克。

4 剂。

7 月 15 日三诊。续服上方 10 余剂后，更觉诸症减缓，目黄
身黄大退。但有时感心累心跳，午后发热，小便仍黄，舌上腻苔
渐退。此湿热虽得缓解，但阴分稍有损伤。因湿热未尽，补阴则
嫌滋腻，故仍本前方，去掉苦燥，加重疏理，兼顾阴分。

茵陈 12 克，白术 9 克，茯苓 9 克，猪苓 9 克，泽泻 9 克，
鸡内金 6 克，枳壳 9 克，满天星 15 克，郁金 9 克，金铃炭 12
克，金钱草 15 克，青皮 9 克，丹参 12 克，甘草 3 克。

续服上方 10 余剂后，身黄目黄已去，诸症亦消失。经医院
检查，胆囊结石已排除。自觉阴分尚亏，即停药用饮食调理。随
访 3 年，健康如常人。

黑疸（阿狄森病）

王某，女，39 岁，医生，1974 年 6 月 15 日初诊。患者头部
昏痛，骨节酸软，长期失眠，肌肉瞤动，足肚抽筋，眼胀耳鸣，
腰部酸痛，小便黄少，皮肤干燥，头发易落，口渴心慌，色素沉

着，月经一般均提前七八天。经某医院检查 24 小时尿，17-羟类固醇为 3.6 毫克，17-酮类固醇为 5.6 毫克，确诊为阿狄森氏病。长期未能治愈，病情续有发展。观其肌肉瘦削，面色黯黑，上下牙龈及手中纹路均带黑色，两手微颤动，舌质干而暗晦，脉象沉细，此属中医之黑疸病范畴。

其主要病机为肝肾阴亏，营血不足。由于肾主骨，在色为黑，开窍于耳，其华在发，发为血之余，腰为肾之府，故肾脏之阴血不足即出现骨节酸软，面部、牙龈及手中纹路均带黑色，耳鸣发落，腰部酸痛等症状。由于肝主筋，藏魂，在窍为目，足厥阴肝经上连颠顶，故肝脏之阴血不足即出现转筋、失眠、眼胀、头部昏痛等症状。且血不养心，则心中慌乱。血不营于肌肉四肢，则发生瞤动抖颤等现象。阴虚则津液不足，故产生口渴及皮肤干燥等现症。阴虚生内热，故有经期提前、小便黄少等症状出现。热烁肌肉，故瘦削不堪，使阴血更加损耗，而病情也更加发展。其舌干而暗晦，脉沉而细弱，为阴血不足、气血滞涩之象。

综合脉证分析，诊断为肝肾阴虚，营血衰少，津亏液耗，血行滞涩。确定的治则是养阴生津，养血通络。用生地黄、白芍、女贞子、旱莲草、枸杞、牡蛎以养肝肾之阴而益血，因防其大队阴药损阳，故佐淫羊藿强阳以配阴，花粉、山药益胃生津，丹参、桑枝、秦艽、牛膝、丹皮以行血通络而兼顾阴分，泽泻通利小便而不损阴。处方如下：

生地黄 12 克，白芍 12 克，女贞子 12 克，旱莲草 12 克，枸杞 9 克，牡蛎 12 克，淫羊藿 9 克，花粉 12 克，山药 16 克，丹参 12 克，桑枝 30 克，秦艽 9 克，牛膝 9 克，丹皮 9 克，泽泻 9 克。

10 剂。

6 月 27 日二诊。服上方 10 剂后，病情有显著好转。面部、牙龈、手纹黑色均转淡，头部昏痛、手颤、口干均基本消失，心慌已缓解，脉搏每分钟 80～90 次。眼胀、失眠、肌肉瞤动、足肚抽筋等现象亦有减轻。时值经期，只比正常经期提前两天。右耳已不鸣，只左耳尚鸣。小便较前通利，呈淡黄色。腰膝仍酸痛，落发现象尚存在，食欲不振，脉象仍沉细。前用养阴益血通络之法已见效果。

观其诸症缓解，经期已提前不多，尿色转淡，知其阴血有来复之象，水升火降。当此之际，用药如果过于阴柔，恐有补阴碍阳之弊，故应在前方意中，去掉部分阴药。将生地黄改为熟地黄，加入当归、枣皮、菟丝子、续断等微温之品以养肝肾而益营血，用四物、六味地黄汤加减并佐以通络。处方如下：

当归 9 克，白芍 12 克，熟地黄 12 克，丹皮 9 克，茯苓 9 克，泽泻 9 克，枣皮 9 克，山药 12 克，秦艽 9 克，菟丝子 12 克，续断 9 克，桑寄生 15 克，丹参 12 克，枸杞 9 克，牛膝 9 克。

10 剂。

7 月 12 日三诊。服上方 10 剂后，诸症又有所改善，眼胀耳鸣等现象已全部消失，色素沉着又有减轻。但仍觉腰痛、身软、口干，大便日行二次。脉已不沉，但仍细弱。此虽阴液渐复而阳气又嫌不足，拟用阴阳气血平调、脾肾双补之法。

泡参 12 克，茯苓 9 克，益智仁 9 克，菟丝子 12 克，女贞子 12 克，旱莲草 12 克，丹参 9 克，白芍 12 克，山药 12 克，莲子 12 克，桑寄生 15 克，续断 9 克，秦艽 9 克，甘草 3 克。

上方加减，续服 40 余剂，诸症即基本消失。

1975 年 2 月 28 日，患者全身已无明显症状。牙龈、面部及手纹黑色均已消失。体重增加，肌肤润泽，精神饱满，已能正常工作和学习。随访至 1975 年 10 月，其身体状况均较稳定。

肥气 1（肝硬化）

章某，女，35 岁，干部，1970 年 4 月 24 日初诊。患者 1960 年即患肝炎，迁延日久，即转为慢性肝炎。几年来，曾急性发作 4 次，肝脾逐渐肿大，经西医诊断为早期肝硬化。目前两胁下胀痛，微突，腰部疼痛，饮食甚少，口中乏味，食糖亦觉口苦，睡眠不好，多梦易惊，精神萎靡，四肢乏力，全身微肿，小便色黄，月经推迟。诊得脉象弦细而迟，舌质淡，上有水黄苔。《灵枢·邪气脏腑病形》曰："微急为肥气，在胁下，若覆杯。"本案两胁下胀痛微突，应属古之肥气范畴。《难经·五十六难》曰："肝之积，名曰肥气。"故肥气的主要病理，为肝气郁积可知。本案因长期患肝病，迁延失治，气结血郁，使肝脏日益肿大变硬，故有胁痛微突之症。《灵枢·经脉》曰："肝足厥阴之脉，是动则病，腰痛不可以俯仰。"以肝肾同源，肝病经脉失养，故见腰部酸痛。肝经入毛中，过阴器，抵小腹，肝经气滞，故月经推迟。肝为藏魂之脏，肝病则魂不能藏，故有睡眠不好、多梦易惊之症。肝郁则乘脾，脾虚则健运失常，故见饮食减少、口中乏味、精神萎靡、四肢乏力、全身微肿等症。肝气郁热，故口苦尿黄。其脉弦细而迟，舌质淡，上有水黄苔，亦是肝郁脾虚，兼夹湿热之象。此种虚中夹实之证，最忌恣意攻伐，以免重伤其正气，只以疏肝理气、活血软坚、补气运脾、兼除湿热为法。疏肝用柴胡、郁金、刺蒺藜，加白芍以取其疏中有敛；活血用桃仁、延胡索、丹参，加鳖甲、牡蛎以取其行中兼软；补气用党参、甘草，加枳壳以取其补中有散；用茵陈以涤兼夹之湿热。处方如下：

柴胡 9 克，刺蒺藜 12 克，郁金 9 克，白芍 12 克，桃仁 6 克，丹参 12 克，延胡索 9 克，酥鳖甲 12 克，牡蛎 12 克，党参 9 克，枳壳 9 克，茵陈 12 克，甘草 3 克。

4 剂。

5 月 27 日二诊。服上方 4 剂后，自觉两胁痛缓，睡眠转好，饮食增加，舌上黄苔已去。但尚觉头眩，易怒，多食则恶心，身体困倦无力。脉仍弦细而弱，舌质淡，中微带青色。此肝气稍舒，郁热已解，脾神尚属困顿。于前方意中加重扶持脾阳之品，缓缓图治。

党参 12 克，白术 9 克，茯苓 12 克，刺蒺藜 12 克，丹参 12 克，白芍 12 克，酥鳖甲 12 克，枳壳 9 克，郁金 9 克，川芎 6 克，桃仁 6 克，鸡内金 9 克，青皮 9 克，甘草 3 克。

4 剂。

后来患者离开成都，用以上两方交替服用，共服药 100 多剂。半年后，她来我家时说，诸症全消失，经医院检查，肝脾均正常，身体已较健康。

肥气 2（肝硬化）

傅某，男，成年，教师，1972 年 9 月 15 日初诊。患者于两个月前发生急腹痛及胁痛，经西医检查，证实其存在少量腹水。

两个月来，曾服双氢克尿塞、肝乐、肌醇、康得宁、力勃隆、谷氨酸等西药，并曾静脉注射葡萄糖及大剂量维生素 C。除腰痛有所缓解外，胁痛一直未减，并伴有胸闷腹胀、食欲不振、大便溏薄、小便茶色、睡眠甚差、周身乏力等症。据最近医院检查，肝在肋下 1 厘米，剑下 2.5 厘米，血清谷丙转氨酶 100，肝脏中等硬度，已确诊为肝硬化。诊得脉象浮弦而细，满舌黄腻苔，舌心微有裂纹。

综观诸症，应属中医肥气病范畴，其病机为肝郁湿热，并有伤阴之势。胸胁为肝经所过，肝气郁滞，故见胸闷胁痛，脉弦。木横侮土，湿热困脾，故见食欲不振、腹部胀满、大便溏薄、小便茶色、周身乏力、满舌黄腻苔等症。其睡眠甚差，脉象浮细，舌有裂纹，为湿热久羁，伤及阴分之象。此证疏肝不宜劫阴，除湿宜用甘淡，清热宜用甘凉，宜以疏肝清热除湿兼顾阴分为法。故用刺蒺藜、郁金、青皮以疏肝气，佐少许薤白开胸痹而行水之上源，用法半夏、茯苓、冬瓜仁运脾而除中焦之湿热，用知母、泽泻、芦根引导湿热从小便出而兼以保津，再加豆卷、桑枝通络除湿以健筋骨。处方如下：

刺蒺藜 12 克，青皮 9 克，郁金 9 克，薤白 6 克，法半夏 9 克，茯苓 9 克，冬瓜仁 12 克，知母 9 克，泽泻 9 克，芦根 9 克，豆卷 9 克，桑枝 30 克，甘草 3 克。

8 剂。

9 月 27 日二诊。服上方 8 剂后，食欲有所增进，四肢较前有力。仍胁痛腹胀，口干乏津。于上方意中加重疏肝运脾行水之力，兼以保津。

刺蒺藜 12 克，郁金 9 克，青皮 9 克，薤白 6 克，金铃炭 12

克，厚朴 9 克，茯苓 9 克，木通 6 克，槟榔 9 克，茵陈 12 克，花粉 12 克，甘草 3 克。

6 剂。

10 月 6 日三诊。患者胸闷已除，胁痛腹胀稍减，精神再增，续用上法。

刺蒺藜 10 克，丹皮 9 克，白芍 12 克，厚朴 9 克，槟榔 9 克，香附 9 克，茵陈 12 克，白术 9 克，茯苓 9 克，泽泻 9 克，郁金 9 克，冬瓜仁 12 克，芦根 9 克，甘草 3 克。

8 剂。

10 月 18 日四诊。胁痛腹胀再减，但胁间仍觉不适。经西医检查，肝脏仍属中等硬度。于上方意中增强疏肝之力，并加入软坚散结之品。

酥鳖甲 12 克，牡蛎 12 克，丹参 9 克，茵陈 12 克，柴胡 6 克，白芍 12 克，郁金 9 克，茯苓 9 克，香附 9 克，枳壳 9 克，芦根 9 克，厚朴 9 克，甘草 3 克。

10 剂。

11 月 4 日五诊。续服上方 22 剂，自觉肝脏有变软趋势，近来睡眠稍差，又觉口中干燥。仍本上方意，加重顾护阴液之力。

酥鳖甲 12 克，花粉 9 克，茯苓 9 克，厚朴 9 克，牡蛎 12 克，青皮 9 克，茵陈 12 克，枳实 9 克，刺蒺藜 12 克，丹皮 9 克，钩藤 12 克，甘草 3 克。

10 剂。

1973 年 2 月 21 日六诊。服上方 10 剂后，感觉良好，乃续服 50 余剂，自觉诸症减缓。仍本上方加减。

酥鳖甲 9 克，牡蛎 12 克，丹参 9 克，郁金 9 克，枳壳 9 克，瓜壳 12 克，金铃炭 9 克，白芍 12 克，厚朴 9 克，茵陈 12 克，茯苓 9 克，花粉 12 克，鸡内金 9 克，甘草 3 克。

10 剂。

4 月 27 日七诊。续服上方约 40 剂，自 5 月份开始，胁痛腹胀已愈，每餐可进三四两饮食，大便正常，小便呈淡黄色，睡眠较好。经医院检查肝功能，已全部正常，只有时自感胁间有轻度不适。从 3 月开始，改全休为半休，每周去学校上 9 节课，并参加政治学习。再要求处方，以巩固疗效。

酥鳖甲 12 克，牡蛎 9 克，花粉 12 克，茯苓 12 克，冬瓜仁 12 克，白芍 12 克，刺蒺藜 21 克，枳壳 9 克，厚朴 9 克，郁金 9 克，茵陈 12 克，金铃炭 12 克，丹参 12 克，甘草 3 克。

10 剂。

1979 年 2 月份随访，据他说上方继续服至 1975 年，每年检查肝功能均属正常，肝硬化病已基本治愈。目前心情舒畅，饮食均佳，二便正常，面色荣润，体重增加。只在过度劳累后，肝区尚有轻度不适，但休息一晚上便复原了。1976 年以后，已全天上班。

肥气 3（肝硬化）

赵某，女，30 岁，教师，1970 年 11 月 25 日初诊。患者长期两胁胀痛，饮食不佳，大便溏薄，小便黄少，头晕耳鸣，心慌心累，夜多恶梦，午后低热，眼周围有黑圈，腹部两侧有包块突起，形体消瘦。经西医检查，肝脾肿大，肝脏中等硬度。诊得脉象弦细，舌质淡红，上有黄腻苔。本案肝脾肿大突起，应属中医肥气病范畴。究其病理，长期两胁胀痛，腹部两侧突起，眼周黑圈应为肝经气滞血阻之象。饮食不佳，大便溏薄，小便黄少，形体消瘦，应为肝郁脾滞、湿热内聚之征。头晕耳鸣，夜多噩梦，午后低热，又为肝脏阴亏阳亢所致。肝病及心，故见心慌心累。其脉象弦细，舌质淡红，上有黄腻苔，亦符阴虚肝郁，兼夹湿热之候。故当以疏肝运脾、活血软坚、育阴潜阳、兼利湿热之法治之。处方如下：

刺蒺藜12克，丹皮9克，茵陈12克，银柴胡9克，牡蛎12克，酥鳖甲12克，金铃炭12克，桃仁9克，丹参9克，白芍12克，女贞子12克，旱莲草12克，枳实9克。

2月2日二诊。续服上方4剂后，自觉腹部两侧包块减小，两胁仍痛，背心并有冷痛感，消化不好，腹内胀气，少气乏力，面色㿠白，小便不黄，舌上细黄腻苔退减，舌质仍淡，脉仍弦细。此久病正虚，阴药过量，有损阳气。改用疏肝扶脾、补益气血之法。

当归9克，白芍12克，党参12克，白术9克，茯苓9克，制首乌12克，女贞子12克，法半夏9克，金铃子12克，延胡索9克，甘草3克，柴胡9克。

4剂。

12月24日三诊，患者诸症略减，饮食稍好，精神转佳，疼痛减缓。口中发干，午后仍有低热，两腹侧仍有包块，此当补阴兼以顾气、疏肝佐以软坚之法，缓缓调理。

当归9克，白芍12克，党参12克，白术9克，茯苓9克，女贞子12克，旱莲草12克，金铃子12克，延胡索9克，瓦楞子9克，鳖甲12克，香附9克，玉竹12克，刺蒺藜12克。

4 剂。

1971 年 1 月 25 日四诊。前因补益阴血兼以顾气、疏调肝脾兼以软坚之法，效果较好，乃续服 10 余剂。目前腹部两侧包块已经消失，两胁疼痛大减。经西医检查原肝大三指已降为一指，午后已无低热，心慌心累亦减轻。头晕耳鸣、口干、噩梦等症仍在，仍脉弱舌淡。再本前法。

当归 12 克，白芍 12 克，制首乌 12 克，太子参 12 克，茯苓 9 克，旱莲草 12 克，女贞子 12 克，金铃子 12 克，郁金 9 克，香附 9 克，瓦楞子 9 克，延胡索 9 克，刺蒺藜 12 克，青皮 9 克，钩藤 12 克。

4 月 28 日五诊。续服上方多剂，诸症再减，眼周黑圈已退，面色已转红润，睡眠亦好转，近来甚少噩梦，口中觉有津液，两胁不痛，虚热、心累症状未再出现。最近因饮食不慎，湿热内生，觉腹中疼痛，大便溏薄，小便黄少，时欲呕吐，胸闷头胀，两胁又觉隐痛。用除湿清热、疏肝开痹、兼顾气阴之法。

党参 12 克，白芍 12 克，沙苑子 12 克，旱莲草 12 克，郁金 9 克，薤白 6 克，茯苓 9 克，冬瓜仁 12 克，茵陈 12 克，苍术 9 克，金铃子 12 克，豆卷 12 克。

2 剂。

5 月 3 日六诊。服上方 3 剂后，诸症即缓解。因体质虚弱，又患感冒，咳嗽咽痛，发热恶寒，头胀欲吐，手心发热，口中干燥，脉象浮虚而数。此虚人感受风热，只宜开提轻透，佐以健胃之法。

桑叶 9 克，菊花 9 克，杏仁 9 克，薄荷 6 克，竹茹 9 克，蝉蜕 9 克，芦根 9 克，桔梗 6 克，瓜壳 9 克，生谷芽 12 克，鸡内金 6 克，甘草 3 克。

2 剂。

上方调理数剂后，感冒即解。但因患者身体羸弱，屡患新邪，清热利湿解表再损气阴，致使诸症又有反复。后仍用补益阴血兼以顾气、疏调肝脾兼以软坚之法增减，又服药数 10 剂，诸症始告痊愈。经西医检查，肝脾均属正常范围，欣然返回工作岗位。后来她怀孕生子，亦未出现病态。随访至 1978 年，身体情况一直良好。

鼓胀（肝硬化腹水）

毕某，男，成年，工人，1978 年 10 月 23 日初诊。患者腹部肿大，食后则更觉胀满，双下肢浮肿。曾经西医检查，诊断为肝硬化腹水。发病已 5 个月余，辗转求医，未获效验。目前面色苍黄，右胁不适，饮食甚少，大便溏薄，每日 5～6 次，小便不利，口干少津。诊得舌质淡红，苔薄白而干，脉象细弱，此应属中医鼓胀病范畴。从其脉弱舌淡、食少、溏泄观察，显系脾虚湿滞之证。再从其肝硬化、右胁不适分析，其脾虚应为肝气滞塞，克贼脾土所致。由于脾虚水湿不化，水液从大便出，故小便不利。泻利日久，阴液受损，故有口干少津、舌苔干白之象。综上所述，本案应用疏肝补脾、运脾行水、兼以软坚护阴之法。故用柴胡、白芍、丹参、鳖甲疏肝行血兼以养肝软坚，党参、茯苓、山药、甘草补脾行水兼顾脾阴，冬瓜仁、大腹皮、车前仁以运脾行水。处方如下：

党参 15 克，茯苓 12 克，山药 12 克，柴胡 12 克，白芍 15

克，丹参 30 克，鳖甲 15 克，冬瓜仁 12 克，大腹皮 12 克，车前仁 12 克，甘草 3 克。

4 剂。

10 月 31 日二诊。服上方 4 剂后，患者腹胀、双下肢肿、口干等症均有好转。大便仍溏薄，日行 4～5 次。舌红少津，苔薄黄，脉弱。仍本上方意，续用疏肝理脾、软坚行水兼顾阴分之法。

刺蒺藜 12 克，丹皮 10 克，白芍 12 克，枳实 10 克，牡蛎 12 克，酥鳖甲 10 克，炒白术 10 克，茯苓 10 克，泽泻 10 克，大腹皮 10 克，丹参 10 克，金铃炭 12 克，青皮 10 克，益智仁 10 克。

4 剂。

11 月 25 日三诊。服上方 14 剂后，所有症状均有减轻，腹部开始缩小，大便已成形。口干不思饮，刷牙时牙齿有轻微出血现象。仍用气阴两补、疏肝软坚、运脾利水之法。

泡参 12 克，白芍 12 克，炒白术 10 克，茯苓 10 克，刺蒺藜 12 克，丹皮 10 克，郁金 12 克，旱莲草 12 克，青皮 10 克，丹参 10 克，牡蛎 12 克，鳖甲 10 克，枳实 10 克，泽泻 10 克，金铃炭 12 克。

4 剂。

12 月 9 日四诊。服上方 7 剂，诸症又有改善。双下肢只轻度浮肿，腹已不胀，时有肠鸣，大便反觉干燥，口干不思饮，时发腰痛，小便微黄，曾一度发现痰中带血。经西医检查，肝脾未扪及，腹水可疑，肠鸣音亢进。脉象转弦，舌苔薄白。仍本上方意，重在养阴疏肝、行水运脾。

防己 10 克，厚朴 10 克，女贞子 12 克，旱莲草 12 克，牛膝

12 克，大腹皮 12 克，丹皮 10 克，郁金 10 克，白芍 12 克，枳实
10 克，牡蛎 12 克，炒白术 10 克，鳖甲 12 克，茯苓 10 克，泽泻
10 克。

4 剂。

服上方后，诸症若失，自觉健康如常人。随访 1 个月余，未
发生腹水。

腰痛（肾盂肾炎）

曾某，女，30 岁，工人，1971 年 8 月 19 日初诊。患者 1968
年 1 月起即患腰痛病，经医院检查，诊断为肾盂肾炎。以后即时
轻时重，1969 年曾剧烈发作一次，经中西医药物治疗后，有所
缓解，但始终不能根治。近日来突然腰痛似折，剧烈难忍，小便
黄赤，排尿涩痛。经医院检查，尿中有红细胞（＋＋＋），脓细
胞（＋＋），诊断为慢性肾盂肾炎急性发作，连续注射青霉素、
链霉素、庆大霉素等针药，未得缓解，始来我处求诊。除前述症
状外，尚有睡眠不好、形瘦神疲、乏力短气、少腹气坠、饮食甚
少、微恶风寒等症。诊得脉象浮紧而细数，舌质淡红，中有细黄
腻苔。综观诸症，睡眠不好、形瘦神疲、短气乏力、小腹气坠、
脉象浮细、舌质淡红，为久病耗伤气阴之象。小便黄赤、排尿涩
痛、脉带细数、饮食甚少，为内有湿热之症。其舌中有细黄腻
苔，为正虚兼湿热之候。微恶风寒，脉象浮紧，为风寒束表之
征。腰痛一症，风寒束于足少阴之脉者有之，湿热流注下焦者有
之，肾阴不足者有之，而本案则数者兼而有之。其病之流连难
愈，其痛之剧烈难忍，正为此故。此种虚中夹实之证，不但应细

致分析其成因，而且要在用药上谨慎推求，方能丝丝入扣，无顾此失彼之患。如养肾阴选用六味地黄汤，其中丹皮、茯苓、泽泻兼有疏泄湿热之效，茯苓、菟丝子（因无枣皮，以菟丝子代之）更有补益阳气之力。加续断、桑寄生、牛膝补肾强腰以止痛，其中牛膝、桑寄生兼能除湿而不燥。用车前仁配合茯苓、泽泻、桑寄生、牛膝以祛湿热。因正气虚弱，以少用苦寒为佳。再加独活、升麻以散表邪，其中升麻有升阳益气之功。因邪气尚盛，以不用人参为好。处方如下：

生地黄9克，丹皮9克，山药12克，茯苓9克，泽泻9克，菟丝子12克，牛膝9克，车前仁9克，桑寄生12克，续断9克，独活6克，升麻6克。

8月23日二诊。服上方3剂后，腰痛大减，小便但黄不赤，睡眠较好，恶寒已解。只觉微咳有痰，仍感短气乏力，脾运不健。仍本原方增减，加入扶脾祛痰之品。

生地黄9克，丹皮9克，山药10克，茯苓9克，泽泻9克，菟丝子12克，升麻6克，党参9克，车前仁9克，竹茹9克，桑寄生12克，陈皮6克。

3剂。

8月29日三诊。患者腰痛再减，小便微黄，饮食增进，诸痛悉缓。舌上仍有细黄腻苔，再本前法，用六味地黄汤合补中益气汤加减，两补气阴，兼除湿热，以善其后。

生地黄9克，丹皮9克，山药12克，茯神9克，泽泻9克，菟丝子12克，升麻3克，柴胡3克，党参9克，陈皮6克，茵陈9克，甘草3克。

3剂。

1977 年 6 月随访，她说，服上方 3 剂后，因自觉全身无病，即已停药。5 年多来一直上班工作，虽从事繁重劳动，亦不感腰痛，眠食一直正常，身体十分健壮。

遗　精

郑某，男，37 岁，干部，1963 年 4 月 23 日初诊。患者患遗精病十余年，壮年早衰，性欲减退，肌肤瘦削，面色青黄，头痛眼花，耳聋烦躁，脑力减退，甚至不能用脑，睡眠甚差，食欲不振。脉象细弱无力，舌淡无苔。

此应属早年肾阴亏损不治，阴精暗耗，留连日久，阴损及阳，以致肾脏精气两损。肾主骨，主髓，脑为髓之海，肾虚则脑髓不充，故见头痛失眠、脑力减退等症。肾开窍于耳，瞳子属肾，肾脏精气不足，不能上荣耳目，故见耳聋眼花。阴虚则烦躁不安，阳虚则性欲减退。肾阴亏损则火搅阴室，肾阳不足，则精关不固，故遗精频作，长期不能治愈。阴阳互根，阴精愈耗，则肾阳愈亏，命火不能温养脾土，故食欲不振。脾不健运，则气血生化受阻，故有肌肤瘦削、面色青黄之象。其脉象细弱无力，舌淡无苔，亦符阴阳两损之候。此阴阳大虚之证，不受竣补，最宣阴阳平补，填精补髓，并多选用酸涩之品。故用五味子、枣皮、菟丝子温而不燥，精气两补，用莲须、龙骨、金樱子、龟甲、远志涩精秘气，交通心肾，加制首乌、白芍养血兼能敛阴，山药、甘草固气兼能补脾。处方如下：

五味子 3 克，枣皮 9 克，菟丝子 12 克，莲须 9 克，龙骨 9 克，金樱子 9 克，龟甲 15 克，远志 6 克，制首乌 12 克，白芍 9

克，山药 15 克，甘草 3 克。

4 剂。

5 月 31 日二诊。前方续服多剂，诸症已有明显好转，脉象根气稍起，但力量仍嫌不足。药已对证，久病宜用丸药，再本前法加减为丸。

党参 30 克，生地黄 60 克，熟地黄 60 克，黄芪 60 克，制首乌 60 克，杭白芍 30 克，山药 60 克，枣皮 60 克，莲须 30 克，五味子 30 克，金樱子 30 克，黄柏 60 克，知母 60 克，牡蛎 60 克，龙骨 30 克，龟胶 30 克，石菖蒲 15 克，远志 30 克，桑螵蛸 40 粒，甘草 15 克。

以上诸药共研细末，胶熔化，合熬炼蜂蜜为丸，每丸重 3 克，每次服 9 克，1 日服 3 次，白开水下。

7 月 8 日三诊。以上丸方已尽剂，近几个月来，遗精稀少，脑力、性欲等都有所增进，睡眠已能达 6 小时，体力有所增强。仍有头痛、眼花、耳聋、烦躁等症，脉象虽较前好转，但仍属虚数无力。仍用上法，加重填精补髓之力，并注意补而勿呆，培阴护阳，以巩固疗效。

党参 60 克，生地黄 60 克，五味子 30 克，枸杞 30 克，制首乌 60 克，山药 60 克，枣皮 30 克，菟丝子 30 克，女贞子 60 克，杭白芍 30 克，莲须 30 克，黄柏 60 克，茯神 60 克，牡蛎 60 克，龙骨 30 克，石菖蒲 30 克，桑螵蛸 40 个，龟胶 30 克，鱼胶 30 克，阿胶 30 克。

以上诸药共研细末，将胶熔化合熬炼蜂蜜为丸，每丸重 3 克，每次服 9 克，1 日 3 次，白开水下。

精血俱出（精囊炎）

戴某，男，32岁，工人，1974年3月14日初诊。患者素禀阴亏体质，最近一段时间有强中现象，房事过于频繁。近来忽发现入房后精液带血，思想异常紧张，急去某医院做精液检查，精液中有红细胞（＋＋），白细胞少许，并有革兰阴性杆菌，确诊为精囊炎。建议中药治疗，患者即来求诊。

见患者形体消瘦，面白不泽，神态萎靡。自述除有上述症状外，并自觉一身困倦，四肢无力，饮食无味。诊得脉象细弱而数，舌苔黄腻。《诸病源候论》曰："此劳伤肾气故也，肾藏精，精者血之所成也。""肾家偏虚，不能藏精，故精血俱出也。"此因其人素禀肾阴亏损，相火偏亢，本已阳强易举，复加房事不节，以致肾中真水伤耗太甚，阴精愈亏则虚阳愈亢，虚阳愈亢则邪火愈炽，施泄无度，精囊空乏，血尚不及化精，又加强力入房，致相火迫血，从精道溢出，而成此精血俱出之症。火甚则消烁肌肉，故形体消瘦。壮火散气，故有面白不泽、神志萎靡、一身困倦、四肢乏力等气虚症状。其舌苔黄腻，饮食无味为兼有湿热，脉细弱为精伤气耗之象，数为邪火之征。综合以上分析，此病应属肾阴亏极，相火炽盛，兼夹湿热之候。其阴亏是本，气虚是标，若见有气虚之症状而滥用补气之品，无异火上加油。应急以养阴为主，使水生火降，少火自能生气矣。余业医数十载，此精中带血之症尚不多见，只在30余年前曾经偶见一例，至今犹能记忆，系本市李某之子，因新婚入房太甚，致精窍射出纯血。余用知柏地黄汤加滋肾止血药，数剂而愈。因思本案病机与彼颇相类似，故亦参照彼例，用滋肾泻火止血兼除湿热之法，以知柏地黄汤加减。处方如下：

生地黄 9 克，丹皮 9 克，茯苓 9 克，泽泻 9 克，山药 12 克，枣皮 9 克，知母 9 克，黄柏 9 克，玄参 9 克，小蓟 15 克，白茅根 15 克。

6 剂。

3 月 21 日二诊。患者服上方 6 剂后，强中现象消失，自觉一身轻快，精神转佳，饮食亦有改善，脉象已不似前之疾数。舌上黄苔虽减，但仍属黄腻。古人说"养阴则碍湿"，思六味地黄汤中补中有泻，应无伤大体。故仍本前法，加入冬瓜仁、芦根除湿热而不损阴。处方如下：

生地黄 9 克，丹皮 8 克，茯苓 9 克，泽泻 9 克，山药 12 克，知母 9 克，黄柏 9 克，玄参 9 克，小蓟 15 克，白茅根 15 克，冬瓜仁 12 克，芦根 9 克，枣皮 9 克。

6 剂。

服上方 6 剂后，精中已不带血，余症基本痊愈。随访至 1975 年 12 月，均未复发，性功能亦完全正常。

阳　痿

张某，男，30 岁，军人，1970 年 6 月 17 日初诊。患者患阳痿病一年余，头部昏晕，时觉头脑空痛麻木，腰膝酸痛，大便溏薄，长期失眠，手足清冷，时吐白痰。经中西医多方治疗，未见效果。病情愈演愈重，目前更觉少气乏力，不能支持，精神甚为颓废。诊得两尺脉微细如丝，舌苔淡滑。此由房事不节，斫伤过度，以致肾脏精气两亏。肾主骨髓，脑为髓海，肾中精气不能上荣，则髓海空虚，故见头部昏晕、空痛、麻木、失眠等症。腰为肾府，肾主骨，肾虚故腰膝酸痛。肾司二便，肾阳虚衰，火不生土，故大便溏薄，脾运失健则聚液成痰。阳气不足，故手足清冷、少气乏力、精神颓废。其两尺脉微，舌质淡滑，为肾阳不足之征。故其阳痿之症，应为肾阳衰惫所致。然阳根于阴，若徒事补阳，则恐反致阴亏而阳无以生。据其症状，好似脾肾阳虚，但其本在肾，其末在脾，在治疗中，必须突出重点，方能击中要害。且此种重症阳痿，用药不但要配合恰当，还必须重剂久服，始能有效，不得以不效而频频改方。故治法当填精髓而兼补气、壮肾阳而兼顾脾。因此用枸杞、熟地黄、五味子、菟丝子、淫羊藿填精补髓，续断、补骨脂、巴戟天、肉桂壮肾强腰，红参、山药、甘草补气扶脾，加泽泻以取其补中有泻，夜交藤以增进睡眠。处方如下：

枸杞 15 克，熟地黄 15 克，五味子 9 克，菟丝子 18 克，淫羊藿 12 克，续断 15 克，补骨脂 15 克，巴戟天 15 克，肉桂 3 克（后下），红参 6 克，山药 18 克，泽泻 12 克，夜交藤 15 克，甘草 3 克。

4 剂。

6 月 27 日二诊。患者失眠、头晕、便溏等症均有好转，腰痛、阳痿症状未见改善。左尺脉稍转有力，右尺仍微细，舌淡滑。此肾阴稍复，在原方基础上稍加重阳药。

续断 15 克，仙茅 12 克，补骨脂 15 克，当归 15 克，菟丝子 19 克，杜仲 12 克，巴戟天 15 克，淫羊藿 15 克，枸杞 15 克，熟地黄 9 克，泽泻 12 克，制附片 9 克（先熬开半小时），五味子 9

克，山药 18 克，甘草 3 克，肉桂 3 克。

7月13日三诊。服上方 8 剂后，诸症续有改善，手足转温，睡眠安稳，但仍阳痿不举。舌质转红，脉左大右小，心脉不实。再从前方意中加入振奋心阳药物，以助肾中命火，用还少丹加减。

红参须 15 克，菟丝子 15 克，山药 18 克，茯苓 15 克，熟地黄 15 克，续断 15 克，牛膝 9 克，淫羊藿 15 克，楮实子 15 克，小茴 6 克，巴戟天 15 克，枸杞 15 克，远志肉 6 克，石菖蒲 6 克，五味子 6 克，大枣 4 枚。

4 剂。

7月26日四诊。服上方 8 剂后，阳事始兴，左右尺脉俱起。诸症虽有改善，但目前仍有食少倦怠、自汗腰痛、时有冷痰、大便溏薄等症。在前方意中稍增入补脾药物，并宜丸剂久服。

党参 60 克，白术 30 克，茯苓 60 克，法半夏 30 克，陈皮 30 克，菟丝子 60 克，淫羊藿 60 克，巴戟天 60 克，五味子 30 克，益智仁 60 克，鹿角胶 30 克，小茴香 21 克，补骨脂 60 克，枸杞 60 克，续断 60 克，远志肉 21 克，肉桂 15 克，大枣 10 枚，甘草 9 克，熟地黄 60 克。

上药共研细末，炼蜂蜜为丸，每丸重 9 克，每日早中晚各服 1 丸。

10月13日五诊。丸方尽剂后，精神大增，头不昏晕麻木，手足不冷，大便初硬后溏，痰量大减，腰痛食少等症又有改善，阳事先时而兴，但举尚不坚。两尺脉已转有力，舌转红润。再拟丸方，以尽全功。

熟地黄 60 克，五味子 30 克，丹皮 30 克，山药 60 克，泽泻

30 克，茯苓 60 克，肉桂 15 克，制附片 21 克，党参 60 克，白术
30 克，法半夏 60 克，陈皮 30 克，枸杞 60 克，菟丝子 60 克，淫
羊藿 60 克，小茴香 21 克，续断 60 克，楮实子 60 克，巴戟天 60
克，远志 21 克，大枣 10 枚，柏子仁 30 克，香附 30 克，甘草
9 克。

上方诸药共研细末，炼蜂蜜为丸，每丸重 9 克，每日早中晚
各服 1 丸。

此料丸方尽剂后，他特登门来告，性功能已恢复正常，全身
症状亦解除。两年后，再次见面时，自称疗效始终巩固。

癃闭（尿潴留）

毛某，女，72 岁，居民，1975 年 9 月 29 日初诊。患者突然
于 9 月 12 日大小便不通，并发腹胀呕吐。当即去医院急诊，诊
断为尿潴留，采用每日导尿办法，得以暂时缓解。据最近检查，
发现尿道有一樱桃大的块状物，导尿颇感痛苦，于是来我处进行
中药治疗。患者除上述症状仍存在外，尚觉头部昏晕，腰间胀
痛，胃纳不香，口中干苦，鼻内干燥。诊得左右寸关脉均浮，左
尺脉细弱，右尺脉似有似无，舌质淡红，上有微白舌。

根据脉症分析，本案右尺脉似有似无，是老年命火不足之脉
象。肾阳虚衰，使膀胱不能气化，则小便癃闭不通。肾司二便，
肾气不充，故大便亦艰涩。二便不利，故腹中胀满，气不得下
泄，则上逆发为呕吐。阳不化水，则水停中脘，脾为湿困，故舌
上微白，胃纳不香。津液不得上承，故口中干苦，鼻内干燥。腰
为肾之府，故其腰间胀痛，亦为肾虚所致。肾虚则髓海不足，故

有脑转头晕之症。本案左尺脉细弱，肾阴亦嫌不足。但根据现症，应以肾阳虚衰为主，故治疗关键在于振奋肾阳。《素问·灵兰秘典论》曰："膀胱者，州都之官，津液藏焉，气化则能出焉。"当务之急，应加意扶持肾中阳气，从而加强气化作用，则小便自能畅通。此种强肾利水之剂，济生肾气丸确有特效，曾经屡试不爽，该方由八味肾气丸加车前仁、牛膝组成。肾气丸本阳根于阴之义，在育肾阴之六味地黄丸基础上加减组成，亦与本例病机相符，本例再加桑寄生、续断补肾强腰除湿。方中因缺枣皮，故以菟丝子代之。处方如下：

熟地黄9克，丹皮9克，茯苓12克，泽泻9克，山药12克，菟丝子9克，牛膝9克，桑寄生15克，肉桂3克（后下），制附片9克（先熬开半小时），车前仁9克，续断9克。

6剂。

10月27日二诊。患者服上方1剂后，即能自行排尿，随即大便亦能自解，气有下行之势，呕逆亦停止。但小便尚欠通畅，每解需停歇3次，才觉解尽，且夜多小便，每晚竟达七八次。服至6剂，小便即通畅，一次即能解尽，夜尿亦减至二三次。经医院检查尿液，发现尿中蛋白（＋）。现仍觉头晕，腰胀，食少，口苦，鼻干，右尺脉渐显，至数清晰可辨。此肾阳虽有来复之势，但尚不充盈，肾脏功能尚未恢复正常，故仍本前法。因患者有燥象，故去辛热之肉桂、附子，而改用其他扶脾强肾之药物。处方如下：

桂枝9克，白术9克，茯苓12克，泽泻9克，丹皮9克，熟地黄12克，山药12克，菟丝子12克，巴戟天9克，车前仁9克，杜仲9克，桑寄生15克，牛膝9克，益智仁9克。

1个月后，患者女儿来说，服上方6剂后，目前二便通利，眠食俱佳，精神健旺，诸症亦消失。

石淋（肾结石）

黄某，男，32岁，教师，1970年5月4日初诊。患者在几个月前左腰部突然发生剧痛，小便浑黄。经医院检查，确诊为左肾结石。建议服中药治疗，因此迭进清热利湿、通利小便之剂，愈服则腰痛愈剧，同时更兼恶心食少、眼胞微肿，小便亦更加黄少浑浊。最近经医院检查，有血尿（＋）。患者来就诊时，精神委顿，面黄无泽，表情痛苦。因询其以往曾患何病，据称从前即有睡眠多梦、时发头胀、偶尔心累、全身乏力等症。经服用通利小便中药后，诸症均有加剧。目前头部昏胀，心累心跳，白天短气乏力，晚上反觉精神较好，不思睡眠。诊得脉象浮细而微，舌质淡红，上有细黄腻苔。其腰内剧痛，小便黄少浑浊，应属中医石淋范畴。前医未细致辨证，竟屡用渗利之法。患者以往即有多梦、头胀、心累、乏力等症，其属气阴不足之体质可知，一般均认为石淋为湿热蕴结所致，而不知阴亏液涸及气虚推动无力，亦可导致沙石积聚。本案过多渗利小便，通阳则耗气，利水则损阴，因此气阴重伤，而诸症加剧。从现症观察，其恶心食少，眼胞微肿，面黄无泽，精神委顿，脉微舌淡，应属过服苦寒伤脾，阳气不足之征。

其失眠多梦，头部昏胀，心累心跳，腰痛，脉浮，应属肾阴不足，虚阳上亢之象。其小便黄少浑浊，舌苔细黄而腻，应属兼夹湿热之证。治法当以两补气阴为主，佐以清利湿热。补气用四君子汤，养阴用六味地黄汤加减，清利湿热宜多用甘寒，少佐苦寒。处方如下：

党参 12 克，茯苓 9 克，生地黄 9 克，泽泻 9 克，菟丝子 12 克，牛膝 9 克，车前仁 9 克，茵陈 9 克，白术 9 克，知母 9 克，白茅根 12 克，甘草 3 克。

服上方 4 剂后，患者腰痛减缓，呕恶稍止，余症仍在。考虑其气阴易耗难养，嘱其作长期服药准备。仍按上方意，略加增减，愈服愈效，诸症渐次递减，惟腰痛始终不息。服药约 100 剂时，一日忽感腰部牵引左侧小腹胀痛难忍，尿意窘迫，当即上厕所小便，自觉有物在尿道中滑动，愈动则疼痛愈烈，开始小便淋漓不畅，忽有物随小便冲出，落于尿槽，铿然有声，小便立即畅快除，腰腹部痛感顿除，自觉一身轻快。他从尿槽中拾起两物，于清水中洗净，立即带来我处告知。观此两物，颜色和大小都与小藏青果相似。后经随访，未再复发。

尿血（急性肾盂肾炎）

傅某，男，41 岁，干部，1973 年 11 月 15 日初诊。患者最近突发剧烈腰痛，左侧睾丸肿大如鹅蛋，小腹胀痛，背脊发痛，排尿不畅，小便如血色。经某医院检查，尿中有蛋白（＋＋），白细胞（＋＋），红细胞（＋＋＋＋），上皮细胞少许，确诊为急性肾盂肾炎，即来我处求诊。

诊得脉象浮细而数，舌质红，苔黄腻。并询得长时期内饮食甚少，睡眠欠佳。根据上述症状分析，脉象浮细，舌质红，睡眠欠佳为阴虚症状。舌苔黄腻，饮食甚少为湿热症状。足少阴肾经贯脊属肾络膀胱，腰为肾之府，膀胱位居小腹，故腰部剧痛，睾丸肿大，排尿不畅，小腹胀痛，背脊发痛，应属肾阴虚损兼夹湿热之候。此因患者素禀肾阴不足，相火偏亢，复加湿热流注下焦，致使下焦火热之邪偏盛，故其脉亦现数象。肾阴不足者，精血本已不固，更加火甚迫血，故成溺血之症。此即张仲景《金匮要略》所说"热在下焦者则尿血"。张景岳说："肾阴不足而精血不固者，宜养阴养血为主。"朱丹溪在治溺血中更有以"六味地黄丸为要药"之说。故本案在清热利湿、凉血止血的同时，必以兼养肾阴为治。选用知母、牛膝、车前仁、琥珀、甘草梢以通利行水涤热，用小蓟、白茅根、藕节以凉血止血，加六味地黄汤以育肾阴，因枣皮不易购得，改用菟丝子，再加桑寄生以强腰止痛。处方如下：

生地黄 9 克，丹皮 9 克，山药 15 克，茯苓 12 克，泽泻 9克，菟丝子 12 克，知母 9 克，牛膝 9 克，车前仁 9 克，琥珀粉 6克（冲服），小蓟 12 克，白茅根 15 克，藕节 12 克，甘草梢 3 克。

4 剂。

11 月 20 日二诊。患者服上方 4 剂后，自觉症状有较大改善。经医院检查，尿中已无白细胞，红细胞＋，上皮细胞＋，蛋白微量。尿色已转淡黄，且排出已觉顺畅，腰痛大减，平时坐下已不觉痛，站立 10 多分钟后方有痛感，饮食略有增进，余症仍在，脉舌同前。因血尿基本停止，故去掉凉血止血药。因少腹阴器亦属肝经所过，故在前法中加疏肝药物。处方如下：

丹皮 9 克，刺蒺藜 12 克，茯苓 9 克，泽泻 9 克，菟丝子 12克，山药 12 克，知母 9 克，黄柏 9 克，芦根 9 克，金铃炭 9 克，桑枝 30 克，牛膝 9 克，车前仁 9 克，冬瓜仁 15 克，甘草梢 3 克。

续服上方数剂，诸症即告痊愈。睾丸肿大亦消失，眠食转佳。经随访数月，情况一直良好。

水肿 1（肾炎）

蓝某，女，23 岁，学生，1970 年 5 月 7 日初诊。患者患慢性肾炎半年余，近来水肿情况突然增剧，全身面部手足均肿胀，以致足不能行，眼不能开，经本院同学抬来我家就诊。主诉胸中窒闷，气粗似喘，食少腹胀，小便短赤。据最近检查，胸腔有少量积液。诊得脉象沉濡而数，舌苔黄腻而滑，以手按肿胀处，呈凹陷不起。此为水湿郁遏化热，充斥三焦，影响三焦决渎之功能，使水液溢于水道之外，而发为全身水肿。湿热之邪侵犯上焦，则肺脏受邪，宣降失权，故见气粗似喘，胸腔积液，胸中窒息不舒。湿热郁于中焦，则健运失司，故食少腹胀。湿热流于下焦，则小便短赤。其脉沉濡而数，苔黄腻而滑，均符合湿热导致停水之象。根据以上分析，治当以清热利湿、泻肺行水之法，用茵陈五苓散合四妙散加减。因湿已化热，故去桂枝以防过热。又因停水甚剧，故去白术以杜其壅。因黄柏不易购得，故用炒知母以代之。用通草、木通代薏苡仁，以增强利水之力，用葶苈子以泻肺行水，用莱菔子以消胀行气，取气行则水行之义。处方如下：

白茵陈 12 克，猪苓 12 克，茯苓 12 克，泽泻 12 克，苍术 9 克，牛膝 9 克，炒知母 12 克，葶苈子 6 克，莱菔子 12 克，木通

6 克，通草 3 克。

4 剂。

5 月 11 日二诊。患者服上方 4 剂后，小便渐通，眼稍能开。小便黄热而痛，大便尚欠通利。前方中去苍术、木通，加枯黄芩、滑石、车前仁、槟榔。

莱菔子 12 克，葶苈子 6 克，牛膝 9 克，车前仁 9 克，泽泻 9 克，茯苓 12 克，茵陈 12 克，知母 9 克，枯黄芩 9 克，滑石 12 克，猪苓 9 克，通草 3 克，槟榔 9 克。

4 剂。

5 月 14 日三诊。小便更行通利，色黄，已不似前之热烫，肿胀渐减，已能步行前来就诊。出气仍粗，胸腔中觉有水液流动。再本前方意，加重泻肺行水，并兼顾脾胃。

葶苈子 9 克，桑白皮 6 克，法半夏 9 克，防己 9 克，薏苡仁 12 克，泽泻 9 克，山药 12 克，木通 6 克，猪苓 9 克，石韦 9 克，莱菔子 12 克，通草 3 克。

4 剂。

5 月 17 日四诊。二便通畅，肿胀大减，饮食增进，气喘渐平。小便仍黄，续用前方意。

莱菔子 12 克，桑白皮 9 克，葶苈子 6 克，杏仁 8 克，泽泻 12 克，猪苓 9 克，薏苡仁 12 克，木通 6 克，石韦 9 克，通草 3 克。

4 剂。

5 月 21 日五诊。近日偶患感冒，觉头痛，鼻塞，口苦，小便又觉黄热，肿胀稍有增加。当解表清里，并加入丹皮、泽泻，以增强舒泄之力。

紫苏梗 9 克，防风 9 克，防己 9 克，莱菔子 12 克，泽泻 9 克，猪苓 9 克，枯黄芩 9 克，炒知母 9 克，牛膝 9 克，丹皮 9 克，通草 3 克。

4 剂。

5 月 27 日六诊。患者感冒已解，肿胀更消，小便不热。近来因生气，觉肝区疼痛，饮食稍减。舌苔仍黄腻，脉细数。此应防肝郁乘脾更加重湿热症状。用疏肝运脾、清利湿热法。

柴胡 6 克，川芎 6 克，姜黄 6 克，术香 6 克，莱菔子 12 克，苍术 9 克，茵陈 12 克，泽泻 9 克，猪苓 9 克，木通 6 克，通草 3 克。

4 剂。

5 月 31 日七诊。前症稍缓，饮食增进，肿胀再减。但仍觉两胁隐痛，近来睡眠欠佳，晚上手足心发热。此因久服利尿药损阴，水肿尚未全消，养阴尚非其时，用疏肝泻肺行水法。

刺蒺藜 12 克，柴胡 6 克，桑白皮 9 克，地骨皮 12 克，防己 9 克，泽泻 9 克，猪苓 9 克，槟榔 9 克，木通 6 克，通草 3 克。

4 剂。

续服上方数剂后，水肿即基本消退，胸闷气粗、食少腹胀、小便短赤等症均已缓解。睡眠不稳，手足心热，口舌微干，后用益脾养阴法以奏全功。

水肿 2

周某，女，成年，干部，1961 年 1 月 18 日初诊。患者患水肿病，时发时愈。近来头身又肿，形寒畏冷，手足麻木，食少乏力，腰脊尾椎疼痛，月经提前，量多，有时头昏。脉象虚细而缓，舌淡无苔。此脾肾阳虚，故出现腰痛食少、畏冷乏力、脉虚舌淡等症状。阳虚气弱，清阳不升，故有头昏之症。气虚不能摄血，故月经提前、量多。背为阳，系督脉所过，督脉总督一身之阳，阳虚督脉失养，故背脊尾椎疼痛。阳气虚，则卫气不行，《内经》说"卫气不行则为不仁"，故有手足麻木之症。脾主水湿之运化，肾司水湿之排泄，脾肾虚寒，功能失调，故聚水而发为肿胀。治宜温补脾肾为主，故用党参、茯神、白术、砂仁、甘草补气而兼温运脾土，用鹿角霜、杜仲、续断强阳又兼暖补督脉，加焦陈艾、黑炮姜、吴茱萸以温摄下元。此种证型，切忌渗利导水，必须加意扶持阳气，阳强则停水自化，肿胀自然消除。处方如下：

党参 9 克，茯神 9 克，鹿角霜 6 克，焦陈艾 3 克，黑炮姜 3 克，白术 6 克，炒杜仲 9 克，续断 9 克，砂仁 6 克（淡盐水炒），吴茱萸 6 克，炙甘草 3 克。

2 剂。

1 月 24 日二诊。患者服上方 2 剂后，诸症俱减，水肿渐消，精神转好，饮食增加，舌稍转红，渐布薄苔，此为胃气逐渐充盈之象。左脉稍有力，右脉尚觉虚软。于前方中再加重药量。

党参 9 克，白术 9 克，黄芪 9 克，鹿角霜 6 克，焦陈艾 3 克，广陈皮 6 克，炮姜 6 克，续断 9 克，牛膝 9 克，杜仲 9 克，吴茱萸 6 克，补骨脂 9 克，炙甘草 3 克。

2 剂。

2 月 2 日三诊。服上方后，诸症更减，尤以腰脊疼痛明显减轻。时值月经来潮，虽较前改善，但仍属提前、量多，脉象空弦，气机尚不充盈。于前方意中，加养血调经之品。

党参9克，当归9克，炒杜仲9克，菟丝子9克，狗脊6克，吴茱萸6克，杭白芍9克，黄芪9克，炮姜6克，白术9克，桑寄生9克，炙甘草3克。

2剂。

患者服上方后，诸症若失，水肿亦全部消退。但仍体瘦脉弱，嘱以增加营养，缓缓调理。后经随访，她身体已较健康，10余年来很少患病。

中消（糖尿病）

江某，男，成年，干部，1974年8月27日初诊。患者近来多食易饥，以往每顿只能进三两饮食，最近突然增至五两，尚感饥饿。经医院检查，尿糖（＋＋＋），确诊为糖尿病。并自觉头昏，眼干，全身无力。诊得舌质红而少苔，脉象浮大。

《景岳全书》曰："中消者，中焦病也，多食善饥，不为肌肉，而日加瘦削，其病在脾胃，又谓之消中也。"此病多因嗜食辛辣酒品，使胃中积热，胃热则多食易饥。由于邪热不杀谷，水谷精微尽从小便出，不能化生气血，故见头昏乏力。胃热劫津，阴液受损，故见眼干、舌红少苔、脉象浮大。阴精愈亏，则邪火愈炽，因此病情日益加重。《医门法律》曰："凡治初得消渴病，不急生津补水，降火散热，用药无当，迁延误人，医之罪也。"本案既为阴亏火炽，生津降火实为当务之急。然因消渴为水液代谢失调之病，而人体司水之脏器为肺脾肾三脏，故其治疗之病位除以脾胃为主外，还应兼顾肺肾。故用花粉、石斛、山药、葛根、麦冬、玄参、百合等大量益胃而兼顾肺肾阴分之品，用黄连、银花、知母以撤火热，再加茯苓、甘草健脾以运药，补气以配阴。处方如下：

花粉 9 克，石斛 9 克，山药 12 克，葛根 9 克，麦冬 9 克，玄参 9 克，百合 12 克，黄连 6 克，银花 9 克，知母 9 克，茯苓 9 克，甘草 3 克。

4 剂。

9 月 7 日二诊。患者服上方 5 剂后，诸症退减，每餐饮食已降至二两多，食后已不觉饥饿，亦无口渴感觉，此中消证已罢。经西医检查，尿糖已减为（＋）。再用上方意以巩固之。

葛根 9 克，沙参 9 克，花粉 9 克，生地黄 9 克，石斛 9 克，麦冬 9 克，百合 12 克，菊花 9 克，银花 9 克，黄连 6 克，知母 9 克，芦根 12 克，甘草 3 克。

4 剂。

寒 厥

李某，女，60 岁，居民，1978 年 3 月 5 日初诊。患者素来咳嗽痰多，曾经西医诊断为肺气肿。1 个月来，连续发生昏仆，尤以近几日愈发愈频。其发作前自觉全身抖颤，天旋地转，站立不稳，继后即昏仆不知人事。外症头汗淋漓，四肢逆冷，约半小时左右才能逐渐醒来。此次诊断，适逢患者昏仆刚醒，观其面色惨白，少气乏力。尚自感头昏身僵，手足麻冷，腹胀食少。诊得脉微弱，舌质淡，苔白腻。

从患者脉弱舌淡、面白少气、畏寒战栗等症观察，显系阳气虚衰之征。《素问·厥论》曰："阳气衰，不能渗营其经络，阳气日损，阴气独在，故手足为之寒也。""阳气衰于下，则为寒厥。"阳气者，精则养神，柔者养筋，阳虚筋脉失养，故一身僵痛。肾阳不足，则脾阳不旺，故腹胀食少。脾虚水饮不化，聚液成痰，故生痰咳嗽。阳虚不能制水，水气上泛，则昏眩。虚甚则有欲脱之势，故有昏仆、头汗、四肢逆厥之危症。治法当以扶阳行水为主，并佐养阴以维阳、镇降以摄阳，方用参附龙牡汤加减。

党参 15 克，附片 12 克，龙骨 12 克，牡蛎 12 克，茯苓 18 克，白术 12 克，麦冬 15 克，五味子 6 克，白芍 12 克。

2 剂。

3 月 7 日二诊。服上方 2 剂后，患者近两日未发生昏仆现象，精神稍好，头昏亦减轻。仍食少身僵，手足麻冷，脉细无力，舌苔白腻。此应加重扶阳，原方加干姜 9 克，再服 2 剂。

3 月 9 日三诊。前症续减，饮食增进，痰少咳缓，近日未见昏仆。但有时觉头部昏晕，走路不稳，肌肉时发抽动，左手尚麻，睡熟后足部发痛，此应属阳气有来复之象。《伤寒论》曰："头眩，身瞤动，振振欲擗地者，真武汤主之。"故原法去干姜，加入生姜 6 克，合成真武汤、生脉散，加龙骨、牡蛎以治之。

续服上方 4 剂，停药后，诸症消失。随访 5 个月，均未有昏仆现象。

痰厥（冠心病）

赵某，男，45 岁，干部，1977 年 4 月 20 日初诊。患者 6 年前即阵发心胸部堵塞感，四肢厥冷，3 年前加重。每发则周身瘫软无力，不能动弹，冷汗自出，心胸闷乱，舌头僵硬，不能言语。医院注射低分子右旋糖酐及内服苏合香丸后，移时即缓解，并确诊为冠状动脉粥样硬化性心脏病、无痛性心绞痛、广泛性心肌缺血等病。近年来，常服硫酸软骨素A及穿龙冠心宁，未见效果，且愈发愈频，本周内连续发生两次。因这次发作已两小时未见缓解，病势十分危急，其家属急驱车前往我处请求抢救。到其家时，见患者僵卧不动，颜面苍白，眼能睁而口不能言，汗出肢冷。经询问家属及查阅病历，除病情已如上述外，还得知患者平时咳痰多，胸闷畏寒，眠差乏力，其发作多在生气、劳累、寒冷、夜半以及饮食之后。本次即由于晚饭过于饱食，自感胸闷腹胀，不久即发。诊得满舌白腻，脉象浮滑。

患者苔白腻，脉浮滑，平时咳嗽痰多，显系湿痰为患。痰扰心神故平时眠差，痰阻胸膈故心胸闷乱，痰遏心阳故冷汗自出。心阳不振，气血不能温养全身，故周身瘫软，四肢厥冷。舌为心窍，心主语言，痰阻心舌，故舌体僵硬，语言难出。其所显现之诸般症状，总由痰湿阻塞心胸，使阴阳不相顺接而发为痰厥之候。此症之病位虽在心胸，而其病本则在脾胃。盖以脾为生痰之源，痰不去则病将始终难除。其病多发于郁怒者，因郁怒伤肝，肝郁乘脾也。多发于劳累者，因劳则耗气，脾虚不运也。多发于寒冷夜半者，因寒则中阳不振，脾不行水也。多发于过饱者，因过饱则肠胃乃伤，脾不健运也。凡此种种，俱能使脾胃呆滞，聚液为痰。且胃络通心，故致痰阻心脉，而发为以上种种见症。当此痰瘀交阻之际，总宜心脾同治，以温通心阳为主。故拟运脾消食化痰、宣痹通阳开窍之法。方用二陈汤加藿香、厚朴、枳壳以运脾消食化痰，用苓桂术甘汤以振心阳，瓜蒌薤白半夏汤以开胸痹，再加石菖蒲、郁金、丹参以通心气，活心血。处方如下：

桂枝 6 克，白术 9 克，茯苓 9 克，陈皮 9 克，法半夏 3 克，藿香 9 克，厚朴 9 克，枳壳 9 克，瓜蒌 21 克，薤白 6 克，石菖蒲 9 克，郁金 9 克，丹参 12 克，甘草 3 克。

3 剂。

4 月 23 日二诊。急服上方，移时即缓解，乃续服 3 剂，近日未发。自觉心胸开豁，咳嗽痰液减少，腹部不胀，舌体灵活，睡眠转佳，饮食正常。但周身乏力，脉转虚软，舌质甚淡，苔仍白腻。此痰浊稍减，虚象毕露，如不急进补脾通阳行水化痰之剂，仍恐湿痰再聚为患。故从前方意中，参入六君子汤。

泡参 12 克，炒白术 9 克，茯苓 9 克，法半夏 9 克，薤白 6 克，化橘红 6 克，桂枝 6 克，瓜蒌 21 克，丹参 12 克，石菖蒲 6 克，枳壳 9 克，藿香 9 克，厚朴 9 克，甘草 3 克。

4 剂。

5 月 24 日三诊。服上方 20 剂，一个多月来均未发病。易饥易吃，睡眠正常，精神大增，胸部不闷，手足转温。以往上下楼梯都觉心累乏力，现一身轻快，活动量增大，早上散步 40 分钟，体重增加。只在晨起自感轻微头昏，尚微咳有痰，舌淡无苔，有少许滑液，脉稍转有力，但两尺甚虚。再用强肾补脾、温阳祛痰法以善其后。仍以六君子汤加减。

党参 9 克，炒白术 9 克，茯苓 9 克，化橘红 9 克，法半夏 9 克，桂枝 6 克，益智仁 9 克，远志肉 6 克，瓜壳 12 克，补骨脂 9 克，菟丝子 12 克，石菖蒲 9 克，甘草 3 克。

4 剂。

续服上方 12 剂，诸症消失，后即停药。随访 5 个月，均未复发，并已恢复健康。

肉痿（硬皮病）

阎某，女，37岁，干部，1971年11月18日初诊。患者平时性急易怒，胸襟比较狭窄。几个月前右胁下忽有一块皮肤色泽变暗变硬，不知痛痒，并往内萎缩凹陷，其面积日益加宽。经某医院检查，诊断为硬皮病。患者精神十分紧张，曾四处求医，均未见效果，而病情还在不断发展。

来就诊时，患者右胁下病变部位已有一个拳头大了，观其面色萎黄，表情抑郁，精神不佳。自述全身乏力，不思饮食，晚上入睡亦较困难，月经或前或后，经量少而色淡。诊其脉弦而细，舌质淡而少苔。《素问·痿论》曰："脾气热，则胃干而渴，肌肉不仁，发为肉痿。""有渐于湿，以水为事，若有所留，居处相湿，肌肉濡渍，痹而不仁，发为肉痿。"故《下经》曰："肉痿者，得之湿地也。"从其右胁下肌肉麻痹萎缩等症状观察，显然应属中医肉痿之证。

但其病因与《素问·痿论》却迥然大异，本案并无热与湿之征象，如死搬书本，则不免陷于教条，还应从其身体反应的病情进行具体的分析辨证，方能有的放矢。患者平素性急易怒，胸襟狭窄，表情抑郁，其为肝气郁滞可知。其肌内萎缩凹陷部分亦恰在足厥阴肝经所过部位。不思饮食为肝郁乘脾，脾胃不和则睡眠不安。其面色萎黄，精神不佳，全身乏力，月经或前或后，经量少而色淡，舌质淡而少苔，均为气血不足之征。由于营血不足，故局部麻木不仁。脉弦为肝郁，细为血少。综合诸症分析，应为气血不足，肝郁脾滞。由于脾主肌肉，肝气愈郁，则脾愈虚愈滞，致使其局部肌肉萎缩变性现象进一步发展。《素问·痿论》中对痿证总的治则是"各补其荣而通其俞，调其虚实，和其逆顺"。从本案的病机看来，用补中兼通的方法是合适的，故以补气益血、疏肝解郁、调和脾胃为治。用泡参、茯苓、甘草、当归、白芍以补气益血，用柴胡、丹皮、郁金以疏肝解郁，用法半夏、神曲、谷芽调和脾胃。处方如下：

泡参 12 克，茯苓 9 克，当归 9 克，白芍 12 克，柴胡 6 克，丹皮 9 克，郁金 9 克，法半夏 9 克，神曲 9 克，谷芽 15 克，甘草 3 克。

服上方 11 剂后，诸症大减，精神转佳，饮食睡眠均有改善，右肋下肌肉凹陷处开始往上回升，且质地转为柔和。以后按此方意，加减共服 30 余剂，其凹陷处即恢复常态。皮色与感觉亦恢复正常，经期应时而至，并无其他症状。嘱其平时应胸襟开阔，以杜其再发。随访至 1974 年，均一直正常。

筋痹（类风湿）

姜某，女，44 岁，干部，1974 年 8 月 31 日初诊。其家属说，患者于 1964 年曾患急性无黄疸型肝炎，此后即发生手足关节疼痛，屈伸时疼痛更甚，并逐年加重。1973 年已发展成手足关节处筋肌紧张疼痛，牵引手足剧痛，关节处红肿变形，时发抖战。经某医院检查，诊断为类风湿。前医以风湿论治，服大剂辛温药，遂致发狂，不能片时安静，通宵失眠，口中胡言乱语。1974 年 6 月她将一瓶安眠药服下，幸经医院及时抢救，未致死亡，但月经从此停闭。

患者神志尚未清楚，前症更有增加，满面发红，频频思饮，晚上仍不能入睡。能自述手足关节剧烈疼痛，行走困难，周身肌肉疼痛。诊得脉象浮弦有力，舌红少苔。据上述症状分析，患者原患急性肝炎，应属肝热之证，肝热耗损肝阴，病愈后未能及时用药物调养，以致筋脉失于濡润，故在关节屈伸时牵引筋脉疼痛，留连日久，病情亦更行加重。前医不知西医诊断的类风湿与中医所称的风湿概念本不一致，而错用辛温之药。此等水亏之证，安得以火热迫之？遂使水愈亏而火愈炽，而成此阳热发狂之证。津愈亏而筋愈难养，故频频思饮，筋难屈伸，疼痛加剧，甚至行走困难。此即《素问·痹论》所说："痹在于筋则屈不伸。"

"肝痹者，夜卧则惊。"患者通宵不眠，是肝不能藏魂之故。脉象浮弦、舌红少苔，亦属肝阴亏损之象。据其症状，治法应以养阴安神潜阳为主，佐以通利关节、涤热益胃之品。故用女贞子、旱莲草、白芍、甘草以养阴柔筋，用牡蛎、琥珀、柏子仁、酸枣仁以潜阳安神，用桑枝、牛膝通关节，用知母、莲子以涤热益胃。处方如下：

女贞子 15 克，旱莲草 15 克，白芍 15 克，牡蛎 15 克，琥珀 4.5 克，柏子仁 12 克，酸枣仁 12 克，桑枝 30 克，牛膝 9 克，知母 12 克，莲子 15 克，甘草 3 克。

9 月 5 日二诊。患者服上方 10 余剂，睡眠有所增进，神志逐渐清醒，关节疼痛稍缓，但仍红肿疼痛。抖战现象未止，面赤口渴，头尚昏痛，周身肌肉仍疼痛。脉仍浮弦，舌红少苔。此阴分虽稍得涵养，但风阳之势并未停歇。在前方意中加入息风止痛药，并加重涤热荣筋、通利关节药物。处方如下：

蜈蚣 3 条，全蝎 3 克，知母 12 克，羚羊角粉 1 克（冲服），白芍 12 克，玉竹 12 克，桑枝 30 克，牛膝 9 克，藕节 9 克，秦艽 9 克，豨莶草 15 克，菊花 9 克，柏子仁 9 克，甘草 3 克。

1975 年 6 月 17 日三诊。上方加减，续服 60 余剂，关节红肿疼痛减轻，抖战现象已止，已能开始行走，神志始终清楚，头部已不昏痛，周身肌肉疼痛亦缓解。但自觉血往关节聚结，关节处仍长大，心中虚烦懊恼，胸闷不舒，饮食虽有所增加，有时又知饥不欲食，时而嗳气，口渴思饮，眼微发红，睡眠欠佳。脉浮象稍减，舌质红，中心微黄。因此案已服大剂量养阴涤热、通利关节药物，病势仍消退缓慢，热象始终未除，结合其口渴、烦热、苔黄、关节红肿变形等症，考虑其热已化毒，因之病难速已。决定用茵陈、黄芩、决明子、紫花地丁以清热解毒，用淡豆豉、焦栀子以除虚烦，用瓜蒌、薤白、丝瓜络以开胸闷，用牡蛎、花粉、桑枝、白芍、甘草等育阴潜阳、通利关节，加山楂以健胃，枳实以行气。处方如下：

茵陈 18 克，瓜蒌 20 克，丝瓜络 5 寸，紫花地丁 15 克，淡豆豉 15 克，焦栀子 15 克，枳实 9 克，黄芩 15 克，白芍 15 克，生山楂 15 克，牡蛎 18 克，决明子 18 克，花粉 12 克，桑枝 30 克，甘草 9 克。

上方加减，续服 70 余剂，在服中药期间亦曾加服地塞米松、氯化奎啉、奋乃静、强的松等西药。1975 年 11 月 27 日，患者来我家时，行动自如，关节肿胀变形情况已恢复正常，眠食均佳，精神愉快，只有时尚觉热重，如喉痛牙松，眼红唇干，有时关节尚觉微痛。经服中药后，即行缓解，停药又复生热。此应为阴液损伤太甚，阴虚生热，阴易亏而难养，还应缓缓调治。本案至今虽未彻底治愈，但主要症状已获解决，故亦记录，以供研究。

血痹1（血管硬化、神经炎）

强某，男，40岁，干部，初诊。患者久患全身麻木，先由手背渐及四肢，颜面舌部亦有同样感觉，并常有头痛头昏、气逆恶心、睡眠短少、手足清冷等症。经成都及天津等地有关医院检查，诊断为血管硬化及神经炎。

最近又因感冒，全身更觉酸楚。诊得脉缓无力，舌中见黑苔。《金匮要略》曰"血痹之脉为阴阳俱微""外症身体不仁，如风痹状"，与本案全身麻木、脉缓无力颇相类似。其受病之因，多为平时缺少劳动锻炼，身体虚衰，气血不足，偶因烦劳，汗出遇风，则更使血行滞涩，而发为此血痹之证。《内经》曰"营血虚则不仁"，其舌中黑苔，亦可为阴血不足之佐证。且血为气之母，营血衰少，每易导致卫气之不足，故有手足清冷、脉缓无力等气虚现症。气虚则清阳不升，血虚则虚火易动，故头痛头昏、气逆恶心、睡眠短少均为气血不足所引起。其近日更觉全身酸痛，是为新感之故。根据上述分析，本案应以培养阴血为主，佐以益气解表。拟用四物汤、肉苁蓉、沙参、玉竹、钗石斛、麦冬以培养阴血，用黄芪、甘草以补卫气，用防风、菊花、秦艽以疏解风邪。处方如下：

当归9克，川芎9克，生地黄9克，白芍9克，沙参9克，玉竹9克，肉苁蓉9克，钗石斛9克，麦冬9克，黄芪9克，菊花9克，防风9克，秦艽9克，甘草3克。

2 剂。

二诊。服上方 2 剂后，感冒已解，舌中黑苔渐退，睡眠转好。偶尔腹中隐痛，时觉皮肤有针刺感，此气血有流畅之势。应撤去表药，加意培养气血，使血濡气煦，则诸症可望缓解。

当归 9 克，川芎 3 克，白芍 9 克，生地黄 9 克，山药 9 克，肉苁蓉 9 克，菟丝子 9 克，女贞子 9 克，麦冬 9 克，泡参 9 克，黄芪 9 克，甘草 3 克，牡蛎 9 克。

7 剂。

三诊。前药已见小效，面部麻木减轻，未发生头昏气逆等症，仍脉弱肢冷。阴血虽渐恢复，阳气尤觉衰微。再拟增强气血、滋养脾肾之方以观后效。

党参 9 克，白术 9 克，茯苓 9 克，当归 9 克，熟地黄 9 克，白芍 9 克，川芎 9 克，黄芪 12 克，制附片 15 克，炮姜 4.5 克，桂枝 3 克，淫羊藿 9 克，枸杞 9 克，甘草 3 克。

7 剂。

四诊。服上方后，麻木现象又有所减轻，未见异常反应。余症仍在，仍本前法处理。

党参 9 克，白术 9 克，茯苓 9 克，当归 9 克，熟地黄 9 克，白芍 9 克，川芎 9 克，黄芪 9 克，酸枣仁 9 克，桂枝 9 克，制附片 15 克，鹿角霜 6 克，吴茱萸 4.5 克，甘草 3 克。

6 剂。

五诊。麻木症状全部减退，惟肢体尚感酸软，手足时觉清冷。近日因工作关系，睡眠较差。此血气未充，营卫运行艰涩之故。续用上法调养，以助恢复。

党参 15 克，茯神 9 克，制附片 15 克，黄芪 15 克，何首乌

12克，熟地黄6克，当归9克，川芎9克，枸杞9克，菟丝子9克，肉苁蓉9克，黑芝麻9克，甘草3克。

6剂。

服上方6剂后，诸症即告痊愈。后因气候干燥，微发咳嗽，又来就诊，脉象已柔和有力，再予养血中佐以清润之品，以收兼顾之效。

血痹2

晋某，男，50岁，工人，1972年7月13日初诊。患者久患左肩臂疼痛，经服祛风湿药物及针灸治疗后，左肩臂反麻木不仁。现症饮食甚少，渴饮不多，口鼻均有热感，全身乏力，睡眠甚差。经西医检查，肝脏肿大。诊得脉象弦细而缓，舌质淡红，中心有微黄苔。

从患者左臂麻木及脉象细弦等主症观察，应属中医血痹证范畴。其久患左臂疼痛，应属血虚不能养筋所致。祛风燥湿等辛温药物均属劫血耗阴之品，故之血愈伤而阴愈竭。营血不足故左臂反觉麻木不仁，经络失养则周身乏力，阴虚阳亢则睡眠不安，胃阴受灼故出现饮食甚少、渴饮不多、口鼻热感等症。其脉象弦细而缓，舌质淡红，中微黄苔，亦符阴血衰少、虚热内生之象。此证虽属血痹范畴，但不能执《金匮要略》板法而用黄芪桂枝五物汤，盖彼兼表而此属里，彼为阴阳营卫俱虚，而此属阴血亏损化燥，如重投甘温则血将难复，病将难愈矣。拟养血益阴柔肝通络法。

当归9克，白芍12克，生地黄12克，制首乌12克，女贞子 12 克，玉竹 12 克，山药 15 克，秦艽 9 克，桑枝 30 克，海风藤 9 克，豨莶草 9 克，甘草 3 克。

4 剂。

7 月 20 日二诊。患者服上方 4 剂后，诸症大减，目前左肩臂只感轻微麻木，并无痛感，睡眠、精神、饮食均有改善。仍觉口干鼻热，脉象浮弦，头部微昏。再本前方意加减，增入潜阳之品。

当归 9 克，白芍 12 克，生地黄 12 克，鸡血藤 12 克，女贞子 12 克，玉竹 12 克，山药 15 克，牡蛎 12 克，钩藤 12 克，桑枝 30 克，豨莶草 12 克，丝瓜络 4 寸，海桐皮 9 克，甘草 3 克。

4 剂。

8 月 24 日三诊。服上方 4 剂后，自觉左肩臂已不痛不麻，诸症亦减退，即停药 1 个月。此次来诊只感左手二指尖微痛，胃中及口鼻有热感，头部有时微昏，胸部微闷，脉象浮弦，舌质干红。仍属血虚生热、脉络痹阻之候。再用养血益阴、清热宣痹之法，以巩固之。

生地黄 12 克，白芍 12 克，玉竹 12 克，山药 15 克，知母 12 克，瓜蒌 21 克，薤白 6 克，法半夏 9 克，桑枝 30 克，丝瓜络 4 寸，豨莶草 9 克，甘草 3 克。

4 剂。

服上方 4 剂后，诸症消失，以后即停药。随访至 1978 年 12 月，据患者说，7 年多来，一直未再发过此病，亦未再服其他药物，且肝脏早已恢复到正常范围。

痰瘰（喉结核）

卢某，女，65岁，居民，1962年11月8日初诊。患者于1951年曾患肺结核吐血，经治疗后，吐血已止，但咳嗽频发。1959年喉头部位开始生一小包，辗转求医，未见效验。最近喉头包块已渐大如核桃，影响到吞咽，发音困难，经西医诊断为喉结核。来就诊时，患者项下生瘰，按之甚坚硬，右手小指亦有核肿现象，其胁下亦有肿块，但时聚时散，声音嘶哑，咳吐稠痰。脉象细数，舌苔白厚。究其病机，早年即患肺痨，阴精消烁，肺叶受损，肺伤则通调失权，水饮内聚，故见舌苔白厚。水湿为肺家虚热熏蒸，则炼成稠痰，痰阻肺道，则发为咳嗽。其胁下包块时聚时散，是肝气不畅之征。痰火更加气郁，故在喉头和右手小指有胶固之痰。其症既成痰瘰，治法当以消瘰为主，兼顾他症。故用玄参、牡蛎、浙贝母、海藻、夏枯花化痰消瘰，其中玄参兼能养阴清热、通利咽喉，浙贝母兼能宣散郁火、润肺止咳，牡蛎兼能育阴潜阳，海藻兼能行水泄热，夏枯花兼能补肝泻火，再加白芍以敛阴和营。处方如下：

玄参15克，浙贝母15克，牡蛎18克，海藻12克，夏枯花9克，白芍9克。

4剂。

11月20日二诊。服上方4剂后，喉间结核及手小指流痰均变小变软。前几日忽患感冒，今已治愈。目前脉象微见弦数，舌根有白苔，此肝气尚不条达，痰水结滞未尽之象。再重用前方，加入郁金、桑枝以疏肝通络，行气活血。

玄参 15 克，浙贝母 15 克，牡蛎 24 克，海藻 18 克，夏枯花 12 克，白芍 9 克，郁金 9 克，桑枝 18 克。

6 剂。

服上方 6 剂后，颈下及右手小指核肿已全部消退。但颈下核肿部位忽出现一小孔，流出黏稠黄水，用本市庚鼎药房成药渴龙奔江丹调敷患处，不久即愈合。此后未发现任何症状，1978 年访问其子陈某，他说他母亲于 1975 年因患肺心病去世，自 1962 年治疗喉结核痊愈后，到他母亲去世，13 年来前病未复发。

瘿病（甲状腺功能亢进）

张某，女，37 岁，教师，1975 年 2 月 17 日初诊。患者于 1974 年 10 月发现颈前正中开始隆起，并有心累心跳症状，心率每分钟 110 次左右，出汗甚多，两手发颤，食量增大，但体重反而下降至 80 斤。经某医院进行甲状腺吸 131 碘功能试验，测定结果：吸碘功能为 76%，确诊为甲状腺功能亢进。经过一段时间治疗，心率已控制在每分钟 80～90 次，出汗，多食情况亦有所改善。但颈前正中部位突起更甚，约有鸡蛋大，中微凹陷，皮色如常，头部和足部有明显浮肿，性急易怒，口干少津，体倦乏力，随时易患感冒。以后辗转求医，均未见好转，经人介绍来我处求诊。诊得脉象弦细，舌质暗红无苔。《诸病源候论》曰："瘿者……初作与瘿核相似，而当颈下也，皮宽不急，垂槌槌然是也。"本案以颈下突起为主症，与此段记载颇相类似，故应以瘿病名之。本案起因于素体肝火偏旺，长期性急易怒，使气郁成瘰，结于颈下而成瘿病。气愈郁则火愈盛，故出现心率加快、心累心跳、汗出甚多、食量增大等火热症状，火热耗伤阴血，血虚则两手发颤。迁延日久，壮火食气，阳气日渐虚衰，故后期火热之症渐减，而阳虚症状又渐突出。阳不化水，故头足部发生水肿现象，并有体倦力乏、抵抗力衰减、口干少津、脉细舌净等气阴两亏之症。其颈下肿大，性急易怒，脉带弦象，舌质暗红，说明肝郁之症仍未解除。综合以上分析，患者邪气未除而正气已伤。此种虚中夹实之证，颇难措手，补正则易助邪，祛邪又恐伤正，只宜暂从开郁调肝、软坚消瘰议治，待邪气稍减，再议扶正之法。处方如下：

刺蒺藜 12 克，丹皮 9 克，枳壳 9 克，白芍 12 克，青皮 9 克，郁金 9 克，花粉 12 克，牡蛎 12 克，浙贝母 9 克，夏枯草 15 克，玄参 9 克，甘草 3 克。

4 剂。

2 月 21 日二诊。患者服上方 4 剂后，胸中稍觉开豁，但又患感冒，咽干微痛，鼻微塞。在前方意中，加玄麦甘桔汤并银花，以清润开提。

刺蒺藜 12 克，白芍 12 克，郁金 9 克，牡蛎 15 克，浙贝母 9 克，夏枯草 15 克，玄参 9 克，麦冬 9 克，桔梗 6 克，银花 9 克，甘草 3 克。

4 剂。

2 月 28 日三诊。患者感冒已解，心中更觉安和，两手脉弦象略减，口中仍觉干燥，颈上包块有变软感觉。再治以疏肝益胃，重用软坚散结之品。

刺蒺藜 12 克，白芍 12 克，郁金 9 克，芡实 12 克，沙参 12 克，牡蛎 15 克，浙贝母 9 克，夏枯草 15 克，玄参 9 克，昆布 9

克，海藻9克。

4剂。

4月28日四诊，上方加减，续服20余剂，颈下包块已开始缩小，性急易怒情况亦有改善，口中仍觉干燥，两手有麻木感，脉象不弦而细，并有短暂间歇，时发心累，肢体困倦。患者于1969年曾患肾盂肾炎，目前尚有水肿、腰痛情况。看来胸中郁结稍疏，理应扶正为主，观症属心肾气阴两亏之象，故用六味地黄丸合生脉散，加消瘰药。

生地黄9克，丹皮9克，菟丝子12克，茯苓9克，泽泻9克，牡蛎12克，浙贝母9克，玄参9克，党参9克，麦冬9克，五味子6克，山药12克。

8月8日五诊。上方加减，续服40余剂，颈前包块更见缩小，精神转佳，水肿亦有消退，已不觉心累，脉象亦转有力，无间歇现象，两手不觉麻木。但最近突然腰痛剧烈，小便黄涩，舌微黄腻，脉象细数。此湿热之邪乘虚侵犯肾脏，拟知柏地黄丸加减。

生地黄9克，山药12克，茯苓9克，泽泻9克，知母9克，黄柏9克，车前仁9克，杜仲9克，桑枝30克，菟丝子12克，牛膝9克。

3剂。

8月16日六诊。续服上方6剂，腰痛大减，小便已转清利，头部水肿渐消，偶尔有心累现象，脉已不数，但仍细弱，颈下包块更明显平塌。从现症来看，以肾病为主，治肾则颈下包块消退更快，此为肾脉络舌本之故。目前湿热已去，再以培肾为主，兼养心血。

　　杜仲 9 克，菟丝子 12 克，牛膝 9 克，生地黄 9 克，山药 12 克，泽泻 9 克，白芍 12 克，丹参 12 克，桑枝 30 克，车前仁 9 克，丹皮 9 克。

　　12 月 20 日七诊。上方加减，续服 40 余剂，颈下包块已全部消散，水肿亦有消退，眠食俱佳，精神转旺，体重已增至 100 斤。11 月初，经某医院复查，吸碘功能由 76% 下降到 30%。目前只有在劳动以后尚觉腰部胀，脚部尚有微肿，要求处方以巩固之。

　　党参 12 克，白术 9 克，茯苓 9 克，熟地黄 12 克，枣皮 9 克，泽泻 9 克，山药 12 克，丹皮 9 克，狗脊 9 克，杜仲 9 克，补骨脂 9 克，桑枝 30 克。

　　续服上方多剂，情况已基本正常，始终未见反复。随访至 1977 年 1 月，均一直坚持全天工作。

乳岩（乳腺肿瘤）

　　肖某，女，30 岁，农民，1974 年 10 月初诊。患者于 1974 年初因月经紊乱，两乳头有坚硬结块，身体逐渐消瘦，经某医院检查，未能确诊，并经多方治疗无效，以致病情继续发展。近来两乳部肿块已长大如核桃，坚硬如石，疼痛不已，少气乏力，动则心累，手足麻木，不思饮食，头部昏晕，头之两侧发痛，月经一直紊乱，有时一月几至，有时又两月一至，早已不能劳动。根据最近医院检查，初步诊断为乳腺肿瘤，但究属恶性或良性尚未确诊。患者思想异常痛苦，情绪消沉，面色苍白，形体瘦削。诊得脉象细弦，舌质淡晦。清代陈实功《外科正宗》曰："忧郁伤肝，思虑伤脾，积想在心，所愿不得志者，致经络痞涩，聚结成核，初如豆大，渐如棋子，半年一年，二载三载，不痛不痒，渐渐而大，始生疼痛，痛则无解，日后肿如堆粟，或如覆碗，色紫气秽，渐渐溃烂，深者如岩穴，高者若泛莲，疼痛连心，出血作臭，其对五脏俱衰，四大不救，名曰乳岩。"因思此段记载的未溃症状，恰与本案相符，故本案应属乳岩之未溃阶段，如不及早图治，溃烂后则难以治疗。

本案起病于忧郁伤肝，由于足厥阴肝经通过乳部及少腹，肝经气郁故开始即有月经紊乱和乳头结块等症。肝郁乘脾，脾胃受伤，故不思饮食。食少则气血生化无源，故出现少气乏力、手足麻木、头部昏晕、形体消瘦、面色苍白、动则心累等一系列气虚血少之症。由于病情加重，情绪消沉，则肝气更加郁结，而积块亦逐日增大，气机壅塞过甚，不通则痛不已。由于胆经循耳前后，肝胆相为表里，肝气郁滞则发为两侧头痛。且脉弦属肝郁，细为血少，舌质淡为气血不足，暗晦为气机不畅，亦与此病机分析大体吻合。综合以上分析，其病机应为肝郁成瘰，导致气血不足之证，故应以疏肝消瘰、补益气血为治。在疏肝方面，因考虑本案系乳岩之证，故在用柴胡、青皮疏肝气的同时，加瓜蒌、丝瓜络、鹿角霜以通胸中之络。在消瘰方面，此种虚中兼实之证，切不可恣意攻伐，故只用软坚散结稍加走窜之品，用玄参、牡蛎、浙贝母以软坚，加穿山甲行散经络，通经止痛。在补益气血方面，此种气机郁滞之证，又不能过于壅塞，故仅用当归、赤芍补血更兼行血，用甘草补气更能消肿，待气郁稍舒，根据情况再加其他补益之品。处方如下：

柴胡9克，青皮9克，丝瓜络12克，瓜蒌21克，玄参9克，牡蛎12克，穿山甲9克，鹿角霜9克，浙贝母9克，当归9

克，赤芍 9 克，甘草 6 克。

续服上方 10 余剂后，患者乳部硬块变软，疼痛即停止，饮食增加，精神转好，余症亦改善。后即以此方意加减调治，至 12 月份，服药 40 余剂，全身无明显症状。两侧乳部包块亦大为缩小变软，仅能扪及。已能参加农业劳动，以后又续服 10 余剂，到 1975 年 1 月，即全部消散，完全恢复健康。随访至 1978 年 1 月，均一直正常，未再复发。

瘕证（附件炎）

陆某，女，40 岁，工人，1976 年 7 月 7 日初诊。患者几个月前忽然发现左小腹部位长出小包，并逐渐长大，最近已有鸡蛋大小，推之能移动，患者怀疑为癌症，情绪异常紧张。经某医院检查，未能确诊，外科医生不便进行手术，特建议服中药。患者说，现感全身乏力，动则气短不续，两胁及少腹两侧胀痛，饮食甚少，大便稀溏，一日二三次，频频嗳气，自汗怕冷，舌淡少苔，脉象弦细。

《诸病源候论》曰结块"盘牢不移动者，是癥也，言其形状可征验也。随气移动是瘕也，言其虚假不牢，故谓之瘕也"。此案结块推之能移，故应属瘕证范畴。两胁和少腹两侧均属足厥阴肝经所过部位，肝气郁滞，故不通则痛，气聚日久，故结为瘕块，脉弦亦符肝郁之征。肝郁乘脾，脾阳困顿，健运失常，故嗳气、食少、便溏。脾胃受伤，则气失生化之源，故见全身乏力、气短不续、自汗怕冷、舌淡脉细等阳气不足之象。综合以上分析，本案应属肝郁脾虚气滞。故用柴胡、白芍、枳壳、香附、金铃炭以疏肝，用党参、白术、茯苓、甘草以补脾，用小茴香、厚朴、木香以温通少腹之气。处方如下：

柴胡9克，白芍12克，枳壳9克，香附9克，党参9克，白术9克，茯苓9克，小茴香6克，厚朴9克，木香6克，甘草3克，金铃炭12克。

4剂。

7月10日二诊。患者服上方4剂后，嗳气减轻，饮食增进，时转矢气，气有下行之势。再本原方意，加荔枝核、橘核，以增强驱散小腹包块之力。

太子参9克，白术9克，槟榔9克，荔枝核9克，橘红9克，青皮9克，小茴香6克，茯苓9克，柴胡9克，白芍12克，金铃炭12克，厚朴9克。

4剂。

10月21日三诊。服上方8剂后，左小腹包块即全部散去，自觉全身有力，以后又续服多剂，饮食渐趋正常，无短气、自汗、怕冷等感觉。目前自觉少腹两侧有两条粗筋样感觉，微有隐痛，仍有嗳气现象，口干，尿黄，舌质已转微红，上有黄腻苔，脉转弦劲有力。最近经医院检查，确诊为附件炎。看来虚象大减，已转为肝郁湿热证，用丹栀逍遥散合四妙散加减。

丹皮9克，栀子9克，当归9克，白芍9克，柴胡6克，白术9克，茯苓9克，金铃子12克，香附9克，苍术9克，黄柏9克，薏苡仁9克，牛膝9克，甘草3克。

4剂。

上方加减，续服10余剂，诸症悉除。随访至1977年1月，未见复发。

积证1（腹部粘连）

　　邱某，男，59岁，工人，1977年6月8日初诊。患者自1940年以来即患胃痛病，1956年因腹中剧痛，经医院诊断为阑尾穿孔引起腹膜炎，立即剖腹，发现阑尾良好，又改诊为十二指肠穿孔，乃缝合右下腹部，于上腹部开刀，对穿孔部位进行了修补，并将胃做大部切除。1960年至1968年前后发生3次脑梗阻，又进行了3次手术。1960年十二指肠溃疡处又复穿孔，又再度进行手术治疗。因开刀次数过多，形成了严重的腹部粘连。粘连部位随时发生疼痛，饮食稍一不慎，或气温下降，即疼痛剧发。几年来，经中西医多方治疗，效果均不显著。1977年以来，病势更趋严重，其剧痛时间已延续到两天之久，服药虽得缓解，不久又复发作。其疼痛部位，在十二指肠溃疡处与回肠吻合处和胃部，此起彼伏，从未间断，且合并腹胀呕吐，剧烈时甚至滴水不能入口，只好用输液方法维持生命。

　　来就诊时，患者形瘦骨立，极度衰弱。自诉胃肠疼痛，腹胀肠鸣，食入少许汤面也感剧痛难忍，嗳腐吞酸，恶心呕吐，并时发腹泻，仅能进葡萄糖水、牛奶等液态食物，且喜冷饮。诊得脉象弱涩，舌淡红，苔白薄。《济生续方》曰："夫积者，伤滞也。伤滞之久，停留不化，则成积也。"张景岳说："或以饮食之滞，或以脓血之留，凡汁沫凝聚成癥块者，皆积之类。"故本案应属积证范畴。古代虽无手术后粘连之名，但肠道粘连可使气滞血阻，传化失常。气血瘀滞，不通则痛，积为有形之邪，故痛有定处。肠道传化失常，故出现嗳腐吞酸、恶心呕吐、腹痛腹胀、肠鸣泄泻等消化道症状。气血本已不畅，如天气转冷，则血液更加凝涩，肠道本已欠通，如饮食疏忽，则传化更加阻滞，故每因受寒及饮食而剧发。张景岳说："积以寒留，留久则寒多为热"，故出现反喜冷饮。综观诸症，显系寒热错杂之象。《伤寒论》曰"胃中不和，心下痞硬，干噫食臭，胁下有水气，腹中雷鸣下利者，生姜泻心汤主之"，颇符本案寒热错杂之消化道症状。然《圣济总录》曰："凡使血气沉滞留结而为病者，治须渐磨渐消，使气血流通，则病可愈矣。"故即以生姜泻心汤与行气活血之桂枝茯苓丸、金铃子散加减，再增加运脾导滞、通利三焦药物。处方如下：

藿香9克，厚朴9克，法半夏9克，茯苓9克，枳实9克，生姜3克，桂枝6克，金铃炭15克，延胡索12克，桃仁9克，柴胡9克，黄连6克，黄芩9克。

3剂。

6月11日二诊。每服上药1次，即感肠胃疼痛及肠鸣加剧，但不久即减缓，腹胀嗳腐等现象相继消失，且有饥饿感觉。多年来右侧卧则阑尾部位有压痛，故不敢向右卧，昨夜醒来发现自己右卧而无疼痛感觉。患者因少气乏力，行走不便，由其女儿前来改方。考虑桂枝、桃仁过于温通破血，对于粘连部位通破之力太强，虽然能加快改善症状，但服药后患者剧痛难忍。《医学统旨》说"治积之法以行气为主"，确系经验之谈。故改用疏肝行气兼以较轻微之活血药。以肝主疏泄，气行则血行，用越鞠丸合金铃子散，加疏肝活血药物，缓缓图治。

香附9克，丹参12克，郁金9克，焦栀子9克，法半夏9克，神曲9克，金铃炭12克，延胡索9克，刺蒺藜12克，丹皮

9 克，枳实 9 克，厚朴 9 克。

4 剂。

6 月 28 日三诊。续服上方多剂，腹部胀痛大减，自觉下腹部空虚下沉，仍感极度疲乏，少气懒言。此应疏导中兼以补气消食，用四君子汤、四逆散、楂曲平胃等方化裁。

党参 9 克，白术 9 克，茯苓 9 克，柴胡 9 克，白芍 12 克，苍术 9 克，厚朴 9 克，陈皮 9 克，神曲 9 克，炒谷芽 12 克，枳实 9 克，甘草 3 克。

4 剂。

7 月 12 日四诊。上方加减，续服多剂，精神显著好转，每餐饮食已达二两多，多吃则感腹部胀痛，无嗳气反应，大便软而成形。腹中微有烧灼感觉，腹部偶起小包，于矢气后即消失。看来宿食渐消而瘀滞未尽，再以行气活血为主。

柴胡 6 克，白芍 12 克，枳壳 9 克，广木香 6 克，黄连 6 克，厚朴 9 克，金铃炭 12 克，延胡索 9 克，桃仁 6 克，香附 9 克，郁金 9 克，甘草 3 克。

4 剂。

8 月 8 日五诊。上方加减，续服多剂，初服腹部仍感疼痛，但不久即消失，反觉腹中通畅，欲食不敢多吃，多食则腹胀腹泻，精神转好，舌苔白腻。再用消食、活血、行气三法并进。

苍术 9 克，陈皮 9 克，厚朴 9 克，柴胡 6 克，白芍 9 克，茯苓 9 克，金铃子 12 克，延胡索 9 克，神曲 9 克，莱菔子 12 克，香附 9 克，甘草 3 克。

4 剂。

9 月 10 日六诊。续服上方多剂，患者步行来我家，自述已停药 1 周，一切症状基本消失，宛如无病之人。目前每日早上能喝一斤牛奶，吃两个鸡蛋，中午、下午均能吃二两多食物，晚上还能吃一些点心，腹部不痛不胀，自觉健康有力，要求再处方巩固疗效。仍本上方意，嘱其再服 4 剂，即停药观察。随访至 11 月，一切均属正常。

积证 2（多囊肝、多囊肾）

李某，男，43 岁，工人，1978 年 10 月 24 日初诊。患者两年前发现肝大，右胁下有积块，疼痛难忍，睡觉有下坠感，腰部两侧疼痛。曾到北京某医院检查，诊断为多囊肝、多囊肾。曾经中西医治疗，未见效果。该单位领导同意他在全国各地求医，经多方打听，始来成都就医。症状除上述外，并述及有少寐多梦、肠间水声辘辘、少腹胀痛、小便发黄、眼睛干涩、头目发胀等症。诊得舌质红，苔薄黄，脉弦细。此为阴虚肝郁、水血互结、肝肾受累之证。总缘肝肾之阴不足，故见少寐多梦、眼睛干涩、头目发胀、腰部疼痛、舌红脉细等症。阴虚易致肝郁，气滞易致血瘀水停，故有右胁积块、疼痛难忍、肠内积水、少腹胀痛、脉弦等症。其小便发黄，舌苔薄黄，应为气郁湿聚化热之征。此种正虚邪实之候，用药应有分寸，补阴宜兼固阳，疏肝切勿耗气，行水不宜伤阴，破瘀最忌伤正。故选用玄参、牡蛎、菟丝子、桑寄生、山药育阴兼固阳气，且具软坚行水益脾之效。用刺蒺藜、丹皮、金铃炭疏导肝经气血，而无耗气劫阴之弊。只佐一味土鳖虫以逐瘀积，用茯苓、泽泻、薏苡仁行水健脾而兼顾气阴，再佐黄柏一味，坚阴以退湿热。处方如下：

　　玄参 10 克，牡蛎 12 克，菟丝子 12 克，桑寄生 15 克，山药 15 克，刺蒺藜 12 克，丹皮 10 克，金铃炭 12 克，土鳖虫 8 克，茯苓 12 克，泽泻 10 克，薏苡仁 12 克，黄柏 10 克。

　　3 剂。

　　10 月 27 日二诊。患者服上方 3 剂后，胁痛肠鸣均减，小便已不太黄。此肝气稍疏，郁热亦减。上方中去黄柏，加入白芍 12 克、瓦楞子 12 克，以加重养弱阴软坚之力，嘱其服 4 剂。

　　11 月 1 日三诊。小便次数及每次排尿量均增多，肠内水声随即消失，腰胁疼痛再减，但自感乏力，两尺脉均弱，此滋阴通利有损阳气之象。宜阴阳平补，上方去玄参、薏苡仁，加入巴戟天 12 克、补骨脂 10 克。嘱服 4 剂。

　　11 月 8 日四诊。上方续服 7 剂，诸症均有减轻，小便渐趋正常，自觉头目发胀、少腹胀痛较为突出，且近来痰液较多。宜加重育阴软坚行气祛痰之品，上方中加入莱菔子 12 克、鳖甲 12 克。嘱其服 4 剂。

　　11 月 14 日五诊。服上方 5 剂后，小腹胀痛、头目发胀、胁痛等均大减，自觉积块变软，腹壁柔和，睡眠转佳，饮食增进，精神甚好，只觉眼睛干涩较重。再用育阴疏肝、软坚散结之法，本杞菊地黄丸加减。

　　枸杞 10 克，菊花 10 克，山药 12 克，茯苓 12 克，泽泻 10 克，丹皮 10 克，丹参 12 克，浙贝母 10 克，金铃炭 12 克，牡蛎 12 克，鳖甲 10 克，玄参 12 克，刺蒺藜 12 克，菟丝子 12 克。

　　4 剂。

　　11 月 17 日六诊。服上方 4 剂后，诸症再减，腰已不痛，只在过劳后有酸软感觉，胁腹虽柔软，但右胁下不时隐隐作痛，小便微黄，脉象弦细。此宜重在补益肝脏阴血，佐以疏肝软坚行水，用一贯煎加减。

沙参 10 克，麦冬 10 克，生地黄 10 克，当归 10 克，枸杞 10 克，金铃子 10 克，牡蛎 12 克，玄参 10 克，丹参 10 克，浙贝母 12 克，丹皮 12 克，刺蒺藜 12 克，茯苓 12 克，冬瓜仁 12 克。

4 剂。

11 月 21 日七诊。服上方 4 剂后，自觉诸症逐渐消失，右胁及腰部已无酸痛感觉，眠食均佳。现只有时感觉咽喉干燥，剑突下偶尔隐隐作痛，余无异常。患者准备返回辽宁，要求处方以巩固疗效。用育阴疏肝软坚行水轻剂，并嘱其多服数剂。

生地黄 12 克，丹皮 10 克，茯苓 12 克，泽泻 10 克，山药 12 克，刺蒺藜 12 克，菟丝子 12 克，丹参 10 克，浙贝母 10 克，瓦楞子 10 克，牡蛎 12 克，薏苡仁 12 克。

后来，患者从辽宁来信说，他的病已基本痊愈，特致以谢意。

虚损 1（胃下垂）

周某，男，45 岁，干部，1974 年 4 月 16 日初诊。患者 17 岁即患遗精滑精，20 岁后患疟疾一年多，25 岁患慢性胃肠炎，27 岁患肺结核，经治疗后钙化。7 年前开始腰痛阳痿，5 年前即感头部晕痛，视物昏花，经常失眠，全身乏力。曾辗转求医，未获效验。不但前症日益加重，更感经常胃胀腹响，饮食不佳，大便一日三四次，稀薄不成形，小便时黄，心累心跳，咳嗽痰稠，惊惕自汗，少气懒言，午后及晚上口干，但喝水后即欲小便，自觉全身无一适处。据最近西医检查，确诊为胃下垂、双肾下垂、十二指肠球部溃疡、双肺气肿、肝脏肿大等病。患者系湖北干部，早已不能工作，该单位领导同意他来成都治病，后即来我处求治。除症状已如上述外，诊得舌质干红，苔微黄腻，脉浮而虚弱，两尺脉似有似无。

根据以上症状分析，应为五脏精气俱亏，兼夹湿热之候，属中医虚损病范畴。肝虚则头晕失眠，视物昏花。心虚则心悸怔仲，惊惕自汗。脾虚则胃胀腹响，食少便溏。肺虚则少气懒言，咳嗽痰稠。肾虚则遗精阳痿，腰痛尿频。其小便时黄，苔微黄腻，为尚夹湿热之象。本案五脏俱病，虚实夹杂，颇难下手。思先天之本在肾，后天之本在脾，似应从脾肾着手，但检阅以往曾服方药，多竣补脾肾，而效果均不显著。再思良久，始悟出脾虚不受峻补，补而不运则呆，脾不运药则扶肾何益，虽扶正而不驱邪，则留邪仍然损正。因拟轻补脾胃、行气驱邪、兼顾肾气之法，此扶中土以运四旁也。用沙参、白术、茯苓、甘草、山药、葛根、花粉升脾阳益胃，黄连、冬瓜仁清热除湿，厚朴、广木香行气运药，加菟丝子轻固肾气。处方如下：

沙参12克，白术9克，茯苓9克，山药12克，葛根9克，花粉12克，黄连6克，冬瓜仁12克，广木香6克，菟丝子12克，厚朴9克，甘草3克。

4剂。

5月30日二诊。上方加减共服12剂，自觉精神转好，腹响稍减，眠食均有改善，大便已减为每日2次，余症仍在。时觉惊骇，胁部微胀。原方意中加入刺蒺藜12克、丹皮9克，行肝经气血而助脾之健运。

6月18日三诊。上方加减续服12剂，饮食增进，腹胀肠鸣续减，最近大便每日只解1次，仍不成形，舌上腻苔已退，小便不黄。仍头昏目眩，眠差腰痛，夜多小便，自汗脉弱，舌质干红。此脾胃初健，湿热渐撤，肾脏精气亏损之象大露。宜以扶肾为主，兼顾脾胃，用还少丹加减。

枣皮9克，山药12克，茯苓9克，熟地黄12克，楮实子12克，杜仲9克，牛膝9克，小茴香6克，巴戟天9克，枸杞9克，远志肉6克，五味子6克，大枣3枚，厚朴9克。

4剂。

8月25日四诊。上方加减，续服7剂，自觉精神更好，口中已有津液，腹胀肠鸣续减，每日解大便1～2次，较以往干些。仍头昏眼花，腰痛眠差，舌质干红，两尺脉已较明显，但仍微弱。在上方意中加血肉有情之品，以填精补髓为要。

熟地黄12克，枣皮9克，杜仲9克，枸杞9克，鹿角胶9克，巴戟天9克，续断9克，牡蛎12克，益智仁9克，茯苓9克，淫羊藿9克，桑寄生15克，龙骨12克。

4剂。

7月25日五诊。上方加减，续服20余剂，头晕眼花、眠差、口渴、尿频均减，活动后腰腿发痛。最近又感腹胀腹痛，咳吐稠痰加重，自汗、阳痿、滑精等症仍在。看来脾运仍属不健，竣补肾中精气尚嫌过早，仍拟脾肾阴阳平补之法，用四君子汤合六味地黄丸加减。

太子参12克，黄芪12克，白术9克，茯苓9克，菟丝子12克，泽泻9克，山药15克，熟地黄12克，丹皮9克，益智仁9克，杜仲9克，续断9克，钩藤12克，牡蛎12克，甘草3克。

4 剂。

9 月 12 日六诊。上方意加减，续服 30 余剂，眠差、心悸、惊惕、食少、便溏、咳痰、自汗等症续减，余症仍在。再拟填精补髓之法。

熟地黄 12 克，杜仲 9 克，枸杞 9 克，枣皮 9 克，鹿角胶 9克，五味子 6 克，牡蛎 12 克，巴戟天 9 克，续断 9 克，鱼鳔胶 9克，淫羊藿 9 克，丹参 12 克，龙骨 12 克，山药 15 克，甘草 3 克。

10 月 4 日七诊。上方意加减，续服 20 余剂，诸症均有改善。最近经医院检查，右肾中度下垂，左肾轻度下垂，胃下垂 8厘米左右，肝微大，双肺气肿。短气腹响、屁多、腰痛等症仍在，晚上咳嗽，前额疼痛，舌质干红，脉象细弱。拟升阳益气固肾养血之法。

柴胡 9 克，升麻 3 克，葛根 9 克，白芍 12 克，党参 9 克，白术 9 克，茯苓 9 克，法半夏 9 克，陈皮 9 克，菟丝子 12 克，续断 9 克，杜仲 9 克，益智仁 9 克，当归 9 克，甘草 3 克。

4 剂。

11 月 5 日八诊。上方意加减，服 20 余剂，大便日行 1 次，先干后溏，咳痰、胸闷、腹胀均减，前额不痛，平时已不觉腰痛，用力时才感酸痛。近来天寒怕冷，夜尿增多，睡眠尚差，少腹微痛，嗳气放屁，头昏视差。再拟两补脾肾、温阳行气之法。

党参 12 克，黄芪 15 克，肉桂末 1.5 克（冲服），白术 9 克，白芍 12 克，茯苓 9 克，厚朴 9 克，青皮 9 克，菟丝子 12 克，法半夏 9 克，甘草 3 克，枸杞 9 克，杜仲 9 克，枣皮 9 克。

4 剂。

11 月 30 日九诊。上方意加减，续服 20 剂，一般情况均有好转。最近感冒风寒，鼻塞流涕，头昏咳嗽加重，脉浮自汗。用调和营卫、理肺扶脾益肾之法。

桂枝 9 克，白芍 12 克，苏条参 9 克，菟丝子 12 克，黄芪 12 克，茯苓 9 克，大枣 3 枚，杜仲 9 克，枣皮 9 克，山药 12 克，法半夏 9 克，化橘红 9 克，厚朴 9 克，杏仁 9 克，甘草 3 克。

3 剂。

12 月 6 日十诊。上方服 3 剂后，感冒已解，只轻微咳痰，精神好转，腰部遇寒冷痛，饮食增加。但大便仍不成形，多食则胃部不适。仍拟脾肾双补、运脾行气之法。

党参 12 克，白术 9 克，茯苓 9 克，法半夏 9 克，陈皮 9 克，广木香 6 克，草豆蔻 9 克，益智仁 9 克，炒枣仁 9 克，枸杞 9 克，枣皮 9 克，杜仲 9 克，熟地黄 9 克，甘草 3 克。

4 剂。

1975 年 1 月 1 日十一诊。上方加减，续服 20 余剂，自觉身体有力，诸症均有减退，已无心悸、惊惕、自汗、胃痛、遗精、尿频等症，每餐能吃三两饮食，大便日解 1 次，已不溏薄，但尚不完全成形，平时已不觉腰痛，但不能过于劳动。睡眠尚不完全正常，偶尔有头昏眼花、腹响等症，有轻微咳痰现象，脉转有力，两尺脉已大显。据患者说，主要病证已基本治愈，又有了生活信心，精神十分愉快，准备返回家乡，要求处一丸方，以巩固疗效。仍本扶脾补肾、行气养血之法，用脾肾两补汤加减。

太子参 30 克，白术 21 克，茯苓 30 克，山药 30 克，莲子 30 克，丹参 30 克，白芍 30 克，枣皮 30 克，黄芪 30 克，菟丝子 30 克，续断 30 克，杜仲 30 克，桑寄生 30 克，神曲 30 克，厚朴 30

克，陈皮 21 克，法半夏 30 克，泽泻 30 克，熟地黄 30 克，枸杞 30 克，香附 24 克，甘草 9 克。

上方诸药，共研为细末，炼蜜为丸，每丸重 9 克，每日早中晚各服 1 丸。

几个月后，患者来信说，病情未见反复，身体已更加健康。

虚损 2（冠心病、肝脾肿大）

李某，女，48 岁，干部，1974 年 4 月 20 日初诊。患者早年患哮喘及高血压等病，1971 年曾发心绞痛，以后又患痢疾，后又续发肾盂肾炎，致使体质日益衰弱。近几个月来心痛频发，动则心累，短气自汗，胁腹胀痛，饮食甚少，每餐仅能进食一两左右，食即嗳气，睡眠甚差，尿少足肿，腰膝酸痛，性急易怒，眼花耳鸣。据某医院检查，确诊为冠状动脉粥样硬化性心脏病、肝脾肿大、中度腹水等。经住院治疗，未见改善，即来我处求诊。诊得两手脉浮微而数，左尺脉似有似无，舌质淡，上布微白苔。中医认为病久体弱即为虚，久虚不复则为损，本案久病耗伤体质，故见种种衰弱症状，应属虚损病的范畴。其短气自汗，饮食甚少，嗳气腹胀，脉微舌淡，为脾虚气虚之征。眼花耳鸣，腰膝酸痛，睡眠甚差，心中悸痛，左尺脉似有似无，又为阴精不足、心肝肾三经失养之象。气化原由阴以育，肾阴不足，则气化失司，故小便短少。脾肾亏虚，水湿内聚，故苔白足肿。其胁痛易怒为肝郁之故。综合以上分析，本案应为气阴两虚、肝郁湿聚之证。当从扶脾益气、养心滋肝育肾、解郁行水立法。故用太子参、茯苓、甘草以补气扶脾，用丹参、女贞子、旱莲草、菟丝子、牡蛎、鳖甲、白芍养心育肾，滋肝软坚，用刺蒺藜、丹皮以舒肝解郁，用泽泻合茯苓以除湿行水。处方如下：

太子参 12 克，丹参 12 克，白芍 12 克，菟丝子 12 克，泽泻 9 克，女贞子 12 克，旱莲草 12 克，牡蛎 12 克，刺蒺藜 12 克，丹皮 9 克，甘草 3 克。

4 剂。

4 月 29 日二诊。患者服上方 4 剂后，已见显效，心痛未发，心累亦减，小便已较通利，昨日尿量为 1650 毫升，足肿渐消，肝大由 9 厘米减为 6 厘米，腰痛、耳鸣、眼花等均有缓解，脉稍转有力，肾脉已显露。自汗、眠差、性急等症未减，大便干燥，不易解出，近日饮食略有增进。因昨日爽口食多，腹中嘈杂嗳气，舌质仍淡，上微黄腻，小便微黄，此与饮食停滞有关，积湿有化热之虞。仍本前法，加生谷芽以消食，加桑枝、花粉育阴兼除湿热。

苏条参 12 克，白芍 12 克，牡蛎 12 克，酥鳖甲 9 克，丹参 12 克，桑枝 30 克，花粉 12 克，女贞子 12 克，甘草 3 克，旱莲草 12 克，刺蒺藜 12 克，茯苓 9 克，生谷芽 15 克。

4 剂。

5 月 6 日三诊。服上方 4 剂后，觉胃中安和，饮食又有增进，足肿更有消退，已无心累、腰痛、耳鸣、眼花症状，睡眠好转。经西医检查，脉搏每分钟 70 多次，已无腹水，肝功能基本正常，但仍肝大 5 厘米，心电图检查亦有好转。仍自汗，昨日有腹泻现象，舌淡，微有黄腻苔。仍本前法。

太子参 12 克，白术 9 克，茯苓 9 克，牡蛎 12 克，酥鳖甲 9 克，丹参 12 克，桑枝 30 克，旱莲草 12 克，牛膝 9 克，花粉 12

克，扁豆12克，木通6克，甘草3克。

4剂。

5月10日四诊。小便每日增至2000毫升左右，足肿已全消。最近肝区微痛，仍气短自汗，再按前法调理。

党参12克，白术9克，茯苓9克，厚朴9克，牡蛎12克，刺蒺藜12克，丹参12克，白芍12克，丹皮9克，桑枝30克，花粉12克，冬瓜仁12克，甘草3克。

上方加减，续服30余剂，诸症若失，精神转佳，眠食亦趋正常。随访1年，身体情况尚属良好。

虚损3（白细胞减少症）

潘某，女，51岁，教师，1968年5月30日初诊。患者1960年曾患肝炎，1961年因腰腹疼痛，经医院检查为肾下垂，两侧肾脏游走于少腹前侧。1963年又患食道炎，由于连年患病，虽病情有所控制，但体质已极度消耗。近来体重已下降至70余斤，身体羸弱，面色㿠白，精神萎靡，睡眠不好，食纳甚差，晚上口干，不欲饮水，脸足浮肿，两腿乏力，行走困难。据最近医院检查，白细胞已减少至每立方毫米1900个。诊得脉象细弱，舌淡苔少。

《诸病源候论》曰："大病之后，血气减耗，脏腑未和，故使虚乏不足，则经络受邪，随其所犯变成诸病。"本案因长期患病，体质耗损，出现了种种衰弱症状，虚劳即虚损，故应属虚损范畴。其身体羸弱，面色㿠白，精神萎靡，两足乏力，脉象细弱，舌淡少苔，均属阴阳气血不足之征。血虚不能养心，故睡眠甚差；阴虚则津液不足，故晚上口干；阳虚则水湿内聚，故脸足浮肿；气虚则脾失健运，故食纳甚差；食差则气血生化无源，故病情日益加重。此应首当健立中土，补益气血，用小建中汤合当归补血汤缓缓调治。

当归12克，黄芪15克，桂枝9克，白芍12克，生姜9克，饴糖15克，大枣4枚，甘草3克。

10剂。

6月11日二诊。患者服上方10剂后，食纳增进，精神转好，身体觉有力气，已能行走，余症仍在。前方已见效果，应加重药力，用十四味建中汤加培肾药物。

党参12克，黄芪15克，白术9克，茯苓9克，当归9克，熟地黄12克，白芍12克，陈皮9克，肉桂3克（后下），麦冬9克，法半夏9克，菟丝子12克，肉苁蓉9克，补骨脂9克，制附片9克（先煎），甘草3克。

10剂。

6月24日三诊。患者食量大增，精神更佳，水肿消退，行走更觉有力，睡眠好转。最近到医院检查，白细胞已上升到每立方毫米4000个，但脉象仍属细微，舌淡不泽。再用补中益气兼建中之法以巩固之。

党参12克，黄芪15克，白术9克，陈皮9克，桂枝6克，柴胡6克，升麻3克，白芍12克，生姜9克，大枣4枚，饴糖12克，甘草3克。

10剂。

患者服上方10剂后，身体情况更有好转。后即以此方增减调理，而获痊愈。1978年她因其他病来诊时说，身体情况较好，前病一直未复发。

虚损 4

陈某，男，50岁，干部，1970年7月17日初诊。患者几年前曾患脑脊髓膜炎，因颅内压过高，进行过几次脊髓穿刺术。该病愈后，即后遗头部昏晕，手足麻木，并觉腰脊部位板硬不仁，食少喜呕，少腹胀满，精神委顿。曾经多方就医，均未获效验，已病数年了。来就诊时，除上述症状依然存在外，见患者少气乏力，面色㿠白。诊得脉象浮弦而大，舌质淡，起裂纹，上浮白腻苔。《金匮要略》叙述虚劳证中说"无寒热，短气里急，面色㿠白""少腹满，其脉浮大""目眩""人年五六十，其病脉大者，痹夹背行……皆为劳得之""腹满甚则溏泄，食不消化也"，患者多有以上症状，故本案应属虚损之范畴。此由素禀体虚，加患热病，使气阴两伤，迁延日久，愈演愈烈。其头部昏晕，手足麻木，为气血不能上荣头脑和外实四肢之故。沈目南说："卫不独行，虚阳上浮则脉大，营卫不充于躯壳，相循背之经隧，曰痹夹背行，然背外属太阳经脉所往，背里为少阴精血所流，而阳气不升于背，阴精亦不注于脊，以致气血两痹。"故出现腰脊部位板硬不仁。阳气虚衰，脾不健运，故有食少、喜呕，腹满等症。其精神委顿、少气乏力、面色㿠白、舌淡起裂亦为气血不足所致。治法当以两补气阴，兼以温运入手。《金匮要略》曰"虚劳里急诸不足，黄芪建中汤主之"，故以黄芪建中汤加减。因呕家腹胀不喜甘壅之味，故去大枣、饴糖，再加党参以增强补气之力，用当归、川芎、女贞子、玉竹、制首乌补阴血以配阳，加法半夏、青皮利气止呕。处方如下：

黄芪 15 克，桂枝 6 克，白芍 12 克，生姜 6 克，党参 12 克，当归 9 克，川芎 6 克，女贞子 12 克，玉竹 9 克，制首乌 9 克，法半夏 9 克，青皮 9 克，甘草 3 克。

4 剂。

7 月 21 日二诊。患者服上方 4 剂后，头晕、手足麻木均有好转，饮食增进，已无恶心感觉，精神转佳。仍腹胀，腰部板结，脉象浮弦，舌淡起裂，上浮白腻苔。此气血虽有来复之象，但肝主疏泄之功能尚属无权，有木横侮土、气血凝塞之象，前方中增入疏肝理气之品。

黄芪 15 克，桂枝 6 克，白芍 12 克，生姜 6 克，炙甘草 3 克，青皮 9 克，法半夏 9 克，木香 9 克，沙苑子 12 克，钩藤 12 克，当归尾 9 克，金铃炭 9 克，厚朴 9 克。

4 剂。

7 月 26 日三诊。服上方 4 剂后，诸症再减。腹胀亦减轻，腰脊部仍板结，脉舌同前。再按前方，兼通筋脉。

黄芪 1 克，桂枝 6 克，白芍 12 克，生姜 6 克，钩藤 9 克，刺蒺藜 9 克，玉竹 9 克，伸筋草 9 克。

4 剂。

8 月 8 日四诊。腰部板结情况已有好转，腹胀再减，每日饭量已增至八两，头晕已轻微。但目前有气往下沉感觉，有时四肢乏力。此气血不足，不耐疏导，应在上方意中重加补益气血药物。

党参 12 克，黄芪 15 克，当归 9 克，白芍 12 克，川芎 6 克，生地黄 9 克，桂枝 6 克，桑枝 30 克，青皮 9 克，刺蒺藜 12 克，玉竹 9 克，厚朴 9 克，牛膝 9 克，甘草 3 克。

4 剂。

8 月 14 日五诊。服上方 4 剂后，腰部板硬已解，手足麻木亦轻微，饭量再增，食后不呕，头不晕。但时感头鸣，说话过多尚感气短，腰腹微胀，午后下肢微胀，脉仍浮大，舌淡微腻。此因久病，精气一时难以全充。仍以前方意加入填补精髓之品，缓缓调理，以善其后。

党参 9 克，黄芪 12 克，白芍 12 克，桂枝 6 克，牛膝 9 克，鹿角胶 9 克，枸杞 9 克，生姜 6 克，山药 12 克，茯苓 9 克，泽泻 9 克，菟丝子 12 克，厚朴 9 克。

上方加减，服药 1 个月余，约 30 余剂，诸症若失，身体已逐渐康强，即停药观察。半年后，其姊来说，情况始终稳定，已上班数月，未见异常。

骨 蒸

雷某，男，73 岁，退休工人，1978 年 11 月 21 日初诊。患者患骨蒸潮热已一年余，经中西医治疗，未见效果。平素头目昏眩，盗汗眠差。近 1 个月来咳嗽甚剧，咳吐白色稠痰，左侧手足麻木，小便较黄，口干苦。诊得舌淡而晦暗，脉浮而细弦。此属阴虚肝胆郁热射肺之证。其人头目昏眩，盗汗眠差，应属阴虚之象。阴血不足，则左侧手足麻木不仁。阴虚生内热，故见骨蒸潮热。阴虚肝胆郁热，故有口干口苦、舌质晦暗、脉浮细弦等症。肝胆郁热冲肺，则见咳嗽痰稠。治宜育阴退蒸，养血通络，疏肝平肝，佐以止咳豁痰。故用女贞子、旱莲草、花粉以养阴生津，用地骨皮、青蒿以除蒸解热，用白芍、甘草、桑枝以养血通络，用刺蒺藜以疏肝平肝，用法半夏、茯苓、枇杷叶以止咳豁痰。处方如下：

女贞子 12 克，旱莲草 12 克，花粉 10 克，青蒿 10 克，白芍 10 克，桑枝 30 克，地骨皮 12 克，刺蒺藜 10 克，钩藤 10 克，法半夏 10 克，茯苓 12 克，枇杷叶 10 克，甘草 3 克。

4 剂。

12 月 1 日二诊。病人服上方 4 剂后，近几日未见骨蒸潮热现象，盗汗亦止，咳嗽减轻。但吐痰尚多，头仍昏晕，左侧手足仍感麻木，口干尿黄，有心累现象，舌淡暗，脉浮弦而细。应属阴虚内热，复兼痰浊之证，用育阴平肝疏肝通络化痰法。

女贞子 12 克，旱莲草 12 克，钩藤 10 克，牡蛎 10 克，菊花 10 克，刺蒺藜 10 克，海浮石 10 克，丹皮 10 克，白芍 12 克，桑枝 30 克，竹茹 10 克，川贝母粉 6 克（冲服）。

4 剂。

12 月 8 日三诊。近日仍未见潮热现象，咳嗽吐痰大减，口干苦亦好转，饮食知味。小便略黄热，仍头晕心累，左手足麻木。再用育阴平肝泄热通络法。

女贞子 12 克，旱莲草 12 克，丹参 10 克，花粉 12 克，钩藤 10 克，菊花 10 克，冬瓜仁 12 克，茯苓 12 克，白芍 12 克，桑枝 30 克，牛膝 10 克，甘草 3 克。

4 剂。

服上方 4 剂后，诸症均告痊愈。随访 3 个月余，骨蒸潮热现象从未复发，虽年逾古稀，仍精神饱满，身体康强。

经　闭

陈某，女，成年，干部，1971 年 4 月 6 日初诊。患者几年前先是月经推后，以后逐渐发展为数月不来月经，1970 年以来，甚至 10 月不至。两个月前曾来潮一次，经量特少，血色乌黑，来时少腹疼痛甚剧。平素抑郁寡欢，性急易怒，面色少华。诊得舌淡而暗，脉缓而涩。

此应属血虚肝郁夹瘀之证。血虚则见面色少华，舌淡脉缓；肝郁则见多愁易怒，舌暗脉涩。营血衰少，更加肝气郁滞，日久必成瘀积。足厥阴肝经循少腹，绕阴器，肝经气滞血瘀，故致月经闭阻、经量特少、血色乌黑、少腹疼痛等症。此证虽以血虚血瘀为主，但因气为血帅，故养血宜兼益气，逐瘀必兼解郁，当以逍遥散加减治之。方用当归尾、白芍、丹参养血行血，佐白术、茯苓、甘草以补气，用桃仁、丹皮、茺蔚子活血调经，佐柴胡、金铃炭、延胡索以解郁。处方如下：

当归尾 10 克，白芍 10 克，丹参 10 克，白术 10 克，茯苓 6 克，桃仁 10 克，丹皮 10 克，茺蔚子 10 克，柴胡 6 克，金铃炭 12 克，延胡索 10 克，甘草 3 克。

4 剂。

6 月 23 日二诊。患者服上方 4 剂后，自感少腹疼痛难忍，随即月经来潮，经量甚多，且多紫色血块。月经过后，自觉一身轻快，心情舒畅，诸症若失。近两个月来，月经均应时来潮，但在月经前后，少腹仍有痛感，舌仍淡暗，脉象弦细。此瘀积渐通，但血虚肝郁之象尚在，仍本上方意，酌减祛瘀之品，加重养血疏肝，以巩固疗效。

当归 10 克，白芍 10 克，柴胡 8 克，白术 10 克，茯苓 10 克，金铃炭 12 克，青皮 10 克，延胡索 10 克，薄荷 6 克，益母草 10 克，甘草 3 克，丹皮 10 克。

4 剂。

崩　证

陈某，女，41 岁，居民，1945 年 9 月初诊。患者停经 3 月，体胖面白，精神困倦，舌淡而润。前医辨证为寒湿经闭，用平胃散加桂枝、香附、川芎、丹参、当归等味，行气除湿，温经活血。服 1 剂后，即感腹痛，随即经来如注，其势甚暴。患者家属即将她送来我处，请求急救。见患者气息微弱，闭目不语。诊脉极为沉细，并询问了初诊时病情。

叶天士说："如面色白者，须要顾其阳气。"该患者体胖面白，形盛气虚，经闭虽由寒湿困阻，但用药未顾正气，同时耗气行血药过量，因此导致阳气更虚，不能摄血而演变为暴崩之证。当务之急，应本脱血益气之法，嘱其先用大洋参 15 克，煎汤频服。并处下方：

阿胶珠 9 克，焦陈艾 6 克，党参 15 克，黄芪 15 克，当归 6 克，白芍 9 克，熟地黄 9 克，乌贼骨 9 克，炮姜 3 克，炙甘草 3 克。

2 剂。

二诊。患者急服独参汤，并续服上方 2 剂后，经量减少，精神转佳。后用人参养营丸调理善后。

（本案根据家兄李克光供稿整理）

蓐　劳

江某，女，30 岁，工人，1970 年 5 月 31 日初诊。患者产前即有轻微外感，头昏，闷油。临产再受风邪，以致头晕，咳嗽，时冷时热，冷时皮肤起粟，盖上被子又觉全身发烧，因此坐卧不安，冷汗时出，饮食甚少，心胸及腹部时感辣痛，手足关节则有针刺感觉。有时并觉有热气从下往上冲，心悸怔忡，全身乏力，左背甚痛。临产至今已 76 天，多方医治，未见效果。据患者说，医生曾告诉她，此为产后寒，平时无药可医，必须等待下次生产时才能设法医治。患者为病所苦，度日如年，焦虑万状，经人介绍来我处治疗。诊得脉象细弱，舌淡无苔。

陈自明《妇人大全良方》说："妇人因产里不顺，疲极筋力，忧劳心虑，致令虚羸喘乏，寒热如疟，头痛自汗，肢体倦怠，咳嗽痰逆，腹中绞刺，名曰蓐劳。""夫产后蓐劳者，此由生产日浅，血气虚弱，饮食未平，复不满日月，气血虚羸，将养失所而风冷客之。风寒搏于血气，则不能温于肌肤，使人虚乏劳倦，乍卧乍起，容颜憔悴，食饮不消。风寒邪气而感于肺，肺受微寒故咳嗽，口干，渐觉头昏，历节疼痛。营卫受于风邪，流注脏腑，须臾频发，时有盗汗，寒热如疟，背膊烦疼，四肢不举，沉重着床，此则蓐劳之候也。"本案所反应的诸多症状，均与以上论述基本吻合，故为蓐劳无疑。此证总由产后气血亏虚，加被外感而发。其脉弱舌淡，亦符气血不足之象。其心悸怔忡，热气上冲，亦为虚气上逆所致。此症惟宜补益气血，佐以疏风通络，缓缓图治。补气用异功散，以补中兼行；养血用四物汤，加地骨皮兼退虚热；疏风用荆芥；通络用秦艽。处方如下：

当归9克，党参9克，陈皮9克，白芍12克，生地黄9克，川芎6克，茯苓9克，白术9克，荆芥6克，秦艽9克，地骨皮12克，甘草3克。

4剂。

6月23日二诊。患者服上方16剂，自觉发热恶寒减轻，饮食增加，已无冲热现象。手足关节仍有针刺感，身上有虫行感、皮肤麻木感。两手寸关脉弱涩，尺脉小紧，舌质淡红无苔。忆《金匮要略》说："血痹阴阳俱微，寸口关上微，尺中小紧，外证身体不仁，如风痹状，黄芪桂枝五物汤主之。"此虽为虚人感风所设，究其机理与症状，与本案现症均相类似，故以此方合八珍汤同用。

桂枝9克，白芍12克，黄芪15克，生姜9克，当归12克，川芎6克，熟地黄9克，党参12克，茯苓9克，白术9克，大枣3枚，甘草3克。

4剂。

7月5日三诊。患者服上方4剂后，诸症缓解，近几日颇觉轻松。但近日又患感冒，恶寒发热，咳嗽气紧，食少无味，闷油欲吐，手足尖热，背上觉冷，身体疲困，脉弱舌淡。虚人不宜重表，只宜香苏饮合上方意加减。

桂枝6克，生姜9克，法半夏9克，川芎6克，黄芪12克，白芍12克，茯苓9克，当归9克，神曲9克，香附9克，紫苏9克，陈皮9克，甘草3克。

2剂。

9月12日四诊，患者服上方2剂后，新感即解，余症虽有缓解，但症状犹在。后仍以黄芪桂枝五物汤合八珍汤调理。至目前，有时觉得全身无病，但有时却感足如蝉鸣，背微恶寒，身微刺痛，手足尖有烧灼感。饮食时好时差，头微昏痛，脉仍细弱，舌质淡红。仍属气血虚弱，余寒留滞经络之证。其手足尖有烧灼感，应为寒邪久留化热所致，其理与冬日冻疮局部发热相同。应予前方意中，加通脉四逆汤，并加柴胡通利三焦、和解表里，加牛膝以引血下行。

当归 9 克，川芎 6 克，白芍 12 克，细辛 3 克，桂枝 9 克，党参 9 克，黄芪 12 克，茯苓 9 克，柴胡 9 克，生姜 6 克，牛膝 9 克，甘草 3 克。

4 剂。

患者服上方 8 剂后，自觉诸症消失。随访两年，均一如常人。

慢惊风

彭某，男，5 岁，1971 年 2 月 20 日初诊。患者母亲说，小儿先天禀赋较差，4 岁时因突受惊恐而致目睛斜视，手足抽搐不已，以后即间断发作，近来愈发愈频，甚至一日发作两三次。发作时即颈强目斜，抽搐时轻时重，目睛微赤，每发作一二十分钟后，即恢复常态。但现疲惫乏力，睡着后眼睛不能闭合，白睛外露，饮食愈来愈少，面色㿠白，身体瘦弱，喜喝水，但饮亦不多，左侧睾丸上收不能坠入阴囊内。诊得脉浮而细弱，舌干而红净。

此证中医称为慢惊风，亦属古之痫证范畴，总由小儿先天气阴不足，再受惊恐而发。肾阴已属不足，恐怖再伤肾精，使肾阴更加虚乏。肝肾同源，肾阴虚则肝阴亦虚，惊再伤肝，使肝阴愈虚而肝阳愈亢，终必导致筋失濡养，阳亢生风，故见颈强目斜、手足抽搐、睾丸上收、目睛微赤等症。其口渴不多饮，舌干而红净，亦属阴亏见症。又因脾中阳气不足，故见饮食减少，面色㿠白、身体瘦弱等症。眼胞属脾，脾虚故睡着后眼胞不能闭合。脉浮而细弱，亦符合气阴不足之证。此种肝肾阴亏，脾阳不旺之小儿慢惊风证，临床上较为常见，如治不得法，迁延日久，势必使阴液愈亏而风阳愈炽，肾精愈伤而发作愈频。治法当先以滋肾涵木息风为主，佐以扶脾益气。故仿六味地黄丸方意以滋肾阴，用玉竹以养肝，钩藤以平肝，僵蚕、全蝎以息风，佐党参、甘草、茯苓、山药以补脾益气。处方如下：

生地黄9克，泽泻9克，山药12克，丹皮9克，菟丝子12克，茯苓9克，党参9克，玉竹9克，钩藤9克，僵蚕9克，全蝎3克，甘草3克。

4剂。

2月26日二诊。患者服上方4剂后，6天未发抽搐，食量稍增，精神转好，左侧睾丸有下坠阴囊之势。稍觉少腹胀痛，睡眠时眼睛仍不能闭合。上方意中稍加温通少腹之品。

太子参9克，熟地黄9克，丹皮9克，山药12克，菟丝子9克，泽泻9克，茯苓9克，全蝎3克，肉桂1.5克（后下），小茴香3克，玉竹9克，钩藤9克。

4剂。

3月23日三诊。续服上方8剂，迄今1个月余，未发惊风之证。左侧睾丸已下坠阴囊，少腹亦无胀痛感觉，除昏睡露睛外，已无其他明显症状，舌苔已转正常，脉象微浮而无力。《福幼集》说："补土即所以敌木，治本即所以治标"，故用补脾益胃、养阴息风之法以善其后。

泡参 9 克，白术 9 克，茯苓 9 克，菟丝子 9 克，钩藤 9 克，莲子 12 克，焦山栀 9 克，石斛 9 克，全蝎 3 克，僵蚕 9 克，玉竹 9 克，甘草 3 克。

4 剂。

解颅（先天性脑积水）

黄某，男，7 个月，1971 年 8 月 8 日初诊。患者父亲来信说，小儿出生 70 天后，头颅即明显增大，量头围 44 厘米。现在患儿已有 7 个月，头围增至 54.2 厘米，平均每月约增长 2 厘米，有递增之势。外貌头大脸小，两眼下视，呈落日状，不见瞳子，颈难支持，头倾不能抬，更不能自由转动，轻敲头顶部则咚咚发响，手足发冷，食乳不多，表情呆钝，始终未见笑容，神气不足，面色㿠白。经西医检查，诊断为先天性脑积水病。

《小儿药证直诀》曰："解颅者，生下囟门不合也，长必多愁少笑，目白睛多，面色㿠白，肢体消瘦，皆肾虚也。"据来信所述症状，与以上论述颇相吻合，故本案应以解颅名之。推其病因，应为病儿父母体弱，精血衰少，致使患儿先天不足，肾气虚衰。肾主骨生髓，脑为髓海，肾气不充，脑髓不足，所以头颅开而不合。且肾虚不能制水，水液乘头脑之虚上泛，而成此解颅之病。肾虚本已骨弱，更加脑部积水之负荷，故有颈难支持、头倾难转之症。由于脑髓不充，故智力不足而表情呆钝，不见笑容。

肾阳虚则火不生土，而致脾阳不振，故食乳不多，手足清冷。食少则气血生化无源，故见神气不足、面色㿠白等症。其两眼下视，不见瞳子，亦应属肾脾阳虚之证。综合以上分析，应以强骨益脑以治其本、扶脾养血以治其标，当此发展迅速之际，宜多从标治兼以培本。故用党参、黄芪、白术、山药、茯苓、泽泻、甘草以补气扶脾行水，用四物汤养血以生气，用菟丝子、巴戟天、老鹿角强肾以益脑。处方如下：

党参 6 克，黄芪 8 克，白术 6 克，山药 8 克，茯苓 8 克，当归 6 克，熟地黄 6 克，白芍 6 克，川芎 4 克，菟丝子 8 克，巴戟天 6 克，老鹿角 6 克，甘草 2 克，泽泻 8 克。

试服上方 2 剂，如无异常反应，可续服。

9 月 15 日二诊。据其父来信说，试服上方 2 剂后，小儿无异常反应，乃续服 3 个月，头围增长速度已显著下降。目前头围为 55.7 厘米，较 3 个月前的 54.2 厘米，只增长了 1.5 厘米，平均每月只增长 0.5 厘米。看来此病虽属危重，如按法缓缓调理，尚可图治，仍本前法，加重强肾补脑。

红参 15 克，当归 6 克，熟地黄 6 克，黄芪 6 克，白术 6 克，茯苓 9 克，鹿茸 0.3 克（分 3 次冲服），龟甲 6 克，龙骨 6 克，菟丝子 6 克，枸杞 6 克，甘草 3 克。

服上方如无异常反应，可续服。

10 月 22 日三诊。据其父来信说，续服上方 1 个月，小儿头围增长情况已基本得到控制，眼球中黑睛已全部外露，头颅已能自转动，食乳正常，神态转佳，已长出两个牙齿。但仍不会笑，手足有时发冷。仍本前方意，再加重强肾填精补脑之品，标本兼治，缓缓调服，以巩固疗效。

红参 15 克，当归 6 克，熟地黄 6 克，黄芪 6 克，白术 6 克，补骨脂 6 克，胡芦巴 6 克，鹿茸 0.3 克（分 3 次冲服），茯苓 9 克，枸杞 6 克，肉苁蓉 6 克，牡蛎 6 克，甘草 3 克。

附：

治疗肺脓肿的初步报告

一、中医学文献中有关肺脓肿的症状和疗法的记载

中医学对于肺脓肿的治疗方法，有着极为丰富和可贵的经验，我们如果从中医文献所载的肺痈病加以研讨，便不难发现中医所称的肺痈病，其中就包括有肺脓肿在内，兹举例说明如下。

汉代张仲景《金匮要略·肺痿肺痈咳嗽上气病脉证治》曰："若口中辟辟燥，咳即胸中隐隐痛，脉反滑数，此为肺痈，咳唾脓血。""咳而胸满，振寒脉数，咽干不渴，时出浊唾腥臭，久久吐脓如米粥者，为肺痈，桔梗汤主之"。

这里应当指出，《金匮要略》所载的肺痈病，并不单独相当于肺脓肿（因为另外还有些条文所述的症状和疗法可能包括慢性支气管炎、支气管扩张以及胸腔积液等）。但就以上条文所述症状如咳嗽、胸痛、发寒热，特别是吐痰稠黏有脓、气味腥臭、痰中有血等现象来看，皆与肺脓肿极为相似。

隋代巢元方《诸病源候论》除了对肺痈的症状有和《金匮要略》相类似的记载外，更着重指出了肺痈的成因。《诸病源候论·肺痈候》曰："肺痈者，由风寒伤于肺，其气结聚所成也。"巢氏认为肺痈的起因是由外感风寒犯肺，如果邪气不得解散，那就会中聚于肺，蕴毒成痈，这种说法和肺脓肿的病理机制颇为一

770

致。因为肺脓肿不少继发于呼吸道感染，在中医学上就认为这是邪气犯肺，结聚不散，以致化脓成痈。

唐代孙思邈《千金要方》对于肺痈也有较为详细的记载，并且更发明了很好的治疗方法。《千金要方·肺痈》篇载苇茎汤："治咳有微热，烦满，胸中甲错，是为肺痈。"烦满，胸中甲错，是形容肺痈患者胸中尚有脓血阻滞的情况，苇茎汤这个方剂，有排脓消肿的功效，能治肺痈咳吐脓血。很多中医前辈对于这个方剂都非常赞美，如尤在泾（清代名医）曾说："此方具下热散结、通痈之力，重不伤峻，缓不伤懈，可以补桔梗汤、桔梗白散二方之偏，亦良法也。"根据我们在临床上应用苇茎汤的结果，也证实这个方剂对肺脓肿的疗效确实良好，因而就更足以证明我们的祖先在很多年以前就掌握了较好的治疗肺脓肿的方法。

清代程钟龄对于肺痈的诊治也有很好的发挥，程氏所著的《医学心悟·虚劳》曰："咳嗽吐脓血，咳引胸中痛，此肺内生毒也，名曰肺痈，加味桔梗汤主之。"肺内生毒也就是说肺部遭受感染，以致咳嗽、胸痛、吐脓血，这对于肺脓肿的原因和症状的描述，可以说是相当具体。并且从治法来看，程氏根据张仲景《金匮要略》的桔梗汤再加上白及、橘红、葶苈、贝母、薏苡仁、银花等镇咳、祛痰、解毒、消肿的药物，这样就更加增强了桔梗汤的效果，由此我们也可以看出中医治疗肺脓肿的经验是不断地有所发展。

清代御纂《医宗金鉴》关于辨认肺痈吉凶的方法，更说明中医对于肺脓肿的预后也有相当认识。《医宗金鉴·外科·内痈部》曰："凡治此证，惟以身温脉细，脓血交黏，痰色鲜明，饮食甘美，脓血渐止，便润者为吉。若手掌皮粗，溃后六脉洪数，气急颧红，污脓白血，懒食及大便结燥者为凶。"从患者全身情况加以观察，在中医学辨证论治方面有着极其重要的意义。对肺痈患者，中医也非常看重整体的情况，例如饮食甘美、大便通畅、体温正常、脉搏细缓、痰色鲜明、脓血减少，这就是正气未伤，邪气不甚，体内病损自可逐渐趋向恢复，假如气急颧红、懒食、大便不通、手掌皮粗、污脓白血、溃后六脉洪数，这就是邪气猖獗，病势亢进，而同时人体血液、津液已遭受严重损失，此种情况，显然预后是不良的。我们认为这种辨认吉凶的方法，对于肺脓肿患者预后的观察，是十分宝贵的参考资料。

从以上所引的一部分材料中，可以看出中医学的前辈在将近两千年来已给我们留下治疗肺脓肿的良好经验，值得我们深入学习，并把它结合在我们的临床治疗工作中去。

二、治疗肺脓肿的3例报告

自从广泛应用抗生素治疗肺脓肿以来，死亡率显著减少，效果很好。但并非没有缺点，如过敏反应、抗药性、药价昂贵，以及注射痛苦，都在治疗上带来一定的困难。我院自1955年初开始广泛地在临床上采用中医中药治疗疾病后，对于9例肺脓肿患者，也实行了中医中药疗法，一般反应都好。但由于当时治疗计划不够周密，多数病例是采用中西医配合治疗的方式，有些病例不容易肯定中医中药的单独效果，现将3例服中药后有明显疗效者分述于后，由于试用病案还少，目前尚不能做出结论，仅供研究中医中药者参考。

例一：患者男性，43岁。职业：自行车修理工人，住院号20365。因咳血20天于1954年10月20日第一次入我院内科，入院前 40 天受凉后，发冷发热，咳嗽，痰浓稠，量多。20 天来常有吐血，最多一次约 400 毫升，胸疼不能平卧，消瘦，过去无咳嗽咳血史。入院时查体：发育营养中等，端坐呼吸，气管微偏右，胸部右侧背部呈浊音，有空瓮音，右肺底有湿啰音，其他正常。入院时检验：血色素 44％，红细胞 3.04×10^{12}/L，白细胞 15.9×10^9/L，中性 79％，赤沉 34mm/h。痰：浓缩查抗酸杆菌 6 次阴性，病理检查 3 次未见癌细胞。培养：绿色链球菌及卡他性双球菌生长 2 次，涂片，革兰氏阳性杆菌球菌查见。X 光照片：右肺上部炎变，并伴有一种等大、有水平面之空洞，直径约 1.7 厘米，在胸之右旁。

入院后给予青霉素一天 60 万单位治疗，曾输血 300 毫升，9 天后仍低热，常吐血，几乎每日 1 次。痰浓稠，日量 400～700 毫升。遂改用链霉素，剂量为每日 1 克，治疗 4 天后，体温降至正常，未再吐血，痰量减至 200 毫升，食欲增加，于 1954 年 11 月 10 日出院，链霉素总量约 7 克。出院时查体：仅右肩胛处稍有浊音，白细胞 9.35×10^9/L。中性 53％。

出院后继续服用止咳补血药，至 13 天前咳嗽又加剧，痰量增多，黏稠而臭，间或吐血，3 天前又发冷发热，故于 1955 年 1 月 17 日第二次入院。查体：胸部右上部分呈浊音，有支气管呼吸音，双手又杵状指，其他正常。检验：白细胞 11650，中性 76％。

入院后注射青霉素每天 40 万单位，体温仍弛张于 36℃～39℃，痰量每日 700～1000 毫升，铁锈色或黄色，不臭，4 天后改用链霉素，并配合姿势引流，14 天后咳嗽剧烈，痰量 500～1000 毫升，仍低热，鉴于链霉素临床效果不显（链霉素总量 16

克），患者经济又困难，遂于 2 月 6 日停用。1955 年 2 月 9 日照片：右肺上叶尖部有约 7 厘米直径整齐实变影，内有不规则之小空洞，为慢性肺脓肿，此后未予特殊药物治疗。

患者病情无好转，甚感痛苦，精神颓废，白细胞 $12.2 \times 10^9/L$，咳嗽剧烈，请外科会诊，因痰量太多，不宜手术治疗，遂于 1955 年 2 月 17 日，经中医会诊，给以育阴、宁肺之法治疗（养阴清肺汤加减之方），服后 2 日，无进步，咳嗽很厉害，体温 39℃，白细胞 $17.55 \times 10^9/L$，中性 90%，患者于 1955 年 2 月 22 日自动出院。

出院后继续给以中药治疗，主要是千金苇茎汤及白虎汤加减治之，3 剂药后，痰量显著减少，不觉发热，食欲增加，精神愉快，1 个月后检查，白细胞 6900，中性 77%，39 天后照片有显著好转，1955 年 4 月已经完全无咳嗽及吐痰，体重逐渐增加，并且参加修理自行车工作，仅稍觉疲倦软弱。1955 年 7 月未再服药，完全工作，再照片已有吸收纤维化，但尚有一小块不规则空洞遗留。同年 5 月回访患者，一般情况甚为良好，一直参加工作，无症状，再次照片，已至吸收纤维化阶段。

此患者临床诊断为慢性肺脓肿，可能系肺炎之夹杂症，痰培养为绿色链球菌，中医方面则作为肺痈处理而获痊愈。

例二：患者男性，30 岁，住院号 29824，因腹痛发热 7 小时，于 1955 年 12 月 25 日入院，一年半以来，因患麻痹性痴呆居家，入院日之中午突然左上腹部持续性疼痛，同时发热，咳嗽，气紧，无恶心、腹泻，患者精神不正常，确切病历无法获得，12 年前有花柳接触史，患过下疳，4 年来常有咳嗽，吐泡沫痰，未咳过血。

入院时查体：发育尚好，营养欠佳，体温 39℃，脉搏 100 次/分，呼吸 28 次/分。胸部：左后下方叩诊呈浊音，呼吸音降低，有少许湿啰音，双肺有干啰音，其他正常。入院时检验：白细胞 21.3×10^9/L，中性 94%。痰：浓缩法，查抗酸杆菌，3 次阴性，培养为溶血性链球菌及绿色链球菌，血康氏反应（＋），（＋），（＋），环状反应（＋），鲜血试法（＋），脑脊液康氏反应（＋＋＋），（＋＋），（＋＋），细胞 50，淋巴细胞 90%，蛋白 148.5。胸部透视：左四肋隙可见二透明圈影，壁薄看不见液面，诊断为左肺脓肿。

入院后立即用青霉素每天 60 万单位治疗，3 天后无效，并用链霉素每日 1 克，此后咳嗽稍轻，但体温弛张于 39.2℃～39.4℃，入院后 11 天（1956 年 1 月 4 日）照片，左肺多数脓肿，伴有胸膜炎及胸腔积液，右肺支气管肺炎，胸腔穿刺，抽出血性脓性黄色透明之液体 400 毫升，比重 1.016，蛋白 3.99 克，白细胞 21.5×10^9/L，体温遂下降至 37.3℃，但是一日以后又复升高 38.9℃，患者精神不好，咳嗽厉害，鉴于抗生素效果不显，乃于 1956 年 1 月 11 日停用链霉素，开始中医中药治疗，因患者有神经梅毒，故继续给以青霉素治疗，中药方面最初给以桔梗排脓汤，继以苇茎汤、白虎汤加减治疗，用药后第 8 天体温降至 37.5℃，白细胞由 17.95×10^9/L 降至 9.3×10^9/L，一般情况好转，少有咳嗽，10 天后体温完全正常，1956 年 2 月 6 日照片，右肺支气管炎减轻，左侧胸膜炎基本上吸收消失，左肺脓肿范围减少，空洞亦减少，患者症状完全消失，于 1956 年 2 月 23 日停止中药治疗，于 1956 年 3 月 3 日出院，出院前再次照片，肺炎炎变迅速好转及消失，无脓腔液面可见，基本上无一定实变区。

此患者诊断为急性肺脓肿，其病因，由于病历不详，较难判断，致病细菌为溶血性链球菌及绿色链球菌，在入院后 11 天发现有脓胸发生，胸腔穿刺排脓后，体温下降，1 日以后又升高，白细胞增至 $19.0×10^9/L$，经透视与查体，已无胸腔积脓证据，可见其体温之持续实为肺脓肿本身所引起，在中医方面按照肺癰处理以后，面获治愈。

例 3：患者，男性，16 岁，职业：农民，住院号 30747，1956 年 2 月 1 日入院，主诉为发冷发热，全身红肿疼痛 12 天，在入院前 12 天，患者觉左下肢红肿，不能行走，次日右臂部及左肘关节均疼，并肿成包块，病后有寒战发烧，食欲减退，会服中药，并注射针药无效，入院时查体；发育营养中下，急性病容，颈软，体温 39.6℃，心肺正常，腹部无包块，无压疼，左肘关节之上有 3cm×3cm 大小之包块，硬，压疼明显，关节活动受限制，左臀部有 5cm×5cm 大小之包块，局部有压疼，以上包块均无波动。

检验：白细胞 $26.7×10^9/L$，中性 85%，血培养阴性。

入院后诊断为脓毒血症，并伴有多发性脓肿，立即给以青霉素每天 40 万单位，链霉素每天 1 克，磺胺每天 4 克治疗，并给以支持疗法。次日在左肘、右臂、右小腿腓侧 3 处做切开引流，脓液培养为金色葡萄球菌，此时停用了链霉素，当时查体，右肺下有少许湿啰音，透视右肺下叶有边缘不清楚的圆形暗影，多为炎变，入院后第 3 日有少许脓痰，咳嗽不厉害，至 2 月 5 日白细胞 $29.8×10^9/L$，中性 84%，肺上未查见异常，体温在 37.1℃～39.2℃，左小腿靠近膝关节处又发现一新的红肿区域，遂停用磺胺，而加大青霉素剂量至每日 60 万单位，左小腿处波浪状明显，以后切开引流，脓液约 300 毫升，体温一度下降，但又上升，患者有轻度咳嗽，查体，胸部未发现异常，亦不发现其他处有脓肿形成，2 月 9 日透视未发现异常，此后仍为弛张热，患者全身无力，有咳嗽，右胸疼痛，痰不多，查体，胸部未异常。及至 2 月 14 日，咳嗽加剧，痰脓不易咳出，气紧，右肺后下有粗湿肺鸣音，白细胞 31.0×10^9/L，于 2 月 15 日增加链霉素，5 日后肺上啰音减少，体温在 39℃ 左右，白细胞 21.0×10^9/L，于 2 月 21 日停用青霉素、链霉素，请中医会诊，当时检查脉象浮数而虚，目前情况主要为肺上病变引起。给予：生瓜壳三钱、浙贝母三钱、桔梗三钱、花粉三钱、知母三钱、连翘壳三钱、芦根五钱、麦冬三钱、连心一钱半、甘草一钱治疗，同时照片显示亦为右肺下叶炎变，有液化，右下肺脓肿。用中药治疗之次日体温控制在 37.8℃ 以下，症状减轻，痰变为泡沫状，食欲增进，6 日后体温完全正常，以后又给以桔梗汤及苇茎汤治疗，至 3 月 1 日无病理体征，痰量减少，3 月 3 日透视已吸收 80%，白细胞 7.15×10^9/L。3 月 12 日照片右肺下叶脓肿在吸收中，未见液化脓肿。

此患者系金色葡萄球菌所致之脓毒血症，伴发多数脓肿。在治疗过程中，发现有肺脓肿形成，遂采用中医中药治疗而获痊愈。

讨论

1. 关于抗生药对肺脓肿的治疗问题　根据 Gray&Schuidt 报告，抗生素应用以前脓肿之治愈率低于 20%，在应用抗生素后增至 80% 以上，孙忠亮氏等报告肺脓肿 81 例中经抗生素治疗后，治愈及好转者占 81.5%，Gitten 1954 年以青霉素及磺胺药物合并治疗 10 例肺脓肿患者，其治愈率 100%。必须指出，治疗的结果是与病期之长短，以及抗生素之剂量、疗程以及菌种有密切关系。

（1）病程：患病的时间愈短，治疗之效果愈好。Smith 氏称，病后第 1 个星期，肺部感染区域尚有足够的血循环，肺组织尚未广泛坏死，此时治疗最好。据其 135 个病例分析，患者自发热之日开始计算，患病在 4 周以内，内科治愈率为 53%，而患病在 3 个月以后，内科治愈率降至 5.3%。孙忠亮氏等于 1954 年所作 81 例分析报告中有相同的见解，认为发病时间较久以后，感染向邻近部分直接蔓延，并引起不可复原的组织变化，如纤维性变与支气管扩张，造成慢性支气管肺脏的感染病灶，因此认为内科疗法适用于发病后 3 个月以内之患者。Gitten 报告 10 例病案中，治愈率在 100%，其病期均在 2～10 天。本报告中例一患者，系慢性肺脓肿，其发病日距用中药治疗日共计约半年，在前一段时间会给以抗生素治疗，对机体的抵抗力及感染的控制不能说完全无作用，但效果毕竟是不明显，而在给以中药后，症状及劳动力迅速恢复。目前病案虽少，但可以给我们一个方向，即在慢性肺脓肿患者施行手术治疗有极大危险与困难时，可以考虑采取中医中药治疗。

（2）单独采用磺胺或链霉素治疗肺脓肿的报告较少，已往文献报告多半是磺胺或链霉素与青霉素合并治疗。1939 年 Hui 报告用氨苯磺胺 14 天共用 31.5 克治愈一例，此后一般认为磺胺效果不够理想。周、于二氏在 1956 年 60 例肺脓肿报告中说，有 3 例采用磺胺治疗，2 例无效，1 例死亡，与青霉素合用磺胺之剂量为 60～138 克，但效果仍不显著。我院 5 年来 33 例肺脓肿患者中会有 1 例应用青霉素，每日剂量为 40 万单位，13 天后体温下降，及至采用磺胺每天 4 克以后，3 日后体温下降，但于用药后 12 天后发现全身出现药疹，停药 4 天后红疹消失，可见磺胺副反应没有以上报告所说那么大，但大剂量亦不一定有明显疗效，因此可认为磺胺在例 3 无效。链霉素的疗效如何是以致病细菌培养情况决定：一般肺脓肿，痰培养以绿色链球菌为主，而链霉素对兰氏阴性杆菌效果较好，故以往少有单独采用链霉素治愈的报道，而多与青霉素合并治疗，据周、于二氏报告链霉素总量 20～55 克，效果不比单独用大剂量青霉素好（青霉素剂量为 64～80 万单位每天），本报告例一第一次入院用链霉素 7 克后有明显疗效，因经济困难，不能继续治疗，出院后休养不好，以致复发，而再入院，第二次入院，痰培养为绿色链球菌，再用 1 克链霉素治疗 16 天，总量 16 克，无明显效果，故认为链霉素对此患者仍无效果。

（3）青霉素治疗肺脓肿已往报告较多，以前一般采用的剂量较小，周、于二氏报告，每日 24～40 万单位，治愈及进步占 73.6％。近两年来采用日量 64～80 单位，进步与治愈率为 94.1％，Gitten 报告青霉素注射每次 60 万单位，6 小时 1 次，俟临床症状治愈后改为每次 60 万单位，每日 2 次，到病变消散完全为止，此剂量则更大，在抗生素广泛应用后，菌种有所改变，对抗生素的敏感性较低，故最近趋势，强调增大青霉素之剂量，但在临床应用上常因患者经济不能负担而遭遇到治疗上的困难。

给以足量青霉素治疗，一般良好反应需要 7 天以后出现，按照周、于二氏 60 例分析的规律，在治疗后体温自 3～43 天（平均为 11～16 天）始降至正常，白细胞在 3～46 天降为正常（平均为 16～21 天），痰量减少到 30 毫升，平均是在 19～24 天，最短需要 6 天，在治疗无效之病例，则无此规律，而 Gitten 报告，给以大剂量的青霉素与磺胺治疗，治疗 15～38 天病变消失，痊愈需要 31～112 天。

本报告例一第二次入院后注射青霉素每日 60 单位，9 天后停药，其疗程似乎太短，停药过早，在患者继续发热 39℃、痰量很多、一般情况不好的基础上给以中医中药治疗，于服药后 5 日（4 剂药），症状大为减轻，无发热，痰量减少。病情好转的时间距离停止青霉素治疗已有 1 个月之久，并且是停链霉素 16 天以后，因此患者得以痊愈，当然应该归功于中医中药的治疗。

例二是在患麻痹性痴呆的基础上，感染了严重的肺脓肿疾患，患者神经功能不健全，机体恢复的时间可能需要较神经功能正常者要长一些，患者虽发病不久即来院医治，经过抗生素治疗 16 天却未收效，此可能与其机体的反应情况有关，同时青霉素治疗肺脓肿患者也有长至 38 天后始显效果，例二长期用青霉素治疗神经梅毒，对其肺部的感染也有一定的好处，不过最初治疗的 16 天效果不明显，而在合并中药治疗 8 天后，体温下降至 37℃，10 天后正常，白细胞降低，痰量减少，患者一般情况好转，这不能不承认中药在此病例中是起了一定的作用，是否中药配合青霉素治疗可促进病变的恢复？此点由于观察病案尚不够多，目前不能得出结论，值得今后继续研究。

例三入院后即给以青霉素治疗，并配合脓腔的切开引流，而感染仍继续蔓延，至左小腿及肺部形成新的脓肿，青霉素共用 14 天，总量为 800 万单位，患者发热仍高，白细胞增至 $31.0 \times 10^9/L$，显然青霉素的疗效不够理想，及至增加链霉素，6 天后胸部体征减少，白细胞为 $21.0 \times 10^9/L$，说明链霉素对金色葡萄球菌感染已有一些疗效，而体温仍弛张于 $36\,℃ \sim 38\,℃$，因为患者经济困难，遂停用链霉素而采用中医中药治疗，两天后，体温保持在华氏 100 度以下（华氏 100 度，相当于摄氏 37 度），12 天后透视胸部，右肺脓肿已吸收 80%，链霉素对此患者是有一些疗效，但是在患者严重的病情下，停用一切抗生素及姿势引流而单独采用中医中药治疗，病情在短期内迅速恢复，如单独归于链霉素实不可能，因此，中医中药在此患者之治疗中是有明显的效果。

2. 中医中药的治疗原则　我院中医中药治疗肺脓肿是以中医学文献中对肺痈的治法为基础并配合临床经验，决定的以下 3 组方剂。

（1）咳嗽、痰多、寒热症状不显著的，用桔梗汤（桔梗，甘草）、千金苇茎汤（苇茎，薏苡仁，冬瓜仁，桃仁）为第一组方，目的在于排脓祛痰。

（2）热势较重的，如发热、出汗、烦躁、口干等用白虎汤（知母，石膏，粳米，甘草）及千金苇茎汤为第二组方，目的在于清肺、退热、排脓。

（3）久病咳嗽，津液亏损的，用养阴清肺汤去薄荷（大生地黄，麦门冬，杭白芍，贝母，牡丹皮，玄参，生甘草），目的在于养阴、清肺。

由于不同的患者在不同的时期内表现的症状常不一致，治疗上不能千篇一律，而是针对患者具体情况给药，因此诊断虽皆为肺脓肿，用药却因人而异，原则上以上述数种汤方为基础。另外，依患者当时症状而给以适当的配伍药物，如不眠，加用夜交藤、牡蛎，食欲不佳，加用厚朴、怀山药，如需退热解毒，酌量加入黄芩、黄连、连翘、银花、莲子心、黄柏、栀子，镇咳去痰加瓜壳、竹茹、桑白皮、花粉，止血加侧柏炭、藕节、茅根。

3. 在这些汤方中以下数种药物最为主要，其药效简述如下。

（1）桔梗：有祛痰排脓之效，唐、施二氏及高、朱二氏采用测定呼吸分泌管的方法做几种中药的祛痰作用之试验，均证实桔梗之祛痰作用很强，此点在临床应用上颇为一致。

（2）芦根（茎即苇茎）为清凉解毒药，有止咳、解毒、生津液的功效。

（3）石膏：系清凉解毒药，各种热病之亢进期如脉洪大、口渴、烦躁、发热均可用，有消炎、退热之效。

（4）知母：为解热养液药，并有祛痰作用，对于发热有缓解之效。

（5）冬瓜仁：为消炎利尿药，能化热痰、健胃、行水，凡治疗内脏脓疡多应用。

（6）薏苡仁：为缓和滋养药，能促进吸收，消肿利尿。

（7）贝母：为镇咳祛痰药，兼有止血作用，适用于咳痰、咳血、胸痛、痰多等症。

（8）黄芩：为清热解毒药，能祛热痰，消痈肿。凡肺胃有炎症而体实者皆可用。

结语

1. 中国医学文献中，有着丰富的治疗肺脓肿的宝贵经验，需要我们进一步整理和发扬。

2. 报告 3 例肺脓肿在用中医中药治疗后收到良好效果。

3. 治疗肺脓肿方剂，据我们初步经验认为主要为桔梗汤、千金苇茎汤、白虎汤、养阴清肺汤等，药物以桔梗、苇茎、石膏、知母、冬瓜仁、薏苡仁、贝母、黄芩最为主要。

（作者：李斯炽，张澍慧）

附2：
治疗瘟疫(钩端螺旋体病)的初步总结

情　况

1958年7月中旬，四川省温江地区发生了一种传染性的疾病，病情来势非常急骤，传播地区不断扩大，该病初发生的症状，有头昏、头痛、周身疼痛、发冷发热、脚软无力。部分病例咳嗽气紧、胸背作痛、或呕吐腹泻。少数病例有咳吐血痰、或衄血。还有部分病例，鼠蹊部淋巴结肿大、有压痛，其中有少数患者病情十分沉重，如治疗不及时，在发病二三日左右，便发现鼻翼扇动，心慌烦乱，面色苍白，嘴唇、指甲发绀，呼吸迫促等心肺两绝的症状而致死亡。

中医对本病的认识

根据上诉发病情况，经过流行病学、临床病学、微生物学及病理解剖学等方面的研究，证明此次疾病为"钩端螺旋体病"，有咳吐血痰的为"并发出血性肺炎"。关于这两个病名，中医学文献里是没有记载的，但是，中医学有它悠久的历史，对于危害人民健康和生命的各种疾病，特别是对季节性的急性热病，在症状的描述和治疗方面都有极为丰富的认识和经验。在临床上能起

784

到很大的指导作用，本着古为今用的方针，从中医角度来认识本病应当是我们的途径。中医学对内科疾病从来就分为伤寒和杂病两个大类。杂病包括各种慢性疾患及一部分传染性疾病；伤寒则包括各种急性热病，而且是具有传染性的，所以《内经》说伤寒皆热病之类，《难经》说伤寒有五，其中包括了温病湿温等，而各种急性热病又有症状轻重、流行缓急的不同。中医学对发病的季节更为重视，从不同季节、气候和表现的症状上定出不同的病名。《素问·热论》说："凡病伤寒而成温者，先夏至日为病温，后夏至日为病暑。"结合本病初发有头痛、恶寒发热等感冒症状，发病季节是在长夏初秋，正当农历夏至以后、立秋以前，按照本病所表现出来的证候来分析，我们认为治疗应从"温"和"暑"两方面着眼。据《素问·刺热》云："肺热病者，先淅然厥，起毫毛，恶风寒，舌上黄，身热。热争则喘咳，痛走胸膺背，不得太息。"又《素问·刺志论》说："脉虚身热，得之伤暑。"汉代张仲景《金匮要略》云："太阳中暍，发热恶寒，身重而疼痛，其脉弦细芤迟，小便已，洒然毛耸，手足逆冷，小有劳即身热口开，前板齿燥。若发其汗则恶寒甚，加温针则发热甚，数下之则淋甚。"根据上述文献的记载，中医学于两千年前，即有类似本病症状的描述与治疗原则的指导，结合此次现场观察，本病之发病情况是肺心两经的症状最为显著。因此，对于温江地区这次传染病流行，从中医学角度来看肯定是中医温暑一类的外感时令疾病，也即是属于后世温病学说中暑温或湿温一类疾病的范畴。

清代叶天士《温热论》云："温邪上受，首先犯肺，逆传心包。"明确指出急性传染病容易感染呼吸器官，明代医家喻嘉言说过："湿温一症，即藏疫疠在内，一人受之，则为湿温，一方受之，即为疫疠。"这更说明急性传染病有散在性与大规模流行的传播特点。清代吴鞠通所著《温病条辨》上焦篇35条具体指出，暑温、湿温的治疗方法是："暑兼湿热，偏于暑之热者为暑温，多手太阴证而宜清。偏于暑之湿者为湿温，多足太阴证而宜温。"32条又载："暑温寒热，舌白不渴，吐血者名曰暑瘵，为难治。"综合以上温病条文，根据临床症状诊断本病系暑湿夹秽，先犯上焦，随病者体质之强弱、感受湿热的差异，表现为轻重不同的症状。既有传染性，即过去所称的瘟疫。依照中医辨证论治的理论体系，大别之可分为瘟疫偏热和瘟疫偏湿两种临床类型。

治法和方案

本病病因既属暑湿夹秽浊之气所致，由于疾病的发生和人的体质强弱有密切的关系，而发现的症状各有不同。因此，我们此次对本病的治疗，按照临床观察，根据不同的情况，制订出四个原则性的治疗方剂，分别介绍如下。

1. 瘟疫之偏于热者，其发病较急，开始即为头痛身疼、发热恶寒，或但热不寒，或热多寒少，口渴思饮（兼湿的一般渴不思饮），心烦，小便黄，自汗或无汗，个别病例兼有咳嗽气紧，咳血鼻衄，舌质红，苔白薄干燥（兼湿的白薄微腻），脉象浮数或弦数。治疗法则应采用辛凉、甘寒、苦寒的药物，以解表热、败瘟毒为主，处以第一号方，即清瘟败毒散和银翘散加减配合而成。

组成药物：生石膏五钱，川黄连一钱，栀子三钱，黄芩三钱，知母三钱，元参三钱，连翘三钱，甘草一钱，鲜竹叶二钱，银花五钱，鲜芦根五钱，淡豉三钱。

主治范围：发热发冷，头痛身痛，口渴思饮，咳嗽，痰中带红，舌红或绛，苔白薄干燥，或薄黄不润，小便短黄，脉数。

加减法：如口不甚渴，无汗或少汗，表证未解者，前六味可酌量减少；如头重昏痛，口渴不思饮，舌红，苔薄白微腻者，可酌去苦寒清热药味，加芳香、淡渗及宣化气分湿热之品。

2. 瘟疫之偏于湿者，其发病较缓，出现症状为头重，头昏，身痛，恶寒，发热，或但寒不热，或寒多热少，无汗或汗后复热，脚软无力，胸闷不饥，口渴不思饮或不渴，间有呕吐腹泻，舌质淡，苔白而润、或厚腻，脉濡细微数、或缓，宜醒脾阳、利湿邪，处以第二号方，即三仁汤和藿香正气散配合而成。

组成药物：冬瓜仁五钱（或蔻仁），薏苡仁三钱，杏仁三钱，厚朴二钱，法半夏三钱，茯苓三钱，苍术三钱，藿香二钱。

主治范围：发冷，发热，头重头昏，身重而痛，身倦脚软，口淡无味，不思食，舌质红、苔白薄润、或白厚而腻，渴不欲饮、或不渴，腹泻，脉濡细或缓者。

加减法：如汗后身热不退，或午后热甚，或脉濡数，可酌与银翘、滑石、芦根、淡竹叶之属；如白苔不甚厚又不润，苍术即宜少用或不用。小便短或腹泻便溏，可酌加分利之品。

本病经过上述处理后，原有症状可望基本消失，治疗时可以灵活化裁，间有少数病例，由于体质关系，健康一时不易恢复，后遗两种不同症状：

（1）颜面苍白，体温较低，精神委顿，食欲不振，口淡无味，肢体软弱，苔白润不渴，脉象沉弱者，此由湿伤脾阳、病后体虚，宜健脾开胃温养正气，主以六君子汤加减（第三号方）。

组成药物：泡沙参四钱，白术三钱，茯苓三钱，法半夏三钱，广陈皮二钱，甘草一钱。

主治范围：体温不高，面色苍白，精神委顿，食欲不振，舌色淡润，脉细弱者。

加减法：如汗出、肢冷、吐泻、腹痛，可加干姜、吴茱萸，如口微渴，苔微白，口淡无味、尿短微黄，可加竹茹、山栀仁、车前仁、灯心配合使用。

（2）面微潮红，时有微热，咳嗽身倦，不思食，精神倦怠，干呕，少眠，口干舌绛，苔燥少津，心累，脉细弱而数者，此由久热劫灼胃阴，津液枯涸，宜益胃生津，恢复体液，主以益胃汤加减（第四号方）。

组成药物：玉竹参四钱，鲜石斛三钱，生地黄三钱，玄参三钱，麦冬三钱，鲜桑枝五钱，生谷芽五钱，扁豆三钱，竹茹三钱，甘草一钱。

主治范围：热退后，因出汗多，体液消耗过甚，肌肉瘦削，口干咽燥，血虚体痛，食欲不振或心空似饿，干呕，舌干光而燥，或头昏便秘，头面不时发热，脉细弱而数。

加减法：如舌质绛而干燥，心中震颤，呼吸少气，四肢不温，神识模糊，言语轻微，可去桑枝、谷芽、竹茹、扁豆，加重炙甘草用量，再加西洋参、云茯苓、阿胶、枣仁、龙骨、牡蛎，变益胃为复脉汤法以强心救液。

以上几个方剂，是针对此次流行性疾病的时令季节和表现的一般症状而制订的。必须指出，本病虽只指出有两种临床证型出现，但兼夹湿邪的多少、温邪伤肺的轻重，关系着临床治疗，非常重要，一般表现在舌苔方面，初起多见舌质淡红或嫩红，苔白薄而燥，或微腻而润，很少发现大渴引饮、苔色黄厚者，根据温病的辨证方法，系暑湿初犯，郁于上焦气分，如兼见卫分症状，则伴有恶寒无汗、或微恶寒，汗出很少，所以苔色白薄微腻，口不甚渴，脉象浮濡数，临床上多采用第一号方，酌量减去寒凉清里热药品，无汗或少汗的加入芥穗、薄荷、大力子，清透表邪，再配以宣化气分湿热的杏仁、滑石、薏苡仁、通草之类；如初起就舌质深红，苔白薄干燥，则加入枯芩、花粉、冬瓜仁、竹茹等以预保肺津；如予辛凉清透之剂，热仍不退，脉显弦数洪数者仍服原方，不必加减。

此外，本病在进行期中，少数病例发现咳吐血痰，如不及时控制其发展，往往因咳血过多，导致呼吸迫促、心慌烦乱、嘴唇指甲发绀、心力衰竭的恶化后果。当其本病初发，身热未解，就发现咳血时，我们遵循《温病条辨》"暑瘵"的治疗方针，采用轻清宣肺，以清暑涤热为主，并不早用血药，如现胸痞苔腻，脉有濡象，才稍加宣气化湿药物。这样可使热退气宁而血可止。如其身热减退，才发现咳血，即于肃肺药中始终参用炒蒲黄、阿胶珠、小蓟根、玄参、生地黄、白及、藕节、茅根之类，经服一两剂，或至多三四剂，咳血就控制住了。兹将所治各型病例举例附表列后。

表 3 病例介绍（1）

病例数	姓名	性别	年龄	住址	发病天数	临床类型	治愈时间（天）	主要症状	主要方药
1	余某	男	13	踏水乡协华五社	2	暑温偏热	4	发冷，发热，头昏痛，全身无力，流鼻血，食欲不振，舌质红，脉弦数，无汗	第一号方加减
2	李某	男	18	涌泉乡五一社	5	同上	6	发热，头昏痛，一身酸软，下肢胀痛，两眼结膜充血，气紧，心烦腹泻，舌燥，薄白苔，脉数濡	第一号方加减，第四号方加减
3	许某	女	38	专署财政局	1	同上	3	恶寒，发热，头昏，两肩臂酸痛，出汗，恶心，食欲不振，小便黄，舌质红，苔薄白，脉弦数	第一号方加减
4	徐某	女	53	本城猪市街 20 号	1	同上	6	恶寒，发热，头昏痛，口渴，呕吐，腹泻，腹痛，身倦无力，微汗，食欲不振，小便短、涩、黄，舌质红，脉浮数	第一号方加减
5	帅某	女	56	涌泉乡五一四社	1	同上	6	恶寒，发热，头昏痛，无汗，两腿软，上腹部不适，肠鸣，大便稀，小便热，舌质红，苔淡白，脉濡数	第一号方加减，第四号方加减
6	李某	女	73	镇子乡亨利社	1	暑温偏湿	3	恶寒，微有战栗，发热，头昏，呕吐，腹泻伴有腹隐痛，苔白干燥有裂纹，脉象浮缓	第二号方加减

续表

病例数	姓名	性别	年龄	住址	发病天数	临床类型	治愈时间（天）	主要症状	主要方药
7	吴某	女	37	永兴乡前进社	3	同上	11	恶寒，发热，头昏痛，全身软痛，两下肢无力，已汗，舌苔厚腻，脉濡数，入院后第二天开始有咯血	第二号方加减
8	徐某	男	19	永安乡	3	暑温偏热	2	恶寒，发热，头昏，一身痛，咯血，口不干，出汗，今晨昏倒一次，食欲不振，两天来未解大便，尿黄，舌苔薄白，脉浮数	第一号方加减
9	李某	女		三圣乡	7	同上	1	一般症状已基本消失，但每天有流鼻血，舌质红，脉弦数	第一号方加减
10	于某	男	38	永安乡仁和一社		暑温偏湿	2	发热恶寒，战栗，头痛，全身骨节痛，轻度咯血，口渴，舌焦，饮水后停聚胸膈，呕吐，尿短黄，大便已两日未解，舌尖红，中心黄厚腻，边缘微白，脉弦数	第二号方加减
11	周某	男	31	永兴乡前进社	3	暑温偏湿		恶寒，发高热，头昏痛，一身痛，下肢各关节剧烈胀痛，入院时查体温40.9℃，3天后有水样便，日10多次，有时呈黄色软便，尿黄，混浊，发烫，腰脊肋胀痛，口苦，口渴，冷饮不多，食欲不振，舌质红燥，苔黄厚腻，脉濡数	第二号方加减

续表

病例数	姓名	性别	年龄	住址	发病天数	临床类型	治愈时间（天）	主要症状	主要方药
12	高某	男	16	本城西大街17号	2	暑温偏热	3	恶寒，发热，头昏痛，下肢软无力，大便带血，日10多次，里急后重，舌常色，脉数	洁古芍药汤加减
13	钟某	男	11	本城邮电宿舍	7	同上	3	恶寒，发热，头昏痛，汗多，口渴，腹泻，腹痛，舌质红，脉弦微数	葛根黄芩黄连汤加减
14	李某	男	20	涌泉乡共耕社				恶寒，发热，头昏，一身痛，两眼胀痛，腿软无力，两脚轻度浮肿，气紧，口微渴，无汗，食欲不振，舌质红嫩，苔白薄而燥，后转黄苔，脉弦数濡数	第二号方加减

表4 病例介绍（2）

病例数	姓名	性别	年龄	住址	治愈天数（天）	主要症状	主要方药
1	冯某	女	26	永兴乡三社	2	消瘦，身软无力，口干、口木，心慌气累，食欲不振，苔薄白干燥，脉虚数	第四号方加减
2	胡某	女	21	三圣乡齐江一社	1	心慌气累，心中有烧灼感，倦怠无力，舌淡红、干燥，脉弱细	第四号方加减
3	王某	男	17	三圣乡		颜面苍白，体温较低，精神委顿，食欲不振，口淡无味，四肢软弱，苔白润，脉弱	第三号方加减

病例数	姓名	性别	年龄	住址	治愈天数（天）	主要症状	主要方药
4	沈某	男	42		4	慢性病容，精神委顿，嗜睡，半昏迷，言语模糊，食欲显著不好，心中不时震颤，出汗多，手足冷，舌质鲜红，苔黄燥少津，脉虚无力	第四号方加减

表5　病例介绍（3）

病例数	姓名	性别	年龄	住址	已咯血天数	临床类型	治愈时间（天）	主要症状	主要方药
1	毛某	男	20	公平乡五社	9	暑温偏热	2	心累，咳痰，痰中带血，每口均有，两下肢软，舌苔薄白，脉弦细微数	泡参、生地黄、寸冬、黄芩、薏苡仁、滑石、甘草、淡竹叶、炒蒲黄、藕节、茅根
2	杨某	男	17	同上	9	公平乡五社	3	咯血量不多，下肢软，舌苔微白，脉弦细，胸不适感	瓜壳、焦栀、炒蒲黄、藕节、角参、茅根、竹茹
3	陈某	男	22	干树乡五社成一社	10	同上	4	咯血量不多，舌苔白薄干燥，脉虚数	炒蒲黄、藕节、阿胶珠、侧柏炭、生地黄、鲜茅根、浙贝母、甘草

续表

病例数	姓名	性别	年龄	住址	已咯血天数	临床类型	治愈时间(天)	主要症状	主要方药
4	季某	女	28	温江地委会	9	同上	7	咯血少许，胸部有不适感，腿软，舌质淡红，苔薄白，脉濡	角参、瓜仁、炒蒲黄、白及、藕节、生地黄、阿胶珠、小蓟、茅根、竹茹
5	谢某	男	24	双流柑梓乡五成社	15	同上	6	心跳心累，咳，痰中带血不多，心里不适，苔薄白干燥，脉弱	瓜壳、藕节、炒蒲黄、阿胶珠、玄参、细生地、枣仁、茅根、鲜竹茹

结　语

1. 本文对今年夏季四川温江地区所流行的瘟疫（钩端螺旋体）病进行探讨，根据中医学对本病的认识，大体上区分为瘟疫偏热与瘟疫偏湿两个类型。

2. 按照证型的不同，使用了 4 个主要方剂，偏热者用清瘟败毒饮和银翘散化裁；偏湿者用三仁汤和藿香正气散化裁。而对上述分别施治后，尚遗有脾气虚弱证候者投以六君子汤加减；若遗有胃津亏乏证候者则投以益胃汤加减。

3. 在这次防疫工作中，从个别会诊起，始终经过中医药治疗的病例虽然不多，但大多数在入院二三日后降温，五六日后痊愈出院，足见中医学对四时流行疾病积累了极为丰富的治疗经验。

（作者：李斯炽，卓雨农，宋鹭冰，何久仁）

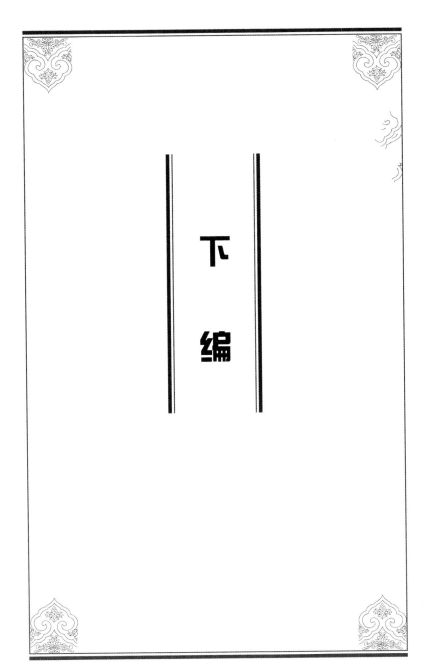

下编

下　编

分　目　录

医学三字经简释

陈修园原著　李斯炽释

编者按：《医学三字经简释》成书于 1958 年，当时提倡西医学习中医，苦于没有适宜的教材，所以李斯炽先生选择了陈修园所著医学三字经加以注释讲解，以之作为西学中人员的参考读物，该书 1958 年由四川人民出版社出版。

医学源流

医之始，本岐黄，《灵枢》作，《素问》详。

【语译】中国医学的创始人是岐伯和黄帝，他们著作了《灵枢》，详细记录了《素问》。

【注解】岐黄：即岐伯和黄帝。据史书记载，岐伯与黄帝是中国医学最早的发明者。岐伯是黄帝的臣子，也是指导黄帝研讨医学的老师。黄帝对于医学相当重视，他经常和一些懂得医学的臣僚们在一起讲论医学，设为问答，以阐明人体的生理病理、疾病原因、诊断方法、治疗原则及养生方法等各方面的问题。

《灵枢》《素问》：据晋代皇甫谧《甲乙经·序》内说："《黄帝内经》十八卷，今有《针经》九卷，《素问》九卷，二九十八卷，即《内经》也。"这里所说的《针经》即是《灵枢》，《灵枢》与《素问》合并起来就称为《内经》。这是我国最早的一部医书，它记录了黄帝和岐伯等关于医理的问难。明代张景岳曾说："内者性命之道，经者载道之书，平常所讲学问，就是素问。""神灵之枢要，谓之灵枢。"由此可见《内经》一书是研究中国医学最重要的基础文献。

《难经》出，更洋洋。

【语译】《难经》这部著作出现以后，医学的内容就更见有所发展。

【注解】《难经》：为春秋战国时代的名医扁鹊所作。扁鹊姓秦名越人，约生于公元前 5 世纪。《难经》一书，采摘《黄帝内经》的精要，用问难的方式，解释《素问》《灵枢》经文的疑义，辑为八十一难，对于诊断、治疗、病理、解剖等都有一定的贡献，特别对于切脉有独到的地方，所以史书上说："今天下言脉者，由扁鹊也。"

洋洋：是发展广大的意思。

越汉季，有南阳，六经辨，圣道彰。《伤寒》著，《金匮》藏，垂方法，立圭梁。

【语译】到了东汉末年，有南阳的张仲景，创立了六经辨证的学说，使中医学术系统得到明确的阐发。张仲景遗留下来《伤寒论》和《金匮要略》，这两部书相当宝贵，它制定了良好的诊断治疗方法，是学医的人必须经过的桥梁。

【注解】南阳：即南阳张仲景，是我国伟大的医学家，约生于公元 2 世纪，著有《伤寒杂病论》《张仲景评病要方》《疗妇人方》《张仲景五脏论》《口齿论》等书，其中《伤寒杂病论》就是流传到现在的《伤寒论》和《金匮要略》。

六经：是用来说明疾病变化发展的各种情况的一个术语，它把临床上常见的许多症状归纳成为六类：称为太阳、阳明、少阳、太阴、少阴、厥阴。这六类不同的症状，分别代表着疾病各个阶段不同的特点，根据这些特点就容易辨认疾病的演变情况，同时也容易制定出与病变相适应的治疗方法。

圣道：指中医学术统系。

《伤寒》《金匮》：即张仲景所著的《伤寒论》和《金匮要略》。《伤寒论》是治疗一切外感病的总诀，《金匮要略》是指导杂病治疗的专书。

李唐后，有《千金》，《外台》继，重医林。

【语译】唐代著名的医书，有孙思邈的《千金方》和王焘的《外台秘要》，这两部书可以说是唐代医学的代表作品，一直为研究医学的人所推崇。

【注解】《千金》：即《备急千金要方》和《千金翼方》，唐代孙思邈著。孙思邈是唐代最有名的医生，约生活于公元581—682年。他认为："人命至重，贵于千金，一方济之，德逾于此。"所以将他的作品命名为《千金方》。

《外台》：即《外台秘要》，唐代王焘著，王焘是一位学识渊博的医学家，约生于公元8世纪前半期，著作完成于公元752年。在《外台秘要》里，所参考的资料特别丰富。外台是宫中藏书的地方；秘要是表示他所搜集的都是秘密枢要的文献。

后作者，渐浸淫，红紫色，郑卫音。

【语译】唐代以后的医学和医学书籍更逐渐多起来，但如果把这些著作和古代的经典书籍相比较，那就好像紫色去混乱红色，郑卫的音乐去代替雅乐一样。

【注解】浸淫：比喻医学著作的增加，好像水一样的逐渐浸润流溢。

迨东垣，重脾胃，温燥行，升清气，虽未醇，亦足贵。

【语译】到了金元时的李东垣，治病着重在调理脾胃，他喜欢用温燥的药品来加强脾胃的功能，使下陷的清气能够上升。他的处方用药虽然比较复杂，不太醇正，但在方法方面的经验还是很宝贵的。

【注解】东垣：即李东垣，生活于公元1180—1251年，为金元四大家之一。治病以脾胃为重，著有《脾胃论》《内外伤辨惑论》《兰室秘藏》等书。

温燥：指性能温燥的药品。

若河间，专主火，遵之经，断自我，一二方，奇而妥。

【语译】金元时的刘河间，治病常从治火着眼，他的理论根据虽是出于《内经》，但在他的著作里面却有许多自我的见解，同时他所制定的方剂，也有一些是具有创造性的，而且是很妥善的。

【注解】河间：即河间刘守真，生活于公元1120—1200年，为金元四大家之一。治病以降火为主，喜欢用性味寒凉的药品，著有《运气要旨论》《医方精要》《素问要旨》《伤寒直格》《素问玄机原病式》《宣明论方》等书。

丹溪出，罕与俦，阴宜补，阳勿浮，杂病法，四字求。

【语译】元时出了朱丹溪，精通医学，当时没有别的医生能够比得上他。他提倡阳常有余、阴常不足的学说，认为人体的阴应当补养，阳切忌使它浮动。治疗杂病的方法应当从气、血、痰、火等四方面来分别处理。

【注解】丹溪：即朱丹溪，生活于公元1281—1358年，为金元四大家之一，治病以养阴为主，著有《格致余论》《局方发挥》《伤寒论辨》《外科精要发挥》《本草衍义补遗》等书。

四字：即气、血、痰、火。

若子和，主攻破，中病良，勿太过。

【语译】今时的张子和，治病主张用攻破的方法。不过攻破的药品，性能都比较猛烈，必须根据疾病的需要，用来恰到好处，不可过量。

【注解】子和：即张子和，约生活于公元 1156—1228 年，为金元四大家之一，主张用汗、吐、下法治病，著有《儒门事亲》一书。

四大家，声名噪，《必读》书，错名号。

【语译】刘河间、张子和、李东垣、朱丹溪四位著名医家，后人称他们为金元四大家。由于他们对医学各有独特的见解，能够自成学派，因此他们的声望很高。可是在《医宗必读》这本书里，却错误地把张仲景、刘河间、李东垣、朱丹溪称为四大家。

【注解】《必读》：即《医宗必读》，明代李士材著。

明以后，须酌量，详而备，王肯堂。

【语译】从明代以后，医学书籍更多了，这些著作各有所长，亦各有所短，研究医学的人，必须仔细酌量，才能做到取长去短。其中比较详细而完备的，是王肯堂所著的《六科准绳》。

【注解】王肯堂：是明代的著名医家，生平最喜著书，所著有《伤寒准绳》《证治准绳》《类方准绳》《女科准绳》《幼科准绳》《外科准绳》六种，合称《六科准绳》。内容丰富，博而不杂，与李时珍的《本草纲目》，同为明代医药学的巨大著作。

薛氏按，说骑墙，士材说，守其常。景岳出，著新方，石顽续，温补乡。献可论，合二张，诊脉法，濒湖昂。

【语译】薛立斋所著的《薛氏医案》，其中有或左或右、游移不定的说法。李士材的著述，比较墨守常规。张景岳著有《新方八阵》，是自己创作的处方。以后又有张石顽著《张氏医通》，治病经常用温补的方法。赵献可的论述，基本上与张景岳、张石顽的理论相同。至于诊脉的方法，以李时珍所著《濒湖脉学》价值较高。

【注解】薛氏：即薛立斋，明代著名医家，著有《薛氏医案》。

骑墙：可左可右的意思。

士材：即李士材，明代著名医家，著有《医宗必读》《内经知要》《伤寒括要》《本草通玄》等书。

张景岳：即张介宾，明代著名医家，著有《类经》及《景岳全书》，《新方八阵》是《景岳全书》中的一种。

石顽：即张石顽，清代著名医家，著有《张氏医通》《伤寒续论》《伤寒绪论》《本经逢源》等书。

献可：即赵献可，明代著名医家，著有《内经抄》《素问注》《经络考》《脉论》《医贯》等书。

濒湖：即李时珍，明代著名医药学家，著有《本草纲目》《濒湖脉学》等书。

数子者，各一长，揆诸古，亦荒唐，长沙市，尚彷徨。

【语译】上面所说的几位医家，都各有专长，但他们的著作，和《内经》《伤寒论》《金匮要略》等书比较起来就要差一些，对于研究张仲景的学问，还没有做到登堂入室。

【注解】揆诸古：是说和古代的经典著作相比较的意思。

长沙：指张仲景。据说张仲景作过长沙太守，所以学医的人常尊称他为张长沙。

彷徨：往复不得前进的意思。

惟韵伯，能宪章，徐尤著，本喻昌。大作者，推钱塘，取法之，得慈航。

【语译】清代的医家惟有柯韵伯能够遵守《伤寒论》的法度。徐忠可和尤在泾的著作基本上是依据喻昌的学说。清代比较有名的著作家，还有钱塘的张隐庵和高士宗。研究中医学，必须要认真学习经典著作，才算是正确的途径。

【注解】韵伯：即柯韵伯，清代著名医家，著有《伤寒来苏集》《伤寒论注》《伤寒论翼》等书，对于《伤寒论》的道理，阐发颇为明白，论辩相当精细。

宪章：遵守法度的意思。

徐尤：即徐忠可与尤在泾，皆为清代著名医家。徐忠可著有《金匮要略注》，尤在泾著有《金匮心典》《金匮翼》等书。

喻昌：即喻嘉言，是清初的著名医家，著有《医门法律》《尚论》《寓意草》等书。

钱塘：指钱塘的张隐庵和高士宗，皆为清代著名医家，张隐庵著有《素问集注》《灵枢集注》《伤寒论集注》《本草崇原》《侣山堂类辨》等书，高士宗著有《素问直解》《医学真传》等书。

慈航：用来比譬好像得到很好的渡船过渡一样。

中　风

人百病，首中风，骤然得，八方通。

【语译】在各种疾病中，首先应当提出的就是中风。这种病的发作相当急骤，因为风是可以从四面八方来影响人体的。

【注解】中风：中风是一种猝然发作的严重疾病，症状是突然昏倒，知觉丧失，或全身瘫痪，或半身不遂，或痰涎涌塞、呼吸迫促，或口眼歪斜、语言塞涩。古代认为本病是由于风邪引起，因而称为中风。

闭与脱，大不同，开邪闭，续命雄，回气脱，参附功。

【语译】中风要分辨闭证与脱证，二者是大不相同。如果是闭证，就要用疏通的方法，小续命汤就是良好的方剂；如果是脱证，就要用挽回虚脱的方法，参附汤就是有效的方剂。

【注解】闭与脱：凡患者中风之后，神昏不语，痰涎涌塞，两手握固，牙关紧急，面赤气粗，或二便闭塞者，便属于闭证。如患者中风之后不省人事，口开手撒，汗出如珠，二便失禁，肢体厥冷者，便属于脱证。

续命：即小续命汤，是治疗中风常用的处方。凡中风发作，外有表证，肢体麻木冷痛者，可用本方。惟本方药品偏于辛温，如中风闭证里有实热者，本方不可妄用。

参附：即参附汤，是治疗中风脱证常用的方剂。

顾其名，思其义，若舍风，非其治。火气痰，三子备，不为中，名为类。

【语译】根据中风这个病名，可以想到这是由于中了风邪所致，如果不去治风，那就不是正当的治法。可是金元四大家里面的刘河间却认为中风是由于火盛，李东垣又认为是气虚，朱丹溪又认为是痰多的缘故，因此中风的病原就有风、火、气、痰四种不同的说法。后来有的医家为了对这四种学说加以区分，就称后三者为类中风。

【注解】三子：指刘河间、李东垣、朱丹溪。

类：即类中风，言类似中风而不是真中风。

合而言，小家技，喑㖞斜，昏仆地。急救先，柔润次，填窍方，宗《金匮》。

【语译】归纳刘、李、朱三人的说法，都不过是片面的一家之言，治疗方法是不够全面的。如果中风发作的时候，出现口不能言、口眼歪斜、昏倒在地等症状的时候，首先应当急救，以后再采用滋养镇静的方法。另外还有填窍治风的方法，是遵照《金匮要略》的记载。

【注解】喑㖞斜：喑是口不能言，㖞斜是口歪眼斜。

填窍方：指《金匮要略》所载治中风的侯氏黑散。

附录：中风引用处方

1. 小续命汤

处方来源：《千金方》（唐）

组成：麻黄二钱，人参二钱，黄芩二钱，川芎二钱，白芍二钱，炙甘草二钱，杏仁二钱，防己二钱，桂枝二钱，防风二钱，附子五钱（炮）。

作煎剂，分3次服。

主治：中风不省人事，或㖞斜瘫痪、麻木眩晕、肢体冷痛。

方义简释：小续命汤为古代治风痉通剂，方中以桂枝、防风解表治风，人参、附子、甘草扶持正气，川芎、白芍和血，杏仁、黄芩平肺降痰，防己镇痛。清代汪昂曾说："此方今人罕用，然古今风方，多从此方损益为治。"

2. 参附汤

处方来源：《世医得效方》（元）。

组成：人参一两，附子五钱（炮）。

作煎剂，徐徐温服。

主治：中风阳气虚脱，四肢逆冷，口鼻气微。

方义简释：本方用人参配合附子以回阳固脱为特征，为治疗中风脱证急救之良方。

虚　劳

虚劳病，从何起，七情伤，上损是。归脾汤，二阳旨。

【语译】 虚劳这种疾病是怎样引起的呢？如是由于七情的损伤，就可以归为上损。归脾汤这个处方，是根据《内经》"二阳之病发心脾"理论所制定出来的。

【注解】 虚劳：指慢性虚弱的病证，例如长时间的咳嗽吐血、气急、潮烧、肌肤消瘦、惊悸、盗汗、失眠、遗精、腰膝酸痛等症，皆属于虚劳的范围。

七情：喜、怒、忧、思、悲、恐、惊。

上损：《难经》上说："损其阳，自上而下，一损肺，二损心，三损胃，过于胃则不可治。"可见上损是肺、心、胃方面的虚损。

归脾汤：是治疗血虚胃弱常用的方剂。

二阳：指阳明胃。《内经》上说："二阳之病发心脾"，意思是说胃上有病，就会影响心脾。

下损由，房帏弥，伤元阳，亏肾水。肾水亏，六味拟。元阳伤，八味使。

【语译】 下损的原因是由于色情过度，损伤了肾中的元阳和肾水。肾水亏虚，就用六味地黄丸治疗；元阳损伤，就用八味地黄丸治疗。

【注解】下损：《难经》上说："损其阴，自下而上，一损肾，二损肝，三损脾，过于脾则不可治。"中医学认为肾、肝、脾的位置是比较低下的，所以称这些部分的虚损为下损。

元阳：即肾阳，主宰一切的功能活动。

肾水：即肾阴，是支持人体一切功能活动的物质基础。

六味：即六味地黄丸，是常用的滋补肾阴的方剂。

八味：即八味地黄丸，又称肾气丸，是常用来扶助肾阳的方剂。

各医书，技止此，甘药调，回生理。建中汤，《金匮》轨，薯蓣丸，风气弭。䗪虫丸，干血以，二神方，能起死。

【语译】在各种医书里面，治疗虚劳也不过如上述各项法则。应用甘味的药物来调治虚劳，也有回生的道理。例如小建中汤治虚劳就是《金匮要略》所指出的正确途径。另外，薯蓣丸可用以治虚劳使风气平息，䗪虫丸可用以治干血。这两个方剂可以挽救垂危的虚劳患者。

【注解】甘药：指甜味富于营养的药物。

建中汤：指小建中汤，是治疗脾胃虚弱的常用方剂。

薯蓣丸：是虚劳患者可以常服的方剂，有健胃养血的作用。

风气弭：《金匮要略》上说："虚劳诸不足，风气百疾，薯蓣丸主之。"这里所说的风气，是指虚劳患者容易感受风气侵袭的意思。"弭"字的意义是平息。

䗪虫丸：大黄䗪虫丸，有祛瘀血、生新血的作用。

干血：血液干枯凝积的意思。

附录：虚劳引用处方

1. 归脾汤

处方来源：《济生方》（宋）

组成：黄芪三钱，人参五分，白术五分，枣仁五分，当归五分，龙眼肉五分，茯神五分，木香五分，炙甘草一钱，远志五分。

作煎剂，分三次服。

主治：忧思伤脾，血虚发热，食少体倦，或健忘怔忡，惊悸少寐。

方义简释：本方名为归脾，取引血归脾之意。方中用人参、茯神、枣仁、龙眼肉、黄芪、白术、甘草大队甘温药物以补养心脾，当归以和血，木香以理气，立方平正通达，为比较习用的温补方剂。

2. 六味地黄丸

处方来源：钱乙方（宋）。

组成：熟地黄八两，山萸肉四两，山药四两，丹皮三两，茯苓三两，泽泻三两。

研细，作蜜丸，每次服一钱，每日服二次。

主治：肾水不足，腰膝酸痛，头目昏眩，或骨蒸、亡血、消渴。

方义简释：本方系由金匮肾气丸去桂枝、附子而成。方中熟地黄、山萸肉养血强肾，山药、茯苓补脾，丹皮和血，泽泻除肾中虚热。凡肾虚水亏、阴虚阳盛之患者，皆可常服。

3. 八味肾气丸

处方来源：《金匮要略》方（汉）。

组成：熟地黄八两，山萸肉四两，山药四两，丹皮三两，茯苓三两，泽泻三两，附子一枚（炮），桂枝一两。

研细，作蜜丸，每次服一钱，每日服二次。

主治：肾气不足，腰膝无力，饮食不进，或消渴、小便频数。

方义简释：本方为强壮肾气之祖方。立方以熟地黄、山萸肉养血强肾，山药、茯苓补脾，丹皮和血，泽泻除肾中虚热，桂枝、附子温化肾气。最适合于肾气虚弱之患者。

4. 小建中汤

处方来源：《伤寒论》《金匮要略》方（汉）。

组成：桂枝三两，芍药六两，炙甘草三两，生姜三两，大枣十二枚，胶饴一升。

作煎剂，分三次服。

主治：虚劳心悸，鼻衄，腹中痛，梦失精，四肢酸痛，手足烦热，咽干口燥。

方义简释：本方以芍药为主养血和血，胶饴、甘草、生姜、大枣调补脾胃，桂枝温经。全方具有补养、镇静、镇痛诸作用。

5. 薯蓣丸

处方来源：《金匮要略》方（汉）。

组成：薯蓣三钱，当归一钱，桂枝一钱，曲一钱，干地黄一钱，豆黄卷一钱　甘草二钱八分，芎藭六分，麦门冬六分，芍药六分，白术六分，杏仁六分，人参七分，柴胡五分，桔梗五分，茯苓五分，阿胶七分，干姜三分，白蔹二分，防风六分，大枣百枚（为膏）。

研细，作蜜丸，每次服一钱，每日服二次。

主治：虚劳诸不足，风气百疾。

方义简释：本方为治疗虚劳兼夹风气之古方。所谓风气，包括头目眩晕、心中烦郁、惊悸，癫狂等症。方中以桂枝、防风、柴胡、桔梗、杏仁、白薇去风，薯蓣、人参、茯苓、白术、甘草、干姜、大枣、豆黄卷、曲补脾益气，当归、地黄、芎藭、芍药、麦门冬、阿胶养血。全方药品虽多，而立意总以补气血、除风气为主。

6. 大黄䗪虫丸

处方来源：《金匮要略》方（汉）。

组成：大黄二两五钱，䗪虫五合，黄芩二两，甘草三两，桃仁一升，杏仁四两，芍药四两，干漆一两，干地黄十两，水蛭一百个，蛴螬一升。

研细，作蜜丸，每次服五分，每日二次，温酒送服。

主治：五劳虚极羸瘦，腹满不能饮食，内有干血，肌肤甲错，两目黯黑。

方义简释：大黄䗪虫丸并非补药，逐瘀力甚强。方中大黄、桃仁、䗪虫、干漆、水蛭、蛴螬诸药配合可除去体内干血，地黄、芍药、甘草、黄芩、杏仁可以和血润燥。攻去干血，则羸瘦、腹满、不能饮食等症即可消除。故仲景称本方能缓中补虚。

咳　　嗽

气上呛，咳嗽生，肺最重，胃非轻。

【语译】气往上冲令人发呛就可以产生咳嗽。咳嗽虽是和肺部的关系最密切，但也牵涉胃部。

【注解】胃非轻：《内经》对于咳嗽，有聚于肺、关于胃的说法，即是说咳嗽的病变虽主要是在肺，但也和胃有关系。

肺如钟，撞则鸣，风寒入，外撞鸣，劳损积，内撞鸣，谁治外，六安行，谁治内，虚劳程。

【语译】肺好像是钟一样，一受撞击就会响起来。如果是受了风寒的刺激而发生咳嗽，就好像钟受了外来的撞击响起来一样。如果是慢性衰弱的病逐渐使肺部损伤，就好像钟的内面受了撞击响起来一样。用什么方药来治疗外感咳嗽？回答可以用六安煎。用什么方法来治疗内伤咳嗽？回答是应当按照治疗虚劳的法则来处理。

【注解】六安：即六安煎，是治疗外感咳嗽常用的方剂。

夹水气，小龙平，兼郁火，小柴清。

【语译】如果是咳嗽夹有水气，就应当用小青龙汤去制止；如果是咳嗽兼有郁火，就应当用小柴胡汤去清理。

【注解】水气：指痰液过多，或者胃内、胸腔内有停水的情况。

小龙：即小青龙汤，是治咳嗽、喘息夹有水气的方剂。

郁火：平素抑郁烦恼，体内有郁热不舒，出现口苦咽干、寒热往来的症状就称为郁火。

小柴：即小柴胡汤，有解散郁火的作用。

姜细味，一齐烹，长沙法，细而精。

【语译】用干姜、细辛、五味子这几种温燥祛痰的药品做成煎剂来治疗夹有水气的咳嗽，这是张仲景所创立的方法，非常细致精妙。

【注解】姜细味：即干姜、细辛、五味子。

附录：咳嗽引用处方

1. 六安煎

处方来源：张景岳方（明）。

组成：半夏二钱，陈皮一钱半，茯苓二钱，甘草一钱，杏仁二钱，白芥子一钱，生姜七片。

作煎剂，分三次服。

主治：外感咳嗽，痰多，不思饮食。

方义简释：本方即二陈汤加杏仁、白芥子而成。全方药物皆有祛痰作用，对咳嗽痰多之患者最为习用。

2. 小青龙汤

处方来源：《伤寒论》《金匮要略》方（汉）。

组成：麻黄三两，芍药三两，细辛三两，干姜三两，甘草三两，桂枝三两，半夏五合，五味子五合。

作煎剂，分三次服。

主治：痰饮停积，咳嗽喘息，肺胀胸满。或咳逆倚息不得卧。

方义简释：小青龙汤为治痰饮咳嗽的要方，方中麻黄、五味子、芍药、甘草平喘止咳，干姜、细辛、半夏健胃祛痰，桂枝解表除湿，有表里分解之效。

3. 小柴胡汤

处方来源：《伤寒论》《金匮要略》方（汉）。

组成：柴胡八两，黄芩三两，人参三两，甘草三两，生姜三两，半夏五合，大枣十二枚。

作煎剂，分三次服。

主治：往来寒热，胸胁苦满，心烦喜呕，口苦耳聋，咽干，目眩，咳嗽，不思食。

方义简释：小柴胡汤为治往来寒热、胸胁苦满的有名方剂，方中柴胡、黄芩可以和解寒热，人参、半夏、甘草、大枣、生姜可以调和胃气，又黄芩、人参、半夏、甘草诸药，有清肺祛痰的作用，故亦可治疗咳嗽。

疟　疾

疟为病，属少阳，寒与热，若回翔。日一发，亦无伤，三日作，势猖狂。

【语译】疟疾这种病，如果按《伤寒论》六经辨证的方法来归类，应该是属于少阳病的范围。疟疾的特点是冷的时候就不发热，发热的时候就不冷，并且是定时发作。这种现象不断地反复表现出来，就像鸟一样飞去飞来。如果每天只发作一次，这是病势比较轻浅，对身体的损害还不大；如果是三天发作一次，这就是病势比较深重。

【注解】少阳：是《伤寒论》六经之一，它包括的症状是口干、咽干、目眩、往来寒热、胸胁苦满。

回翔：比喻如鸟一样飞去飞回。

治之法，小柴方。热偏盛，加清凉，寒偏重，加桂姜，邪气盛，去参良。

【语译】治疗疟疾的方法，一般是以小柴胡汤为主要方剂。发热重于恶寒的，就加入清凉性的药物如石膏、知母等；恶寒重于发热的，就加入温热性的药物如桂枝、干姜等。当疟疾初起，病势亢盛，患者的体力也还充实的时候，在小柴胡汤内去掉人参，也是良好的办法。

【注解】清凉：指清凉退热的药物。

桂姜：即桂枝、干姜。

邪气：指造成疟疾的病因。

去参：即小柴胡汤内去掉人参。因为人参是补药，在邪气旺盛的时候，可直接驱除邪气，不必先用补药。

常山入，力倍强，大虚者，独参汤。单寒牡，理中匡，单热瘅，白虎详。

【语译】在小柴胡汤内加入常山，治疗疟疾的力量就更加强大。如果体力十分虚弱的人患了疟疾，就应该用独参汤来治。如果疟疾只发冷不发热，这种疟疾叫牡疟，应当用理中汤来治疗。如果疟疾只发热不发冷，这种疟疾叫作瘅疟，应当用白虎汤来治疗。

【注解】常山：是治疗疟疾效果很好的一种药物。

独参汤：即单独人参一味所组成的汤方，有强壮补养的作用。

牡：指牡疟。《金匮要略》上说："疟多寒者，名曰牡疟。"

理中：即理中汤。有温中除寒的功效。

瘅：指瘅疟。《内经》上说："其但热不寒者，名曰瘅疟。"

白虎：即白虎汤。有清凉退热的功效。

法外法，辨微茫，消阴翳，制阳光，太仆注，慎勿忘。

【语译】治疗疟疾，除了上述的常用方法而外，还有特殊的方法，这就应当针对个别患者的特殊情况去自行辨别。分别使用消阴翳或制阳光的方法，就是王太仆所注明的，应当很好地遵循这个理论，不要忘记。

【注解】消阴翳，制阳光：唐代王冰说："热之不热，是无火也，益火之源，以消阴翳。寒之不寒，是无水也，壮水之主，以制阳光。"意思是说，该用温热药的病，用了温热药却没有见效，这是人体火气太弱的缘故，应该补助肾阳来益火之源，以消除阴性的症状。同样的道理，该用寒凉药的病，用了寒凉药却没有见效，这是体内水液干枯的缘故，应该滋养肾阴来壮水之主，以制疗阳性的症状。

太仆：即王冰，唐代著名医学家，曾作过太仆令，所以后人称他为王太仆。

附录：疟疾引用处方

1. 小柴胡汤（见咳嗽方）

2. 独参汤

处方来源：张景岳方（明）。

组成：人参。分量随人随症而定，作煎剂，徐徐温服。

主治：体力虚弱，痰喘气促，寒热往来，口渴烦躁。

方义简释：独参汤用人参一味以扶持体力、滋补津液，能治虚劳失血及久病之后体力衰弱诸病。如久疟不愈，体虚脉弱者，亦可应用。

3. 理中汤

处方来源：《伤寒论》方（汉）。

组成：人参三两，甘草三两（炙），白术三两，干姜二两（炮）。

作煎剂，分三次服。

主治：脾胃虚寒，不能运化，呕吐，泄泻，不思饮食，四肢逆冷。

方义简释：理中汤系治脾胃虚寒的名方，方中人参扶持正气，白术、甘草健脾和中，干姜温胃除寒。张仲景曾说："理中者，理中焦。"这里所谓中焦，是指脾胃。如果疟疾患者脾胃虚寒，表现有寒无热或寒多热少，即可应用这个方剂去治疗。

4. 白虎汤

处方来源：《伤寒论》方（汉）。

组成：石膏一斤，知母六两，甘草二两，粳米六合。

作煎剂，分三次服。

主治：发热，汗多，渴欲饮水，脉洪大有力。

方义简释：白虎汤是治疗热证的名方。方中石膏、知母清凉退热，热退则口渴、出汗等症即可消除。再加粳米、甘草调和胃气，以免药性过凉，损伤胃气。如果疟疾患者表现热多寒少或但热不寒，即可应用这个方剂去治疗。

痢　疾

湿热伤，赤白痢，热胜湿，赤痢渍。湿胜热，白痢坠，调行血，须切记。

【语译】人体遭受湿热的伤害，影响肠道，就容易发生赤白痢。如果热胜过湿，就成为赤痢不住地泻下；如果湿胜过热，就成为白痢而有坠胀的感觉。调气和行血是治疗痢疾的基本原则，应当切记。

【注解】湿热：是中医病因学说里面外因致病的一个术语，包括湿和热的两种因素混杂成病。这种病以夏秋季节最易感受。

赤白痢：痢疾泻下物赤白色相杂的称为赤白痢。

赤痢：痢疾泻下物呈红色的叫作赤痢。

白痢：痢疾泻下物不呈红色，只是白色黏涎，叫作白痢。

调行：即调气行血的意思，是治疗痢疾的基本法则。

芍药汤，热盛饵，平胃加，寒湿试。

【语译】 如果痢疾偏于热重，就可以服用芍药汤。如果痢疾偏于寒湿，就可以用平胃散加入除湿的药物来治疗。

【注解】 芍药汤：是治疗痢疾常用的处方，有清热、导滞、理气、止痛的功效。

平胃：即平胃散，是治疗消化不良常用的处方，有除湿健胃的功效。

寒湿：是中医病因学说里面外因致病的一个术语，包括寒和湿两种因素混杂成病。痢疾的患者，一般多属湿热；但也有个别平素胃肠功能不强的患者，得了痢疾以后，并不显现热证。这类患者就应按照寒湿处理。

热不休，死不治，痢门方，皆所忌。桂葛投，鼓邪出，外疏通，内畅遂。

【语译】 如果痢疾发热不退，这是病势严重而且不易治疗的现象，这种现象是通常用来治疗痢疾的处方所不能适用的。应当投以桂枝汤或葛根汤，鼓动邪气外出，这样可使病邪向外得到出路，内部的病变就可能减轻。

【注解】 桂葛：即桂枝汤与葛根汤。这两个方剂都有解表退热的功效。葛根汤的力量更要强些；在《伤寒论》里，曾经指出葛根汤可以治下利。

嘉言书，独得秘，《寓意》存，补《金匮》。

【语译】上述对发热不退的重症痢疾的治法，是喻嘉言所著的医书里面独自发明的秘诀，记载在喻嘉言所著的寓意草上面，可以补充《金匮要略》对痢疾的治法。

【注解】嘉言：即喻嘉言，又名喻昌。

《寓意》：即《寓意草》，喻嘉言的著作。书中载有喻氏使用解表的方法以治疗痢疾的经验。

附录：痢疾引用处方

1. 芍药汤

处方来源：《证治准绳》方（明）。

组成：白芍二两，当归尾五钱，黄芩五钱，黄连五钱，槟榔三钱，木香三钱，甘草三钱。

作煎剂，分三次服。

主治：热痢，下脓血，后重窘痛。

方义简释：芍药汤为治疗痢疾的常用效方，方中白芍、当归行血止痛，木香、槟榔调气消胀，黄芩、黄连清热，甘草调和诸药。应用本方治热痢初起，效果颇为良好。

2. 平胃散

处方来源：《太平惠民和剂局方》（宋）。

组成：厚朴五两，陈皮一两，甘草一两，苍术八两。

研细，作散剂，每次服二钱，每日服三次，温水或姜汤送服。

主治：湿滞脾胃不能运化，胃腹胀痛，恶心，呕吐，腹泻，不思饮食。

方义简释：平胃散是常用的消胀除湿剂，方中苍术除湿，厚朴消胀，陈皮理气，甘草和中。凡痢疾之偏于寒湿，表现上述诸症者，即可采用。

3. 桂枝汤

处方来源：《伤寒论》《金匮要略》方（汉）。

组成：桂枝三两，芍药三两，生姜三两，甘草二两（炙），大枣十二枚。

作煎剂，分三次服。

主治：太阳病头痛发热，汗出恶风。

方义简释：桂枝汤本为发汗剂，有亢奋健胃、解表的作用，如痢疾初起有表证者，可用本方。

4. 葛根汤

处方来源：《伤寒论》《金匮要略》方。

组成：桂枝二两，芍药二两，甘草二两（炙），生姜三两，大枣十二枚，葛根四两，麻黄三两。

作煎剂，分三次服。

主治：太阳与阳明合病，或利，或呕，或小便少，或发热无汗，或喘满不能食。

方义简释：葛根汤本是一个解表的方剂，亦可用治腹泻兼有表证者，立方以葛根为主药，葛根即具有解表、止泻的效用，故对于痢疾初起、表证明显者颇为切合。

心腹痛、胸痹

心胃痛，有九种，辨虚实，明轻重。痛不通，气血壅，通不痛，调和奉。

【语译】在心胃的部位所生发的疼痛，可以分为九种，应当辨清虚实，认明轻重。疼痛是由于体内气血壅滞不能畅通所引起的。如果气血调和，通畅无阻，便不会产生疼痛的感觉。

【注解】心胃痛：就是指的胃痛。真正的心痛，在中医书上叫真心痛。真心痛是很难治好的疾病。

九种：即虫痛、注痛、气痛、血痛、悸痛、食痛、饮痛、冷痛、热痛。

一虫痛，乌梅圆。二注痛，苏合研。

【语译】第一是虫痛，用乌梅圆治疗。第二是注痛，用苏合香丸治疗。

【注解】虫痛：胃中有蛔虫所引起的疼痛叫作虫痛。

乌梅圆：是治疗蛔虫病的常用处方，有杀虫止痛的功效。

注痛：注是注入的意思，含有突然遭受感染的意味。如果一个正常的人，忽然发现胃部刺痛，以致昏闷倒地，在古代认为是邪气注入，因而称为注痛。

苏合：即苏合香丸，是治疗昏闷不省人事的常用药物，有开窍回苏的功效。

三气痛，香苏专。四血痛，失笑先。

【语译】第三是气痛，用香苏饮治疗。第四是血痛，用失笑散治疗。

【注解】气痛：由于忧思抑郁或气愤等原因所形成的胃痛，通常称为气痛。

香苏：即香苏饮，有行气止痛的功效。

血痛：如果胃痛的部位，发现有包块积聚，痛如刀刺，或呕吐黑血，大便黑色，就称为瘀血作痛，简称血痛。

失笑：即失笑散，有活血止痛的功效。

五悸痛，妙香诠。六食痛，平胃煎。

【语译】第五是悸痛，用妙香散治疗。第六是食痛，用平胃散治疗。

【注解】悸痛：患者自觉心下动悸，疼痛时发时止，痛时喜按，脉搏虚弱，这种情况就叫悸痛。

妙香：即妙香散，有强壮健胃的功效。

食痛：由于过食引起消化障碍所形成的胃痛叫作食痛。

七饮痛，二陈咽。八冷痛，理中全。九热痛，金铃痊。

【语译】第七是饮痛，用二陈汤治疗。第八是冷痛，用理中汤治疗。第九是热痛，用金铃子散治疗。

【注解】饮痛：凡胃内停水、呕吐清水、胃部疼痛等症状就称为饮痛。

二陈：即二陈汤，有温化痰饮的功效。

冷痛：如患者肢体发冷，胃中冷痛，脉搏细弱，这种现象就叫作冷痛。

热痛：如患者肢体发热，胃中觉热，脉数有力，这种现象就叫作热痛。

金铃：即金铃子散，有清热止痛的功效。

腹中痛，照诸篇，《金匮》法，可回天，诸方论，要拳拳。

【语译】腹中疼痛应当按照张仲景著作里面对腹痛的治法去分别处理，特别是在《金匮要略》上所记载的方法，治疗腹痛有很好的效果。我们对于《金匮要略》所记载的各种论述和方药，应当很好地学习，并且牢牢地记住。

【注解】诸方论：指《金匮要略·腹满寒疝宿食病脉证治》篇所记载的理论和方药。

拳拳：诚恳的意思。

又胸痹，非偶然。薤白酒，妙转旋。虚寒者，建中填。

【语译】还有胸痹这种疾病，也不是偶然发生的。瓜蒌薤白白酒汤这个处方，有解除胸痹的妙用。如果胸痹是属于虚寒性的，就可以用大建中汤来补虚散寒。

【注解】胸痹：《金匮要略》上说："胸痹之病，喘息咳唾，胸背痛，短气，寸口脉沉而迟，关上小紧数，瓜蒌薤白白酒汤主之。"可见胸痹的症状是胸痛延及背痛，喘息，咳嗽，短气，它和上面所说的九种胃痛是有所区别的。

薤白酒：即瓜蒌薤白白酒汤，有温通开痹的功效。

虚寒：如胸中觉冷痛甚剧、呕吐不能饮食者，即属于虚寒性之胸痹。

建中：指大建中汤，有补虚散寒的功效。

附录：心腹痛、胸痹引用处方

1. 乌梅圆

处方来源：《伤寒论》《金匮要略》方（汉）。

组成：乌梅三百枚，细辛六两，干姜十两，黄连十六两，当归四两，附子六两（炮），蜀椒四两，桂枝六两，人参六两，黄柏六两。

蜜丸，每次服一钱，每日服三次，白开水送下。

主治：蛔虫腹痛，手足逆冷，亦治久利。

方义简释：乌梅圆本是治疗厥阴病寒热错杂、腹痛吐蛔的方剂，方中乌梅、蜀椒、细辛皆有杀虫作用，古代治疗蛔虫多采用本方。

2. 苏合香丸

处方来源：《太平惠民和剂局方》（宋）。

组成：苏合香油五钱，丁香一两，安息香一两，青木香一两，白檀香一两，沉香一两，荜茇一两，香附子一两，诃黎勒一两，乌犀角屑一两，朱砂一两　熏陆香五钱，龙脑五钱，麝香七钱五分。

蜜丸，每粒八分重，蜡壳封护，每次服一丸，每天服一次。

主治：心腹猝痛，昏迷僵仆，或中风、痰厥等病。

方义简释：本方汇集多种香药，以开窍提神、温化寒痰为特征，凡心腹猝痛、突然昏厥者，可用之急救。

3. 香苏饮（见心腹痛、胸痹方）

处方来源：《太平惠民和剂局方》（宋）。

组成：香附三钱，紫苏三钱，陈皮二钱，甘草一钱。

作煎剂，分三次服。

主治：气痛及感冒。

方义简释：香苏饮为常用的解表剂，有健胃止痛作用。方中陈皮、苏叶、香附皆能行气，如为气滞不舒，形成胃腹疼痛者，本方皆可采用。

4. 失笑散

处方来源：《家藏经验方》（宋）。

组成：五灵脂三钱，蒲黄二钱。

作散剂，分二次服。

主治：瘀血停滞，胸腹绞痛。

方义简释：五灵脂与蒲黄，具有行血消瘀的作用，如为瘀血作痛，只需攻破瘀血，则疼痛自止。本方通常最习用于妇科病的瘀血疼痛。

5. 妙香散

处方来源：《苏沈良方》（宋）。

组成：山药五钱，茯苓五钱，茯神五钱，远志五钱，黄芪五钱，人参五钱，桔梗五钱，甘草五钱（炙），木香二钱五分，辰砂三钱，麝香一钱。

作散剂，每次服一钱，每天服三次。

主治：神虚惊悸，心胸疼痛，虚烦失眠。

方义简释：妙香散本是治惊悸的方剂，有强壮镇痛的作用，故能适应于虚证胃痛患者。

6. 平胃散（见痢疾方）

7. 二陈汤

处方来源：《局方》（宋）。

组成：陈皮二钱，半夏二钱，茯苓二钱，甘草一钱（炙）。

作煎剂，日服三次。

主治：胃痛有痰饮，呕吐清水。

方义简释：二陈汤为治疗一切痰饮通用效方，方中陈皮、半夏温化寒湿，茯苓利水，甘草和中，如胃痛有痰饮停滞者，最为适用。

8. 理中汤（见疟疾方）

9. 金铃子散

处方来源：张元素方（金）。

组成：金铃子一两，玄胡索一两。

作散剂，每次服一钱，每日服三次。

主治：热证胃痛。

方义简释：本方用金铃子清热，玄胡索镇痛，药味单纯而效力甚显，为治疗热证胃痛时发时止及时感心烦等症之有名方剂。

10. 瓜蒌薤白白酒汤

处方来源：《金匮要略》方（汉）。

组成：瓜蒌实一枚，薤白半斤，白酒七升。

作煎剂，分二次服。

主治：胸痛彻背，喘息咳唾。

方义简释：本方为治疗胸痹的有名方剂。方中瓜蒌降痰，薤白散结开痹，再加白酒温中行气。凡胸部紧满疼痛、咳喘痰多者皆可采用。

11. 大建中汤

处方来源：《金匮要略》方（汉）。

组成：蜀椒二合，干姜四两，人参二两，胶饴一升。

作煎剂，分二次服。

主治：心腹寒痛，呕，不能食。

方义简释：本方为温中、除寒、止痛剂。方中蜀椒、干姜温中除寒，寒去则疼痛可止；再加入人参、饴糖补养胃气。故凡虚寒性之胸腹疼痛症，本方最为习用。

隔食反胃

隔食病，津液干，胃脘闭，谷食难。

【语译】隔食这种疾病，是由于津液干枯，以致胃脘闭塞，进食困难。

【注解】隔食：凡食物入咽，如有阻碍或隔塞膈上，旋即吐出者即称为隔食。

胃脘：胃的内腔称为胃脘。

时贤法，左归餐，胃阴展，贲门宽。

【语译】近代名医治疗隔食的方法是内服左归饮，使胃阴充足，贲门就可以扩张，进食就比较容易。

【注解】时贤：指近代著名医家如张景岳、赵养葵等。

左归：即左归饮，有滋补的功用。

胃阴：指胃中津液。

贲门：胃的上口叫作贲门。

启膈饮，理一般，推至理，冲脉干。

【语译】用启膈饮这个处方来治疗隔食，理由还是同一般治隔食的方法一样。如果进一步推测隔食的病理，它与冲脉的病变是有关系的。

【注解】启膈饮：是一个专治隔食病的方剂，处方的意义还是着重在滋养濡润。

冲脉：是奇经八脉之一，《内经》上说："冲脉者起于气冲，并少阴之经，使其上行，至胸中而散。"所以凡觉气从少阴上冲胸咽的就称作冲脉为病。隔食病食物梗阻不下，反而吐出，也是一种上冲的现象，故可解释为冲脉为病。

大半夏，加蜜安，《金匮》秘，仔细看。

【语译】用大半夏汤加重蜂蜜来治疗冲脉为病所致的隔食病，这是《金匮要略》的秘诀，应当仔细研究。

【注解】大半夏：即大半夏汤，有降逆养胃的功效。

若反胃，实可叹，朝暮吐，分别看。

【语译】若是得了反胃这种疾病，实在令人感叹。反胃有朝食暮吐的，应当把它与隔食病分别看待。

【注解】反胃：凡食物入胃，当时虽全无梗阻，但经过一段时间又复吐出，这就叫作反胃。

乏火化，属虚寒，吴萸饮，独附丸，六君类，俱神丹。

【语译】反胃是由于胃内火气不旺，不能运化，属于虚寒性的病变，应当用温热性的药物增强胃的功能，如吴萸饮、独附丸、六君子汤等，都是很好的处方。

【注解】乏火化：指消化能力衰弱。

吴萸饮：即吴茱萸汤，有健胃止吐的功用。

独附丸：单独用附子一味所做成的丸剂，有振奋阳气的功效。

六君：即六君子汤，是常用的健胃药。

附录：隔食反胃引用处方

1. 左归饮

处方来源：张景岳方（明）。

组成：熟地黄八钱，山萸肉四钱，枸杞四钱，鹿角胶四钱，菟丝子四钱，山药四钱，龟甲胶四钱，牛膝三钱，茯苓三钱。

作煎剂，分三次服。

主治：一切精髓内亏，津液枯涸疾病。

方义简释：本方药物，多具滋补作用，为一般阴虚患者适用之方剂，如隔食病津液枯涸者，亦可采用。

2. 启膈饮

处方来源：《医学心悟》（清）。

组成：川贝母一钱五分，沙参二钱，丹参二钱，郁金五分，干荷蒂三个，砂壳四分，杵头糠二钱，茯苓一钱五分，菖蒲四分。

作煎剂，分三次服。

主治：隔食病，食入即吐。

方义简释：本方用郁金、川贝、丹参、荷叶蒂疏肝解郁，沙参、茯苓、砂壳、杵头糠扶助胃气，再加菖蒲行气散结。凡隔食之因于情志抑郁、肝气不舒者，初起即用本方，效果颇为良好。

3. 大半夏汤

处方来源：《金匮要略》方（汉）。

组成：半夏二升，人参三两，白蜜一升。

作煎剂，分三次服。

主治：反胃呕吐。

方义简释：本方用半夏止呕吐，人参、白蜜补养胃气，适用于脾胃虚弱，反胃呕吐。

4. 吴茱萸汤

处方来源：《伤寒论》《金匮要略》方（汉）。

组成：吴茱萸一升，人参三两，生姜六两，大枣十二枚。

作煎剂，分三次服。

主治：呕吐、胸满，或干呕、吐涎沫、头痛。

方义简释：本方用吴茱萸、生姜温胃驱寒，人参、大枣补养胃气。对于胃寒呕吐、不思饮食者，最为适用。

5. 独附丸

处方来源：陈修园方（清）。

组成：附子一斤（炮），姜汁一斤。

蜜丸，每次服一钱，每日二次。

主治：呕吐，畏寒战栗。

方义简释：附子、姜汁皆辛热之品，可以挽回阳气，温散寒邪，故适用于寒证呕吐。

6. 六君子汤

处方来源：《太平惠民和剂局方》（宋）。

组成：人参二钱，白术二钱，茯苓二钱，半夏二钱，甘草一钱（炙），陈皮一钱。

作煎剂，日服三次。

主治：脾虚呕吐，腹泻，胸满腹胀。

方义简释：本方为最习用之健胃剂，适用于脾虚吐泻、消化不良诸症。方中诸药，皆有健胃作用，且药力颇为平和。

气　喘

喘促症，治分门，鲁莽辈，只贞元。

【语译】喘促这个病证，应当分辨出不同的类型去治疗，鲁莽的医生们只知道用贞元饮一个处方，这是不妥当的。

【注解】喘促：由于呼吸急促而发生的喘息就称为喘促。

贞元：即贞元饮，有养血滋阴的功效。

阴霾盛，龙雷奔。

【语译】如果体内的水气太盛，火气也就不能安定，而有向外发越的现象。

【注解】阴霾：指体内的水气。以上所说的贞元饮，就有滋阴生水的作用；如果水气过盛，就反而会加重气喘，所以不能一概应用贞元饮这个处方。

龙雷：指深藏在体内的火气。

实喘者，痰饮援，葶苈饮，十枣汤，青龙辈，撤其藩。

【语译】气喘属于实证的，是内有痰饮支持，可以用葶苈大枣泻肺汤或十枣汤治疗，还有小青龙汤一类的处方，也可以用来驱除痰饮，就如同撤去病变的束缚一样。

【注解】痰饮：凡平素痰多，或胸胁及胃内停有水液，就称为痰饮。

葶苈饮：即葶苈大枣泻肺汤，是治疗痰饮的处方。

大枣汤：也是治痰饮的处方，有泻水的功效。

青龙辈：指和小青龙汤相类似的处方。

虚喘者，补而温，桂苓类，肾气论。

【语译】虚性的气喘患者应当采用温补的方法，如苓桂术甘汤和肾气丸一类的方剂。

【注解】苓桂：指苓桂术甘汤，有扶脾利水的功效。

肾气：即肾气丸。

平冲逆，泄奔豚，真武剂，治其源。

【语译】治疗气喘，应当平息气往上冲和奔豚的现象。真武汤这个处方，就是一种治本的方法。

【注解】奔豚：是一个病名，《金匮要略》上说："奔豚病，从少腹起，上冲咽喉，发作欲死，复还止，皆从惊恐得之。"这里是用来形容气喘患者的气往上冲得相当厉害，如豚一样的向上奔突。

真武：即真武汤，有制止水气上逆的功效。

金水母，主诸神，六君子，妙难言，他标剂，忘本根。

【语译】金可以生水，如同水的母亲一样。土可以生金，所以又应该使土健旺起来。六君子汤这个处方，治疗虚性气喘有说不尽的好处。其他治标的方剂，都不是从根本上着眼，对于虚性气喘是不恰当的。

【注解】金水母：金代表肺，水代表肾，按五行生克的说法，金可以生水，即肺可以生肾，所以金和水、肺和肾有母子的关系。

主诸神：坤代表土，脾胃属土，土可以生金，即脾胃可以生肺，虚性气喘从健全脾胃着眼，就可以使肺和肾能够相生。

附录：气喘引用处方

1. 贞元饮

处方来源：张景岳方（明）。

组成：熟地黄五钱，当归三钱，甘草一钱（炙）。

作煎剂，分三次服。

主治：血虚气喘。

方义简释：本方用地黄、当归补血，甘草和中，为常用之补血剂，如为血虚气喘者，亦可采用本方。

2. 葶苈大枣泻肺汤

处方来源：《金匮要略》方（汉）。

组成：葶苈五钱，大枣十二枚。

作煎剂，分二次服。

主治：咳逆上气，喘息不得卧，胸胀满，一身面目浮肿。

方义简释：本方用葶苈逐痰消胀，配合大枣缓中补脾，以免药力过猛，为治痰饮喘满的有名方剂。

3. 大枣汤

处方来源：《伤寒论》《金匮要略》方（汉）。

组成：大戟、芫花、甘遂各等分

研细。每次服一钱，用大枣十枚煎水送服。

主治：水饮停积，气喘胁痛，胀满。

方义简释：本方大戟、芫花、甘遂皆为最猛峻之逐水药，如因水饮停积，喘息腹痛者，可用本方。方中用大枣为主，以扶助胃气，盖恐药力过峻，损伤体力之故。

4. 小青龙汤（见咳嗽方）

5. 苓桂术甘汤

处方来源：《伤寒论》《金匮要略》方（汉）。

组成：茯苓四两，桂枝三两，白术二两，甘草二两（炙）。

作煎剂，分三次服。

主治：痰饮停积，胸胁支满，气上冲胸，起则头眩。

方义简释：本方为治疗痰饮习用方剂，方中茯苓利水，桂枝温通，白术强脾。如为痰饮喘嗽，本方效果颇为良好。

6. 肾气丸

7. 真武汤

处方来源：《伤寒论》方（汉）。

组成：茯苓三两，芍药三两，生姜三两，白术二两，附子一枚（炮）。

作煎剂，分三次服。

方义简释：本方为强壮肾中阳气的方剂，方中附子、生姜助阳祛寒，茯苓、白术利水强脾，芍药敛阴和血。一般肾阳不足、水气上泛诸症皆可应用，故亦适用于寒证气喘。

8. 六君子汤（见隔食反胃方）

血　症

血之道，化中焦，本冲任，中灌浇，温肌腠，外逍遥。

【语译】血液形成的道理，是从中焦变化而来，循着冲脉和任脉，可以使体内各处得到灌溉，肌肉和皮肤保持温暖，体表各处能够保持正常生理。

【注解】中焦：《内经》上说："中焦亦并胃中，出上焦之后，此所受气者，泌糟粕，蒸津液，化其精微，上注于肺脉，乃化而为血，以奉生身，莫贵乎此。"可见这里所说的中焦，是有消化吸收的作用，它能把从饮食中所吸收来的养分变化成为血。

冲任：即冲脉与任脉，皆属于奇经八脉（冲脉解释见前）。《内经》上说："任脉者，起于中极之下，以上毛际，循腹里，上关元，至咽喉，上颐循面入目。"在中医学术上，认为冲脉与任脉皆和血行有密切关系。

肌腠：指肌肉、皮肤。

六淫逼，经道摇，宜表散，麻芍条。

【语译】遭受六淫外感的侵逼，致使血流的正常途径受到扰乱，如果应当表散的，就按照麻黄人参芍药汤的条例治疗。

【注解】六淫：即风、寒、暑、湿、燥、火六气。

经道：指血管。

表散：即发汗解表的方法。

麻芍：即麻黄人参芍药汤，是治体虚吐血兼有外感的处方。

七情病，溢如潮。引导法，草姜调。温摄法，理中超。凉泻法，令瘀消。

【语译】因于七情内伤所致的血症，常可引起大量出血，好像潮水一样溢出。引导血流使趋于正常的方法，可用甘草干姜汤调治。如果用温暖收摄的方法，以理中汤最好。另外还有凉血泄热的方法，可以使瘀血消除。

【注解】引导：引导血流，使回复到血管中去。

草姜：即甘草干姜汤，有镇吐止血的功效。

温摄：使用温热性的药物以达到止血的目的。

凉泻：使用寒凉性的药物以泄热消瘀。

赤豆散，下血标。若黄土，实翘翘，一切血　此方饶。

【语译】赤小豆当归散，是治先下血后排便的一个处方。黄土汤也是一个很好的方剂，一切失血的证候，都可以适用。

【注解】赤豆散：即赤小豆当归散，是治下血、先血后便的处方。

黄土汤：是治下血、先便后血的处方。

翘翘：优良的意思。

饶：广泛的意思。

附录：血症引用处方

1. 麻黄人参芍药汤

处方来源：李东垣方（元）。

组成：桂枝五分，麻黄三分，黄芪三分，炙甘草三分，白芍三分，人参三分，麦冬三分，五味子五粒，当归五分。

作煎剂，日服三次。

主治：吐血，外感风寒，内有虚热。

方义简释：本方用桂枝、麻黄解表，白芍、当归养血，人参、黄芪补气，麦冬、五味子理肺止咳，甘草和中。适用于身体虚弱患者因外感而引起之吐血。

2. 甘草干姜汤

处方来源：《伤寒论》《金匮要略》方（汉）。

组成：甘草四两（炙），干姜二两（炮）。

作煎剂，分二次服。

主治：吐血，胃中虚寒，或肺痿吐涎沫。

方义简释：本方用甘草和中，炮姜温胃镇吐以止血，适用于寒证吐血患者。

3. 理中汤（见疟疾方）

4. 赤小豆当归散

处方来源：《金匮要略》方（汉）。

组成：赤小豆三升，当归三两。

做散剂，每次服二钱，每日服三次。

主治：下血，先血后便。

方义简释：下血先血后便，病损多在肛门附近，故用赤小豆排脓解毒，当归和血，如脓肿消退则便血自止。

5. 黄土汤

处方来源：《金匮要略》方（汉）。

组成：灶中黄土八两，甘草三两（炙），干地黄三两，白术三两，附子三两（炮），阿胶三两，黄芩三两。

作煎剂，分三次服。

主治：下血，先便后血及吐血、衄血。

方义简释：黄土汤为治下血常用方剂，方中灶中黄土、地黄、阿胶为止血主药，附子、白术以扶持正气，甘草和中，黄芩清血热。凡大量下血、肢体冷痛、心烦不得眠者，皆可采用。

水　肿

水肿病，有阴阳。便清利，阴水殃。便短缩，阳水伤。

【语译】水肿这类疾病有阴证和阳证的区别。如小便通畅、颜色清白者就属于阴水；如小便短缩、颜色深黄的就属于阳水。

【注解】阴水：凡水肿患者小便通利、颜色清白、大便不秘、口不渴者，就称为阴水。

阳水：凡水肿患者小便短少黄赤、大便秘、口渴，就称为阳水。

五皮饮，元化方。阴水盛，加桂姜。阳水盛，加通防。知实肿，萝枳商。知虚肿，参术良。兼喘促，真武汤。

【语译】五皮饮是华元化用来治水肿的处方。如果是阴水，就用五皮饮加肉桂干姜；如果是阳水，就用五皮饮加木通、防己；如果是实证水肿，就可以考虑用五皮饮加莱菔子、枳实；如果是虚证水肿，最好是用五皮饮加人参、白术。

【注解】五皮饮：是常用来治疗肿胀的一个处方，药性比较平和，有消胀行水的功效。

元化：即华佗。

桂姜：即肉桂、干姜。

通防：即木通、防己。

实肿：患者身体壮实或骤发水肿，脉搏有力的就称为实肿。

萝枳：即莱菔子、枳实。

虚肿：患者身体虚弱或久病水肿、脉搏无力的就称为虚肿。

参术：即人参、白术。

从俗好，别低昂。五水辨，《金匮》详。补天手，十二方。肩斯道，勿炎凉。

【语译】 以上所述，是一般医生用来治疗水肿的方法，如果把这些方法和《金匮要略》的记载比较起来，就有高下的区别。《金匮要略》里详细地把水肿分别为五种，并且又列出了十二个治疗水肿效果较好的方剂。担负治疗责任的医生们，应该很好地根据《金匮要略》的记载来治疗水肿，不要只是采取一般人喜欢应用的药方，反而忽视了张仲景的经典著作。

【注解】 俗好：指一般医生平常喜欢采用的方法。

低昂：指高下的差别。

五水：即风水、皮水、正水、石水、黄汗。详见《金匮要略》。

补天：表示效果良好的意思。

十二方：指《金匮要略·水气病脉证并治》篇所载的十二个处方。

斯道：指医学。

炎凉：比喻随着世俗的改变。

附录：水肿引用处方

1. 五皮饮

处方来源：《澹寮方》。

组成：大腹皮三钱，桑白皮三钱，茯苓皮四钱，陈皮三钱，生姜皮一钱。

作煎剂，分三次服。

主治：水肿胀满，小便不利。

方义简释：本方用大腹皮、桑白皮、茯苓皮利尿行水，陈皮、生姜皮健胃消胀。此方药性平和，效果良好，为治疗水肿、腹胀最习用之方剂。

2. 真武汤（见气喘方）

胀满、虫胀

胀为病，辨实虚。气凝滞，七气疏。满拒按，七物祛。胀闭痛，三物锄。

【语译】腹部胀满这种症状，应当分辨虚实。如果是实证的胀满，骤然感觉气滞作胀，应该用七气汤来疏通体内的滞气；如果腹部胀满拒按，就应该用厚朴七物汤来除去这种现象；如果腹胀大便不通又兼有腹痛，就应该用厚朴三物汤来铲除停留在体内的废物。

【注解】七气：即七气汤，又名四七汤，有疏通气滞的功效，适用于胀满初起。

拒按：以手触按腹部，如感觉疼痛不适的称为拒按。

七物：即厚朴七物汤，有通便解热的功效。

三物：即厚朴三物汤，是治腹满、腹痛、大便不通的处方。

若虚胀，且踌躇。中央健，四旁如。参竺典，大地舆。

【语译】若是虚证胀满，就更要加以考虑。只有使中央强健起来，四面才能通畅自如。参考佛家的典籍，大地对于生物的成长是具有重要意义的。

【注解】踌躇：比喻多费思考的意思。

中央：就人体来说，中央是指脾胃（包括整个消化系统）。

四旁如：四旁是泛指脾胃以外的其他部分，如字有通畅自如的意思。

竺典：竺是天竺，即今印度。竺典是指佛经，佛经出于印度，所以称为竺典。

大地舆：佛经认为世界上的一切，都是由地、水、火、风四种物质所构成的，并且强调地对于一切生物的生命具有重要的意义。地为土，在中医学上常用土来代表脾胃。虚证胀满系因脾土虚弱，所以治疗虚证胀满，着重在强健脾胃的功能，这就好像佛经重视大地一样。舆，就是地。例如古代称地图为舆图。

单腹胀，实难除。山风卦，指南车。易中旨，费居诸。

【语译】单腹胀这种疾病，是最难除去病根的。《易经》上面所载的山风卦，对于虫胀的根源有很好的分析，就如同我们诊治蛊胀病的指南车一样。关于《易经》中所说的道理，我们是要下一番工夫才能研究清楚的。

【注解】单腹胀：凡单是腹部胀大而四肢瘦削的就叫作单腹胀。这种患者因为腹大如鼓，所以又称为鼓胀。同时又因为这种病非常顽固难于治疗，就好像蛊毒一样厉害，所以又叫作蛊胀。

山风卦：山风卦是指蛊卦。蛊卦是《易经》六十四卦之一。按蛊卦上卦为艮，下卦为巽。艮为山，巽为风，所以叫作山风卦。把蛊卦的原理应用在医学上来，其意义是说人之所以成蛊，其病灶是在肝脾，因艮为脾胃，巽为肝，艮脾阻滞于上，巽肝生风于下，于是机体内部生虫而变为蛊胀。

指南车：这里是用来比喻《易经》的记载可以使我们不致迷失方向。

易中旨：指《易经》里面的道理。

居诸：有代表时间的意思，《诗经》上说："日居月诸。"

附录：胀满虫胀引用处方

1. 七气汤

处方来源：《太平惠民和剂局方》（宋）。

组成：半夏一钱五分，赤茯苓一钱二分，紫苏六分，厚朴九分，生姜七片，大枣二枚。

作煎剂，分三次服。

主治：气郁不舒，腹部胀满。

方义简释：本方为行气消胀剂。方中厚朴消胀满，半夏、茯苓除痰湿，生姜、大枣和胃，对于情志郁结形成气胀者颇为合适。

2. 厚朴七物汤

处方来源：《金匮要略》方（汉）。

组成：厚朴八两，甘草三两（炙），大黄三两，大枣十枚，枳实五枚，桂枝二两，生姜五两。

作煎剂，分三次服。

主治：胀满发热。

方义简释：本方以治腹满、发热为主要目标。方中桂枝解表散热，厚朴、枳实、大黄通便消胀，生姜、大枣、甘草和胃。凡胀满实证者可以采用。

3. 厚朴三物汤

处方来源：《金匮要略》方（汉）。

组成：厚朴八两，大黄四两，枳实五个。

作煎剂，分三次服。

主治：胀满，腹痛，便闭。

方义简释：本方专治胀满，适用于厚朴汤证之不发热者。

暑 证

伤暑证，动静商。动而得，热为殃，六一散，白虎汤。

【语译】伤暑这种病证，有动静的区分。在烈日下暴晒或劳动因而得病的是由于感受暑热所致，可用六一散或白虎汤来治疗。

【注解】伤暑：在暑天里，由于对炎热的气候不能适应所发生的疾病就称为伤暑。

动静：暑证的发生可以出现在劳动和静止这两种不同的情况下。

六一散：是暑天常用的处方，有解热利尿的功效。

静而得，起贪凉，恶寒象，热逾常。心烦辨，切莫忘。香薷饮，有专长。

【语译】如果在静止的情况下得了暑病，这是由于贪凉所引起的，它有恶寒的现象，发热也很厉害。要注意辨别心烦的症状，这是伤暑的特点，不要忘记。香薷饮是治疗暑病最好的处方。

【注解】心烦：《内经》上说："伤于暑，汗，烦则喘喝。"可见心烦和自汗都是伤暑的主要症状。

香薷饮：是暑天常用的处方，有清解暑热的功效。

大顺散，从症方。生脉散，久服康。

【语译】用大顺散这个处方来治疗暑证，必须要根据一定的症状。生脉散这个处方，在暑季可以常服，对人体是有补益的。

【注解】大顺散：是一个有温中散寒作用的处方。

从症：大顺散是一个偏于温热性的处方，在暑期应用，是一种舍时从症的办法。

生脉散：是一个有滋补作用的方剂，暑期常服可以预防伤暑。

东垣法，防气伤。杂说起，道佛彰。

【语译】李东垣所创立的治疗暑证的方法，是为了防止人体的正气为暑气所伤，自从以上所说的各种治法盛行以来，正确处理暑证的方法有时反倒弄不清楚。

【注解】东垣法：指李东垣所创立的清暑益气汤。

若精蕴，祖仲师。太阳病，旨在斯。经脉辨，标本岐。临证辨，法外思。方两出，大神奇。

【语译】若要了解治疗暑证的精深道理，应当很好地学习张仲景的经验。张仲景认为暑证是属于太阳病的范围，必须明辨经脉，分清标本，在临证时才能确切地掌握病情，也才能不拘常法，独立思考。《金匮要略》治太阳中暍（暍即暑）有两个方剂，处方非常巧妙。

【注解】精蕴：精深细致的意思。

仲师：尊称张仲景。

太阳病：张仲景《金匮要略·痉湿暍病脉证》篇里，称暍病为太阳中暍。暍就是伤暑，所以说伤暑是属于太阳病的范围。

经脉：这里是指太阳病的经脉，也就是说伤暑既属于太阳病，它就应当表现出太阳病的现象来，我们就可以从症状上加以辨别。

标本：伤暑是外感病，属于标病，但因人们的体质有不同，所以在伤暑之后，有表现阳性症状的，有表现阴性症状的，把病因和患者的体质结合起来加以分析，这就算是比较正确地掌握了疾病的标本情况。

方两出：指《金匮要略·痉湿暍病脉证》篇所载的白虎加人

参汤和一物瓜蒂汤。

附录：暑证引用处方

1. 六一散

处方来源：刘守真方（金）。

组成：滑石六两，甘草一两。

作散剂，每服一钱，日服三次。

主治：伤暑，发热，烦躁，出汗，小便短赤。

方义简释：六一散为最习用的解暑剂，方中滑石清热利尿，甘草和中。此方制方简单，效用良好，凡伤于暑热者皆可采用。

2. 白虎汤（见疟疾方）

3. 香薷饮

处方来源：《局方》（宋）。

组成：香薷二钱，厚朴一钱，白扁豆一钱五分，甘草一钱（炙）。

作煎剂，分三次服。

主治：伤暑，恶寒，发热，头痛，烦躁或腹中不和，呕吐，腹泻。

方义简释：香薷饮为解暑名方，方中香薷发散暑湿，厚朴理气消胀，扁豆养胃，甘草和中。凡感受暑湿，表里兼病者可用本方。

4. 大顺散

处方来源：《太平惠民和剂局方》（宋）。

组成：甘草三十斤，干姜四斤，杏仁四斤，肉桂四斤。

作散剂，每次服二钱，每日服三次。

主治：暑季贪凉过甚，引饮过多，脾胃受湿，霍乱呕吐。

方义简释：大顺散治偏于湿热，并不能治感受暑热之症，而只能适应于暑日贪凉饮冷以致脾胃受伤的病证。

5. 生脉散

处方来源：朱丹溪方（元）。

组成：人参五钱，麦冬三钱，五味子二钱。

作散剂，分三次服。

主治：肢体倦怠，气短懒言，口渴出汗。

方义简释：生脉散是一个补肺清心的方剂，夏季常服，可以防止暑伤元气。

泄　泻

湿气盛，五泻成。胃苓散，厥功宏。

【语译】由于湿气过盛，可以成为五种泄泻。胃苓散这个处方治疗泄泻的功效很好。

【注解】五泄：即胃泄、脾泄、大肠泄、小肠泄、大瘕泄。详见《难经·五十七难》。

胃苓散：是常用来治疗脾胃病的处方，有除湿的功效。

湿而热，连芩程。湿而冷，萸附行。

【语译】如果是湿气又兼有热证，可用胃苓散加黄连、黄芩的方法来治疗。如果是湿气又兼有寒证，可用胃苓散加吴茱萸、附子来治疗。

【注解】连芩：即黄连、黄芩。

萸附：即吴茱萸、附子。

湿夹积，曲楂迎。虚兼湿，参附苓。

【语译】如果是湿气又兼有食积，可用胃苓散加神曲、山楂来治疗。如果是湿气又兼体质虚弱，可用胃苓散加人参、附子并加重茯苓的分量。

【注解】曲楂：即神曲、山楂。

参附苓：即人参、附子、茯苓。

脾肾泄，近天明，四神服，勿纷更。

【语译】脾虚、肾虚所致的泄泻，泻的时间总是在每天早晨黎明，应该经常服四神丸，不要过多地改变处方。

【注解】脾肾泄：指脾虚和肾虚所形成的有一定发作时间的慢性腹泻。

四神：即四神丸，有温补脾肾的功效。

恒法外，《内经》精。肠脏说，得其情。泻心类，特丁宁。

【语译】除了一般通常的治法以外，《内经》对于泄泻的道理，有更为精深的记载。泄泻是由于肠脏的病变所形成，这是非常正确的。泻心汤一类的处方，在《张氏医通》里特别指出对于泄泻非常适合。

【注解】恒法：即通常的治法。

肠脏：《内经》上说："肠中热。则出黄如糜。脐以下皮寒，肠中寒则肠鸣飧泄。"清代张石顽所著《张氏医通》，根据《内经》的理论，认为泄泻的病变是"脐以上皮热，方是胃中热气酝隆，若出黄如糜，不但胃中有热，而肠中亦为热邪奔迫可知。倘脐以下皮寒而见腹胀，有似乎实热固结，实为胃中虚寒之候。或见肠鸣飧泄，非特胃中有寒，且移寒于二肠矣。"可见这里所说的肠脏，主要是为了辨明人体内部消化器官病变的寒热。

泻心类：指张仲景《伤寒论》里所载的各种泻心汤。

丁宁：即叮咛，反复嘱咐的意思。

附录：泄泻引用处方

1. **胃苓散**

处方来源：《证治准绳》方（明）。

组成：苍术一两五钱，厚朴一两五钱，陈皮一两五钱，白术一两五钱，茯苓一两五钱，泽泻一两，猪苓一两，甘草六钱，肉桂五钱。

作散剂，每次服一钱，每日服三次。

主治：脾胃受湿，饮食停积，霍乱呕吐，浮肿泄泻，四肢酸痛，小便短少。

方义简释：胃苓散是著名的除湿剂，方中药物有健胃消胀和利水止泻作用，对于泄泻、水肿诸症凡属于湿气者皆可应用。

2. **四神丸**

处方来源：《证治准绳》方（明）。

组成：肉豆蔻二两，五味子二两，补骨脂四两，吴茱萸一两。

作丸剂，每次服一钱，每日服三次。

主治：脾肾虚寒，天明泄泻，不思饮食，或久痢虚痛，腰酸肢冷。

方义简释：四神丸为温中止泻剂，方中药物皆为强壮、固涩之品，对于慢性泄泻患者，本方应用颇广。

眩　晕

眩晕症，皆属肝。肝风木，相火干。

【语译】眩晕这个症候，是属于肝的病变。因为肝是代表风木的脏器，容易受着相火的侵犯。

【注解】肝风木：《内经》上说："东方生风，风生木，木生酸，酸生肝。"根据《内经》的理论，在中医学上就认为肝脏是风木之脏。

相火：在中医学上认为人体内有君火与相火，君火属于心脏，相火属于肝肾。正常的生理都是君火主持，相火是潜藏不动的，如果因某种缘故引起相火不潜，就会形成火势上冲的病证。

风火动，两相挬，头旋转，眼纷繁。

【语译】肝风与相火两种病变同时进行，并且在体内紧密结合，就会令人产生头部旋转、眼中昏花的感觉，于是形成眩晕。

【注解】风火：指肝风与相火。

两动：风与火两种因素都属于活动的阳性病因，所以称为两动。

挬：指风与火相互凭借的意思。

虚痰火，各分观。究其旨，总一般。

【语译】眩晕的成因，虽有虚、痰、火等不同的学说，但研究它的要点，也离不开中医辨证的一般原则，也就是根据临床的症状和患者的体质去分别虚证和实证。

【注解】虚痰火：关于眩晕的病因，古代医家各有论述。如《内经》有"上虚则眩"和"肾虚则头重高摇，髓海不足则脑转耳鸣"的记载。张仲景则认为痰饮也可以引起眩晕，朱丹溪又认为无痰不眩，无火不晕。可见眩晕的病因有虚、痰饮、痰火等不同的学说，所以在临床上应该分别观察出眩晕的类型。

痰火亢，大黄安。上虚甚，鹿茸餐。

【语译】如果由于痰火亢盛，致成眩晕，这是属于实证，应该用一味大黄散来泻痰火，眩晕症状即可平息。如果属于上虚太甚，就用鹿茸酒来补虚损，治眩晕。

【注解】痰火亢：如眩晕患者痰浓稠，苔黄燥，或口渴，脉滑数有力者就属于痰火亢盛。

大黄：即一味大黄散，有泻痰火的功效。

上虚：如眩晕患者平素脑力虚弱或贫血严重、寸脉大而无力者，就属于上虚。

鹿茸：指鹿茸酒，有补养强壮的功效。

欲下取，求其端，左归饮，正元丹。

【语译】如果是属于下虚的病变，所引起的眩晕，就应该着重治疗下虚，左归饮和正元丹都是很好的方剂。

【注解】下取：如眩晕患者平素体弱，尺脉虚弱无力的就属于下虚。针对下虚的病变加以治疗，就称为下取。

左归饮：是治肾虚头痛、眩晕常用的处方，有补养的功效。

正元丹：功效与左归饮相似。

附录：眩晕引用处方

1. 一味大黄散

处方来源：朱丹溪方（元）。

组成：酒炒大黄二钱。

作散剂，一次服，每日服一次。

主治：实证眩晕。

方义简释：大黄为泻下药，可以引热下行，如为实证眩晕，可采用大黄泄热以治眩晕，但不宜常服。

2. 鹿茸酒

处方来源：陈修园方（清）。

组成：鹿茸五钱，酒五钱。

煎后去渣，一次服，每日服一次。

主治：虚证眩晕。

方义简释：鹿茸为强壮补益药，酒有和血作用，故鹿茸酒极适用于虚证眩晕。

3. 左归饮（见隔食反胃方）

4. 正元丹

处方来源：《制药秘旨》。

组成：人参三两，黄芪一两五钱，山药一两，白术二两，甘草一两五钱，茯苓二两。

作丸剂，每次服一钱，每日服三次。

主治：虚证眩晕。

方义简释：正元丹为补益剂，有培补脾肾的功效，药性平和，如属虚证眩晕可以常服。

呕吐哕、呃逆附

呕吐哕，皆属胃。二陈加，时医贵。

【语译】呕吐哕这类症状，都是属于胃的病变，用二陈汤加入适当的药品来治疗呕吐哕，是一般医生所常用的方法。

【注解】呕吐哕：关于呕吐哕的界定，一般是以发吐时口中有声兼有物的为呕，口中有物无声的为吐，有声无物或只吐少许涎沫而口内有秽气的为哕，三者的情况虽有所不同，但都是属于胃部的病变。

二陈加：即在二陈汤内加入适当的药品。二陈汤这个方剂有治呕吐的功效。

《玉函经》，难仿佛。

【语译】 张仲景所著的《金匮玉函经》，对于呕吐哕的辨证施治法则有详细记载，如果不仔细去研读，我们是难于仿效的。

【注解】《玉函经》：指张仲景所著的《金匮玉函经》。

仿佛：大约相似的意思。

小柴胡，少阳谓。吴茱萸，平酸味。

【语译】 用小柴胡汤来治疗呕吐，一定是有寒热往来、目眩、耳鸣、口苦、胁痛等症状，这类呕吐可以说它是属于少阳证。用吴茱萸汤来治疗呕吐，一定是呕吐涎沫，带有酸味。

【注解】 吴茱萸：即吴茱萸汤，有散寒止吐的功效。

食已吐，胃热沸，黄草汤，下其气。

【语译】 凡刚刚饮食过后就立即吐出的，这是由于胃内的热势甚重所致，用大黄甘草汤泄下热气，就能制止呕吐。

【注解】 食已吐：指饮食以后即刻吐出。《金匮要略》上说："食已即吐者，大黄甘草汤主之。"

沸：指胃热过重，如水沸腾一样。

黄草：即大黄甘草汤，有泄热的功效。

食不入，火堪畏，黄连汤，为经纬。

【语译】 如患者呕吐，完全不能进食，这是胃火严重，值得特别注意。黄连汤这个方剂，有泻火养胃的功效，是治疗这类呕吐正当的方法。

【注解】 黄连汤：是治胃热、呕吐、腹痛的处方。

经纬：是整齐而有序的意思，这里用来比喻最好的途径。

若呃逆，代赭类。

【语译】 如发现呃逆的症状，就可用旋覆代赭石汤一类的处方来治疗。

【注解】呃逆：气逆有声，声短而频发者，称为呃逆。

代赭：即旋覆代赭石汤，有降气止呃的功效。

附录：呕吐哕引用处方

1. 二陈汤（见心腹痛、胸痹方）

2. 小柴胡汤（见咳嗽方）

3. 吴茱萸汤（见隔食反胃方）

4. 大黄甘草汤

处方来源：《金匮要略》方（汉）。

组成：大黄四两，甘草二两。

作煎剂，分二次服。

主治：食后即吐。

方义简释：本方用大黄泻下以治呕吐，甘草调和胃气，凡一切呕吐属于肠胃有热、大便秘结者，可采用。

5. 黄连汤

处方来源：《伤寒论》方（汉）。

组成：黄连三两，干姜三两，桂枝三两，人参二两，甘草二两（炙），半夏五合，大枣十二枚。

作煎剂，分三次服。

主治：呕吐，胸中有热，腹中痛。

方义简释：本方用黄连为主药以清胃热，其余诸药配合，共奏健胃止痛之效，对于体质较弱之呕吐患者，如诊断其确有胃热，可以采用本方。

6. 旋覆代赭石汤

处方来源：《伤寒论》方（汉）。

组成：旋覆花三两，代赭石一两（煅），人参二两，半夏五合，生姜五两，甘草三两，大枣十二枚。

作煎剂，分三次服。

主治：心下痞硬，噫气。

方义简释：本方为降逆止呕剂，方中旋覆花化痰去滞，代赭石降逆镇吐为主药，再配合其他健胃止呕药物以治心下痞硬、气滞不通者，效果颇为良好。

癫狂痫

重阳狂，重阴癫。静阴象，动阳宣。

【语译】狂与癫这两种现象，都是由于精神错乱所致，如症状偏重于阳性的就是狂，症状偏重于阴性的就是癫。凡患者表现沉静痴呆的就属阴，表现躁动不安的就属阳。

【注解】重阳狂：《内经》上说："重阳者狂。"重阳就是偏重于阳性病变的意思。狂症的表现是：神志失常，狂言怒骂，或哭或笑或歌或唱，或动手打人，或踰墙上屋，或弃衣奔走，或登高呼叫。

重阴癫：《内经》上说："重阴者癫。"重阴就是偏重于阴性病变的意思。癫症的表现是：神志失常，语言错乱，形如痴呆，或悲泣不止，或低声歌唱，或全不言语，精神沉寂，或秽洁不知。

狂多实，痰宜蠲。癫虚发，石补天。

【语译】狂症多属于实证，体内有痰涎阻塞，以致精神不能自主，治疗方法应该以除痰为主。癫症多由于神志虚弱所致，应该采用矿石类的重镇药物来镇定精神上的虚性。

【注解】痰宜蠲：狂症的形成，在中医学上认为是人体受到某种病因刺激，人体内部有痰涎郁结，蒙塞心包，以致发狂，所以治疗狂症的办法是除痰。蠲是除去的意思。

石补天：是指应用矿石类的药物（如磁石、朱砂等）来治疗癫症效果良好的意思。

忽搐搦，痫病然。五畜状，吐痰涎。有生病，历岁年。火气亢，芦荟平。痰积锢，丹矾穿。

【语译】凡突然发病时就表现手足抽掣症状，这就是痫病。患者在发作的时候，口中有作犬声的，也有作羊声、马声、牛声、猪声的，将要苏醒转来的时候，口中要吐出痰涎或白沫。痫病的原因，多由于先天的遗留，这是在胎中就种下病根，历时已相当长久。如果痫症表现火气亢盛的，就用当归芦荟丸治疗。如果痰积顽固的，就用丹矾丸治疗。

【注解】搐搦：手足抽掣的现象。

痫病：凡发病时，猝然倒地，不省人事，手足抽掣，两目上视，或口歪眼斜，并张口作声，将醒时口流涎沫，醒后又可能再发，发作时间没有规律的就叫作痫病。

五畜：指犬、羊、马、牛、猪。

有生病：指痫病，病因是在母体中就遗留下来的。

芦荟：即当归芦荟丸，有泄热降火的功效。

丹矾：即丹矾丸，有祛痰镇静的功效。

三症本，厥阴愆。体用变，标本迁。

【语译】狂、癫、痫三个证候，表现虽有所不同，但它的根源都是属于足厥阴肝经的病变。由于人体的虚实有不同，所以在症状上就表现出各种不同的情况。症状的表现既然不同，因而在治法上就应当有先治本或先治标的区别。

【注解】三症：指狂、癫、痫三症。

厥阴：指足厥阴肝。

体用：这里是指患者的体质和反映出来的症象。

标本：这里是指的治疗原则，如体虚的应当治本，体实的应该治标，症状缓慢的应当治本，症状急迫的应当治标。

伏所主，所因先。收散互，逆从连。

【语译】《内经》上说："伏其所主，先其所因。"意思就是说要制伏主要的症状，就应当首先找出发病的原因，在明确病因之后，或用收法，或用散法，或用逆治，或用从治，这样就可以做到分别处理。

【注解】收散：即收法与散法，《内经》上说："散者收之。""结者散之。"收法可以收敛精气，散法可以排除病邪。

逆从：即逆治与从治。《内经》上说："微者逆之，甚者从之。"就是说病比较轻的直接从正面去治疗；病比较重的就可以从另一方面去治疗。

和中气，妙转旋。悟到此，治立痊。

【语译】治疗狂、癫、痫等病，还应该注意调和中气，因为胃气健旺，也逐渐能使精神上的病变得到恢复，我们如果能考虑到调和胃气，那么在治疗这些病证的时候就会收到良好的效果。

【注解】中气：即胃气。

附录：癫狂痫引用处方

1. 当归龙荟丸

处方来源：钱乙方（宋）。

组成：当归一两，龙胆草一两，栀子一两，黄连一两，黄柏一两，黄芩一两，大黄五钱，芦荟五钱，青黛五钱，木香二钱五分，麝香五分。

研细，作蜜丸，每次服一钱，每日服三次。

主治：肝经实火，头晕目眩，大便秘结，小便涩滞。

方义简释：本方为泄热平肝剂，方中汇集大量清热泻火之品以泻实火，为治疗狂症初期习用之方剂。

2. 丹矾丸

处方来源：《证治准绳》方（明）。

组成：黄丹一两，白矾二两。

煅细，作蜜丸，朱砂为衣，每服五分，日服二次。

主治：痫症痰多。

方义简释：本方黄丹重镇安神，白矾收敛痰涎，适用于痫症频发、痰涎壅塞之患者。

五淋、癃闭、赤白浊、遗精

五淋病，皆热结。膏石劳，气与血。

【语译】 五种不同的淋病，都是由于热气蓄积于膀胱或尿道所引起的。五淋的名称是膏淋、石淋、劳淋、气淋、血淋。

【注解】 淋病：凡小便时有淋漓、涩滞、疼痛的症状，就叫作淋病。

膏石劳：即膏淋、石淋、劳淋。膏淋是小便浑浊，色如脂膏，或如米泔，或阻塞尿道，小便滞痛。石淋是小便困难，痛不可忍，溺中夹有砂石。劳淋是由于虚劳成病，或过劳即发，小病疼痛，淋漓不尽。

气与血：即气淋与血淋。气淋是气滞不通，或老人气虚成淋，脐下闷痛，小便艰难。血淋是瘀血停蓄，尿道剧痛，或尿中有血，致成血尿。

五淋汤，是秘诀。败精淋，加味啜。外冷淋，肾气咽。

【语译】五淋汤是治疗各种淋病的秘诀，根据淋病类型的不同，可以在五淋汤中随症加入适当的药物。如果由于精血衰败而成的败精淋，也可用五淋汤加入其他的药品来治疗。除了五淋之外，还有一种冷淋，应该内服肾气丸。

【注解】五淋汤：是通常治疗淋病习用的处方，有利尿、和血、退热的功效。

败精淋：精血衰败所成的淋病。

加味：指在五淋汤中加入适当的药物。

冷淋：凡水积膀胱、尿道肿痛、小便清白、畏冷喜热的就叫作冷淋。

点滴无，名癃闭。

【语译】若小便点滴俱无，这种情况就称为癃闭。

【注解】癃闭：小便闭塞不通，就叫作癃闭。

气道调，江河决。上窍通，下窍泄。外窍开，水源凿。分利多，医便错。

【语译】治疗癃闭应当调理气道，气道疏通，小便自然通畅，就如同江河有了缺口一样。又如上窍通畅，下窍也就可以排泄。还有开通外窍，也是疏凿水源的办法。如果治疗癃闭，只知分利小便，而不明以上各种治法，这就容易发生错误。

【注解】气道：指人体气机流通的道路。

上窍：一般是指耳、目、口、鼻七窍，这里用来比喻人体上部通畅的意思。

下窍：一般是指前后二阴，这里主要是说尿的排泄。

外窍：指皮肤毛孔。

水源：指肺气。肺气能够下降，全身的气道就可以通调。

分利：通利小便的意思。

浊又殊，窍道别。前饮投，精愈滴。

【语译】浊症和淋症是有差异的，浊症出于精道，淋症出于尿道，二者的路径有所不同。如果用治淋的方剂来治浊，那就会愈加亏损患者的精液。

【注解】浊：精道流出秽浊液体，或如白脓，或呈红粉色者即是浊症。

前饮：指上述治淋症的五淋汤。

肾套谈，理脾络。分清饮，佐黄柏。心肾方，随补缀。

【语译】治疗浊症通常都习用治肾病的方药，如果不能见效，就可以采用理脾的方法。常用方剂如萆薢分清饮加黄柏。除此而外，也可选用养心补肾的方剂，使治疗的办法比较全面，更容易收获。

【注解】肾套：指治疗肾病的通套方药。

分清饮：即萆薢分清饮，有除湿利尿的作用。

若遗精，另有说。有梦遗，龙胆折。无梦遗，十全设。坎离交，亦不切。

【语译】若是遗精这种病证，又与浊症的学说不同。遗精应分有梦与无梦，如有梦遗精这是属于相火旺盛，可以用龙胆泻肝汤泻火。如无梦遗精，这是由于气血虚弱不能收敛精液，可以用十全大补汤来补养气血。一般都认为治疗遗精应该采用交通心肾的办法，其实这种说法也不太切合实用。

【注解】龙胆：即龙胆泻肝汤，有泻火的功效。

十全：即十全大补汤，有补养气血的功效。

坎离：坎属水，代表肾；离属火，代表心。

附录：五淋癃闭赤白浊遗精引用处方

1. **五淋汤**

处方来源：《太平惠民和剂局方》（宋）。

组成：赤茯苓一钱五分，赤芍药一钱，栀子一钱，当归一钱二分，甘草一钱二分。

作煎剂，日服三次。

主治：淋症初起。

方义简释：本方用茯苓利尿，栀子清热，赤芍、当归行血，甘草调和诸药。适用于淋病初起，小便滞涩疼痛。

2. **肾气丸（见虚劳方）**

3. **萆薢分清饮**

处方来源：《杨氏家藏方》（宋）。

组成：萆薢二钱，益智仁二钱，石菖蒲二钱，乌药二钱。

作煎剂，日服三次。

主治：浊症，小便如膏糊。

方义简释：本方用萆薢清利湿热，益智仁助肾气，石菖蒲开窍，乌药理气。立方以疏泄为主，为治疗浊症常用之方剂。

4. **龙胆泻肝汤**

处方来源：《太平惠民和剂局方》（宋）。

组成：龙胆草三钱，黄芩一钱，栀子一钱，泽泻一钱，木通五分，车前仁五分，当归二分，柴胡一钱，生地黄三分，甘草三分。

作煎剂，日服三次。

主治：肝经湿热，小便不利，胁痛口苦，阴部肿胀。

方义简释：本方为清热平肝剂，方中龙胆草、柴胡、黄芩、栀子清热平肝，泽泻、木通、车前仁利尿，当归、生地黄养血，甘草和中。凡肝热旺盛者皆可应用。

5. **十全大补汤**

处方来源：《太平惠民和剂局方》（宋）。

组成：人参一钱五分，熟地黄一钱五分，黄芪一钱五分，白术一钱，当归一钱，白芍一钱，肉桂一钱，川芎八分，甘草八分（炙）。

作煎剂，日服三次。

主治：通用于一般虚损。

方义简释：本方为常用之补益剂，能补气养血，适用于多种慢性虚弱疾患。

疝　气

疝任病，归厥阴。

【语译】疝气这种疾病，是属于任脉的病变。因为疝气有疼痛的表现，所以也可把它归为足厥阴肝经的病变。

【注解】疝：凡少腹或阴部疼痛，积聚成包块者，就叫作疝。

任病：《内经》上说："任脉为病，男子内结七疝，女子带下瘕聚。"据此，后世医家就认为疝气是属于任脉的病变。

厥阴：指足厥阴肝。疝气多疼痛，疼痛是属于肝经的病变，所以中医治疗疝气也常采用治厥阴肝经病变的方药。

寒筋水，气血寻。狐出入，颓顽麻。

【语译】疝有七种，即寒疝、筋疝、水疝、气疝、血疝、狐疝、颓疝。狐疝的位置，出入不定；颓疝比较大，不疼痛，有顽麻的感觉。

【注解】寒筋水：即寒疝、筋疝、水疝。遇冷即发的叫作寒疝；阴部疼痛感觉筋肉收缩或迟缓的，叫作筋疝；肾囊水肿疼痛，或湿痒出黄水，小腹有水声的，叫作水疝。

气血：即气疝与血疝。由忧郁气愤所致的疝气，其症时痛时止，时胀时散，叫作气疝。由于阴部跌仆受伤，内有瘀血，疼痛肿胀者叫作血疝。

专治气，景岳箴。五苓散，加减斟。茴香料，著医林。痛不已，须洗淋。

【语译】治疗疝病，着重理气，这是张景岳先生遗留下来的良好法则。用五苓散治疗疝气，可以随症酌量加减药物。三层茴香丸也是很好的治疗疝气的方剂，在医界是比较著名的。如果疝气疼痛不止，就可以用外治的办法，以药水淋洗痛处。

【注解】专治气：明代张景岳说："疝而曰气者，病在气也，寒有寒气，热有热气，湿有湿气，逆有逆气，俱当兼用气药也。"这就是说治疗疝气着重在理气。

五苓散：是常用来治疗湿气的处方。

茴香料：即三层茴香丸，有行气止痛的功效。

洗淋：指外用药水洗淋。如《千金翼方》用雄黄一两、矾石二两、甘草一尺，煮水洗淋痛处。

附录：疝气引用处方

1. 五苓散

处方来源《伤寒论》《金匮要略》方（汉）。

组成：茯苓十八铢，猪苓十八铢，白术十八铢，泽泻一两，桂枝五钱。

作散剂，每服一钱，日服三次。

主治：水饮停积，脐下胀痛，小便不利。

方义简释：本方为利水除湿剂，方中茯苓、猪苓、白术、泽泻皆有利尿的作用，桂枝温散止痛，故能适用于各种湿气疾患。如疝气患者，脐下疼痛，小便不利，亦可采用本方。

3. 三层茴香丸

处方来源：《证治准绳》方（明）。

组成：茴香一两，川楝子一两，北沙参一两，广木香一两。

研细，米糊丸，每次服一钱，每日三次。

主治：疝气疼痛。

方义简释：本方用茴香、木香、川楝子镇痛，北沙参固气，为治疗疝气常用之止痛剂。

痰 饮

痰饮源，水气作。燥湿分，治痰略。

【语译】痰饮病的根源，是由于体内水气过多所引起的。分辨燥证和湿证，这是治痰的重要原则。

【注解】痰饮：凡呼吸道的分泌物增多，或胸胁及胃内有液体潴留，在中医学上都称为痰饮。并且认为浓稠的为痰，清稀的为饮。因为痰饮是人体内的水分经过病变的产物，所以认为水气是构成痰饮的根源。

燥湿：如痰黏稠，色黄，干涩难于咳出的就属于燥。如痰清稀，色白，容易咳出，口中黏腻的就属于湿。

四饮名，宜斟酌。参五脏，细量度。

【语译】《金匮要略》载有痰饮、悬饮、溢饮、支饮四种不同的名称，应当加以区别。同时《金匮要略》又指出痰饮可以影响五脏发生病变，这也应当仔细加以分析。

【注解】四饮：即痰饮、悬饮、溢饮、支饮。《金匮要略》上说："其人素盛今瘦，水走肠间，沥沥有声，谓之痰饮；饮后水流在胁下，咳唾引痛，谓之悬饮；饮水流行，归于四肢，当汗出而不汗出，身体疼重，谓之溢饮；咳逆倚息，短气不得卧，其形如肿，谓之支饮。"

参五脏：指痰饮影响五脏可以表现不同的症状。《金匮要略》上说："水在心，心下坚筑，短气，恶水不欲饮。水在肺，吐涎沫，欲饮水。水在脾，少气身重。水在肝，胁下支满，嚏而痛。水在肾，心下悸。"

补和攻，视强弱。十六方，各凿凿。

【语译】治疗痰饮，或用补法，或用和法，或用攻法，应当看患者的体力强弱来决定。《金匮要略·痰饮咳嗽病脉证治》篇所载的十六个方剂，如果运用得当，疗效非常明确。

【注解】补和攻：即补法、和法、攻法。虚证应当用补法，实症应当用攻法，虚证与实证兼夹的应当采用调和的方法。

十六方：指《金匮要略·痰饮咳嗽病脉证治》篇所载的十六个方剂。

凿凿：明确的意思。

温药和，博返约。阴霾除，阳火灼。

【语译】采用温性的药物来治疗痰饮，这是由博返约的一种方法。因为痰饮是水气停滞在人体内部，使用温性药品以消除痰饮就好像消除了阴沉的气象使阳光能够照耀大地一样。

【注解】温药和：即采用温性的药物，以化除痰饮的意思。《金匮要略》上说："病痰饮者，当以温药和之。"

滋润留，时医错。真武汤，水归壑。白散方，窥秘钥。

【语译】喜欢用滋润的方药来治疗痰饮，这是后世一般医生的错误。用真武汤来治疗痰饮，可以使痰饮平息，如同引水回到溪壑一样。用三物白散来治疗痰饮，就好像是得到一把钥匙，它能够打开治疗痰饮病的窍门一样。

【注解】白散：即三物白散，有祛除痰饮的功效。

附录：痰饮引用处方

1. 真武汤（见气喘方）

2. 白散

处方来源：《伤寒论》《金匮要略》方（汉）。

组成：桔梗二分，川贝母三分，巴豆二分。

作散剂，每次服一分，日服一次。

主治：寒实结胸及肺胀。

方义简释　本方为祛痰峻剂。方中贝母、桔梗祛痰止咳，巴豆有催吐及峻泻作用。若非实证痰饮，本方慎勿妄用。

消　渴

消渴症，津液干。七味饮，一服安。

【语译】消渴这种疾病，可以使人体的津液干枯。用七味白术散这个方剂来治疗消渴，很快就可以收效。

【注解】消渴：消渴病是以大渴引饮、消谷善饥、小便频数为特征。

七味饮：即七味白术散，有补养脾胃的功效。

《金匮》法，别三般。二阳病，治多端。少阴病，肾气寒。厥阴病，乌梅丸。

【语译】根据《金匮要略》所记载的方法，可以把消渴病分为三种类型来治疗。如果属于二阳为病，治疗的方药是很多的。如果表现少阴病肾气虚寒的现象，就可以用肾气丸来治疗。如果表现厥阴的病变，就可以用乌梅丸来治疗。

【注解】二阳：指足阳明胃的病变。主要症状是胃中热，口渴，消谷善饥，大便干燥，小便次数多。

少阴：指足少阴肾的病变。主要症状是饮水多，小便也多，频频饮入的水量与排尿的量相等。

厥阴：指足厥阴肝的病变。症状表现比较复杂。主要症状为消渴，气上冲心，心中疼热，饥而不欲食，食即吐蛔。

乌梅丸：有治消渴、驱蛔虫的功效，是《伤寒论》里治疗厥阴病的主要方剂。

变通妙，燥热餐。

【语译】治疗消渴病除了一般的方法而外，还有变通的办法，就是使用燥热性质的方药，也可以获得一定的效果。

【注解】变通：治疗消渴病的一般法则是采用清润的方剂以滋养津液，但如患者脾胃虚弱，且夹杂有湿气者，就应当用变通的办法给以燥热性质的药物。

附录：消渴引用处方

1. 七味白术散

处方来源：《证治准绳》方（明）。

方义简释：白术七钱，茯苓七钱，人参七钱，甘草一两五钱（炙），木香二钱五分，藿香五钱，葛根一两。

作散剂，每次服一钱，每日服三次。

主治：脾胃虚弱，津枯发热，口渴食少。

组成：本方属于健运脾胃剂，适用于消渴患者食欲不振和消化不良诸症。

2. 肾气丸（见虚劳方）

3. 乌梅丸（见心腹痛、胸痹方）

伤寒　瘟疫

伤寒病，极变迁。六经法，有真传。

【语译】伤寒这类疾病，变化极其错综复杂。用六经辨证的法则来处理伤寒各种不同的类型或各个不同的阶段，这是张仲景流传给后世的伟大创作。

【注解】伤寒病：伤寒有广狭二义。广义的伤寒包括多种急性热病。如《内经》上说："今夫热病者，皆伤寒之类也。"狭义的伤寒是指在冬季感寒致病，如《伤寒论》上说："太阳病，或已发热，或未发热，必恶寒，体痛，呕逆，脉阴阳俱紧者，名为伤寒。"这里所提的伤寒病，是依据《伤寒论》的全部内容，以六经提纲来作为辨证的标准，因而应当说它是广义的伤寒。

头项痛，太阳编。胃家实，阳明编。

【语译】头痛项强是太阳编的主要症状。胃家实是阳明编的主要症状。

【注解】太阳编：指《伤寒论》里的太阳编，编里主要是记载太阳病的症状、脉象和治法，并举出太阳病的特征是："太阳之为病，脉浮，头项强痛而恶寒。"

胃家实：胃家是指整个胃肠道，胃家实是说胃肠有实热郁结的意思。它表现的症状是身热汗出，不恶寒，反恶热，口渴，便秘，腹满，脉洪大有力。

阳明编：指《伤寒论》里的阳明编，编里主要是记载阳明病的症状、脉象和治法，并举出阳明病的特征是："阳明之为病，胃家实是也。"

眩苦呕，少阳编。吐利痛，太阴编。

【语译】目眩、口苦、发呕是少阳编的主要症状。呕吐、下利、腹痛是太阴编的主要症状。

【注解】少阳编：即《伤寒论》里的少阳编，编里主要是记载少阳病的症状、脉象和治法，并举出少阳病的特征是："少阳之为病，口苦，咽干，目眩也。"

太阴编：即《伤寒论》里的太阴编，编里主要是记载太阴病的症状、脉象和治法，并举出太阴病的特征是："太阴之为病，腹满而吐，食不下，自利益甚，时腹自痛，若下之，必胸下结硬。"

但欲寐，少阴编。吐蛔渴，厥阴编。

【语译】只是昏沉思睡，是少阴编的主要症状。吐蛔虫、消渴是厥阴编的主要症状。

【注解】少阴编：即《伤寒论》里的少阴编，编里主要是记载少阴病的症状、脉象和治法，并举出少阴病的特征是："少阴之为病，脉微细，但欲寐也。"

厥阴编：即《伤寒论》里的厥阴编，编里主要是记载厥阴病的症状、脉象和治法，并举出厥阴病的特征是："厥阴之为病，消渴，气上撞心，心中疼热，饥而不欲食，食则吐蛔，下之利不止。"

长沙论，叹高坚。存津液，是真诠。

【语译】 张仲景《伤寒论》中的六经辨证法则，非常高深严谨，令人叹服。注意保存患者的津液，是《伤寒论》中辨证施治的主要精神。

【注解】 长沙论：指张仲景所作的《伤寒论》。

真诠：指正确解释《伤寒论》的意义。

汗吐下，温清悬。补贵当，方而圆。

【语译】 汗、吐、下、温、清、补是六种治病的方法，彼此各不相同，在治疗疾病时，应当根据患者的具体情况，灵活运用这些治疗方法。

【注解】 汗吐下：即汗法、吐法、下法。汗法是用以解表，吐法是用以催吐，下法是用以攻里。

温清：即温法与清法。温法是用来治寒证，清法是用来治热证。

悬：悬殊的意思。

补：即补法，适用于身体虚弱的患者。

方而圆：是既有一定的规律，又要灵活运用的意思。

规矩废，甚于今。二陈尚，九味寻。香苏外，平胃临。

【语译】《伤寒论》所创立的规矩是非常良好的，可是后来有些医生却没有很好地去钻研它，这就等于废弃了《伤寒论》的良好法则，这种风气尤以现代最为普遍。近来一般医生治疗伤寒病，喜欢用二陈汤或九味羌活汤，除了香苏饮之外，还习用平胃散。

【注解】二陈：即二陈汤（见心腹痛、胸痹第七）。

九味：即九味羌活汤，是一个通治四时感冒的处方。

香苏：即香苏饮（见心腹痛、胸痹第七）。

平胃：即平胃散（见痢疾第六）。

汗源涸，耗真阴，邪传变，病日深。目击者，实痛心。医医法，脑后针。

【语译】机械地采用上述方剂去治疗伤寒，而不按照六经病变的具体情况去分别施治，那就容易使人体的汗源枯竭，消耗真阴，以致邪气传变，造成病势深重。眼见有许多患者，就是因为这样的治疗终于不能挽救，这是令人非常痛心的。为了纠正这些不懂得治伤寒病的法则，应该在容易发生偏差的医生们脑后痛下一针，叫他们好好记住治伤寒病应当注重保存津液。

【注解】汗源涸：指身体内的水分枯竭。

真阴：即肾阴（肾水），解释见虚劳篇。

若瘟疫，治相侔。通圣散，两解求。

【语译】若是瘟疫类的疾病，治疗法则有与伤寒相同之处。用防风通圣散来治疗瘟疫，可以做到表里两解。

【注解】瘟疫：指多种流行甚广的急性传染病。

相侔：相同的意思。

通圣散：即防风通圣散，有解表攻里的功效，是治急性热病的重型方剂。

两解：即同时施用解表和攻里的方法。

六法备，汗为尤。达原饮，昧其由。司命者，勿逐流。

【语译】治疗瘟疫，在前面所提出的六法当中，以汗法尤为重要。只是知道用达原饮这个处方来治疗瘟疫，实际上对于瘟疫的病原还是没有认识的。希望掌握患者生命的医生们，不要随着一般习惯用达原饮去泛治瘟疫病。

【注解】六法：即上述汗、吐、下、温、清、补六法。

达原饮：是明代吴又可《瘟疫论》用来治瘟疫的主要方剂。

附录：伤寒瘟疫引用处方

1. 二陈汤（见心腹痛、胸痹方）

2. 九味羌活汤

处方来源：《证治准绳》方（明）。

组成：羌活一钱五分，防风一钱，苍术一钱，细辛五分，川芎八分，白芷八分，生地黄八分，黄芩八分，甘草六分。

作煎剂，日服三次。

主治：四时感冒。

方义简释：本方为常用之发表剂。方中用羌活、防风、苍术、细辛、川芎、白芷等大队辛温药物以祛风散寒，又用黄芩、生地黄以清里热，甘草调和诸药。凡四时感冒，症见恶寒无热、头身疼痛、脉浮有力者皆可采用。

3. 香苏饮（见心腹痛、胸痹方）

妇人经产杂病

妇人病，四物良。月信准，体自康。

【语译】治疗妇科的疾病，四物汤是一个良好的方剂。只要每月的经期正常，身体自然就能够保持健康。

【注解】妇人病：指妇科常见的疾病，如月经不调、胎前产后疾病等。

四物：即四物汤。是妇科最习用的处方，有养血和血的功效。

月信：即月经。正常的月经，是每月按期而至，故称月信。

渐早治，药宜凉。渐迟至，重桂姜。

【语译】如每次月经逐渐提前，就应当施用凉性的药物去治疗；如每次月经逐渐推迟，就应当采用温热性的药物如肉桂、干姜等去治疗。

【注解】早至：月经先期，属于血热，故宜用凉药。

迟至：月经后期，属于血寒，故宜用温热药。

错杂至，气血伤。归脾法，主二阳。

【语译】月经或早或迟，错杂无定，这是由于气血损伤的缘故。用归脾汤的方法来治疗月经病，最适合于二阳为病所造成的胃弱血虚的患者。

【注解】归脾：即归脾汤（方见虚劳）。

兼郁结，逍遥长。种玉者，即此详。经闭塞，禁地黄。

【语译】如果兼有情志伤的忧思抑郁以致月经错乱，最好采用逍遥散治疗。为了要治好月经病，使妇女能够怀孕生育，就必须熟悉以上所说的各种调治月经紊乱的方法。当月经闭塞不通的时候，应该禁止使用像地黄那样的滋腻药品。

【注解】逍遥：即逍遥散，是妇科常用的处方，有疏理肝气、扶助脾胃的功效。

种玉：这里用来比喻生育后代。

孕三月，六君尝。安胎法，寒热商。

【语译】在怀孕三个月以内的时间，常有呕吐、不思食的情况，可用六君子汤内服。安胎的方法，应当辨别病者是寒证还是热证，以便分别治疗。

【注解】六君：即六君子汤（方见隔食反胃第八）。

安胎：凡能制止孕妇的腹痛、漏血或腹中胎动异常等症状都可叫作安胎。

难产者，保生方。开交骨，芎归乡。

【语译】难产的孕妇，可以内服保产无忧散。临产时产门不开者，可以内服加味芎归汤。

【注解】保生方：指保产无忧散，是临产以前常用的处方。

交骨：指产门。

芎归：即加味芎归汤，有催生的功效。

血大下，补血汤。足小趾，艾火烫。

【语译】如在临产时下血太多，可用当归补血汤治疗。如系横产，胎见手先产出，可用灸法，在产妇右脚小指尖用艾火灸。

【注解】补血汤：即当归补血汤，有补血的功效。

足小趾：指产妇的右足小趾。

烫：灸的意思。

胎衣阻，失笑匡。产后病，生化将。合诸说，俱平常，资顾问，亦勿忘。

【语译】产后胎衣不下，可用失笑散治疗。一般产后的疾病，可以用生化汤治疗。以上各种方法，俱平常所习用者，可供临产时参考而不应当忘记。

【注解】胎衣：即胎盘。

失笑：即失笑散，有行瘀止痛的功效。

生化：即生化汤，有温中行血的功效。

精而密，长沙室。妊娠篇，丸散七。

【语译】治疗妇科病的精密方法，应当研讨张仲景的著作。《金匮要略·妇人妊娠病脉证并治》篇所列的十个处方中，有七个是丸剂和散剂。

【注解】长沙室：这里是指张仲景所著的《金匮要略》。

妊娠篇：即《金匮要略》中妇人妊娠病脉证并治篇。

桂枝汤，列第一。附半姜，功超轶。内十方，皆法律。

【语译】妊娠篇中的方剂，第一就是桂枝汤。用附子、半夏、干姜等药物来治疗妊娠病，健运脾胃的功效是很高的。在妊娠篇内所列的十个方剂，处方用药都很严谨，好像法律一样。

【注解】桂枝汤：对于妊娠初起有健胃的功效。

附半姜：即附子、半夏、干姜。

超轶：超越寻常的意思。

内十方：指《金匮要略·妇人妊娠病脉证并治》篇内所列的十个处方。

产后篇，有神术，小柴胡，首特笔。

【语译】《金匮要略·妇人产后病脉证治》篇，记载有很好的方法，小柴胡汤就是篇中首先列出的一个方剂。

【注解】产后篇：即《金匮要略·妇人产后病脉证治》篇。

神术：比喻方法良好的意思。

小柴胡：即小柴胡汤（方见咳嗽第四），在产后篇里用来治产后发呕、不能食。

竹叶汤，风痉病。阳旦汤，功与匹。

【语译】竹叶汤这个处方，可以治疗产后中风发痉。阳旦汤也是治产后中风病的处方。竹叶汤适用于热证，阳旦汤适用于寒证，二者的功效都很好。

【注解】竹叶汤：是一个治产后中风发痉的处方。这里所谓中风，即伤风的意思。

风痉疾：指产后遭受风寒因而引起痉挛的疾病。

阳旦汤：也是一个治产后中风病的处方。

腹痛条，须详悉。羊肉汤，疠痛谧。

【语译】《金匮要略·妇人产后病脉证治》篇所载的关于腹痛的条文，应当仔细熟悉。当归生姜羊肉汤可以治产后腹中疠痛。

【注解】羊肉汤：即当归生姜羊肉汤，有温中补血的功效。

疠痛谧：疠痛，形容产后血虚，腹中绵绵作痛的情况。谧，是安静的意思。

痛满烦，求枳实。若脐痛，下瘀吉。

【语译】如产后腹痛，烦满不得卧，可用枳实芍药散。如固定在脐下疼痛，可用下瘀血汤。

【注解】枳实：即枳实芍药散，有消胀止痛的功效。

下瘀：即下瘀血汤，有行血消瘀的功效。

痛而烦，里热窒，攻凉施，毋固必。

【语译】如果产后腹痛，烦躁发热，不大便，脉实，这是里热闭塞不通的现象，可以采用攻下法和清凉法去治里热，不必固执以为产后一定要补气血。

【注解】攻凉：指攻下和清凉的方法。

杂病门，还熟读。二十方，效俱速。随症详，难悉录。惟温经，带下服。

【语译】《金匮要略·妇人杂病脉证并治》篇，还是应当熟读的。篇里共有二十个处方，疗效都比较迅速。这些方剂各有其适应症，可以参阅《金匮要略》的记载，这里不一一例举。惟有温经汤这个方剂，是用来治疗妇女带下病的。

【注解】杂病门：指《金匮要略·妇人病脉证并治》篇。

二十方：指《金匮要略·妇人病脉证并治》篇所载的二十个处方。

温经：即温经汤，是妇科较常用的处方，有温中养血的功效。

带下：古称妇女腰带以下的疾病称为带下。

甘麦汤，脏躁服。药到咽，效可卜。道中人，须造福。

【语译】甘麦大枣汤这个处方，是用来治疗脏躁病的。只要采用这个处方，效果是可以预期的。研究妇科病的医生们，应当很好地应用前人的经验来治好疾病，为患者谋求幸福。

【注解】甘麦汤：即甘麦大枣汤，是《金匮要略》用来治脏躁病的专方。

脏躁：是一种常见的妇科病。《金匮要略·妇人杂病脉证并治》篇说："妇人脏躁，悲伤欲哭，像如神灵所作，数欠伸，甘麦大枣汤主之。"

道中人：指研究医学的人们。

附录：妇人经产杂病引用处方

1. 四物汤

处方来源：《太平惠民和剂局方》（宋）。

组成：熟地黄三钱，当归身三钱，白芍药二钱，川芎一钱五分。

作煎剂，日服三次。

主治：一切血虚体弱，及妇女月经不调，腰痛腹痛。

方义简释：本方为养血通用方剂，方中川芎、当归温和血脉，地黄、芍药养血滋阴。最适用于妇科血虚诸病。

2. 归脾汤（见虚劳方）

3. 逍遥散

处方来源：《太平惠民和剂局方》（宋）。

组成：柴胡七分，白术一钱，茯苓一钱，当归一钱，白芍一钱五分，甘草八分（炙），陈皮八分，薄荷五分。

作散剂，每次服一钱，每日服三次。

主治：肝气抑郁，月经不调，两胁作痛，或腰痛、腹痛。

方义简释：本方为妇科常用方剂，方中当归、白芍养血，白术、茯苓、甘草、陈皮健运脾胃，柴胡、薄荷疏肝解郁。对妇科情志抑郁诸症，本方有解郁调经之效。

4. 六君子汤（见隔食反胃方）

5. 保产无忧方

处方来源：《集验方》（宋）。

组成：厚朴七分，蕲艾七分，当归一钱五分，川芎一钱五分，黄芪八分，芥花八分，川贝母一钱，菟丝子一钱，羌活五分，甘草五分，枳壳六分，白芍二钱，生姜三片。

作煎剂，日服三次。

主治：产前胎动不安，腰酸腹痛。

方义简释：本方为产前常用方剂，方义以调和气血为主，药味分量虽轻，但效果良好，凡产前胎动不安，或势欲小产者，可以服用。

6. 加味芎归汤

处方来源:《证治准绳》方（明）。

组成:当归二钱五分,川芎一钱,龟甲一钱,发灰一钱。

做汤剂,缓缓温服。

主治:难产或子死腹中。

方义简释:本方为催生剂,主药为当归、川芎,有活血作用,临产服之,有镇痛催生作用。

7. 当归补血汤

处方来源:《卫生宝鉴》方（元）。

组成:黄芪一两,当归二钱。

作汤剂,日服三次。

主治:失血之后,血虚身热。

方义简释:本方以黄芪补气,当归养血,取阳生阴长,无形能生有形之意,为妇科补血方中最为平稳之方剂。

8. 失笑散（见心腹痛、胸痹方）

9. 生化汤

处方来源:傅青主方（清）。

组成:当归八钱,川芎三钱,桃仁十四粒,黑姜五分,甘草五分（炙）。

加黄酒或童便,作煎剂,分二次服。

主治:产后恶露不行,瘀血腹痛。

方义简释:本方为产后常用方剂,方中药物有温活血分、消除瘀血之作用,对于产后恶露不尽、肚腹疼痛者颇为适合。

10. 桂枝汤（见痢疾方）

11. 小柴胡汤（见咳嗽方）

12. 竹叶汤

处方来源：《金匮要略》方（汉）。

组成：竹叶一握，葛根三两，防风一两，桔梗一两，桂枝一两，人参一两，甘草一两（炙），生姜五两，大枣十五枚。

作煎剂，分三次服。

主治：产后中风，发热面赤，气喘头痛。

方义简释：本方用竹叶、葛根、桂枝、防风、桔梗解表退热，人参、甘草、生姜、大枣主持正气。因产后伤风，气虚而兼表邪，故用本方以兼顾表里。

13. 阳旦汤

处方来源：《金匮要略》方（汉）。

组成：桂枝六两，芍药三两，生姜三两，甘草二两（炙），大枣十二枚，附子一枚（炮）。

作煎剂，分三次服。

主治：产后中风，连续数十日不解，头痛，恶寒，干呕，出汗。

方义简释：本方即桂枝汤加重桂枝再加附子，有解表除寒的效用，凡产后感受风寒、头痛、畏寒、汗多、肌肉强痛者，可以采用本方。

14. 当归生姜羊肉汤

处方来源：《金匮要略》方（汉）。

组成：当归三两，生姜五两，羊肉一斤。

作煎剂，分三次服。

主治：产后血虚，腹痛。

方义简释：本方用当归、生姜以温血除寒，羊肉补血止痛。极适合于产后血虚腹痛之患者。

15. 枳实芍药散

处方来源：《金匮要略》方（汉）。

组成：枳实、芍药各等分。

作散剂，每次服一钱，日服三次。

主治：产后腹痛烦满，不得卧。

方义简释：产后腹痛烦满，不得卧，属血郁实证，故用枳实行气破滞，芍药和血止痛，使血气通畅，疼痛自止。

16. 下瘀血汤

处方来源：《金匮要略》方（汉）。

组成：大黄二两，桃仁二十个，䗪虫二十个。

作煎剂，分四次服，如服药后血去痛止者即停服。

主治：产后腹痛，有瘀血着脐下，亦治经水不利。

方义简释：本方为行血消瘀剂，如瘀血停滞，腹中剧痛，痛有定处，可用本方逐去瘀血。惟药力甚峻，必须慎用。

17. 温经汤

处方来源：《金匮要略》方（汉）。

组成：吴茱萸三两，当归二两，川芎二两，白芍二两，人参二两，桂枝二两，阿胶二两，丹皮二两，甘草二两（炙），生姜三两，半夏五合，麦冬一升。

作煎剂，分三次服。

主治：经期不调，虚寒不孕。

方义简释：本方为养血温经剂。方中当归、川芎、白芍、阿胶、麦冬、丹皮养血和血，吴茱萸、桂枝、生姜温经除寒，人参、甘草、半夏补气健胃。凡妇女血气虚弱、月经不调、腰冷腹痛者，可以采用本方。

18. 甘麦大枣汤

处方来源：《金匮要略》方（汉）。

组成：甘草三两，小麦三合，大枣十枚。

作煎剂，分三次服。

主治：妇女脏躁病，善悲。

方义简释：脏躁病善悲欲哭，神志不宁，故用甘草、大枣、小麦等甘缓药物，以缓其急迫，安定神志。本方药性平和，为治疗脏躁病之有名方剂。

小 儿

小儿病，多伤寒，稚阳体，邪易干。

【语译】在儿科的疾病中，比较多见的是伤寒病，因为小儿年幼，阳气不够充实，容易遭受病邪的侵犯。

【注解】伤寒：包括多种急性热病。

稚阳：指小儿的身体幼嫩，还不够充实。

凡发热，太阳观。热未已，变多端。

【语译】凡开始受病，出现发热恶寒的症状，就可以把它看成是太阳病。如果发热持续不退，病情就会转变得非常复杂而严重。

【注解】太阳：即太阳病，是疾病初起的阶段，主要症状为发热恶寒、头痛项强。

太阳外，仔细看。遵法治，危而安。

【语译】如疾病的发展已经超越太阳病的范围，那就必须根据所出现的症状，仔细观察，才能明确疾病变化发展的趋势。只要能够认清症状，遵照《伤寒论》六经提纲所指示的法则而予以适当的治疗，那就可以使许多严重的疾病转危为安。

【注解】遵法：指遵照《伤寒论》的六经辨证法。

若吐泻，求太阴。吐泻甚，变风淫。慢脾说，即此寻。

【语译】若出现呕吐、腹泻的症状，就应当按太阴病治疗。吐泻得厉害，就会发现抽风的症状。因为这种抽风来势较慢，并且又是吐泻以后所产生的，所以就称为慢脾风。

【注解】太阴：即太阴病，主要表现为消化道功能的减退，如呕吐、腹泻、腹胀、腹痛、不思饮食等症状。

风淫：指吐泻后丧失水分过多，风气过重，以致成为抽风的病变。

慢脾：即慢脾风，是由于脾胃功能紊乱，长期吐泻以致成为抽风的一种疾病。

阴阳证，二太擒，千古秘，理蕴深。即痘疹，此传心。谁同志，度金针。

【语译】治疗小儿疾病的阴证和阳证，首先就要注意分辨太阳和太阴，这是长期经验所积累下来的要诀，包含的意义非常深厚。对于小儿的天花和麻疹，也可以按上述的辨证方法去分别施治。如有愿意研究医学的同志，能够根据以上所说的理论法则去认真学习，那么他就可以得到很好的传授。

【注解】阴阳证：小儿一般疾病，不是外受感染，就是内伤饮食。属于外感有发热恶寒症状的就称为阳证；属于伤食有呕吐腹泻症状的就称为阴证。

二太擒：二太是指太阴与太阳。擒是掌握的意思。

痘疹：指天花与麻疹。

金针：这里用来比喻得到很好的传授。

五脏辨证论治歌诀

中焦病多在脾胃，下焦病多在肝肾；至于六经辨证，更直接标明脏腑，所以脏腑辨证的概括性是最强的。如果以脏腑辨证为基础，再进一步钻研其他辨证方法，也就更容易理解和掌握了。脏与腑是相合的，其所发病状和所用药物，很大部分是相似的，所以本篇是以脏病来概括腑病的，对腑病难以概括入脏病的部分，采取附列在所合脏病后面的办法来解决，这样就把脏腑辨证基本上简化为五脏辨证了。我认为这样处理更有利于我们执简驭繁地去进行辨证施治。至于八纲辨证，那只是分辨疾病的性质，如果没有具体的发病部位，疾病的性质也就无法反映出来，如果五脏辨证不结合八纲辨证，也是无法进行辨证的。所以本篇是把五脏辨证和八纲辨证结合起来的，这样就比单讲八纲辨证更为确切具体。

3. 本篇主要列了五脏的虚实寒热所表现出的各种病状及常用药物，都是本人在医疗实践中反复体验和行之有效的，在使用各条下所列药物时，应根据病情灵活选用，不能全部照抄，因在临床中病情大多不是单一的，如几脏同病、寒热错杂、虚实相间等，这就要从其表现出的各种病状中具体进行分析，如分析出既有脾阳虚的症状，又有肾阳虚的症状，就应在补脾阳和补肾阳条下分别选用药物。又如分析出既有肝气郁和脾阳虚的症状，又有脾湿脾滞的症状，就应在疏肝气、补脾阳、燥脾湿、行脾气条下分别选用药物，综合起来就成为一张辨证施治的药方，这样即使成方不熟也可以进行处方，而且机动、灵活，同时也可以帮助理解成方和使用成方，加减取舍都比较方便，这是我在具体临床中深有体会的。拙著《杂病辨证论治验案》就是主要根据这样的辨证方法来处理的，实践证明效果是较好的。在用药的分量上，由于年龄的大小、体质的强弱、气候的寒热、得病的新久、病势的缓急等情况而有差异，故本篇对各种药物的使用量未与标明，可参照各种本草或中药书籍上所定常用量进行灵活掌握。

4. 对难以概括入五脏的疾病，如血症、风湿等，特附记在篇后。本篇为了使初学者便于记忆，故力求简要，并采取歌诀形式，这就难免在文字和音韵上受到一定限制，所以又加上了一些注解以补充某些词不达意的地方。由于本人的学习不够，经验也很贫乏，错误和遗漏的地方肯定是不少的，希望学院党委和同志们批评指正。

李斯炽

概　述

学医学，为革命，政治方向要端正，

必须面向工农兵，预防为主除疾病。

不为利，不为名，虚心学习白求恩，

工作极端负责任，毫不利己专利人。

大方向，要辨明，毛泽东思想是指针，

搞好思想革命化，政治统帅是灵魂。

多实践，多临诊，一分为二要记清，

学好唯物辩证法，敢于革命敢创新。

祖国的，中医药，应当努力来发掘，

中西结合共提高，创造崭新医药学。

中医学，有八纲，总括一切是阴阳，

虚实寒热表和里，贯穿理法和方药。

阴和阳，是辨证，对立统一互矛盾，

相互消长与转化，一切事物都反映。

要治病，先辨证，五脏辨证最简明，

先辨肝心脾肺肾，虚实寒热要分清。

辨五脏，最为先，身体各部都相关，

不管病状有千万，辨出五脏就不难。

肝藏血，主筋脉，经连少腹与胁肋（注一），

开窍于目性疏泄，郁则气滞怒上逆。

心藏神，主血脉，手少阴经系于舌，

更有汗为心之液，外暑内喜多受邪。

脾性升，恶湿邪，运化水谷生气血，

开窍于口统血液，肌肉四肢赖供给。

肺主气，司呼吸，通调水道朝百脉（注二），

外合皮毛布津液（注三），性降恶燥通鼻嗌（注四）。

肾脏者，命之根，分为肾阳与肾阴，

久病不治必伤肾，肾藏五脏六腑精。

肾主水，又纳气，齿骨脑髓关于是（注五），

开窍于耳司二便，更与冲任相联系（注六）。

五脏间，关系密，互相联系不孤立，

相互依存与制约，一脏犯病余波及（注七）。

脏属阴，腑属阳，肝脏合胆心小肠，

肺合大肠脾合胃，肾脏合腑是膀胱。

心包络，心外卫，功能与心本相类，

三焦内脏之外腑，上焦胸部包心肺。

在中焦，包脾胃，下焦肝肾下腹位，

此外尚有奇恒腑，均可归纳五脏内（注八）。

脏与腑，统经络，按经寻病也简略，

此篇为了求扼要，其他问题暂不说。

诊疾病，先调查，望闻问切四诊法，

综合材料来判断，找出何脏把病发。

或虚证，或实证，或属寒热细辨认，

或是在表或在里，或是几脏同时病。

伏所主，先所因（注九），主次矛盾要分清，

先主后从迎刃解，提纲挈领自然明。

若结论，已明确，就可随证选用药，

怎样具体来辨证，下面一一分别说。

注一：指足厥阴肝经通过胁肋和少腹部位。

注二：通调水道：《素问·经脉别论》云："饮入于胃，游溢精气，上输于脾，脾气散精，上归于肺，通调水道，下输膀胱。"指液体食物中的营养成分被脾脏吸收以后，其余的便在肺脏的调节下，通过三焦水道，最后下输膀胱，排出体外。肺朝百脉：《素问·经脉别论》云："脉气流经，经气归于肺，肺朝百脉。"肺朝百脉就是指百脉都流经肺脏，说明肺与百脉有密切的关系。

注三：指肺脏有向全身输布津液的作用。

注四：即是咽喉。

注五：《素问·宣明五气》云："肾主骨。"《灵枢·五味》云："齿者，骨之所络也。"《杂论》谓："齿为肾之标，骨之余。"《素问·阴阳应象大论》云："肾生骨髓。"《逆调论》云："肾不生，则髓不满。"《素问·五脏生成》云："诸髓者皆属于脑。"《灵枢·海论》亦有"脑为髓之海"的说法。说明肾脏与齿、骨、脑髓之间都有密切的关系。

注六：《素问·上古天真论》云："女子二七而天癸至，任脉通，太冲脉盛，月事以时下，故有子……七七任脉虚，太冲脉衰少，天癸竭，地道不通，故形坏而无子也。"王冰注说："任脉、冲脉皆奇经也，肾气全盛，冲任流通，经血渐盈，应时而下。冲为血海，任主胞胎，二者相资，故能有子。"因此，冲、任二脉均与肾脏有关。

注七：指五脏中的一脏犯病是会波及其他脏器的。

注八：奇恒之腑指脑、髓、骨、脉、胆、女子胞，脑、髓、骨与肾有密切的关系。注五中已经讲到"心主血脉"，故脉和心脏有密切的关系。肝和胆相为表里，故肝与胆有密切联系。女子胞即子宫，子宫赖肾气而生长发育，女子行经养胎又需要血的供给，心主血，肝藏血，故子宫和心脏、肝脏、肾脏有关，所以奇恒之腑的病变也可以通过五脏反映出来。

注九：《素问·至真要大论》云"必伏其所主，而先其所因"，意即要制服主要的病证，必定先要针对这一主要病证的主要原因去治疗。

肝　脏

肝阴虚，肝阳亢，眼睛发花头晕胀，

指甲青枯耳朵响，手足发麻全身僵。

性躁急，睡不得，足板发冷手心热，

脉浮弦硬沉无力，舌头少苔淡红色。

养肝阴，用女贞，潼蒺生地玉竹参，

牡蛎鳖甲软肝硬，首乌熟地使血生。

平肝阳，用钩藤，磁石龙骨石决明，

菊花天麻珍珠母，敛肝还数白芍行。

阳亢甚，易动风，头痛口燥神昏蒙，

半身不仁又不用（注十），舌强语蹇（注十一）面发红。

痰涎涌，便不通，项背反张似角弓（注十二），

口眼歪斜四肢动（注十三），脉浮弦数舌质红。

息肝风，用蜈蚣，琥珀僵蚕与全虫，

磁石朱砂羚羊角，养肝逐痰把窍通（注十四）。

肝气郁，胸闷闭，咽间梗阻或嗳气，

肋巴胀痛心口疼，耳朵发聋头发晕。

心发烦，怒冲天，更加呕吐又吞酸，

气塞痰喘小腹满，舌质暗晦脉细弦。

疏肝气，用青皮，枳壳香附与刺蒺，

柴胡佛手川楝子，行血郁金与丹皮。

气郁痰，成瘰疬（注十五），化瘰贝母与带皮，

海藻昆布夏枯草，蛤粉瓦楞与牡蛎。

肝气寒，吐清涎，小腹疝气痛绵绵，

两肢腿肚把筋转，舌苔青滑脉沉弦。

温肝气，用吴萸，疝气须用青陈皮，

小茴橘核荔枝核，转筋木瓜效亦奇。

肝热病，目赤疼，口苦咽干热泪淋，

舌赤心烦小便黄，脉象弦数睡不宁。

清肝热，用菊花，桑叶木贼夜明砂，

蝉蜕山栀青葙子，谷精（注十六）薄荷密蒙花。

泻肝火，龙胆草，栀子黄连黄芩好，

芦荟青黛草决明，大黄黄柏夏枯草。

肝湿热，吃不得，舌苔厚腻带黄色，

目黄胁痛口中苦，身黄尿黄大便白。

清湿热，用茵陈，金钱车前（注十七）满天星，

芦根滑石雄黄连，防己黄柏糯稻根。

湿热久，化毒气，血中有热不清利，

或发斑疹或恶疮，发热红肿或下痢。

解热毒，土茯苓，银花连翘蒲公英，

甘草柴胡败酱草，大青叶与板蓝根。

山慈菇，侧耳根，铁杆油菜紫地丁（注十八），

漏芦绿豆马齿苋，射干马勃山豆根。

胆气虚，脾生痰，烦躁惊悸不得眠，

痰涎涌盛口中苦，舌淡苔滑脉细弦。

胆虚证，有良方，不寒不燥温胆汤，

陈皮茯苓法半夏，枳壳竹茹甘草姜。

注十：不仁又不用意即麻木不仁和不能运动

注十一：意即舌头强硬，语言蹇涩，说话不清除。蹇，音俭。

注十二：患者的头项强直，腰背反折，向后弯如角弓状。

注十三：指手足抽搐

注十四：肝风的病机除肝阴亏损、阳亢生风外，一般均合并出现夹痰蒙蔽心窍的症状，故治法除使用养阴潜阳息风药外，还应加入逐痰与开窍药物。

注十五：瘰疬《中国医学大词典》云："此证由于忧思恚怒，肝家郁火，煎熬成痰，滞于经络，以致筋缩而生核，累累如贯珠。或生于项，或生于腋。初如豆粒，后如梅李。"

注十六：即谷精草。

注十七：即金钱草、车前仁或车前草。

注十八：即紫花地丁。

心　　脏

心阴虚，心累跳，许多事情都忘掉，

多梦易惊睡不好，盗汗（注十九）口干发烦躁。

补心阴，用沙参，生地白芍当归身，

天冬麦冬与玉竹，丹参祛瘀又生新。

心气虚，神涣散，心悸（注二十）胸闷出虚汗，

面色㿠白并气短，脉象细弱舌质淡。

补心气，用茯神，党参白术与茯苓，

大枣黄芪炙甘草，止汗浮麦（注二十一）麻黄根。

安心神，柏子仁，龙骨牡蛎夜交藤，

磁石朱砂灶心土，琥珀远志酸枣仁。

心窍闭，神昏迷，阳盛发狂阴癫疾（注二十二），

阳证舌绛脉滑大，阴证舌淡脉无力。

开心窍，用牛黄，郁金皂角苏合香，

麝香冰片石菖蒲，寒痰宜温热宜凉。

心热病，笑不停，心胸发痛如刺针，

头热多话睡不稳，小便黄赤颜色深。

或木舌，或重舌（注二十三），舌头肿大吐衄血（注二十四），

满面通红舌尖赤，口渴欲饮疾数脉。

欲清心，用莲心，黄连麦冬并玄参，

银翘（注二十五）生地与栀子，草梢（注二十六）犀角竹叶心。

注十九：即晚上睡着了出汗。

注二十：即心累心跳。

注二十一：即浮小麦。

注二十二：《难经·二十难》说："重阳者狂，重阴者癫"，都是指的精神错乱的疾病。狂症表现为兴奋状态，癫症表现为抑郁状态。

注二十三：木舌，即舌肿满口，坚硬不能转动。重舌，即舌下静脉瘀血而肿胀，如多生一小舌，或与舌体连贯成花状。

注二十四：即血之上出或旁出者，如鼻衄、舌衄、齿衄、肌衄等。

注二十五：即银花，连翘。

注二十六：即甘草梢。

脾　脏

脾阳虚，面萎黄，消化不好大便溏，

全身浮肿是虚胖，整天爱睡不离床。

或消瘦，气不够，四肢无力冷气透，

腹部喜按爱发呕，脉虚舌淡痰涌喉。

补脾阳，用党参，黄芪白术与茯苓，

泡参山药炙甘草，大枣莲肉与黄精。

脾阳陷，气下沉，食入不化少精神，

子宫脱垂肛下坠，面白舌淡脉虚沉。

补中气，用党参，升麻柴胡把气升，

黄芪白术炙甘草，再加陈皮当归身。

脾虚者，兼出血，健忘怔忡（注二十七）面色白，

食少不寐与泄泻，可用归脾（注二十八）来统摄。

胃阴虚，口发干，呕逆食少胃不安，

舌本少苔色红淡，脉象软弱在右关。

养胃阴，用石斛，蔗浆梨汁解口渴，

玄参麦冬天花粉，升津解肌有粉葛。

蜂蜜糖，牛乳酪，芡实莲子米百合，

荷叶藕汁明沙参，粳米饴糖怀山药。

脾胃滞，食不入，大腹满痛脘不舒，

二便不利喜呕吐，舌苔白腻脉沉濡。

醒脾气，芳香药，苏叶豆蔻花与壳，

藿香砂仁绿萼梅，佩兰玫瑰建菖蒲。

行脾滞，用乌药，青藤（注二十九）木香与枳壳，

香橼佛手青陈皮，藿梗香附炒白术。

降胃气，用厚朴，枳实槟榔是下药，

莱菔（注三十）消胀真不错，杏仁蒌仁半夏曲。

脾受湿，身沉重，四肢无力全身痛，

食少便溏发水肿，脉濡舌腻头如蒙。

除脾湿，苍术宜，扁豆除湿又健脾，

薏仁瓜瓣（注三十一）豆黄卷，消胀利水大腹皮。

有食积，胃不安，食少嗳腐又吞酸，

大便清稀腹胀满，脉实苔厚易生痰。

消食积，谷麦芽，鸡金（注三十二）神曲阳春砂，

酒积葛花枳椇子，欲消肉积用山楂。

有虫积，腹胀满，腹痛时剧又时缓，

食腥更痛腹梗起，面部唇膜有白点。

脉乍大，又乍缓，口吐清水舌红点，

皮肤黄萎巩膜蓝，消瘦错齿饥饿感。

欲驱虫，使君子，芜荑雷丸与榧子，

鹤虱乌梅苦楝皮，贯众槟榔南瓜子。

脾受寒，唇舌淡，食少腹痛喜热按，

脉迟肤肿色黄黯，呕吐泄泻四肢倦。

欲温脾，用干姜，草果蔻仁小茴香，

胡椒法夏桂枝木，吴萸生姜与炮姜。

益智仁，高良姜，胃寒呃逆用丁香，

花椒顺气兼杀虫，欲泻寒积巴豆霜。

有胃热，最吃得，牙龈肿痛或出血，

口中黏甜或吐哕（注三十三），小便深黄唇赤色。

或热泻，或便结，口渴嘴臭唇起裂，

热极发狂乱神舍，舌赤少津滑数脉。

清胃热，用石膏，黄芩知母与连翘，

欲泄热积番泻叶，枳实大黄与芒硝。

注二十七：刘完素《素问玄机原病式》云："心胸躁动，谓之怔忡。"即心累心跳的意思。

注二十八：归脾汤由当归、黄芪、党参、白术、茯神、酸枣仁、远志、木香、龙眼肉、生姜、大枣、炙甘草组成。

注二十九：指青藤香。

注三十：指莱菔子。

注三十一：指冬瓜仁（或丝瓜瓣）。

注三十二：指鸡内金。

注三十三：有物无声为吐，有声无物为哕，有物有声为呕。

肺　脏

肺阴虚，多干咳，痰少质黏气上逆，

口干咽燥声嘶哑，有时痰中还带血。

喉发痒，鼻发干，两颧发红大便难，

舌红苔少脉细数，盗汗劳热骨蒸烦（注三十四）。

养肺阴，用生地，天冬麦冬与雪梨，

百部百合与荸荠，川贝沙参玉竹宜。

清虚热，用青蒿，鳖甲白薇与秦艽，

生地知母地骨皮，胡连银柴（注三十五）退虚热。

润肠燥，火麻仁，桃仁杏仁柏子仁，

芝麻郁李（注三十六）瓜蒌子，蜂蜜猪脂蓖麻仁。

肺气虚，语言弱，呼吸微细毛发落，

面色㿠白体懒惰，虚咳痰白有泡沫。

舌淡滑，脉虚细，肛门脱出久下痢，

全身肤胀目窠肿，表虚自汗怕冷气。

补肺气，用党参，黄芪怀药薏苡仁，

泡参蛤蚧胎盘粉，炙草胡桃与黄精。

敛肺气，又涩肠，诃子白果乌梅强，

五味五倍（注三十七）石榴皮，久痢石脂（注三十八）禹余粮。

肺气实，气喘粗，咽喉壅塞语难出，

胸胁胀满很痛苦，脉浮滑大痰漉漉。

开肺气，用大力，桔梗蝉蜕与辛夷，

瓜壳射干胖大海，薤白辛温开胸痹。

利肺气，用枳壳，橘红陈皮和乌药，

紫菀款冬（注三十九）白芥子，香橼浙贝丝瓜络。

降肺气，用杏仁，前胡法夏白前根，

苏子代赭瓜蒌子，旋覆（注四十）桑皮（注四十一）马兜铃。

肺蓄水，肺胀疼，两肋下部有水声，

咳嗽牵引胁下痛，干呕短气脉弦沉。

泻肺水，用葶苈，甘遂芫花与大戟，

大枣加入不伤气，桑皮泻肺亦有力。

肺寒证，吐冷痰，咳嗽气喘形体寒，

不能平卧胸胀满，舌苔白滑脉细弦。

温肺气，用二陈（注四十二），白芥（注四十三）紫苏与杏仁，

桂枝橘红白附子，寒痰皂荚天南星。

风寒证，有纲领，头痛项强又怕冷，

有汗无汗辨风寒，脉象浮缓或浮紧（注四十四）。

伤寒证，用麻黄（注四十五），葱白荆芥与羌防（注四十六），

白芷细辛紫苏叶，中风须用桂枝汤（注四十七）。

肺有热，爱呛咳，咳痰不爽带黄色，

小便不利口中渴，咽喉肿痛流鼻血。

鼻端红，喉发白（注四十八），肺热叶焦发萎躄（注四十九），

舌苔黄燥脉滑数，心烦气粗全身热。

清肺热，用黄芩，知母前胡马兜铃，

泻白地骨桑白皮（注五十），欲治肺痈用苇茎（注五十一）。

化热痰，竹沥汁，竹茹贝母海浮石，

蛤粉瓜壳枇杷叶，竺黄猴枣亦可吃。

风热病，先犯肺，头痛恶寒热不退，

咳嗽痰浓想喝水，口苦尿黄食无味。

鲜红舌，浮数脉，桑叶菊花散风热，

银花蝉蜕淡豆豉，芦根薄荷与竹叶。

大肠热，兼湿邪，里急后重（注五十二）发痢疾，

口干尿涩腹中痛，脉数舌黄便脓血。

治热痢，白头翁，秦皮连柏（注五十三）有奇功，

白芍黄芩马齿苋，地榆槐花治肠风（注五十四）。

注三十四："骨"表示深沉之意；"蒸"是熏蒸之意，形容阴虚潮热的热气自里透发而出，这种热型每兼盗汗，是肺痨病的主症之一，有"骨蒸劳热"之称。

注三十五：即胡黄连及银柴胡。

注三十六：即郁李仁。

注三十七：即五味子、五倍子。

注三十八：即赤石脂。

注三十九：即款冬花。

注四十：即旋覆花，古人有"诸花皆升，旋覆独降"之说。

注四十一：即桑白皮。

注四十二：二陈汤，由半夏、陈皮、茯苓、甘草组成。

注四十三：即白芥子。

注四十四：《伤寒论》中之太阳症，以头痛、项强、恶寒为主要症状，有汗脉缓者为太阳中风，无汗脉浮紧者为太阳伤寒。

注四十五：麻黄汤由麻黄、桂枝、杏仁、甘草组成。

注四十六：即羌活、防风。

注四十七：桂枝汤由桂枝、白芍、大枣、生姜、甘草组成。

注四十八：指"白喉症"，本病由疫疠之气从口鼻而入侵犯肺、胃二经，化痰化火，上熏咽喉所引起，临床表现以咽喉部黏膜上产生一种灰白色不易脱落的假膜及全身中毒症状为特征。发病季节以冬春二季为多。

注四十九：躄，音辟。《素问·痿论》云："肺热叶焦，发为痿躄。"痿躄即是痿证，是肢体萎弱废用的意思，初起多见下肢委软无力，渐至手足软弱、肌肉麻木不仁、皮肤干枯失泽等。肺中积热太甚，邪热灼伤血脉，可能导致本病。其他如阳明湿热伤筋，使筋弛不收，或肝肾亏损，精血不足，使筋失濡养等亦可导致本病。

注五十：指泻白散，主要由桑白皮和地骨皮等药物组成。

注五十一：指千金苇茎汤。由苇茎、薏苡仁、丝瓜瓣、桃仁组成。对肺痈症有良好效果。肺痈的主要症状有咳嗽、吐脓血、微热、烦满等。

注五十二：未大便前腹痛，欲大便时迫不及待，叫作"里急"；大便时窘迫，但排出不畅，肛门有重坠感觉，叫作"后重"。里急后重是痢疾的主要症状之一。

注五十三：白头翁汤由白头翁、秦皮、黄连、黄柏组成。

注五十四：肠风便血，因风热客于肠胃或湿热蕴积肠胃，久而损伤阴络，至大便时出血，临证表现为大便前出血如注、血色鲜红、肛门无肿痛、舌红脉数等。

肾　　脏

肾阴虚，腰酸疼，两足痿软步难行，

睡眠不好头眩晕，眼花耳鸣或蝉鸣。

或虚咳，或吐血，盗汗遗精夜发热，

脉虚喉干少津液，舌净无苔淡红色。

滋肾阴，用玄参，牡蛎鳖甲桑寄生，

龟甲龟胶与桑椹，首乌苁蓉胡麻仁。

旱莲草，女贞子，阿胶又能把血止，

菟丝枸杞生熟地，潜阳龙骨与龙齿。

阴亏甚，肾积热，强中（注五十五）便秘尿带血，

脉象细数小便黄，降火知母与黄柏。

肾阳虚，精神靡，清冷滑泄（注五十六）与阳痿，

肾消（注五十七）水肿腹胀满，白带经迟淡如水。

腰酸软，腿无力，形寒畏冷小腹急，

头晕耳鸣齿浮动，小便解后有余沥。

五更泻（注五十八），两足厥，气喘自汗面㿠白，

善恐遗尿爱起夜，脉象沉迟胖嫩舌。

壮肾阳，用枣皮，杜仲续断杭巴戟，

骨脂羊藿（注五十九）益智仁，鹿胶楮实与狗脊。

固肾气，五味子，螵蛸能把遗尿止，

覆盆（注六十）莲须芡实肉，沙苑蒺藜金樱子。

温肾气，用沉香，艾叶能暖子宫腔，

小茴肉桂驱冷气，附子温经性最刚。

湿热病，犯膀胱，小便短涩色深黄，

尿道不利有阻挡，灼热疼痛实难当。

舌黄腻，濡数脉，或者小便带脓血，

浑浊不清夹沙石，小腹满痛连腰脊。

利湿热，车前仁，木通泽泻猪茯苓，

石苇草薢金钱草，草梢滑石与茵陈。

注五十五：指阴茎无故而坚硬勃起，久久不痿，精液自泄的

905

证候。

注五十六：指滑精和早泄。

注五十七：肾消亦称下消，以多尿、小便如膏如脂为主症。

注五十八：五更泻即天明前腹泻。

注五十九：指补骨脂与淫羊藿。

注六十：桑蛸指桑螵蛸，覆盆指覆盆子。

附　记

五脏病，基本完，脏腑相合病相连（注六十一），

有的病证难概括，再做补充谈一谈。

血虚病，嘴唇白，早晨发冷夜发热，

大便不通少津液，肌肤甲错（注六十二）无光泽。

身发麻，手发颤，五心烦热又出汗，

发白脉细舌质淡，乳少经迟血色淡。

养血药，多滋腻，首乌血藤（注六十三）大熟地，

当归白芍与枸杞，补血还须先补气。

血瘀证，面带黑，但欲漱水不欲咽，

定处刺痛重在夜，本不发热自觉热。

脉细涩，舌紫黯，舌头边缘有紫点，

痛处喜热不喜按，按之坚韧不移转。

有包块，或瘀斑，经涩腰腹痛不安，

产后恶露（注六十四）流不断，关节肿胀心发烦。

舌发黑，身发黄，蓄血（注六十五）谵语（注六十六）又如狂，

大便色黑少而亮，小便自利多清长。

行血药，用牛膝，丹参郁金牡丹皮，

蒲黄紫葳赤芍药，姜黄没药与血竭。

五灵脂，干地龙，秦艽归尾与川芎，

乳香三七延胡索，益母泽兰把经通。

破血药，皂角刺，䗪虫虻虫与水蛭，

桃仁红花穿山甲，苏木干漆破血滞。

行瘀血，加气药，香附刺力炒枳壳，

乌药小茴川楝子，破气三棱与莪术。

血有寒，最喜暖，肌肉麻木皮色黯，

心腹怕寒冷气窜，腹有块痛得热缓。

舌质淡，脉细缓，月经推后颜色浅，

吐血便血久不止，全身无力手足软。

微血寒，用干姜，附子散寒性最刚，

花椒胡椒吴茱萸，肉桂艾叶小茴香。

欲止血，用莲房，棕榈白及炒蒲黄，

阿胶黄土（注六十七）乌贼骨，仙鹤黑荆（注六十八）与黑姜。

血有热，吐衄血，经期提前深红色，

午后发烧二便红，周身发疹洪数脉。

欲凉血，用藕节，茅花茅根侧柏叶，

犀角茜草代赭石，地榆槐花止肠血。

荷叶蒂，大小蓟，天冬槐角与生地，

紫草赤芍牡丹皮，凉血还须先清气。

风湿病，身重沉，肢体浮肿骨酸痛，

初起发热又怕冷，重时四肢木不仁。

除风湿，用苍术，秦艽灵仙（注六十九）大独活，

羌活龙骨豨莶草，海桐皮与丝瓜络。

五加皮，晚蚕砂，蛇用乌梢与白花，

风湿在表宜解表，入络活血效堪夸。

以上病，不完全，仅作初学入门槛，

结合临床多实践，反复研究再增删。

注六十一：本篇只写了五脏病的症状与用药，但脏与腑是相合的，相合的脏腑其反映的症状亦大体相似，故用药亦大体相同，为了求其扼要，腑病就不再另列，有必要说明的，已附录在其相合的脏病后面。

注六十二："肌肤甲错"又称"肌若鱼鳞"，乃形容皮肤粗糙，干燥，角化过度，外观皮肤褐色，如鳞状，是体内有瘀血的一种外候。

注六十三：即鸡血藤。

注六十四：指产后阴道排出的瘀浊败血。

注六十五：是伤寒太阳腑证的另一种证候，是由表热随经入里，与血相搏，瘀热阻滞少腹，上扰心神所致，主要表现为身热，神志如狂，少腹胀满，拘急不舒，严重者少腹硬满，小便自利，发狂，或身发黄，色瘀黯。

注六十六：即患者在神志不清的情况下，胡言乱语的症状。

注六十七：指灶中黄土，即伏龙肝。

注六十八：指仙鹤草与黑荆芥。

注六十九：即威灵仙。

杂病论治歌括

几点说明

一、《杂病证治歌诀》这本书，是将临床上最常见的若干疾病，按照中医传统的病因、病机把它划分为若干类型，并列出各型同时出现的各种症状，然后举出临床上常用的有效方剂。共列有内科杂病二十六种、妇科五种，合计三十一种疾病，供初学中医学的工农兵群众参考。

二、本书对各种疾病大多是以症状命名，以便于初学者根据这一主要症状参照脉舌和其他症状，分析出病因、病机，然后按证遣方。本书虽仅列举三十一种疾病，但在各节中所反映出的各种症状，亦可采用同一方法进行辨证施治。

三、本书对各种疾病所列基本证型，似较繁琐，这主要是考虑如果证型列得过少，万一临床上出现了这一漏列证型，就会使初学者茫然不知所措。当然也不是说所有的证型都列完了，不过取其较为完备而已。

四、疾病的发生，每每是错综复杂的，有时会几种病因交叉出现，有时又几脏同病，有时又寒热虚实并见。在临床上应认真细致地辨认，对具体问题作具体分析。对一些所列的代表方剂，也应根据情况进行加减取舍，切不可机械套用。对药物的使用量，应根据年龄、体质、气候、病情等灵活掌握，故本书未与标明。

五、对本书各种疾病的辨证分型和使用方剂加减，初学者还可参照拙著《五脏辨证论治歌诀》。

六、本书采用歌诀体裁和附以必要的注解是便于初学者理解和记忆。由于本人对马列主义和毛泽东思想学习得很差，中医学的学理和经验也很不足，错误的地方肯定是不少的，希望党委领导和同道们多批评指正。

李斯炽

头 痛

头痛病，分内外，外感多有痰证在，

本篇暂取廿六种，不过也是说大概（注一）。

三阳经，有表证，太阳伤寒中风病，

邪犯阳明与少阳，辨证须按《伤寒论》。

风寒病，未入经，风热在表有重轻，

火郁阳暑阴暑证，凉燥温燥应分清。

有风湿，与湿热，伤食伤酒宜分别，

或为痰热或寒饮，怒引肝火上苑血（注二）。

肝阴虚，肾阴虚，肾阳不足与血瘀，

血虚气虚与气逆，是真头痛实难辨。

伤寒病，在太阳，恶寒发热头项强，

有汗脉缓桂枝好（注三），无汗脉紧用麻黄（注四）。

阳明病，痛前额，升麻葛根（注五）来发越，少阳多在两侧痛，小柴胡汤（注六）去寒热。

若风寒，未入经，恶风鼻塞微发昏，

川芎茶调（注七）有效应，散寒升阳头目清。

风热病，脉浮数，热重寒轻口中渴，

咳嗽咽干舌上苦，桑菊（注八）银翘（注九）细斟酌。

火郁证，口发渴，头痛如劈脉弦数，

身热咽痛最怕火，便秘凉隔（注十）是妙药。

阳暑证，汗烦渴，白虎（注十一）解热力不弱，

阴暑香薷饮（注十二）不错，发汗解热治呕恶。

凉燥证，身恶寒，咳嗽鼻塞脉象弦，

唇干嗌干又无汗，杏苏散（注十三）方即可痊。

温燥证，身发热，干咳无痰气上逆，

心烦口渴喉中痛，清燥救肺（注十四）可解决。

风湿证，头重痛，麻杏苡甘（注十五）可以用，

甚者头痛连腰脊，羌活胜湿（注十六）治湿重。

湿热蕴，阳不升，舌腻口苦闷沉沉，

消化不好尿黄浑，午后发热用三仁（注十七）。

饮食积，脾胃伤，嗳腐厌食胀难当，

保和丸（注十八）剂消饱胀，伤酒葛花解醒汤（注十九）。

热痰证，燥不眠，舌黄滑腻脉细弦，

头如雷鸣呕不止，羚角钩藤（注廿）与滚痰（注廿一）。

寒痰饮，滞胸膈，头痛绵绵有间歇，

舌滑干呕吐涎者，吴茱萸汤（注廿一）治厥逆。

肝火重，两胁痛，口苦尿黄眼发红，

脉象弦数耳朵肿，龙胆泻肝（注廿三）病自松。

肝阴虚，肝阳亢，头晕眼花全身僵，

烦躁失眠耳朵响，三甲复脉（注廿四）来平降。

肾阴虚，夜发热，腰膝酸软睡不得，

盗汗喉干少津液，头晕耳鸣用知柏（注廿五）。

肾阳虚，神不振，阳痿滑泄与精冷，

腰痛水肿舌胖嫩，自汗遗尿右归饮（注廿六）。

有瘀血，暮烦热，舌上紫点目暗黑，

定处刺痛重在夜，血府逐瘀（注廿七）消瘀积。

血虚证，头痛晕，心中慌乱悸而惊，

脉象虚细舌质淡，四物加味菊蔓荆（注廿八）。

气虚痛，阳不升，食少神疲气下沉，

自汗脉弱又怕冷，补中益气（注廿九）效如神。

气逆痛，发喘促，胸闷气短多痰浊，

此为下虚上实证，苏子降气（注三十）功效卓。

真头痛，最危急，头脑大痛手足黑，

及时速用参附汤（注三十一），送下黑锡（注三十二）镇阳越。

注一：头痛病总的可以概括为内伤外感两大类，具体地说，大概可划分为以下几种，计有太阳伤寒头痛、太阳中风头痛、阳明头痛、少阳头痛、风寒头痛、风热头痛、火郁头痛、阳暑头痛、凉燥疼痛、温燥头痛、风湿头痛、虚热头痛、伤食头痛、伤酒头痛、热痰头痛、寒饮头痛、肝火头痛、肝阴虚头痛、肾阴虚头痛、肾阳虚头痛、血瘀头痛、血虚头痛、气虚头痛、气逆头痛、真头痛等，这仅仅是大致的分类，还是不够完备的。

注二：《素问·生气通天论》云："大怒则形气绝，而血苑于上。"苑，同郁。

注三：桂枝汤由桂枝、白芍、大枣、生姜、甘草组成。

注四：麻黄汤由麻黄、桂枝、杏仁、甘草组成。

注五：升麻葛根汤由升麻、葛根、白芍、甘草组成。

注六：小柴胡汤由柴胡、黄芩、半夏、党参、大枣、生姜、
炙甘草组成。

注七：川芎茶调散由川芎、荆芥、羌活、薄荷、细辛、白
芷、防风、甘草组成。

注八：桑菊饮由桑叶、菊花、桔梗、连翘、杏仁、薄荷、芦
根、甘草组成。

注九：银翘散由银花、连翘、竹叶、荆芥穗、牛蒡子、桔
梗、薄荷、淡豆豉、生甘草组成。

注十：凉膈散由大黄、芒硝、栀子、黄芩、连翘、薄荷、甘
草组成。

注十一：白虎汤由石膏、知母、粳米、甘草组成。

注十二：香薷饮由香薷、白扁豆、厚朴组成。

注十三：杏苏饮由杏仁、苏叶、法半夏、茯苓、化橘红、桔
梗、前胡、枳壳、生姜、大枣、甘草组成。

注十四：清燥救肺汤由桑叶、杏仁、炙枇杷叶、沙参、麦
冬、麻仁、阿胶、石膏、甘草组成。

注十五：麻杏苡甘汤由麻黄、杏仁、薏苡仁、甘草组成。

注十六：羌活胜湿汤由羌活、独活、防风、藁本、蔓荆子、
川芎、甘草组成。

注十七：三仁汤由杏仁、白蔻仁、薏苡仁、法半夏、厚朴、
竹叶、滑石、通草组成。

注十八：保和丸由法半夏、陈皮、茯苓、莱菔子、焦楂、神曲、连翘组成。

注十九：葛花解醒汤由葛花、广木香、砂仁、猪苓、茯苓、青皮、陈皮、泡参、白术、神曲、白蔻仁、干姜、泽泻组成。

注廿：羚角钩藤汤由羚羊角、钩藤、桑叶、菊花、竹茹、川贝、白芍、生地黄、茯神、生甘草组成。

注廿一：礞石滚痰丸由青礞石、沉香、大黄、黄芩、朴硝组成。

注廿二：吴茱萸汤由吴茱萸、党参、生姜、大枣组成。

注廿三：龙胆泻肝汤由龙胆草、柴胡、栀子、黄芩、生地黄、泽泻、当归、车前仁、木通、甘草组成。

注廿四：三甲复脉汤由牡蛎、鳖甲、龟甲、生地黄、白芍、麦冬、阿胶、麻仁、炙甘草组成。

注廿五：知柏地黄丸由知母、黄柏、生地黄、丹皮、山茱萸、淮山药、茯苓、泽泻组成。

注廿六：右归饮由杜仲、山茱萸、熟地黄、淮山药、枸杞、肉桂、附片、甘草组成。

注廿七：血府逐瘀汤由当归尾、赤芍、桃仁、红花、川芎、生地黄、牛膝、柴胡、桔梗、枳壳、甘草组成。

注廿八：加味四物汤，即四物汤（当归、生地黄、白芍、川芎）加菊花、蔓荆子、甘草组成。

注廿九：补中益气汤由党参、黄芪、白术、陈皮、当归、升麻、柴胡、甘草组成。

注三十：苏子降气汤由苏子、当归、陈皮、法半夏、前胡、肉桂、白术、生姜、甘草组成。

注三十一：参附汤由大红参、附片组成。

注三十二：黑锡丹由黑锡、硫黄、阳起石、破故纸、肉桂、附片、金铃子、小茴香、沉香、广木香、肉豆蔻、胡芦巴组成。

眩　晕

眩晕病，十九因，肝脏热极把风生，

肝阳上亢郁化火，久病亏损肝肾阴。

气不足，或血少，瘀血凝滞与血热，

肾阳虚损心阴弱，阴阳两亏气上逆。

或寒痰，或湿痰，或有热痰均致眩，

表里实热与外感，或伤酒食饮上干（注一）。

肝热眩，清肝热（注二），槐花槐角可凉血，

阳亢平肝又养阴（注三），可加杜仲与牛膝。

肝气郁，疏肝气，清肝平肝把火去（注四），

肝肾阴虚（注五）午后眩，枸菊地黄（注六）可治愈。

气不足，晨起眩，时间不久即安然，

头面喜暖又喜按，补中益气（注七）即可愈。

血虚晕，应补血（注八），天麻寄生都加得，

瘀血补阳还五汤（注九）犀角地黄清血热（注十）。

肾阳虚，（注十一）壮肾阳，右归（注十二）八味（注十三）可选尝，

心阴亏损（注十四）补心阴，补心丹（注十五）能使神藏。

阴与阳，两俱亏，眼发黑花见物飞，

抬头屋转或眩视，快用还少（注十六）来急追。

下元虚，气上逆，痰涎壅盛滞胸膈，

咳喘短气头晕痛，苏子降气（注十七）效卓越。

化寒痰，天南星，乌附半夏俱生（注十八），

湿痰甘姜苓术汤（注十九），热痰二陈加栀芩（注廿）。

表与里，俱实热，小便赤涩大便结，

憎寒壮热目赤痛，防风通圣（注廿一）可解决。

外感寒，夹内伤，亦有眩晕心发慌，

快用一剂参苏饮（注廿二），头部可包葱和姜。

酒伤食，犯二阳（注廿三），葛花解醒（注廿四）是妙方，

水饮上干胸胁胀，可用苓桂术甘汤（注廿五）。

注一：眩晕病的病因，大体上可以归纳为肝热生风、肝阳上亢、肝郁化火、肝肾阴虚、气虚、血虚、瘀血、血热、肾阳虚、心阴虚、阴阳两亏、气逆、寒痰、湿痰、热痰、表里实热、外感寒邪、伤于酒食、水饮上干等十九种。

注二：肝热病症状及清肝热所用药物已详拙著《五脏辨证论治歌诀》，这里不再赘述。

注三：肝阴虚肝阳亢症状及平肝阳和养肝阴的药物已详《五脏辨证论治歌诀》。

注四：肝郁化火必同时具有肝郁和肝热症状，可采用疏肝清肝平肝的办法来解决，其所出现症状和所用药物，均已详《五脏辨证论治歌诀》。

注五：肝肾阴虚即同时具有肝阴虚和肾阴虚的症状，已详《五脏辨证论治歌诀》。

注六：杞菊地黄丸由枸杞、菊花、生地黄、丹皮、茯苓、泽泻、淮山药、枣皮组成。

注七：补中益气汤已详头痛篇。

注八：血虚症状及补血药物已详《五脏辨证论治歌诀》。

注九：补阳还五汤由当归尾、川芎、赤芍、地龙、黄芪、桃仁、红花组成。瘀血症状详《五脏辨证论治歌诀》。补阳还五汤实用于具有瘀血症状并兼见有半身不遂口眼歪斜等症状者。

注十：犀角地黄汤由犀角、生地黄、丹皮、赤芍组成。血热症状已详《五脏辨证论治歌诀》。

注十一：肾阳虚症状已详《五脏辨证论治歌诀》。

注十二：右归饮已详头痛篇。

注十三：八味肾气丸由熟地黄、丹皮、茯苓、泽泻、淮山药、枣皮、肉桂、附片组成。

注十四：心阴亏损症状详《五脏辨证论治歌诀》心阴虚条下。

注十五：补心丹由柏子仁、天冬、麦冬、生地黄、当归、党参、丹参、角参、桔梗、朱砂、五味子、远志、茯苓组成。

注十六：还少丹由枣皮、淮山药、茯苓、熟地黄、杜仲、牛膝、肉苁蓉、楮实子、小茴香、巴戟天、枸杞、远志、菖蒲、五味子、大枣组成。

注十七：苏子降气汤已详头痛篇。

注十八：这里讲的寒痰，大都由脾肾虚寒所引起的，以痰质清晰色白为特征，并兼见恶寒肢冷、神倦纳呆、呕吐痰涎、脉象沉缓等症，天南星、川乌、白附子、半夏即青州白丸子，生用取其力量雄烈，一般均采取晒露办法，以减其毒性，在用量上宜谨慎，煎熬时间应长一些，并可加生姜为引药。

注十九：痰湿大多由于脾阳虚，运化失职，水饮难化即聚液成痰，古人谓"脾为生痰之源，肺为贮痰之器"。其主要特征为痰涎壅盛，痰白而稀，容易咳出，并兼见胸膈满闷、舌苔白腻或白滑、脉象濡缓、稍事活动则咳嗽加剧等症状，主方为甘姜苓术汤，由干姜、茯苓、白术、甘草组成。

注廿：热痰以痰质黏稠带黄为特征，并兼见发热、气促、剧烈咳嗽、痰鸣胸痛、舌红苔黄、脉象滑数等症状，以二陈汤加栀子、黄芩为主方，二陈汤由法半夏、茯苓、陈皮、甘草组成。

注廿一：防风通圣散由黑山栀、大黄、芒硝、石膏、黄芩、桔梗、滑石、甘草组成。

注廿二：参苏饮由党参、苏叶、法半夏、茯苓、陈皮、枳壳、前胡、桔梗、葛根、木香、甘草组成。

注廿三：二阳即阳明，这里指胃。

注廿四：葛花解醒汤已详头痛篇。

注廿五：苓桂术甘汤由桂枝、白术、茯苓、甘草组成。

不　寐

不寐症，五大因，外感卫气不入阴，
胃中不和不能卧，无志化火扰神明。
阴不足，则阳亢，气虚浮阳不潜降（注一），
另有咳嗽与痛症，影响睡眠出故障。
外感证，有六淫，卫气行阳不入阴，
行于阳则阳气盛，治法头痛已详明。
汗下后，不得眠，为有余热在胸间，
胸脘痞闷按之软，药用栀豉疗虚烦。（注二）

胃不和，卧不安，不知之因有几端，

脾为湿困平胃散（注三），饮食停滞保和丸（注四）。

有虫积，乌梅丸（注五），脾滞木香槟榔煎（注六），

脾虚参苓白术散（注七），胃家实热承气先（注八）。

若停痰，头眩晕，胸闷恶梦脉滑弦，

半夏秫米与温胆（注九），痰去胃和自然安。

情志甚，火内生，五志化火扰神明，

阳热上冲不得卧，应分各脏把热清。

如肝火，泻青丸（注十），心火泻心（注十一）即可安，

脾热可用泻黄散（注十二），气血两燔玉女煎（注十三）。

清肺火，泻白散（注十四），肾火知柏地黄丸（注十五），

如为大肠邪热甚，白头翁汤退热烦（注十六）。

阴不足，则阳甚，常见多在心肝脏，

肝阳上亢肝阴亏，养肝平肝来潜降。（注十七）

心阴亏，补心阴（注十八），心肾不交发耳鸣，

头晕梦遗心烦渴，交泰黄连与桂心（注十九）。

心与脾，血不足，血不养心睡不着，

健忘怔忡饮食少，归脾汤方是要药（注廿）。

气虚证，神不敛，心脾肺肾为常见，

心气不足补心气，再加安神与敛汗（注廿一）。

心与胆，气不足，触事易惊体质弱，

药用苓神朱党参，远志龙齿石菖蒲（注廿二）。

气虚甚，阳上越，头汗如油真脏脉，

躁烦不寐戴阳者，急用参附来救逆（注廿三）。

咳嗽病，与痛症，影响睡眠不安静，

还须找出发病因，细心体察来辨认。

注一：不寐的原因可以大体归纳为五大类，即①感受外邪，使卫气行于阳而不入于阴，行于阳则阳气盛而不能成卧；②胃中不和则睡眠不安；③五志化火扰乱神明；④阴虚阳亢；⑤气虚阳浮。这只是大体的分类，在每一类型中还有很多具体原因。

注二：栀豉汤是《伤寒论》中用来治汗下后虚烦不得眠的方子，由栀子和淡豆豉组成。

注三：脾为湿困的症状见《五脏辨证论治歌诀》中"脾受湿"条下。平胃散由苍术、陈皮、厚朴、甘草组成。

注四：饮食停滞症状见《五脏辨证论治歌诀》"有食积"条下。保和丸见头痛篇。

注五：虫积症状见《五脏辨证论治歌诀》"有食积"条下。乌梅丸由乌梅、细辛、干姜、黄连、当归、附片、蜀椒、人参、桂枝、黄柏组成。

注六：脾滞症状见《五脏辨证论治歌诀》"脾胃滞"条下。木香槟榔丸由木香、槟榔、青皮、陈皮、莪术、黄连、黄柏、大黄、香附、牵牛、枳壳组成。

注七：脾虚症状见《五脏辨证论治歌诀》"脾阳虚"条下。参苓白术散由党参、茯苓、白术、薏苡仁、淮山药、莲米、砂仁、扁豆、陈皮、桔梗、甘草组成。

注八：胃家实热症状见《五脏辨证论治歌诀》"有胃热"条下。承气汤可根据胃家实热的程度分别选用调胃承气汤（大黄、芒硝、甘草）、小承气汤（枳实、厚朴、大黄）、大承气汤（枳实、厚朴、大黄、芒硝）。

注九：半夏秫米汤由半夏、秫米（即高粱米）组成。温胆汤方见眩晕篇。

注十：肝火症状见《五脏辨证论治歌诀》"肝热病"条下。泻青丸由当归、龙胆草、川芎、山栀仁、川大黄、羌活、防风组成。

注十一：心火症状见《五脏辨证论治歌诀》"心热病"条下。泻心汤由黄连、黄芩、大黄组成。主治心之邪火亢甚，吐血、衄血等症。

注十二：脾热症状常见有口燥、唇干、口疮、口臭、小儿弄舌等。泻黄散由藿香、山栀仁、生石膏、防风、竹叶、甘草组成。

注十三：气血两燔常见有烦热、干渴、头痛、牙疼失血等少阴不足，阳明有余的症状。玉女煎由生石膏、大熟地黄、麦冬、知母、怀牛膝组成。

注十四：肺火症状见《五脏辨证论治歌诀》"肺有热"条下。泻白散由地骨皮、桑白皮、粳米、甘草组成。

注十五：肾火症状见《五脏辨证论治歌诀》"肾亏甚，肾积热"条下。知柏地黄丸见头痛篇。

注十六：大肠邪热症状见《五脏辨证论治歌诀》"大肠热兼湿邪"条下。白头翁汤由白头翁、黄柏、黄连、秦皮组成。

注十七：肝阴亏肝阳亢的症状以及养肝阴和平肝阳的药物都详见《五脏辨证论治歌诀》中各该条下。

注十八：心阴亏的症状及补心阴药物见《五脏辨证论治歌诀》"心阴虚"及"补心阴"条下。

注十九：交泰丸由黄连和桂心组成。

注廿：归脾汤由当归、黄芪、党参、白术、茯神、木香、远志、龙眼肉、酸枣仁、生姜、大枣、甘草组成。

注廿一：心气不足症状和补心气、安神敛汗药物分别见《五脏辨证论治歌诀》中"心气虚""补心气""安心神"条下。

注廿二：即茯苓、茯神、朱砂、党参、远志、龙齿、石菖蒲等药物。

注廿三："真脏脉"指五脏真气败露的脉象，即没有从容和缓之象。"戴阳"指下焦虚寒而阳气浮越于上，出现下真寒而上假热的证候，其假热的表现为面色浮红、口鼻有时出血、口燥齿浮、脉浮大按之空虚无力等。参附汤见头痛篇。

咳　嗽

咳嗽病，两大因，内伤外感要分清，

内伤大半属虚损，外感由于六淫侵。

常见者，风寒咳，夹水包火与风热，

寒热湿痰温凉燥，麻疹暑瘵湿热邪。

肺气虚，与气逆，心肝肺火皆致咳，

肺肾阴亏与风劳，蓄水痈脓并瘀血（注一）。

风寒咳，浮紧脉，痰清头痛发寒热，

鼻塞流涕无汗液，止嗽散中加苏叶（注二）。

若风寒，夹水气，呕咳发热或渴利，

噎喘尿少小腹满，小青龙汤（注三）可治愈。

寒包火，口发渴，咳嗽痰浓声急促，

脉象浮数舌苔黄，麻杏石甘（注四）对症药。

风热病，脉浮数，热重寒轻口中渴，

咳嗽咽干舌上苦，桑菊银翘细斟酌（注五）。

寒痰饮，因肺寒，短气而咳脉滑弦，

目眩心悸胸胁满，温化苓桂与术甘（注六）。

有痰热，胸闷烦，痰多痰黄咳声连，

睡眠不好呼吸紧，快服清气化痰丸（注七）。

湿痰咳，苔白腻，脾湿痰多胸闷闭，

脉象缓滑食欲差，二陈平胃服几剂（注八）。

凉燥证，杏苏妙（注九），清燥救肺（注十）治温燥，

麻疹含泪身热咳，竹叶柳蒡有功效（注十一）。

暑瘵病（注十二），暑伤心，喘咳吐衄头不清，

烦渴黄连香薷饮（注十三），益元散中加桔芩（注十四）。

湿热咳，痰较多，胸闷自汗脉濡数，

舌苔黄腻饮食少，三仁汤（注十五）中加瓜壳。

肺气虚，呼吸浅，虚咳痰白参蚧散（注十六），

气逆喘咳胸闷闭，苏子降气来减缓（注十七）。

心火亢，肺受克，舌赤尿黄又咳血，

泻心汤中加代赭（注十八），生地白薇与藕节。

肝火旺，易冲肺，龙胆泻肝（注十九）来加味，

肺火呛咳痰不爽，泻白散（注廿）方病自退。

肺阴虚，多干咳，玄参麦冬与甘桔（注廿一），

如有肾阴虚损者，麦味地黄止肾咳（注廿二）。

风劳病，发潮热，两颧发赤痰带血，

盗汗鼻干少津液，紫菀汤（注廿三）方效卓越。

肺蓄水，有成方，葶苈大枣泻肺汤（注廿四），

瘀血膈下逐瘀好（注廿五），苇茎汤治肺脓疡（注廿六）。

　　注一：咳嗽病总的可以分为内伤和外感两大类，具体地说又可以划分为若干类型。常见者有风寒咳嗽、风寒夹水咳嗽、寒包火咳嗽、风热咳嗽、寒痰咳嗽、热痰咳嗽、湿痰咳嗽、温燥咳嗽、凉燥咳嗽、麻疹咳嗽、暑瘵咳嗽、湿热咳嗽、肺气虚咳嗽、气逆咳嗽、心火咳嗽、肝火咳嗽、肺火咳嗽、肺阴虚咳嗽、肾阴虚咳嗽、风劳咳嗽、肺中蓄水咳嗽、肺痈咳嗽、瘀血咳嗽等廿三种，各种咳嗽病因在临床上常交叉出现。

　　注二：止嗽散由荆芥、桔梗、陈皮、紫菀、前胡、百部、甘草组成。

　　注三：小青龙汤由麻黄、桂枝、白芍、法半夏、细辛、五味子、干姜、甘草组成。

　　注四：麻杏石甘汤由麻黄、杏仁、石膏、甘草组成。

　　注五：桑菊饮、银翘散均已详头痛篇。桑菊饮为辛凉轻剂，银翘散为辛凉平剂，可根据风热病的程度分别选用。

　　注六：苓桂术甘汤由桂枝、茯苓、白术、甘草组成。

　　注七：清气化痰丸由姜半夏、陈皮、茯苓、枳实、杏仁、瓜蒌仁、胆南星、黄芩组成。

　　注八：二陈汤见眩晕篇，平胃散见不寐篇。二方合用治湿痰效果较好。

　　注九：凉燥症状及杏苏散方均详头痛篇。

　　注十：温燥症状及清燥救肺汤均详头痛篇。

　　注十一：竹叶柳蒡汤由西河柳、牛蒡子、淡竹叶、荆芥、蝉蜕、薄荷、干葛、知母、玄参、麦冬、甘草组成。

　　注十二：瘵，音 zhài。

　　注十三：黄连香薷饮由黄连、香薷、厚朴、白扁豆组成。

注十四：益元散由辰砂、滑石、甘草组成。

注十五：三仁汤见头痛篇。

注十六：参蛤散由人参、蛤蚧组成。

注十七：苏子降气汤见头痛篇。

注十八：泻心汤见不寐篇。

注十九：肝火症状见《五脏辨证论治歌诀》肝热病条下。龙胆泻肝汤见不寐篇。

注廿：泻白散见不寐篇。

注廿一：肺阴虚症状见《五脏辨证论治歌诀》。玄麦甘桔汤由玄参、麦冬、桔梗、甘草组成。

注廿二：肾阴虚症状见《五脏辨证论治歌诀》。麦味地黄丸由麦冬、五味子、熟地黄、丹皮、泽泻、茯苓、山萸肉、淮山药组成。

注廿三：紫菀汤由紫菀、知母、川贝、党参、茯苓、五味子、阿胶、桔梗、甘草组成。

注廿四：肺蓄水症状见《五脏辨证论治歌诀》。葶苈大枣泻肺汤由葶苈、大枣组成。

注廿五：瘀血症状见《五脏辨证论治歌诀》。膈下逐瘀汤由当归、赤芍、桃仁、红花、五灵脂、川芎、丹皮、乌药、延胡索、香附、枳壳、甘草组成，用于胸膈以下部位有瘀血者疗效较好。

注廿六：肺脓疡古代称为肺痈，用千金苇茎汤治疗效果较好。苇茎汤由苇茎、桃仁、薏苡仁、冬瓜仁组成。

哮 喘

哮喘病，呼吸难，哮症喘症不一般，

哮症痰吼如拽据，喘症气促又摇肩。

辨哮症，分七则，三为冷哮四为热，

冷哮风寒肺气虚，或者阳虚感寒邪。

热哮症，因风热，肺闭火郁气道塞，

肺阴虚损火旺者，情志不舒气上逆（注一）。

感风寒，头发痛，恶寒发热身又重，

脉紧无汗痰涎涌，射干麻黄汤可用（注二）。

肺气虚，语无力，哮声犹如吹细笛，

温中降逆补肺气，先用苓姜半夏曲（注三）。

阳虚者，又感寒，水津停聚积成痰，

不能平卧胸膈满，声如水鸡冷哮丸（注四）。

风热哮，脉浮数，恶风发热口又渴，

头痛尿黄痰质黏，清心凉隔对症药（注五）。

肺气实，火郁闭，哮声好像猛拉锯，

眼突唇红脉有力，麻杏石甘是良剂（注六）。

肺阴虚，邪火升，哮喘夜重白天轻，

午后潮热是虚损，琼玉润肺又滋阴（注七）。

志不舒，气上逆，喉间痰涎来聚结，

咳不出又咽不下，四七汤方治梅核（注八）。

辨喘症，分虚实，虚证者六实证四，

虚喘肺气太虚弱，或者肺虚兼痰湿。

肺阴虚，虚火旺，肾阳受损气朝上，

肾阴亏耗精不长，肺肾两虚是危象。

实喘证，由风寒，或者风寒又郁痰，

寒饮热痰胸痹满，太阳水气把肺干。

太阳病，误下证，肝郁气滞把肺乘，

燥热灼肺肺遭损，支饮上攻肺水停（注九）。

肺气虚，参蚧散（注十），兼痰甘姜苓术缓（注十一）。

肺阴虚损用百合，知母地黄生脉散（注十二）。

肾阳虚，肾气丸（注十三），肾阴亏耗都气填（注十四）。

肺肾两虚喘又汗，参麦地黄挽狂澜（注十五）。

风寒喘，气急闷，三拗华盖都可进（注十六）。

若是风寒兼痰郁，定喘汤方可去病（注十七）。

有寒饮，把肺客，三子汤方平喘咳（注十八）。

萝皂丸治热痰者（注十九），胸痹瓜蒌与薤白。

太阳病，兼水气，小青龙汤可治愈（注廿）。

太阳误下利不止，葛根芩连治喘利（注廿一）。

肝气郁，把肺乘，苏子降气即安宁（注廿二）。

燥热灼肺泻白散（注廿三），葶苈大枣肺水行（注廿四）。

注一：哮症大体上可分为七种情况，三种属于冷哮，四种属于热哮。冷哮由外感风寒，肺气虚弱或阳虚感寒而引发，热哮由外感风热，肺闭火郁或阳虚感寒而引发。

注二：射干麻黄汤由射干、麻黄、紫菀、款冬花、细辛、五味子、生姜、法半夏、大枣组成。

注三：苓姜半夏曲即茯苓、生姜、半夏曲。

注四：冷哮丸由麻黄、细辛、川乌、蜀椒、白矾、牙皂、陈

927

胆星、半夏曲、杏仁、紫菀茸、款冬花、甘草组成。

注五：清心凉隔散由淡竹叶、薄荷、桔梗、栀子、连翘、枯芩、甘草组成。

注六：麻杏石甘汤见咳嗽篇。

注七：琼玉膏由党参、生地黄、茯苓、蜂蜜组成。

注八：喉间如有物梗阻，咳不出又咽不下，称为梅核气。四七汤是治疗梅核气的有效方。四七汤由苏叶、厚朴、法半夏、茯苓、生姜组成。

注九：喘症大体上可以分为十六种，六种属于虚喘，十种属于实喘。虚喘由肺气虚弱、肺虚兼痰、肺阴虚损、肾阳不足、肾阴亏耗、肺肾两虚而引发。实喘由外感风寒、风寒郁痰、寒饮、热痰、胸痹、太阳病兼水气、太阳病误下、肝郁乘肺、燥热灼肺、肺中蓄水而引发。

注十：肺气虚症状见《五脏辨证论治歌诀》肺气虚条下。参蚧散见咳嗽篇。

注十一：肺气虚兼痰而喘者可用甘姜苓术汤以缓解之。

注十二：肺阴虚症状见《五脏辨证论治歌诀》肺阴虚条下，可将百合知母地黄汤与生脉散共同配合使用。百合知母地黄汤由百合、知母、生地黄组成。生脉散由党参、麦冬、五味子组成。

注十三：肾阳虚症状见《五脏辨证论治歌诀》肾阳虚条下，肾气丸见眩晕篇。

注十四：肾阴虚症状见《五脏辨证论治歌诀》肾阴虚条下，都气丸由生地黄、丹皮、茯苓、泽泻、枣皮、淮山药、五味子组成。

注十五：即参麦地黄丸可望挽回这样的危险证候。参麦地黄丸由党参、麦冬、五味子、生地黄、丹皮、茯苓、泽泻、枣皮、淮山药组成。

注十六：风寒喘应具有外感风寒、气紧、胸闷等症状。三拗汤由麻黄、杏仁、甘草组成。华盖散由麻黄、杏仁、苏子、橘红、茯苓、桑皮、甘草组成。

注十七：定喘汤由麻黄、白果、款冬花、法半夏、桑皮、苏子、杏仁、黄芩、甘草组成。

注十八：三子汤即古方三子养亲汤，由紫苏子、白芥子、莱菔子组成，适用于寒痰而致喘者。

注十九：萝皂丸由萝卜子、皂角、蒌仁、海浮石、胆南星组成。适用于热痰壅盛而致喘者。

注廿：《伤寒论》太阳篇云："伤寒表不解，心下有水气，干呕，发热而咳，或渴，或利，或噎，或小便不利，少腹满，或喘者，小青龙汤主之。"小青龙汤见咳嗽篇。

注廿一：《伤寒论》云："太阳病，桂枝证，医反下之，利遂不止，脉促者，表未解也；喘而汗出者，葛根黄芩黄连汤主之。"葛根黄芩黄连汤由葛根、黄芩、黄连、甘草组成。

注廿二：苏子降气汤的适应症及其组成药物均见头痛篇。

注廿三：泻白散见不寐篇。

注廿四：葶苈大枣泻肺汤见咳嗽篇。

呕　吐

呕吐病，二十则，脾阳虚损胃阴缺，

脾气受滞或伤食，酒积食积与湿邪。

或胃热，或脾寒，清浊不分发霍乱，

呕因痈脓胃家实，或为水饮或寒痰。

少阳病，多呕吐，肠气不通发梗堵，

肝火上亢肝气寒，肝郁气滞与恶阻（注一）。

脾阳虚，补脾阳，参苓白术是要方（注二），

胃阴不足益胃好（注三），脾滞藿香正气良（注四）。

伤食积，用保和（注五），酒积解醒是妙药（注六），

虫积乌梅丸不错（注七），平胃散方治湿浊（注八）。

胃热吐，黄草汤（注九），轻者栀连芦生姜（注十），

脾寒腹痛手足冷，可用附子理中汤（注十一）。

霍乱症，吐且利，内伤生冷外暑气，

寒热交作腹中痛，六合汤方把病去（注十二）。

有痈脓，脓尽愈，可用桔梗把脓去（注十三），

水饮十枣或葶苈（注十四），胃家实者用承气（注十五）。

寒痰饮，温药和，姜夏桂甘与苓术（注十六），

少阳寒热多呕吐，大小柴胡细斟酌（注十七）。

肠梗阻，当宽肠，木香顺气加槟榔（注十八），

若是肝火来上亢，左金楝芍茹梅桑（注十九）。

肝气寒，吴茱萸（注廿），肝郁气滞逍遥宜（注廿一），

妊娠恶阻因胎气，橘皮竹茹有效力（注廿二）。

注一：呕吐病的病因，归纳起来常见有廿种，即脾阳虚、胃阴亏、脾滞、伤食、酒积、虫积、湿浊、胃热、脾寒、霍乱、痈脓、胃家实、水饮、寒痰、伤寒少阳病、肠气不通、肝火、肝寒、肝郁、妊娠恶阻等。

注二：脾阳虚症状见《五脏辨证论治歌诀》脾阳虚条下。

参苓白术散方见不寐篇。

　　注三：胃阴不足症状见《五脏辨证论治歌诀》胃阴虚条下。益胃汤方由沙参、生地黄、玉竹、冰糖组成。

　　注四：脾滞症状见《五脏辨证论治歌诀》脾胃滞条下。藿香正气散由藿香、紫苏、白芷、大腹皮、茯苓、白术、陈皮、半夏、厚朴、桔梗、生姜、大枣、甘草组成。

　　注五：伤食积症状见《五脏辨证论治歌诀》有食积条下。保和丸方见头痛篇。

　　注六：葛花解醒汤见头痛篇。

　　注七：虫积症状见《五脏辨证论治歌诀》有虫积条下。乌梅丸方见不寐篇。

　　注八：痰浊症状见《五脏辨证论治歌诀》脾受湿条下。平胃散方见不寐篇。

　　注九：胃热症状见《五脏辨证论治歌诀》胃有热条下。黄草汤由大黄、甘草组成。

　　注十：栀连芦生姜即栀子、黄连、芦根、生姜。

　　注十一：附子理中汤由附片、党参、干姜、白术、甘草组成。

　　注十二：六合汤由砂仁、藿香、厚朴、杏仁、半夏、扁豆、木瓜、党参、白术、赤苓、生姜、大枣、甘草组成。

　　注十三：《金匮要略·呕吐哕下利病脉证治》云："夫呕家有肺脓，不可治呕，脓尽自愈。"亦可用桔梗汤加强其排脓作用。桔梗汤由桔梗、甘草组成。

　　注十四：水饮症状见《五脏辨证论治歌诀》肺蓄水条下。十枣汤由大戟、芫花、甘遂、大枣组成。葶苈大枣泻肺汤见咳嗽篇。

注十五：胃家实主要是指大便秘结，由肠中有燥屎而导致腑气不通发为呕吐者可用大承气汤下之。大承气汤见不寐篇。

注十六：即生姜、半夏、桂枝、茯苓、白术、甘草。

注十七：伤寒少阳病出现寒热往来、胸胁苦满、默默不欲饮食、心烦喜呕等症状者宜小柴胡汤。小柴胡汤方见不寐篇。如少阳病出现寒热往来、心下急、郁郁微烦、呕不止、下利等症状者宜大柴胡汤，大柴胡汤由柴胡、黄芩、白芍、半夏、生姜、枳实、大黄、大枣组成。

注十八：木香顺气汤由木香、草寇仁、益智仁、厚朴、青皮、陈皮、苍术、茯苓、泽泻、半夏、吴茱萸、干姜、升麻、柴胡、当归组成。

注十九：肝火症状见《五脏辨证论治歌诀》肝热病条下。可用左金丸（吴茱萸、黄连）加川楝子、白芍、竹茹、乌梅、桑叶治之。

注廿：由于足厥阴肝经受寒而出现头痛，干呕吐涎沫者吴茱萸汤主之，吴茱萸汤方见头痛篇。

注廿一：肝郁气滞症状见《五脏辨证论治歌诀》肝气郁条下。逍遥散方由柴胡、当归、白芍、白术、茯苓、薄荷、生姜、甘草组成。

注廿二：橘皮竹茹汤由党参、陈皮、竹茹、半夏、麦冬、赤苓、枇杷叶、生姜、大枣组成。

咽　痛

咽痛症，多属热，或虚或实宜鉴别，

此处大略取十种，提供临证作分析。

风热病，与喉风，湿毒胃火并喉痈，

凉燥温燥肾阳弱，肺肾阴亏虚火冲（注一）。

风热病，银翘散（注二），喉风内热兼外感，

肺痈急剧二便秘，清咽利膈莫迟缓（注三）。

温毒病，咽肿疼，头面肿大眼不睁，

口干舌燥渴欲饮，普济消毒治头瘟（注四）。

胃火盛，承气汤（注五），喉痛生于咽喉旁，

焮红疼痛发肿胀，内服六神刺少商（注六）。

凉燥症，与温燥，头痛篇中已说到（注七），

肾阳虚损火上扰，引火归原八味妙（注八）。

肺阴虚，养肺阴（注九），白喉身热神不清，

鼻干声哑呼吸紧，养阴清肺没逡巡（注十）。

肾阴亏，虚火生，晚上痛甚白天轻，

咽间微红饮食梗，知柏地黄养肾阴（注十一）。

注一：常见之咽痛症大体上可由风热、喉风、温毒、胃火、喉痈、凉燥、温燥、肾阳不足、肺阴亏、肾阴亏等十种情况所引起。

注二：风热病症状见《五脏辨证论治歌诀》风热病条下。银翘散见头痛篇。

注三：喉风病势急骤，可速服清咽利膈汤。清咽利膈汤由防风、荆芥、银花、薄荷、桔梗、连翘、山栀仁、黄芩、黄连、大黄、玄明粉、玄参、甘草组成。

注四：普济消毒饮由黄连、黄芩、连翘、板蓝根、马勃、牛蒡子、薄荷、僵蚕、玄参、陈皮、升麻、柴胡、甘草组成。头

瘟即由温毒而引起的头面肿大的"大头瘟"。

注五：胃火盛症状见《五脏辨证论治歌诀》胃有热条下。此处指由于胃火而导致大便秘结咽喉肿痛者，可用大承气汤下之。大承气汤见不寐篇。

注六：六神丸由犀黄、雄黄、珠粉、麝香、冰片、蟾酥组成。现有成药出售。少商穴在大指甲外侧，为手太阴肺经的主要穴位。

注七：凉燥与温燥的主要症状及主治方药均见头痛篇。

注八：肾阳虚损火不归原可用八味肾气丸引火归原。八味肾气丸见眩晕篇。

注九：肺阴虚症状及养肺阴药物均见《五脏辨证论治歌诀》。

注十：白喉是由于时行疫毒自口鼻而入，结于咽喉所致。患者咽喉出现白膜并有歌诀中所诉症状者可速用养阴清肺汤。养阴清肺汤由生地黄、麦冬、玄参、贝母、丹皮、薄荷、白芍、甘草组成。没逡巡即是不要迟慢的意思。

注十一：知柏地黄丸见头痛篇。

心　悸

心悸病（注一），取十三，虚实证候仔细看。

实证暑热心火旺，瘀血水饮并热痰。

虚证者，多在心，阴阳气血要分清。

阴阳并虚气血损，或伤肾阳与肾阴（注二）。

暑热证，易伤心，脉虚身热损气阴。

汗多口渴心烦闷，清暑益气（注三）又生津。

心火旺，急数脉，舌尖红赤或出血，

口渴欲饮小便黄，黄连上清（注四）清心热。

瘀血证，心绞痛，活络效灵（注五）来运行。

水饮上干目眩晕，苓桂术甘（注六）佐二陈（注七）。

有热痰，心中烦，痰质黄稠脉数弦，

或发癫狂或惊痫（注八），温胆汤（注九）中加芩连。

心阴虚，补心丹（注十），心血不足发虚烦，

食少面白舌质淡，归脾汤（注十一）方即可安。

心气虚，发心悸，面白自汗又少气，

舌淡脉弱胸闷痞，六君（注十二）枣仁与牡蛎。

心阳虚，汗淋漓，四肢厥冷神昏迷。

口唇青紫脉微细，快用参附（注十三）来救急。

阴阳虚，真可虑，脉象结代（注十四）心动悸，

脏气衰败难调理，炙甘草汤（注十五）为良剂。

气与血，两不足，人参养营（注十六）是妙药。

肾阳亏损八味丸（注十七），阴虚六味（注十八）可斟酌。

注一：心悸是一种自觉心跳过速悸动不安的病证。

注二：心悸病可以归纳为虚实两大证型。具体地说可以大体归纳为十三种情况，常见实证的病机有暑热、心火、瘀血、水饮、热痰五种。常见虚证的病机有心阴虚、心血虚、心气虚、心阳虚、心脏阴阳两虚、气血不足、肾阳虚、肾阴虚八种。

注三：这里的清暑益气汤不是指李东垣方，而是清代王孟英方。由西洋参、石斛、麦冬、黄连、竹叶、荷梗、知母、粳米、西瓜翠衣、甘草组成，有清暑益气生津的功效。

注四：黄连上清丸由黄连、黄芩、大黄、栀子、连翘、荆芥穗、菊花组成。

注五：活络效灵丹由当归、丹参、乳香、没药组成。

注六：苓桂术甘汤见眩晕篇。

注七：二陈汤见眩晕篇。

注八：惊痫指因受惊而得的痫病。痫病即是"癫痫"，是一种发作性神志异常的疾病，其特征是突然昏倒、口吐涎沫、两目上视、四肢抽搐，或发出猪羊的叫声，醒后除感觉疲乏外一如常人。

注九：温胆汤见不寐篇。

注十：补心丹见眩晕篇。

注十一：归脾汤见不寐篇。

注十二：六君汤即六君子汤，由党参、白术、茯苓、法半夏、陈皮、甘草组成。

注十三：参附汤见头痛篇。

注十四：结脉是指脉来迟缓而有不规则的间歇。代脉是指脉来缓弱而有规律的间歇，间歇的时间较长。

注十五：炙甘草汤由炙甘草、党参、桂枝、阿胶、麦冬、生地黄、麻仁、生姜、大枣组成。

注十六：人参养营汤由当归、熟地黄、白芍、党参、白术、黄芪、肉桂、茯苓、五味子、陈皮、远志、甘草组成。

注十七：八味肾气丸见眩晕篇。

注十八：六味地黄丸由熟地黄、丹皮、茯苓、泽泻、枣皮、淮山药组成。

胸　痛

胸痛症，十七般，胸阳不运胸受寒，

大小结胸肺气闭，瘀血肺水并停痰。

心阴亏，心气弱，心肝胃火与肝郁，

肝阴亏损，奔豚气，伤寒厥阴发消渴（注一）。

阳不运，发胸痹，胸背疼痛与喘息，

苔白脉沉并短气，瓜蒌薤白白酒宜（注二）。

胸受寒，痛如锥，面白舌淡脉细微，

药用附片与肉桂，细辛干姜把寒追。

大结胸，便不通，口渴午后面发红，

短气心下硬满痛，脉沉而紧大陷胸（注三）。

小结胸，因误下，舌苔黄腻脉浮滑，

痰热结痛在心下，小陷胸汤（注四）最如法。

肺气闭，因外寒，头痛咳嗽吐清痰，

鼻塞无汗杏苏散（注五），解表宣肺病自安。

有瘀血，内发热，胸中闷痛性躁急，

心悸失眠打干哕，血府逐瘀（注六）效卓越。

肺蓄水（注七），在胸腔，谨慎使用十枣方（注八），

停痰积聚胸痛胀，瓜蒌薤白半夏汤（注九）。

心阴虚，补心阴（注十），心气不足服四君（注十一），

心火上炎导赤散（注十二），肝火太旺用泻青（注十三）。

胃火盛，凉隔清（注十四），肝气郁滞冲胸疼，

可服正气天香散（注十五），肝阴亏损养肝阴（注十六）。

奔豚气，上冲胸，上下升降气不通，

寒热往来胸胀痛，奔豚汤方（注十七）可平衡。

厥阴病，气冲胸，饥不欲食吐蛔虫，

消渴下利心热痛，乌梅丸方（注十八）及时冲。

注一：胸痛症大体上可以归纳为胸阳不运、胸中受寒、大结胸、小结胸、寒邪闭肺、瘀血、蓄水、停痰、心阴亏损、心气不足、心火、肝火、胃火、肝郁、肝阴亏损、奔豚气、伤寒厥阴病等十七种。

注二：瓜蒌薤白白酒汤由瓜蒌、薤白、白酒组成。

注三：大陷胸汤由大黄、芒硝、甘遂组成。

注四：小陷胸汤由黄连、半夏、瓜蒌组成。

注五：杏苏散见头痛篇。

注六：血府逐瘀汤见头痛篇。

注七：肺蓄水症状见《五脏辨证论治歌诀》肺蓄水条下。

注八：十枣汤见呕吐篇。

注九：瓜蒌薤白半夏汤由瓜蒌、薤白、半夏组成。

注十：心阴虚症状及补心阴药物均见《五脏辨证论治歌诀》心阴虚及补心阴条下。

注十一：心气不足症状见《五脏辨证论治歌诀》心气虚条下。四君汤由党参、白术、茯苓、甘草组成。

注十二：心火上炎症状可参照《五脏辨证论治歌诀》心热病条下。导赤散由生地黄、竹叶、木通、甘草组成。

注十三：肝火太旺症状可参照《五脏辨证论治歌诀》肝热病条下。泻青丸见不寐篇。

注十四：胃火盛症状可参照《五脏辨证论治歌诀》胃有热条

下。凉隔散见头痛篇。

注十五：肝气郁滞症状见《五脏辨证论治歌诀》肝气郁条下。正气天香散由乌药、香附、陈皮、紫苏、干姜组成。

注十六：肝阴亏损症状及养肝阴药物均分别见《五脏辨证论治歌诀》肝阴虚及养肝阴条下。

注十七：奔豚汤由当归、川芎、白芍、黄芩、半夏、生姜、生葛、李根白皮、甘草组成。

注十八：乌梅丸见不寐篇。

胁　痛

胁痛证，取十三，一般发病多在肝，

肝郁湿热与肝火，阴虚血少痛难安。

或痰饮，或瘀血，或兼胆石与虫积，

少阳在经与在腑，肺水停食滞胸膈（注一）。

肝气郁，逍遥散（注二），湿热茵陈汤加减（注三），

肝火当归龙荟丸（注四），阴虚养肝莫迟缓（注五）。

若肝脏，血不足，眼花耳聋脉细弱，

心怯惊恐不安卧，柴胡青皮与四物（注六）。

有痰饮，滞胸膈，舌苔黏腻弦滑脉，

胁肋隐痛多唾液，控涎逐饮（注七）功最烈。

瘀血证，因外伤，伤处青紫痛难当，

切脉沉涩带弦象，可服复元活血汤（注八）。

胆石证，湿热多，肝郁脾滞胃不和，

按证加入金钱草，茵陈郁金与枳壳（注九）。

有虫积，胆道塞，右胁钻痛有间隙，

四肢发冷并吐哕，乌梅汤方治蛔厥（注十）。

少阳证，若在经，往来寒热目眩晕，

口苦咽干胸胁闷，小柴胡汤效最灵（注十一）。

少阳证，若在腑，心下痞硬胸胁苦，

便秘苔黄脉弦数，应以大柴胡为主（注十二）。

肺蓄水，用葶苈，枳壳香附青陈皮，

大枣加入不伤气（注十三），保和丸方消食积（注十四）。

注一：胁痛证这里取了十三种基本类型，计有肝郁、湿热、肝火、肝阴虚、肝血虚、痰饮、瘀血、胆石、虫积（胆道蛔虫）、少阳经证、少阳腑证、肺水、停食。

注二：肝气郁症状见《五脏辨证论治歌诀》肝气郁条下。逍遥散见呕吐篇。

注三：湿热症状见《五脏辨证论治歌诀》肝湿热条下。茵陈蒿汤由茵陈、栀子、大黄组成。

注四：肝火症状可参见《五脏辨证论治歌诀》肝热病条下，当归龙荟丸由当归、龙胆草、芦荟、黄芩、栀子、黄连、黄柏、大黄、青黛、木香、麝香、甘草组成。

注五：肝阴虚症状及养肝阴药均见《五脏辨证论治歌诀》各该项条下。

注六：四物汤由当归、熟地黄、白芍、川芎组成。

注七：控涎丹由甘遂、大戟、白芥子组成。

注八：复元活血汤由当归、桃仁、红花、大黄、穿山甲、花粉、柴胡、甘草组成。

注九：若经西医检查确诊为胆结石者，可根据其出现的症状进行辨证施治。再加入金钱草、茵陈、郁金、枳壳等疏肝利胆排石。

注十：胆道蛔虫症一般用乌梅丸疗效较好，乌梅丸方见胸痛篇。

注十一：小柴胡汤见不寐篇。

注十二：大柴胡汤见呕吐篇。

注十三：肺蓄水症状见《五脏辨证论治歌诀》肺蓄水条下。由于肺蓄水而出现胁痛者用葶苈大枣泻肺汤（即葶苈、大枣加枳壳、香附、青皮、陈皮）以疏肝理气。

注十四：保和丸见头痛篇。食积症状见《五脏辨证论治歌诀》有食积条下。

胃　痛

胃痛症，取九则，虫积食滞寒与热，

脾阳不振胃阴虚，痰饮肝郁并瘀血（注一）。

有虫积，乌梅丸（注二），食滞楂曲平胃煎（注三），

寒痛喜热又喜按，良附理中能散寒（注四）。

热痛证，洪数脉，拒按溲赤便秘结，

舌黄口渴少津液，清中金铃能涤热（注五）。

脾阳虚，大便溏，可服香砂六君汤（注六），

阴虚舌红应滋阴，一贯加减功效良（注七）。

有痰饮，用二陈（注八），寒加姜蔻热栀芩，

肝郁克脾胁痛闷，柴胡疏肝把气行（注九）。

瘀血痛，如针夺，乌贝手拈把血和（注十），

胃痛原因多交错，还须临床细斟酌。

注一：胃痛症本篇只取了九种。计有虫积、食滞、寒痛、热痛、脾阳虚、胃阴虚、痰饮、肝郁、瘀血。

注二：虫积症状见《五脏辨证论治歌诀》有虫积条下。乌梅丸见不寐篇。

注三：食滞症状见《五脏辨证论治歌诀》有食积条下。楂曲平胃散由苍术、陈皮、厚朴、山楂、神曲、甘草组成。

注四：寒痛症状见《五脏辨证论治歌诀》脾受寒条下。良附丸由良姜、香附组成。理中汤由党参、白术、甘草、干姜组成。

注五：清中饮由黄连、山栀、陈皮、茯苓、半夏、豆蔻、甘草组成。金铃子散由金铃子、延胡索组成。

注六：脾阳虚症状见《五脏辨证论治歌诀》脾阳虚条下。香砂六君子由木香、砂仁、党参、白术、茯苓、法半夏、陈皮、甘草组成。

注七：胃阴虚症状见《五脏辨证论治歌诀》胃阴虚条下。一贯煎由生地黄、当归、枸杞、沙参、麦冬、川楝子组成。

注八：二陈汤见眩晕篇。

注九：肝郁症状见《五脏辨证论治歌诀》肝气郁条下，柴胡疏肝散由柴胡、白芍、川芎、香附、陈皮、枳壳、甘草组成。

注十：瘀血症状见《五脏辨证论治歌诀》血瘀条下。乌贝散由乌贼骨、贝母组成。手拈散由延胡索、五灵脂、豆蔻、没药组成。

腹　痛

腹痛症，十九则，寒痛寒疝寒痢疾，

热痛湿热或成痢，肠痈胃寒胸中热。

脾气滞，与血瘀，肝郁痛泻虫食积，

少阴夹水奔豚气，气虚血虚肾阳虚（注一）。

若感寒，痛绵绵，舌苔白滑脉沉弦，

尿清便溏喜热按，香砂（注二）理中（注三）即可痊。

若寒甚，手足厥，下利清谷脉欲绝，

或者呕逆或泄泻，附子理中（注四）去寒邪。

寒疝症，痛绕脐，手足厥冷肤起栗，

脉象弦紧而沉细，大乌头煎（注五）用白蜜。

肝肾寒，发疝气，暖肝（注六）煎内加吴萸，

虚寒痢疾久不愈，腹痛脉沉用温脾（注七）。

积热痛，最恶热，小便黄赤大便结，

唇干口渴或暴泻，可用芍甘加连枯（注八）。

腹硬痛，伤湿热，胸中痞闷吃不得，

饮食伤滞成泄泻，枳实导滞（注九）可荡积。

湿热甚，发痢疾，里急后重便脓血，

香连（注十）芍药（注十一）治痢泻，白头（注十二）秦皮
与连柏。

肠痈症，湿热伤，右腹拒按痛难当，

右足难伸全身烫，快服大黄丹皮汤（注十三）。

胸中热，胃中寒，腹痛欲呕用黄连（注十四），

姜桂参甘半夏枣，升降阴阳呕痛安。

脾气滞，脘腹胀，嗳气放屁稍通畅，

默默不把欲食想，木香顺气最为上（注十五）。

若瘀血，痛最烈，腹有积块便黑血，

桃仁承气（注十六）把瘀泻，失笑（注十七）丹参（注十八）也用的。

肝气郁，脉细弦，月经不调头目眩，

胸胁小腹均痛满，逍遥（注十九）加味来疏肝。

若肝实，把脾克，此为土虚被木贼，

腹痛不止有泄泻，痛泻要方（注二十）是秘诀。

有虫积，腹痛满，眼睑脸唇有白点，

时痛时止吐清涎，可服理中安蛔散（注二十一）。

若食积，痛吞腹，保和丸（注二十二）剂即时咽，

食积太甚腹胀满，可服木香槟榔丸（注二十三）。

少阴病，夹水气，四肢沉重自下利，

小便不利腹中痛，快用真武（注二十四）来治愈。

奔豚气，上冲胸，上下升降气不通，

寒热往来胸中痛，奔豚汤（注二十五）方可平衡。

气虚痛，多恶寒，脉微少气多懒言，

痛处喜热又喜按，补中益气（注二十六）自然安。

阴血虚，腹疠痛，归姜羊肉汤（注二十七）可用，

命门火衰肾气丸（注二十八），肾阳一振脾运动。

注一：腹痛症，大略可分为以下十九种类型，即寒痛、寒疝、寒痢、热痢、湿热、湿热痢、肠痈、胃寒胸热、脾滞、血瘀、肝郁、痛泻、虫积、食积、少阴夹水气、奔豚气、气虚、血虚、肾阳虚。

注二：即香砂六君汤，见胃痛篇。

注三：理中汤见胃痛篇。

注四：附子理中汤见呕吐篇。

注五：大乌头煎由乌头、白蜜组成。

注六：肝肾虚寒，容易导致小腹疼痛并发疝气。暖肝煎由当归、枸杞、小茴、肉桂、乌药、沉香、茯苓、生姜组成。

注七：虚寒痢疾，下痢赤白，连年不止，腹痛，按之满，脉沉弦者可用千金温脾汤。温脾汤由大黄、附片、干姜、党参、甘草组成。

注八：即芍药甘草汤（芍药、甘草）加黄连、黄柏。

注九：枳实导滞丸由大黄、枳实、神曲、茯苓、黄芩、黄连、白术、泽泻组成。

注十：香连丸由广木香、黄连组成。

注十一：芍药汤由白芍、黄芩、黄连、大黄、槟榔、当归、木香、肉桂、甘草组成。

注十二：白头翁汤见不寐篇。

注十三：大黄牡丹汤由大黄、丹皮、桃仁、冬瓜仁、芒硝组成。

注十四：黄连汤由黄连、半夏、干姜、桂枝、党参、大枣、甘草组成。

注十五：木香顺气丸由木香、香附、槟榔、青皮、陈皮、厚朴、苍术、枳壳、砂仁、甘草组成。

注十六：桃仁承气汤由桃仁、大黄、桂枝、芒硝、甘草组成。

注十七：失笑散由五灵脂、蒲黄组成。

注十八：丹参饮由丹参、檀香、砂仁组成。

注十九：逍遥散见胁痛篇。

注二十：痛泻要方由防风、白芍、白术、甘草组成。

注二十一：理中安蛔散由党参、白术、干姜、蜀椒、乌梅、茯苓组成。

注二十二：食积症见《五脏辨证论治歌诀》有食积条下。保和丸见头痛篇。

注二十三：木香槟榔丸见不寐篇。

注二十四：真武汤由茯苓、白芍、白术、干姜、制附片组成。

注二十五：奔豚汤见腹痛篇。

注二十六：补中益气汤见头痛篇。

注二十七：阴血虚症状可见《五脏辨证论治歌诀》血虚证条下。疞音"绞"，腹中急痛的意思，归姜羊肉汤由当归、生姜、羊肉组成。

注二十八：命门火衰症状见《五脏辨证论治歌诀》肾阳虚条下。肾气丸见眩晕篇。

腰　　痛

腰痛症，十五则，太阳伤寒寒湿邪，

寒湿兼表与风邪，更有真中并湿热。

肝阴亏，少气血，肾阴亏损夹湿热，

肾阳不足痰湿者，中寒肝郁并瘀血（注一）。

治腰痛，十八方，应分外感与内伤，

太阳伤寒项肌强，解表需要麻黄汤（注二）。

寒湿痛，腰沉重，四肢倦怠不想动，

舌苔白腻脉濡缓，甘姜苓术汤可用（注三）。

寒湿痛，兼表邪，头身项背都拘急，

胸满腹痛食欲吐，解表温中用五积（注四）。

风湿痛，无定处，天阴下雨痛尤著，

腰酸脊强不能俯，羌活胜湿服几付（注五）。

若不治，痛到夕，伤及肝肾发冷痹，

俯仰屈伸不便利，独活寄生功效奇（注六）。

真中风，筋脉急，半身不遂难转侧，

舌强语塞口眼斜，小续命汤能驱邪（注七）。

湿热痛，腰灼热，身发黄色尿茶色，

胸中烦闷喜清凉，舌苔黄腻濡数脉。

若热重，湿气轻，二妙木瓜芍泽陈（注八），

湿热嚣张用八正（注九），湿重热轻用四苓（注十）。

肝阴虚，腰痛强，益胃（注十一）二至（注十二）最为上，

气血不足十全养（注十三），气煦血濡自舒畅，

肾阴虚，六味丸（注十四），桑枝牛膝并车前，

再加杜仲与续断，兼夹湿热用金钱（注十五）。

肾阳虚，肾气丸（注十六），骨脂（注十七）杜仲一起煎，

若为痰湿腰麻冷，二陈再把桂芥添（注十八）。

若中寒，腰冷痛，桂附干姜与杜仲（注十九），

肝郁气滞不流通，柴胡疏肝来运送（注廿）。

有瘀血，脉细涩，或有紫块大便黑，

腰间刺痛重在夜，桃红四物加血竭（注廿一）。

注一：腰痛症大体上可以归纳为十五种情况，即太阳伤寒、寒湿、寒湿兼表邪、风湿、真中风、湿热、肝阴亏、气血不足、肾阴亏损、肾阴亏损夹湿热、肾阳不足、痰湿、中寒、肝郁、

瘀血。

注二　太阳伤寒症状可参照《五脏辨证论治歌诀》风寒症条下。麻黄汤见头痛篇。

注三：甘姜苓术汤见眩晕篇。

注四：五积散由麻黄、苍术、白芷、当归、白芍、川芎、枳壳、桔梗、茯苓、厚朴、陈皮、半夏、生姜、葱白、甘草组成。

注五：羌活胜湿汤见头痛篇。

注六：独活寄生汤由独活、桑寄生、当归、白芍、川芎、熟地黄、桂枝、茯苓、杜仲、党参、牛膝、甘草组成。

注七：小续命汤由桂枝、麻黄、川芎、党参、白芍、杏仁、防风、制附片、黄芩、防己、生姜、大枣、甘草组成。

注八：即二妙散（苍术、黄柏）加木瓜、白芍、泽泻、陈皮。

注九：八正散由车前仁、木通、瞿麦、萹蓄、滑石、栀子、大黄、甘草组成。

注十：四苓散由白术、茯苓、猪苓、泽泻组成。

注十一：益胃汤见呕吐篇。

注十二：二至丸由女贞子、旱莲草组成。

注十三：十全大补汤由当归、川芎、白芍、熟地黄、党参、白术、茯苓、黄芪、肉桂、甘草组成。

注十四：六味地黄丸见心悸篇。

注十五：即金钱草。

注十六：肾气丸见眩晕篇。

注十七：即补骨脂。

注十八：即二陈汤（茯苓、法半夏、陈皮、甘草）加肉桂、白芥子。

注十九：即肉桂、制附片。

注廿：柴胡疏肝散见胃痛篇。

注廿一：桃红四物汤由桃仁、红花、当归、川芎、白芍、熟地黄组成。

疝 气

疝气病，分七证，肝寒、肝郁寒湿浸，

水湿内停湿化热，气虚肝胃火热盛（注一）。

肝气寒，肿睾丸，肿硬如石痛绵绵，

椒桂汤能治寒疝（注二），肝肾俱寒暖肝煎（注三）。

肝郁甚，气不行，疝无定处游走疼，

欲治气疝聚香饮（注四），温散行气病自轻。

若寒湿，坠睾丸，阴囊肿胀大如拳，

不痛不痒名㿗疝，可用济生橘核丸（注五）。

阴囊肿，如水色，水湿内停不寒热，

阳不化气有积液，济生肾气来解决（注六）。

湿郁甚，则化热，阴囊肿大带红色，

下身瘙痒泌黄液，大分清饮能驱邪（注七）。

阳虚者，气下陷，卧入立出名狐疝，

劳后下坠更明显，补中益气即可散（注八）。

肝胃火，小儿多，脉数尿黄口发渴，

丹栀黄连与川楝，芩柏荔核木通曲（注九）。

注一：疝气病一般可以分为七种证型，即肝寒、肝郁、寒湿、水湿内停、湿热、气虚、肝胃火热。

注二：椒桂汤由川椒、桂枝、良姜、小茴、广皮、吴茱萸、青皮、生姜、柴胡组成。

注三：暖肝煎见腰痛篇。

注四：聚香饮子由乳香、沉香、檀香、藿香、木香、延胡索、乌药、桔梗、桂心、生姜、甘草组成。

注五：济生橘核丸由橘核、海藻、昆布、桃仁、海带、川楝子、厚朴、木通、枳实、延胡索、桂心、木香组成。

注六：济生肾气丸由熟地黄、丹皮、山萸肉、淮山药、茯苓、泽泻、制附片、肉桂、牛膝、车前仁组成。

注七：大分清饮由茯苓、泽泻、木通、车前仁、栀子、枳壳组成。

注八：补中益气汤见头痛篇。

注九：即丹皮、栀子、吴茱萸、黄连、川楝子、黄芩、黄柏、荔枝核、木通、神曲。

消　渴

消渴病，取十证，发病多在脾肺肾，

或为胃热阴受损，脾虚脾湿肺寒甚。

肺热病，易伤津，或为心火烁肺金，

膀胱蓄水厥阴病，或伤肾阳与肾阴（注一）。

胃积热，伤胃阴，身热唇红食倍增，

口渴不止喜凉饮，连梅清热又生津（注二）。

胃热甚，大便结，口渴嘴臭唇起裂，

当用急下存津液，大承气汤来荡涤（注三）。

脾阳虚，胃气弱，脾不行水口中渴，

津枯发热饮食少，七味白术功效卓（注四）。

脾蕴湿，口发渴，渴不思饮饮不多，

湿浊内阻津难化，藿香正气来斟酌（注五）。

肺寒证，吐冷痰，咳嗽气短形体寒，

饮一溲二多小便，温化苓桂与术甘（注六）。

肺热病，易伤津，干咳无痰或失音，

口中干燥频频饮，天花粉散来育阴（注七）。

心火旺，烁肺金，舌赤便黄口无津，

失眠短气渴欲饮，黄芪竹叶保气阴（注八）。

有蓄水，在膀胱，气化不行渴难当，

小便不利身肿胀，化气利水五苓方（注九）。

厥阴病，发消渴，呕吐腹痛时发作，

烦闷吐蛔寒热错，乌梅丸方对症药（注十）。

肾阳虚，水气寒，阳不化水肾气丸（注十一），

肾阴亏损津难养，六味地黄把阴添（注十二）。

注一：消渴病指渴而饮多、食多而反消瘦、尿多和出现尿糖等一类病证。"上消"以口渴多饮为主症；"中消"以多食易饥而形体反见消瘦为主症；"下消"以多尿小便如膏如脂为主症。由于体内水分的运行主要依靠肺气的通调肃降、脾气的运化转输和肾气的开阖调节，故消渴病多与肺脾肾三脏有关。从其病机分析，大体上可以概括为以下十种证型，即胃热伤阴、脾虚、肾虚、肺寒、肺热伤津、心火烁肺、膀胱蓄水、厥阴病、肾阳不足、肾阴亏损。

注二：连梅汤由黄连、乌梅、麦冬、生地黄、阿胶组成。

注三：大承气汤见不寐篇。

注四：七味白术散由党参、白术、茯苓、木香、藿香、葛根、甘草组成。

注五：藿香正气散见呕吐篇。

注六：苓桂术甘汤见眩晕篇。

注七：天花粉散由花粉、生地黄、麦冬、五味子、粳米、葛根、甘草组成。

注八：烁，音灼，烧灼的意思。黄芪竹叶汤由党参、黄芪、当归、白芍、生地黄、麦冬、川芎、黄芩、石膏、竹叶、甘草组成。

注九：五苓散由桂枝、白术、茯苓、泽泻、猪苓组成。

注十：乌梅丸见胸痛篇。

注十一：肾阳虚症状见《五脏辨证论治歌诀》肾阳虚条下。肾气丸见眩晕篇。

注十二：肾阴亏损症状见《五脏辨证论治歌诀》肾阴虚条下。六味地黄丸见心悸篇。

泄　泻

泄泻病，廿五则，在表在里宜区别，

外感内虚易成泻，感寒夹湿或水邪。

风犯胃，寒客肠，病犯太阳与少阳，

太阳阳明兼受病，阳明少阳两俱伤。

误下后，成协热，伤寒汗后胃受贼，

暑伤元气亦致泻，春伤于风为洞泄。

内伤症，有脾寒，脾虚脾湿与停痰，

伤食湿热脾滞满，热结旁流与霍乱。

或肾寒，或瘀血，或者肝旺把脾克，

脾肾虚寒五更泻，下焦不约宜固摄（注一）。

外感寒，内夹湿，胸膈满闷不能食，

寒热头痛舌白腻，藿香正气服莫迟（注二）。

外感寒，夹水气，喘咳呕哕渴下利，

尿少气短表兼里，小青龙汤可治愈（注三）。

风犯胃，名胃风，飧清完谷并瘾疹，

牙关紧闭难张动，胃风汤方有奇功（注四）。

寒客肠，舌苔白，腹痛喜按是缓脉，

头晕恶寒肠鸣泻，人参败毒散寒邪（注五）。

太阳病，合少阳，必自下利黄芩方（注六），

太阳阳明两合病，自下利者葛根汤（注七）。

阳明病，合少阳，内有宿食大便溏，

脉呈滑大兼数象，大承气汤来通肠（注八）。

伤寒病，误下伤，协热下利势难挡，

脉促喘而汗出者，葛根黄芩黄连汤（注九）。

伤寒病，发汗后，胃气虚弱噫食臭，

心下痞硬腹中鸣，生姜泻心功能奏（注十）。

伤暑邪，身热烦，面垢身重溺赤难，

口渴恶食又自汗，清暑益气便安然（注十一）。

春伤风，内伏邪，留连至夏成洞泄，

体重溺红兼水泻，培中泻木加苍泽（注十二）。

脾寒者，当温脏，可用附子理中汤（注十三），

脾虚参苓白术散（注十四），脾湿当用胃苓汤（注十五）。

因痰泻，时间断，六君补脾把痰散（注十六），

伤食嗳腐又吞酸，保和消食调大便（注十七）。

湿热积，腹痛楚，枳实导滞功效殊（注十八），

脾滞胸腹为气阻，木香槟榔即可疏（注十九）。

因热积，便旁流（注廿），大承气汤把病廖，

霍乱下利又兼呕，六合汤下便罢休（注廿一）。

肾寒泻，手足厥，白通汤方能通脉（注廿二），

瘀血在肠成久泻，膈下逐瘀破瘀血（注廿三）。

肝克脾，痛泻方（注廿四），下焦不约禹余粮（注廿五），

脾肾虚寒五更泻，四神（注廿六）加入养脏汤（注廿七）。

注一：泄泻病可大体归纳为廿五种情况，即感寒夹食、感寒夹水、胃风、肠受寒、太阳少阳合病、太阳阳明合病、阳明少阳合病、协热下利、伤寒汗后、暑伤元气、春伤于风、脾寒、脾虚、脾湿、停痰、伤食、湿热、脾滞、热结旁流、霍乱、肾寒、瘀血、肝旺克脾、脾肾虚寒、下焦不约。

注二：藿香正气散见消渴篇。

注三：小青龙汤见咳嗽篇。

注四：飧，音 sūn。飧泻是指大便泄泻清稀，并有不消化的食物残渣、肠鸣腹痛等症。瘛疭，即俗称"抽风"，形容手足时伸时缩抽动不止的状态。胃风汤由当归、白芍、川芎、党参、白术、茯苓、肉桂、粟米组成。

注五：人参败毒散由人参、羌活、独活、柴胡、前胡、枳壳、桔梗、茯苓、川芎、甘草组成。

注六：黄芩汤由黄芩、白芍、大枣、甘草组成。

注七：葛根汤由葛根、麻黄、桂枝、白芍、大枣、生姜、甘草组成。

注八：大承气汤见不寐篇。

注九：协热下利指外感寒邪，表邪未除，误下伤脾而成腹泻，属表里同病。葛根黄芩黄连汤见哮喘篇。

注十：痞，闭塞不通的意思；硬，坚实的意思。生姜泻心汤由生姜、党参、黄芩、黄连、法半夏、大枣、甘草组成。

注十一：本篇清暑益气汤系李东垣方，由黄芪、苍术、升麻、党参、泽泻、神曲、陈皮、白术、麦冬、当归、青皮、黄柏、葛根、五味子、生姜、大枣、炙甘草组成。

注十二：洞泄是肛门不闭，泄泻不禁的意思。培中泻木法系清代雷少逸方，由白术、白芍、陈皮、防风、茯苓、泡姜、吴茱萸、荷叶、甘草组成。苍泽指苍术、泽泻。

注十三：脾寒症状见《五脏辨证论治歌诀》。附子理中汤见腹痛篇。

注十四：脾虚症状见《五脏辨证论治歌诀》脾阳虚条下。参苓白术散见不寐篇。

注十五：脾湿症状见《五脏辨证论治歌诀》。胃苓汤由苍术、陈皮、厚朴、桂枝、白术、茯苓、猪苓、泽泻、甘草组成。

注十六：痰泻症状为时泻时止，泻下多白沫，脉滑带弦，或有胸闷食减等。六君汤见心悸篇。

注十七：伤食症状见《五脏辨证论治歌诀》有食积条下。保和丸见头痛篇。

注十八：湿热积滞症状表现为热势绵绵、下午热重、身重、神疲、胸脘痞闷、纳呆腹胀、腹痛、泻下溏薄、小便黄少、舌苔黄腻等症。枳实导滞丸见腹痛篇。

注十九：脾滞症状见《五脏辨证论治歌诀》。木香槟榔丸见不寐篇。

注廿：热结旁流为阳明腑实证的另一表现，指泻出黄臭的粪水，而不见燥屎。

注廿一：六合汤见呕吐篇。

注廿二：白通汤由葱白、干姜、制附片组成。

注廿三：瘀血症状可参照《五脏辨证论治歌诀》。膈下逐瘀汤见咳嗽篇。

注廿四：痛泻要方为刘草窗方，汪汉庵认为"脾虚故泻，肝实故痛"。该方见腹痛篇。

注廿五：下焦虚寒大便失禁者，以赤石脂、禹余粮固摄之。

注廿六：四神丸由破故纸、五味子、肉豆蔻、吴茱萸、大枣、生姜组成。

注廿七：养脏汤由罂粟壳、诃子、肉豆蔻、木香、肉桂、人参、白术、白芍、当归、甘草组成。

癃 闭

癃闭症，十一则，上窍不通下窍塞，
肺气闭阻停痰液，肺阴亏损与肺热。
或气虚，或瘀血，或为蓄水与湿热，
肾阴肾阳不足者，肝郁肝火失疏泄（注一）。
肺气闭，有停痰，脉滑舌腻二便难，

呼吸不利胸痞满，当服清气化痰丸（注二）。

肺阴虚，少化源，气逆干咳与失眠，

舌红潮热又盗汗，养阴清肺加车前（注三）。

有肺热，爱呛咳，咳痰不爽带黄色，

小便不利口中渴，枯芩滑石加泻白（注四）。

气虚者，脉细弱，少腹坠胀气不足，

面白懒言体懈惰，补中益气是良药（注五）。

有瘀血，脉弦涩，少腹拒按小便急，

定处刺痛重在夜，五苓散中加琥珀（注六）。

有蓄水，在膀胱，发热恶寒属太阳，

口渴尿少身肿胀，五淋散中加葱姜（注七）。

湿热病，少腹急，尿时黄痛且淋漓，

湿热太甚成癃闭，八正散方有效力（注八）。

肾阴虚，津不足，盗汗腰酸口发渴，

舌赤脉浮易动火，知柏地黄滋化育（注九）。

肾阴虚，脉沉细，腰痛膝软腿无力，

阳不化水成癃闭，八味肾气最适宜（注十）。

肝气郁，易积热，口燥咽干水道塞，

月经不调胁痛者，丹栀逍遥来疏泄（注十一）。

肝火重，尿不通，口苦目赤耳发聋，

头疼心烦胸胁痛，龙胆泻肝病自松（注十二）。

注一：癃闭大体可以归纳为十一种情况。即肺气闭阻、停痰、肺阴亏损、肺热、气虚、瘀血、蓄水、湿热、肾阴亏损、肾阳不足、肝郁、肝火。

注二：清气化痰丸见咳嗽篇。

注三：养阴清肺汤见咽痛篇。

注四：泻白散见不寐篇。

注五：补中益气汤见头痛篇。

注六：五淋散由当归、赤芍、赤茯苓、山栀仁、甘草组成。

注七：五苓散见消渴篇。

注八：八正散见腰痛篇。

注九：知柏地黄丸见头痛篇。

注十：八味肾气丸见眩晕篇。

注十一：丹栀逍遥散由当归、白芍、柴胡、白术、茯苓、薄荷、丹皮、栀子、生姜、甘草组成。

注十二：龙胆泻肝汤见头痛篇。

便　　秘

大便秘，廿一则，秋伤温燥表里热，

太阳阳明合病者，大头天行是温邪。

或停痰，肺气逆，肝郁肝火与肺热，

风秘肠燥少津液，脾约食积与虫积。

胃家实，脾凝寒，肺肾阴亏津液干，

脾肾阳虚中气短，血虚津少大便难（注一）。

温燥证，身发热，干咳无痰气上逆，

肺合大肠少津液，清燥救肺可解决（注二）。

表与里，俱实热，小便赤涩大便结，

目赤睛痛恶寒者，防风通圣来驱邪（注三）。

少阳病，合阳明，身热微烦呕不停，

寒热往来心下硬，小柴胡汤效最灵（注四）。

有湿邪，发时疫，头面肿大口又渴，

大便结燥目闭锁，普济消毒是良药（注五）。

内停痰，症凶顽，便秘苔黄脉滑弦，

或发惊悸或惊痫，酌用礞石滚痰丸（注六）。

肺气逆，气朝上，上焦郁闭便不畅，

气促无痰有声响，苏子降气来润降（注七）。

肝气郁，疏肝气（注八），可加四磨把病去（注九），

肝火当归龙荟丸（注十），肺火泻白是良剂（注十一）。

风秘证，脉浮弦，手足发麻头晕眩，

润燥祛风来通便，可服搜风顺气丸（注十二）。

大肠燥，津液干，体弱可用蜜导煎（注十三），

更衣朱砂与芦荟（注十四），养阴润燥五仁丸（注十五）。

脾约病，浮涩脉，小便过多大便结，

脾约蜜丸把热泄（注十六），保和加味消食积（注十七）。

有虫积，化虫方（注十八），胃家实者承气汤（注十九），

脾寒脉迟沉有力，便秘温脾来通肠（注廿）。

肺阴虚，津不足，养阴清肺来斟酌（注廿一），

肾阴亏者生虚火，六味地黄加润药（注廿二）。

脾肾虚，发冷秘，头晕腹痛把寒畏，

身重下肢如浸水，脾肾双补病自退（注廿三）。

中气虚，当补气，补中益气即可愈（注廿四），

血虚津少大便难，通幽一服便通利（注廿五）。

注一：便秘症大体上可由以下廿一种情况造成。即秋伤温燥、表里实热、太阳阳明合病、大头天行、停痰、虫积、胃家

实、脾寒、肺气上逆、肝郁、肝火、肺热、风秘、肠燥、脾约、食积、肺阴亏、肾阴亏、脾肾阳虚、中气不足、血虚。

注二：清燥救肺汤见头痛篇。

注三：防风通圣散见眩晕篇。

注四：大柴胡汤见胁痛篇。

注五：普济消毒饮见咽痛篇。

注六：礞石滚痰丸见头痛篇。

注七：苏子降气汤见头痛篇。

注八：肝气郁症状及疏肝气药物均见《五脏辨证论治歌诀》。

注九：四磨饮子由党参、槟榔、台乌药、沉香组成。

注十：肝火症状可参照《五脏辨证论治歌诀》肝热病条下。当归龙荟丸见胸痛篇。

注十一：肺火症状可参照《五脏辨证论治歌诀》肺有热条下。泻白散见不寐篇。

注十二：搜风顺气丸由大黄、郁李仁、火麻仁、淮山药、防风、独活、槟榔、枳壳、车前仁、菟丝子、牛膝、蜂蜜组成。

注十三：蜜煎导法是把蜂蜜煎老，候温，制成锭，纳入肛门以通便。

注十四：更衣丸由朱砂和芦荟组成。

注十五：五仁丸由桃仁、杏仁、柏子仁、松子仁、郁李仁、陈皮组成。

注十六：脾约丸由火麻仁、杏仁、白芍、大黄、枳实、厚朴、蜂蜜组成。

注十七：保和丸见头痛篇。食积症状见《五脏辨证论治歌诀》有食积条下。

注十八：有虫积症状见《五脏辨证论治歌诀》。化虫丸由鹤虱、槟榔、苦楝根皮、胡粉、枯矾、芜荑、使君子组成。

注十九：胃家实是指阳明热盛所形成的便秘症。大承气汤见不寐篇。

注廿：脾寒症状见《五脏辨证论治歌诀》脾有寒条下。温脾汤由党参、制附片、干姜、当归、大黄、芒硝、甘草组成。

注廿一：肺阴虚症状见《五脏辨证论治歌诀》。养阴清肺汤见咽痛篇。

注廿二：肾阴亏症状见《五脏辨证论治歌诀》肾阳虚条下。六味地黄丸见咽痛篇。

注廿三：脾肾双补汤由党参、茯苓、淮山药、芡实、莲米、补骨脂、肉苁蓉、山萸肉、五味子、巴戟天、菟丝子、覆盆子组成。

注廿四：中气虚症状见《五脏辨证论治歌诀》脾阳陷条下。补中益气汤见头痛篇。

注廿五：血虚症状见《五脏辨证论治歌诀》血虚病条下。通幽汤由红花、桃仁、生地黄、熟地黄、当归、升麻、甘草组成。

黄　疸

黄疸病，十二则，阳黄多是瘀湿热，
湿胜于热热胜湿，或者湿热兼表邪。
或夹酒，或夹食，湿热入营心火炽，
阴黄脾胃寒湿甚，湿胜于寒寒胜湿。

肝气郁，脾又湿，或者脾肾俱寒湿，

久病正衰气血少，或因女劳伤房室（注一）。

热胜湿，身黄亮，腹痛便秘小便黄，

舌苔黄腻脉滑实，清化湿热茵陈汤（注二）。

湿胜热，膀胱满，尿涩身面俱黄染，

舌苔厚腻脉沉滑，可用茵陈五苓散（注三）。

兼表邪，身无汗，麻连赤豆可发散（注四），

酒疸懊忱不能食（注五），栀子大黄来通便（注六）。

若夹食，胃苦满，食后头眩用胃疸（注七），

湿热入营神昏迷，可服千金犀角散（注八）。

寒兼湿，熏烟黄，湿胜于寒平胃方（注九），

寒胜于湿身畏寒，茵陈附子干姜汤（注十）。

肝气郁，脾受湿，逍遥散方服莫迟（注十一），

脾肾寒湿手足冷，茵陈四逆汤可吃（注十二）。

若病久，气血伤，当用人参养营汤（注十三），

女劳肾虚生热象，可服硝石矾石方（注十四）。

注一：黄疸病以身黄、目黄、小便黄为主症。大体上可以归纳为十二种证型，身黄而亮如橘子色者为阳黄，大多由于湿热所引起，在具体处理时应区分湿重于热和热重于湿，或者湿热兼表邪，或者兼伤酒、伤食，以及湿热入于营分等，身黄而晦暗如烟熏色者为阴黄，阴黄多由于寒湿所引起，在具体处理时应区分湿重于寒和寒重于湿或者肝郁脾湿、脾肾俱寒湿等，此外尚有气血不足、房劳伤肾等亦可出现黄疸或黑疸。

注二：茵陈蒿汤见胁痛篇。

注三：茵陈五苓散由茵陈、桂枝、白术、茯苓、猪苓、泽泻

组成。

注四：麻连赤豆汤见水肿篇。

注五：懊侬，音奥农。汪必昌《医阶辨证》谓"懊侬之状，心下热如火灼不宁，得吐则止"。

注六：栀子大黄汤由栀子、大黄、枳实、淡豆豉组成。

注七：胃疸汤由茵陈、白术、茯苓、猪苓、泽泻、苍术、陈皮、黄连、栀子、防己、葛根、秦艽组成。

注八：千金犀角散由犀角、茵陈、栀子、黄连、升麻组成。

注九：脾寒脾湿症状见《五脏辨证论治歌诀》。平胃散见不寐篇。

注十：茵陈附子干姜汤由茵陈、附子、干姜组成。

注十一：肝郁脾湿症状见《五脏辨证论治歌诀》。逍遥散见胁痛篇。

注十二：脾肾受湿症状可参照《五脏辨证论治歌诀》脾有寒、脾受湿、肾气寒各条下。茵陈四逆汤由茵陈、附子、干姜、甘草组成。

注十三：气血不足症状可参照《五脏辨证论治歌诀》脾阳虚和血虚证条下。人参养营汤见心悸篇。

注十四：《金匮要略》谓"额上黑，微汗出，手足中热，薄暮即发，膀胱急，小便自利，名曰女劳疸"。硝石矾石散由硝石和矾石组成。

水　肿

水肿病，十六证，总之不离脾肺肾，

肺被风遏或肺热，风湿化热肺寒甚。

脾胃虚，寒水凌，肺壅脾湿饮食停，

肾阴肾阳两亏损，膀胱不能化水行。

脾与肾，阳不足，小儿先天禀赋薄，

内外俱实血分肿，表里病水中气弱（注一）。

风水证，无大热，一身悉肿是浮脉（注二），

恶风自汗口不渴，越婢汤方能驱邪（注三）。

肺郁热，失治结，口渴面肿与喘咳，

骨蒸自汗唇红者，清降肺气用泻白（注四）。

风湿久则化热郁，遍身肿胀口烦渴，

小便短赤大便秘，胸闷腹胀气短促。

舌厚腻，脉滑数，麻连赤豆对症药（注五），

肺气虚寒不能布，方用苓桂与甘术（注六）。

脾气虚，胃中冷，益中胜寒实脾饮（注七），

若是寒水凌中土，附子理中是上品（注八）。

气壅肺，湿滞脾，腰以下肿用五皮（注九），

若是饮食停中脘，木香槟榔可去积（注十）。

肾阳虚，水不化，济生肾气功效大（注十一），

肾阴亏损六味丸（注十二），膀胱停水五苓下（注十三）。

脾与肾，阳不足，可用还少来斟酌（注十四），

小儿先天禀赋差，大补元煎功效卓（注十五）。

内外实，疏凿行（注十六），血分水肿用调营（注十七），

表里病水又虚损，茯苓导水性格平（注十八）。

注一：体内水分的运行，主要依靠肺气的通调肃降、肾气的开阖调节、脾气的运行转输，其中任一脏的功能失常，都能导

致水肿。所以说绝大部分水肿病的形成，都与肺脾肾三脏有关。常见的水肿病证型，大体上可以归纳为以下十六种，即肺被风遏的风水证、肺热、风湿化热、肺寒、脾虚、脾寒、肺壅脾湿、饮食停滞、肾阳虚、脾阳虚、膀胱停水、脾肾阳虚、先天不足、内外俱寒、血分水肿及表里病水而中气不足者。

注二：悉，全部的意思。

注三：越婢汤由麻黄、石膏、生姜、大枣、甘草组成。

注四：泻白散见不寐篇。

注五：麻连赤豆汤由麻黄、连翘、杏仁、赤小豆、生梓白皮、大枣、生姜、甘草组成。

注六：肺气虚寒症状见《五脏辨证论治歌诀》。苓桂术甘汤见眩晕篇。

注七：脾气虚、胃中冷症状可参照《五脏辨证论治歌诀》脾阳虚、脾受寒条下。实脾饮由茯苓、白术、木瓜、木香、大腹皮、草豆蔻、制附片、生姜、厚朴、甘草组成。

注八：凌，欺负的意思。附子理中汤见腹痛篇。

注九：气壅肺、湿滞脾症状分别见《五脏辨证论治歌诀》肺气实、脾受湿条下。五皮饮由茯苓皮、生姜皮、陈皮、桑皮、大腹皮组成。

注十：饮食停中脘症状见《五脏辨证论治歌诀》有食积条下。木香槟榔丸见不寐篇。

注十一：肾阳虚症状见《五脏辨证论治歌诀》。济生肾气丸见疝气篇。

注十二：肾阴亏损症状见《五脏辨证论治歌诀》。六味地黄丸见心悸篇。

注十三：膀胱停水症状见癃闭篇"有蓄水，在膀胱"条下。五苓散见消渴篇。

注十四："脾与肾，阳不足"症状分别见《五脏辨证论治歌诀》脾阳虚、肾阳虚条下。还少丹见眩晕篇。

注十五：大补元煎由熟地黄、党参、淮山药、杜仲、枣仁、枸杞、山萸肉、破故纸、白术、肉桂、制附片、炙甘草组成。

注十六：疏凿饮子由羌活、秦艽、槟榔、大腹皮、商陆、茯苓皮、椒目、木通、泽泻、赤小豆、生姜皮组成。

注十七：血分水肿指瘀血留滞，血化为水，出现四肢浮肿、皮肉赤纹等症状者。调营饮由莪术、川芎、当归、延胡索、白芷、槟榔、陈皮、赤芍、桑皮、大腹皮、赤茯苓、葶苈、瞿麦、大黄、细辛、官桂、甘草组成。

注十八：茯苓导水汤由赤茯苓、麦冬、泽泻、白术、桑皮、紫苏、槟榔、木瓜、大腹皮、陈皮、砂仁、木香组成。

汗　症

出汗症，列十类，心表气虚风伤卫，

湿暑瘀血阳明热，肾阴肾阳两衰退（注一）。

心虚证，汗难藏，可服人参养营汤（注二），

表虚自汗设屏障，玉屏风散功效良（注三）。

气虚者，多自汗，六君牡蛎来收敛（注四），

风邪伤卫脉浮缓，桂枝汤方把邪散（注五）。

感温邪，脉浮数，自汗不畅口发渴，

咳嗽咽喉痛如破，银翘散方是妙药（注六）。

感暑邪，伤气阴，汗渴烦躁难安宁，

脉大而虚属暑症，清暑益气又生津（注七）。

瘀血阻，胸闷瞀（注八），多在天明把汗出，

定处赤痛最善怒，血府逐瘀功效卓（注九）。

阳明热，白虎散（注十），肾阴亏损多盗汗，

可服六味地黄丸（注十一），阳虚八味把功建（注十二）。

注一：出汗症状的原因，这里只列举十种常见的类型。即，心虚、表虚、气虚、风邪伤卫、温邪、暑邪、瘀血、阳明胃热、肾阴亏损、肾阳不足。

注二：这里谈的心虚证，主要是指心气虚，可参见《五脏辨证论治歌诀》心气虚条下。人参养营汤见心悸篇。

注三：表虚可出现自汗或漏汗不止，或汗出恶风、舌质淡、脉缓而无力等症状。玉屏风散由黄芪、白术、防风组成。

注四：气虚证可参照《五脏辨证论治歌诀》脾阳虚、肺气虚条下所列症状。六君汤见心悸篇。

注五：风邪伤卫症状见头痛篇伤寒病、在太阳、桂枝汤证条下。桂枝汤方亦见头痛篇。

注六：银翘散见头痛篇。

注七：清暑益气汤见心悸篇。

注八：瞀，音贸，亦可读木。闷瞀，是视物不明，烦乱不安的一种证候。

注九：血府逐瘀汤见头痛篇。

注十：阳明热，即是胃热。症状见《五脏辨证论治歌诀》胃有热条下。白虎汤见头痛篇。

注十一：肾阴亏损症状见《五脏辨证论治歌诀》肾阳虚条

下。六味地黄丸见心悸篇。

注十二：肾阳虚症状见《五脏辨证论治歌诀》。八味肾气丸见眩晕篇。

痹　证

痹证者，取九证，均为风寒湿所侵，

行痛着热是初病，久伤脉肉皮骨筋（注一）。

行痹者，风气盛，痛无定处游走疼，

脉象浮涩而兼紧，防风汤（注二）与薏苡仁（注三）。

痛痹者，寒气甚，晚间赤痛白天静，

关节浮肿脉涩紧，加减五积来去病（注四）。

湿气胜，为著痹，汗多神倦痛不移，

皮肤麻木脉濡细，沈氏桑尖有效力（注五）。

风寒湿，内郁热，关节红肿屈不得，

此为热痹疼痛者，加减防己透络邪（注六）。

发筋痹，多在春，筋挛节痛难曲伸，

白芍甘草桑枝等，益胃二至来柔筋（注七），

脉痹者，多夏伤，身热脉涩易惊慌，

皮肤黯黑血不畅，可服秦艽四物汤（注八）。

肉痹者，长夏病，湿郁于内气不运，

肌肉顽麻脉沉隐，续断丸方颇对症（注九）。

皮痹者，多秋发，皮肤痛痒又发麻，

疹子隐于皮肤下，芍药补气来透达（注十）。

发骨痹，多在冬，骨重腰痛精不充，

五痹汤方加杜仲，续断龟甲肉苁蓉（注十一）。

注一：痹证这里只取常见的九种证型，即：行痹、痛痹、著痹、热痹、筋痹、脉痹、肉痹、皮痹、骨痹。总的来说痹证的病因为风寒湿三气杂至合而为痹。

注二：防风汤由防风、当归、赤茯苓、杏仁、黄芩、秦艽、葛根、独活、桂枝、麻黄、生姜、大枣、甘草组成。

注三：薏苡仁散由薏苡仁、当归、川芎、干姜、官桂、川乌、防风、党参、羌活、白术、麻黄、独活、甘草组成。

注四：五积散见腰痛篇。

注五：沈氏桑尖汤由嫩桑枝尖、防己、黄芪、当归、茯苓、威灵仙、秦艽、川芎、升麻组成。

注六：加减木防己汤由防己、薏苡仁、桂枝、石膏、滑石、杏仁、通草组成。

注七：益胃汤由沙参、生地黄、玉竹、麦冬、冰糖组成。二至丸由女贞子、旱莲草组成。

注八：秦艽四物汤由秦艽、当归、生地黄、白芍、川芎、蚕砂、薏苡仁组成。

注九：续断丸由续断、防风、萆薢、当归、附子、天麻、乳香、没药、白芍组成。

注十：芍药补气汤由白芍、黄芪、陈皮、炙甘草组成。

注十一：五痹汤由党参、茯苓、当归、白芍、川芎、白术、细辛、五味子、生姜、甘草组成。

痿 证

论痿证，选五则，湿热不攘或肺热，

胃与肝肾阴亏者，或为少气并少血（注一）。

感湿热，濡数脉，四肢痿软白滑舌，

头重面色淡黄者，东垣清燥来解决（注二）。

若湿热，注下焦，两足痿软又发烧，

舌腻口黏尿黄少，加味二妙功效高（注三）。

有肺热，发痿蹙（注四），咳痰不爽带黄色，

小便不利口中渴，养阴清肺（注五）加泻白（注六）。

胃阴虚，口发干，宗筋失润（注七）屈伸难，

舌本少苔色红淡，益胃汤（注八）方把津添。

肝与肾，阴液干，两腿无力行路难，

足热舌干心烦乱，脉象细数虎潜丸（注九）。

气血虚，两足软，面黄肌瘦又气短，

自汗脉弱舌质淡，十全大补来加减（注十）。

注一：关于痿证，本篇只选写了常见的五种情况，即湿热、肺热、胃阴虚、肝肾阴虚、气血不足五种。

注二：东垣清燥救肺汤由黄芪、党参、白术、当归、陈皮、升麻、黄柏、泽泻、苍术、麦冬、五味子、猪苓、茯苓、柴胡、黄连、生地黄、甘草组成。

注三：加味二妙汤由苍术、黄柏、防己、当归、萆薢、龟甲、牛膝、秦艽组成。

注四：《素问·痿论》云："肺热叶焦，发为痿蹙。"蹙，音僻，痿蹙，即痿证，是肢体萎弱的一类病证。初起多见下肢无力，渐至手足软弱、肌肉麻木不仁、皮肤干枯失泽等。

注五：养阴清肺汤见咽痛篇。

注六：泻白散见不寐篇。

注七：宗筋是指三阴三阳的经筋（经筋是指十二正经和十二经别之外的又一循行系统，其特点是循行于体表，起于四肢末端的指爪，上行于四肢的腕肘、腋和踝膝之间，回环曲折，连贯于肌肉之间，上行于颈项，终结于头面，汇合于前阴部）。

注八：益胃汤见腰痛篇。

注九：虎潜丸用龟甲、黄柏、知母、熟地黄、牛膝、白芍、锁阳、虎骨、当归、陈皮、干姜、羊肉等药，酒煮捣膏为丸。

注十：十全大补汤见腰痛篇。

卒 中

卒中症，取十四，外中气中痰与食，

火中寒中中暑气，更有恶中与气虚。

肝阴虚，肝阳亢，肾阴亏损阳不降，

肝肾阴亏与瘀血，肾阴肾阳均不旺（注一）。

外中风，神昏迷，口眼歪斜筋脉急，

语塞半边身不遂，小续命汤（注二）最适宜。

若气中，七情逆，猝然昏倒痰壅塞，

咬牙身冷脉沉者，木香调气来开泄（注三）。

阳气微，风痰甚，胸中清阳蔽不通，

语塞昏聩发卒中，三生饮方（注四）力较雄。

食过保，发厥逆，胸腹硬满沉实脉，

手足瘫软不语者，姜盐探吐（注五）来开越。

五志火，洪数脉，猝然昏倒身发热，

便闭面赤舌红者，清泻三焦用凉隔（注六）。

阴寒中，手足颤，脉象沉迟面惨淡，

卒倒不语身不暖，干姜附子（注七）来温散。

中暑症，忽昏厥，自汗面垢身发热，

喘渴脉芤无力者，人参白虎（注八）来清涤。

恶中者，卒昏迷，头面青黑肤起栗，

脉象沉伏发妄语，苏合香丸（注九）开窍宜。

中气虚，又劳伤，猝倒昏聩脸淡黄，

舌质浅淡脉虚象，当服补中益气汤（注十）。

肝阴虚，动肝风，壮热神昏舌绛红，

脉象弦数手足动，羚角钩藤（注十一）有奇功。

肾阴虚，风上攻，目眩耳鸣舌质红，

半身不遂头发痛，天麻钩藤（注十二）来息风。

温病久，误用功，肝肾阴耗发瘛疭，

脉弱神倦病危重，滋液急用大定风（注十三）。

有瘀血，来阻络，半身不遂小便数，

口眼歪斜语言蹇，补阳还五（注十四）把血活。

肾阴阳，两不足，中风失语足痿弱，

痰涎上泛神识错，地黄饮子（注十五）细斟酌。

注一：卒中症是指突然昏倒，神识不清的一种证候，随其病因不同，还可出现口眼歪斜、言语塞涩、半身不遂、痰涎壅塞、牙关紧闭、胸中闷乱、手足瘫软、手足抽搐等症状。本篇列举了常见的十四种证型，即外中风、气中、痰中、食中、火中、寒中、中暑、恶中，以及气虚、肝阴虚肝阳亢、肾阴虚肝阳亢、肝肾阴虚阳亢、瘀血、肾阴肾阳均不足而出现卒中症状者。

注二：小续命汤由党参、桂枝、当归、麻黄、杏仁、川芎、白芍、防风、防己、黄芩、制附片、甘草组成。

注三：木香调气散由木香、白蔻、砂仁、黄芪、丁香、沉香、甘草组成。

注四：三生饮由生南星、生附片、生川乌组成。本方毒性较强，使用时应慎重，并注意久熬，以减弱其毒性。

注五：姜盐汤由生姜、食盐加水熬成。

注六：凉隔散见头痛篇。

注七：干姜附子汤由干姜、制附片组成。

注八：人参白虎汤由党参、知母、石膏、粳米、甘草组成。

注九：苏合香丸由苏合香、白术、木香、犀角、香附、朱砂、诃子、檀香、安息香、沉香、丁香、麝香、荜茇、冰片、乳香组成。

注十：补中益气汤见头痛篇。

注十一：羚角钩藤汤见头痛篇。

注十二：天麻钩藤饮由天麻、钩藤、石决明、桑寄生、杜仲、牛膝、山栀、黄芩、益母草、朱茯神、夜交藤组成。

注十三：大定风珠由白芍、阿胶、龟甲、生地黄、麻仁、五味子、牡蛎、麦冬、龟甲、鸡子黄、炙甘草组成。

注十四：补阳还五汤见眩晕篇。

注十五：地黄饮子由熟地黄、巴戟天、山茱萸、石斛、肉苁蓉、五味子、官桂、茯苓、麦冬、附片、石菖蒲、远志、薄荷、生姜组成。

吐　血

吐血证，列九般，伤酒跌仆血热寒，

肾阴亏损与外感，虚热惊恐怒伤肝（注一）。

若伤酒，胃积热，阳明多气又多血，

吐血不止用代赭，葛花枳俱侧柏叶（注二）。

若跌仆，卒吐血，吐出血块多紫黑，

脉沉胸胁闷痛者，加味芎归消瘀积（注三）。

血热病，易吐血，心胸烦闷又发热，

脉象芤数尿赤者，犀角地黄（注四）来凉血。

血有寒，阴络伤，血色紫暗怕服凉。

口淡脉芤带迟脉，附子理中（注五）用黑姜。

肾阳虚，相火旺，吐血失眠头晕胀，

腰酸眼花耳发响，知柏地黄（注六）来滋降。

外感寒，搏瘀血（注七），头痛恶寒又发热，

脉浮身倦吐血者，麻参芍汤（注八）来解决。

吐血久，发虚热，心悸气乏面㿠白，

脉芤无力舌淡者，参地益气（注九）又凉血。

若卒受，恐与惊，气乱血液不循经，

药用归地丹参等，淮药麦冬与茯神。

怒伤肝，血苑上（注十），忽然吐血胸胁胀，

面青善怒耳发响，加味逍遥（注十一）来疏降。

注一：吐血症常见的有九种情况，即伤酒、跌仆、血热、血寒、肾阴亏损、外感风寒、虚热、惊恐、大怒伤肝。

注二：即代赭石、葛花、枳俱子、侧柏叶。

注三：加味芎归饮由当归、川芎、郁金、黄酒组成。

注四：犀角地黄丸由生地黄、赤芍、丹皮、犀角组成。

注五：附子理中汤见腹痛篇。

974

注六：知柏地黄丸见头痛篇。

注七：搏，结合的意思。

注八：麻黄人参芍药汤由麻黄、党参、白芍、桂枝、五味子、麦冬、当归、黄芪、炙甘草组成。

注九：参地煎由党参、生地黄组成。

注十：苑，此处读郁，郁结的意思。

注十一：加味逍遥散由当归、白芍、白术、茯苓、柴胡、薄荷、丹皮、炒栀子、香附、郁金、炙甘草组成。

便　　血

便血症，取十则（注一），多是大肠有湿热，

发为脏毒赤痢者，或者肠热受风邪。

心脾虚，不统血，肝胃失调与血热，

脾寒膀胱蓄血者，中气下陷垂痔核（注二）。

大肠端，蕴湿热，后见大便先见血，

脉象沉数尿赤者，赤豆当归来清涤（注三）。

湿热久，成脏毒，大便时遗污血出，

两手尺脉滑象露，脏连丸方来清除（注四）。

湿热滞，发痢疾，里急后重便脓血，

舌腻尿赤腹痛者，芍药汤方来解决（注五）。

若肠热，又受风，肠风下血色鲜红，

两尺脉滑槐花散（注六），凉血搜风有奇功。

心脾虚，不统血，健忘怔忡（注七）又便血，

食少不寐盗汗者，归脾汤方（注八）来统摄。

肝与胃，两不知，胃痛多在饿时作，

大便带黑乌贝散（注九），金铃子与延胡索。

若血热，火亢及，或发吐衄或便血，

舌绛谵语（注十）发斑者，犀角地黄（注十一）来驱邪。

若脾寒，小便白，先见大便后见血，

或兼崩漏（注十二）脉迟者，黄土汤方（注十三）来温摄。

若膀胱，有蓄血，其人如狂少腹结，

小便自利粪黑者，桃仁承气（注十四）逐瘀积。

中气虚，痔外移，淋漓出血宜上提，

补中益气（注十五）来升提，地榆槐花刺猬皮。

注一：便血即大便出血，较为常见的有十种情况，计有大肠湿热、脏毒、赤痢、肠风、肝胃失调、血热、脾寒、膀胱蓄血、中气下陷、心脾虚十种。

注二：痔核即痔疮。

注三：赤小豆当归散由赤小豆、当归组成。

注四：脏连丸用黄连、槐花、陈苍米碾细，再用猪大肠蒸烂熟，共捣为丸。

注五：芍药汤见腹痛篇。

注六：槐花散由槐花、侧柏叶、荆芥、枳壳组成。

注七：怔忡即阵发性的急剧心累心跳。

注八：归脾汤见不寐篇。

注九：乌贝散由乌贼骨、贝母组成。

注十：谵语即胡言乱语。

注十一：犀角地黄汤见吐血篇。

注十二：崩漏指妇女不正常的阴道出血，出血量大的为崩症，量少的为漏症。

注十三 ：黄土汤由甘草、干地黄、白术、制附片、阿胶、黄芩、灶中黄土组成。

注十四：桃仁承气汤由桃仁、大黄、芒硝、桂枝、甘草组成。

注十五 ：补中益气汤见头痛篇。

月经不调

经先期，分七则（注一），血分虚热与实热，

热痰肝郁肾火者，血瘀脾虚不能摄。

若血分，有实热，经期提前深赤色，

周身发疹脉数者，芩连四物（注二）来清血。

若血分，有虚热，经期提前淡红色，

午后身热便秘者，两地汤方（注三）来解决。

有热痰（注四），经提前，星芎丸方（注五）加术连，

肝郁丹栀逍遥散（注六），肾火知柏地黄丸（注七）。

有瘀血，经滞涩，经来腹痛下黑血，

舌边紫点脉涩者，桃红四物逐瘀积（注八）。

脾虚者，不涩血，惊悸怔忡面色白，

健忘食少失眠者，归脾汤方（注九）来统摄。

经后期，血虚寒，肝郁瘀血与停痰（注十），

经行先后无定者，肝肾两虚使其然。

血虚寒，面色淡，少腹冷痛喜热按，

经迟量少脉涩缓，温经汤方（注十一）来温散。

977

肝气郁，逍遥方（注十二），瘀血桃红四物汤（注十三），

痰阻经滞胸闷胀，苍附导痰力较强（注十四）。

肾与肝，两具郁，经无定期时断续，

脉象弦数腰胁痛，定经汤方是良药（注十五）。

注一：月经先期常见有七种情况，即血分实热、血分虚热、热痰、肝郁、肾火、血瘀及心脾两虚不能摄血者。

注二：芩连四物汤由黄芩、黄连、当归、川芎、白芍、生地黄组成。

注三：两地汤由生地黄、地骨皮、白芍、玄参、麦冬、阿胶组成。

注四：热痰症状见咳嗽篇有热痰条下。

注五：星芎丸由胆南星、川芎、苍术、香附组成，加术、连，即加白术、黄连。

注六：肝郁症状见《五脏辨证论治歌诀》肝气郁条下。丹栀逍遥散见癥闭篇。

注七：肾火症状见《五脏辨证论治歌诀》肾有热条下，知柏地黄丸见头痛篇。

注八：桃红四物汤由桃仁、红花、当归、川芎、白芍、生地黄组成。

注九：归脾汤见不寐篇。

注十：月经后期常见有血虚寒、肝郁、瘀血、停痰等四种情况。

注十一：温经汤由吴茱萸、当归、川芎、白芍、党参、桂枝、阿胶、生姜、丹皮、半夏、麦冬、甘草组成。

注十二：逍遥散见胁痛篇。

注十三：瘀血症状见《五脏辨证论治歌诀》有瘀血条下。

注十四：苍附导痰丸由苍术、香附、陈皮、茯苓、枳壳、南星、生姜、甘草组成。

注十五：定经汤由菟丝子、柴胡、白芍、当归、熟地黄、荆芥穗、淮山药、茯苓组成。

痛　经

痛经症，分八则，虚寒实寒虚实热，

气郁化火与气滞，气血不足并瘀血（注一）。

若虚寒，脉沉弦，经来少腹痛绵绵，

四肢无力腰酸软，大温经汤（注二）及时煎。

实寒证，为寒侵，兼有表证发痛经，

头痛脉浮又怕冷，吴茱萸汤（注三）效最灵。

虚热证，发骨蒸，经痛夜剧白天轻，

大便秘结舌红净，地骨皮饮（注四）补兼清。

实热证，脉洪数，经期提前量亦多，

更兼经行痛如破，可将芩连入四物（注五）。

肝气郁，易化火，胁疼腹痛脉弦数，

口苦咽干头发痛，丹栀逍遥（注六）功效卓。

若气滞，血易凝，月经提前少腹疼，

经来色紫或成饼，加味乌药（注七）来运行。

气与血，两不足，经来腹痛脉缓弱，

面色㿠白体懈惰，八珍汤方（注八）细斟酌。

若瘀血，痛较烈，经来凝滞下黑血，

腹有包块舌紫者，逐瘀煎（注九）能化瘀积。

注一：月经期中及经期前后发生小腹疼痛者称为痛经。常见有以下八种情况，即虚寒、实寒、虚热、实热、气郁化火、气滞、气血不和、瘀血。

注二：大温经汤由当归、川芎、白芍、党参、半夏、麦冬、阿胶、甘草组成。

注三：吴茱萸汤由吴茱萸、防风、细辛、藁本、肉桂、干姜、当归、丹皮、半夏、木香、茯苓、麦冬、甘草组成。

注四：地骨皮饮由当归、生地黄、白芍、川芎、丹皮、地骨皮组成。

注五：芩连四物汤见月经不调篇。

注六：丹栀逍遥散见癥闭篇。

注七：加味乌药散由乌药、缩砂仁、木香、延胡索、香附、槟榔、生姜、甘草组成。

注八：八珍汤由当归、熟地黄、川芎、白芍、党参、白术、茯苓、甘草组成。

注九：逐瘀煎由当归尾、香附、红花、乌药、青皮、木香、泽泻组成。

带　　下

带下症，分五色（注一），白带脾虚与湿邪，

风冷痰湿气郁者，虚寒虚热与湿热，

肾阴阳，或欠缺，黄带脾虚兼湿热，

赤为心火血热者，或为血分有湿热。

胃火盛，带色黑，青为肝郁夹湿热。

若为气血虚弱者，带下常见兼五色。

脾虚者，大便溏，带下为注色淡黄，

食少乏力腹虚胀，可服加味六君汤（注二）。

湿邪郁，舌腻浊，终年累月下白物，

气秽如涕又如唾，完带汤方（注三）是良药。

感风寒，脉沉紧，头痛部位在颠顶，

口吐涎沫兼带证，吴茱黄汤（注四）效最灵。

有湿痰，脉滑弦，带下如痰质稠黏，

舌苔滑腻四肢软，可服苍附导痰丸（注五）。

若气郁，闷不乐，咽喉梗阻如有物，

兼有带症用四磨（注六），再加半夏与厚朴（注七）。

若虚寒，面色白，带下清冷沉细脉，

手足不温腹痛泻，补官丸方（注八）温兼涩。

虚热者，脉虚数，经期提前量不多，

心中烦躁难安卧，可将柴芩入四物（注九）。

若湿热，发带下，舌苔黄腻食难化，

目黄胸闷尿浑黄，加味蒲黄（注十）功效大。

肾阳虚，体不温，带下如注名白崩，

脉沉腰痛头眩晕，内补丸方（注十一）补奇经（注十二）。

肾阴虚，夜潮热，腰酸白带微发黑，

盗汗失眠少津液，首乌枸杞（注十三）滋兼涩。

黄带症，濡数脉，是为脾虚兼湿热，

带如黄茶气秽者，易黄汤方（注十四）来清泄。

心火盛，神难藏，带下赤色小便黄，

心累心跳舌尖绛，清心退火莲肉汤（注十五）。

血有热，吐衄血，经期提前带赤色，

周身发疹脉数者，芩连清热又凉血（注十六）。

若血分，有湿热，带下似血又非血，

淋漓不断脉滑者，清肝止淋（注十七）来驱邪。

胃火盛，面发赤，带下色黑如豆汁，

腹疼解便如刀刺，利火汤方（注十八）又除湿。

带色青，气味腥，为有湿热在肝经，

脉象细数微弦劲，加味逍遥效最灵（注十九）。

若气血，虚弱者，常见带下兼五色，

全身乏力兼腹泻，胃风汤方来调摄（注廿）。

注一：带下症有两种含义，一种是泛指一切妇科疾病，一种是指妇女阴道分泌物过多的一种疾病，本篇是论述后者。带下一般按其分泌物所呈现的颜色而分为白、黄、赤、青、黑五种，以白带和黄带为多见。造成白带的原因有脾虚、湿邪、风冷、湿痰、气郁、虚寒、虚热、湿热、肾阳虚、肾阴虚多种。黄带则常见于脾虚兼夹湿热者。赤带与崩症颇相类似，但崩症所下为纯血，此则夹有黏液分泌物，其成因多为心火、血热或血分湿热。黑带多见于胃火亢盛，青带多见于肝郁夹湿热，若气血虚弱者常见五色杂下。

注二：加味六君汤由党参、白术、云苓、苍术、陈皮、法半夏、升麻、柴胡、生姜、甘草组成。

注三：完带汤由苍术、白术、淮山药、白芍、陈皮、荆芥炭、柴胡、车前子、甘草组成。

注四：吴茱萸汤见头痛篇。

注五：苍附导痰丸见月经不调篇。

注六：四磨饮子由党参、槟榔、乌药、沉香组成。

注七：半夏厚朴汤由半夏、厚朴、苏叶、茯苓、生姜组成。

注八：补官丸由鹿角霜、茯苓、白术、白芍、白芷、牡蛎、山药、龙骨、赤石脂、干姜组成。

注九：柴芩四物汤由柴胡、黄芩、当归、生地黄、白芍、川芎组成。

注十：加味蒲黄散由蒲黄、滑石、草薢、法半夏、陈皮组成。

注十一：内补丸由鹿茸、菟丝子、沙苑蒺藜、黄芪、肉桂、紫菀、桑螵蛸、肉苁蓉、附片、白蒺藜组成。

注十二：奇经即奇经八脉，八脉是指督脉、任脉、冲脉、带脉、阳跷脉、阴跷脉、阳维脉、阴维脉，古有"八脉隶于肝肾"之说，其中冲、任、督、带四脉皆与肝肾相连接，所以这个体系所反映的症状多属肝肾疾患，而尤其冲任二脉与肾的关系密切，唐代王冰说："肾气全盛，冲任流通。"此处所说补奇经即包括补肾的意思。

注十三：首乌枸杞汤由制首乌、枸杞、熟地黄、菟丝子、桑螵蛸、赤石脂、狗脊、杜仲、藿香、砂仁组成。

注十四：易黄汤由山药、芡实、白果、车前仁、黄柏组成。

注十五：连肉汤由莲肉、阿胶、黄柏、黄连、生地黄、赤芍、丹皮组成。

注十六：芩连清热汤由黄芩、黄连、黄柏、丹皮、赤芍、生地黄、茜草、蒲黄组成。

注十七：清肝止淋汤由当归、白芍、生地黄、阿胶、丹皮、黄柏、牛膝、香附、黑豆、大枣组成。

注十八：利火汤由黄连、石膏、栀子、知母、大黄、王不留行、刘寄奴、白术、云茯苓、车前仁组成。

注十九：加味逍遥散由当归、白芍、白术、云茯苓、柴胡、薄荷、丹皮、炒栀子、香附、郁金、甘草组成。

注廿：胃风汤见泄泻篇。

胎前病

胎前病，十二般，恶阻胞阻子嗽烦，

转胞胎漏子肿痫，胎伤胎死子淋悬（注一）。

恶阻症，惟呕吐，可以保生汤（注二）为主。

痰饮恶阻兼头眩，加味六君（注三）疏兼补。

若胃寒，加桂姜，胃热恶食喜冷浆，

心中烦闷胸闷胀，可用加味温胆汤（注四）。

胞阻症，腹痛苦，伤食平胃散（注五）为主，

胎动下血腰腹痛，四物延胡（注六）定痛楚。

胞受寒，少腹痛，加味芎归（注七）有效用，

尿涩热甚导赤散（注八），阳虚五苓来化送（注九）。

子嗽症，咳不停，如有痰饮用二陈（注十），

感冒风寒用桔梗（注十一），阴虚久咳六味灵（注十二）。

子烦症，躁不宁，胎中郁热上乘心，

除烦可用知母饮（注十三），热甚犀角虚用参。

转胞症，烦不宁，不得安卧尿难行，

举胎四物（注十四）如不应，再将阿胶入五苓（注十五）。

胎漏症，多属热，阿胶汤方（注十六）可清血，

漏如黄汁豆汁者，黄芪补气（注十七）来统摄。

子肿症，胀难堪，水湿浸于脾肺间，

茯苓导水（注十八）去胀满，足肿再把防己添。

子痫症，卒颠仆，抽搐不止神昏糊，

须臾自醒如常故，羚羊角散（注十九）来解除。

妊娠期，胎受伤，腹痛无血圣愈汤（注廿）。

下血腹痛佛手散（注廿一），虚弱十全大补汤（注廿二）。

胎儿死，在腹内，舌青腹痛口中秽，

下胎缓剂佛手散，峻剂芒硝入平胃。

妊娠期，发子淋，小便频数窘涩疼，

宜用加味五苓散（注廿三），通利小便把热清。

子悬症，喘不停，胸膈胀满胎逆心，

安胎除胀紫苏饮（注廿四），气虚可以加人参。

临产前，须提防，可服保产无忧方（注廿五），

安胎催生最为止，已产之后切勿尝。

注一：胎前病一般有十二种，即恶阻、胞阻、子嗽、子烦、转胞、胎漏、子肿、子痫、胎伤、胎死、子淋、子悬，各种症状分别详本篇歌诀中。

注二：保生汤由砂仁、白术、香附、乌药、陈皮、甘草组成。

注三：加味六君汤由党参、白术、茯苓、法半夏、陈皮、枇杷叶、藿香、砂仁、旋覆花、枳壳、甘草组成。

注四：加味温胆汤由法半夏、茯苓、陈皮、竹茹、枳壳、生姜、黄连、黄芩、芦根、麦冬、甘草组成。

注五：平胃散见不寐篇。

注六：四物汤见胁痛篇。

注七：加味芎归汤由党参、吴茱萸、川芎、靳艾、当归、阿胶、甘草组成。

注八：导赤散见胸痛篇。

注九：五苓汤见消渴篇。

注十：二陈汤见眩晕篇。

注十一：桔梗汤由桔梗、苏叶、麻黄、桑皮、杏仁、前胡、川贝、百合、天冬、茯苓组成。

注十二：六味地黄汤见心悸篇。

注十三：知母饮由知母、黄芩、黄芪、麦冬、茯苓、甘草组成。

注十四：举胎四物汤由当归、白芍、川芎、熟地黄、党参、白术、陈皮、升麻组成。

注十五：阿胶五苓散由阿胶、桂枝、白术、茯苓、泽泻、猪苓组成。

注十六：阿胶汤由当归、川芎、白芍、熟地黄、黑栀仁、黄芩、阿胶、侧柏叶组成。

注十七：黄芪汤由黄芪、糯米组成。

注十八：茯苓导水汤见水肿篇。

注十九：羚羊角散由羚羊角、防风、独活、薏苡仁、茯苓、杏仁、木香、酸枣仁、五加皮、甘草组成。

注廿：圣愈汤由当归、川芎、熟地黄、生地黄、党参、黄芪组成。

注廿一：佛手散由当归、川芎组成。

注廿二：十全大补汤见腰痛篇。

注廿三：加味五苓散由当归、白芍、生地黄、黑栀、黄芩、赤茯苓、泽泻、车前仁、滑石、木通、甘草组成。

注廿四：紫苏饮由紫苏、当归、川芎、白芍、陈皮、大腹皮、甘草组成。

注廿五：保产无忧方由当归、白芍、川芎、菟丝子、厚朴、荆芥穗、黄芪、枳壳、川贝、羌活、艾叶、生姜、甘草组成。

产后病

产后病，有多端，痉病血晕大便难，

小便淋闭或多汗，褥劳血崩与筋挛。

或气喘，或呃逆，恶露不下或不绝，

不语惊悸恍惚者，中风头痛与发热。

浮肿病，痛全身，胃腹儿枕（注一）腰肋疼，

产门（注二）不闭交骨紧，胞衣不下盘肠生。

或发渴，或抽搐，虚烦呕吐痢与疟，

虚寒寒热勿辨错，产后诸病细斟酌（注四）。

产后痉，气血空，腠理（注五）不密易冒风，

角弓反张头强痛，八珍（注六）芪附桂防风。

产后晕，有两般，血瘀血脱仔细看，

血瘀宜用佛手散（注七），血脱清魂散自安（注八）。

若产后，大便难，血虚肠燥津液干，

饮食如常无胀满，静待津回听自然。

淋闭症，尿不通，热邪夹血渗胞中，

四物蒲瞿桃仁膝（注九），滑石甘草木香通。

产后汗，有三椿，头汗当归六黄汤（注十），

自汗黄芪设屏障（注十一），大汗参附可回阳（注十二）。

褥劳病，气血虚，风寒兼食又夹瘀，

寒热往来痛绕脐，懒食多眠头晕迷，

骨蒸汗，痰喘急，面黄肌酸力难支，

扶脾益胃六君子（注十三），调卫和营三合宜（注十四）。

若产后，发血崩，血脱气陷病非轻，

十全大补胶升续（注十五），山萸姜炭酸枣仁。

如暴怒，伤肝经，逍遥栀地白茅根（注十六）。

瘀停少腹多胀痛，佛手失笑把瘀行（注十七）。

若汗后，被风乘，筋骨疼痛难屈伸，

无汗养营兼祛邪，有汗桂芪入八珍。

若产后，气喘急，或为气脱或瘀血，

参附用于气脱者，夺命散（注十八）能化瘀积。

产后呃，为虚寒，丁香白蔻伏龙肝，

热渴面红小便赤，茹橘饮方及时煎（注十九）。

无恶露，是何因，或因血虚或瘀凝，

血瘀宜用失笑散，血虚圣愈补而行（注廿）。

若恶露，来不绝，停瘀虚损不摄血，

停瘀可用佛手散，虚损十全来统摄。

不语症，细分清，败血冲心痰热乘，

或为气血两虚损，实少虚多要辨明。

血冲心，用七珍（注廿一），痰热星连入二陈（注廿二），

气血两虚八珍散，菖蒲远志与钩藤。

惊悸症，与恍惚，产后血虚心气若，

养心须用茯神散（注廿三），血虚归脾是要药（注廿四）。

临产后，气血虚，若患中风最危急，

十全大补为主剂，临证详参佐使宜。

若头痛，无表证，或为血虚或瘀停，

逐瘀芎归为对症，血虚八珍加蔓荆。

产后热，不一端，内停饮食外风寒，

瘀血血虚与劳力，阴虚阳越细细参。

呕吐胀，饮食伤，异功楂曲厚朴姜（注廿五），

外感头痛又恶寒，柴胡葱白四物汤。

瘀血症，生化汤（注廿六），血虚四物加炮姜，

阴虚阳越是危象，快用参附来回阳。

产后肿，水气血，水肿喘咳小便涩，

气肿轻浮胀满者，皮如熟李是为血。

欲导水，用茯苓（注廿七），气肿枳术汤效灵（注廿八）。

血肿调中归芍术（注廿九），茯神煎冲小调经（注三十）。

若产后，全身疼，兼表趁痛散方灵（注三十一），

血瘀四物加没药，秦艽红花与桃仁。

若产后，发胃疼，寒凝大严蜜温行（注三十二），

实热便结玉烛散（注三十三），伤食楂曲入二陈。

若产后，痛腹中，或为伤食或瘀壅，

或为胞寒血虚痛，伤食楂曲加异功。

恶露少，血瘀壅，失笑散方有奇功，

胞寒宜用香桂饮（注三十四），血虚当归来建中（注三十五）。

若产后，儿枕疼，瘀血延胡来运行（注三十六），

吴萸汤方（注三十七）去风冷，水蓄须当用五苓（注三十八）。

产后腰，血虚痛，独活寄生有妙用（注三十九），

肾虚桂附地黄丸（注四十），再加续断与杜仲。

右胁痛，在气分，宜用四君加柴青（注四十一），

左痛瘀血延胡散，气血两虚用八珍。

若产门，不能闭，十全大补补血气，

若因初产痛而肿，甘草汤洗自能愈。

若交骨，不能开，或因不足或初胎，

总宜佛手败龟甲，不足加参自能开。

若胞衣，不能下，多因初产受惊怕，

或受风冷或血枯，急服夺命功效大。

盘肠产，是何由，气虚儿肠不能收，

补中益气来升举，肠干润以奶酥油。

若产后，口发渴，血虚花粉入四物，

若为气阴不足者，参麦散方细斟酌（注四十二）。

抽搐症，是何因，血虚阳盛难养筋，

发热恶寒心烦闷，钩藤丹皮入八珍，

若虚烦，气血伤，人参当归汤最良（注四十三），

败血冲心失笑散，亡血当归补血汤（注四十四）。

呕吐症，为食停，六君楂曲缩砂仁，

呕逆痰涎是痰饮，治痰主方是二陈。

产后痢，细参详，热痢槐连四物汤（注四十五），

冷热不和芍药治（注四十六），虚寒滑脱养脏良（注四十七）。

若产后，疟疾发，瘀血生化加柴甲，

外感藿香正气散（注四十八），痰食二陈加山楂。

注一：儿枕相当于子宫部位。

注二：指妇女前阴，已嫁者称产门。

注三：妇女产门之上有两骨相合，生产时即开，名为交骨。

注四：妇女产后的疾病较多，一般常见有痉病、血晕、大便难、小便闭、多汗、褥劳、血崩、筋挛、气喘、呃逆、恶露不绝、不语、惊悸、恍惚、中风、头痛、发热、浮肿、身痛、胃痛、腹痛、儿枕痛、腰痛、肋痛、产门不闭、交骨不开、胞衣不下、肠盘生、发渴、抽搐、虚烦、呕吐、痢、疟等多种，各病的具体症状和病因详本篇歌诀中。

注五：即肌腠之纹理，一般指表层的肌肉。

注六：八珍汤见痛经篇。

注七：佛手散见胎前病篇。

注八：清魂散由荆芥穗、党参、川芎、泽兰、甘草组成。

注九：四物汤见胁痛篇。

注十：当归六黄汤由当归、黄芪、生地黄、熟地黄、黄柏、黄连、黄芩组成。

注十一：黄芪汤由黄芪、防风、白术、牡蛎、茯苓、麦冬、熟地黄、甘草组成。

注十二：参附汤见头痛篇。

注十三：六君子汤见胸痛篇。

注十四：三合汤由当归、白芍、川芎、熟地黄、黄芩、法半夏、党参、茯苓、大枣、生姜、甘草组成。

注十五：十全大补汤见腰痛篇。

注十六：逍遥散见胁痛篇。

注十七：失笑散见腹痛篇。

注十八：夺命散由人参、苏木组成。

注十九：茹橘饮由竹茹、橘红、干柿组成。

注廿：圣愈汤见胎前病。

注廿一：七珍散由党参、生地黄、川芎、细辛、防风、朱砂、石菖蒲组成。

注廿二：二陈汤见眩晕篇。

注廿三：茯神散由当归、黄芪、党参、白芍、熟地黄、茯神、桂心、龙齿、琥珀、牛膝组成。

注廿四：归脾汤见不寐篇。

注廿五：异功散由党参、白术、茯苓、陈皮、甘草组成。

注廿六：生化汤由当归、川芎、丹参、桃仁、红花、炮姜组成。

注廿七：茯苓导水汤见水肿篇。

注廿八：枳术汤由枳实、白术组成。

注廿九：小调中汤由当归、白芍、白术、陈皮、茯苓组成。

注三十：小调经散由当归、白芍、没药、琥珀、桂心、细辛、麝香组成。

注三十一：趁痛散由当归、白术、黄芪、桂心、独活、牛膝、薤白、甘草组成。

注三十二：大严蜜汤由当归、熟地黄、白芍、肉桂、吴茱萸、独活、细辛、干姜、远志、甘草组成。

注三十三：玉烛散由当归、川芎、白芍、熟地黄、芒硝、大黄、甘草组成。

注三十四：香桂饮由当归、川芎、肉桂组成。

注三十五：当归建中汤由当归、桂枝、白芍、饴糖、生姜、大枣、甘草组成。

注三十六：延胡索散由当归、赤芍、蒲黄、延胡索、肉桂、琥珀、红花组成。

注三十七：吴茱萸汤见头痛篇。

注三十八：五苓散见消渴篇。

注三十九：独活寄生汤见腰痛篇。

注四十：桂附地黄丸即八味肾气丸，见眩晕篇。

注四十一：思君堂见胸痛篇。

注四十二：参麦散见哮喘篇。

注四十三：人参当归汤由党参、当归、白芍、熟地黄、五味子、麦冬、桂枝组成。

注四十四：当归补血汤由当归、黄芪组成。

注四十五：槐连四物汤由槐花、黄连、当归、白芍、熟地黄、川芎组成。

注四十六：芍药汤见便血篇。

注四十七：养脏汤见泄泻篇。

注四十八：藿香正气散见消渴篇。

医　　论

中医发展

　　中医有数千年历史，有临床的丰富经验，能治愈不少的难治疾病，铁的事实摆在人们的面前，任何人都不能否认。其所以能够有这样的威力，就是因为中医本身有一套较完整的理论体系，这套理论体系是中医学的根本，它指导着中医临床医学。中医面对患者的时候，首先就须分清楚这一疾病是什么病，因何会发生这种病，这种病有些什么必然的表现，中医根据患者的症状，结合治病的经验，追寻根源。《内经》上说"治病必求其本"，病的根本不外两条路，第一是不能适合宇宙间自然气候的变化，中医叫作外感；第二是本身各个脏腑有强弱虚实之不同。因为人的生活不是一样扯平的，体质有强有弱，有男有女，有大有小，情况不一，反映出来的现象就有不同，这个就叫作标。标字的意义，就是标识，目标的表现。身体上某些地方受了病，受病的原因不同，应当表现出一些不相同的症状，既摸清了本，更辨识了标，然后将中医的理论与实践结合起来，求得治愈本病的方法，所以《内经》上说："明知标本，顺行无间；不知标本，是谓妄行。"一个健康的人突然患病，必定有个原因，绝不会毫无原因就出现症状的，如果病从外来，那便是环境气候的变化，环境气候的骤变损伤了脏器，不论是外感或是内伤，中医都认为是致病之本，不论是经络脏腑，中医都称它叫标，也就是"病气为本，受病的脏腑经络为标"。因此我们对中医学术的研究，必须要先弄清它的理论基础，进行详细分析，决不能粗暴地不问病原，只对症状，认为某方治某病、某药治某症，离开了中医的审病求因的整体观念，把中医机械化、庸俗化，既谈不上实事求是，更谈不上科学研究，更不能把中西医学两个不同的体系混合起来，等同起来。更要知道，中国医学具有几千年的悠久历史，我们国家人口能够在世界上占第一位，都是由于医学发明得早，历代以来，名贤辈出，在医疗保健事业方面起了巨大的作用。近百年来，有了西医，其技术更为精进，对器质性病变做更进一步的研究，溯源穷本，务强根株，更为医学深造开辟途径。若能寻得根源，使中医理论能得到医学科学的证实，真可谓相得益彰。总之，医无分乎中西，都是为人类健康服务。

中国过去是一个贫穷落后的国家，什么都受到轻视，尽管医学里面有很宝贵的东西，在自己总认为是遗产。既是遗产，当然就是旧的了，殊不知我们认为是旧的，而在全世界来说它却有特殊的疗效，从别人的眼里看来却是新的，实际也是如此。国家的文化是要随着国际地位而升高的，我们社会主义建成之后，相信中国医学在世界医学中间是有崇高地位的，现在世界上有二十几个国家研究中国针灸就是一个很明显的例证，我们自己决不能妄自菲薄。

中国医学是我国有史以来祖先创造出来的特出的一套整体理论医学，数千年来，人民依靠这个医学与一切危害健康的疾病做斗争，经过长时期的锻炼，把积累的极宝贵极丰富的理论和技术遗传下来，更与从海外传来的新的医学齐头并进，为建设社会主义服务。我们的奋斗目标就是要使中医学不断地向前发展，不局限于"丰富现代医学"这样一个很狭小的范围，而是要发展成为现代的新医学。不过这一工作相当艰巨，不是十年、二十年能够成功的，需要长时间从各方面齐头并进，克服困难，不要知难而退，知难而退便无事可做了，必须知难而进，这才是革命的精神。

党号召继承发扬中医学遗产，明确指出中医学是一座宝库，要努力发掘它，这一指示是极为英明的。从何着手是一个重要问题，中医学有三千多年历史，要把它发扬成为60年代的新科学，一定要首先把它继承下来，这是一个根本问题。不但中医应该继承，西医同时也应该继承。由于中国医学是一个独特的科学，它有一套基础理论，这是中医的根本，没有根本就无法继承。不能继承，当然说不上发扬。因之，西医应当学习中医，而老中医又须结合多年的经验，把理论联系实际并传授给西医，西医再结合自己所学的新的科学，用现代的科学方法加以整理，使之成为60年代的新产物，这才能够初步完成党所交给的新的任务。

中国医学科学所独有的特点是在中国不仅有西医，而且还有大批的中医，前者有现代的医学知识，而后者有我国固有医学的丰富经验。中西医团结，互相学习，互相帮助，团结起来更有力量。要实现四个现代化，只有大家努力。我们国家客观上存在两种医学，各有其理论体系，应当同心协力创造新医学派，继承自己的中医学，吸收新的科学医学，有

996

条件的中医应该学习基础医学，西医也应该学习中医学，以丰富治疗的效能。

党中央和毛主席一再指示我们要正确对待祖国遗产，并明确指出：中国医药学是我国人民几千年来同疾病斗争的经验总结，它包含着中国人民同疾病斗争的丰富经验和理论知识，它是一个伟大的宝库，必须继续努力发掘并加以提高。中医学的治病方法是极其丰富的，如内外妇儿针灸、按摩推拿气功等。我国的针灸由来最久，疗法简便，经济，见效快，深为广大人民所喜爱。

因为中国医学治疗方法的多样性和复杂性，所以我们祖先就创造了一套治病的理论，阴阳五行、脏腑经络、四诊八纲、八法、六淫七情、标本等学说，治疗方法是根据理法方药来决定的。现在看来，还是符合朴素唯物论和辩证观点的。中医应用以上的原则，对许多慢性病采取了灵活治疗方法，获得了近代医学所不及的效果。如晚期血吸虫病，因为肝脾肿大，血行受阻，发生了腹水，西医只能去水，中医则采取健脾胃去腹水等综合疗法，使病者症状逐步消失。

有人说中医是靠政策吃饭，我觉得这句话有它的两面性。吃饭就是生活，生活的好坏就要看国家的政策，譬如农业、工业，我们国家有既定的政策，外交方面也有外交政策，国家的工作人员都要执行国家的各项政策来处理内政外交的事务。中医是我国特有的传统保健事业，它与西医同属于卫生系统，由于两个体系的不同，不能用一套政策来管理，因此，国家另定有中医政策，凡是从事中医业务的人们都在这个政策的指导下来做好教学、科研、治疗三项业务，也就是根据政策来办事。当然是靠中医政策而生活，也就是吃中医政策的饭，试问各行各业的人们，有不靠政策吃饭的吗？再说自从1954年颁行中医政策截至今天，行之10年，成都地区肯定和全国一样，在教学、科研、治疗各方面有了不同程度的提高，有很多地方病、传染病及一些慢性的疑难大症，经过中医界同仁的努力，得出不少的治疗成绩，总结了很多宝贵经验，有些病已经摸出一套治疗规律，对于保护人民身体健康做出了很大的贡献，这都是由于党的中医政策的英明正确，才能获得这样大的成绩。同国民党时代摧残中医、消灭中医的政策比一比，真有天壤之别。"靠政策吃饭"这句话虽然是语含讥刺，倒是给了全国的中医一个警惕，对中医政策的正确性更要努力奉行，更要不断提高，要不负党中央对中医的期望，更努力完成党交给我们的任务。

中西医结合是不是就是西医诊断、中医治疗，或者中西医混合治疗呢？这个问题到现在有很多人在思想上还没有解决，中医和西医各有各的传统，各有一套诊断和治疗的法则。当然，在诊断上有时是意见一致的，有时也有不一致的地方。既是中医，就该运用四诊八纲的辨证方法研究分析，然后运用理法方药治疗。岂能毫无成见，人云亦云？抱着明哲保身，对患者不负责任的态度，哪里够得上一个医生呢？还有说中医只能退症，不能治病，这话更觉荒唐，试问，正常人会不会有症状呢？当然不会有。然则症状的发生，说它不因内脏的反应，这是不合逻辑的，有诸内必形诸外。既能消除症状，则是能调整内部，然而脏器的恢复不是短时间可能的。症状消失，即用器械检查，不见得内外一致，

998

必须经过一段时间，然后恢复。也有脏器坏死，始终不能恢复，而其他部分起了代偿作用，身体恢复健康的，这都是在情理之中。不能说症状消失，内部尚未恢复，便否定了治疗效能和成绩。

我想，今后如何钻研中医，如何结合西医，一定能够找出正确的道路。对于一个病的治疗，中医一定会找出中医的科学根据，西医也一定会找出西医的科学理论根据，决不至于模棱两可，进退失据。这样，对于发扬中医学，丰富现代医学，都能够取得较大的成果。但这是一件大事，这中间是有斗争的，要经过长时间的斗争，使两方矛盾逐步归于一致，然后求得统一，这便是中国医学的新医学派。

我国由于历史原因存在有两种医学，一种是由古至今，我们祖先与疾病做斗争得到了一些规律的中医学，一种是从外国传来的新型医学。这两种医学都各有一套体系，中医是以六淫七情为病因，西医是以细菌原虫为病因，而实际两种都是说的外因，内因是人而不是物，外因通过内因而起作用，内因是变化的根据，外因是变化的条件，经过变化而生的现象就是疾病。中医由于历史条件，只能凭藉症状，西医有科学器械的帮助，而能查出细菌或原虫，治疗方法各有一套，都有很大的作用，但也各有其不够的地方，如果能够结合起来，一定更能发挥作用，决不要互相抵消力量。要想发展为中国的新医学派，最初只能中了中，西了西；第二步是非中非西，亦中亦西；最后才能摸清规律和机制，而成为新的中国医学，这中间是有一定过程的，不是一蹴而就的。

医学传习

　　中医是中国的历史产物，数千年来一直家传师授。尤其是中国幅员辽阔，南政北政各有差异，气候悬殊，禀赋各别，医家各有所长。但是总的说来，他们的理论基础都是根据《内经》《难经》《伤寒论》《金匮要略》来的，在诊断治疗两方面有统一的理论，有统一的规律，都是运用三因四诊来作辨证论治的工具。尽管人有东西，地分南北，他们理论和认识总是统一起来的，不过有高下浅深之别而已。中医书籍汗牛充栋，多系古文，目下青年一代古文水平不高，阅读感到困难，对于继承研究都有相当的障碍。与其语译古籍，何如提高文化，这是一个治本的工作，是应该提倡的。

　　中医这个门类，历来没有教育轨范，究竟从何学起，也没有一个标准。失意文人在无可奈何的时候，把他治国平天下的雄心寄托在济世活人方面，因为《灵枢》《素问》二书多言治理，大之可以医国，小之可以救人，亦可利己于世。潜力虔心，钻研不殆，究天人之理，明阴阳之道，发《内经》《难经》《伤寒论》之奥妙，析黄帝岐伯之精华。理论结合实践，著书立说，传之后世。后人承之，代有发明。洎乎近代，著作更多，真是汗牛充栋，浩如渊海。不论何家著作，都能够治病疗疾，虽不十全，终得八九。在中国文化方面越有修养，则体会也越深，因此有明医、儒医之称。所谓明医者，既有高深的理论基础，又有丰富的临床经验，两者结合，治病救人。儒医则多凭书本，经验较差，有时效如桴鼓，有时又彷徨歧途。若论讲学谈理，则明医犹往往瞠乎其后。所著书籍，不可尽信，故古人有"尽信书则不如无书"之说。医道因之驳杂难明。热心之士力挽颓局，与其深而难学，不如浅显易通，于是又作歌诀，著浅释，便学者明白易懂。仁心仁德，深堪钦佩。后之学者，有梯可升。孜孜不倦，亦可登堂入室。于是学医者便分为两个途径：一条是从《内经》《难经》入手，循历史过程，由汉而晋，以及唐宋元明，自上而下。一条是从浅处入手，溯时代而上，终及《内经》《难经》。二者到了相当火候，自然合辙。尽管一个是教条主义，一个是经验主义，但彼此都经过临床实践，经过理论指导，对于某病某症都有确切的认识。药物的效能性味，也曾经亲身尝试，对理法方药，在无形间便都会自然提高。因此现在的年老中医都各有一定的经验，总结出了一套看家本事。不管是明医、儒医，都能运用中医学理论，以三因、六经、八法来作为治病的手段，这也可以说是殊途同归。现在要说起教学生来也就要从老师的本质看起，老师是儒医，当然多谈理论。老师经验丰富，当然跟着老师多学经验。自己水平高的可以自学，不懂的地方再向老师请益，老师不懂，直向同道提出探讨，总要做到知之为知之，不知为不知，千万不要不懂装懂，或对学生质疑辄呵斥，使人不敢问难，自己便于藏拙，还说什么师严然后道尊这些门面话。要晓得学问之道无穷，一人知识有限，被学生问住并不羞人，不以诚心对人，那才是可羞的事。自己也可以回想年轻时候，学医是怎样学会的？经过一些什么困难？走过哪些弯路？前车覆，后车鉴。自己吃过一些苦，这点本领得来不易，要作为不传之秘或以为是奇货可居，这种思想就值得检讨一下。过去的时代不同，社会制度不同，人剥削人，彼此欺骗，把医术看成谋生之道，惟恐自己的经验被人学去，影响自己生活。现在有了党的英明正确领导，生活得到保障，一息尚存，此志不容稍懈。凡是有志中医的青年，我们都应该尽我所能，热心教导，使他们成为社会主义建设的一部分力量，才对得住自己。

治病求本

"治病必求于本"，这是中国医学在治疗学上最关紧要的一句话，也就是中国医学的独特精神。病有千般，然而它总有一个发病根源和因素，既病之后，它总要表现出一定的症状和脉象，从脉症上去追寻它的根源和病所，经过详细地辨证分析，就不至于走错路和走弯路，也不会头痛治头、足痛治足。因为患者一身的气血有多少，体段有上下，脏腑有内外，时月有远近，形志有苦乐，肌肤有肥瘠，标本有先后，年龄有老幼，居处有五方，时令有四时，尽管是同一个病因，而由于有上列一些不同之点，用药处方必须条分缕晰，使之铢两悉称。某经用某药，某药治某病，谁宜正治，谁宜反治，何药为主，何药为次，因之这一个"本"字包括极广，绝不是一般医家泛指阴阳脏腑而已。

病之有本，犹草之有根也，去叶不去根，草犹在也，治病犹去草。病在脏而治腑，病在表而攻里，非惟戕贼胃气，抑且资助病邪，医云乎哉。

盛　衰

经云：邪气盛则实，精气夺则虚，因此，凡言盛者，皆指邪气；凡言虚者，皆指精气。但盛与虚都各有两种不同的原因，有因外感或别脏之气来乘而盛者，有由本经之气血结滞而盛者，有因外感或受别脏之邪消克而虚者，有因本经之气血衰少而虚者，病情各有不同，临证时须详细审查。

亡阴亡阳

亡阴亡阳，有的说是病名，有的说是证候群，其实都不相称，可以说它是病机。"审察病机，无失其宜"，"谨守病机，各司其属，有者求之，无者求之"。亡字的意思，当然是亡失，不过应分别微甚。阴阳的涵义相当广泛，要在能够体会。"人生有形，不离阴阳"，说明人的生命和阴阳学说的密切关系。"阳化气，阴成形"，形与气是紧密结合的，人的身体是形，人的活动是气。阳来则生，阳去则死，"阳为气，阴为味"，味是指一切食物，气是指天空的大气。作为一个生人，是不能离开饮食呼吸的，饮食呼吸结合起来就是人身的真气。岐伯曰："真气者，所受于天，与谷气并而充身者也"，这是和现代的新陈代谢学说相合的。经过新陈代谢的复杂变化过程以后，去掉糟粕废气，存留下水谷精气和悍气，精气叫作营气，悍气叫作卫气。营行脉中，卫行脉外，统言之就是人生的气血。气为阳，血为阴，灌溉五脏，洒陈六腑。脏为阴，腑为阳，脏者藏也，藏精气而不泻，故五脏各有其精。五脏之精有余，即总归于肾，故经曰："肾者受五脏六腑之精而藏之"，故《营卫生会》说："营者，水谷之精气也，和调于五脏，洒陈于六腑，乃能入于脉也。故循脉上下，贯五脏，络六腑也。卫者，水谷之悍气也，其气剽疾滑利，不能入于脉也，故循皮肤之中，分肉之间，熏于肓膜，散于胸腹。"但这种说法都是指的后天的阴阳，所谓亡阴亡阳，是亡失的先天阴阳，又称为元阴元阳。元，就是元始，人何以会有生命，这是来自先天的一点真阳，有了先天之阳，然后才能接受后天之阳，人类才能维持其生命，而元阴便是生命的物质基础，在这一基础上结合后天的阴阳。

阴阳是两个对立面，但是可以互相转化的，阴无阳无以生，阳无阴无以化。《内经》说："味归形，形归气，气归精，精归化"，"精化为气，气伤于味"，此足见阴阳之精气互相转归的道理。"年四十而阴气自半也，起居衰矣"，阴气自半而出现的症状尽是阳虚，从此可以推测，阳从阴生，阴虚，阳气亦随之而虚矣。"阴者，藏精而起亟也，阳者，卫外而为固也，阴在内，阳之守也，阳在外，阴之使也""阴阳衝衝，积传为一周，气里形表而为相成也"，这都说明阴和阳是相须相使的。一方面有了偏颇，便要影响到对方，所以说"阴胜则阳病，阳胜则阴病"，其表现在"阳胜则热，阴胜则寒，重热则寒，重寒则热"。徐灵胎氏便遵着《内经》所指的这一辨证方针而列举亡阴亡阳的各种症状。至于《伤寒论》太阳篇中所载亡阳诸症，那是属于外感热病一类，也有属于误治的，和亡失真阴真阳是不可混为一谈的。倒是在少阴篇中值得注意，因为手足少阴都是属于五脏，足少阴肾，手少阴心，一上一下，一水一火，阴中有阳，阳中有阴，亡则俱亡，存则俱存。

六气标本

风寒暑湿火燥，天之令也。标，末也；本，本原也，犹树木之有根枝也。分言之则根本异形，合言之则标出乎本。六气之太过不及，皆能为病。病之化生，必有所因，故或从乎本，或从乎标，或从乎中气。知其所从，则治无失矣。

如少阳太阴从本。少阳为相火，是少阳从火而化，故火为本，少阳为标。太阴为湿土，是太阴从湿而化，故湿为本，太阴为标。二气之标本同，故经病之化皆从乎本。

又如少阴太阳从本从标。少阴为君火，从热而化，故热为本，少阴为标，是阴从乎阳也。太阳为寒水，从寒而化，故寒为本，太阳为标，是阳从乎阴也。二气标本异，故经病之化或从乎标，或从乎本。

又如阳明厥阴不从标本，从乎中也。阳明为燥金，从燥而化，故燥为本，阳明为标。厥阴为风木，从风而化，故风为本，厥阴为标。但阳明与太阴为表里，故以太阴为中气，而金从湿土之化。厥阴与少阳为表里，故以少阳为中气，而木从相火之化。是皆从乎中也。

乌贼骨治血崩血闭

乌贼骨既治女子赤白漏下，及血崩、唾血、下血，而又主月闭，月事衰少不来。何以一物之用，能通能止耶？盖经闭有有余不足二证。有余多为气与寒所逆，证发于暂，或痛或实，通剂皆属可用。不足则是冲任内竭，其证无形，其来也渐，不可用通。本品所治，即肝伤血闭不足之证也。崩漏亦有有余不足之分。热伤冲任者，是为有余，可治以黄连解毒汤。法肾受伤而冲任之气不能约制经血者，是不足也，治以本品，为末，醋汤调服。总之，无论通止，皆调肝肾之阴耳。血随气行，亦因气而固。方书但言中气而不言肝肾之气，一遇崩漏，便以补中益气，虽然可以治肝肾，但由肝肾之虚而伤中气，则失其本病矣。

温胆汤论

千金温胆汤，治心胆虚怯，触事易惊，或梦寐不祥遂致惊醒慑怯，气郁生涎，涎与气搏，变生诸症，或短气乏力，自汗，或热呕吐苦，痰气上逆，虚烦惊悸不眠。药用半夏、枳实、竹茹、橘皮、甘草、茯苓、生姜、大枣。心虚加人参、枣仁；心内烦热加黄芩、麦门冬。口燥舌干去半夏，加麦门冬、五味子、天花粉。表热未消加柴胡；内虚大便自利去枳实，加白术；内热心烦加焦栀子。

胆为中正之官，清净之府，喜宁谧而恶烦扰，喜柔和而恶壅郁。若病后，或久病而宿有痰饮未消，胸膈之余热未尽，必伤害少阳和气而有虚烦惊悸等症。方中以二陈汤治一切痰饮，加竹茹以清热，加生姜以止呕，加枳实以破逆。相济相须，虽不治胆而胆自和，盖胆之痰热得去故也。命名温胆者，乃温通之意。若谓胆家畏寒而温之，则不但方中无温胆之品，且更有凉胃之药，学者宜深切体会，方可明其意旨。

又《沈氏尊生书》有治心包络动者，亦名温胆汤。药用人参、茯神、远志、朱砂、钗石斛、生地黄、麦冬、枣仁、甘草、五味子、柏子仁。

治疗矽肺忌用白及

矽肺这个疾病，是清虚的肺里面有了重浊的尘埃，把它当作肺结核或肺空洞来治疗都是错误的。尤其忌使用白及，由于白及本质的胶黏和沉滞，更可使肺内的尘埃凝固起来，使肺部板硬而阻塞不通，这是发展成肺心病的主要原因。

精与神

经云："两神相搏，合而成形，常先身生，是谓精。"又曰："两精相搏谓之神。"精神二者，究竟孰先孰后，初学者每感无从捉摸，是不可以不辨。夫阴阳原从混一而生，分者未尝不合也。曰"两神相搏"，盖言其由分而合之处，即发生精也，犹之阴阳两气相合，而有声和光也，此是相搏谓之精。而曰"常先身生"者，固指先天而言，即经所谓"化生精"也。成形以后，落于后天，清浊既分，动静各别，此时便不名之曰阴阳，而名之曰水火。故经曰"水火者，阴阳之征兆也"，盖言其有形可征也，故曰两精。但火中有水，水中有火，虽名两精，而实相交，此由精以化神者也，即《内经》所谓"精归化"也。先哲有云：心为离火，内阴而外阳；肾为坎水，内阳而外阴。内者是神是主，外者是气是用。故心以神为主，阳为用；肾以志为主，阴为用。阳则气也，火也；阴则精也，水也。水火之位于上下者，是一精而分为二也，根于清浊动静而分者也；水火之主于中宫者，是两精相搏而为一也，寓升降于动静之中者也。假如火中无水以为神，则纯动无静，将有升无降；水中无火以为神，则纯静无动，将有降无升。如此则气化息矣。经曰："出入废则神机化灭，升降息则气立孤危。"夫有升降则出入不废，有出入则升降不息。出入固形中之气，而升降则气中之神也。明乎此则各精有所谓先天之精、后天之精，神亦有先天之神、后天之神。"两神相搏"之神即先天之神也，"两精相搏"之精即后天之精也。

略谈疏肝法

人身气血运行正常，自然无病，如稍有阻滞则将发生各种疾病。故治疗疾病，首当注意一个"通"字。我认为在内伤疾病中，"通"字又当以疏通肝气为主，因肝主疏泄，即肝脏具有疏通全身气机的作用，气行流畅则瘀血不生，水湿不聚，气不郁则不化火，湿不蕴则不生痰，同时肝气通畅则脾不受克而健运不息。因此，肝脏之气机条达，则对内伤病中之主要致病因素如气滞、血瘀、湿聚、痰积、火郁、食停等均具有消散作用。朱丹溪立越鞠丸，用香附、川芎以疏导肝经气血，配合其他药物，应用于诸般杂症，往往取得较好疗效，即寓有此义。我在治疗内伤杂病中，每在辨证的基础上加用疏肝药，如胃痛用疏肝和胃消食法、黄疸用疏肝兼利湿热法、瘰疬用疏肝祛痰消瘰法、水肿用疏肝运脾行水法、肝脾肿大用疏肝软坚行血法、火郁用疏肝清热泻火法、咳嗽用疏肝化痰理肺法等，一般均能收到较好效果。

疏肝药不仅指疏通肝脏，而是包括疏导整个肝经的药物。足厥阴肝经从足直达颠顶，在疏肝药中所主治的部位也是有所侧重的，如病位在胸以上者，我多用川芎、薄荷；在胸以至脐周者，多用郁金、佛手；在脐以下者，多用青皮、川楝、枳实。其他如刺蒺藜、枳壳、丹皮、玄胡索、香附等亦为疏肝常用药物，对肝郁所引起的腹胁胀满疼痛用之颇为有效。又柴胡能通达三焦，有疏通整个肝经的作用。上述诸药中，川芎、丹皮、郁金、香附、玄胡索等能兼入血分，每与其他疏肝理气药物配用，以使肝经的气行血畅，相得益彰。同时疏肝药中尚有温凉之分，如川芎、香附、佛手就偏温，川楝子、丹皮、枳实就偏凉，在应用时还须根据病情的寒热属性分别选用。诸药中，以柴胡疏肝解郁、推陈致新之力较强，积聚较甚者，每多用之，但有升阳劫阴的副反应，故古方如四逆散中配合白芍以监制之，且阴虚者每多肝郁，故对阴虚肝郁者，我常用刺蒺藜、丹皮代替柴胡，再加白芍、女贞子等以使肝阴充足，气血并行。

疏肝药兼有行气之力，但久用每多有耗气之弊，且气虚推动无力，也易形成气滞，对气虚肝郁者，在疏肝药中应加入补气药物，古方如小柴胡汤、柴芍六君子汤，即以人参与柴胡同用。但补气不宜过壅，一般用泡参、炒白术、茯苓之类即可，对特殊情况又当别论。在临床上常遇到一些短气、乏力、食少脉沉有似气虚的患者，而其脉沉兼弦细，胸中闷闭，这是由于气机郁滞所致，此种情况切勿补气，只宜疏肝理气，气行一畅，诸症自解，这是我屡见不鲜的。如一女患者段某，四十余岁，每因情绪紧张致手足乏力，气不能续，食少、呕吐，全身酸痛，惶惶不可终日，自觉周身无一适处，每发则诸药罔效，西医诊断为神经官能症，绝经期综合征。其脉沉细而弦，兼有嗳气、胸闷，用疏肝理气法，2剂后即诸症消失。

肝郁多生于忧思恚怒，如人在肝脏发生疾病以后，能在主观意愿上加以锻炼，保持乐观情绪，则将会增进肝脏疏泄的自然疗能，再加上疏肝行气之法使用恰当，往往能使一些疑难病症获得显著疗效。如1970年曾治一张姓的肝硬化腹水患者，女，67岁，其腹大如覆箕，胁痛腹胀，小便黄少，食少乏力，动则气喘，舌苔黄腻，脉象弦细而数。嘱以心情应保持平静，用疏肝运脾加清热利水药物，不数剂即腹水消退，诸症减缓，以后在服药期间，始终未再见腹水。又如1969年曾治一叶姓患者，女，三十余岁，经医院诊断为胰腺癌，精神异常紧张，胁腹胀痛，食少乏力，身体消瘦，面色㿠白等日益加重，嘱以应注意心情开朗，用疏肝行血法随症加减，缓缓调治，服药一年余，诸症消失，病愈后生了两个小孩，1976年离开成都时，身体仍然基本正常。

《内经》琐谈

《内经》是中医籍中最古老的一部著作，包括《素问》九卷，《灵枢》九卷。书中以对立统一的阴阳学说为核心，用朴素的唯物辩证观点论述了人与自然的关系，详细阐明了人体的生理、病理、病因以及诊断、治疗、预防等各个方面的问题。它是中医理论的奠基石，中医学就是在这部古代著作的基础上不断充实和发展起来的。本书托名于黄帝与岐伯等诸臣问答而作，故有《黄帝内经》之称。书中为了说明医源于圣，而将黄帝的聪明才智加以夸大和虚构，如《素问·上古天真论》开篇即说："昔在黄帝，生而神灵，弱而能言，动而循齐，长而敦敏，成而登天。"实际上本书是多少年来广大劳动群众的医疗实践和无数知识分子的精心总结。书中绝大部分是具有朴素的唯物辩证观点的，是能经受现实客观实践的检验的。

究竟《内经》这部书是黄帝、岐伯所作，还是古代广大劳动群众的集体创作呢？这个问题是必须搞清楚的，我们可从以下几个方面做一探讨。

一、从文史的发展情况看

祝文彦《庆符堂集》说："唐虞前无史书，而至唐虞乃始也，唐虞书不过数万言耳，而黄帝书乃数千万言乎。"再从文字体裁观察，也绝非出于一人之手、一朝之作。有的文气坚峭，类似先秦诸子；有的言理赅博，又类似汉代文章；有的偶语骈文，又好像六朝骈体；有的通段有韵，又好似唐人所作。因此《内经》绝对不可能是黄帝时代的作品。

二、从书中的记述事物看

如《素问·脉要精微论》篇中有"黄欲如罗裹雄黄"句，此处的罗，是指轻软而有丝孔的丝织品，黄帝元妃嫘祖才开始育蚕，其纺织工具和技巧根本不能达到如此精妙的程度。又如《灵枢·经水》说："经脉十二者，外合十二经水。""足太阴外合于湖水。"查夏书《禹贡》，九州之水始有名，黄帝时河流当未正式命名，怎么会有十二经水之名呢？且"湖水"不见于《禹贡》。清人杭世骏《灵枢经跋》说："唐时荆湘文物最盛，洞庭一湖，屡咏歌于诗篇，征引于杂说，冰物据身所见而妄臆度之耳。"姚际恒《古今伪书考》中说："或谓此书有失侯失王之语，秦灭六国、汉诸侯王国除，始有失侯失王者。又《脏气法时论》曰夜半，曰平旦，曰日出，曰日昳，曰下哺，不言十二支，当是秦人作。又有言岁甲子，言寅时，则又汉后人所作。故其中所言，有古近之分，未可一概论也。"我认为这种说法是合乎实际的。

三、从书名的出现时间看

《内经》中之《素问》书名，首见于东汉张仲景之《伤寒序》文，或谓《伤寒序》为晋代王叔和所杜撰。《灵枢》即《针经》，《针经》之名首见于晋代黄甫谧《针灸甲乙经》，或谓《针灸甲乙经》为唐人所伪托，至唐代王冰始有《灵枢》之名，但此书从唐宝应至宋绍兴之间，并未有传其书者，直至宋绍兴乙亥年，锦官史崧始出其家藏旧本《灵枢》九卷，亦即今日所称之《灵枢经》，因此书系宋代中世而后出，故未经宋高保衡、林亿所校定。

四、从书中的承袭语词看

《内经》书中承袭了其他文史书籍中的不少语词，如《四气调神论》中"譬犹渴而穿井，斗而铸锥"与《晏子春秋》"临难而铸兵，噎而遂掘井"类同。《阴阳应象大论》中"故因其轻而扬之，因其重而减之，因其衰而彰之"与秦《吕览》"精气之来也，因轻而扬之，因走而行之，因美而良之"语法类同。《阴阳别论》中"一阴一阳结，谓之喉痹"与西汉《春秋繁露》"阴阳之动，使人足病喉痹"类同。《六节藏象论》中"立端于始，表正于中，推余于终，而天度毕矣"与周《左传·文公元年》"先王之正时也，履端于始，举正于中，归余于终"类同。同篇"草生五色，五色之变，不可胜视。草生五味，五味之美，不可胜极"与《孙子》"声不过五，五声之变，不可胜听也，色不过五，五色之变，不可胜观也，味不过五，五味之变，不可胜尝也"类同。《脉要精微论》中"是知阴盛则梦涉大水恐惧，阳盛则梦大火燔灼，阴阳俱盛，则梦相杀毁伤，上盛则梦飞，下盛则梦坠，甚饱则梦取"与周《列子》"阴气壮则梦大水而恐惧，阳气壮则梦大火燔灼，阴阳俱盛则梦生杀，甚饱则梦予，甚饥则梦取"和周《列子》"阴气壮则梦大水而恐惧，阳气壮则梦大火而燔灼，阴阳俱盛则梦生杀，甚饱则梦与，甚饥则梦取"类同。《气穴论》中"发蒙解惑，未足以论也"与汉代枚乘《七发》"发蒙解惑，未足以言也"类同。或谓《列子》托于晋，《晏子春秋》托于六朝，而《素问》一书首见于唐代王冰注本，《灵枢》更是出至宋代中世，均在以上文史书籍之后，故从《内经》中承袭以上文史书籍语词看来，也证明了此书绝非黄帝时作品。

五、从感性认识与理性认识的关系看

《素问·至真要大论》说："风淫于内，治以辛凉，佐以苦甘，以甘缓之，以辛散之。热淫于内，治以咸寒，佐以甘苦，以酸收之，以苦发之……"这段话，就已经概括了对各种外感病的药物治疗原则，这肯定是通过长期药物治疗后才能总结出来的。众所周知，我们最早的方剂学是始于东汉张仲景，如果没有组合得比较严整的方剂来治疗疾病，又怎样能总结出药物的治疗原则呢？方剂治疗是实践，治疗原则是从实践当中总结出来的理论，据此我认为《内经》中这一段六淫治法是在东汉张仲景以后才写出的。其他如治诸胜复、正治反治、治标治本、同病异治、药物配伍、服药方法等，都可能是汉代后之人通过药物治疗后才补写上的。

综上所述，《内经》这部书就是多少朝代以来，广大劳动人民在生产斗争中和同疾病做斗争中积累的丰富经验，由多少朝代的不少知识分子精心总结而写成的。医非源于圣，而是源于广大劳动人民的实践。这就是医学历史的本来面目。

谈虚损

叶氏《临证指南医案》谓："精血夺为虚，虚而不能自复为损。"其后章虚谷复申其义谓："本元亏为虚，脏真伤为损。"据此虚损之含义，应为其人元气精血亏虚，进一步损伤脏腑，形成长期不能恢复的一种内伤疾病。

"虚"首见于《内经》，即《素问·通评虚实论》中所谓："精气夺则虚。""损"则先见于《难经》，有所谓"脉有损至""损脉之为病"及"治损之法"等诸条。虚损并称定为病名，始于金代刘完素，而系统论述本病，则早在汉代张仲景，张氏将本病称为"虚劳"，魏念庭诠释虚劳之义为："虚劳者，因劳而虚，因虚而病也。"后世亦将本病称为"劳损""劳伤"等，总认为与劳有关。细推此一"劳"字，有以下三方面含义：①长期形体过劳或不劳，均易导致本病。如《素问·宣明五气论》中所谓：

"久视伤血，久卧伤气，久坐伤肉，久立伤骨，久行伤筋，是谓五劳所伤。"即是包括过劳过逸两个方面的因素。②房劳所伤。此即《素问·上古天真论》中所说："以酒为浆，以妄为常，醉以入房，以欲竭其精，以耗散其真，不知持满，不时御神，务快其心，逆于生乐，起居无节，故半百而衰也。"《金匮要略·血痹虚劳病脉证并治》中即称为房室伤。③情志过劳。《素问·阴阳应象大论》谓："暴怒伤阴，暴喜伤阳。"《诸病源候论》则有"志劳""思劳""心劳""忧劳"等种种名称。然在临床所见，"劳"仅是虚损主要原因之一。其他如经常过饥过饱，或失血过多，或久病失于调理，或由外感六淫而导致内伤等，均可成为虚损之病。故用"虚劳"命名，是欲概括其病因而又不能全部包括，不若以"虚损"命名较为确切。

唐代以前医家，多将痨瘵与虚劳混为一谈，张仲景把类似于现代医学的淋巴结核及肠结核的肠鸣、马刀侠瘿诸病也认为是因劳而得。他在《金匮要略》中说："肠鸣马刀侠瘿者，皆为劳得之。"到了唐代才认识到痨瘵是由一种肺虫所导致，如《千金方》说："肺虫居肺间，蚀肺系故以成痨瘵。"明确区分痨瘵与虚损，则始于宋代严用和《济生方》，如说："五劳六极，非骨蒸传尸之比。""夫痨瘵一证，为人之大患，凡受此病者传变不一，积年痊易，甚至灭门，可胜叹哉!"又谓："医经所谓，诸虚而致损也。"从此以后历代医家，多认为痨瘵与虚损均系慢性衰弱疾患，但痨瘵具传染性，虚损则不传染。

虚损所表现症状，虽是错综复杂，然其病理属性则不外阴虚与阳虚两大类型。在人体内，"阴"主要指有形物质，如精血津液等，"阳"则主要指功能与体温而言，在正常的生理情况下，阴精与阳气相互依存，相互制约，维持着相对平衡。一旦阴精亏损，则阳失制约而亢奋，出现虚热、烦躁、面赤、唇红、舌燥、口干、口疮、便秘、尿涩，甚至吐血、衄血、溺血等症状。若人身中阳气衰微，不能温养内外，则阴寒内盛而致各项功能衰减，出现形寒、畏寒、气短、神怠、头晕、目眩、呕吐、食少、飧泄、二便失禁等症状。

"虚损"之病势传变，古人有上下和内外两种说法。如《难经·十四难》有："一损损于皮毛，皮聚而毛落；二损损于血脉，血脉虚少，不能荣于五脏六腑也；三损损于肌肉，肌肉消瘦，饮食不为肌肤；四损损于筋，筋缓不能自收持；五损损于骨，骨痿不能起于床。"此即属内外传变之说法。又如《景岳全书》谓："一损损于肺，则病在声息肌腠；二损损于心，则病在血脉颜色；三损损于胃，则病在饮食不调；四损损于肝，则病为癥瘕疼痛；五损损于肾，则病为骨痿，二便不禁。"此即属上下传变之说法，其实则一也。因肺主皮毛，心主血脉，脾主肌肉，肝主筋，肾主骨，邪伤于五体，必应于五脏，邪伤于五脏，亦必表现于所合之五体。五体有内外之分，五脏有上下之别，病邪由外而内和由上而下，或由内而外和由下而上，常有相应的表现出来。亦如温病中的卫气营血辨证与三焦辨证，前者是按由上而下辨证，后者是按由外而内辨证，两种辨证方法，都同样能反映出疾病的深浅部位。

对"虚损"病，古人有阳虚者多始于上、阴虚者多始于下之说。盖上为阳，下为阴，上损易伤阳，下损易伤阳，下损易伤阴。且心肺居于上焦，肝肾居于下焦，《难经·三十五难》谓："心营肺卫，通行阳气，故居于上。"临床上亦常见有阳虚症状者，多兼有肝肾精血不足之症。虚损病之始于上或始于下，不但与人体阴阳偏虚之体质有关，且与外感、内伤之致病因子有密切关系，如寒邪易伤阴，阴虚则其病多自下发。故刘河间谓："虚损之病，寒热因虚而感也，感寒则损阳，阳虚则阴盛，故损自上而下……感热则损阴，阴虚则阳盛，故损自下而上。"其后张景岳更谓："盖凡思虑劳倦外感等证则伤阳，伤于阳者，病必自上而下也；色欲醉饱内伤等证则伤阴，伤于阴者，病必自下而上也。"他并举出《内经》经文以说明虚损病多系内伤而得，女子不月之类，此即自上而下者也。临床上所见虚损病虽有因外感而导致内伤者，总因先虚而后招来，即所谓"邪之所凑，其气必虚"，更常见者则多为内伤致病。"虚损"病之病势发展，虽有伤于阳者由肺而心而脾而肝而肾自上而下的传变，和伤于阴者自肾而肝而脾而心而肺自下而上的传变，但临床上亦有不按此次第传变者。在病变发展的各个具体环节中，有阳虚而发展为阴虚症状者，亦有阴虚而发展为阳虚症状者，又有阴阳两损之证同时出现者，此为阴阳互根而然。如肾阴虚所致之梦遗，日久不治则可发展为无梦滑精之肾阳虚证，此即为各个环节中阴损及阳之一例。故治疗虚损病，固然要掌握其一般传变规律，但切不可胶柱鼓瑟，以免贻误病机。

脾胃在虚损病的预防与治疗方面，均占有极其重要的地位。盖脾胃为仓廪之官，胃主受纳，以腐熟水谷，脾主运化，以输布水谷之精微，脾胃为生化人体阴精阳气之主要器官。故《素问·

太阴阳明》云："四肢禀气于胃，而不得至经，必因于脾，乃得禀也。今脾病不能为胃行其津液，四肢不得禀水谷气，气日以衰，脉道不利，筋骨肌肉皆无气以养，故不用焉。"张景岳亦谓"脾胃损而饮食不归气血"，若饮食不归气血，脏腑则无以煦养，虚损必日见发展矣。且脾胃居于中央，乃万物所归之地，虚损病不论自上传下或自下传上，都必经此中央要害之地，如脾胃受累，则阴精阳气无以化生，病情必见恶化。故刘河间有自上而下者由肺而心而胃，过于胃则不可治；自下而上者，由肾而肝而脾，过于脾则不可治之说。洪缉庵《虚损启微》亦有"二者之损又皆以脾胃为生死大关，盖脾者土也，万物之本也，若上损过于此，则传心肺，不可治矣"。在治疗虚损病中如时时顾护脾胃，则上病不能传下，下病不能传上，张仲景所谓"见肝之病，知肝传脾，当先实脾"即此义也。

治疗虚损之大法，《内经》中早已明言："形不足者，温之以气，精不足者，补之以味。"在临床上常见阳微欲绝者，投以温热重剂，每可立竿见影，挽回倾危。对阴精亏损者，投以大剂滋养，则收效较缓。前人所谓"补阳易，补阴难"者确为经验之谈。故对阴虚患者，当于其阴精尚未枯竭之时，即应嘱咐病者，早作将息调养，并结合具体症状，予以滋养之品，先填其精髓，则可免于危殆，由于各个脏腑之功能各异，所患之证亦有差异，故治疗脏腑之虚损，亦应有所不同。《难经·十四难》云："损其肺者，益其气；损其心者，调其营卫；损其脾者，调其饮食，适其寒温；损其肝者，缓其中；损其肾者，益其精。"此系指治疗各个脏腑虚损病的主要方面而言，在临床上，亦应根据各个脏腑阴阳气血偏差所出现之各别症状而分别调治，并应注意"补其虚而不伐其余"，补阳应兼顾阴，补阴宜兼护阳。虚损病既为慢性疾患，故当缓缓调治，不可急于求成，以诛伐无过，反致偾事也。